实用皮肤美容治疗学

PRACTICAL

PRACTICAL
AESTHETIC MEDICINE

AESTHETIC

MEDICINE

主 编
王 刚 高 琳

副主编
宋璞 坚哲 李冰

人民卫生出版社
·北京·

图书在版编目（CIP）数据

实用皮肤美容治疗学 / 王刚，高琳主编. -- 北京 ：
人民卫生出版社，2024. 10（2025. 1 重印）.
ISBN 978-7-117-37050-9

Ⅰ. R622；R751

中国国家版本馆 CIP 数据核字第 2024M2T472 号

人卫智网	www.ipmph.com	医学教育、学术、考试、健康，
		购书智慧智能综合服务平台
人卫官网	www.pmph.com	人卫官方资讯发布平台

实用皮肤美容治疗学

Shiyong Pifu Meirong Zhiliaoxue

主　　编：王　刚　高　琳
出版发行：人民卫生出版社（中继线 010-59780011）
地　　址：北京市朝阳区潘家园南里 19 号
邮　　编：100021
E - mail：pmph @ pmph.com
购书热线：010-59787592　010-59787584　010-65264830
印　　刷：北京盛通印刷股份有限公司
经　　销：新华书店
开　　本：889 × 1194　1/16　印张：37
字　　数：1019 千字
版　　次：2024 年 10 月第 1 版
印　　次：2025 年 1 月第 2 次印刷
标准书号：ISBN 978-7-117-37050-9
定　　价：567.00 元

打击盗版举报电话：010-59787491　E-mail：WQ @ pmph.com
质量问题联系电话：010-59787234　E-mail：zhiliang @ pmph.com
数字融合服务电话：4001118166　E-mail：zengzhi @ pmph.com

编委名单

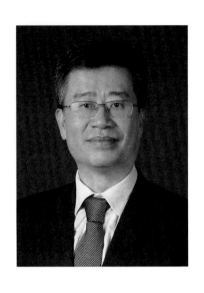

王　刚

　　教授、主任医师，博士研究生导师。2011—2024 年担任空军军医大学西京医院皮肤科主任、全军皮肤病研究所所长。现兼任中国医师协会皮肤科医师分会会长，中华医学会皮肤性病学分会副主任委员，亚洲银屑病学会副理事长、《中华皮肤科杂志》副总编辑，国际学术期刊 *European Journal of Dermatology*、*Experimental Dermatology* 及 *JID Innovations* 副主编。

　　主要从事银屑病和自身免疫性大疱病的临床与基础研究，承担国家重点研发计划、国家自然科学基金重点项目等国家级课题 16 项，作为通信作者在 *Science Translational Medicine*、*Journal of Allergy and Clinical Immunology* 及 *Journal of Infectious Diseases* 等国际学术期刊发表论文 90 余篇，牵头制定《中国银屑病生物制剂治疗指南》等 7 部指南与共识，主编、主译专著 6 部，获得国家和省部级科技奖励 7 项。

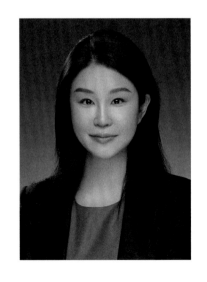

高　琳

　　医学博士，副主任医师、副教授。2008 年毕业于中国人民解放军第四军医大学皮肤病与性病学专业，获得医学博士学位。2012 年赴美国加州大学贝克曼激光研究所做访问学者工作，2013 年回国后任空军军医大学西京医院皮肤科皮肤美容中心主任。主要研究方向为银屑病及鲜红斑痣的发病机制，擅长个性化非手术抗衰老治疗，如激光及注射美容治疗改善鲜红斑痣、血管瘤、太田痣、瘢痕、面部老化等。近 5 年获国家自然科学基金面上项目 1 项，以第一作者 / 通信作者发表 SCI 文章 13 篇、中文论文 30 篇，获发明专利 2 项。荣获 2016 年度第六届全国医学院校青年教师教学基本功比赛一等奖、2017 年度陕西省科学技术奖一等奖、2018 年度中国医师协会皮肤科医师分会优秀中青年医师奖。受聘担任空军军医大学西京医院特聘金牌教员、教学指导委员会委员，国家级精品课程《皮肤性病学》主讲人，并兼任中国整形美容协会皮肤美容分会副会长。

序

空军军医大学西京医院（以下简称西京医院）皮肤科于1998年举办第一期激光美容学习班，至今年已成功举办了18期。为适应皮肤美容医学的快速发展、减少美容领域乱象，又于2011年举办第一期皮肤美容高级研修班（后被学员戏称为"美容黄埔班"），现已成功举办了12期。2004年，本人应邀主编全国美容医学特色教材——《美容激光医学》，后又受中华医学会医学美学与美容学分会的委托，组织全国皮肤美容领域的专家编写了全国医疗美容主诊医师培训系列教材——《美容皮肤科学》。这两本书作为美容高级研修班的教材，目前均已不能很好地满足学员的学习需求，为此一直计划编写一部美容高级研修班专用教材，但因编写《实用皮肤组织病理学》等书占用了10余年时间，编写美容高级研修班专用教材的愿望一直未能实现。经王刚教授、高琳教授等作者几年的不懈努力，西京医院皮肤科的这个愿望终于得以实现，喜不自禁。

我认为本书具有以下特点：①技术介绍全面。内容涵盖了皮肤美容工作中所需用到的各种技术和方法，同时还涉及了美容相关的麻醉技术、激光危害与防护、设备维护等内容，可以说是集美容技术与知识之大全。②内容写作以实用为导向。对每一项技术的介绍都以帮助读者掌握实际操作为出发点，在详细描述技术细节的基础上还配有相应的案例展示，并特别强调了安全方面的注意要点和防护措施，对实际工作的指导有很强的针对性。③内容编排注重可操作性。本书不仅详细介绍各类技术和具体方法，还针对皮肤美容方面患者和求美者需要解决的具体问题，分门别类地给出解决这些问题的方案、技术选择和推荐意见，最大程度地帮助读者做到得心应手。基于这些特点，我相信这本书一定能够成为对美容工作者有重要帮助和参考价值的读物。

作为国家重点学科、全国重点临床专科，西京医院皮肤科以引领和规范行业发展为己任。经过20余年的发展和积淀，科室在皮肤美容理论、诊疗及教学方面积累了丰富的经验，为医美行业发展和医美人才培养作出了重要贡献。相信此书的出版，将为中国皮肤美容事业与学科地位相适应的愿景达成作出新的贡献。

空军军医大学西京医院皮肤科

高天文

2024年8月20日

前言

在从事皮肤科和医学美容临床工作的过程中，我们深刻地体会到对于治疗方法和技术需要做到深刻理解、熟练掌握、规范操作、巧妙运用，唯有这样，才能在确保安全的前提下实现最好的效果。为此，我们构思编写了《实用皮肤美容治疗学》一书，在梳理需求、总结经验的基础上全面介绍临床实践中所需要的各种治疗手段和可能用到的辅助技术方法，期望能够为皮肤美容领域的同行提供一些有价值的参考和帮助。

我们编写本书的出发点是以实用为导向，皮肤美容临床工作需要什么我们就介绍什么。以美容相关治疗技术为线条，内容涵盖了美容光、声、电技术，以及注射填充和硬化剂技术、肉毒毒素美容技术、美容外科技术、化学剥脱技术、埋置线技术和中医美容技术等，对美容相关的功效护肤品、麻醉技术、激光危害与防护、设备维护等内容也有详尽的介绍。同时，又以各种损容性皮肤病或皮肤问题为线条，给出相应的解决方案和优化选择，配以案例展示和讲解，以体现整体内容的实用性和可操作性。读者通读本书可以比较全面系统地学习美容治疗相关技术和知识，在工作中遇到具体问题时查阅本书也能方便地找到相应的答案。

感谢参与本书编写的每一位作者，他们都是在皮肤美容或相关领域一线工作的医师或技术人员，所编著的内容是他们知识的积累和经验的结晶。感谢高天文教授对本书的鼓励与支持，并欣然提笔作序。我们还要特别感谢人民卫生出版社在本书编写和出版过程中给予的具体指导和帮助。尽管我们尽最大努力认真编写并反复润色修改，但书中内容可能还会存在不足，敬请各位读者批评指正。

谨以本书献给我们心爱的皮肤美容事业！

空军军医大学西京医院皮肤科
王　刚　高　琳
2024 年 9 月

致谢

在本书的编写过程中，得到了许多同仁的支持与帮助，在此表示最诚挚的谢意！

感谢本专业其他单位同志对书稿编写给予的帮助，他们是：中国人民解放军陆军军医大学第一附属医院的余南岚、蒋兰兰、陈雪琴、李垚莹；河南省儿童医院的卢枫、杨思燕、卢红铮；中国人民解放军空军特色医学中心的杨世飞、李艺鹏；首都医科大学附属北京儿童医院的邱磊、李丽；呼和浩特市第二医院的尹晓雅；空军军医大学唐都医院的曹天宇。

感谢我们的高级美容研修班学员在书稿编写过程中所提供的帮助：他们是辛甜甜（广州医科大学附属第三医院）；肖梅香（织金县人民医院）；童若燕（大理大学第一附属医院）；于娟（滨州医学院附属医院）；杨皎［西北大学附属医院（西安市第三医院）］；马云云（西电集团医院）；李云飞、王晨（河南省人民医院）；邱娇娇（成都医学院第二附属医院·核工业四一六医院）；刘颖（齐齐哈尔医学院附属第一医院）；李维（重庆市大渡口区人民医院）；刘成兰（黔西南布依族苗族自治州人民医院）；刘宇博（中国人民解放军北部战区总医院）。

感谢本单位（西京医院）同仁对书稿撰写的帮助：他们是赵茂、蒋林含、张恒翔、张世达、王昊、毋彤、陈宵琦、郝军峰、景焕、张宇伟。

感谢西安博轶中传企业文化有限责任公司段龙戈、雷鸣、王朝辉等对视频拍摄工作的付出。感谢余良（柳州市柳铁中心医院）协助视频的拍摄。感谢袁旭（西安交通大学医学院附属红会医院）、董美含（中国人民解放军总医院京中医疗区）参与文稿的校对。

同时，也感谢使用本书的读者。

王　刚　高　琳
2024 年 9 月

| 目录

视频目录

第一章

激光美容技术

第一节 激光概述

一、激光发展简史

激光（laser）是英文"light amplification by stimulated emission of radiation"的首字母缩写，意为光受激辐射放大，是通过刺激原子导致电子跃迁释放辐射能量而产生的具有同调性的增强光子束。激光的产生需要三个要素，即泵浦源、增益介质和光学谐振腔。

激光技术的理论基础之一是 Albert Einstein 于1916年提出的原子受激辐射与自发辐射。受激辐射是指处于激发态的发光原子在外来辐射场的作用下，向低能态或基态跃迁时辐射光子的现象，这是产生激光的必要条件；自发辐射是在没有任何外界作用下，激发态原子自发地从高能级（激发态）向低能级（基态）跃迁，同时辐射出相应能量的电磁波或光子的过程。20世纪30—40年代，研究人员观察到粒子反转现象，成为加强光场在3级和4级系统实现的基础。1951年，Townes 提出了微波激射器（microwave amplification by stimulated emission of radiation，MASER）的理论。并应用此理论3年后发明了氨分子束微波激射器，为激光器的诞生奠定了基础。1958年，Schawlow 与 Towns 合作引入光学谐振腔，实现了在可见光频段工作的微波激射器。1959年9月召开的第一次国际量子电子会议上，肖洛提出了用红宝石作为激光的工作物质，但没有得到足够的光能量使粒子数反转。1960年

5月，Maiman 利用了氙灯获得粒子数反转，研制出世界上第一台激光器——红宝石激光器。他获得了人类有史以来第一束波长为0.694 3μm 的激光。1961年长春光机所王之江等研制了中国首台红宝石激光器。1962年 Robert. Hall 发明了半导体激光器。红宝石激光器很快被应用于医学领域，用于视网膜脱离的连接治疗。同年，Goldman 等开始利用皮肤研究激光与生物组织的相互作用，并于1963年开始将红宝石激光器应用于良性皮肤损害和文身治疗，开启了激光在医学领域应用的先河。1965年北京同仁医院开始了红宝石激光视网膜凝固的动物实验。从此，激光便进入了一个长期快速发展的阶段，氩离子激光、Nd:YAG 激光、CO_2 激光等医用激光器先后问世。1970年 Goldman 等首次用连续发射 CO_2 激光器治疗基底细胞癌和皮肤血管瘤，自此一门新的学科——激光美容医学诞生。1983年，Anderson 和 Parish 提出了"选择性光热作用"理论，即根据不同组织的生物学特性，选择合适的波长、能量、脉冲持续时间，以保证对病变组织进行靶向性治疗，并尽量避免对周围正常组织造成损伤。该理论首次实现了激光治疗的靶向性，是激光美容医学发展史上的一个重要里程碑，推动了激光美容医学的蓬勃兴起。2004年，美国哈佛大学的激光医学专家 Manstein 又提出"局灶性光热作用"理论，它是对传统的"选择

性光热作用"理论的拓展和延伸，从理论上支持了各种剥脱性和非剥脱性点阵激光的研发，并取得了非常好的临床效果。2014年美国食品药品监督管理局（Food and Drug Administration，FDA）批准皮秒激光（1 064nm/532nm）治疗色素性皮损，是激光在激光美容医学的进一步应用和发展。

二、激光产生的条件

光的本质是电磁波，具有波粒二象性特征。自然状态下，大部分原子或其他粒子都处于基态（即最低能级状态），而处于高能级的原子或其他粒子的状态称为激发态。激发态粒子通常不稳定，会向低能级跃迁，并以光子的形式将能量释放，这一过程称为自发辐射。自然状态下各个原子的辐射都是自发独立进行，所以各个光子的初始相位、偏振状态和传播方向都是随机的。自然光和普通光源都属于自发辐射。而激光是一种受激辐射放大的光，受激辐射所发出的光子与外来激发光子的相位、频率、传播方向以及偏振方向等性质完全相同。产生激光需要满足三个基本条件：泵浦源（外界激励源）、增益介质和光学谐振腔（图1-1-1）。

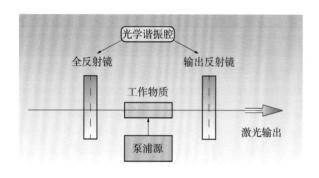

图 1-1-1　激光器的组成示意

总之，激光是工作物质在激励源的作用下发生粒子数反转，通过光学谐振腔内的振荡和放大，产生正反馈式的连锁反应，最终产生频率、方向、偏振状态、相位都一致的光子。

三、激光的基本特性

普通光（如太阳光或灯光等）是物质随机发出的光，通常包括多种波长，辐射方向随机，不同光波列间不具有相干性。而激光是可控制的电磁波，具有四大特性：高方向性、高单色性、高相干性及高亮度。

1. **高方向性**　光学谐振腔对光振荡方向的限制使激光只有沿腔轴方向受激辐射才能振荡放大，导致激光的单一方向性。使激光实现有效长距离传输和极高功率密度。

2. **高单色性**　激光是特定粒子受激辐射产生的，光子的跃迁发生在固定的两个能级之间，使其频率分布非常窄，具有非常好的单色性。

3. **高相干性**　激光是特定粒子受激辐射后光子跃迁形成的，其中每个光子的运动状态（频率、相位、偏振态、传播方向）都相同，形成较好的相干光源，包括时间相干性和空间相干性。

4. **高亮度**　激光的单一方向性和单色性决定了它具有极高的单色定向亮度。

四、激光的生物学效应

激光与生物组织相互作用后的生物效应主要有以下几个方面。

1. **热效应**　生物组织吸收能量后，将光能转化为热能。

2. **光机械效应**　光不仅具有波动性，还具有粒子性，即光子有质量、有动量，因此光子撞击物体时必然会对受照物形成压力，即光压。光机械效应是指当生物组织吸收激光能量时，如果能量密度低于某一阈值，则只能产生机械波；但当能量密度超过该阈值时，则会产生气化并伴有机械波。

3. **光化学作用**　生物大分子吸收激光光子的能量，产生受激原子、分子和自由基，引起体内一系列化学反应。

4. **生物刺激作用**　通常为弱激光，这类激光照射生物组织后，在局部不造成不可逆性损伤，仅起刺激作用，导致细胞生物学行为的改变。

五、激光分类

激光依据其能量输出方式分为连续激光、准连续激光和脉冲激光。

1. **连续激光**　激光的光束输出连续，激光的能量输出稳定且连续。临床上包括 CO_2 激光、氩离子激光、氦离子激光等。

2．准连续激光　与脉冲激光相同，能量以脉冲的形式释放，不同的是每个脉冲的周期长且占空比比较大，输出的能量以非常紧密的脉冲形式释放，临床产生的生物学效应与连续激光基本相似，所以称为准连续激光，主要包括铜蒸气激光、氦激光等。

3．脉冲激光　激光以脉冲方式释放能量，根据脉冲时间的长短分为长脉冲、巨脉冲、超脉冲激光。脉冲激光是指治疗能量在一个固定的时间内（即脉宽）释放出，且每个脉宽及脉冲间歇的时间是可控的。临床上常见的设备有 Q 开关激光、脉冲 CO_2 激光等。

六、激光治疗参数

1．波长　从红外线到紫外线都有激光的存在，波长决定激光与皮肤组织相互作用的特性，波长影响激光的穿透深度，小于 1 200nm 激光，波长越长，穿透深度越深。

2．穿透深度　是指激光能量衰减为 1/e 时激光穿透组织的深度。

3．脉宽　即脉冲持续时间（pulse duration），是指脉冲峰值功率（P）降低至一半（P/2）所对应两个时间差，一般用毫秒或纳秒表示。

4．脉冲延迟　两个相邻脉冲之间的时间间隔，称为脉冲延迟，常用毫秒表示。

5．能量密度　即剂量，是指激光照射单位面积上的能量，常用 J/cm^2 表示。

6．功率　激光在单位时间内输出的能量，一般用 W 表示。

第二节　Q 开关激光

Q 开关激光是指经 Q 开关技术进行调制后，释放出极短脉冲宽度（通常是纳秒级）的激光。其基础是在光学谐振腔中引入一个快速光开关（激光调 Q 开关，简称 Q 开关），通过控制增益介质粒子数反转程度和谐振器 Q 值（损耗率）突变特性，压缩振荡脉冲宽度并提高激光的输出峰值功率。经压缩的 Q 开关脉宽短至几纳秒到几十纳秒，使其激光峰值功率极高，通过选择性光热作用，还会产生额外的光机械效应。

一、作用机制

基于选择性光热作用原理，其作用靶组织为成熟的黑素小体，进而破坏这些黑素小体所在的黑素细胞。由于具有纳秒级的脉宽，脉宽短于黑素小体的热弛豫时间，使其在瞬间吸收高能量后迅速受热爆破成碎片，随后被吞噬细胞吞噬并排出体外，而邻近的正常组织不被破坏。

仪器内部结构详见视频 1-2-1。

视频 1-2-1
Q 开关 1 064nm 激光和
532nm 激光仪器内部结构

二、临床应用

临床上主要用于色素增加性疾病。

1．Q 开关红宝石 694nm 激光（以下简称"Q 开关 694nm 激光"）穿透深度可至真皮，临床上可用于各种表皮及真皮色素增加性皮肤病，前者包括雀斑、咖啡斑、脂溢性角化病、雀斑样痣等；后者包括太田痣、颧部褐青色痣、文身等。

2．Q 开关翠绿宝石 755nm 激光（以下简称"Q 开关 755nm 激光"）其临床适应证与 Q 开关 694nm 激光类似，用于治疗各种表皮及真皮色素增加性皮肤病。其中在消除绿色文身、黑色和紫癜样文身时疗效更佳。

3．Q 开关 Nd:YAG 1 064nm 激光（以下简称"Q 开关 1 064nm 激光"）波长比其他 Q 开关激光更长，对于皮肤的穿透力强。常用来治疗真皮深层的色素增加性皮肤病，如太田痣、颧部褐青色痣、黑色和深蓝色文身等。此外，低能量、大光斑模式（常规治疗参数为：光斑 6～8mm、能量 1.0～3.0J/cm² 、频率 10Hz）也可用于黄褐斑的辅助治疗。但由于黑素和血红蛋白都吸收 1 064nm 的光，因此水疱和紫癜等不良反应较常见。

4. 倍频 Q 开关 Nd:YAG 532nm 激光（以下简称"倍频 Q 开关 532nm 激光"）波长短，穿透深度浅，主要用于表皮色素增加性疾病，如雀斑、咖啡斑、脂溢性角化病、雀斑样痣等，对红色文身也有较好效果。

第三节　皮秒激光

皮秒激光具有皮秒级超短脉宽，于 2012 年通过美国 FDA 认证被应用于去除文身和色素性皮肤病的治疗，是在皮肤科应用广泛的最新激光技术之一。与传统的选择性光热作用机制不同，皮秒激光的主要机制为光机械作用。当皮秒激光作用于靶细胞时，可对靶基产生机械波，该波瞬间产生的高能量可使色素颗粒被完整震碎为粉尘状态，能够更好地被抗原呈递细胞摄取和代谢，或者改变部分色素颗粒的理化性质，使其显色降低。由于其脉宽短，对周围组织的损伤减少，刺激黑素细胞再生的风险也明显降低。

一、作用机制

相比 Q 开关激光，皮秒激光（10^{-12}s）的脉宽更短，峰值功率更高。通过蜂巢状聚焦透镜或全息衍射透镜，皮秒激光可以聚焦成大小一致、间隔均匀的点阵光束，由于其中每一微光束均具有极高的峰值功率，当超过靶基（黑色素或血红蛋白）的光分解阈值时，靶基会非线性吸收能量而产生光分解效应，形成等离子体，等离子体继续高效吸收激光能量同时不断扩展，最终产生爆破现象，在表皮或真皮形成空泡，即为激光诱导光击穿（laser-induced optical breakdown，LIOB）效应。皮秒激光的色素清除率高，炎症反应轻微，同时可促进真皮产生新生胶原纤维和弹性纤维。

二、分类

目前临床研究使用的皮秒激光主要包括 Nd:YAG 激光（波长 1 064nm、脉宽 800ps），倍频 Nd:YAG 激光（波长 532nm、脉宽 800ps），钛：蓝宝石激光（波长 785nm/500nm、脉宽 50ps），翠绿宝石激光（波长 755nm、脉宽 100ps），红外线激光（波长 2 950nm、脉宽 55ps），和 Nd:YLF 激光（波长 1 053nm、脉宽 40ps）等。其中皮肤病治疗使用的皮秒激光主要为 755nm 的翠绿宝石激光，1 064nm 的 Nd:YAG 激光和 532nm 的倍频 Nd:YAG 激光。

三、临床应用

1. **文身**　皮秒激光是目前治疗文身的首选。1998 年 Ross 等首次发现在相同的能量下，皮秒激光治疗黑色文身的疗效优于 Q 开关激光。

2. **色素增加性疾病**　皮秒激光用于表皮色素增加性疾病如雀斑、咖啡斑、日光性黑子等，可使用 532nm 的倍频 Nd:YAG 激光或 755nm 翠绿宝石激光；真皮色素增加性疾病如太田痣、颧部褐青色痣等，可使用 755nm 翠绿宝石激光、1 064nm Nd:YAG 激光治疗。此外，755nm 翠绿宝石激光和 1 064nm Nd:YAG 激光低能量点阵或非点阵模式可用于黄褐斑、炎症后色素沉着等的辅助治疗。

3. **皮肤年轻化及瘢痕**　点阵皮秒激光 LIOB 效应具有改善光老化和痤疮凹陷性瘢痕的效果，不良反应比剥脱性点阵激光和近红外的非剥脱性点阵激光更小。

第四节　脉冲染料激光

脉冲染料激光（pulsed dye laser，PDL）诞生于1989年，是由闪光灯供电、以有机染料为激活物质的液体激光。液体染料溶解在乙醇或水中，光学性能好，激活物制作方便，可以通过使用不同的染料改变激光波长，得到从紫外到近红外的激光。

一、作用机制

PDL的作用机制为选择性光热原理，靶基为红细胞中的氧合血红蛋白。氧合血红蛋白有三个主要吸收峰，即418nm、542nm和577nm，其最佳吸收峰值在577～600nm。一旦PDL的能量被氧合血红蛋白吸收，产生光热作用，使靶血管内血红蛋白变性，红细胞、纤维组织和血小板凝血酶黏附血管壁，导致血管阻塞、凝固和坏死。选择适当的治疗参数可以将损伤局限于病变的靶血管，而不累及周围组织。

毛囊皮脂腺的痤疮丙酸杆菌产生的粪卟啉为PDL的另一种靶基。激光产生的光热效应作用于皮脂腺和微血管，可以破坏皮脂腺，封闭血管，改变局部炎症微环境，同时产生活性氧簇分子杀灭痤疮丙酸杆菌。

临床发现PDL治疗可以改善毛细血管扩张患者的面部细纹和皮肤纹理，治疗机制可能是血红蛋白和黑色素能很好地吸收脉冲染料激光的能量，真皮浅层中的水被非特异性地加热，产生轻微损伤，从而刺激真皮中成纤维细胞产生更多的胶原蛋白。

二、分类

1. **闪光灯泵浦染料激光**　该激光介质为荧光染料，其中罗丹明6G（rhodamine 6G）最常用，波长可为585nm，脉宽为450μs。因其脉宽过短，治疗后出现紫癜的风险较高，目前已被淘汰。

2. **长脉冲染料激光**　目前临床上使用的Vbeam是一种波长为585nm、595nm染料激光，脉宽为0.45～40ms可调。

三、临床应用

1. 皮肤血管性疾病。脉冲染料激光在治疗各种血管病变方面已被证明是安全和有效的，包括鲜红斑痣、毛细血管扩张、化脓性肉芽肿、蜘蛛痣、静脉湖、樱桃状血管瘤等，迄今仍是血管病变治疗的"金标准"。

2. 未成熟瘢痕、增生性瘢痕、瘢痕疙瘩、痤疮红斑期、紫癜、膨胀纹的红斑期。

3. 光老化。

4. 病毒疣，如寻常疣、传染性软疣。

5. 其他，如甲银屑病、基底细胞癌、红斑狼疮、血管淋巴增生伴嗜酸性粒细胞增多症等。

第五节　非剥脱性点阵激光

点阵激光（fractional laser）是基于2003年Huzaira提出局灶性光热作用（fractional photothermolysis，FP）理论而形成的激光治疗新技术。通过使用扫描手具或透镜等技术将光分为许多微米级直径的大小均一的小光束，形成分布均匀的点阵样排列。这些微米级直径的光束作用于皮肤产生相应的三维柱状微热损伤带（microscopic thermal zone，MTZ）的点阵模式。每个 MTZ 直径为 100 ~ 500μm，深度范围为 300 ~ 1 500μm，周围包绕未受损的正常皮肤组织，可为修复过程中活性细胞仓库迅速迁移至损伤区提供条件，快速完成皮肤再生。单个 MTZ 诱发损伤灶非常微小，炎症反应轻，创伤可被周围未受损的组织迅速修复，起除皱与嫩肤作用。

点阵激光根据波长对水的亲和力分为两大类：一类是波长被水高度吸收的激光，包括铒钇铝石榴石激光（Er:YAG，2 940nm）、钇钪镓石榴石（YSGG，2 790nm）、二氧化碳（CO_2，10 600nm）等激光器，其能量可迅速气化 MTZ 组织中的水，留下开放性伤口，称为剥脱性点阵激光或气化型点阵激光；另一类是波长仅被水适度吸收的激光，如 1 410nm、1 440nm、1 540nm、1 550nm 等，其能量使 MTZ 成为一热变性区，保留角质层的基本完好，称为非剥脱性点阵激光或非气化型点阵激光。

一、作用机制

非剥脱性点阵激光因被靶组织水吸收相对于剥脱点阵少，仅造成表皮组织 MTZ 凝固，但不气化，也不损伤表皮角质层，从而保留皮肤的屏障作用，使愈合更快，感染等并发症更少。非剥脱性点阵激光治疗 24 小时内，深层和周围的正常组织细胞向 MTZ 迁移进行修复，形成显微表皮坏死碎片（microscopic epidermal necrotic debris，MEND）取代 MTZ。这些 MEND 在 3 ~ 7 天经表皮代谢。在每个 MEND 中，都发现了弹力纤维组织、黑色素及其他皮肤组织成分。同时，激光能量深达真皮，导致真皮胶原收缩、变性，促进胶原蛋白新生。MEND 被新生胶原蛋白取代一般发生在 3 ~ 6 个月。

此外，点阵激光还可以治疗色素性病变，机制是非特异性的，即利用 MEND 运输的现象，让黑色素作为微表皮和真皮坏死组织的一部分在 MTZ 愈合过程中被清除。

二、分类

非剥脱性点阵激光是一类波长为 1 400 ~ 1 600nm 的激光（近红外激光）。主要包括以下几类：① 铒玻璃激光（Er:Glass 1 550nm、1 540nm）；② 掺钕钇铝石榴石激光（Nd:YAG 1 064nm、1 440nm、1 320nm）；③ 铒光纤激光（Er:Fiber 1 410nm、1 565nm）；④ 其他，如红宝石激光（694nm）、铥纤维激光（thulium fiber 1 927nm）等。

三、临床应用

（一）主要治疗参数

1. **波长**　水吸收为主的波长分布在 950 ~ 11 000nm，常见的设备一般包含有 1 410nm、1 440nm、1 540nm、1 550nm、1 565nm、1 927nm 等波长。黑色素和氧合血红蛋白的波长分布在 400 ~ 1 100nm，如点阵红宝石激光（694nm）、点阵 Q 开关 1 064nm 激光等，这些激光的穿透深度取决于光束散射以及靶基的吸收率，其中短波长穿透浅，长波长穿透深。

2. **光斑大小**　点阵模式下穿透深度不随着光斑尺寸的增加而增加。

3. **点密度**　它决定了激光治疗皮肤的百分比。高密度的设置意味着更积极的治疗，可带来更好的皮肤改善，同时亦增加色素沉着的风险，并延长修复时间。

4. **能量密度**　高能量密度可带来更大更深的 MTZ，但也延长了愈合时间。

5. **扫描图形**　不同的扫描图形对扫描重叠区域控制难度不同。

6. **冷却**　适当冷却可以有效保护表皮，但是过度冷却会引起表皮冷损伤，从而导致炎症后色素沉着过度，并降低临床疗效。尤其在较深肤色的 Fitzpatrick 皮肤类型上更应谨慎。

（二）常见适应证

1. 嫩肤、祛除浅表皱纹、收缩毛孔。
2. **色素性病变**　如色素沉着、黄褐斑等。
3. 痤疮瘢痕和各种外伤性瘢痕。
4. **其他**　如脱发等。

第六节　剥脱性点阵激光

剥脱性点阵激光也是基于局灶性光热作用原理开发的。在此过程中，激光会产生微穿孔区，累及表皮和真皮，随后在愈合过程中被富含胶原蛋白的新组织取代。剥脱性点阵激光与传统的剥脱性激光相比，降低了瘢痕、色素沉着等风险，缩短了创面愈合时间。

一、作用机制

剥脱性激光以水为靶基作用于组织产生气化和凝固。由激光能量密度和脉冲宽度控制剥脱性激光的作用效果，在短脉宽和高能量下治疗效果倾向于气化，而较长的脉宽和较低的能量则以凝固为主。

1. 气化　即激光能量被水分子吸收后，含水组织温度急剧升高，一旦激光能量达到阈值，可直接引起组织气化消失，病变部分如瘢痕、色素、血管等也一并气化。

2. 凝固　即激光向组织传递热量，导致水分蒸发而脱水，使包含胶原蛋白在内的皮肤组织变性收缩，产生止血效果。适当的组织凝固，刺激真皮胶原蛋白收缩，并产生适度变性，进而诱导真皮胶原重排和再生，增加胶原密度、提高皮肤含水量、改善皮肤弹性质地，达到皮肤重建治疗的目的。

组织病理学上，剥脱性点阵激光的损伤为柱状空腔，其厚度或深度随着所使用的激光波长、脉冲能量等参数的不同而存在差别。腔内有薄层焦痂，空腔周围可以观察到由变性的胶原蛋白形成的不同厚度的环状凝固区，该凝固区及其周围正常组织是蛋白凝固收缩与再生的主要场所。上皮化修复在48小时内启动。

二、分类

1. 铒钇铝石榴石激光（Er:YAG激光）　波长是2 940nm，最接近水的最高吸收峰，吸水系数为125 000/cm^2，约是CO_2激光的15倍，大部分能量被表皮和真皮乳头层吸收，较低的能量密度（约1J/cm^2）即可气化组织，形成表浅的创伤。即使在多种应用中，Er:YAG激光造成的热损伤深度也仅限于50μm。Er:YAG激光对周围组织的热传递较少，因此凝固区比CO_2激光小。

2. CO_2点阵激光　波长为10 600nm，吸水系数接近1 000/cm^2，需要更高的能量密度（约5J/cm^2）才能实现Er:YAG激光类似的气化效果，如果能量低于5J/cm^2，则激光对组织仅起到加热作用。水对激光的吸收率从弱到强的顺序为10 600nm、2 790nm、2 940nm。因此，CO_2点阵激光在剥脱性点阵激光中的组织穿透最深，气化能力最差，凝固带最厚。

3. 钇钪镓石榴石激光（YSGG）　波长为2 790nm，吸水系数为5 000/cm^2，气化的能量阈值为3J/cm^2。YSGG激光的气化能力高于CO_2，低于Er:YAG。它的优势在于治疗一遍即可穿透整个表皮，达到20~30μm的剥脱深度和约20μm的残余热损伤，这是Er:YAG激光无法做到的。同时相比CO_2激光，它的热损伤更轻，创面愈合时间更短。

三、临床应用

剥脱性点阵激光的主要临床适应证如下。

1. 静态性皱纹。

2. 萎缩性或增生性瘢痕。

3. 皮肤纹理粗糙、毛孔粗大。

4. 增生性损容性皮肤病，包括脂溢性角化病、皮脂腺增生、汗管瘤等。

第七节 脱毛激光

毛发是皮肤附属器，人体 95% 的体表有毛，但各部位毛的长短、粗细、疏密不一。从组织结构来看，毛发由毛干和毛囊两个不同的部分组成。位于皮肤外面的部分称毛干，里面的部分称毛根，包绕在毛囊内。毛根末端膨大部分称为毛球，毛球下端的凹陷部分称为毛乳头，内含有结缔组织、神经末梢和毛细血管，它的作用主要是向毛球提供营养。毛发的生长呈一定的周期性，主要与毛囊本身的生长周期有关。毛发生长周期可分三个阶段：生长期、退行期和静止期。一般来说，毛发的生长期约 3 年，退行期约 3 周，静止期约 3 个月。不同部位的毛囊呈非同步生长，具有各自的周期，即不同时间段分散地脱落和再生。

传统脱毛方式有物理法（刮、拔、蜡）、化妆法和电解法等。除电解法脱毛外，其他脱毛方法多只能获得暂时性效果。激光脱毛历史不长但具有更多优势：①非选择性有创激光脱毛。采用连续激光如 CO_2 激光脱毛，将毛囊与周围皮肤组织一并凝固坏死，治疗区易形成瘢痕，临床应用时间很短。②光动力疗法脱毛。患者口服 α-氨基酮戊酸后，再采用弱激光照射，这种方式临床疗效不佳。③激光应用选择性光热作用脱毛。选择性破坏毛囊，具有效果好、副作用少等特点，目前临床采用的就是这种方法。

一、作用机制

扩展的选择性光热作用：毛干与毛囊含有黑色素，能对照射激光产生强烈的选择性吸收，光热效应使毛囊蛋白凝固、崩解、破坏，导致毛母细胞与多潜能细胞坏死，实现脱毛。毛囊干细胞位于外毛根鞘的隆突部，立毛肌的附着点附近，使毛囊的隆突部及球部成为重要靶点。而具有增殖分化功能的毛母细胞位于毛乳头及不含色素的毛囊隆突部位。因此，根据选择性光热理论，需要增加脉宽，使毛囊及毛干黑素细胞将热量传递

至毛球与毛囊隆突部位，破坏毛母细胞，才能达到永久脱毛。但激光的脉宽也不能过长，否则长时间加热，热能向周边组织传导，在破坏毛发同时对毛发周边正常组织造成热损伤。因此，采用激光脱毛时，脉宽适度延长，要与靶组织的热损伤时间相适应，毛囊直径 200～300μm，其热弛豫时间为 40～100ms，表皮的热弛豫时间约为 9ms，为尽量减少表皮损伤，激光脱毛最理想的脉宽应大于表皮的热弛豫时间而小于毛囊的热弛豫时间，即在十几毫秒到 100ms。热损伤时间（thermal damage time，TDT）是指导致靶组织出现损伤的时间，即整个靶组织包括基本色基和周围的靶组织冷却约 63% 的时间。因此，这一理论被称为扩展的选择性光热作用理论（extended theory of selective photothermolysis），是对选择性光热作用理论的一个重要补充与扩展。

二、分类

目前美国 FDA 批准的脱毛激光系统和光疗系统破坏毛囊的方式有三种：光热作用、光机械作用、光化学作用。光热作用设备有长脉冲红宝石激光（波长 694nm）、长脉冲翠绿宝石激光（波长 755nm）、长脉冲半导体激光（波长 800nm）、长脉冲 Nd:YAG 激光（波长 1 064nm）及强脉冲光（IPL，515～1 200nm）。光机械作用设备有 Q 开关 1 064nm 激光、碳粉悬液 -Q 开关 Nd:YAG 激光（波长 1 064nm）。光化学作用即光动力脱毛。

1. **红宝石激光** 波长 694nm，被黑色素强烈吸收，最适用于肤色浅（Fitzpatrick Ⅰ～Ⅲ 型皮肤）而发色深的人群，但因表皮的黑色素竞争吸收激光能量，所以激光术后不良反应较多，易导致表皮色素的改变，该仪器目前临床上应用已越来越少。

2. **翠绿宝石激光** 波长 755nm，波长稍长，穿透更深，对表皮损伤小，因此对深肤色患

者表皮损伤的风险较红宝石激光小。

3. **半导体激光** 固体激光，波长800~810nm，带有接触式冷却系统，性能稳定，耗材少，临床疗效显著且不良反应少，是目前临床应用较多的理想的激光脱毛系统之一。比如美国Lumenis公司的Lightsheer激光器，是一款经典激光脱毛仪，激光波长800nm，脉宽为5~400ms，且配有获得专利的接触式冷却装置，Fitzpatrick Ⅰ~Ⅴ型皮肤的患者脱毛均有效安全。

4. **可调脉宽长脉宽Nd:YAG激光器** 波长1 064nm，穿透深，能作用于深部毛囊，达10mm，表皮黑色素吸收少，且有表皮冷却，对Fitzpatrick Ⅲ~Ⅳ型皮肤的患者脱毛更安全。不足之处是黑色素对该波长激光的吸收率相对较低，故所需能量高，皮肤出现痛感的概率增加，但不需要麻醉。其衍生的碳粉悬液-Q开关1 064nm激光技术原理为局部联合外用外源性的色素颗粒（碳颗粒矿物油），渗入毛囊周围形成外源性的激光作用靶点，增加吸光量，从而达到脱毛。

5. **强脉冲光** 属于非相干光，脱毛波段通常为570~1 200nm，脉冲持续时间在毫秒区间内变化，有单脉冲或多脉冲模式选择，可选择1~3个脉冲，1个脉冲后有冷区，可有效保护皮肤，临床上应用广泛。强脉冲光的谱段宽对不同粗细和不同颜色的毛发均有效，是优于其他激光脱毛仪的优点之一。

6. **光电协同技术** 强脉冲光（波长680~900nm）联合射频、激光（波长810nm）联合射频、激光（波长900nm）联合射频，充分利用了电能（射频）和光能（激光或光）的协同效应，在光能强度较低的情况下强化靶组织对射频的吸收，极大地减少了因光能过强的热作用可能引起的不良反应和不适。电能产生热量并聚集于毛囊和隆突部，且其作用为非色素依赖性的，因此射频能量能较彻底地破坏毛囊，包括对浅色和白色的毛发也有效，而光能主要加热毛干，两者结合可使毛干到毛囊的温度均匀分布，从而有效去除毛发。

三、临床应用

临床主要用于多毛症和毛发过多，激光脱毛参数选择建议如下。

1. **波长** 能穿透毛囊并被黑素细胞吸收，波长为600~1 100nm。

2. **脉宽** 为能有效破坏毛球和毛囊干细胞，理想的脉宽为10~100ms。

3. **能量密度** 应在患者能忍受的范围内以及不引起明显副作用的前提下，使用最大能量密度。

4. **光斑大小** 应大于5mm光斑，增大光斑可增加激光穿透深度。

5. **表面冷却** 为防止表皮损伤，需采用表皮冷却装置。

6. **治疗间隔** 根据不同部位毛发生长周期进行调整，身体不同部位毛发的生长周期不同，头部一般1个月，躯干和四肢2个月比较合适。

7. **治疗次数** 依据毛发的生长周期，激光脱毛需要治疗3~5次甚至更多次才能完成整个疗程。

第八节　准分子激光

准分子激光目前临床常用单波长308nm的脉冲激光器。该激光始于20世纪70年代末，发光介质为氯化氙，是卤族元素的氯和惰性元素的氙的混合气体，在一定的光电刺激下，氯和氙能形成氯化氙，这是一种非常不稳定的状态，称为准分子状态，会很快分解为氯和氙，在分解过程中，能产生 308nm 的激光，其特点是波长短、功率高，有光斑式和扫描式两种能量输出方式。

泌大量的抗炎细胞因子、α-促黑素细胞激素等，促进黑素细胞增殖、迁移并产生黑色素。

一、作用机制

准分子激光可以在短时间内对靶细胞发射出较高能量，其作用机制包括：①作用于角质形成细胞、黑素细胞及 T 淋巴细胞等并诱发一系列免疫调节反应，如抑制皮损组织中的细胞间黏附分子 -1 表达，进而抑制淋巴细胞黏附以及在皮损组织中浸润，缓解免疫介导的黑素细胞损伤。②诱导皮损中 T 淋巴细胞凋亡，进而抑制炎症递质和细胞因子（如白细胞介素 -2 等）的分泌，进而减少黑素细胞的损伤。③可能通过促进角质形成细胞释放干细胞生长因子、集落细胞生长因子、成纤维细胞生长因子等细胞因子来刺激毛囊外毛根鞘残余的黑素细胞增殖分化。刺激合成分

二、临床应用

1. **白癜风** 优于传统的紫外线 A（ultraviolet A，UVA）和紫外线 B（ultraviolet B，UVB）疗法，是治疗白癜风的"金标准"。

2. **其他慢性皮肤病** 如特应性皮炎、扁平苔藓、湿疹、斑秃等皮肤病。

指导参数为脉宽 30ns，单脉冲能量密度 2 ~ 3mJ/cm²，局部照射剂量 25 ~ 2 100mJ/cm²。首次照射剂量为最小红斑量的 70%，根据皮肤反应逐渐增加能量，若皮肤红斑反应轻微则继续治疗，出现严重红斑或其他不良反应时即停止治疗。一般每周治疗 2 次。

（张荣利）

▍参考文献

[1] ANDERSON R R, PARRISH J A. Selective photothermolysis: precise microsurgery by selective absorption of pulsed radiation[J]. Science, 1983, 220(4596): 524-527.

[2] POLLA L L, MARGOLIS R J, DOVER J S, et al. Melanosomes are a primary target of Q-switched ruby laser irradiation in guinea pig skin[J]. J Invest Dermatol, 1987, 89(3): 281-286.

[3] ROSS V, NASEEF G, LIN G, et al. Comparison of responses of tattoos to picosecond and nanosecond Q-switched neodymium: YAG lasers[J]. Arch Dermatol, 1998, 134(2): 167-171.

[4] TANGHETTI E A. The histology of skin treated with a picosecond alexandrite laser and a fractional lens array[J]. Lasers Surg Med, 2016, 48(7): 646-652.

[5] SALUJA R, GENTITLE R D. Picosecond laser: tattoos and skin rejuvenation[J]. Facial Plast Surg Clin North Am, 2020, 28(1): 87-100.

[6] 中华医学会皮肤性病学分会皮肤激光医疗美容学组，中华医学会皮肤激光技术应用研究中心，中华医学会医学美学与美容学分会激光美容学组，等. 皮秒激光临床应用专家共识 [J]. 实用皮肤病学杂志，2022，15（2）：65-69.

[7] WU D C, GOLDMAN M P, WAT H, et al. A systematic review of picosecond laser in dermatology: evidence and recommendations[J]. Lasers Surg Med, 2021, 53(1): 9-49.

[8] ANDERSON R R, JAENICKE K F, PARRISH J A. Mechanisms of selective vascular changes caused by dye lasers[J]. Laser Surg Med, 1983, 3(3): 211-215.

[9] FORBAT E, AL-NIAIMI F. Nonvascular uses of pulsed dye laser in clinical dermatology[J]. J Cosmet Dermatol, 2019, 18(5): 1186-1201.

[10] WU J P, DONG L P, LU X Y, et al. Treatment of pyogenic granuloma in children with a 595 nm pulsed dye laser: a retrospective study of 212 patients[J]. Laser Surg Med, 2022, 54(6): 835-840.

[11] KASSIR M, ARORA G, GALADARI H, et al. Efficacy of 595-and 1 319-nm pulsed dye laser in the treatment of acne vulgaris: a narrative review[J]. J Cosmet Laser Ther, 2020, 22(3): 111-114.

[12] ZHANG J X, ZHOU S L, XIA Z K, et al. 595-nm pulsed dye laser combined with fractional CO_2 laser reduces hypertrophic scar through down-regulating TGFβ1 and PCNA[J]. Laser Med Sci, 2021, 36(8): 1625-1632.

[13] YOUSSEF N Y, SALEH H M, ABDALLAH M A. Pulsed dye laser in the treatment of psoriatic nails: a controlled study[J]. J Eur Acad Dermatol Venereol, 2017, 31(1): e49-e50.

[14] IBRAHIM S M A, SOLIMAN M, MOHAMED S K A, et al. Pulsed dye laser versus Nd:YAG laser in the treatment of recalcitrant plantar warts: an intraindividual comparative study[J]. J Cosmet Laser Ther, 2021, 23(5/6): 130-136.

[15] MANSTEIN D, HERRON G S, SINK R K, et al. Fractional photothermolysis: a new concept for cutaneous remodeling using microscopic patterns of thermal injury[J]. Lasers Surg Med, 2004, 34(5): 426-438.

[16] BOGDAN ALLEMANN I, KAUFMAN J. Fractional photothermolysis—an update[J]. Laser Med Sci, 2010, 25 (1): 137-144.

[17] GERONEMUS R G. Fractional photothermolysis: current and future applications[J]. Lasers Surg Med, 2006, 38(3): 169-176.

[18] POZNER J N, DIBERNARDO B E. Laser resurfacing: full field and fractional[J]. Clin Plast Surg, 2016, 43(3): 515-525.

[19] LI B Y, REN K H, YIN X F, et al. Efficacy and adverse reactions of fractional CO_2 laser for atrophic acne scars and related clinical factors: a retrospective study on 121 patients[J]. J Cosmet Dermatol, 2022, 21(5): 1989-1997.

[20] MAKBOUL M, MAKBOUL R, ABDELHAFEZ A H, et al. Evaluation of the effect of fractional CO_2 laser on histopathological picture and TGF-β1 expression in hypertrophic scar[J]. J Cosmet Dermatol, 2014, 13(3): 169-179.

[21] ALAJLAN A M, ALSUWAIDAN S N. Acne scars in ethnic skin treated with both non-ablative fractional 1,550 nm and ablative fractional CO_2 lasers: comparative retrospective analysis with recommended guidelines[J]. Laser Surg Med, 2011, 43(8): 787-791.

[22] MANDT N, TROILIUS A, DROSNER M. Epilation today: physiology of the hair follicle and clinical photo-epilation[J]. J Investig Dermatol Symp Proc, 2005, 10(3): 271-274.

[23] BATTLE E F Jr, HOBBS L M. Laser-assisted hair removal for darker skin types[J]. Dermatol Ther, 2004, 17(2): 177-183.

[24] BOUZARI N, TABATABAI H, ABBASI Z, et al. Laser hair removal: comparison of long-pulsed Nd:YAG, long-pulsed alexandrite, and long-pulsed diode lasers[J]. Dermatol Surg, 2004, 30(4 Pt 1): 498-502.

[25] SVAASAND L O, NELSON J S. On the physics of laser-induced selective photothermolysis of hair follicles: Influence of wavelength, pulse duration, and epidermal cooling[J]. J Biomed Opt, 2004, 9(2): 353-361.

[26] CHOUDHARY S, ELSAIE M L, NOURI K. Laser assisted hair-removal[J]. G Ital Dermatol Venereol, 2009, 144(5): 595-602.

[27] GOLD M H. Lasers and light sources for the removal of unwanted hair[J]. Clin Dermatol, 2007, 25(5): 443-453.

[28] HOFER A, HASSAN A S, LEGAT F J, et al. Optimal weekly frequency of 308-nm excimer laser treatment in vitiligo patients[J]. Br J Dermatol, 2005, 152(5): 981-985.

[29] PASSERON T, OSTOVARI N, ZAKARIA W, et al. Topical tacrolimus and the 308-nm excimer laser: a synergistic combination for the treatment of vitiligo[J]. Arch Dermatol, 2004, 140(9): 1065-1069.

[30] 沈艳，汪群，汪方玲，等. 308 准分子激光治疗白癜风的临床疗效及其对皮肤黑色素水平和黑素细胞的影响 [J]. 临床和实验医学杂志，2018，17（17）：1866-1869.

第二章

强脉冲光技术

1998 年，强脉冲光（intensive pulsed light，IPL）技术应用于临床并迅速风靡全球，2001 年起 IPL 技术在中国迅速开展并使用至今。IPL 是一种以脉冲方式发射的强光，属于非激光光源，有多色性、非相干性和非平行性。其光源是惰性气体（通常为氙气）闪光灯，发射的强光经过聚光和初步过滤，最后形成波长为 400～1 200nm 的 IPL。早期的 IPL 脉冲发射不稳定，能量输出不稳定，每个脉冲形成一个尖峰波，子脉冲能量呈递减状态而不能均衡地输出。当稍高的能量集中在表皮时，易出现烫伤或色素沉着等不良反应。新一代的改良完美脉冲技术（advanced optimal pulse technology，AOPT）可以通过计算机精确控制灯管两端的电流，对强脉冲光的发生及发射过程进行控制，使每一个脉冲都有相对均匀的脉冲宽度和均衡的能量，同时可以独立调控每一个子脉冲的脉宽及脉冲时间，进一步加强了治疗的精确性，做到不同患者的个体化治疗，优化临床治疗效果。

第一节 强脉冲光的相关参数

1. **波长** 在激光的应用中，波长通常是指激光的固有波段，而 IPL 的"波长"是一段宽光谱。560nm 滤光片滤过了 560nm 以下的光，光谱范围为 560～1 200nm；640nm 滤光片过滤了 640nm 以下的光，其光谱范围为 640～1 200nm。即 560nm、590nm、640nm 等滤光片分别代表的是 560～1 200nm、590～1 200nm、640～1 200nm 的波段。根据 Planck 定律，波长较长的光子所携带的能量要较短波长光子的能量低，而同时根据组织对光的吸收原理，波长越短，表皮作用越重（表皮色素吸收峰所致），波长越长表皮作用越轻（表皮色素吸收少）。随着光谱范围的延长，如近红外光部分对水的吸收率则不断增加，1 200nm 对水的吸收较 950nm 高。因此，在强脉冲光的治疗中，对色素毛细血管较有效的治疗选择短波

滤光片，对皮肤质地改善则选择长波滤光片。

2. **脉宽** 脉宽是指光作用于组织的时间，IPL 的脉宽通常以毫秒（ms）为单位。在强脉冲光的治疗中，根据选择性光热作用原理，能通过合理调整脉宽有效治疗色素性病变或血管性病变。当选择的能量密度一定时，选择短的脉宽则表示作用时间短，热量的作用则集中释放在表皮的浅层；选择长脉宽则作用时间长，热量渗透到深层。对于不同病变的治疗来说，首先考虑第一脉宽的调整：①当要去除表浅色素性病变时，表皮色素小体的热弛豫时间为数毫秒（3～10ms），利用光的光热效应，尽可能把第一脉宽缩窄，通常可选择设备所提供的最窄脉宽。②当治疗毛细血管扩张等血管性病变时，将脉宽延长，则利用光的热效应，延长热渗透作用的目的是让真皮血

管受热闭锁，通常把第一脉宽延长，可选择设备提供的最长脉宽。③当肤色较深者选择强脉冲光时，为了避免热量过于集中在表皮以减少表皮的色素反应，则要将第一脉宽延长。强脉冲光的脉宽应小于或等于色基（深部组织）的冷却时间（即热弛豫时间），这样使热量局限在靶组织内，同时应大于表皮的冷却时间，这样可使热传导至周围组织，减少表皮损伤。

3. **能量密度** 能量密度是指光作用于每平方厘米面积的组织时的能量，通常简称能量。IPL 的能量密度通常用 J/cm^2 表示。在强脉冲光的治疗中，能量密度通常是最重要的治疗参数之一，它不仅决定疗效，也在并发症的产生中起关键性作用。一般来说，为了尽快地达到治疗效果，能量密度越高越好。然而，当皮肤组织瞬间吸收的能量过高，超过其所能承受的极限时，必将引起皮肤过度的热损伤，导致水疱、色素沉着或瘢痕形成。而过于保守的治疗，能量密度过低，组织不能达到有效的热效应，则起不到治疗或嫩肤的作用。因此，选择适当的能量密度的标准是：在保证正常组织不受损伤的前提下，能量越高越好。鉴于各类型损容性皮肤病的治疗目标不同，只能在治疗时观察皮肤终点反应，选择逐步调整

能量密度以获取合适的能量密度，当有经验后则减少了很多中间环节，使治疗更加游刃有余。

4. **脉冲延迟时间** 脉冲延迟时间是指 2 个脉冲光发射之间的时间间隔，即 2 个脉冲之间光作用暂停的时间（靶组织冷却的时间）。脉冲延迟时间以毫秒（ms）为单位。脉冲延迟时间应小于色基的冷却时间，同时要大于或等于表皮的冷却时间，尽可能地保证靶组织能够保持高热量的同时表皮又有足够的冷却时间。如图 2-1-1 所示，当脉冲发射时表皮和真皮浅层的靶基同时吸收光热而升温，脉冲延迟即发射暂停时，表皮及深部靶基均降温；第二个脉冲发射后再升温，第二个脉冲延迟再降温，第三个脉冲发射后再升温。如此，在保持足够的热刺激的同时避免过度热损伤，起重塑胶原的作用。

5. **脉冲类型和脉冲数** 脉冲数有单脉冲、双脉冲和三脉冲之分，2 个以上的脉冲数其 2 个或 3 个脉冲之间就有 1 个或 2 个脉冲延迟时间，目的是让表皮适当冷却以得到最大的保护。

6. **冷却和校准** 设备自身有接触式冷却系统，其目的是让表皮更好地降温，使表皮得到最大限度的保护。光子设备的校准系统在开机时自行检测以提示设备是否能够正常运行。

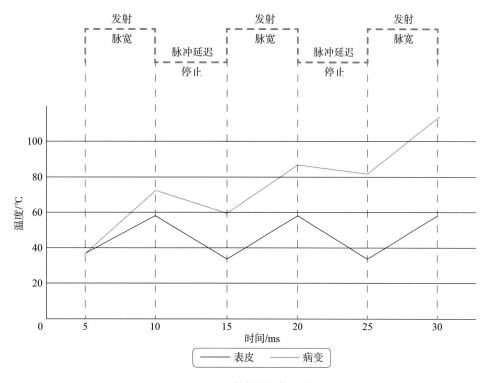

图 2-1-1 脉冲延迟时间示意

第二节　临床应用

一、强脉冲光治疗色素性疾病

（一）治疗原理

在 280~1 300nm 波长范围内，波长与穿透深度成正比，故表皮黑色素对短波光（＜755nm）吸收较好，而位置较深的黑色素则需要较长波光（＞694nm，特别是 1 064nm），同时配合适当的脉宽，便可作用于色素靶结构。黑素小体直径 0.5~1.0μm，而靶结构的热弛豫时间（s）一般约等于靶目标直径（mm）的平方，由此得出黑素小体的热弛豫时间为 250ns 至 1μs，理论上选用的脉宽应是纳秒级（10~100ns）。但是强脉冲光（IPL）的脉宽却在毫秒级，因此有学者认为，IPL 治疗色素性疾病时，其靶结构应是包含色素的细胞或者某一色素区域。当光被黑素小体吸收后，转化为热能，而热能弥散到周围，刺激表皮细胞快速分化，黑素小体也随角质形成细胞上移并脱落。

（二）参数选择

IPL 主要适用于治疗表皮及真皮浅层的色素增加性疾病，如雀斑、日光性黑子等。咖啡斑、黄褐斑及色素沉着等疾病可部分改善。IPL 在治疗黄褐斑中主要作为一种辅助治疗，可加速皮疹消退，但不能防止复发，且需要较长时间的维持治疗。皮肤较白、皮疹颜色较深、境界清楚，与正常皮肤对比明显，未合并黄褐斑的患者疗效好；皮损颜色淡、肤色深、合并黄褐斑的患者疗效差。IPL 对部分咖啡斑有明显疗效，但复发率较高，且能量较高时皮损部位容易产生水疱。皮疹颜色较深，边缘不规则的患者效果较好。肤色浅，皮疹处在稳定期，颜色较明显的黄褐斑患者效果较为明显。治疗深色皮肤黄褐斑患者（皮肤类型 Fitzpatrick Ⅳ~Ⅴ型），有发生术后并发症的风险，如色素沉着等。IPL 对黑变病可作为改善的手段之一，疗效不确切。面颈部毛囊红斑黑变病多可获得短期淡化，但是数月以后容易出现皮损复发，需告知患者此为临时改善措施。治疗雀斑和日光性黑子效果较为理想，一般需要经过多次治疗，但不能防止复发。

治疗参数：设定的关键需依据患者的肤色、敏感程度、耐受程度。如肤色白、皮损色泽较浅、疼痛阈值较高的患者，可适当缩窄脉宽，缩短脉冲延迟时间，提高能量密度，以便达到满意的临床效果。反之，肤色较黑或色素斑颜色较深者，则需相应延长脉宽及脉冲延迟时间，以提高安全性，减少不良反应。

二、强脉冲光治疗血管性疾病

适用于 IPL 的血管性病变包括毛细血管扩张、面颈部毛囊红斑黑变病、鲜红斑痣等浅表性血管病变。IPL 对鲜红斑痣等血管性疾病效果有限，通常以淡化为主，不同部位效果有差异，以颈部效果最佳，可能会获得明显改善。由于 IPL 能量不容易穿透到真皮深层，能量主要蓄积在表皮和真皮浅层，容易造成不良反应如色素沉着或减退，肤色深的患者风险较大。

（一）治疗原理

IPL 治疗血管性病变，靶点为血红蛋白。血红蛋白有三个吸收峰，分别为 418nm、542nm、577nm。虽然波长 418nm 为最高吸收峰，但该波长穿透力差，且能被表皮色素竞争吸收，故治疗血管性病变时应选用靠近后两个峰值的波长。当光被血红蛋白吸收并转换为热能后，内皮细胞发生热凝固作用而使血管封闭，达到治疗目的。需要强调的是，只有当皮肤深层（远离皮肤表面）血管也被封闭时，才能使血管永久封闭，否则易发生血管再通。因此，IPL 对于表浅的血管性病变效果更好。

（二）参数选择

保留短波长越多，作用越表浅，对色素作用越强，对表皮影响越大，引起色素沉着的风险也越大；保留长波长越多，作用更偏真皮深层，引起色素沉着的可能性更小，但对色素增加性疾病的治疗效果相应变差，可能更适合血管及皮肤年轻化治疗。577nm 左右是血管吸收比较好的波长，但是考虑对波长的吸收率问题，在临床上通常使用 560nm 滤光片，效果更佳。IPL 主要是针对直径较小的血管，故加热时间不需要很长。

专属血管滤光片波段为 530～650nm 和 900～1 200nm，双波段的选择专门针对毛细血管扩张设计，短波长靶向表浅血管病变，长波长靶向较深血管病变，靶组织均为氧合血红蛋白。530～650nm 波长，黑色素吸收略强，穿透较浅；900～1 200nm 波长，黑色素吸收弱，穿透较深。当血流速度较快时，单位体积内的血红蛋白含量极少，双峰吸收有助于提高疗效；当血流速度较慢时，单位体积内的血红蛋白含量较多，疗效较普通滤光片更为明显。

另有一类发射光谱为 500～600nm 的窄谱 IPL，其发射光谱较好覆盖血红蛋白在 530nm 左右的吸收峰，因此对血管性皮损的作用较传统 IPL 大。但黑色素在这段光谱范围也具有较强吸收，因此肤色较深的患者使用时应谨慎，此类患者易发生表皮损伤而导致色素沉着或色素减退。

三、强脉冲光治疗痤疮和玫瑰痤疮

1. **痤疮** IPL 可用于治疗以丘疹、脓疱为主的中度痤疮，以及炎性痤疮皮损消退后的红斑及色素沉着斑。痤疮治疗需完整序贯的治疗方案，不首选单用 IPL 治疗，可配合药物治疗。临床上，可单独使用或者作为光源进行光动力治疗。根据患者炎性皮损特点、肤色、耐受程度进行参数调整。

2. **玫瑰痤疮** IPL 可用于红斑毛细血管扩张型玫瑰痤疮的治疗，疗效确切，需多次治疗，可有反复；丘疹脓疱型玫瑰痤疮，可能出现反应性症状加重，治疗须谨慎。根据患者毛细血管扩张程度、肤色、耐受程度进行参数调整，能量偏低，以皮肤微热、轻度潮红为治疗终点。

四、强脉冲光脱毛治疗

IPL 脱毛疗效确切，不良反应轻，至今仍是脱毛的主要手段之一。其适应证为多毛症和毛发过多。

1. **作用原理** 在用于脱毛时，虽然 IPL 的作用靶点为黑色素，但是其真正的生物靶点却是位于毛囊隆突部的干细胞。因此，要达到脱毛的目的，需要黑色素吸收光能，光能转化为热能后，摧毁毛球和毛囊干细胞。对于毛囊黑色素来说，最大的波长吸收范围为 590～900nm，而表皮黑色素也可竞争吸收此波长光。但是，在一定范围内，波长越长的光，穿透能力越强，则表皮黑色素吸收越少。因此 IPL 脱毛适用于浅肤色患者，深肤色应慎用。

2. **参数选择** 为了达到脱毛效果，毛发的生长区和毛球都必须精确地受到光照射。波长为 600～1 100nm 的光谱可穿透至毛囊所在的深度并被黑色素良好吸收，是激光脱毛的理想波长范围。理想的脉宽应该在表皮的热弛豫时间和毛囊热弛豫时间之间，表皮的热弛豫时间为 3～10ms；毛囊的直径达 200～300μm，热弛豫时间达 40～100ms。IPL 脱毛的理想脉宽范围为 10～100ms 甚至更长。对于深肤色人群来说，为避免表皮过快过多吸收光能量而产生不良反应，宜适当增大脉宽，在有良好的表皮冷却系统的保护下，脉宽甚至可增大到数百毫秒。

3. **疗程** 毛囊干细胞只在毛发生长期增殖，因此在一次治疗中最多有 15%～30% 的毛发能达到永久脱落。脱毛治疗后的 1 个月内，多数的毛发处于休止期，之后毛囊逐渐恢复并进入生长期。故治疗间隔为 4～6 周，以毛发生长出 2～3mm 时为最佳再次治疗时间。一般来说，毛发越粗，颜色越黑，治疗次数越少；毛发越细软，颜色越浅，治疗次数相对较多。治疗次数越多，疗效越好。

五、强脉冲光改善光老化

IPL 可提高成纤维细胞的增殖活性，进而促进新生胶原的产生，改善皮肤外观。另外，IPL 还可促进弹性纤维的更新和合成，发挥改善肤质和皮肤松弛的作用。研究证实，IPL 照射后可改变基质金属蛋白酶的表达，诱导变性衰老胶原纤维和弹力纤维降解，促进再生，起年轻化的作用。

1. **面部年轻化长期治疗** IPL 的长期治疗能有效促进色素代谢和皮肤新陈代谢，同时启动皮肤修复机制，促进胶原纤维和弹性纤维的再生和重排。经过多次的治疗，对改善肤色和皮肤质地（光滑度、细腻度等），提高皮肤弹性等效果明显；对改善细小皱纹、毛孔粗大的问题有一定效果，但对改善皮肤松弛作用较弱。通常需要2～3次治疗才能取得较为理想的效果，若要达到更好的疗效，则需至少5次的治疗。

2. **光老化治疗** IPL 在光老化治疗中对皮肤质地与色素性皮损如日光性黑子、脂溢性角化病、肤色暗沉及色素异常等浅表不均匀色素改变疗效较为理想；对面部浅表毛细血管扩张有可靠疗效；同时对皮肤轻微松弛、细小皱纹、毛孔粗大、光泽度也有改善。光老化治疗除 IPL 外还需综合的治疗方案，如口服或外用抗氧化剂、促色素代谢药物，正确的保湿防晒，良好的环境及生活作息等。

若以治疗色素性及血管性皮损为主，可选较短波长的滤光片（515～590nm）；治疗色素增加性皮肤病时，选择短脉宽；治疗血管性疾病时根据血管直径调节脉宽，细血管选择短脉宽，粗血管选择长脉宽；若以改善肤质、细小皱纹等为主，宜选较长波长的滤光片（640nm）及长脉宽。治疗终点反应：治疗色素病时，以色素斑颜色加深、周围轻微水肿为终点；治疗轻度表浅毛细血管扩张时，以血管颜色变淡、模糊、暂时性消退或呈浅灰色为终点；治疗真皮结构改变的病变以患者感觉温热即可。

六、强脉冲光治疗禁忌证

1. **绝对禁忌证** 光敏性皮肤及与光敏相关疾病；治疗区域皮损为癌前期病变或恶性肿瘤；治疗部位有感染；治疗区域开放性伤口；治疗期望值过高的患者。

2. **相对禁忌证** 口服维 A 酸类药物者慎用；近 2 周内有日光暴晒史，术后不能做到防晒者；妊娠或哺乳期女性；瘢痕体质者；免疫力低下或正在服用糖皮质激素类药物、免疫抑制剂的患者；有凝血功能障碍者；有精神疾病或精神障碍不能配合治疗者；有其他严重系统性疾病者。

（屈欢欢）

┃ 参考文献

[1] KRASNIQI A, MCCLURG D P, GILLESPIE K J, et al. Efficacy of lasers and light sources in long-term hair reduction: a systematic revies[J]. J Cosmet Laser Ther, 2022, 24(1/2/3/4/5): 1-8.

[2] SHARMA A, KROUMPOUZOS G, KASSIR M, et al. Rosacea management: a comprehensive review[J]. J Cosmet Dermatol, 2022, 21(5):1895-1904.

[3] SALES A F S, PANDOLFO I L, DE ALMEIDA CRUZ M, et al. Intense pulsed light on skin rejuvenation: a systemic review[J]. Arch Dermatol Res, 2022, 314(9): 823-838.

[4] BABILAS P, SCHREML S, SZEIMIES R M, et al. Intense pulsed light(IPL): a review[J]. Lasers Surg Med, 2010, 42(2): 93-104.

[5] WAT H, WU D C, RAO J, et al. Application of intense pulsed light in the treatment of dermatologic disease: a systematic review[J]. Dermatol Surg, 2014, 40(4): 359-377.

第三章

射频美容技术

第一节 射频概述

射频（radiofrequency），即射频电流，属于高频电流的高频段，其频率范围为300kHz～30GHz。18世纪，人们发现低频电流或直流电可引起肌肉痉挛，后应用于心律失常的除颤治疗。20世纪20年代，Bovie医师发现高频电流可切断组织而不引起肌肉收缩，该发现转化为第一台高频电灼钳。20世纪50年代第一台射频发生器诞生，1974年Uematsu等首次应用经皮射频脊神经根切断术，代替了开放性手术。1997年，Sluiijter创新性地应用脉冲射频治疗慢性疼痛，在有效缓解疼痛的同时，避免了因连续射频产生的靶组织损伤。

2002年，首台单极射频设备被美国FDA批准应用于治疗面部皱纹。2006年，射频被批准用于非面部美容治疗。目前，多种射频设备、激光设备和光源设备广泛应用于医学美容领域。

一、射频原理

射频作用于人体组织可产生热效应，其机制取决于射频的工作频率。在较低频率下，交变电磁场中的离子发生位移而摩擦产生热量；当频率达10MHz以上时，交变电磁场引起耦合水分子快速旋转而产生大量热量。

射频的热效应具有重塑胶原、减少皮下脂肪的作用。当温度达到55～65℃时，真皮的胶原蛋白和胶原纤维产生即刻和长期效应。即刻效应是指在热效应下，真皮中的胶原纤维三螺旋结构起支撑作用的氢键断裂，形成平面结构立即收缩，产生即刻的紧致效果；长期效应是由于持续的热效应，上调I型胶原的表达，促进新的胶原纤维合成，并导致胶原重塑，这一过程发生于射频治疗后2～6个月，持续时间较长。一般在治疗后8～10周可达到高峰，最长可持续1年，达到长期的紧致效果。当脂肪细胞的温度达到44～45℃时，会导致脂肪酶迅速增加，将脂肪分解为甘油和游离脂肪酸，从而缩小脂肪细胞的体积，同时强化紧致肌肤的效果。与激光不同的是，射频停工期短，其能量不被黑色素吸收，因此更适合较深肤色人群。这是射频治疗最突出的优势。

二、射频热效应影响因素

电流加热组织的机制是基于产生焦耳的热量，而产生的热量遵循焦耳定律。

$$H = \frac{j^2}{\sigma}$$

其中，j代表电流密度，σ代表电导率（%国际退火铜标准，%IACS）。不同组织具有不同的导电性，如血液具有高导电性，而骨的导电性低。此外，皮肤导电性与其水合程度有关。干燥皮肤的导电性低，湿润皮肤的导电性高。

一般来说，电导率会影响射频能量的穿透深度。射频能量穿透深度的方程由π常数、电磁波频率（测试频率）、组织的磁导率、组织的电导率组成，公式如下。

$$\delta \approx \frac{1}{\sqrt{\pi f \mu \sigma}}$$

在公式中，δ 表示标准穿深（mm），π 为圆周率，f 表示测试频率（Hz），μ 为磁导率（H/mm），σ 为电导率。从这个方程可以确定射频能量的穿透深度与频率的平方根成反比。因此，较低的频率具有较高的渗透率，反之亦然。在设计用于治疗身体和面部区域的系统中，尤其重要的是能够控制加热深度。

三、射频分类

1. 按工作原理分类（图 3-1-1）

（1）单极射频：最早应用于外科电凝止血。射频电流通过电极传导至组织，作用于患者皮肤治疗区只有一个电极板，可置于后背或大腿，也可无另一电极板。一般来说，射频电流在阻抗低、含水量较多的组织中流动。脂肪组织中的阻抗最大。治疗的舒适感与射频的脉冲宽度和累积能量相关。

（2）双极射频：由两个对称正负电极组成，穿透深度大约是两个电极之间距离的一半，因此穿透深度较浅。由于其作用有限，目前在临床上已较少单独使用。

（3）多极射频：多个电极同时作用于患者皮肤治疗区，射频电流在多个电极间流动，也就是多个双极。由于电极间距离的不同和电磁能的不断变化方向，可达到更深的穿透深度，呈立体式加热，局部升温速度快。

2. 按皮肤损伤分类

（1）无创射频：这是相对概念。射频电流通过电极直接传导至表皮、真皮和皮下组织。皮肤表面角质层较致密，阻抗较高，通常借助冷冻剂或其他冷接触技术冷却保护表皮，即时降低皮肤表面的阻抗，同时保护表皮不被烫伤。因此，在表皮不会出现肉眼可见的损伤。

无创射频技术的优势在于治疗时舒适，不良反应小，无停工期，患者接受度高。适用于年轻人、皮肤松弛和肥胖不明显的患者，主要用于下面部及面积较小部位的紧致塑形。追求快速改善脂肪明显堆积者，无创射频并非最佳选择。此时盲目增加能量和延长操作时间容易造成皮肤热损伤。

（2）有创射频：射频能量损伤表皮，将射频电流通过电极传导到更深的真皮、皮下组织，使皮肤出现肉眼可见的损伤。由于电极直接作用于皮下组织，热量弥散范围得到控制，一般表皮损伤小。在射频操作中疼痛明显，需局部表面麻醉。临床常见的包括非侵入性点阵射频及侵入性点阵射频（如黄金微针）。

有创射频技术的优势在于靶组织作用确切，疗效较佳，治疗适应证广，可应用于面颈部和身体的紧致塑形，也可用于瘢痕、膨胀纹和敏感肌肤的治疗。下眼睑的脂肪堆积和轻度眼袋，在没有明显的皮肤松垂的情况下，也是很好的治疗方法。对于脂肪较厚的个体来说，吸脂术是不可取代的，但术后通过局部有创射频技术提升修复可以获得很好的短期效果。

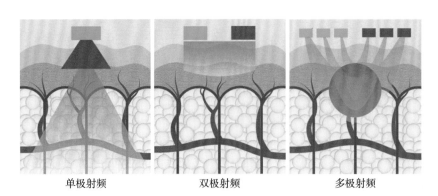

| 单极射频 | 双极射频 | 多极射频 |

图 3-1-1　射频工作原理示意

第二节　单极射频

第一台被正式批准的射频美容仪器就是单极射频。目前单极射频包括有回路单极射频（monopolar radiofrequency）及无回路单极射频（unipolar radiofrequency）两种类型。

一、有回路单极射频

一个电极接触治疗区皮肤，另一活动电极置于后背或大腿。在两电极板间形成电流回路，作用于皮肤后将会激发一种反向温度梯度的产生，使真皮和皮下脂肪比表皮有更显著的热效应。这不仅可防止表皮热损伤，并且可使真皮甚至皮下组织产生柱状加热（或容积性加热）。由于皮肤及皮下组织对电磁波存在阻抗，组织中的带电粒子在电磁波的作用下会剧烈振荡摩擦而产热。这些粒子穿透表皮基底色素细胞的屏障，对真皮胶原纤维加热到 55～65℃，从而使胶原纤维发生即刻收缩和变性。这进而诱发真皮内的创伤愈合反应，激发持续的胶原新生和重塑，产生持续的紧肤效果。

目前，临床上应用比较广的有回路单极射频如 Thermage，其频率为 6.78MHz，额定功率最大达到 400W。主要特点包括：①有回路的单极射频，容积式加热皮肤至皮下脂肪层或深筋膜层，作用深度最大可达 4.3mm。②采用脉冲技术，表面冷却可保护表皮，振动模式提高舒适度。通过选择性加热皮下组织纤维间隔，有回路单极射频对脂肪、肌肉无直接加热作用，而有效加热靶组织温度可达到 55～65℃。

二、无回路单极射频

无回路单极射频只有一个电极接触皮肤组织，没有接地电极。它可对真皮和皮下脂肪等组织产生容积式加热。

无回路单极射频仪器，目前临床上比较常见的如 Alma lasers 公司的热拉提，为聚焦单极射频，其内部调整频率 40.68MHz，通过水分子的旋转模式加热，但热量穿透较浅。通过提高外部调制频率，压缩射频正弦波波形，并通过波相匹配技术调整正弦波传播方向，使射频波振荡中心热作用更集中，能量更聚焦，可使靶组织温度达到 55～65℃。射频移相器实现了射频波的相位调整，能够精准控制相位移动在皮下 1.5mm、2.5mm、3.5mm、4.5mm 的深度，解决了传统射频穿透深度不可控的问题。

第三节　双极射频和多极射频

一、双极射频

双极射频的射频电流在两个作用于皮肤治疗区的电极板之间流动，距离固定。最大穿透深度通常有限，约为两电极之间距离的一半，因此需要增加额外功率以增加热量的累积。为了保护表皮组织，在电极接触区通过冷却技术降低皮肤表面温度并改变组织阻抗，技术上增强了双极射频的穿透深度，减轻了患者的疼痛程度并降低了术后并发症的风险。

一种常见的双极射频设备，比如美国 Syneron 公司的 Velashape。该设备的频率为 1MHz，最大射频输出功率为 24W，它是将双极射频与红外线、真空负压相结合的光电协同作用设备，其作用深度可达 3～15mm，对于面积较大的部位

（如腹部及臀部）的松弛、脂肪堆积改善效果较好。

二、多极射频

多极射频由 3 个或 3 个以上的电极构成，所有电极交替产生正负电荷，形成多条电流回路，从而使治疗能量聚集。利用相对较低的功率即可获得足够的能量，迅速提高治疗区域皮肤组织的温度。此外，多级射频治疗时不需要佩戴电极板或电极垫片，多个电极的正负极交替变化不仅增加了治疗头的作用面积，还能使皮肤组织加热更

为均匀，有效节省治疗时间，提高治疗的安全性和舒适度。

多极射频治疗仪像以色列 Venus Freeze™ 治疗仪，包括四个极点的小治疗头和八个极点的大治疗头。任意两个电极间形成完整的电流回路，并快速交替变化，迅速提高治疗区域皮肤组织的温度。多极点设置和多条电流回路可以均匀加热局部皮肤组织，减少局部热量蓄积，降低皮肤烫伤的风险。多个极点射频对大面积腰腹部和臀部松弛、脂肪堆积、橘皮组织的治疗效果较好，加热速度快，舒适度高。

第四节 点阵射频

点阵射频利用矩阵式排列的微针，在刺破表皮的同时，可控性地达到真皮或皮下脂肪。针尖发射的射频能量对组织进行加热，形成微热损伤带。这种技术具有表皮损伤小、创面愈合快的优势。根据其作用机制，点阵射频分为非侵入性点阵射频和侵入性微针点阵射频。

一、非侵入性点阵射频

由矩阵式排列的正负电极组成，直接接触皮肤发射能量。电极接触部位的表皮形成微剥脱，而其余部位表皮完整。在真皮可见不连续的加热区域，单个加热区域由浅至深经历剥脱、凝固、坏死及亚坏死组织的连续变化。加热区呈上窄下宽的水滴形，深度达 $100 \sim 450 \mu m$。增加能量可达到更深的深度，能量越高，剥脱比例越大；而能量越低，则凝固坏死和亚坏死的比例越大。在非侵入性电极治疗时需保持治疗区域皮肤干燥。因为潮湿的皮肤阻抗极低，能量发射时可以在正负电极之间的皮肤表面直接形成回路，从而对表皮造成损伤。

前些年应用较多的像 eMtatrix 点阵射频治疗仪，表面产生点阵模式样浅表剥脱，有效地改善浅表静态皱纹或皮肤粗糙。射频的热效应促进了

治疗区域内胶原蛋白的再生与胶原纤维的重新排列。

二、侵入性微针点阵射频

侵入性微针点阵射频（fractionated microneedle radiofrequency，FMRF）又称黄金微针或微针射频，利用点阵式分布的绝缘或非绝缘微针，将射频能量直接传递到靶组织，具有射频加热和微针机械损伤的双重作用（图 3-4-1）。这类射频微针

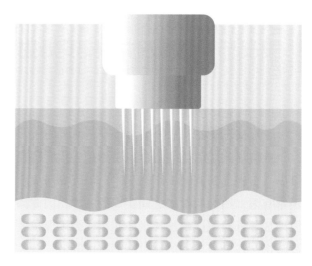

图 3-4-1 侵入性微针点阵射频示意

可分为两类（图 3-4-2）：①绝缘射频微针，其针柄采用绝缘材料，可避免对表皮造成电热损伤。射频能量通过微针尖端直接作用于真皮深层和皮下组织，从而实现热效应在真皮的有效聚焦。②非绝缘射频微针，整个针体都可发射射频能量。尽管它刺入真皮后产生的热损伤区域较大，但它主要利用了表皮和真皮之间阻抗差异，使射频电流更容易通过真皮，故对表皮的损伤较小。一般来说，射频能量大小、作用时间和微针的深度均可以调节。微针的深度和射频作用时间主要影响射频导致的热损伤组织病理学改变，而能量大小可能与真皮热损伤的密度有关。

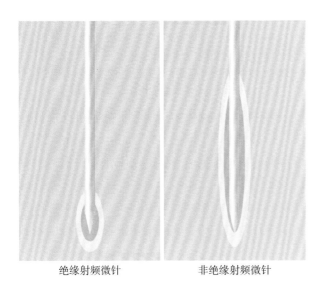

绝缘射频微针　　　　非绝缘射频微针

图 3-4-2　绝缘及非绝缘射频微针示意

FMRF 的能量可以被皮肤组织中的水、真皮脉管系统、胶原蛋白和黑色素等吸收，并通过加热真皮或皮下组织形成一个"金字塔样"热损伤区。这种热损伤刺激了创伤修复相关的细胞介质和生长因子分泌，促进皮肤愈合和真皮重塑，并合成新的胶原蛋白、弹性蛋白和透明质酸。FMRF 还可通过热凝固毛囊上皮细胞、毛囊周围组织及顶泌汗腺而影响皮肤附属器结构。

目前临床应用较多的侵入性微针点阵射频仪器有：①半岛医疗 Peninsula 公司研发的 FMRF，其频率为 1MHz，最大输出功率 45W，该设备使用绝缘型微针，仅在针尖发射射频能量，最大穿透深度可达皮下 4mm，可以精确治疗皮肤松弛和局部脂肪堆积；②以色列美迪迈 Endymed 医

疗公司生产的多源相控射频治疗平台，其点阵射频为非绝缘微针，射频频率为 1MHz，最大输出功率 65W，最大穿透深度可达 5mm，可作用于真皮和皮下组织，包括附属器结构。

有创射频仪器中还包括射频溶脂设备，即射频手术电极端直接作用于脂肪层，外部电极内嵌有温度传感器，可实时监测表皮温度，以保护表皮不被损伤，并同时达到溶脂紧致的效果。

三、适应证

（一）面部紧致和除皱

皮肤老化分内源老化和外源老化。内源老化是指缓慢且不可逆的组织变性对皮肤的影响。外源老化，又称光老化，主要是由长期紫外线的照射引起的。随着皮肤老化，皮肤中的胶原蛋白和透明质酸等成分逐渐减少，使皮肤变薄、弹性降低，出现松弛、下垂和皱纹等问题。

1. 面部年轻化　目前单极射频被认为是非侵入方式治疗皮肤松弛的"金标准"。它穿透力强，且治疗后 1~10 个月的随访显示 80% 患者的皮肤松弛得到改善，效果持久。另外，患者均未出现瘢痕、疼痛或脂肪萎缩等严重并发症。双极射频的有效穿透深度比单极射频浅，无法给深部组织提供足够的能量，因此需要短时间内重复治疗以确保疗效，但患者的舒适度高，依从性好。点阵射频对表皮有点状剥脱效应，同时也能加热深层皮肤，对表层细纹和深层松弛起双重作用。

2. 眶周年轻化　眶周皮肤是皮肤衰老最早出现的部位。随着年龄的增长，眶周皮肤的生理结构发生变化，表现为表皮变薄、屏障修复功能下降、皮肤弹性降低、真皮纤维细胞活性减退或丧失、胶原纤维减少和断裂等。其中，皱纹增多是眶周皮肤老化最多见的外部表现之一。由于眶周结构的特殊性和重要功能，治疗时要避免损伤眼睛以及引起潜在的并发症，如瘢痕及睑外翻。精确控制眶周治疗的深度尤为重要。FMRF 目前已广泛应用于眶周年轻化的治疗。Jeon 等比较了注射 A 型肉毒毒素和 FMRF 对眶周静态皱纹的疗效，在 12 例健康女性左侧眶周进行 1 次皮

内注射 A 型肉毒毒素，右侧眶周进行 3 次 FMRF 治疗。结果显示，注射 A 型肉毒毒素 3 周和 6 周疗效更优，而 FMRF 在治疗后 18 周逐渐显示出更好并持久的疗效。Kim 等对 11 例女性眶周进行 3 次 FMRF 治疗，每次间隔 3 周，治疗后随访 3 个月，认为 FMRF 治疗眶周皱纹有效、安全、耐受性好。

（二）痤疮及其相关皮损

痤疮是一种发生于毛囊皮脂腺的慢性炎症性疾病。皮脂腺过度分泌是其重要发病机制之一，因此抑制皮脂腺功能成为光电治疗痤疮的重要靶点。

1. **寻常痤疮** Lee 等对 20 例痤疮患者进行了单次 FMRF 治疗，治疗后 2 周，皮脂水平和皮脂溢出率分别减少 30% ~ 60% 和 70% ~ 80%，治疗后 8 周仍低于基线水平，同时痤疮的严重程度降低和皮损数量减少。该研究还比较了 50ms 和 100ms 脉宽对疗效的影响，结果显示脉宽参数与皮脂水平、临床症状的差异无统计学意义。Lee 等还对 18 例中重度寻常痤疮患者进行 2 次 FMRF 治疗，结果显示 FMRF 对炎性痤疮及痤疮相关瘢痕均有积极的疗效。此外，该方法不会导致活动性痤疮皮损的加重。

2. **痤疮相关炎症后红斑** 痤疮相关炎症后红斑，简称痤疮后红斑，是由皮肤炎症导致的毛细血管扩张或红斑，是痤疮常见的后遗症。痤疮后红斑已有多种治疗方法，包括强脉冲光、脉冲染料激光和非剥脱性点阵激光，但目前尚无标准的治疗方案。FMRF 最初用于改善面部皮肤老化，在治疗中发现其能改善面部的红斑指数。Min 等进行了一项回顾性研究，通过分析标准照片、光度仪检测红斑指数、计算机辅助分析红斑图像及组织病理检查评估 FMRF 对痤疮后红斑的疗效，结果显示 FMRF 治疗组的红斑明显改善，红斑指数明显下降，组织病理可见炎症细胞和血管减少。

3. **痤疮相关萎缩性瘢痕** 萎缩性瘢痕是由炎症后的粘连、皮肤真皮和 / 或皮下组织缺损引起，是最常见的痤疮后遗症。其治疗手段多样，包括皮肤磨削、化学剥脱、组织填充术、点阵激

光及外科疗法等。射频能量不仅可加热真皮胶原组织，启动皮肤损伤修复，刺激新生胶原蛋白和弹性蛋白分泌，还可抑制炎症因子表达和皮脂腺功能。因此，FMRF 不仅对痤疮后萎缩性瘢痕和红斑有效，对寻常痤疮的炎性皮疹亦有较好的治疗作用。有研究者比较 1 550nm Er:Glass 点阵激光与 FMRF 治疗面部痤疮相关萎缩性瘢痕的疗效及安全性，结果显示，两组患者萎缩性痤疮瘢痕均有改善，无明显不良反应。医师评估显示，1 550nm Er:Glass 点阵激光治疗痤疮萎缩性瘢痕更有效，但 FMRF 治疗时疼痛轻微、误工期更短，并且射频能量导致真皮重塑和皮脂分泌减少，治疗期间寻常痤疮亦有改善，因此，患者对 FMRF 的满意度高于 1 550nm Er:Glass 点阵激光。

（三）原发性腋窝多汗症及臭汗症

FMRF 治疗原发性腋窝多汗症及臭汗症，疗效确切，创伤小，恢复快。Fatemi Naeini 等进行一项临床对照研究，评估 FMRF 治疗原发性腋窝多汗症的疗效，结果显示 80% 的患者对疗效的满意度 > 50%，组织病理检查显示 FMRF 治疗后汗腺萎缩且数量减少，认为 FMRF 治疗中重度原发性多汗症的疗效显著，无明显不良反应。

（四）膨胀纹

膨胀纹是由于皮肤弹性纤维变性、脆弱，在过度牵拉后引起断裂形成的损容性皮肤病。临床研究显示，FMRF 单独或联合其他方法治疗膨胀纹均取得良好疗效。Kim 等观察 FMRF 联合自体富血小板血浆治疗 19 例膨胀纹患者，共 3 次治疗，每次治疗间隔 4 周，末次治疗后 1 个月，1 例显著改善，7 例明显改善，6 例中度改善，12 例患者满意或非常满意。FMRF 联合 CO_2 点阵激光或自体富血小板血浆可取得更好的临床疗效。

（五）玫瑰痤疮

Kim 等研究了 30 例玫瑰痤疮患者，其中包含 20 例红斑毛细血管扩张型玫瑰痤疮和 10 例丘疹脓疱型玫瑰痤疮。该研究采用随机对照的方

式，患者一侧面部接受单极射频治疗，另一侧接受 595nm 脉冲染料激光（PDL）治疗。每次治疗包括 3 个疗程，间隔 4 周，随访到最后一次治疗结束后 4 周。结果显示，两种治疗方式的疗效相当。简丹等使用短波射频（short-wave radiofrequency，SWRF）治疗仪对 30 例轻中度红斑毛细血管扩张型玫瑰痤疮患者进行治疗和评估。治疗过程分为两个阶段。第一阶段为期 3 个月，进行单次全面部治疗并评估，结果显示治疗后即刻红斑和毛细血管扩张显著减少，7 天、15 天的改善程度稍有减弱，但相较治疗前仍有改善。第二阶段进行了 10 次 SWRF 治疗，每次间隔 1 周。患者潮红、灼热等症状均有改善，表明 SWRF 可有效辅助轻中度玫瑰痤疮的治疗。

（六）炎症性疾病

射频治疗炎症性皮肤病的机制主要包括以下 3 个方面：①射频微针可对痤疮脓肿部位和周围皮脂腺进行选择性破坏；②射频产生的热刺激可使局部的血液循环改善，提高皮肤组织的新陈代谢；③热刺激后还可减轻痤疮的炎症反应，激活自身的抗炎作用。其他炎症性皮肤病常也伴有皮脂腺异常、免疫功能紊乱等因素，因此射频技术同样可改善除痤疮外的其他炎症性皮肤病，但其有效性及安全性还需进一步研究。

（七）超适应证应用

如颈后脂肪堆积、唇部的年轻化等美容治疗，以及硬斑病等皮肤疾病的治疗。

第五节　注意事项、禁忌证及不良反应

一、注意事项

（一）术前准备及注意事项

1. 治疗前 2 周避免外用维 A 酸、果酸等剥脱制剂。

2. 确定患者治疗部位是否有皮下填充物或美容假体放置，注意操作中进行保护。

3. 询问患者是否曾接受过换肤术、皮肤剥脱性治疗，谨慎操作（依具体情况）。

4. 需进行眼部操作的患者，询问半年内是否接受激光近视手术。

5. 填写病史、知情同意书、治疗委托书。

6. 记录治疗部位皮肤情况，塑身部位应记录体重、尺寸、围度等，并拍照记录。

（二）治疗中注意事项

1. 清除治疗区域皮肤表面化妆品、麻醉剂等。

2. 在金属义齿上方治疗皮肤时应小心谨慎，避免出现局部灼伤，牙齿疼痛和 / 或损坏义齿。

3. 涂矿物油或专用耦合剂，避免治疗头异常放电，同时保证治疗头顺利滑动，避免与皮肤发生摩擦。

4. 治疗头保持垂直，保持治疗触点与治疗区域的皮肤均匀接触，避免局部过热出现不良反应。

5. 治疗完成后填写治疗记录，包括以下内容。

（1）所选择的治疗参数与变化记录。

（2）在治疗区域的解剖示意图上用数字标记，且每个数字与各治疗解剖位点相互对应。

（3）每次治疗所用的能量及持续时间。

（4）用红外温度计测量每平方米的基础温度与最高温度。

（5）任何不良反应。

（三）术后注意事项

出现暂时的红肿现象，一般在 1～2 天恢复，也有长达 1 周左右恢复者。注意术后 1 周内不要接触过冷或过热刺激，如高温桑拿、瑜伽等高温环境，注意保湿、防晒。同时2周内不建议激光、强光等治疗。

二、禁忌证

1. 患有系统性疾病，如肿瘤、心血管疾病、糖尿病等代谢性疾病、血液系统疾病，或药物等其他原因引起的凝血功能异常等情况。

2. 体内安装有起搏器或除颤器。

3. 治疗区域有金属、硅胶或透明质酸置入。

4. 皮肤严重松弛而皮下脂肪组织过少。

5. 手术区域局部皮肤有破溃、感染。

6. 治疗区域有文身，治疗后可能影响本来形态。

7. 心理障碍或期望值过高、对自身形体要求过于苛刻或偏执者。

8. 不能耐受手术者。

9. 妊娠、哺乳期女性。

10. 严重瘢痕体质慎用。

三、不良反应及处理

1. 紫癜　一般为正常术后反应，部分患者可能与局部摩擦过度或负压过大相关，操作手法不当、毛细血管通透性和脆性增加，易出现严重紫癜，或长期服用抗凝药物，都会增加紫癜的风险。首次治疗时，治疗参数从低能量低负压开始，后续可以根据患者的情况调整能量参数。如果出现紫癜症状，3~7天可自行消退，不需要特殊处理。

2. 水疱　射频治疗中，局部光斑重叠过多或能量过大，皮肤表面温度超出可承受范围，出现局部烧伤，而产生水疱，面部及皮肤薄嫩部位表面温度升高至42℃以上或躯干其他部位温度达到46℃持续几秒钟后易出现水疱。如果出现水疱，直径＜0.3cm，不需要处理，勿蹭掉疱皮；直径0.3~1.0cm，抽取疱液，局部破损处外

用夫西地酸或莫匹罗星等抗感染药物；当直径＞1cm时，水疱较深，可至真皮，需在抽取疱液后加压包扎，避免后期出现瘢痕。

3. 轮廓不规则　此类不良反应非常少见。2003年美国1例患者单极射频治疗2周后右面颊近下颌部位处皮肤呈青褐色，下颌部凹凸不平，8个月后出现色素减退，下颌轮廓不规则，组织病理可见脂肪层液化变性伴纤维间隔收紧变细，考虑局部能量过高，造成皮下组织受热过度致使皮下脂肪组织液化变性，后期被致密的胶原纤维取代，形成皮下粘连导致局部的皮肤变硬凹陷，轮廓不规则。此患者治疗9个月后进行脂肪填充2次，不平整处好转明显。如果出现这种情况，建议在轮廓稳定后再行填充处理。

4. 神经损伤　文献报道非常少见，近10年国内外文献几乎未见报道。2006年的Weiss报道1例患者出现局部神经痛，未经治疗1个月左右自行恢复。作者还提出在全身麻醉下进行射频治疗，影响患者对疼痛和温度的感知，局部能量过大或治疗时间过长引起神经损伤，建议尽量在非全身麻醉下或阻滞麻醉下进行射频治疗。

5. 色素沉着　色素沉着是非侵入性射频中最常见的不良反应，可能与能量选择不当，治疗间隔较短及术后防晒不足相关。应对措施是能量参数要适中，不宜过高，治疗间隔可适当延长，术后需要严格的保湿防晒，可减少术后色素沉着的发生，必要时可外用氨甲环酸或左旋维生素C，促进色素消退。

6. 皮下淤血　常见于侵入性点阵射频治疗中，皮下组织较薄处或微针入针较深处易出现；治疗过程中发现出血时及时压迫止血。术后自行消退，可不做特殊处理。若有需求，给予低能量PDL或IPL治疗，加速局部淤血消散。

（亢寒梅）

参考文献

[1] SUH D H, CHANG K Y, RYOU J H, et al. Monopolar radiofrequency treatment in Asian skin: a questionnaire-based study[J]. Cosmet Laser Ther, 2011, 13(3): 126-129.

[2]   BEASLAY K L, WEISS R A. Radiofrequency in cosmetic dermatology[J]. Dermatol Clin, 2014, 32(1): 79-90.

[3]   KHALED M, LEVY C, FISHER D E. Control of melanocyte differentiation by a MITF-PDE4D3 homeostatic circuit[J]. Genes Dev, 2010, 24(20): 2276-2281.

[4]   PINHEIRO N M, GREMA V O, MILLAN B M, et al. Comparison of the effects of carboxytherapy and radiofrequency on skin rejuvenation[J]. J Cosmet Laser Ther, 2015, 17(3): 156-161.

[5]   BELENKY I, MARGULIS A, ELMAN M, et al. Exploring channeling optimized radiofrequency energy: a review of radiofrequency history and applications in esthetic fields[J]. Adv Ther, 2012, 29(3): 249-266.

[6]   DELGADO A R, CHAPAS A. Introduction and overview of radiofrequency treatments in aesthetic dermatology[J]. J Cosmet Dermatol, 2022, 21 Suppl 1: S1-S10.

[7]   HONG S E, HONG M K, KANG S R, et al. Effects of neodymium-yttrium-aluminum garnet (Nd:YAG) pulsed high-intensity laser therapy on full thickness wound healing in an experimental animal model[J]. J Cosmet Laser Ther, 2016, 18(8): 432-437.

[8]   NESTOR M S, BASS A, KLEINFELDER R E, et al. Non-ablative radiofrequency for hyperhidrosis[M]//Issa M C, Tamura B. Lasers, Lights and Other Technologies. Berlin: Springer, 2018: 389-394.

[9]   BRITT C J, MARCUS B. Energy-based facial rejuvenation advances in diagnosis and treatment[J]. JAMA Facial Plast Surg, 2017, 19(1): 64-71.

[10] AUSTIN G K, STRUBLE S L, QUATELA V C. Evaluating the effectiveness and safety of radiofrequency for face and neck rejuvenation: a systematic review[J]. Lasers Surg Med, 2022, 54(1): 27-45.

[11] VALE A L, PEREIRA A S, MORAIS A, et al. Effects of radiofrequency on adipose tissue: a systematic review with meta-analysis[J]. J Cosmet Dermatol, 2018, 17(5): 703-711.

[12] DAHAN S, ROUSSEAUX I, CARTIER H, et al. Multisource radiofrequency for fractional skin resurfacing significant reduction of wrinkles[J]. J Cosmet Laser Ther, 2013, 15(2): 91-97.

[13] SADIK N, SATO M, PALMISANO D, et al. In vivo animal histology and clinical evaluation of multisource fractional radiofrequency skin resurfacing(FSR) applicator[J]. J Cosmet Laser Ther, 2011, 13(5): 204-209.

[14] JEON I K, CHANG S E, PARK G H, et al. Comparison of microneedle fractional radiofrequency therapy with intradermal botulinum toxin a injection for periorbital rejuvenation[J]. Dermatology, 2014, 227(4): 367-372.

[15] CHOPRA K, CALVA D, SOSIN M, et al. Safety and efficacy examination of topographic thickness of skin in the human face[J]. Aesthet Surg J, 2015, 35(8): 1007-1013.

[16] ELMAN M, HARTH Y. Novel multi-source phasecontrolled radiofrequency technology for non-ablative and micro-ablative treatment of wrinkles, lax skin and acne scars[J]. Laser Ther, 2011, 20(2): 139-144.

[17] MU Y Z, JIANG L, YANG H. The efficacy of fractional ablative carbon dioxide laser combined with other therapies in acne scars[J]. Dermatol Ther, 2019, 32(6): e13084.

[18] HARTH Y. Painless, safe, and efficacious noninvasive skin tightening, body contouring, and cellulite reduction using multisource 3DEEP radiofrequency[J]. J Cosmet Dermatol, 2015, 14(1): 70-75.

[19] WAKADE D V, NAYAK C S, BHATT K D. A study comparing the efficacy of monopolar radio-frequency and glycolic acid peels in facial rejuvenation of aging skin using histopathology and ultrabiomicroscopic sonography(ubm)-an evidence based study[J]. Acta Medica, 2016, 59(1): 14-17.

[20] JOELY K, DAVID K. Reviewing radiofrequency: long wavelengths penetrate deeply; devices can treat all skin types[J]. Dermatology Times, 2007, 28(9): 80-81.

[21] WEISS R A, WEISS M A, MUNAVALLI G, et al. Monopolar radiofrequency facial tightening: a retrospective analysis of efficacy and safety in over 600 treatments[J]. J Drugs Dermatol, 2006, 5(8): 707-712.

[22] DE FELIPE I, DEL CUETO S R, PÉREZ E, et al. Adverse reactions after nonablative radiofrequency: follow-up of 290 patients[J]. J Cosmet Dermatol, 2007, 6(3): 163-166.

[23] NARINS R S, TOPE Y D, POPE K, et al. Overtreatment effects associated with a radiofrequency tissue-tightening device: rare, preventable, and correctable with subcision and autologous fat transfer[J]. Dermatol Surg, 2006, 32(1): 115-124.

[24] 杨娇，张正中. 微针射频在皮肤美容中的应用进展 [J]. 中国美容医学，2022，31（11）：193-196.

第四章

聚焦超声美容技术

第一节　概述

超声即超声波，是频率高于 20 000Hz 的声波，因其频率下限大于人的听觉上限而得名。它的方向性好，穿透能力强，易于获得较集中的声能，在水中传播距离远，可用于测距、测速、清洗、焊接、碎石、杀菌消毒等。在医学、军事、工业、农业领域有很多的应用。

一、历史沿革

1880 年，Curie 兄弟发现了超声可以产生压电效应。1912 年，超声首次用于寻找沉没的泰坦尼克号，有着传奇和浪漫的开端。第二次世界大战的军事需求推动了超声的发展，在 20 世纪 60 年代初期基于超声反射形成切面图像的原理，在影像学临床诊断方面得到广泛应用，几乎涵盖临床各个领域。近 20 年来，聚焦超声技术逐渐在良恶性肿瘤的治疗方面发挥作用。1996 年，Zochhi 发明了能够选择性破坏脂肪细胞的超声吸脂术。2005 年诞生了聚焦超声的无创、非侵入性溶脂塑形设备。同年，美国 Ulthera 公司研发出第一台用于面部软组织，靶向作用于表浅肌腱膜系统（superficial musculoaponeurotic system, SMAS）的聚焦超声设备。2007 年 White 及其同事首次发表了该聚焦超声设备在面部美学上的应用研究成果。2009 年获得美国 FDA 的批准。随着无创紧肤技术的不断革新，聚焦超声技术在治疗皮肤松弛领域得到快速发展，目前其在临床上主要应用于提升眉眼，改善面部、腹部及四肢松弛状态和皱纹，重塑局部轮廓。

二、超声作用机制

超声的组织穿透深度与频率有关。在传播过程中会被传播介质吸收或散射、反射等，能量不断衰减，越高频率的超声能量衰减越明显，能够穿透的组织深度也越有限。

超声对机体的作用机制主要有三个方面。

1. **机械效应**　是超声最基本的效应，超声在传播过程中介质质点交替地压缩与伸张构成了压力变化，压力变化引起了机械效应。它作用于机体可使细胞震荡、旋转、摩擦，细胞质流动，细胞膜通透性增加。当超声的频率接近介质的共振频率，介质的振动最剧烈，可以形成最大化的机械效应。脂肪细胞的体积较周围其他细胞大，它的共振频率比其他细胞低，在超声减脂中，接近脂肪细胞的共振频率，对其他细胞如血管内皮细胞、神经元细胞影响较小，在超声减脂的同时对血管、神经基本无损伤。

2. **空化效应**　是指组织液、细胞间液和细胞内气体分子在超声正负压作用下，正压对介质分子挤压，负压对介质分子离散、膨胀。当足够大振幅的超声作用于介质分子时，会使其断裂，形成微空泡，这些微空泡迅速胀大、闭合，彼此间发生猛烈撞击，进一步产生瞬态高温、高压、冲击波和微射流等，造成生物膜（组织屏障和细胞膜）开放、破裂，组织坏死，这种作用称为空化效应。超声频率越低，越容易产生空化效应。空化效应造成不同组织的破坏所需的能量阈值不同。脂肪细胞结构疏松、密度低，所需的能量阈值低，而血管、神经、淋巴管等较致密的组织所需的能量阈值高。因此，一定能量的超声通过空化效应可选择性地造成脂肪组织破坏，对周围血管、淋巴管、神经影响较小。

3. 热效应　超声在介质中传播时引起质点振动，传播介质的内摩擦使部分声波能量被吸收转变为热能从而使介质的温度升高。在一定频率

超声减脂中，温度可达到 60～70℃，可选择性造成脂肪细胞坏死、凋亡。热能可弥散于真皮层，当真皮层温度＞42℃时，胶原纤维即刻变性、收缩。长期效应是通过自身创伤修复机制产生新的胶原，使皮肤紧致，预防或改善减脂术后皮肤松弛的发生。超声的热效应是非选择性的，组织温度过高时会不可避免地造成血管、神经损伤，引起不良反应。

超声的频率越高，被介质吸收的热能就越高，热效应就越高；而频率越低，越容易产生空化效应。

第二节　分类及常用设备

一、超声分类

超声一般以非聚焦和聚焦两种方式传递到组织内。

1. 非聚焦超声　以非聚焦的形式传播能量，皮肤和皮下脂肪会承受差不多相同的能量，由于超声的能量在体内衰减明显，非聚焦超声传导至皮下的能量有限，不能起消脂作用，多用于吸脂术前和术后的辅助治疗。

2. 聚焦超声　通过体表的超声换能器，将低能量的超声聚焦于皮下特定的区域，使该区域成为高能量靶点，它可对特定点位发射能量聚焦的微小超声束，靶点产生的高温足以引起周围组织凝固。聚焦的超声能量束可在不损伤表皮的情况下定位到更深层次的组织中，如真皮深层、皮下及表浅肌腱膜系统（SMAS）等，在毫秒级的时间内将组织升温至 60℃以上，引起胶原纤维变性、收缩，刺激组织产生新生的胶原和弹力素，以及脂肪细胞的溶解，从而达到整形美容的效果。

二、超声换能器

聚焦超声主要组成部分和普通功率超声系统

类似，包括信号产生、功率放大、匹配电路、发射换能器等。换能器是聚焦超声的重要结构，将微小超声束聚焦于靶区域获得很高的超声强度，从而有效地破坏脂肪细胞，同时不影响表皮及真皮浅层。

超声聚焦换能器有三种。第一种是采用球面或柱面压电陶瓷超声换能器，又称主动式超声聚焦。目前聚焦超声减脂塑形技术主要采用这种方式直接产生汇聚的声场。从理论上讲，球面换能器的聚焦区域是一个点，而柱面换能器的聚焦区是一条线。由于声波的衍射效应，实际上球面换能器的聚焦区类似于一个椭圆，而柱面换能器的聚焦区类似于一个圆柱。两者各有优劣，球面换能器聚焦能量集中，但聚焦区小，一次治疗范围小；柱面换能器聚焦区大，治疗范围大，但能量分散。目前大多超声塑形仪器中所配备的都是球面换能器。第二种是利用凹面反射镜实现超声聚焦。第三种是通过聚焦超声透镜实现。后两种主要是通过改变超声传播的声程 kl（k 为波数，l 为声程的几何长度），将平面波或者扩散波变成汇聚波。以上三种方法都是利用声学器件实现超声聚焦。随着电子技术的发展，人们将电子聚

焦和声学聚焦相结合，利用超声换能器阵列实现电子相控阵聚焦。

三、聚焦超声分类

医学上使用的聚焦超声（focused ultrasound，FU）一般分为两类：一类是高强度聚焦超声（high intensity focused ultrasound，HIFU），常用于肿瘤的治疗；另一类是微聚焦超声（microfocused ultrasound，MFU），使用相对较低的能量治疗，应用于整形美容领域。

1. **高强度聚焦超声** 临床的运用始于20世纪40年代，是一种软组织非侵入性消融方式，广泛用于实体肿瘤的微创切割。HIFU主要利用了两种生物学效应：热效应和机械效应。HIFU将很多束超声通过换能器转换成聚焦超声，高功率的能量振荡起到温热效应并聚焦成一个点，在0.5~1.0s形成一个70~100℃高温治疗点，聚焦高温点使肿瘤组织产生凝固性坏死，做到精准治疗。同时HIFU能聚集大量的热量产生空泡效应，使局部脂肪坏死，起溶脂作用。HIFU作为一种微创非侵入性治疗手段，已经成为多种良恶性疾病的替代治疗方案，尤其结合MRI或者超声分子成像可以明确肿瘤边界，被广泛用于实体肿瘤的微创切割。

2. **微聚焦超声** 作为一种新的非侵入性治疗手段，使用相对较低的能量，实现在皮肤组织内1~5mm的高度聚焦，诱导分子振动产生热能，在真皮网状层及皮下脂肪层产生小的凝固性坏死点，选择性诱导靶组织损伤，使真皮网状层内的胶原纤维变性、收缩并刺激组织产生新生的胶原和弹力纤维。而对真皮乳头层和表皮没有影响，从而达到整形美容的效果。因此，MFU是一项安全有效的面部年轻化技术。

如今超声在治疗领域蓬勃发展，包括聚焦超声在内的超声技术为无创身体塑形（减少局部脂肪）、无创紧肤治疗提供了很有潜力和前景的发展方向。

四、常用设备

1. **UltraShape（优立塑）** UltraShape（Syneron and Candela. TelAviv. Israel）第一代Contour的工作频率为200kHz，能量强度17.5W/cm²，以脉冲形式释放能量，相邻脉冲间有能量中断，占空比为1：7，可以促进散热。UltraShape治疗后焦点处温度上升幅度<0.5℃，有效避免了非特异性热损伤，焦点处（垂直距离15mm深度）的压强可达4.0MPa，是皮肤表面处压强的4倍。组织选择性佳，空化效应强，可即刻破坏脂肪细胞，但不损伤血管、神经、结缔组织及表皮。第二代提高治疗效率，优化换能器。第三代将共聚焦超声与负压辅助的射频相结合，发挥协同作用。一般治疗间隔为2~4周，3次为一个疗程，治疗3个月趋于稳定。

2. **Liposonix（热立塑）** Liposonix（Liposonix system；Medicis Technologies Corporation，Bothell，WA，USA）的工作频率为2MHz，有0.8cm及1.3cm两种聚焦深度，焦点处的功率超过1 000W/cm²，功率及脉冲时间可调节。非聚焦处功率仅为1~3W/cm²，超声由表皮向下的传播途中不会造成组织损伤。治疗手具具有接触冷却装置，可以保护表皮并轻度缓解治疗时的疼痛。Liposonix仅需一次治疗即可显效，一次治疗中需要进行2~3遍，每遍需要15~20分钟，一次完整的治疗总时长为45~60分钟。治疗后2周临床效果开始显现，随着时间的延长，效果不断增强；至治疗后3个月，临床治疗效果完全显现。

3. **半岛超声炮治疗仪** 半岛超声炮治疗仪是我国自主研发的超声治疗仪，获得中国国家药品监督管理局（National Medical Products Administration，NMPA）认证，于2021年进入市场。采用微聚焦超声技术、大焦域技术及超脉冲技术。"无尖峰"平帽式超声脉冲输出，最大脉宽<50ms。将中心热能作用点范围增大，降低中心点温度，但均在有效的温度内。

第三节 适应证及禁忌证

一、适应证

（一）超声溶脂

对于传统整形美容来说，常规手术、激光和射频等可以去除大面积的皮下脂肪，但同时也会产生相应的并发症，带来安全性问题。FU 由于具有无创和非侵入的特点，为临床溶脂治疗提供了新的思路，其安全性也得到了相关研究的验证。

为观察 FU 照射活体猪皮下脂肪后的组织病理学即刻表现，Li 等采用频率 1.9MHz，声功率 550W 的 FU 照射猪背部皮下脂肪，即刻切取标本块制成病理切片，染色观察。结果发现脂肪层内存在大量点状脂肪细胞坏死，且皮肤和肌肉层均未损伤。Antria 等在离体猪脂肪组织上使用了频率 1.1MHz，声功率 14 ~ 75W 的 FU 换能器对脂肪组织进行超声辐照，结果发现脂肪质量的变化与声功率或辐照时间的增加呈线性关系，证明了所使用的换能器在减少脂肪组织方面的有效性。为进一步观察 FU 溶脂的临床疗效，Jin 等使用 FU 对 38 例受试者的腹部皮下脂肪进行减脂塑形治疗，治疗过程中发现 38 例受试者治疗部位未见异常，且治疗后体重有不同程度的减轻。Moravvej 等对 28 例受试者的腹部进行了合计 194 次 FU 溶脂手术，在每次超声溶脂治疗、治疗后即刻以及 3 个月的随访观察中发现，患者腹部平均周长有不同程度的减小，证明应用 FU 进行皮下减脂塑形治疗是一种有效的非侵入治疗方法。

（二）超声紧肤

以面部年轻化为主的无创紧肤技术主要采用的是微聚焦超声。微聚焦超声的能量在 $0.4 ~ 1.2J/mm^2$，频率 4 ~ 10MHz。能在特定部位聚集高频超声束，诱导分子振动产生热能，从而形成真皮深层到 SMAS 的体积近似 $1mm^3$ 的相互离散的楔形热损伤区（thermal injury zones,

TIZ），深度可达 5mm，间隔约 1.5mm，选择性损伤靶组织，而真皮乳头层和表皮不受影响。每个 TIZ 被加热至 65 ~ 75℃，MFU 在不累及邻近非靶组织的情况下，在局部制造出热凝固点。热凝固区域皮肤启动伤口愈合机制，能加速形成新的胶原蛋白，还可增强皮肤各层胶原纤维提拉、悬吊、固定等功能。除局部热凝固作用外，热作用破坏了胶原纤维分子内氢键引起胶原蛋白链变性和收缩，形成更短更稳定的结构，增加了组织张力。这些改变可发生于治疗后 3 ~ 6 个月。

MFU 定向作用的 SMAS 是一种覆盖面部的扇形结构，将面部肌肉与真皮连接起来，由大部分表情肌和少部分腱膜组成。腱膜连接并被覆同一层表情肌，在面神经分支的支配下，完成绝大多数的表情动作。真皮和 SMAS 中胶原蛋白代谢率随衰老逐年下降，渐出现眉毛下垂、鼻唇沟加深和下颌松弛等现象。因此可知 SMAS 松弛是面部皱纹产生和皮肤松垂的根源之一。MFU 通过上述机制可起皮肤紧致、改善面颈部皱纹以及松弛的作用。

根据说明书，超声刀还可以用于治疗腋窝多汗。聚焦超声也可用于男性的乳腺增生。

二、禁忌证

1. 妊娠期女性。
2. 体内植入电子设备（起搏器、胰岛素泵等）。
3. 血小板或凝血功能异常，近 1 个月接受过抗凝治疗。
4. 血栓及血栓性静脉炎。
5. 腹壁疝气，治疗区域皮肤破溃、感染或静脉曲张。
6. 瘢痕体质。
7. 治疗区域感觉损伤。
8. 精神疾病。
9. 恶性肿瘤、呼吸系统疾病、心血管系统疾病，以及任何其他系统性疾病未得到控制。

第四节 治疗步骤及不良反应

一、治疗步骤

1. 治疗前患者完成洁面、拍照、调试设备等术前标准化程序。

2. 对治疗位置进行确认，并进行标记，做好行业推荐的分区划界，因为 MFU 不能应用于有浅表神经的区域，避免损伤神经。这些区域包括颈部、脸颊、眶外侧、眶下和眉毛区域。甲状腺软骨、下颌骨缘、颧弓、眶缘、瞳孔中线和面神经浅表分支的位置是这一过程的标志。划界后要做与设备匹配的标度，它代表了处理路径之间的合适距离，需要有与其设备相匹配的尺寸。这样可以尽量避免 MFU 在治疗区域治疗次数超限、能量过度叠加。每个区域都有制造商定义的总处理次数，且设备不同而有所区别。

3. 在操作位置均匀涂抹耦合剂，将治疗头与皮肤贴近，顺着从下到上的顺序开始操作。

二、不良反应

微聚焦超声的能量不会被靶基吸收，同时其热能不累及皮肤表皮和真皮浅层，因此在治疗过程中相对安全，不良反应较少。常见的不良反应有暂时性的疼痛、红斑和水肿等，一般在 2 周内可自行好转。

1. **疼痛** 超声通过能量汇聚到深层皮肤发挥热效应，治疗过程中的疼痛有些患者较难忍受，可采用术前 1 小时表面麻醉的方式缓解术中的疼痛，而一些较为敏感的患者，可在术前口服镇痛药。缓解疼痛感的建议：口服非甾体抗炎药（nonsteroidal anti-inflammatory drug，NSAID）如布洛芬、对乙酰氨基酚进行预处理，使用可行的最低能量进行治疗。有研究报道使用作用比较深的换能器（3.0mm 和 4.5mm）时，局部外用利多卡因和麻醉性镇痛药效果并不比口服 NSAID 好。当使用 1.5mm 深度换能器时，局部麻醉是有效的。

2. **红斑和水肿** 由治疗过程中产生热能，使皮下温度升高，引起毛细血管扩张、动脉血流量增加或浅静脉扩张，毛细血管滤过压增高、体液渗聚于组织间隙而形成。一般情况可以自行缓解，不需要特殊处理。较严重或有强烈治疗要求的患者需要及时处理。

3. **炎症后色素沉着** 有色人种超声治疗后可出现，一般自行消退。当色素沉着皮损的形状呈点状，和治疗线的布局不对应时，可能的机制是超声经过骨面的反射导致毛囊热损伤，继而出现炎症反应刺激毛囊黑素细胞生成黑色素，经转运至角质层继而形成点状色素沉着。

4. **脂肪溶解** 微聚焦超声只依靠热效应，尽管只引起微小的热凝固区，但凝固区堆积也有可能导致脂肪分解。理论上存在一定的溶脂风险，有研究认为间隔一定时间的多次治疗比不间断的治疗更安全，能够避免热凝固区堆积。此外，患者的治疗史也很重要，如曾接受其他光电、注射填充、埋线等治疗者短期内不建议接受微聚焦超声治疗。

5. **神经、血管损伤** 目前报道的神经相关并发症主要是暂时性神经麻痹，患者在短时间内出现感觉异常，如麻木或者敏感。在后期随访中均能自行恢复。迄今为止没有长期神经功能障碍的报道。可能与局部神经分布浅、高能量参数、治疗重叠有关。

6. **瘀斑** 美国学者 Chan 等报道中高达 25% 的患者在治疗中出现瘀斑，以面颊居多，可能是由于操作的问题引起的皮下血管受损。改进了治疗线的设计和传感器的选择能够减少向血管丰富的上面颊的能量传输，未再出现瘀斑。

7. **眼睛损伤** 眶周治疗时一定要使治疗头位于骨骼上，因为超声会绕过任何保护眼罩，导致角膜损伤。韩国学者报道一位女性在微聚焦超声治疗后出现角膜混浊、散光、视力下降的情况。外用糖皮质激素滴眼液 1 个月后改善。角膜基质中含有胶原蛋白，MFU 的热效应使角膜内

胶原蛋白 α 链收缩，导致角膜密度改变。这种效应可能会引起的散射或者折射，造成角膜散光。具体分子机制可能为热损伤后伤口启动愈合机制，胶原蛋白凝固收缩、肌成纤维细胞的分化，炎症反应，最终导致角膜混浊。眼睑作为人体最薄的皮肤，治疗眼周时精准定位难度比较大，一定要注意保护眼睛。

随着人们抗衰需求的日益增加，更加青睐安全性高、创伤小、误工期短的美容抗衰技术。聚焦超声技术为无创皮肤紧致提供了一种新的治疗方式，深受欢迎。但是，该技术缺乏高质量的临床研究数据支持，仍需要进一步完善。微聚焦超声治疗的效果因人而异，在大多数情况下是微妙的。为了量化治疗效果和指导后续的治疗方案，有必要研究客观的检查数据进行量化的疗效评估。

（亢寒梅）

参考文献

[1] 陈思平，牛凤岐. 超声医学基础 [J]. 中华医学超声杂志（电子版），2009，6（1）：206-212.

[2] 甲子乃人. 超声设备使用入门：第 3 版修订版 [M]. 朱强，译. 北京：科学出版社，2018：2-3.

[3] WHITE W M, MAKIN I R, BARTHE P G, et al. Selective creation of thermal injury zones in the superficial musculoaponeurotic system using intense ultrasound therapy: a new target for noninvasive facial rejuvenation[J]. Arch Facial Plast Surg, 2007, 9(1): 22-29.

[4] SKLAR L R, EL TAL A K, KERWIN L Y. Use of transcutaneous ultrasound for lipolysis and skin tightening: a review[J]. Aesthetic Plast Surg, 2014, 38(2): 429-441.

[5] FRY W J, WULFF V J, TUCKER D, et al. Physical factors involved in ultrasonically induced changes in living systems: I. Identification of non-temperature effects[J]. J Acoust Soc Am, 1950, 22: 867-876.

[6] FRY W J. Intense ultrasound: a new tool for neurological research[J]. J Ment Sci, 1954, 100(418): 85-96.

[7] GLIKLICH R E, WHITE W M, SLAYTON M H, et al. Clinical pilot study of intense ultrasound therapy to deep dermal facial skin and subcutaneous tissues[J]. Arch Facial Plast Surg, 2007, 9(2): 88-95.

[8] MINKIS K, AMLAM M. Ultrasound skin tightening[J]. Dermatol Clin, 2014, 32(1): 71-77.

[9] CHAN N P, SHEK S Y, YU C S, et al. Safety study of transcutaneous focused ultrasound for non-invasive skin tightening in Asians[J]. Lasers Surg Med, 2011, 43(5): 366-375.

[10] RUDOLPH R. Depth of the facial nerve in face lift dissections[J]. Plast Reconstr Surg, 1990, 85(4): 537-544.

[11] BROBST R W, FERGUSON M, PERKINS S W. Ulthera: initial and six month results[J]. Facial Plast Surg Clin North Am, 2012, 20(2): 163-176.

[12] DUBINSKY T J, CUEVAS C, DIGHE M K, et al. High-intensity focused ultrasound: current potential and oncologic applications[J]. AJR Am J Roentgenol, 2008, 190(1): 191-199.

[13] FABI S G. Noninvasive skin tightening: focus on new ultrasound techniques[J]. Clin Cosmet Investig Dermatol, 2015, 8: 47-52.

[14] SUH D H, SHIN M K, LEE S J, et al. Intense focused ultrasound tightening in Asian skin: clinical and pathologic results[J]. Dermatol Surg, 2011, 37(11): 1595-1602.

[15] 黎京雄，李钊，颜林，等. 聚焦超声用于面部年轻化的临床应用 [J]. 中国医疗美容，2023，13（3）：32-39.

[16] 张丽超，骆丹，牛军州，等. 微聚焦超声用于面部紧致的罕见不良反应 [J]. 中华皮肤科杂志，2019，52（12）：937-939.

[17] 于洋，杨媛媛，吴月婷，等. 微聚焦超声在面部软组织松弛中的临床应用 [J]. 中国医疗美容，2021，11（9）：73-75.

[18] KYUNG J S, YANG S W, SOO K M, et al. Corneal stromal damage through the eyelid after tightening using intense focused ultrasound[J]. Can J Ophthalmol, 2015, 50(4): e54-e57.

[19] ZOCCHI M L. Ultrasonic assisted lipoplasty. Technical refinements and clinical evaluations[J]. Clin Plast Surg, 1996, 23(4): 575-598.

[20] FILIPPOU A, DAMIANOU C. Experimental evaluation of high intensity focused ultrasound for fat reduction of ex vivo porcine adipose tissue[J]. J Ultrasound, 2022, 25(4): 815-825.

[21] KIMURA K, TANAKA Y. Facial tightening effects, following focused and radial acoustic wave therapy assessment, using a three-dimensional digital imaging[J]. Lasers Surg Med, 2021, 53(5): 630-639.

第五章

等离子美容技术

第一节 概述

等离子体，即等离子态，是物质在物理学上除气态、液态、固态外的第四种形态。其本质是气体发生电离后，带正电荷的原子和带负电荷的电子组成的离子化流体。由于正负电荷总数相等，故称为等离子体。根据等离子体产生的方式和特点可分为高温等离子体和低温等离子体。其中，高温等离子体是指在温度高于1 000℃时，带电粒子动能不断增大直至脱离静电力束缚，成为自由运动的粒子。宇宙中99%以上的物质为高温等离子体，如恒星、星际物质等。具有极高温度的高温等离子体在活体组织或医疗材料中的应用十分受限，因此近10年来兴起的低温大气压等离子体（cold atmospheric plasma，CAP）受到了生物医疗、美容领域的广泛关注。

CAP指在标准大气压下由氩（Ar）、氖（Ne）等气体产生的，含有多种活性氧类（reactive oxygen species，ROS），活性氮类（reactive nitrogen species，RNS），带电粒子，紫外线等组成等离子体。CAP温度低且生物化学性质活泼，基于这些活性成分的综合作用，CAP具有低能耗、促组织再生、抗微生物等特点，被广泛应用于病菌灭活、皮肤创伤愈合、止血、生物材料骨整合、肿瘤细胞杀伤等。

目前临床上CAP应用装置主要有两类：一类是CAP产生装置，即射流等离子体装置，其可产生高速、高浓度的等离子射流，表现为特征性淡紫色辉光，转变成一种微黄色的光，称为Lewis-Rayleigh余晖。这一装置产生的CAP具有较好的流动性、定向性和可调控性，适用于组织抗炎杀菌以及生物材料消毒和加工等领域。另一类是等离子体发生器（介质阻挡放电）和射流等离子体装置。等离子体发生器是通过在介质中施加高电场或高电压，使介质电离形成等离子体。该装置具有高产量、易控制、条件温和的特点，被应用于激光领域。例如，等离子束瘢痕治疗仪利用单极射频作为激发源，使皮肤表面空气中的氮气解离为等离子态，通过像素射频（pixel radiofrequency）技术作用于皮肤，并联合热作用的双段式热效应最终达到表皮的剥脱效果。

第二节　临床应用

一、等离子技术治疗瘢痕

（一）治疗原理

等离子技术主要通过剥脱和热效应两种方式介导瘢痕组织重塑。一方面，通过剥脱部分表皮，刺激瘢痕周围正常表皮细胞增殖和迁移，启动皮肤创伤修复，使瘢痕外观接近正常皮肤。另一方面，等离子技术产生的热效应可刺激真皮胶原纤维新生和重塑。此外，等离子体还可抑制痤疮丙酸杆菌、金黄色葡萄球菌等致病菌在痤疮、糖尿病足以及继发感染的皮肤创面，促进创伤愈合和皮肤修复。

等离子技术具有三大治疗优势。

1. 适用于多种皮肤类型（如 Fitzpatrick Ⅲ ~ Ⅳ型）　等离子是非色基依赖源，其能量可直接传递到皮肤组织，不需要依赖色基吸收传递给皮肤组织。

2. 色素沉着概率小　等离子吸收系数高，治疗后引起表皮微剥脱几乎不伴炭化、焦化区，同时又有效保护了创面，促进瘢痕修复，创面保护直至痂皮脱落，从而降低色素沉着及感染风险。

3. 修复期短　离子束瘢痕治疗仪的剥脱直径（80 ~ 120μm）和深度（100 ~ 150μm）均较小，因此修复期短。

在应用等离子技术治疗时，应根据皮损特点以及热作用与剥脱作用比例的不同选择合适的手具。以飞顿医疗激光公司的离子束瘢痕治疗仪为例，其有 3 种治疗手具，其参数和常见适应证见表 5-2-1。

表 5-2-1　等离子技术治疗手具参数及常见适应证

手具名称	点阵参数	治疗模式	特点	治疗手法	常见适应证
Roller Tip	宽度 10mm 排数 6 排 每排 38 针	滚动治疗	大面积快速治疗	与皮肤保持 10mm 间距	线性瘢痕、大面积瘢痕
Heating Tip	直径 12mm 点间距 1mm	定点治疗	精细调控剥脱与热作用比例，恢复期较短	轻轻接触到皮肤	轻度增生性瘢痕及凹陷性瘢痕
Ablating Tip	—	定点治疗	剥脱作用强，可自由调节发射时间	与皮肤保持 10mm 间距	痤疮瘢痕、局部加强治疗

（二）参数选择

等离子技术可用于治疗扁平或凹陷性瘢痕。在治疗前应首先评估患者的瘢痕类型，如扁平瘢痕、M 形凹陷性瘢痕、U 形凹陷性瘢痕、V 形凹陷性瘢痕等。根据瘢痕性质、瘢痕部位以及瘢痕面积选择合适的治疗手具、治疗模式及治疗功率。以飞顿医疗激光公司的离子束瘢痕治疗仪为例，在不同瘢痕中的应用如下。

1. 手术瘢痕或利器导致的外伤瘢痕　通常具有不同特征，包括平整的线状瘢痕、不平整或凹凸不平的瘢痕，常与周围皮肤有一定色差，一般无功能障碍。此类瘢痕患者，治疗的主要目的为改善瘢痕颜色和质地，使其外观与周围正常皮肤相近、质地柔软。平整型手术瘢痕，可选择 Roller Tip；而凹陷性手术瘢痕，则推荐使用 Ablating Tip。治疗面部的手术瘢痕一般设置功率为 50 ~ 70W，而躯干四肢的皮损治疗功率一般比面部低 5 ~ 10W。

2. 痤疮瘢痕　通常为凹陷性瘢痕，由皮脂腺反复感染引起的真皮组织容量缺失。痤疮瘢痕患者的治疗目的主要为减轻瘢痕深度和改善皮肤质地。治疗时需要根据瘢痕的 M 形、U 形或 V

形形态特点选择合适的手具。例如，M 形凹陷性瘢痕可使用 Roller Tip，而 U 形凹陷性瘢痕推荐 Roller Tip 和 Ablating Tip 的联合使用。在联合治疗时，应先使用 Ablating Tip 的定点治疗模式，后使用 Roller Tip 的滚动治疗模式。功率一般设置为 60~80W。定点曝光时间的设置一般与期望达到热作用和剥脱作用深度有关。

3. **烧伤瘢痕**　通常较薄，表面平坦或凹凸不平，伴有色素减退或增加，质地硬。明显凹凸不平的瘢痕，治疗重点是改善瘢痕的平整度和软化瘢痕，减轻因牵拉挛缩引起的功能障碍，此时可选择联合使用 Roller Tip 和 Ablating Tip/Heating Tip。表面平坦或轻度不平整的瘢痕，首选 Roller Tip。面部烧伤瘢痕的治疗功率推荐为 60~80W，躯干四肢部位的治疗功率可适当降低至 50~70W。

（三）禁忌证

等离子技术在皮肤美容领域的禁忌证如下。

1. 瘢痕出现破溃或发生感染，如真菌感染、病毒感染和细菌感染等。

2. 皮肤存在其他活动性炎症性皮肤病，如银屑病等。

3. 患有晕厥或失去知觉的疾病。

4. 有精神疾病或情绪焦虑者。

5. 在过去的 3 个月内曾接受过微创手术或肌肉松弛剂注射治疗。

6. 有凝血功能异常或正在服用抗凝血药。

7. 有心脏起搏器、器械植入。

8. 过去 6~9 个月使用过维 A 酸或进行了剥脱术。

9. 妊娠妇女和哺乳期女性。

以上禁忌证并非绝对，医师需要评估患者的健康状况以及患者个体差异，综合考虑是否可以进行等离子治疗。

二、等离子技术促进创面愈合

（一）治疗原理

等离子技术治疗皮肤创面的机制与其抗菌、促胶原再生和抗炎作用密切相关。等离子体对各种创面常见致病菌，如屎肠球菌、金黄色葡萄球菌、肺炎克雷伯菌、鲍曼不动杆菌、铜绿假单胞菌和大肠埃希菌属具有快速抗菌作用。此外，等离子体促进上皮再生、血管新生、胶原纤维生成，从而加速创面的愈合过程。同时，等离子体还能激活抗氧化信号转导通路，并在伤口愈合的不同阶段调控细胞凋亡和细胞增殖，从而有助于创面的愈合。因此 CAP 在临床中可以促进各种类型的急性和慢性皮肤创面愈合，包括激光后的急性创面、Ⅱ度烧伤、皮肤移植后的创面、慢性下肢静脉溃疡、慢性压疮和糖尿病足溃疡等。

（二）禁忌证

同等离子技术治疗瘢痕。

（三）常见不良反应及处理

不良反应包括轻度的红斑、水肿和色素沉着。术后常见红斑和水肿，一般不需要特殊处理，可在数天后消退。

（李清扬）

| 参考文献

[1]　BUSCO G, ROBERT E, CHETTOUH-HAMMAS N, et al. The emerging potential of cold atmospheric plasma in skin biology[J]. Free Radic Biol Med, 2020, 161: 290-304.

[2]　DUARTE S, PANARIELLO B H D. Comprehensive biomedical applications of low temperature plasmas[J]. Arch Biochem Biophys, 2020, 693: 108560.

[3]　STRATMANN B, COSTEA T C, NOLTE C, et al. Effect of cold atmospheric plasma therapy vs standard therapy placebo on wound healing in patients with diabetic foot ulcers: a randomized clinical trial[J]. JAMA Netw Open, 2020, 3(7): e2010411.

第六章

红、黄、蓝光技术

　　红、黄、蓝光技术是指通过物理方法仅保留部分可见光谱中特定波段范围而滤去其他光段的光。红、黄、蓝光治疗是皮肤美容学领域最常用的低强度光疗之一。其不仅是直接应用于皮肤病的治疗技术，也可作为光动力治疗的主要光源。低能量红、黄、蓝光属于窄谱冷光，不产生高热，作用于细胞或细胞器后，引发化学、电化学和热反应，从而改变细胞代谢和基因表达变化。这一过程称为光生物调节作用（photobiomodulation，PBM）。光对人体组织的 PBM 主要取决于照射光的波长及能量，在实际应用中红光波长为 600～700nm，黄光波长为 587～595nm，蓝光波长为410～480nm。红光可抗炎、镇痛、促进创面愈合、促进毛发生长、修复皮肤屏障等；黄光具有抗衰老、减轻皮肤暗沉的作用；蓝光主要应用于抗菌、抗炎及抗皮肤纤维化等。

　　20 世纪 60 年代初，科学家成功制造氦氖激光器和半导体激光器，90 年代发光二极管（light emitting diode，LED）光源相继问世并逐步推广。皮肤科临床上常用的红光光源为氦氖激光、半导体激光、LED 光；黄光和蓝光光源为 LED 光。目前新型 LED 发光强度大、峰值波长稳定，单色性、方向性好，在临床应用范围非常广泛。

第一节　红光

一、参数

　　红光治疗的疗效取决于多种参数的综合影响：①光源种类；②能量密度；③功率密度；④照光时间；⑤照光距离（光源与皮损的直线距离）；⑥治疗频率；⑦治疗次数。因此，应根据患者皮损类型、临床特点以及治疗目标合理制订治疗参数。

（一）光源种类

　　目前临床上的红光光源有氦氖激光、半导体激光和 LED 光。

　　1. 氦氖激光　波长为 633nm，其最大功率密度大、光斑面积小，能量比较集中，可以直达真皮深层，刺激胶原蛋白的再生，增加皮肤弹性和紧致度。氦氖激光可以用于治疗面部皮肤松弛、皱纹、色素沉着等皮肤衰老问题。此外，氦氖激光还可以改善瘢痕的外观，促进伤口愈合。氦氖激光能量较为集中，因此使用时需要谨慎，尤其是在使用高能量的情况下，以避免对皮肤造成损伤。

　　2. 半导体激光　波长为 630～760nm，发散角小，其光谱宽度小、单色性好，具有较好的便携性。适用于寻常痤疮的治疗，对于改善毛孔、减少色素沉着以及改善皮肤凹凸不平等都有很好的效果。

3. LED 光　波长为 600～760nm，光谱宽度较大，单色性稍弱，但其光斑面积大，适用于大面积、广泛皮损的治疗。LED 光源仪器体积较小，具有很好的便携性。此外，多种手持式、头戴式、面罩式家用红蓝光仪器进一步提高了红光治疗的应用范围和患者治疗依从性。三种不同光源特点见表 6-1-1。

表 6-1-1　常用红光光源特点

光源	波长	方向性	光谱宽度	最大功率密度	照射光斑面积	便捷性
LED 光	600～760nm	发散角大	＜40nm	低	大	仪器体积小，便捷性好
半导体激光	630～760nm	发散角小	＜1nm，单色性好	高	较小	仪器体积适中，便捷性较好
氦氖激光	633nm	方向性好	＜0.1nm，单色性好	高	较小	仪器体积大，便捷性一般

（二）能量密度

能量密度指每平方厘米的能量输出（J/cm^2）。在红光治疗中，能量密度是一个非常重要的治疗参数，可以影响能量所达皮肤深度、治疗效果以及安全性。但是并非能量密度越高越好。红光介导的治疗作用与能量密度具有双相剂量效应，即在一定阈值下，能量密度越高，皮肤组织对红光的治疗反应越大；而超过阈值后进一步提高能量密度，反而会抑制皮肤组织正常生理功能或引起组织损伤。因此为达到理想疗效，应谨慎选择剂量范围。一般红光能量密度所选范围为 50～200J/cm^2。在实际临床治疗中，应综合考虑患者皮损特点、治疗目的、治疗面积以及治疗深度等，以达到最佳治疗效果。

（三）功率密度

功率密度指单位面积上输出的光功率（W/cm^2）。功率密度与能量密度相似，是一个非常关键的治疗参数，决定治疗的深度和效果。制订合适的功率密度是确保治疗效果和安全性的重要前提。在选择功率密度时，也需要综合考虑患者皮损特点等因素。具体来说，功率密度与治疗深度、效果直接相关。在安全治疗前提下，较高的功率密度可以促进真皮胶原蛋白再生和细胞增殖，可以加速治疗效果。较低的功率密度会降低单次治疗效果，增加疗程。在实际操作中，选取合适的功率密度还需要考虑其他因素，如光源的波长、照射距离、治疗时间和时间间隔等因素。

（四）照光时间

照光时间指治疗过程中红光照射的时间长短，通常以分钟计算。照光时间的长短决定了皮肤接受红光能量的总量。一般来说，在使用较高功率密度的红光照射时，通常需要更短的照射时间，以避免过多的光能量对皮肤造成损伤。相反，在使用更低功率密度的红光时，需要更长的照光时间才能达到最佳治疗效果。建议根据患者的具体情况和治疗目的选择合适的照光时间，以达到治疗效果和安全性的平衡。在选择时还需考虑其他因素，如光源特性、治疗感受、照射部位和光线强度。

值得注意的是，上述三个决定红光疗效的重要参数，即能量密度、功率密度和照光时间，之间的剂量关系为：能量密度（J/cm^2）= 功率密度（W/cm^2）× 照光时间（s）。

（五）照光距离

照光距离是指红光光源与皮肤表面的直线距离，通常用厘米（cm）表示。红光自光源发出后，经过空气时会发生散射，因此皮损表面所接收的实际功率密度会因照光距离增加而削弱。照光距离可影响治疗光线的穿透深度和能量密度，较远的照光距离可以降低皮肤表面的能量密度，减少皮肤的反应和热损伤。一般红光治疗的最佳照光距离为 10cm 左右。较近的照光距离则可以增加能量密度，提高治疗的效果，需要注意的是照光距离太近会增加皮肤的反应和热损伤的风险。在实际操作中，将照光距离调整到灵敏且正确的位置可以确保治疗效果和安全性，如患者皮损表面有包扎敷料、毛发覆盖，也可适当拉近照光距离。

二、临床应用

（一）皮肤创面

1. 治疗原理　红光波长较长，因此具有良好的组织穿透力，其在皮肤内的穿透深度为 2～5mm，可作用于真皮深层和附属器。红光照射可通过增强细胞氧代谢效率，上调多种生长因子表达，如转化生长因子和血小板源性生长因子，促进真皮成纤维细胞增殖、增强真皮胶原和前胶原物质的合成，促进创面愈合。红光还具有抑制炎症，缓解因溃疡引起的疼痛的作用。其机制是通过抑制环氧合酶（cyclooxygenase，COX）的活性，下调前列腺素 E_2 生成，发挥抗炎作用。红光还可通过抑制炎症因子，如白细胞介素（interleukin，IL）-1β、IL-6 的产生，促进巨噬细胞的吞噬和清除病原微生物，从而维持机体内环境稳态，发挥抗炎作用。此外，红光可下调 5- 羟色胺等神经活性物质分泌，降低创面部位神经敏感性，减少疼痛感觉的传导。

2. 参数选择　下肢静脉性溃疡、糖尿病足溃疡、压疮、各类手术后切口等多种皮肤创面均可使用红光治疗，优先推荐清创后进行。治疗参数：推荐波长 630～680nm；能量密度 50～200J/cm²；功率密度 40～200mW/cm²；推荐按每天 1 次或隔天 1 次进行照光治疗，根据创面愈合情况决定总治疗次数。此外，照光距离以及皮损表面是否有敷料覆盖等因素也会影响治疗效果。一般照射光源应距离体表 10cm，照射时间推荐为 15 分钟。若创面有敷料覆盖，可适当拉近光源距离或延长照射时间至 20 分钟。在充分暴露创面的条件下，红光治疗效率最高。厚度 < 3cm 的常规包扎敷料，红光也可有效穿透。在红光照射创面时，患者创面部位可出现温热感、针刺感等，此为正常现象。在治疗时，操作者及患者均需佩戴合适的遮光镜，进行严格眼部防护。眼部过度的红光照射刺激有增加近视发生和视网膜光化学损伤的风险。

（二）寻常痤疮

1. 治疗原理　红光一方面可显著改善毛囊口过度角化，另一方面可通过抑制炎症因子 IL-1β 和 IL-6 的产生阻断炎症反应级联放大；同时红光治疗还可调节角质形成细胞内钙离子的浓度，诱导表皮板层小体分泌，促进表皮屏障的修复，减轻寻常痤疮的症状。因此其在寻常痤疮治疗中备受青睐。

2. 参数选择　寻常痤疮应根据患者严重程度制订综合的治疗方案。其中轻、中度寻常痤疮可使用红光治疗。此外，红光还可联合蓝光进行序贯治疗（详见本章第三节）。红光治疗寻常痤疮时推荐应用波长为 633nm 的 LED 光源。推荐能量密度为 50～100J/cm²，功率密度为 40～80mW/cm²。治疗前应嘱患者清洁面部，推荐戴发带或帽子充分暴露治疗区域，并佩戴遮光镜保护眼部。治疗时应及时询问患者是否有强烈光感或烧灼感，如患者不能耐受应及时停止治疗。

（三）雄激素性脱发

1. 治疗原理　雄激素性脱发是一种常见的毛发脱失疾病，常见于男性，但女性也会出现。红光治疗可通过多重机制改善雄激素性脱发。红光对毛囊细胞有很好的促进作用，增强其代谢水平，改善毛囊微型化。红光可刺激 Wnt10b/β-catenin 信号通路诱导毛囊进入生长期，增强毛囊细胞的增殖和分化。红光可促进皮肤血液循环，导致热量增加，提高毛囊的营养供应从而刺激毛囊细胞的代谢和增生。此外，毛囊炎症反应是雄激素性脱发的重要因素之一。红光治疗具有减少炎症反应的作用，同时也有助于减少毛发脱落。通过以上的机制，红光治疗可改善头皮的微循环，促进头发生长，减缓雄激素性脱发的进程。同时，红光治疗无创、无侵入性，毫无痛感，安全性极高，不会对患者造成任何不适和刺激，对于雄激素性脱发患者有很好的治疗效果。

2. 参数选择　红光治疗在雄激素性脱发治疗中有着良好的应用效果，适宜的参数能更好地提高治疗效果、减缓脱发进程。目前，红光治疗已被美国 FDA 批准应用于 Norwood-Hamilton Ⅱ～Ⅴ 型的男性雄激素性脱发患者和 Ludwig

Ⅰ4、Ⅱ、frontal 型的女性雄激素性脱发患者的治疗中。针对不同的治疗需求，应制订个体化的治疗方案。治疗参数：红光治疗雄激素性脱发的光源波长通常为 630~660nm；能量密度推荐为 30~50J/cm²；功率密度为 10~40mW/cm²；光照射的时间一般为 20~30 分钟，应在医师指导下进行。照光距离也是关键的参数之一。照光距离一般为 5~15cm。推荐每周照光 3 次，持续治疗 24 周，以达到最佳治疗效果。

三、禁忌证

1. 红蓝光过敏、红斑狼疮、皮肌炎、大面积晒伤、烫伤及卟啉病的患者禁用红光治疗。

2. 心功能不全、肿瘤或甲状腺相关疾病的患者应避免接受红光治疗。

四、常见不良反应及处理

红光治疗过程中和治疗结束后可能会出现以下常见不良反应。

1. **治疗区域灼热感** 在治疗时，患者可能会出现治疗区域灼热感。这通常是因为其部位过度光照射，需要调整光源位置或治疗时间缓解不适感。

2. **强烈光感** 在面部治疗时，一些患者可能会感到强烈的光感。这通常是由红光照射功率较大、穿透深度较深导致的，甚至会带来视网膜反射加重不适感的风险。这种情况下，注意治疗过程中与患者间的沟通，可以通过在护目镜下增加叠放数层纱布缓解症状，若患者仍不能耐受，需及时停止治疗。

3. **皮肤泛红或瘙痒** 红光治疗可能也会导致皮肤泛红或瘙痒。这可能是由皮肤过敏或光照射时间过长造成的。需要在治疗过程中加强护理，缓解症状。

一般来说，红光治疗的不适症状通常比较轻微，多数情况下可以通过调整治疗参数、加强护理等方式缓解。如果患者出现明显的不适症状，需要及时停止治疗并对症处理。治疗发生过敏的患者，不建议红光治疗。

第二节 黄光

一、参数

LED 黄光是窄谱低能量、高纯度光。其相关参数与红光参数类似，包括：①能量密度；②功率密度；③照光时间；④照光距离（光源与皮损的直线距离）；⑤治疗频率；⑥治疗次数。

二、临床应用

（一）面部皮肤过敏

1. **治疗原理** 黄光通过抑制超氧化物歧化酶和谷胱甘肽过氧化物酶的活性，显著下调炎症因子 IL-1β 和肿瘤坏死因子 α 的表达，从而发挥抗炎作用。

2. **参数选择** 面部皮肤过敏是由于皮肤或黏膜接触、注射过敏原后，引起的变态反应性皮肤炎症，主要表现为皮肤红斑、瘙痒、脱屑等。治疗参数：推荐使用波长为 590nm 左右的 LED 黄光，功率密度 30mW/cm²，照射 15 分钟。每天 1 次，连续治疗 1 周。黄光治疗联合口服药物、外敷、冷喷等治疗面部过敏性皮炎可取得较好疗效。此外，红光、黄光联合治疗对于改善面部过敏性皮炎的皮损面积、毛细血管扩张、瘙痒及脱屑情况也有明显效果。联合红光时的治疗参数：先应用 590nm LED 黄光，功率密度 30mW/cm²，照射 5 分钟；再应用波长 633nm LED 红光，功率密度 30mW/cm²，照射 5 分钟。

（二）黄褐斑

1. **治疗原理** 皮肤黑素细胞是起源于神经嵴的细胞。其胞质内含有黑素小体，可合成并储存黑色素。黑素小体的数量、大小、种类和分布决定了皮肤的颜色。黑色素的合成主要依赖于酪氨酸或酪氨酸结合半胱氨酸的化学反应。在这一过程中，酪氨酸酶和酪氨酸酶相关蛋白1是其关键酶。酪氨酸酶的含量和活性直接影响黑色素的合成速率。研究发现，黄光能够显著下调酪氨酸酶和酪氨酸酶相关蛋白1的表达。抑制酪氨酸酶的活性，阻断黑素小体的成熟，减少黑色素的含量。因此，黄光可减少黑色素的生成和积累，从而改善黄褐斑皮损。

2. **参数选择** 黄褐斑是一种常见的色素性皮肤病，主要表现为面部出现呈斑块状的褐色或黄褐色的色素沉着。其发病机制涉及多种因素，其中紫外线照射是一个重要的触发因素。在紫外线照射后，角质形成细胞中的 Toll 样受体 2 和 Toll 样受体 4 表达上调，释放大量炎症因子，促使酪氨酸酶活性增加，进而刺激黑色素的生成和转运，导致黄褐斑的形成。LED 黄光治疗是一种辅助治疗黄褐斑的方法。黄光能够抑制酪氨酸酶活性，减少色素生成，从而减轻黄褐斑的严重程度。此外，黄光还具有抑制炎症因子释放的作用，有助于减轻炎症反应和改善肤色。在临床实践中，应根据黄褐斑患者皮损特点和严重程度制订综合的治疗方案。作为辅助性治疗方法，黄光的推荐治疗参数为：波长为 590nm 左右的 LED 黄光，功率密度 $20 \sim 30mW/cm^2$，照射 20 分钟。每周 1 次，10 次为 1 疗程。

三、禁忌证

同红光治疗。

四、常见不良反应及处理

黄光治疗中的常见不良反应主要为局部刺激症状，表现为轻度红斑、刺痛感，一般不需要特殊处理即可自行好转，必要时可给予保湿等对症处理。

第三节 蓝光

一、参数

目前在临床上蓝光光源以 LED 光源为主。与红光治疗相关参数类似，蓝光治疗也需综合制订多种参数，以达到最佳治疗效果，包括：①能量密度；②功率密度；③照光时间；④照光距离（光源与皮损的直线距离）；⑤治疗频率；⑥治疗次数。

二、临床应用

（一）寻常痤疮

1. **治疗原理** 蓝光在寻常痤疮治疗中具有出色的疗效。其穿透深度较浅，仅约 1mm，因此蓝光发挥治疗作用的靶细胞／靶分子一般在表皮内。蓝光最突出的作用特点是杀菌。蓝光通过激活痤疮丙酸杆菌内的光敏物质，可上调 ROS 等促氧化反应物质，最终诱导细菌死亡。此外，蓝光可调节痤疮丙酸杆菌细胞膜的渗透性，从而抑制病菌繁殖。

除杀菌作用外，蓝光治疗寻常痤疮的另一主要作用就是 PBM。与红光不同，蓝光主要下调 IL-1α、细胞间黏附因子 1 的表达。蓝光还可抑制表皮中树突状细胞活化，阻断多种炎症因子的表达和释放，减轻寻常痤疮的皮肤炎症反应。因此蓝光在治疗寻常痤疮方面具有十分重要的作用，能够有效抑制寻常痤疮的发展。

2. **参数选择** 蓝光可作为治疗轻、中度寻常痤疮的一种单一治疗选择，也可联合红光进行序贯治疗。治疗参数：蓝光治疗寻常痤疮时推荐使用波长为（415±5）nm 的 LED 光源，光照强度 $20 \sim 40mW/cm^2$，光照的能量密度 $30 \sim 50J/cm^2$，建议每周使用 $2 \sim 3$ 次，每个疗程一般 $8 \sim 12$ 次。

蓝光对轻、中度寻常痤疮的治疗效果较好，但对于重度痤疮需要与其他治疗方法联合使用。在应用该技术的过程中，应该注意控制治疗时间和照射强度，及时发现不良反应并进行相应的处理，以确保治疗的安全和有效。

（二）细菌感染

1. 治疗原理　皮肤细菌性感染，如疖、痈、蜂窝织炎及其他创面继发的细菌感染，常依赖抗生素系统治疗。然而抗生素应用过程中可能会出现抗生素耐药、抗生素滥用等问题。研究发现波长为460nm的蓝光具有出色的光谱杀菌效果，特别是对耐药菌也有较好的杀灭效果。除上述痤疮丙酸杆菌对蓝光治疗敏感外，耐甲氧西林金黄色葡萄球菌、金黄色葡萄球菌、铜绿假单胞菌、鲍曼不动杆菌、假单胞菌、大肠埃希菌、沙门菌、志贺菌、李斯特菌等均可在蓝光照射治疗下被有效杀灭。目前公认的机制是蓝光作用于细菌内的卟啉化合物，其吸收光能后生成大量ROS。ROS进一步与核酸、蛋白质和脂质发生反应，产生细菌毒性，最终导致细菌死亡。

2. 参数选择　蓝光是皮肤细菌性感染的辅助治疗之一。临床上感染性创面，选择红蓝光联合治疗较单纯红光或蓝光治疗更能有效促进伤口愈合。蓝光治疗可杀灭皮肤及创面病菌，减少因感染、液化、局部溃烂等原因引起的渗出。创面术后当天即可使用，对减轻炎症、促进创面愈合效果更明显。其作为抗生素治疗的补充治疗手段，可有效避免抗生素长期使用引起的不良反应和抗生素耐药等问题。治疗参数：推荐使用波长为460nm左右的LED光源。功率密度为40mW/cm^2，照光距离为10cm，照光时间为20分钟。推荐每天治疗1次，10天为1个疗程。可根据感染恢复情况调整疗程数量。治疗过程中，患者及操作者均需佩戴专门的遮光镜。

三、禁忌证

同红光治疗。

四、常见不良反应及处理

在蓝光治疗过程中，部分患者可能会出现不良反应，如干燥、瘙痒、脱屑、皮肤色素沉着等。然而，这些反应一般是轻微且短暂的，通常不需要特殊处理。轻微瘙痒和皮肤干燥，可以给予润肤霜外涂治疗。轻微红斑，一般情况下在24小时内会自行缓解，不需要特殊处理。皮肤色素沉着也是一种较为常见的不良反应，但在停止治疗后，一般可以自行消退。如果患者出现较为明显的不良反应，医师需要及时与患者进行沟通，消除患者的紧张和焦虑情绪，必要时适当缩短单次照光的治疗时间，或者停止治疗以避免加重不良反应。

（李清扬）

┃ 参考文献

[1] LI J H, LI J D, ZHANG L L, et al. Comparison of red light and blue light therapies for mild-to-moderate acne vulgaris: a randomized controlled clinical study[J]. Photodermatol Photoimmunol Photomed, 2022, 38(5): 459-464.

[2] ZHANG Y F, ZHANG H Y, ZHANG L L, et al. Modified 5-aminolevulinic acid photodynamic therapy to reduce pain in the treatment of moderate to severe acne vulgaris: a prospective, randomized, split-face study[J]. J Am Acad Dermatol, 2021, 84(1): 218-220.

第七章

光动力技术

光动力疗法（photodynamic therapy，PDT）的历史可追溯到 20 世纪初，1900 年 Raab 首次报道草履虫（草履虫属尾状核）暴露于吖啶橙（acridine orange）或光源下时，其生存状态不受影响，而当同时暴露于吖啶橙和光源下，草履虫 2 小时内即发生死亡。吖啶橙作为一种光敏剂，经光激活后对草履虫生毒性效应。1904 年 Von Tappeiner 和 Jodblauer 发现苯胺染料处理的草覆虫经荧光灯照射后发生了耗氧反应，并首先将这种现象命名为光动力学效应。随后在 1905 年，他们报道了 5% 伊红作为光敏剂局部外用，配合人工光源照射，可成功治疗非黑色素瘤皮肤癌、寻常狼疮和尖锐湿疣。推测其作用机制与吖啶橙类似，伊红一旦进入细胞，若有光源和氧分子存在，就能够产生细胞毒性反应，这是未来 PDT 在皮肤科应用的雏形，即光敏剂外用于皮肤，在氧和适当光源的作用下，在皮肤中产生光毒性反应。此后，PDT 的研究转向了更广泛可应用的光敏剂，主要是卟啉类相关化合物。1911 年 Hausman 等报道了血卟啉的应用，发现光激活的血卟啉能够使豚鼠和小鼠产生光敏。1913 年 Meyer-Betz 将血卟啉注射在自己身体内，观察发现当注射区暴露于光源下会出现肿胀和疼痛，这种光毒性反应持续了 2 个月。1942 年 Auler 等报道了在某些皮肤肿瘤组织中血卟啉的浓度比周围组织高，照光后肿瘤组织发生坏死，表明了血卟啉的光动力学反应。随后 1948 年，Figgeet 等报道血卟啉也会被其他细胞选择性吸收，包括胚胎、受损的皮肤及肿瘤组织。这些首创性的发现为光动力疗法的发展和应用奠定了基础。

第一节　光动力作用机制

光敏剂、光源、氧是光动力疗法的三大要素。

氨基酮戊酸光动力疗法（aminolevulinic acid photodynamic therapy，ALA-PDT）所使用的光敏药物 ALA 是一种天然的亲水性小分子化合物，是血红素合成途径的前体物质，其本身无光敏性。当给予大量外源性 ALA 后，肿瘤细胞或增生旺盛的细胞优先选择性吸收 ALA，并经过一系列酶促反应在线粒体内生成大量光敏性物质原卟啉 IX（protoporphyrin IX，PpIX）。由于肿瘤细胞或增生旺盛的细胞中胆色素原脱氨酶活性升高，PpIX 生成增多，亚铁螯合酶活性降低，PpIX 转化为血红素减少，导致其在病变细胞内大量蓄积。PDT 的过程主要是在氧分子富集的环境中经照光激活光敏剂。在特定波长的激发光源照射下 PpIX 被激活，吸收光能转化给周边氧分子，生成单态氧、氧自由基等活性氧物质，发挥光动力效应。活性氧的作用为：①可直接杀伤人乳头状瘤病毒（human papilloma virus，HPV）感染的角质形成细胞，激活局部抗病毒免疫，发挥治疗尖锐湿疣的作用；②可直接杀伤肿瘤细胞，损伤肿瘤血管，激活抗肿瘤免疫，发挥治疗肿瘤的作用；③可直接损伤皮脂腺细胞，抑制皮脂过度分泌，调节免疫与炎症反应，抑制痤疮丙酸杆菌过度增殖，发挥治疗痤疮的作用。

体表 PDT 主要是在局部使用 ALA 或其甲基化衍生物，并给予不同的封包时间。在这一过程中，ALA 转化为一种内源性光敏剂 PpIX。PpIX 主要蓄积于癌前病变和恶性病变中快速增殖的细胞内，同样也可蓄积在黑色素、血管和皮脂腺中。在有氧情况下经光源激活的光敏剂 PpIX 可被氧化，此过程称为"光漂白"。这一反应产生自由基单线态氧，通过诱导肿瘤细胞凋亡选择性地破坏肿瘤组织，而对周围正常组织无损害。

PDT 所用的光源有不同的分类方法，主要分为非相干光源与相干光源，或通过颜色（波长）分类。非相干光源作为一种不平行的光束，可由宽频灯泡、LED 和 IPL 系统产生。非相干光源使用方便、价格便宜、容易获得，并且体积小巧便于携带。如金属卤素灯（波长 570～680nm），具有省时、高能、高性价比的特性，是一种常用的 PDT 光源。在欧洲，PDT1200 灯较受欢迎，波长在 600～800nm 范围内能产生高能量密度的环状照射。短弧可调氙灯（波长 400～1 200nm）也曾被采用。目前广泛用于 PDT 的荧光灯是BLU-U，其发射峰值为（417±5）nm。LED 由一个结构紧凑、质地坚固、能量强大的半导体器件组成，发射的光谱较窄（20～50nm）。

LED 光源不仅操作简单，而且体积小巧，发射的电磁波谱涵盖紫外线（ultraviolet ray，UV）到红外线（infrared ray，IR）波段。因 LED 板面较小，当治疗面积较大的病变时需要给予多次光照。目前，国内外已有多板面 LED 器件面世，可照射头面部大面积皮损。

激光能够为靶组织提供接近卟啉曲线峰值的特定波长的光能。在 PDT 中使用的激光器包括可调波长的氩染料激光器蓝绿光（波长 450～530nm）、铜蒸气泵浦染料激光器（波长 510～578nm）、脉冲染料激光器（PDL，波长 585～595nm）、钾钛磷酸盐激光（potassium titanyl phosphate，KTP）（532nm）、金蒸气激光器（波长 628nm）和固态半导体激光器（波长 630nm）。为了避免对组织产生热损伤，激光器功率密度应保持在 150～200mW/cm²。研究发现，当照光剂量累计达到 40J/cm² 以上时，其诱导的氧化反应可以消耗掉周围所有氧分子，因此在 PDT 中，没必要使用过高的能量剂量。

第二节　治疗方法及临床应用

一、治疗方法

1. **皮损预处理**　临床操作时，采用 ALA 局部经皮给药，给药前推荐对皮损进行预处理以增强 ALA 的透皮效率。可根据皮损类型及病变特点选择适宜的预处理方案：①普通预处理方案：清洁皮损表面，去除油脂、污垢、皮屑等，如采用洁面乳和温水清洁面部皮肤，采用聚维酮碘和生理盐水清洁并消毒皮损及其周边 5cm 区域；②强化预处理方案：采用刮匙、CO₂ 激光等物理方法去除过度增生的表层皮损，或采用梅花针叩刺、滚轮微针、点阵激光等提高 ALA 的透皮吸收效率。

2. **ALA 的配制和用量**　中国批准上市的 ALA 是一种散剂，可根据需要分别用基质乳膏、热敏凝胶或注射用水配制成 ALA 乳膏、凝胶或溶液 3 种剂型外敷给药。此外，临床给药时 ALA 用量和浓度均为重要指标。ALA 乳膏和凝胶的用量由敷药面积及厚度决定，推荐敷药面积覆盖皮损周边 0.5 ~ 1.0cm，敷药厚度 1mm；若采用 ALA 溶液外敷，可将其浸润于无菌脱脂棉球或无菌纱布上一次性给药或在 2 小时内分多次完成给药。ALA 浓度可按照质量分数公式（ALA 质量 / 总质量）计算。如配制 10% ALA 乳膏，可将 0.118g 外用 ALA 散（规格 0.118g/ 瓶）溶解于 0.200ml（0.200g）注射用水后加入预先称量好的 0.862g 基质乳膏，所得 ALA 乳膏百分比：0.118g/（0.118+0.200+0.862）g=10%；若配制 5% ALA 凝胶，可将 0.118g 外用 ALA 散溶解于预先称量好的 2.242g 凝胶，所得 ALA 凝胶百分比：0.118g/（0.118+2.242）g=5%；若配制 20% ALA 溶液，可将 0.118g 外用 ALA 散溶解于 0.472ml（0.472g）注射用水，所得 ALA 溶液百分比：0.118g/（0.118+0.472）g=20%。配制后的 ALA 稳定性较差，故临床应用时需新鲜配制，4℃冷藏，保存时间不宜超过 4 小时。

3. ALA-PDT 光源及照光参数 ALA-PDT 传统的激发光源主要有红光（波长 630 ~ 635nm）和蓝光（波长 410nm 左右）。中国皮肤科多使用红光作为照射光源，常用的光源发射器有半导体激光器、氦氖激光器、LED 光源等。腔道内病变推荐采用带有光纤的半导体激光、氦氖激光器或特制用于腔道的 LED 光源；对于体表多发、面积广泛的病变推荐采用照射光斑大的 LED 光源。此外，日光作为一种复合光，亦可作为 ALA-PDT 的激发光源。以日光为激发光源的 ALA-PDT 被称为日光光动力疗法（daylight photodynamic therapy，DL-PDT），主要用于 I ~ II 级光线性角化病、中重度及重度痤疮等面部皮肤病的治疗。日光波长涵盖 PpIX 的多个吸收峰，可在多个波段持续性激活 PpIX 产生光动力效应。与传统光动力疗法相比，DL-PDT 优势在于可明显减轻光动力治疗中疼痛，缩短治疗时间，照光时不需要长时间固定姿势，治疗体验更佳。但 DL-PDT 受地理位置、季节、天气、发病部位等客观因素制约，条件适宜时可选择性开展。

确定激发光源后，还需规范 ALA-PDT 照光参数。ALA-PDT 照光参数包括皮损表面实测的能量密度、功率密度和照光时间，三者之间的换算公式如下：照光时间（s）=能量密度（J/cm^2）/ 功率密度（W/cm^2）。如皮损治疗目标能量密度为 72J/cm^2，皮损表面实测功率密度为 60mW/cm^2，则照光时间为 72（J/cm^2）/0.06（W/cm^2）=1 200（s）。ALA-PDT 的照光参数根据疾病性质、皮损部位和形态不同而有所差异，目前临床常用红光光源的推荐能量密度和功率密度分别为 60 ~ 200J/cm^2 和 40 ~ 150mW/cm^2。为进一步提高疗效、减少不良反应，最佳参数仍在不断探索优化中。

二、临床应用

近年来，ALA-PDT 的临床应用越来越广泛，可用于治疗尖锐湿疣、光线性角化病、光化性唇炎、基底细胞癌、中重度及重度痤疮、光老化等皮肤疾病。根据英国牛津大学循证医学中心标准，ALA-PDT 主要临床应用的证据分级及推荐等级如表 7-2-1 所示。ALA-PDT 临床应用前应仔细询问病史，以下情况禁用：①对红光等激发光源过敏；②卟啉病患者或已知对卟啉过敏；③已知对局部用 ALA 乳膏、凝胶或溶液中任何一种成分过敏。以下情况慎用：①正在服用光敏性药物；②患有光敏性疾病；③妊娠期和哺乳期妇女。

表 7-2-1　氨基酮戊酸光动力疗法主要临床应用的证据分级及推荐等级

临床应用	证据分级	推荐等级
尖锐湿疣[a]	I	A
光线性角化病[b]	I	A
基底细胞癌[b]	I	A
中重度及重度痤疮[c]	I	A
光老化[c]	I	A
鲍恩病[c]	I	A
鳞状细胞癌[c]	II	B
光线性唇炎[c]	II	B

注：[a] 中国批准的适应证；[b] 欧美国家批准的适应证；[c] 循证医学证据分级较高但暂未列入适应证。

（一）光线性角化病

光线性角化病（actinic keratosis，AK）治疗

的关键是早诊断、早治疗，以预防恶性变和转移。由于 AK 好发于头面部等暴露部位，去除皮损的同时还需要兼顾美容效果。ALA-PDT 治疗 AK 治愈率高，复发率低，美容效果好，可作为 AK 的首选治疗方法之一，尤其适用于头面部、多发性或大面积 AK 的治疗。为缓解疼痛，改善患者治疗体验，Ⅰ或Ⅱ级 AK 患者可考虑采用 DL-PDT 治疗；Ⅲ级 AK 患者，ALA-PDT 治疗前需多点病理活检明确诊断，在排除侵袭性鳞状细胞癌、恶性雀斑样痣和黑色素瘤基础上选用传统红光 ALA-PDT 治疗。

【推荐方案】

1. 传统红光 ALA-PDT ①治疗前采用强化预处理方案，即清洁皮损后，采用梅花针叩刺、滚轮微针、点阵激光等提高 ALA 的透皮吸收效率，建议以皮损出现点状出血为预处理终点。②新鲜配制 10%～20% ALA 乳膏、凝胶或溶液敷于皮损及其周边 1cm 范围，避光封包 3～6 小时。③拭去皮损表面 ALA 后，采用红光照射，推荐能量密度 100～150J/cm^2，功率密度 60～120mW/cm^2。区域性多发病变推荐 LED 光源照射。④每 1～2 周治疗 1 次。如果 1 次治疗后皮损未完全消退，可重复治疗，1 个疗程总治疗次数一般不超过 6 次。

2. DL-PDT ①选择晴朗或者多云天气时开展治疗。②预处理皮损后，在曝光部位（包含皮损）涂抹防晒系数 30 的化学防晒霜。③新鲜配制 10%～20% ALA 乳膏或凝胶敷于皮损及其周边 1cm 范围，敷药厚度 1mm，室内避光 30 分钟。④保留皮损上 ALA 乳膏或凝胶，移步至室外或阳光房内，将皮损部位充分暴露于阳光下照射 2 小时，完成后清洗、拭去 ALA 药物。在保障医患沟通渠道畅通的前提下，DL-PDT 阳光照射亦可在院外完成，以缩短患者的院内等候时间。⑤每 1～2 周治疗 1 次。如果 1 次治疗后皮损未完全消退，可重复治疗，1 个疗程总治疗次数一般不超过 6 次。

（二）光化性唇炎

光化性唇炎（actinic cheilitis，AC）被认为是发生在唇部的癌前病变，有学者认为 AC 是一种特殊类型的 AK，因其发展为鳞状细胞癌（squamous cell carcinoma，SCC）的概率更高，早期诊治尤为重要。AC 发生部位特殊，ALA-PDT 治疗 AC 皮损清除率较高、美容效果好，必要时亦可联合激光或咪喹莫特乳膏外用以增强疗效。AC 在治疗前需多点病理活检明确诊断，排除侵袭性 SCC，治疗后需要密切随访有无 SCC 发生，合并 SCC 的 AC 需要进一步加强规范化治疗，可选择手术切除或手术治疗联合 ALA-PDT。

【推荐方案】同传统红光 ALA-PDT 治疗 AK 推荐方案。

（三）基底细胞癌

ALA-PDT 可作为浅表型基底细胞癌（basal cell carcinoma，BCC）及侵袭深度＜2mm 的结节型 BCC 的临床治疗方法，具有与手术疗法相当的疗效，且美容效果更佳。其他类型 BCC 建议首选手术治疗，部位特殊、肿瘤多发、无法耐受手术或对美容要求高的 BCC 患者也可尝试使用 ALA-PDT。

【推荐方案】①结节型 BCC 治疗前采用高频超声成像测定肿瘤深度，深度＜2mm 者方选用 ALA-PDT。②治疗前采用强化预处理方案，即清洁皮损后，浅表型 BCC 预处理同 AK，结节型 BCC 使用刮匙或 CO$_2$ 激光去除表层肿瘤。③新鲜配制 10%～20% ALA 乳膏、凝胶或溶液敷于皮损及其周边 1cm 范围，避光封包 3～6 小时。④拭去皮损表面 ALA 药物后，采用红光照射，推荐能量密度 100～200J/cm^2，功率密度 60～150mW/cm^2。⑤每 1～2 周治疗 1 次。如果 2 次治疗后 2 周皮损无明显改善，建议选择其他治疗方法；若皮损有改善但未完全消退，可重复治疗。1 个疗程总治疗次数一般不超过 6 次。

（四）中重度及重度痤疮

ALA-PDT 治疗中重度（Pillsbury Ⅲ级）和重度（Pillsbury Ⅳ级）痤疮疗效显著，疗程短。《氨基酮戊酸光动力疗法皮肤科临床应用指南（2021 版）》推荐 ALA-PDT 可作为中重度及重度痤疮的一线治疗方法之一，尤其适用于不能耐受或不愿接受系统应用抗生素和维A酸类药物或其他治疗方法效果不佳的病例。

【推荐方案】①治疗前采用普通预处理方案，对结节和囊肿皮损可采取强化预处理方案，如采用梅花针叩刺、滚轮微针、点阵激光等提高ALA的透皮吸收效率。②新鲜配制5% ALA凝胶或溶液，并将其敷于皮损处，避光封包1.0~1.5小时。③拭去皮损表面ALA药物后，推荐采用LED光源红光对皮损处进行整体照光，推荐能量密度60~126J/cm²，功率密度40~100mW/cm²。④如果治疗后皮损未明显改善，可重复治疗，1个疗程总治疗次数一般不超过6次。根据治疗后反应确定两次治疗的间隔时间，一般为1~2周，在前次治疗反应基本消退后进行下次治疗。⑤病灶明显改善后可予其他方法继续巩固治疗。

痤疮治疗的注意事项：①治疗前注意宣教，告知患者ALA-PDT治疗痤疮原理、治疗过程、可能出现的主要不良反应及应对措施；② ALA-PDT与其他治疗方法一样可能在治疗后出现反应性痤疮，主要出现在首次治疗后，随病情改善逐次减轻；③疼痛或反应性痤疮明显者，下一次治疗时可以适当缩短ALA敷药时间；④治疗后注意冷敷、保湿、防晒，有利于减少不良反应，促进皮肤屏障修复；⑤虽然ALA-PDT对Ⅱ级痤疮的炎性皮疹也有疗效，但考虑治疗成本及不良反应，目前并不推荐该疗法用于治疗Ⅱ级痤疮。

（五）光老化

光老化是皮肤衰老的主要形式，由长期紫外线照射导致，主要表现为面部皮肤粗糙、松弛、皱纹、色素沉着或毛细血管扩张等。ALA-PDT可促进胶原新生，同时可以选择性剥脱过度增生的表皮角质形成细胞，改善毛细血管扩张，减少色素沉着，具有嫩肤作用，可用于治疗皮肤光老化。但合并黄褐斑的患者治疗时需避开黄褐斑皮损部位。

【推荐方案】①治疗前采用普通预处理方案对面部进行预处理，新鲜配制5%~10% ALA乳膏、凝胶或溶液敷于面部皮肤，避光封包1~3小时。②采用LED光源红光照射（推荐能量密度80~120J/cm²，功率密度40~100mW/cm²），

或强脉冲光照射（560~640nm，16~19J/cm²，双脉冲，脉宽3.0~6.0ms，脉冲延迟25~40ms）。若光老化合并雀斑、毛细血管扩张则优选IPL。③每4周治疗1次，推荐连续治疗3次以上，必要时重复治疗。

（六）其他非适应证临床应用

除上述疾病外，已有诸多文献报道ALA-PDT对鲍恩样丘疹病、寻常疣、扁平疣、跖疣、角化棘皮瘤、增生性红斑、乳房佩吉特病、乳房外佩吉特病、玫瑰痤疮、头部脓肿性穿掘性毛囊周围炎、化脓性汗腺炎、皮脂溢出、扁平苔藓、硬化性苔藓、结节性硬化、疣状表皮痣、部分细菌或真菌感染性皮肤病等也有一定疗效。与手术相比，ALA-PDT单次治疗不够彻底，常需多次治疗。与外用药物及其他传统物理治疗方法相比，ALA-PDT费用较高。因此，建议在传统治疗方法疗效不佳或实施困难的情况下，尝试采用ALA-PDT治疗以上疾病。

三、不良反应及处理

（一）常见局部不良反应

治疗中疼痛是ALA-PDT的主要不良反应，通常在照光开始后数分钟达到顶峰，在照光结束后消失或减轻，影响患者治疗体验。ALA-PDT治疗中疼痛的产生与照光时大量活性氧的生成有关，其具体产生机制尚不明确，疼痛程度则与病变类型、皮损部位、皮损面积、照光参数相关。疼痛管理是ALA-PDT治疗皮肤病的重要内容，推荐照光时对患者进行数字分级评分（numerical rating scale，NRS，0~10分），并按照疼痛分级采取相应的处理方案（表7-2-2）。

ALA-PDT治疗后局部可能会先后出现急性期和恢复期不良反应。常见的急性期不良反应包括红斑、水肿、瘙痒、烧灼感、治疗后疼痛、渗出和脓疱，恢复期不良反应包括干燥、结痂和色素沉着。急性期不良反应常自治疗后即刻逐渐出现，红斑、水肿、瘙痒、烧灼感，可予局部冰袋冷敷降温，外涂保湿剂保湿；瘙痒严重时可口服抗组胺药物对症治疗；烧灼感或治疗后疼痛明显

表 7-2-2　氨基酮戊酸光动力疗法治疗中疼痛的分级处理方案

疼痛分级	处理方案
轻度（1分≤ NRS ≤ 3分）	嘱患者放松情绪，局部冷风、冷喷降温处理，利多卡因气雾剂外喷镇痛
中度（3分< NRS ≤ 6分）	在轻度疼痛处理的基础上，再进行局部浸润麻醉、神经阻滞麻醉及两步法间断照光，并降低照光功率密度
重度（6分< NRS ≤ 10分）	密切关注患者生命体征，建议口服曲马多、吗啡，外用芬太尼贴剂，必要时终止当次治疗，特殊情况可采用全身麻醉

注：NRS，数字分级评分。

时可口服曲马多等镇痛药；有渗出和脓疱时需要局部保持干燥、清洁，避免继发感染。恢复期不良反应常自治疗后 3 天发生，包括：①干燥推荐外用保湿剂治疗；②结痂可待再次治疗预处理时去除；③色素沉着应避免日晒。需要指出的是，治疗后出现的轻中度红斑、水肿、瘙痒、渗出、干燥、结痂等局部反应也是 ALA-PDT 的治疗反应，是 ALA-PDT 起效过程中的正常反应。若局部反应症状严重或持续不缓解，建议患者及时就医复诊，对症治疗。

（二）少见局部不良反应

ALA-PDT 治疗后局部偶有水疱、糜烂、溃疡、皮炎、色素减退等不良反应。水疱、糜烂、溃疡应加强创面保护，必要时给予抗生素乳膏、红外线光疗等对症治疗。皮炎可予弱效糖皮质激素乳膏短期局部外用。大部分色素减退可逐渐恢复，可予随访观察。

（三）罕见不良反应

有报道显示，ALA-PDT 治疗后可出现荨麻疹、高血压、银屑病、寻常型天疱疮、局限性大疱性类天疱疮等罕见不良反应，治疗随访过程中需给予关注。

四、注意事项及护理

ALA-PDT 治疗前应做好医患沟通，详细告知治疗流程、治疗费用和可能的不良反应，并签署知情同意书。治疗后嘱咐患者保持治疗部位清洁干燥。头面部等曝光部位需要严格防晒，48 小时内减少室外活动及室内强光源暴露。面部治疗后推荐使用保湿剂及光电术后修复产品促进皮肤屏障修复，避免使用刺激性外用药物、产品。尿道、肛门、生殖器部位，治疗后建议衣着宽松，适当多饮水，进食粗纤维食物，如有皮肤黏膜感染、排尿困难、肛裂、痔疮、排便困难等情况发生，及时就医对症治疗。

（屈欢欢　王　刚）

参考文献

[1] RAAB O. Ueber die wirkung fluorescierenden stoffe auf infusorien[J]. Z Biol, 1900, 39: 524-526.

[2] VON T H, JODBLAUER A. Uber die wirkung der photodymamischen(fluorescierenden) staffe auf protozoan and enzyme[J]. Dtsch Arch Klin Med, 1904, 80: 427-487.

[3] JESIONEK A, Von T H. Behandlung der hautcarcinome nut fluorescierenden stiffen[J]. Drsch Arch Klin Med, 1905, 85: 223-227.

[4] HAUSMAN W. Die sensibilisierende wirkung des hamatoporphyrins[J]. Biochem Zeit, 1911, 30: 276-316.

[5] MEYER-BETZ F. Untersuchungen uber die bioloische(photodynamische) wirkung des hamatoporphyrins und anderer derivative des blut-und gallenfarbstoffs[J]. Dtsch Arch Klin Med, 1913, 112: 476-503.

[6] AULER H, BANZER G. Untersuchungen ueber die rolle der porphyrine bei geschwulstkranken menschen und tieren[J]. Z Krebsforsch, 1942, 53: 65-68.

[7] FIGGE F H , WEILAND G S, MANGANIELLO L O. Cancer detection and therapy; affinity of neoplastic embryonic and traumatized tissue for porphyrins and metalloporphyrins[J]. Proc Soc Exp Biol Med, 1948, 68(3): 640.

[8] 王秀丽，王宏伟. 光动力皮肤科实战口袋书 [M]. 北京：人民卫生出版社，2016：20-21.

[9] XIE J J, WANG S J, LI Z J, et al. 5-Aminolevulinic acid photodynamic therapy reduces HPV viral load via autophagy and apoptosis by modulating Ras/Raf/MEK/ERK and PI3K/AKT pathways in HeLa cells[J]. J Photochem Photobiol B, 2019, 194: 46-55.

[10] JI J, WANG P R, ZHOU Q, et al. CCL8 enhances sensitivity of cutaneous squamous cell carcinoma to photodynamic therapy by recruiting M_1 macrophages[J]. Photodiagnosis Photodyn Ther, 2019, 26: 235-243.

[11] DING H L, WANG X L, WANG H W, et al. Successful treatment of refractory facial acne using repeat short-cycle ALA-PDT: case study[J]. Photodiagnosis Photodyn Ther, 2011, 8(4): 343-346.

[12] NESTOR M S, GOLD M H, KAUVAR A N, et al. The use of photodynamic therapy in dermatology:results of a consensus conference[J]. J Drugs Dermatol, 2006, 5(2): 140-154.

[13] GOLDBERG D J. Photodynamic therapy in skin rejuvenation[J]. Clin Dermatol, 2008, 26(6): 608-613.

[14] NOOTHETI P K, GOLDMAN M P. Aminolevulinic acid-photodynamic therapy for photorejuvenation[J]. Dermatol Clin, 2007, 25(1): 35-45.

[15] PENG Q, WARLOE T, BERG K, et al. 5-aminolevulinic acid-based photodynamic therapy. Clinical research and future challenges[J]. Cancer, 1997, 79(12): 2282-2308.

[16] CALZAVARA-PINTON P G, VENTURINI M, SALA R. Photodynamic therapy: update 2006. Part 1: photochemistry and photobiology[J]. J Eur Acad Dermatol Venereol, 2007, 21(3): 293-302.

[17] MACCORMACK M A. Photodynamic therapy in dermatology: an update on applications and outcomes[J]. Semin Cutan Med Surg, 2008, 27(1): 52-62.

[18] CLARK C, BRYDEN A, DAWE R, et al. Topical 5-aminolaevulinic acid photodynamic therapy for cutaneous lesions: outcome and comparison of lightsources[J]. Photodermatol Photoimmunol Photomed, 2003, 19(3): 134-141.

[19] KALKA K, MERK H, MUKHTAR H. Photodynamic therapy in dermatology[J]. J Am Acad Dermatol, 2000, 42(3): 389-413.

[20] DEHORATIUS D M, DOVER J S. Nonablative tissue remodeling and photorejuvenation[J]. Clin Dermatol, 2007, 25(5): 474-479.

[21] NAKASEKO H, KOBAYASHI M, AKITA Y, et al. Histological changes and involvement of apoptosis after photodynamic therapy for actinic keratoses[J]. Br J Dermatol, 2003, 148(1): 122-127.

[22] ERICSON M B, SANDBERG C, STENQUIST B, et al. Photodynamic therapy of actinic keratosis at varying fluence rates: assessment of photobleaching, pain and primary clinical outcome[J]. Br J Dermatol, 2004, 151(6): 1204-1212.

[23] 王佩茹，张玲琳，周忠霞，等．梅花针叩刺增强氨基酮戊酸光动力治疗光线性角化病、基底细胞癌、鳞状细胞癌的研究 [J]. 中华皮肤科杂志，2015，48（2）：80-84.

[24] BAY C, LERCHE C M, FERRICK B, et al. Comparison of physical pretreatment regimens to enhance protoporphyrin IX uptake in photodynamic therapy: a randomized clinical trial[J]. JAMA Dermatol, 2017, 153(4): 270-278.

[25] 黄丹，鞠梅，钱伊弘，等．20% 氨基酮戊酸光动力治疗外阴尖锐湿疣量效关系临床研究 [J]. 中华皮肤科杂志，2014，47（7）：503-505.

[26] ZHU L D, WANG P R, ZHANG G L, et al. Conventional versus daylight photodynamic therapy for actinic keratosis: a randomized and prospective study in China[J]. Photodiagnosis Photodyn Ther, 2018, 24: 366-371.

[27] HEERFORDT I M, WULF H C. Daylight photodynamic therapy of actinic keratosis without curettage is as effective as with curettage: a randomized clinical trial[J]. J Eur Acad Dermatol Venereol, 2019, 33(11): 2058-2061.

[28] WANG X L, WANG H W, HUANG Z, et al. Study of protoporphyrin IX (PpIX) pharmacokinetics after topical application of 5-aminolevulinic acid in urethral condylomata acuminata[J]. Photochem Photobiol, 2007, 83(5): 1069-1073.

[29] WANG H W, WANG X L, ZHANG L L, et al. Aminolevulinic acid(ALA)-assisted photodynamic diagnosis of subclinical and latent HPV infection of external genital region[J]. Photodiagnosis Photodyn Ther, 2008, 5(4): 251-255.

[30] CHEN K, CHANG B Z, JU M, et al. Comparative study of photodynamic therapy vs. CO_2 laser vaporization in treatment of condylomata acuminata: a randomized clinical trial[J]. Br J Dermatol, 2007, 156(3): 516-520.

[31] 顾恒，陈磊，鞠梅，等．5- 氨基酮戊酸光动力疗法联合 CO_2 激光降低尖锐湿疣复发的临床观察 [J]. 中华皮肤科杂志，2009，42（11）：802-803.

[32] SOTIRIOU E, APALLA Z, VRANI F, et al. Photodynamic therapy vs. imiquimod 5% cream as skin cancer preventive strategies in patients with field changes: a randomized intraindividual comparison study[J]. J Eur Acad Dermatol Venereol, 2015, 29(2): 325-329.

[33] SOTIRIOU E, EVANGELOU G, PAPADAVID E, et al. Conventional vs. daylight photodynamic therapy for patients with actinic keratosis on face and scalp: 12-month follow-up results of a randomized, intra-individual comparative analysis[J]. J Eur Acad Dermatol Venereol, 2018, 32(4): 595-600.

[34] WIEGELL S R, FABRICIUS S, GNIADECKA M, et al. Daylight-mediated photodynamic therapy of moderate to thick actinic keratoses of the face and scalp: a randomized multicentre study[J]. Br J Dermatol, 2012, 166(6): 1327-1332.

[35] 中华医学会皮肤性病学分会光动力治疗研究中心．氨基酮戊酸光动力疗法皮肤科临床应用指南 [J]. 中华皮肤科杂志，2021，54（1）：1-9.

第八章 ....

化学剥脱术

化学剥脱术主要是通过将一种或多种具有酸性或碱性的化学制剂作用于皮肤表面，使皮肤表面产生可控性的腐蚀性破坏，剥脱皮肤浅表色素及病变组织，使相应层次的皮肤组织再生修复，达到局部美容的效果，又称化学换肤技术。目的是改善皮肤肤质，使其光滑平整，也可用于治疗一些表皮增生性疾病、癌前病变，改善痤疮等。

化学剥脱术首次被报道为古埃及医学。埃及人会在含有乳酸的酸奶中沐浴，使皮肤光滑，其有效成分即是乳酸。当时的化学剥脱剂来源于天然物质，主要应用各种酸、酸奶、葡萄汁和柠檬等提取物进行化学剥脱，而在中国古代也有用水果、植物敷面嫩肤的传统，类似于现在的化学剥脱术。

现代医学对化学剥脱术的应用起于 19 世纪后期。欧洲的皮肤科医师先后将苯酚、巴豆油、水杨酸、间苯二酚及三氯乙酸等用于治疗雀斑、黄褐斑和色素沉着等。19 世纪 40 年代开始，苯酚等化学剥脱剂开始被用于治疗痤疮瘢痕。此后，Jessner 溶液、Baker-Gordon 溶液、α- 羟基酸等被研发并沿用至今。20 世纪早期开始出现现代使用的酸性或碱性化学物剥脱剂和皮肤磨削术，主要适用于增生性皮肤病变。20 世纪 60 年代科学家开始使用苯酚和三氯乙酸（trichloroacetic acid，TCA）进行化学剥脱治疗。1972 年美国医师 Baker 和 Gordon 提出了苯酚对于光老化和其他常见皮肤的治疗作用。从此整形医师和皮肤科医师开始逐渐研究新的化学剥脱物质和技术治疗各种皮肤问题。经过一个多世纪的发展，化学剥脱术的概念和技术已逐渐成熟和完善。

第一节　分类

一、化学剥脱术分类

化学剥脱术依据其对皮肤损伤程度深浅，分为浅层、中层和深层剥脱三种类型。

1. 浅度化学剥脱术　是指损伤表皮，剥脱深度约 0.06mm。

2. 中度化学剥脱术　是指损伤表皮和真皮浅层，剥脱深度约 0.45mm，深度可达到真皮网状层浅部。

3. 深度化学剥脱术　是指损伤表皮和真皮深层，剥脱深度约 0.60mm，深达真皮网状层中部。

二、化学剥脱剂分类

常用化学剥脱剂包括 α- 羟酸（又称 α- 羟基酸）、β- 羟酸（又称 β- 羟基酸）及复合酸。

（一）常见浅层剥脱剂

因浅层化学剥脱剂主要作用表皮，临床上主

48　│　实用皮肤美容治疗学

要用于一些浅表皮肤疾病如痤疮、黄褐斑及轻度的皮肤光老化等的改善。常见的浅层化学剥脱剂主要包括α-羟酸，β-羟酸，多聚羟酸，维A酸，低于35%的三氯乙酸（TCA），间苯二酚，Jessner溶液（水杨酸、乳酸混合液），干冰等。临床工作中应用较多的是果酸、水杨酸。

1. 1974年由美国VanScott及华裔余瑞锦首次从水果中发现果酸并应用于化学剥脱。果酸在自然界中广泛存在于水果、甘蔗、酸乳酪中，例如苹果酸（苹果）、酒石酸（葡萄）、柠檬酸（柠檬和柑橘）、扁桃酸（苦杏仁）、乙醇酸（甘蔗）和乳酸（酸牛奶和西红柿），是目前应用最多的剥脱剂，因其主要来源于水果，故称为果酸（表8-1-1）。果酸分为α-羟酸、β-羟酸等。

表8-1-1　常用果酸的化学结构、酸度及来源

名称	分子式	酸度（pKa1）	主要来源
乳酸	$C_3H_6O_3$	3.86	发酵水果
柠檬酸	$C_6H_8O_7$	3.13	柑橘类水果
扁桃酸	$C_8H_8O_3$	3.41	苦杏仁
乙醇酸	$C_2H_4O_3$	3.83	甘蔗
酒石酸	$C_4H_6O_6$	3.22	发酵葡萄
抗坏血酸	$C_6H_8O_6$	4.10	水果
苹果酸	$C_4H_6O_5$	3.40	苹果

注：酸度系数（pKa1），在化学及生物化学中指一个特定的平衡常数，代表一种酸离解氢离子的能力，本组酸度系数为25℃时的酸度系数。

（1）α-羟酸（alpha hydroxy acids，AHA）是在α碳位上共价链接一个羟基，其来源于多种植物、水果，如甘蔗中的甘醇酸、西红柿和酸奶中的乳酸、苹果中的苹果酸以及柑橘中的柠檬酸。其分子量小，水溶性和渗透性强，具有保湿和抗角化作用。AHA以离子键与皮肤角质层结合，破坏角质层细胞之间的连接，可去除多余的角质层，临床上可应用于治疗脂溢性角化病、光线性角化病等皮肤疾病。进入真皮的AHA还能促进胶原蛋白合成，起嫩肤作用。所以很多护肤品中都含有低浓度的AHA。高浓度（超过20%）的AHA可用于化学换肤。AHA分子量从小到大依次为乙醇酸、乳酸、苹果酸、酒石酸、柠

檬酸，其中相对分子量最小的乙醇酸（glycolic acid，GA）（又称甘醇酸、甘蔗酸、羟基乙酸），其相对分子量为76，皮肤渗透性最强，更适合做化学剥脱的制剂，是目前广泛应用的化学剥脱剂。一般常说的果酸即指乙醇酸，其作为化学剥脱剂既对皮肤损伤小，又具有改善肤色和嫩肤的作用。

1）乙醇酸：常用浓度为20%~70%，需多次治疗，治疗间隔为2~4周，后续治疗浓度及作用时间可依据前次治疗的皮肤反应的情况（如瘙痒、红斑反应、刺痛、结痂、脱屑等）选择，随着治疗次数增多，作用时间延长及浓度增加。乙醇酸的作用深度与溶液浓度（表8-1-2）、使用量及作用时间密切相关。其浓度越高，作用越深，可形成角质层至真皮乳头层的剥脱，从而对表皮及真皮发挥作用。同一浓度的果酸停留皮肤时间越长，透皮吸收越强，剥脱越深。总体来说果酸的剥脱层次相对较浅，临床应用较安全。因此，临床应用中可根据治疗目的选择不同的浓度。

表8-1-2　乙醇酸浓度与皮肤剥脱深度

浓度/%	剥脱分级	组织病理学创伤深度
20~35	极浅层剥脱	角质层
36~50	浅层剥脱	颗粒层至基底层
51~70	中度剥脱	真皮乳头层

2）丙酮酸（pyruvic acid）：丙酮酸也是一种α-羟酸，与AHA不同的是羧基被羰基取代，同时具有酸和酮的特性。Griffin等认为60%丙酮酸乙醇溶液是一种很好的化学剥脱剂，认为5ml丙酮酸溶液加上8滴乳化剂（如月桂醇聚乙烯醚）及1滴巴豆油可以作为刺激表皮松解的制剂。40%~70%丙酮酸在无氧状态下可转化成乳酸。

（2）多聚羟酸（poly hydroxy acid，PHA）：又称二代果酸，在α位置上都有一个羟基，在结构上与AHA类似。常用的多聚羟酸有葡糖酸内酯和乳糖酸，分子上更多的羟基使PHA在保湿性方面较传统的AHA效果更为显著。葡糖酸内酯在内酯结构形式时，酸性基团被"隐蔽"，

当进入皮肤后环形结构被打开，形成葡糖酸时才显示出该分子的 AHA 形式。其与传统 AHA 相比刺激性较小。

因此含有 PHA 的护肤品不但可以帮助维持 GA 化学剥脱的效果，同时由于其保湿效果好，能帮助皮肤屏障功能恢复，可以大大降低 GA 不良反应发生率。此外，PHA 不会增加皮肤对日晒的敏感性，同时许多 PHA 都是抗氧化剂，因此 PHA 换肤更适用于敏感皮肤人群。

（3）β-羟酸（beta hydroxyacid，BHA）：BHA 因其羟基位于羧酸的 β 位而得名，是一种源自自然界的植物酸，常见于柳树皮和冬青叶中。BHA 不仅具有脂溶性，还具备温和的镇痛、抗菌和溶解角质的功能。这些特性使得 BHA 容易作用于毛囊皮脂腺，在改善痤疮、玫瑰痤疮、黑头等方面有独特的优势。此外，与 AHA 相比，BHA 更稳定、刺激性小、炎症反应轻微。因此，也可用于治疗黄褐斑和炎症后色素沉着。水杨酸（salicylic acid，SA）作为 β-羟酸中常用的一种，其通常的使用浓度为 3%～5%，能促使角质层分离，同时可增加其他化学剥脱剂的穿透性。小于 2% 的 SA 可作为非处方药物成分治疗痤疮，还被加入洗发水中用于去除银屑病患者头皮脱落的头屑。其用于换肤的浓度为 20%～30%。

2. 三氯乙酸（trichloroacetic acid，TCA） TCA 是最早于 1926 年发现的一种无化合物，作用深度取决于其浓度。TCA 可单独使用也可与其他酸类（乙醇酸、水杨酸等）联合使用。TCA 可使表皮蛋白沉淀导致细胞坏死，在皮肤上产生"白霜"表现，反应迅速，不需要中和，其临床疗效与操作者关系密切。三氯乙酸浓度为 10%～25% 时可作为浅层化学剥脱剂。

3. Jessner 溶液及改良配方 Jessner 溶液是多种化学成分的混合溶液，配方为间苯二酚 14g，水杨酸 14g，乳酸（85%）14g，乙醇（95%）配制到 100ml。改进后的配方为乳酸 17%，水杨酸 17%，柠檬酸 8%，乙醇配制到 100ml。该配方避免了水杨酸中毒和间苯二酚的副作用。Jessner 溶液有较强的角质松解活性，只引起角质层分离。它非常容易使用，可以单独使用或与三羧酸联合使用。Jessner 溶液透明，

淡琥珀色，对光和空气敏感，因此需保存于深色瓶中避免氧化。Jessner 溶液通常均匀地在面部涂 2～3 涂层，整个面部出现强烈的灼烧感，其灼烧感一般强于 GA，皮肤反应微红，溶液沉积到皮肤上呈粉白色，后期面部薄层脱屑，一般持续 8～10 天。作为常用的浅表剥脱剂，主要用于治疗炎性及粉刺性痤疮或角化过度性皮肤病，同时也可用作 TCA 化学剥脱前的预处理。

4. 间苯二酚 是苯间位两个氢被羟基取代后形成的化合物，可溶于水、乙醇和乙醚，是一种有效的还原剂。间苯二酚通常用于膏状配方，浓度为 10%～50%，临床上通常用于治疗痤疮、痤疮瘢痕、化脓性汗腺炎和黄褐斑等。

5. Unna 糊 主要成分为间苯二酚。最早 Unna 使用间苯二酚浓度为 10%、20% 或 30%，后来间苯二酚使用浓度被提高。配方为间苯二酚 40g，氧化锌 10g，西沙白土 20g，安息香豚脂 28g。

（二）常见中层剥脱剂

中层化学剥脱剂通常作用于表皮和真皮浅层，甚至可达真皮网状层浅部。中深度的剥脱剂具有相似的组织病理学效应：剥离后第 3 天出现全层表皮坏死、皮肤炎症浸润和真皮乳头水肿；第 7 天表皮重新上皮化；在第 30 天有均质胶原蛋白的再生。第 90 天，真皮中出现增厚的胶原束，厚度与剥离的强度成正比。Ⅰ 型胶原蛋白也明显增加。临床主要用于改善皮肤质地、纹理，治疗光老化、光线性角化病、轻度痤疮后瘢痕等疾病。

常见中层剥脱剂有果酸与 Jessner 溶液（间苯二酚、水杨酸、乳酸和乙醇的混合溶液）的混合液，果酸与低浓度（35% 以下）的 TCA 的混合液，还有中浓度（36%～50%）的 TCA 及 88% 的苯酚等。目前建议使用复合剥脱剂，即把两种以上的浅层剥脱剂混合使用，这样既能达到较深的治疗作用，又可以最大限度地避免并发症的发生。

（三）常见深层剥脱剂

深层化学剥脱剂主要作用于表皮及真皮，可达真皮网状层中部。常见的深层化学剥脱剂为含

苯酚制剂、Baker-Gordon 溶液或 50%~60% 的 TCA 溶液。临床上主要用于严重的光老化、色素异常、浅表皮肤肿瘤、瘢痕等。对于亚洲黄种人来说，尽量避免实施深层剥脱。

1. **苯酚** 是一种 pKa 为 9.99 的芳香烃。它是从煤焦油中提炼出来的，以纯净状态存在的晶体。用于化学剥脱时，通常使用含 88% 苯酚和 12% 水的液化苯酚。苯酚的物理效果因其浓度和应用的表面积而异。浓度超过 80% 的苯酚会导致表皮角蛋白和蛋白质快速且不可逆的变性和凝固，该作用导致屏障的形成，防止剥离剂渗透到真皮深部。相反，当苯酚被稀释至 50% 时，其活性改变，导致角质层分离，裂解弹性蛋白层，可作为角质溶解剂，破坏硫桥链促进苯酚进一步渗透到真皮，造成更大的破坏和全身吸收。亲脂性苯酚通过皮肤迅速被吸收进入体循环。严重的不良反应包括心律失常、肾衰竭和肝毒性，因此临床使用需谨慎，必要时进行心电监测及建立静脉输液通道。

2. **Baker-Gordon 溶液** 配方含有 88% 苯酚（3ml）、巴豆油（3 滴）、六氯酚液体肥皂（8 滴）和蒸馏水（2ml）。巴豆油是从灌木巴豆籽压榨出来的，巴豆油中所含有巴豆树脂系巴豆醇、甲酸及巴豆油酸结合而成的脂。巴豆油中有酸性的甘油酯和巴豆毒素，有很强的植物毒性，可促进苯酚的渗透和吸收。当人体皮肤滴上浓巴豆油时，可引起皮肤脓疱疹和破坏。六氯苯是一种液体肥皂，可以增加表面张力，作为乳化剂，延缓苯酚的渗透。它平衡了苯酚和巴油的刺激性和浸泡作用。

3. **其他配方** 由不同浓度的苯酚、巴豆油、蒸馏水、六氯酚、橄榄油和甘油组成。如 Litton 溶液、Brown 溶液和 Venner-Kellson 溶液。

第二节 作用机制

化学剥脱术的实质是选择性损伤与重建。化学剥脱由浅入深可通过破坏角质层细胞间的相互连接，去除多余的角质物，促进表皮细胞更替和真皮胶原再生。

一、对表皮的影响

化学剥脱术可改善表皮更新速度和更新时间。由于表皮的更新建立在角质细胞脱落速率和角质层生成的基础上，Scholz 等采用丹磺酰氯荧光标记法评估外涂 AHA 后皮肤细胞更新的速度，发现使用后的表皮更新时间较对照组增快 34%，且表皮更新速率随 AHA 浓度的增加而增加。该结果表明化学剥脱术可加快皮肤的新陈代谢速度。

化学剥脱剂通过改善过度堆积的角质细胞，改变皮肤的透亮度，减少色素颗粒。30% SA 可通过抑制前列腺素和酪氨酸酶的产生，具有抗炎和增白作用。30% SA 是一种具有整个表皮穿透水平的超级表皮剥离剂，可影响角质形成细胞的快速分化，使具有坏死角质形成细胞的黑素小体向上转移，并增强黑素噬菌体的转运。

水杨酸具有温和的镇痛、抗菌、角化、溶解角质和抗炎作用。AHA 可降低颗粒层上方的角质细胞黏聚力，减少桥粒数量和张力丝聚集，在治疗后 24 小时就可导致角质层剥脱，减少角质堆积，使角质层排列更致密整齐。同时清除堆积在皮脂腺开口处的死亡细胞，疏通皮脂腺的排泄，从而避免毛囊口被皮脂堵塞，使其导管口角化趋于正常。

二、对真皮的影响

化学剥脱术通过启动皮肤损伤修复的重建功能，激活真皮内成纤维细胞的合成和分泌功能，促进胶原蛋白、糖胺聚糖合成，弹性纤维重新排列，真皮内乳头数量增加，使皮肤厚度增加，并变得紧实有弹性，从而达到除皱及减少皱纹产生的目的。Okano 等研究发现 GA 不仅直接加速成纤维细胞的胶原合成，而且还通过角质形成细胞释放的细胞因子调节基质降解和胶原合成。Jessner 溶液加三羧酸中深度化学剥离后的超微结构研究表明，胶原显著增加，弹性纤维减少，活化成纤维细胞增加。胞质内空泡减少，表皮极性恢复。

研究发现化学剥脱术可增加内聚葡糖胺与其他细胞间基质的合成，在皮肤内形成稳定的毛细血管网，增加糖胺聚糖和透明质酸含量，提高皮肤的保水能力，提高水饱和度，保持皮肤柔润。

其可促使透明质酸释放，角质形成细胞和真皮含水量增加，增加皮肤弹性及光泽度。多种角化溶解、抗菌和抑脂特性，能够刺激新的胶原蛋白和弹性纤维的产生。

皮肤是由表皮真皮及皮下组织形成一个整体，不同的细胞之间通过细胞因子相互作用。因此，即使浅层化学剥脱术只作用于表皮层细胞，也可以在一定程度上使表皮和真皮乳头层的皮肤结构发生变化。例如，AHA 不但可以加速角质层细胞的新陈代谢，还能通过刺激角质形成细胞释放 IL-1α 等细胞因子，参与真皮基质的降解和胶原生成，同时还可以渗透到真皮，直接加速成纤维细胞合成胶原。

第三节　临床应用

一、适应证

1. **炎症性皮肤病**　中重度痤疮、玫瑰痤疮、毛囊炎。

2. **色素性疾病**　黄褐斑、炎症后色素沉着、雀斑、雀斑样痣、眶周色素沉着、黑变病。

3. **光老化**　毛孔粗大、皱纹、光线性角化病、脂溢性角化病、日光性弹力纤维变性等。

4. **瘢痕**　轻度萎缩性或增生性瘢痕。

5. 光电治疗前的预处理。

6. **其他**　毛周角化病、皮肤淀粉样变性、鱼鳞病、黑头粉刺样痣、粟丘疹、皮脂腺增生、睑黄瘤、酒渣鼻、扁平疣等。

目前，临床上要根据疾病情况选择不同深度的化学剥脱剂，如浅层剥脱剂适用于治疗表皮色素异常、浅表角化性疾病、非常轻微细小皱纹等；中层化学剥脱剂适用于治疗光线性角化病、细小皱纹；深层化学剥脱剂适用于增生较厚的角化性疾病，具有恶性变倾向的浅表角化病、深皱纹等。

二、禁忌证

1. **绝对禁忌证**　不切实际的预期；精神病或情绪不稳定者，或免疫缺陷性疾病患者；妊娠和哺乳期女性（乙醇酸为 B 级相对安全；水杨酸为 C 级不推荐使用）；对化学剥脱制剂或其成分过敏者；瘢痕体质者；面部敏感患者；术区有活动性单纯疱疹、脓疱疮等细菌病毒感染性皮肤病，或未愈合创面的患者；有接触性皮炎、湿疹、银屑病、白癜风等皮肤病的患者；接受放射治疗的患者；术后不能严格防晒者。

2. **相对禁忌证**　近 3 个月内术区接受过激光、冷冻及其他形式等（各种类型）的皮肤磨削术者；近 6 ~ 12 个月有口服维 A 酸类药物需要在专业医师指导下谨慎治疗。口服雌激素、孕激素、光敏药物者应谨慎使用。吸烟者或 Fitzpatrick Ⅳ ~ Ⅵ 型皮肤不适于中、深度剥脱，有内科疾病者不宜做较大面积的深层剥脱，应在专业医师指导下慎重治疗。

三、治疗方法

（一）术前准备

1. **术前沟通**　治疗前与患者进行详细的沟

通非常重要。首先应告知患者化学剥脱术相关信息（如治疗时间、疗程、术后可能出现的风险、术后反应、可能的疗效），并对术后注意事项进行详细的解释及指导。术前会诊应从评估患者进行化学剥离的动机以及他们对治疗的期望开始，充分了解患者的需求和预期，明确患者的要求和预期与化学剥脱术的适应证、治疗过程与疗效相符，并达成一致的合理治疗方案。其次，术前须详细了解患者既往史、过敏史、美容治疗史，特别是口服外用药物过敏史及护肤品使用情况，排除禁忌证。对患者的皮肤类型（Fitzpatrick 分型）、皮肤耐受性、色素沉着发生率等方面进行评估；尤其需要注意对患者皮肤敏感状态进行评估。患者的职业、生活方式和业余爱好等方面也需要了解。应量化紫外线照射量，并最大限度地提高光保护效果。还应了解患者的吸烟状况，并建议在每次术前至少 1 周和术后 6 个月戒烟。完成口头沟通后，需要针对医患沟通的内容、术后可能的并发症和发生风险，以及术前拍照授权等事宜签署知情同意书。

2. **术前准备** 治疗前减少紫外线照射，理想情况下，应在术前 3 个月进行防晒。术前至少 2 周可外用维 A 酸 0.025%～0.050% 乳膏，或者含果酸、水杨酸的护肤品，以提高皮肤耐受性，使其更好适应、耐受化学剥脱术，同时也可发现一部分对于果酸或水杨酸高敏的人群，避免发生一些不良反应。治疗前应告知患者在化学剥脱术前至少 3～4 周避免脱蜡、电解和磨皮等刺激性治疗。如果治疗区为面部，应在适宜的光线下拍摄患者治疗前面部正位、左右 45°和 90° 角的侧位照片。

（二）操作步骤

1. **面部清洁** 治疗前应使用洁面乳清洁治疗区，清洁要温和，避免使用刺激性剥脱性洁面剂。洁面后可使用丙酮、异丙醇彻底清洁面部油脂、皮屑，可促进化学剥脱剂的渗透深度和均匀度。

2. **术区准备** 患者取仰卧位，头抬起在 45°的枕头上，戴手术帽或者发带，脖子周围放一条毛巾。患者保持双眼紧闭，必要时在眼睛上蒙上眼罩或者湿纱布，保护双眼及周围皮肤。如果存在皮肤破溃区、皮肤薄嫩处如（口周、眼睑皮肤）需用凡士林或者红霉素眼膏涂抹覆盖，避免化学剥脱剂的刺激；在皮肤皱褶处（如口角、眼角、木偶纹、鼻唇沟）等皮肤皱褶区域，需涂抹保护剂，以免化学剥脱剂堆积造成过度治疗。

3. **化学剂涂抹** 不同质地的化学剂使用不同的涂抹方式。液体产品可以用刷子、棉签或纱布涂抹，凝胶剂和乳膏剂可使用塑料或者木制小刀涂抹。化学剂一般从皮肤较厚的区域开始，首先治疗前额、鼻子和下颌、面颊，然后是口周和眶周皮肤。涂抹化学剂时力度需均匀，尽量避免重复及跳跃区域涂抹，一些重点部位可适当重复。涂抹时需注意，浓度越高，停留时间越长，化学剥脱剂作用越强，疗效越显著，但出现不良反应的风险也会增加。操作过程中随时询问患者感受、观察术区皮肤变化，根据患者感受和皮肤变化判断化学剂的停留时间，并随时准备终止。

化学剥脱剂的选择：化学剥脱剂浓度的选择应从低浓度开始，皮肤耐受以后，可以逐次增加浓度。如乙醇酸，常用的浓度有 20%、35%、50%、70%。不同部位需要果酸浓度也不相同。面部皮肤一般选择起始浓度为 20%，起始停留 1～3 分钟，躯干部选择的起始浓度为 35%，起始停留 3～5 分钟，再次治疗使用初次治疗浓度，根据皮肤反应、患者耐受情况使其在皮肤上停留 5～7 分钟，皮肤较厚部位可持续至 10 分钟左右，后期治疗可酌情提高乙醇酸浓度，即第 1 次为 20%，第 2 次为 35%，第 3 次为 50%，第 4 次为 70%。果酸停留期间，皮肤微红、痒、痛、灼热等为正常反应，如出现明显红肿、水疱、发白 / 发灰、刺痛等是剥脱过度的表现，应立刻终止。根据治疗后皮肤反应及治疗目的，使用 < 50% 浓度的果酸一般治疗间隔 2～4 周，≥ 50% 浓度的果酸间隔 4 周，一般 4～6 次为 1 个疗程。治疗间隔 3 个月以上者，需从最低浓度（20%）重新治疗。在治疗躯体部位或角化性皮肤疾病（如毛周角化病等）时，果酸起始浓度可使用 50%，且停留时间可达 30 分钟，同时应密切观察皮肤反应。水杨酸一般浓度为 10%～30%，临床上常用为 30% 超分子水杨酸。

水杨酸均匀涂抹于面部，边涂抹边用蒸馏水/乙醇轻轻按摩，促进水杨酸释放及渗透，一般在面部停留5~15分钟，出现轻微灼烧及刺痒感为正常反应。

4. **终点反应** pH>3.5的果酸理想的终点反应：①治疗部位出现轻微红斑；②若未出现红斑反应，一般不超过30分钟；若出现上述情况时，应立即喷洒舒缓精华液（中和液）终止治疗。pH<3.5时：①理想的终点反应，治疗部位皮肤出现轻度红斑、轻微刺痛感或散在白霜现象；②过度的治疗反应，如患者疼痛感强烈超过6级，或出现水疱、皮肤大片发白等现象；③若未出现前面两种情况，但已达到预定的治疗时间，一般不超过5分钟。若出现上述情况时，应立即喷洒碱性中和液（如10%碳酸氢钠）终止治疗。水杨酸的终点反应为弥漫性潮红、轻度白霜。

5. **中和化学剥脱剂** 果酸类化学剥脱剂需相对应的碱性中和液中和残留化学剂，如10%碳酸氢钠溶液。中和时，需用棉片遮盖患者双眼，边喷洒中和液，边用棉片蘸吸喷洒液进行中和，可反复多次，直至白色泡沫不再产生，面部无刺痛感。若患者诉局部刺激，可对仍有刺激的部位再喷洒一次中和液，中和时间不宜>5分钟。如涂抹果酸液后即刻患者局部出现快速发红、明显刺痛感，而其他部位可以忍受，可进行局部中和；如全脸出现明显刺痛感、灼烧感，立即做全脸部中和。皮肤敏感的患者，中和完后可用清水充分清洁面部，以免残留中和液进一步刺激。水杨酸治疗中不需要中和液进行中和，达到治疗终点反应（如轻微红肿、少量白霜）时使用无菌棉布擦去未吸收的水杨酸，再用流动的清水冲洗干净即可。

（三）术后护理

术后即刻给予医用保湿面膜或者冰盐水纱布进行湿敷，缓解皮肤不适感，并给予涂抹温和保湿剂。告知患者术后1~2天可出现轻微红肿、灼烧，可予冷敷处理。术后1周内可能出现干燥、脱屑、结痂，需让结痂自行脱落，切勿抠除，以免造成皮肤敏感和遗留色素沉着。术后

1周内应尽量避免长时间高温环境，如热敷、热喷、泡温泉、蒸桑拿等。术后避免揉搓，慎用剥脱剂如维A酸类药物、去角质护肤品等，需使用一些安全医用类舒缓保湿产品。术后需早期严格防晒，建议1~2周避免使用彩妆。部分痤疮患者化学剥脱剂治疗后先行清理后冷敷，如有深层闭合性粉刺，术前务必告知患者首次、第二次治疗后可能会出现粉刺增多现象或者脓疱，是由于角质剥脱后深层粉刺暴露，属于正常现象，可继续治疗并配合粉刺挤压，病情会逐渐好转。因此充分的术后医患沟通非常重要，可确保皮肤迅速恢复，避免不必要的不良反应。

（四）注意事项

操作者应根据患者的肤质，选择适合的化学剥脱剂，熟知其种类、浓度、剂量、在皮肤停留时间及治疗终点反应及治疗间隔，在整个疗程中根据患者的皮肤反应不断进行调整，以使化学换肤达到最佳疗效。

四、影响化学剥脱术治疗效果的因素

影响化学剥脱术治疗效果的因素较多，主要与化学剥脱剂的性质、治疗方法、皮肤状态及皮损状况相关。

1. **化学剥脱剂的性质** 与化学剥脱剂的浓度/pH（一般来说，浓度越高/pH越低，剥脱层次越深，剥脱效果越好，发生不良反应的风险增加）、亲脂性（亲脂性越高，相同时间内透皮吸收越强）和分子量（分子量越小，经皮渗透越强，单位时间内的作用效果越强）有关。

2. **治疗方法** 术前使用温和的洁面产品洁面或使用脱脂剂，可增加化学剥脱剂的渗透深度和均匀度。治疗时，化学剥脱剂在皮肤的停留时间越长，剥脱作用越明显，特别是AHA，在到达一定时间后必须使用碱性溶液中和，作用时间过长可能会引起皮肤灼伤。术后一定要加强保湿，半年内避免强烈日晒。

3. **皮肤状态及皮损状况** 皮肤组织的解剖位置、表皮完整性、附属器官密度和皮肤厚度也影响化学剥脱剂的剥脱深度。不同的剥脱剂对组织损伤的程度不同，同一种剥脱剂对不同

部位皮肤的剥脱效果也不同，如眼睑、腹股沟等部位皮肤较薄，剥脱作用较强，而掌跖部位角质层较厚，剥脱作用相对较弱。此外，术前要全面评估皮肤屏障的完整性，选择合适的化学剥脱剂，并根据皮肤状况决定剥脱剂的类型和停留时间。不同肤色对化学剥脱剂的反应不同，肤色越深越难以观察到皮肤发红的现象。此外，不同的化学剥脱剂对不同的皮损疗效不同，所以需要根据不同的治疗目的选择不同的化学剥脱剂。

第四节　发展趋势

一、化学剥脱剂发展趋势

第一代 α- 羟酸中除了常用的乙醇酸，侧链中含有苯基的扁桃酸（具有更强的脂溶性）也逐渐应用于临床。第二代多聚羟酸如葡糖酸内酯，比乙醇酸更加温和，并且具有抗氧化及更强的保湿效果。第三代乳糖酸具有更好的吸水性和抗氧化作用，对炎症性皮肤具有一定的保护作用。以聚乙二醇为溶剂的水杨酸制剂可以减少乙醇引起的皮肤刺激，并且减少水杨酸的系统吸收，进一步提高水杨酸化学剥脱的安全性。复合酸体现了多种较低浓度酸之间的协同作用，如水杨酸联合扁桃酸，扁桃酸可缓慢、均匀地渗透；水杨酸作用迅速并具有抗炎作用，可以降低炎症后色素沉着的发生率；故两者联合在深肤色痤疮患者中显示出更好的安全性。但其作用的强度和安全性与其配方的 pH、配方缓冲范围及控缓释技术有关。

二、化学剥脱术适应证拓展

除痤疮、黄褐斑、光老化外，化学剥脱对于炎症性、色素性和角化性疾病也有较好的疗效，如水杨酸化学剥脱被应用于红斑及丘疹脓疱型玫瑰痤疮，可以改善炎症性丘疹、脓疱及红斑；化学剥脱术还可用于治疗脂溢性角化病、毛周角化病、光线性角化病等表皮增殖性疾病，以及膨胀纹、黑眼圈、皮肤淀粉样变性、摩擦性皮肤黑变病等。

三、联合治疗应用进展

近年来化学剥脱术与多种其他治疗方法联合应用，展现出更好的疗效和非常好的相容性和安全性。化学剥脱术可以联合点阵激光、脉冲染料激光、强脉冲光、射频等光电技术治疗痤疮；联合 Q 开关 1 064nm 激光、强脉冲光治疗黄褐斑及炎症后色素沉着等色素性疾病。化学剥脱术可与光电治疗交替进行，其间需间隔 2～4 周。也可在非剥脱性点阵激光和强脉冲光术前使用化学剥脱术，使皮肤表面光滑、减少光的散射，提高疗效，但同时也会增加皮肤损伤的风险。因此，需根据患者的皮肤类型、耐受程度进行个体化治疗。治疗期间密切监测皮肤反应，术后做好护理。

化学剥脱术仍然是一种快速、安全和经济有效的皮肤年轻化技术，特别是在老龄化、光损伤的人群中。其在一些皮肤病的治疗中也是一种不错的选择，如寻常痤疮、黄褐斑、光化性角化病和瘢痕等。成功的化学剥脱术依赖于对患者和疾病的正确选择。操作者也应该根据患者的需求制订个性化治疗方案，选择合适的化学剥脱剂，严格控制化学剥脱术时间，根据患者术中的治疗反应不断地做出调整。因此，临床医师必须认识化学剥脱剂的优势、局限性和安全性，同时需要更多的比较研究以明确不同化学剥脱剂对不同肤色皮肤的剥脱层次。

（张荣利）

参考文献

[1] 高天文，刘玮. 美容皮肤科学 [M]. 北京：人民卫生出版社，2012：217-221.

[2] O'CONNOR A A, LOWE P M, SHUMACK S, et al. Chemical peels: a review of current practice[J]. Australas J Dermatol, 2018, 59(3): 171-181.

[3] 杨蓉娅，蒋献. 化学剥脱术临床应用专家共识 [J]. 实用皮肤病学杂志，2019，12（5）：257-262.

[4] COLEMAN W P 3rd, BRODY H J. Advances in chemical peeling[J]. Dermatol Clin, 1997, 15(1): 19-26.

[5] SALAM A, DADZIE O E, GALADARI H. Chemical peeling in ethnic skin: an update[J]. Br J Dermatol, 2013, 169 Suppl 3: 82-90.

[6] OKANO Y, ABE Y, MASAKI H, et al. Biological effects of glycolic acid on dermal matrix metabolism mediated by dermal fibroblasts and epidermal keratinocytes[J]. Exp Dermatol, 2003, 12 Suppl 2: 57-63.

[7] KANG B K, CHOI J H, JEONG K H, et al. A study of the effects of physical dermabrasion combined with chemical peeling in porcine skin[J]. J Cosmet Laser Ther, 2015, 17(1): 24-30.

[8] FURUKAWA F, YAMAMOTO Y. Recent advances in chemical peeling in Japan[J]. J Dermatol, 2006, 33(10): 655-661.

[9] SALEH F, MOFTAH N H, ABDEL-AZIM E, et al. Q-switched Nd: YAG laser alone or with modified Jessner chemical peeling for treatment of mixed melasma in dark skin types: a comparative clinical, histopathological, and immunohistochemical study[J]. J Cosmet Dermatol, 2018, 17(3): 319-327.

[10] BULBUL BASKAN B, TILKI GÜNAY I, SARICAOGLU H. Effificacy of peeling during different periods of the menstrual cycle on acne[J]. J Cosmet Laser Ther, 2017, 19(6): 373-375.

[11] CHEN X M, WANG S, YANG, M, et al. Chemical peels for acne vulgaris: a systematic review of randomised controlled trials[J]. BMJ Open, 2018, 8(4): e019607.

[12] AMER A, ELSAYED A, GHARIB K. Evaluation of efficacy and safety of chemical peeling and long-pulse Nd:YAG laser in treatment of pseudofolliculitis barbae[J]. Dermatol Therapy, 2021, 34(2): e14859.

[13] 曹雅晶，仲少敏，苑辰，等. 外用水杨酸在玫瑰痤疮治疗中的应用效果研究 [J]. 中国美容医学，2019，28（4）：31-35.

[14] DORGHAM N A, HEGAZY R A, SHAROBIM A K, et al. Efficacy and tolerability of chemical peeling as a single agent for melasma in dark-skinned patients: a systematic review and meta-analysis of comparative trials[J]. J Cosmet Dermatol, 2020, 19(11): 2812-2819.

[15] ELLABBAN N F, EYADA M, NADA H, et al. Efficacy and tolerability of using platelet-rich plasma versus chemical peeling in periorbital hyperpigmentation[J]. J Cosmet Dermatol, 2019, 18(6): 1680-1685.

[16] WANG L, WEN X, HAO D, et al. Combination therapy with salicylic acid chemical peels, glycyrrhizin compound, and vitamin C for Riehl's melanosis[J]. J Cosmet Dermatol, 2020, 19(6): 1377-1380.

[17] SUSANTO E C, SETYANINGRUM T, MUSTIKA A, et al. Chemical peeling in skin-aging patients: a retrospective study[J]. BIKK, 2023, 35(1): 6-14.

[18] LIU Z, AI J, ZHU Z, et al. Chemical peeling with 35% glycolic acid for the treatment of disseminated facial verruca plana: a randomized, split-face, evaluator-blinded trial[J]. Dermatol Ther, 2022, 35(8): e15594.

[19] Committee for Guidelines of Care for Chemical Peeling. Guidelines for chemical peeling in Japan(3rd edition)[J]. J Dermatol, 2012, 39(4): 321-325.

[20] WEISSLER J M, CARNEY M J, CARRERAS TARTAK J A, et al. The evolution of chemical peeling and modern-day applications[J]. Plast Reconstr Surg, 2017, 140(5): 920-929.

[21] 何黎，李利，张建中，等. 果酸化学剥脱术临床应用专家共识 [J]. 中华皮肤科杂志，2014，47（10）：748-749.

[22] GREEN B A. Cosmeceutical uses and benefits of alpha, poly and bionic hydroxy acids//[M] FARRIS P K. Cosmeceuticals and cosmetic practice. Chichester: Wiley Blackwell, 2013: 69-80.

[23] DAINICHI T, UEDA S, IMAYAMA S, et al. Excellent clinical results with a new preparation for chemical peeling in acne: 30% salicylic acid in polyethylene glycol vehicle[J]. Dermatol Surg, 2008, 34(7): 891-899.

[24] GARG V K, SINHA S, SARKAR R. Glycolic acid peels versus salicylicmandelic acid peels in active acne vulgaris and post-acne scarring and hyperpigmentation[J]. Dermatol Surg, 2009, 35(1): 59-65.

[25] TOSTI A, GRIMES P E, DE PADOVA M P. Color atlas of chemical peels[M]. Heidelberg: Springer Berlin Heidelberg, 2006: 193.

[26] RESERVA J, CHAMPLAIN A, SOON S L, et al. Chemical peels:indications and special considerations for the male patient[J]. Dermatol Surg, 2017, 43 Suppl 2: S163-S173.

[27] 魏娇，程培华，蒋增琼，等. 果酸在皮肤美容中的临床应用现状及进展 [J]. 中国美容医学，2017，26（9）：125-128.

[28] LEE D B, SUH H S, CHOI Y S. A comparative study of low-fluence 1064-nm Q-switched Nd:YAG laser with or without chemical peeling using Jessner's solution in melasma patients[J]. J Dermatolog Treat, 2014, 25(6): 523-528.

第九章

注射填充美容技术

衰老是生物界最基本的自然规律之一，是机体的组织结构和生理功能进行性衰退的生物学过程。随着年龄的增长，除内在脏器退行性变化，外在的容貌和体态老化更容易引起关注，如皮肤变薄、肤色变暗、皮肤松弛下垂、组织容量缺失等。针对不同的衰老问题，可以采用相应的方法进行解决，其中注射填充术是解决因衰老、疾病或先天因素导致的组织容量缺失问题最主要的非外科手术方法。

第一节　概述

注射填充术是一种使用外部注射填充物矫正人体外形缺陷和畸形的医疗技术。因其创伤小、即刻显效、患者接受度高及满意度高的特点，近年来受到医患双方大力推崇。注射填充术的发展离不开医疗技术的进步，包括药物（或材料）、器材设备以及局部解剖学知识的完善或改进，都对其发展起推进作用。特别是填充物材料的发展对注射填充术起决定性的作用，因此，注射填充术的发展史可以说是注射填充材料的发展史。

注射填充材料发展历史最早可以追溯到19世纪以前。早在1889年，Van de Meulen 就将游离脂肪组织移植应用于临床。1893年，Neuber首次成功地将多个小块脂肪组织移植用于修复皮肤软组织缺损畸形。1899年，维也纳医师Robert Gersuny 为了治疗因结核导致的睾丸缺失，将液体石蜡注射到人体内。随后，填充注射技术及液体石蜡在当时得到医学界的广泛欢迎，并被用于注射隆胸、鼻部填充等其他美容方面。液状石蜡及其他无机油作为填充材料在美容行业

的应用一直延续至第二次世界大战时期。然而，由于医学免疫学发展的限制，最初填充材料的选择非常盲目。在发现石蜡注射后可能发生炎症、感染、栓塞、注射部位皮肤黄色斑块、延迟异物反应以及极少数的全身中毒症状等并发症后，人们还尝试了蜂蜡、植物油、羊毛脂、凡士林及其混合物等材料，都因为并发症的问题而被淘汰。

20世纪40年代，日本开启液体硅胶注射隆胸的先河，随后开始在世界范围内广泛使用。但液体硅胶存在不同程度的炎症反应、肉芽肿、组织坏死、注射物移位等并发症的风险，早在1964年，美国 FDA 将液体硅胶定义为药品，并限制其使用。1976年医疗器械修正案也禁止了液体硅胶作为器械使用。现在医用级液体硅胶已被禁用于软组织注射填充，仅可以用于难治性视网膜脱离的治疗。目前在美容手术中应用的硅胶假体是固态硅胶，具有安全稳定、排斥反应低、塑形良好等优点。

胶原蛋白最早应用于注射美容最早是在

1977 年 Knapp 等将牛胶原注射用于改善面部轮廓及细小皱纹。第一个胶原蛋白填充产品于 1981 年获得美国 FDA 批准，也正式拉开了短效注射材料时期的序幕。胶原蛋白浓度不同，疗效维持时间也有区别。以 Zyderm 胶原蛋白为例，Ⅰ型含 3.5% 牛胶原蛋白，适用于眶周、口周等浅表皱纹的浅层填充；Ⅱ型含 6.5% 牛胶原蛋白，适用于眉间皱纹、鼻唇沟、痤疮瘢痕等中度至深度凹陷填充。价格昂贵、维持时间过短、过敏风险致使早期的牛胶原蛋白产品与同期的长效注射材料相比没有太明显的优势，从而限制了其在临床上的应用。人胶原蛋白的使用受到伦理学或生物技术的限制，难以普及。目前市场上的胶原蛋白产品主要是来源广泛、生物相容性好、免疫反应性低的猪胶原蛋白产品。国内在 2012 年也批准了含 3.5% Ⅰ型 + Ⅲ型牛胶原蛋白 +0.3% 盐酸利多卡因的产品用于面部真皮组织填充以纠正中、重度鼻唇沟。

苏联时期，由 2.5%～5.0% 的交联聚丙烯酰胺凝胶（polyacrylamide gel，PAAG）和 95.0%～97.5% 的水组成的聚丙烯酰胺水凝胶被发现可以简便迅速改变使用者的容貌而作为"克格勃"特工们的秘密武器。但直到苏联解体后才在世界范围内得到一定的流行。1997 年，PAAG 通过中华人民共和国国家药物监督管理局（State Drug Administration，SDA）认证后进入中国市场，被广泛用于隆鼻、颞部填充、隆胸、丰臀及各种软组织凹陷填充。然而，人们发现随着临床使用量的增加，注射后可能引发炎症、感染、硬结、变形、移位、残留甚至致癌风险等多种并发症。这种材料只能通过手术取出，且几乎无法完全取出，给被注射者带来巨大的痛苦。因此，国家食品药物监督管理局（State Food and Drug Administration，SFDA）于 2006 年禁止其在中国生产、销售和使用。

1985 年，德国将牛胶原蛋白溶液与 20% 聚甲基丙烯酸甲酯（poly methyl methacrylate，PMMA）微球混合，制成整形用胶原和 PMMA 皮下植入物系统。于 1989 年首次应用于临床，1996 年获得欧盟 CE 证书，用于注射到真皮深层以纠正鼻唇沟纹，或填充到骨膜外层以进行（鼻骨段）隆鼻。

1996 年，瑞典研发并生产了最早的非动物源性透明质酸（hyaluronic acid，HA）注射填充产品，并获欧洲 CE 认证。2003 年获美国 FDA 批准用于皮肤皱纹填充治疗，2008 年获 SFDA 认证，2011 年被美国 FDA 批准新增丰唇适应证。首款含 5.5mg/ml 动物原性的交联透明质酸于 2004 年获美国 FDA 批准用于治疗皮肤皱纹及凹陷性瘢痕，但因其有传播疾病的风险，该产品并未获中国批准。透明质酸填充剂自上市以来以其更高的安全性、更多产品及型号的可选择性、更强大的补水性以及可降解性等优势，成为目前临床应用最为广泛的注射填充剂类型。

1999 年，聚左旋乳酸（poly-L-lactic acid，PLLA）材料在欧洲用于软组织填充，拉开了生物刺激类填充材料的帷幕。2004 年，PLLA 被美国 FDA 批准用于治疗包括获得性免疫缺陷患者脂肪萎缩、面部消瘦等导致的面颊、眼和颞部下陷。2009 年，美国 FDA 批准聚乳酸填充物可用于健康人群面部医疗美容。美国 FDA 于 2023 年 4 月 26 日批准 PLLA 用于面颊部细纹和皱纹矫正（面颊部除皱）。PLLA 可激活皮肤胶原蛋白再生，具有很好的生物降解性能，在体内 6 个月后就会降解为乳酸，并通过水解缓慢降解成 CO_2 和 H_2O 排出体外。

2006 年，羟基磷灰石钙（calcium hydroxyapatite，CaHA）被美国 FDA 批准用于美容注射，包括对中到重度面部皱纹和皱褶的长期纠正，以及治疗由免疫缺陷病毒感染导致的面部脂肪减少等。近年来还被用作生物刺激剂（> 1 : 1 稀释），注射后可达到改善皮肤质地、面部轮廓提升、紧致肌肤的效果。羟基磷灰石钙产品植入体内后，钙和磷会游离出材料表面被身体组织吸收，并促进新组织的生长。

2014 年，美国 FDA 批准了一款注射用聚己内酯微球面部填充剂用于面部、颈部及肩颈部真皮及表皮内填充。该填充剂由 30% 聚己内酯（polycaprolactone，PCL）微球和 70% 羧甲基纤维素（carboxymethyl cellulose，CMC）凝胶载体组成，注射后即刻通过 CMC 进行快速填充，随后 PCL 微球刺激注射部位皮下胶原新生，重塑胶原支架，最终在体内完全降解。

近年来，新型注射填充材料不断出现，包括可注射胶原移植物、脂肪颗粒、羟基磷灰石、胶原蛋白、真皮微粒、软骨细胞等，并广泛应用于临床。国内外美容行业的蓬勃发展以及注射填充市场的需求，大大促进了填充材料的发展。医患双方、生物材料研究者也都在不断追求具有安全性高、效果自然、治疗过程舒适度高等优势的填充材料。新型填充材料的问世与医患需求相辅相成，共同促进注射填充事业的发展。随着对注射填充材料的多样性和适应证的临床应用探索，不同粗细、长度、硬度、尖锐程度的针头应运而生。

第二节 软组织填充

一、软组织填充剂分类

软组织填充剂是通过注射方法，对真皮以及皮下软组织缺失进行填充的注射材料的通称。软组织填充剂分类方法较多，常见的如下。

1. 根据维持时间长短分类 短效（1年以内）填充剂、半永久填充剂（1～3年）和永久填充剂（3年以上）。

2. 根据来源分类 非生物来源填充剂、其他生物来源填充剂、人体来源填充剂、混合性填充剂。

3. 根据生物活性分类 非活性填充剂（容积替代）和活性填充剂（刺激成纤维细胞等）。

4. 根据降解性分类 不可降解性填充剂和可降解填充剂。

5. 根据作用机制分类 暂时性机体填充剂、永久性机体填充剂、机体持续刺激性填充剂。

6. 根据注射层次分类 真皮内填充剂、皮下组织填充剂。

填充材料的种类和质量与疗效和安全性息息相关。理想的注射填充材料应该具备安全可靠、良好的生物相容性、无致畸致癌性、不易感染、不引发自体免疫反应（不需要皮试）、注射后位置稳定、注射后效果相对持久、触感及外观自然、价格合理、容易使用和储存、可逆性（可降解）等性质。但迄今为止，没有一种集所有优势于一身的填充剂，且同样的填充剂在不同的机体内发挥的作用及维持时间可能出现较大的差异。通过了解不同填充剂的特性，可以帮助医师及求美者作出最优选择，从而提高疗效及求美者满意度。现将常用填充材料介绍如下。

（一）透明质酸

1. 材料简介 透明质酸（hyaluronic acid，HA）又称玻尿酸或糖醛酸，是由氨基葡萄糖和葡糖醛酸组成的二糖单体经聚合后形成的酸性糖胺聚糖。1934年美国哥伦比亚大学眼科教授Mever等从牛眼玻璃体（haloid）中首次分离出糖醛酸（uronic acid），也因此得名"hyaluronic acid"。HA作为一种可降解的非活性填充材料，是现在使用最多的填充材料，广泛存在于结缔组织的细胞外基质、关节腔、房水、玻璃体及其他组织中，分子量为10万～1 000万D。HA在生物体内及美容整形填充剂中都是以钠盐形式结合水分子形成的凝胶状态存在，规范名称应为"透明质酸钠水凝胶"，但在临床上常称为"透明质酸"。HA具有亲水性强（吸收相当于自身体积1 000倍的水分）、免疫原性极低、可生物降解等特点。

HA的来源包括动物来源（鸡冠提取，提取率低、价格贵），天然酶聚合反应人工化学合成（分子结构不规则、纯度较低）和链球菌、乳酸球菌等微生物发酵法制备（现临床使用最多、纯度高、分子量可设定）。体内作用时间可达9个月，但透明质酸产品可以通过交联技术延长其在体内的维持时间。

2. 交联技术及产品特点 交联是指HA在交联剂的催化下，发生分子内交联或者分子间交联（HA 与交联剂的官能团），增长其分子链、增大分子量，从而提高 HA 的机械强度、抗降解性和黏弹性，即增加 HA 的支撑力（硬度和内聚力）、延长 HA 产品的维持时间。HA 的硬度与交联程度、浓度及交联技术有关，交联程度越高、浓度越高，则 HA 硬度越高。但硬度过高的 HA 只适合在骨膜上注射，并且容易发生红肿、排异等不良反应。通过不同交联技术同时赋予 HA 产品不同的维持时间和塑形能力，满足临床中不同的填充美容需求。

常见的交联方法有化学交联法和物理交联法。目前市场上主要的化学交联剂主要为两类：丁乙醇缩水甘油醚（butanediol diglycidyl ether，BDDE）和二乙烯基砜（divinyl sulfone，DVS），另外还有是二氧化碳酰亚胺和 1,2,7,8-二环氧辛烷（diepoxyoctane，DEO）；物理交联剂是将大分子量 HA 整合在丙基甲基纤维素（hypromellose）骨架上，延长填充剂在体内的留存时间。

3. **主要产品及其适应证**　近年来中国获批的 HA 产品逐渐增多，基本可满足不同需求的治疗（表 9-2-1）。

（二）胶原蛋白

1. **材料简介**　胶原蛋白是由 3 条链缠绕形成螺旋形的细胞外纤维状蛋白质组成的，占全身蛋白质总量的 30% 以上，健康人皮肤 70% 由胶原蛋白组成。随着年龄的增长，胶原蛋白逐渐流失，细胞外基质中胶原肽键和弹力网断裂、螺旋网状结构被破坏，皮肤组织支撑减少，出现干燥、皱纹、松弛无弹性等衰老现象。通过注射的方式补充胶原蛋白是最快、最直接的方式。

胶原是一种可降解的非活性填充材料，于 1981 年被美国 FDA 批准用于面部美容填充治疗。目前市场上的胶原蛋白产品主要是较为安全的猪胶原蛋白产品，猪胶原蛋白来源广泛、生物相容性好、免疫反应性低，注射层次为真皮层，注射后通过增容发挥作用。胶原蛋白无无吸水性，注射后即刻产生效果，可用于纠正中重度的面部皱纹填充（眶周、唇周和鼻唇沟等凹陷）、瘢痕等，可生物降解、可吸收，效果一般可维持

6 个月甚至 1 年。

2. **性状特点**　注射填充用胶原蛋白是由三条多肽链组成的超螺旋结构，每条多肽链约有氨基酸 1 000 个，分子量约为 10 万 D，每个胶原蛋白分子量约为 30 万 D。胶原蛋白分子相互交联成网状结构，与弹力蛋白及多糖类形成富有弹性的结缔组织后可有效抵抗胶原酶的降解，并且提供支撑、保护及其他机械功能，从而提高皮肤的饱满度、弹性与强度。

胶原蛋白具有凝血作用，因此对于血管丰富的区域如眶周，或易出现瘀青的患者较为安全，自身不易吸水肿胀的特性，使其在眶周周围水分代谢较慢、较易水肿的组织中使用时减少术后不适应。

3. **主要产品及适应证**　胶原蛋白填充剂进入市场时间较长，目前中国 SDA/SFDA/CFDA/NMPA 批准的产品见下表（表 9-2-2）。胶原蛋白产品需要冷藏运输及保存。

（三）聚左旋乳酸

1. **材料简介**　聚左旋乳酸（PLLA）是一种可降解的合成聚合物，注射后在注射部位刺激胶原新生，从而达到填充效果。适用于皮肤容量缺失、脂肪萎缩、瘢痕等改善，不适用于表浅皮肤皱纹的矫正。

2. **性状特点**　PLLA 注射后先通过单纯物理性的占位引起局部肿胀达到暂时性的填充效果（1 周左右），随后待其载体溶液全部被吸收后，乳酸微粒代谢过程中会迟发性、渐进性地刺激胶原形成达到容量充填效果，填充效果自然，可以维持 18～24 个月，可通过补充注射来使效果更为持久。

3. **主要产品**　中国国家药品监督管理局（NMPA）于 2021 年 4 月正式批准长春圣博玛生物材料有限公司申请的"聚乳酸面部填充剂"——艾维岚（Löviselle，340mg/ 瓶、170mg/ 瓶、85mg/ 瓶）用于真皮层注射纠正中重度皱纹。

中国 NMPA 于 2021 年 6 月批准爱美客含左旋乳酸 - 乙二醇共聚物微球的交联透明质酸钠凝胶（濡白天使，0.75ml）用于真皮深层、皮下浅层、皮下深层和骨膜层注射纠正中重度鼻唇沟，注射后 17mg/ml 的交联透明质酸钠起即刻填充

表 9-2-1 中国批准的注射美容用透明质酸

商品名	厂家	批准时间	规格（有效含量）	交联技术	适应证	维持时间
瑞蓝 2 号（Restylane）	瑞典 高德美	2008 年	1ml（16mg/ml）	NASHA™ 专利技术	面部真皮组织填充，纠正鼻唇沟	8～10 个月
逸美 EME	中国北京 爱美客	2009 年	0.5ml/1.0ml/2.0ml（16mg/ml）	物理交联	真皮深层至皮下浅层填充，纠正额部皱纹和鼻唇部的皱纹及皱褶；塑形；填充和补水作用等	6～24 个月
宝尼达（Bonita）	中国北京 爱美客	2012 年	2×0.5ml（18mg/ml）	80%复合透明质酸＋20%PVA 微球＋微量羟丙基甲基纤维素	皮肤真皮深及皮下浅层之间注射	10 年
海薇（Matrifill）	中国广州 艾一	2013 年	0.50ml、0.75ml、1.00ml、1.25ml、1.50ml（16mg/ml）	化学交联	面部真皮组织中层至深层注射以纠正中重度鼻唇沟；塑形；真皮层注射改善肤质	10～18 个月
伊婉（YVOIRE）	韩国 LG	2013 年	1ml（C 型：16.5mg/ml V 型：22mg/ml V Plus 型：20mg/ml）（含利多卡因）	HICE 技术	面部皮肤真皮组织中层至深层注射，以纠正中重度鼻唇部皱纹，皮下组织层注射扩增面部组织	6～9 个月
舒颜（Through Young）	中国北京 蒙博润	2014 年	0.5/1.0ml（20mg/ml ±3mg/ml）	全双交联	面部真皮组织中层至深层注射以纠正中重度鼻唇沟皱纹	6～8 个月
艾莉薇（Elravie）	韩国 HUONS	2014 年	1ml（23mg/ml）	低温交联工艺	面部真皮组织中层至深层注射，纠正中重度鼻唇沟皱纹	8～12 个月
法思丽（Facille）	中国台湾 科妍	2014 年	1ml（20mg/ml）	CHAP™ 交联技术	面部真皮组织中层到深层部位，以纠正中度至重度鼻唇沟皱纹	12～18 个月
乔雅登（Juvéderm）	美国 艾尔建	2015 年	雅致®：0.8ml（17.2mg/ml） 极致®：0.8ml（17.2mg/ml） 丰颜®：1ml×2 支（20mg/ml） 缇颜®：1ml×2 支（17.5mg/ml）（含利多卡因） 质颜®：1ml×2 支（15mg/ml）（含利多卡因）	HYLACROSS™ 技术；VYCROSS™ 技术	雅致®：面部真皮组织中层到深层部位，以纠正中度鼻唇沟皱纹 极致®：面部真皮组织的中层到深层部位，以纠正重度鼻唇沟皱纹 丰颜®：面颊部深层（皮下和/或骨膜上）注射，以重塑面部体积 缇颜®：用于面部真皮深层注射，以纠正中重度鼻唇沟皱纹 质颜®：用于唇红体和唇红缘的唇黏膜，真皮浅层或中层注射，以矫正唇部不对称畸形和容积缺损等结构缺陷	雅致®：1 年 极致®：1 年 丰颜®：2 年 缇颜®：18 个月 质颜®：12～18 个月

商品名	厂家	批准时间	规格（有效含量）	交联技术	适应证	维持时间
爱芙莱（Ifresh）	中国北京爱美客	2015年	1ml（18mg/ml）（含利多卡因）	独特的交联技术	皮肤真皮中层至深层注射填充，以纠正中、重度鼻唇沟	6～12个月
欣菲聆（Singfiller）	中国杭州协合医疗	2015年	1ml（22mg/ml）	化学交联	面部真皮中、深层注射以纠正中度鼻唇沟皱纹	6个月
润洛薇（Revoivy）	中国华熙生物	2016年	0.50ml/0.75ml/1.00ml/1.25ml/1.50ml/2.00ml（20mg/ml）（含利多卡因）	HEC3.0-3D高效梯度交联技术	面部真皮组织中层至深层注射以纠正中度鼻唇部皱纹	6～12个月
公主（Princess™）	奥地利CROMA	2017年	1ml（21.85mg/ml）	Trix macro交联技术	RICH：皮肤浅层皱纹、保湿 FILLER：皮肤中深层注射皮软组织的填充 VOLUME：改善深层皱纹、轮廓填充	6～12个月，VOLUME：6～16个月
姣兰（Janlane）	中国上海其胜	2017年	1ml（18mg/ml）	低温二次交联技术	面部浅层部位注射，真皮深层注射以纠正中重度鼻唇沟	6～12个月
碧萃诗（Beatrice）	中国常州药物研究所	2018年	0.5ml/1.0ml（20mg/ml）	反向交联	面部真皮组织中层注射以纠正中重度鼻唇部皱纹	6～9个月
婕尔（Giselleligne）	韩国大熊	2019年	1ml（20mg/ml）	化学交联	该产品用于面部真皮组织中层至深层注射以纠正中重度鼻唇沟皱纹	8～12个月
莫娜丽莎（Vmonalisa）	韩国吉诺斯	2019年	1ml（24mg/ml）（含利多卡因）	HY-BRID交联技术	皮下组织中间层至深层，隆胸、隆鼻、丰额等	8～12个月
保柔缇（Belotero）	德国Merz	2021年2023年	1ml 26.0mg/ml（含利多卡因）	内聚多密度交联技术	Balance：真皮组织中层注射纠正中度鼻唇沟皱纹 Volumee：真皮组织深层或皮下注射以纠正重度鼻唇沟皱纹	＞12个月

注：PVA，polyvinyl alcohol，聚乙烯醇；HICE，high concentration equalizedcross-linking，高分子高浓度透明质酸均衡交联技术；HY-BRID，hyper cross-linked，based on non-animal HA，residue-free，improved density and elasticity，非动物源性HA、高密度、高黏交联、高密度、高韧弹性、低残留。

表 9-2-2　中国批准的注射用胶原蛋白

商品名	厂家	批准时间	规格	来源	适应证	维持时间
爱贝芙（Artecoll）	荷兰汉福	2002 年	0.5ml/1.0ml	牛胶原蛋白+PMMA+利多卡因	真皮深层注射以纠正鼻唇沟纹，骨膜外层注射（鼻骨段）隆鼻	永久
双美 1 号 /肤柔美（Sunmax）	中国台湾双美	2009 年	0.5ml/1.0ml	SPF 猪皮，非凝固型 I 胶原蛋白	面部真皮组织填充以纠正额部动力性皱纹（如眉间纹、额头纹和鱼尾纹等）	12 ~ 18 个月
双美 I 号 -Plus/肤丽美（Sunmax-Plus）	中国台湾双美	2012 年	0.5ml/0.6ml/0.8ml/1.0ml	SPF 猪皮凝固型 I 胶原蛋白	面部真皮组织中层至深层注射以纠正鼻唇沟重力性皱纹	12 ~ 18 个月
弗缦 / 肤美达（FILLDERM）	中国长春博泰	2012 年	0.5ml/1.0ml	3.5% I 型 + III 型牛胶原蛋白 +0.3%盐酸利多卡因	面部真皮组织填充以纠正中、重度鼻唇沟	6 ~ 8 个月
肤力原（Sunmax I-Plus+Lidocaine	中国台湾双美	2019 年	0.5ml/1.0ml	I 型胶原蛋白 + 盐酸利多卡因	面部真皮组织中层及深层注射以纠正鼻唇沟重力性皱纹	12 ~ 18 个月
薇旖美（WYE-MOR）	中国山西锦波	2021 年	1g/ 支、2g/ 支、4mg/ 瓶、20ml/ 瓶	重组人源 III 型胶原蛋白	面部真皮组织填充以纠正额部动力性皱纹也可水光、微针导入，面部年轻化	3 ~ 6 个月

注：PMMA，聚甲基丙烯酸甲酯；SPF，specific pathogen free，无特定病原猪。

的效果，180mg/ml 的 PLLA 微球可刺激胶原再生达到持久支撑，3mg/ml 的盐酸利多卡因提高注射舒适感，效果可维持 24 个月。濡白天使单次注射后的效果一般可维持 2 年，为了保证效果可在首次注射 10 个月后根据情况决定是否补注射。

4.**并发症**　由于 PLLA 本身属于人工合成材料，植入人体后本质是异物，因此需特别注意并发症的发生。常见并发症为皮下结节和慢性肉芽肿，尤以眼周和口周多见，发生率为 44%，其本质可能是炎症性或非炎症性。对于非炎症性结节，在初始治疗时可通过按摩来重新分布填充材料，后续可利用大规格针将局部填充剂挤出。对于炎症性结节，往往需要抗生素治疗，并通过注射类固醇进行处理。对于异物肉芽肿，可通过类固醇治疗，若无法消退，可进行手术切除。

（四）羟基磷灰石钙

1.**材料简介**　羟基磷灰石（CaHA）是一种磷酸钙材料，广泛存在于人体和牛乳中，是人体骨骼和牙齿的主要无机组成成分，临床上，微粒状态的 CaHA 材已广泛应用于骨科、口腔颌面外科修复中。

2.**性状特点**　CaHA 具有良好的生物兼容性和可分解性，注射用 CaHA 即"微晶瓷"，是一种可降解的人工合成的高度交错聚合的高分子磷酸钙聚合物，由 30% 直径 25 ~ 45μm 的 CaHA 微球和 70% 羧甲基纤维素钠凝胶组成。悬浮于凝胶中的 CaHA（合成基磷灰石钙）大小为 25 ~ 45μm，在注射进入人体组织后，可达到充填效果。注射后 3 ~ 6 个月，凝胶基质逐渐被机体吸收。CaHA 颗粒可诱导胶原形成，为注射部位新生组织提供支架，还可以促进骨沉积并防止周围骨吸收，最终成为具有高度组织相容性、持久且与邻近组织具有相似特点的状态。随着时间推移，CaHA 微球被巨噬细胞吞噬降解为钙和磷酸盐，用于面部年轻化治疗的维持时间通常为 10 ~ 18 个月。

3.**主要产品**　中国于 2015 年批准 CaHA 骨科植入物用于与内 / 外固定配合使用，用于上下肢和脊椎骨缺损的填充及骨再生的辅助治疗。2021 年中国 NMPA 批准纳米簇 CaHA 中空微球及 CaHA 生物陶瓷用于骨缺损修复或填充、软组织修复或增强。

4.**并发症**　包括疼痛、红斑、瘀斑。疼痛可在整个注射过程中出现；红斑约持续 4 周，局部运用激素治疗有效；瘀斑约在 2 周内自行消退，但残留水肿可能持续 2 个月。

（五）聚甲基丙烯酸甲酯

1. **材料简介**　聚甲基丙烯酸甲酯（poly methyl-methacrylate，PMMA）俗称有机玻璃，是骨水泥的主要成分之一。代表产品爱贝芙是历史悠久的长效软组织填充剂，2002 年即获得中国 SDA 批准，批准用于注射到真皮深层以纠正鼻唇沟纹，或填充到骨膜外层以进行（鼻骨段）隆鼻，永久性地祛除面部皱纹和鼻唇沟纹，丰唇，修复瘢痕、乳头及其他皮肤缺陷。

2. **性状特点**　PMMA 化学稳定性良好，不易移位，且外形支撑作用持久。注射后即刻 PMMA 微球被纤细的纤维被膜完整包裹，不会移动和降解，同时刺激纤维细胞合成和分泌胶原蛋白。1～3 个月后，胶原蛋白逐步降解，PMMA 微球永久地留在填充部位，有时会产生硬结和硬物感。

3. **主要产品**　爱贝芙是欧盟和 NMPA 批准的一款永久性真皮填充剂，由 80% 浓度为 3.5% 的牛胶原蛋白溶液、20% 直径 32～40μm 的 PMMA 微球及 0.3% 的利多卡因构成。注射前需要皮试，过敏体质者禁用。注射原则为少量多次，注射后可局部胶带固定避免移位。

4. **并发症**　常见并发症为注射区域串珠样结节或异物肉芽肿、全身或局部过敏反应，可通过局部注射类固醇激素治疗改善或消退。

（六）聚己内酯

1. **材料简介**　聚己内酯（polycaprolactone，PCL）又称聚 ε-己内酯，是通过 ε-己内酯单体在金属阴离子络合催化剂催化下开环聚合而成的高分子有机聚合物，被广泛应用于药物载体、增塑剂、可降解塑料、纳米纤维纺丝、塑形材料的生产与加工领域。

2. **性状特点**　PCL 可塑性强，可低温成型；有形状记忆温控性质，能重复使用；有优异的黏合功能，生物可降解、环保无毒、亲肤性好，药物透过性良好，体内生物细胞相容性很好，细胞可在其基架上正常生长。医疗中应用广泛，在外科可作低温骨科夹板、放疗板、树脂绷带、牙模、完全可降解塑料手术缝合线、可控释药物载体、细胞及组织培养基架。PCL 微球在植入人体后，作为一种胶原蛋白刺激剂，持续刺激胶原新生。自然环境下 6～12 个月即可完全降解成 CO_2 和 H_2O。

3. **主要产品**　中国 NMPA 于 2021 年 8 月首次批准了注射用聚己内酯微球面部填充剂，用于皮下注射以纠正中到重度鼻唇沟皱纹。如临床使用的伊妍仕共有 S、M、L、E 四个型号，可分别提供 1～4 年的长效填充效果。其中，国内市场除了已获批的 S 型，M 型也已于 2023 年 3 月完成中国临床试验全部受试者入组，正在进行随访。

二、基本操作

（一）术前准备

1. 详细询问病史，排除以下禁忌证。

（1）免疫功能障碍及患有严重基础疾病者。

（2）瘢痕体质者。

（3）对填充注射物及基质成分过敏者。

（4）妊娠及哺乳期女性。

（5）未满 18 周岁者。

（6）注射部位注射过长效产品，或注射短效产品尚未代谢者。

（7）近期口服抗凝药或月经期、身体状态差者。

（8）注射部位处于感染活动期者。

（9）心理疾病或期望值不合理者。

2. **术前沟通及知情同意**　术前就求美者诉求、注射部位所能达到的注射效果、整体协调方案以及注射中可能遇到的问题及术后不良反应充分沟通，对于不适合注射者做好解释说明，需签署知情同意书。部分求美者的诉求并不合理，注射医师需要普及正确的美容概念。另外，注射是为了在安全的前提下达到更美、更年轻的目的，对不适合者可拒绝治疗。注射前后注意拍照、整个过程正规填写病历。

3. **术前摄影**　注射前后均应对患者进行标准的医学摄影或者相关检测。拍摄前确保患者素颜、拍摄区域整洁，表情自然，拍照时自然光源。一般拍摄患者正面、侧面 45°、左右 90° 影像，可根据需要增加拍摄体位及角度。

4. **注射前准备** 清洁注射区域，可外涂表面麻醉药，麻醉药过敏时可冷敷 5~10 分钟后注射。注射前清洁、标记注射位置，注射区域充分消毒，注射医师戴好手套、帽子，确保注射器通畅，助手准备好术中所需药物及物料等。

HA 注射前需要准备透明质酸酶，以便在注射过程中随时应用，尤其是发现栓塞时第一时间使用进行急救。透明质酸酶一般可用于降解透明质酸类制剂，但不同的透明质酸对透明质酸酶的反应差异很大，与制剂种类、酶浓度、环境温度有很大的关系。此外，环境温度对酶解的速度有很大的影响，24℃的溶解时间是 37℃时的 3 倍。总的来说，大颗粒、高黏稠度的制剂比小颗粒、低黏稠度的制剂难降解。临床应用时，透明质酸酶的常用浓度是 150U/ml，这一浓度的透明质酸酶可以降解相等容量的透明质酸制剂，但大颗粒 / 高黏稠度的制剂则需要适当增加剂量使用。通常在注射透明质酸酶之后半小时即可观察到 HA 明显的体积缩小，作用可持续 2 小时以上。而对于血管栓塞时的紧急抢救，可以进行更频繁（每 2 小时注射 1 次）、更高浓度（75~300U/ml）、更大剂量（有报道一次使用 1 500U）的使用，除在注射部位使用之外，还需要在发生栓塞反应的部位注射。需要注意的是，透明质酸酶作为一种蛋白制剂，常提取自动物，有发生过敏反应的可能，在注射前建议尽可能完善皮试确保安全。

（二）注射过程

不同的填充剂所注射的目的层次不同，注射时应注意：①将针尖进入相应区域，避开血管。注射器回抽避免进入血管，如有回血立即拔针按压；无回血即可进行注射。②注射过程中缓慢轻柔注射，密切观察注射范围内皮肤颜色变化、患者感觉等，如患者疼痛加剧、皮肤变白明显时需排除局部栓塞的可能。③注射中和患者随时沟通，了解其感觉及满意情况，以及时调整治疗方案。④注射过程中严格遵守无菌操作，避免继发感染。

注射时可以采用点状、线状、扇形、交叉等方法，总体来说应在退针过程中均匀缓慢地注射在需要填充的部位。深部的骨膜层一般为点状注射，也可采用从深到浅的叠加注射，以加强对组织的支撑、抬高作用。使用锐针做深部注射时，可选点状注射，如泪沟、眶颧区、颏部等。在真皮内层次注射时，可以做线状注射，如浅层的鼻唇沟纹、眉间纹、抬头纹等。如果使用钝针注射，可选线性、扇形、交叉等方法注射。注射后可按摩注射部位，使填充材料均匀分布，达到与周围组织过渡自然的效果。

软组织填充注射原则为安全第一、宁深毋浅、宁少毋多、少量多次、个体化，切勿激进。注射量因注射材料、注射部位和患者情况个体差异较大，一般深层注射需要量大，浅层注射量小，一般无吸水性的或注射后吸收较快的可略过量注射进行矫正，而透明质酸类产品按照预期设计注射即可，不需要矫正；效果的维持往往需要多次注射（如透明质酸），不同产品之间如有影响必须在先前注射材料代谢后再更换种类，同种产品补充注射在代谢完前补充可能比完全代谢后再次注射维持时间更长。

（三）术后注意事项

1. **软组织注射后常见问题及风险**

（1）疗效不满意，可补充注射。

（2）注射后局部会有轻度红斑、疼痛、硬结、肿胀及轻度瘀斑，会在短期内自行缓解。

（3）注射后部分患者可能出现注射过多或过少、注射物移位等，可对症处理。

（4）注射后可能会出现急、慢性过敏反应或肉芽肿，一旦出现及时处理。

（5）栓塞血管较罕见，但随着整体治疗量的增大也有一定风险，可造成局部溃疡、组织坏死、失明甚至死亡，一旦出现必须及时处理。

2. **处理** 术后可冷敷治疗部位以减缓红肿；术后 24 小时内避水；勿过度按摩、揉捏，避免高温湿热的环境；术后 24 小时内请勿自行使用药膏、彩妆品，以降低感染风险；48 小时内尽量保持注射部位静止，避免填充物移位；术后 7 天内尽量避免桑拿、剧烈运动，禁酒、禁烟及禁辛辣刺激性食物；术后加强保湿及防晒护理；有任何不适及时联系治疗医师。软组织填充后不良反应及处理见第二十八章第三节。

第三节　真皮内注射

软组织填充剂真皮内注射，是通过手动或者电子注射器控制助推的方式将软组织填充剂注射至真皮内，从而改善皮肤皱纹及皮肤质地的一种治疗方法，属于间充质疗法（mesotherapy，1952年法国医师Michel Pistor提出，2006年5月进入中国）的范畴，间充质疗法是采用注射等微创方式将药物或其他活性物质分布到皮内、皮下结缔组织（筋膜、脂肪）、肌肉等组织内的治疗方法，也可以看作一种新型的物理辅助经皮给药技术。真皮内注射比较表浅，对注射物性状要求比较高，分子量大、硬度高的产品不适合真皮内注射。

一、设备

（一）注射器

普通1ml、2ml或5ml注射器，用2mm、4mm、6mm或13mm长，30G或更细的针头。注射器常用注射方法如下。

1. **单点注射**　在需要注射的区域内每隔1~2cm均匀点位注射，常使用注射深度为真皮浅层，每点注射药物至出现小皮丘，主要用于改善皱纹。

2. **真皮浅层注射**　通常使用4mm长，30~34G针头，30°~60°进针，深度2~4mm。注射时，一边轻柔、持续地推动注射器手柄，一边快速移动手腕，每个注射点上注射少量药物。这种注射方式注射速度快，但对患者来说不适感可能会稍微强一些。

3. **线性注射**　将药物注射至真皮内，边推注边退针，注射物形成均匀的线状隆起，主要用于治疗线状皱纹。

（二）电子注射器控制助推装置

电子注射器控制助推装置即美塑枪（mesogun）

和水光治疗仪，为自动化的注射设备，设备需提前充电或连接电源。注射前设置好注射深度、注射速度、注射剂量等（如有负压功能一并设置好负压强度），在注射区域内匀速移动，直至完全覆盖。美塑枪和水光治疗仪注射优点是给药剂量精准，注射深度一致，注射速度快，与手动操作相比能大大减轻患者疼痛度，缺点是推注药物即刻可能会有部分药物溢出。

二、材料及适应证

（一）透明质酸

注射类交联透明质酸（HA）产品受交联度、凝胶颗粒直径及浓度等因素相互影响形成了具有不同特点的产品，决定了其适用范围和临床效果也会有所不同。真皮内注射的HA为小颗粒或低浓度、低交联度的交联HA，目前临床常用真皮内注射透明质酸基本信息详见表9-3-1，是真皮内注射最常用的材料。适应证：面部、颈部、胸前、手背、上臂等部位的肤质改善及年轻化治疗（包括改善皮肤干燥、皮肤粗糙、皮肤松弛、弹性下降等问题）；面颊部、额部、眉间、眶周、口周等部位的细纹填充；改善痤疮瘢痕；其他应用，如改善泪沟、妊娠纹、皮肤萎缩、黑眼圈等。

临床上通常需要多种治疗联合以提高疗效及患者满意度，真皮内注射HA一般可以联合光电、肉毒毒素、交联HA填充等治疗。如果求美者在同一天联合激光或射频治疗，建议在激光或射频治疗后皮温恢复正常再注射；避免在同一天与剥脱性激光联合；一般在HA填充后2~4周可进行激光或射频治疗（射频微针除外）。

（二）胶原蛋白

部分胶原蛋白填充剂可用于真皮内注射改善肤色、肤色（见表9-3-1）。

表 9-3-1　真皮内注射透明质酸

商品名	厂家	批准时间	规格及浓度	注射深度	维持时间
润致 Aqua	中国华熙生物	2016 年	2.0ml/2.5ml（12mg/ml）（0.3% 利多卡因）	真皮浅层到中层	6 ~ 12 个月
嗨体（Hearty）	中国爱美客	2016 年	1.0ml 熊猫针 /1.5ml/2.5ml	真皮层 1.0ml 眶周，1.5ml 颈纹，2.5ml 面颈部	3 ~ 6 个月
瑞蓝·唯缇	瑞典高德美	2019 年	1ml（20mg/ml）	真皮深层	10 ~ 15 个月
菲欧曼（原菲洛嘉）	法国 FILLMED	2021 年	NCTF 135HA 5mg/3ml × 5	真皮层	1 ~ 3 个月

注：NCTF，全新细胞因子治疗。

（三）富血小板血浆

富血小板血浆（platelet rich plasma，PRP）是血小板超过生理浓度的自体血浆溶液，其血小板浓度是初始血浆的 3 ~ 5 倍。PRP 除自体血浆浓缩血小板外，还包含 800 余种生物活性物质，如血小板源性生长因子（platelet-derived growth factor，PDGF）、转化生长因子（transforming growth factor，TGF）、血管内皮生长因子（vascular endothelial growth factor，VEGF）、碱性成纤维细胞生长因子（basic fibroblast growth factor，bFGF）和表皮生长因子（epidermal growth factor，EGF）等，通过促进细胞增殖、分化、血管生成以及细胞外基质合成，以及刺激细胞活化和巨噬细胞趋化，促进胶原蛋白合成，最终实现组织修复。目前，PRP 可用于皱纹、改善肤质肤色、眼袋、黑眼圈、丰唇、脱发和痤疮瘢痕等的治疗。

自体 PRP 可直接注射到真皮层，还可联合微针、光电、肉毒毒素、透明质酸、自体脂肪等治疗。PRP 一般间隔 1 个月治疗 1 次，3 次为 1 个疗程，随后可半年维持治疗 1 次。PRP 治疗后与其他激光类项目的治疗间隔建议为 1 个月。

PRP 注射禁用于血小板减少症、血小板功能障碍、低纤维蛋白原血症和正在接受抗凝药物治疗的凝血功能异常的患者，以及败血症患者、急慢性传染病患者、肝脏慢性疾病患者、妊娠期女性等。

（四）其他

真皮内注射常见的活性成分包括维生素 C、谷胱甘肽、硫辛酸、氨甲环酸、维生素 B_5 等。这些成分可直接注射至表皮或者真皮层，对黄褐斑、肤色暗沉，炎症后色素沉着等色素增加性疾病具有一定的疗效。具体机制可能是这些活性成分捕获羟自由基和超氧阴离子，减少皮肤氧化损伤；抑制酪氨酸酶活性，减少黑色素合成；刺激胶原的增生、促进细胞外基质合成，进而促进表皮和真皮修复，增加皮肤代谢及保护功能。

真皮内注射也可根据注射目的对注射液进行复配，如鸡尾酒疗法。复配药物选择注意各个成分有无相互作用及配伍禁忌，最多不超过 3 种药品，药物之间有协同作用，注意使用水溶性物质且确保相同的 pH，并只使用清澈和等渗的溶液进行注射，以确保皮肤的耐受性。复配过程中严格遵守无菌原则，使用三通管将溶剂和活性制剂或黏性产品（如非交联的透明质酸）轻柔充分混匀，排空空气，再选择合适的注射器和针头进行注射。

三、疗程

真皮内注射具体的疗程设置主要根据不同的适应证、求美者个体皮肤症状严重程度、注射材料、注射方法、治疗效果、患者预期及患者代谢速度等因素综合决定。一般情况下治疗间隔为 0.5 ~ 3.0 个月（至少 1 周），可根据求美者个体差异适当延长间隔，疗程 3 ~ 10 次甚至更多次，根据治疗目的、症状的轻重及患者个体化情况等具体调整，尤其是年轻化治疗需要定期治疗维持疗效。

皮肤衰老是多层次、多因素的问题，大部分美容相关皮肤疾病通常也需要综合治疗，所以真皮内注射常和其他美容治疗方法联合，如红光、Q 开关激光、强脉冲光、射频、点阵激光、微针、软组织填充注射、肉毒毒素注射等，甚至需要口服药物，疗程设置要更为科学、可行。无渗出、糜烂的创面的光电治疗，可以术后当天进行真皮内注射，但如有创面，则需要等结痂脱落后再进行治疗；如果先进行真皮内注射，低功率红光可即刻进行，但其他光电治疗需要至少 2 周后再进行；真皮内注射和肉毒毒素、同品牌的软组织填充剂可同时治疗。

四、注意事项

真皮内注射的注射层次比较浅，每点注射量小，总体安全性很好。但是也要注意做好术前准备和沟通，排除禁忌证（同软组织填充），选择适宜的注射材料。完善术前拍照，必要时进行相关的皮肤检测。治疗时遵守无菌原则，均匀注射，及时更换针头以减轻疼痛和额外损伤。术后交代注意事项，及时沟通，避免出现不良反应。真皮内注射是有一定疼痛度的，术后即刻会有不同程度的红斑、水肿、瘀青或小的丘疹、结节，可以通过术前外敷麻醉剂或冷敷减轻疼痛，术后冷敷、照射红光等减轻不适。

术后注意事项：避水 1 天；建议注射后24 小时内不要化妆，注意防晒；1 周内禁止剧烈运动、蒸桑拿、进食辛辣刺激食物，避免饮酒；局部红肿或轻微炎症，一般 24～48 小时会消失；如出现轻微肿胀或血肿，多于 48 小时内消失；治疗后 2～3 天可能会出现红斑或肌肤灼烧、刺痛感，属于正常现象，可自行缓解；涂抹护肤品力度要轻柔，不要使用刺激性产品。

真皮内注射虽然操作简单，但切忌选择不正规渠道的药物及不合适的注射手法，避免出现药物、注射手法不正规的相关不良反应。如果出现感染、溃疡、肉芽肿等不良反应应及时对症处理。

五、前景

真皮内注射直接将填充物或药物注射至真皮内，让活性成分更直接地在靶部位发挥作用；注射后皮肤在一定时间内储存并缓释药物，这样就可以用很小的药物剂量实现明显的治疗效果；疗效好，治疗过程快速，术后无明显停工期，术中疼痛轻，得到医患双方高度认可。随着生物技术的发展，真皮内注射材料也会有更多的可能，甚至如干细胞及再生材料也可能有适合真皮内使用的产品，随之提高治疗效果、增加使用范围，为临床提供更多的可能。

（王媛丽　王　建）

参考文献

[1] 于江，朱灿，曹思佳. 微整形注射美容 [M]. 北京：人民卫生出版社，2013：4-61.

[2] GLICENSTEIN J. The first "fillers", vaseline and paraffin. From miracle to disaster[J]. Ann Chir Plast Esthet, 2007, 52(2): 157-161.

[3] 邱加恩，李青峰. 注射填充材料的应用 [J]. 组织工程与重建外科杂志，2015，11（5）：346-349.

[4] DE ALMEIDA A T, FIGUEREDO V, DA CUNHA A L, et al. Consensus recommendations for the use of hyperdiluted calcium hydroxyapatite(radiesse) as a face and body biostimulatory agent[J]. Plast Reconstr Surg Glob Open, 2019, 7(3): e2160.

[5] KIM J. Multilayered injection of calcium hydroxylapatite filler on ischial soft tissue to rejuvenate the previous phase of chronic sitting pressure sore[J]. Clin Cosmet Investig Dermatol, 2019, 12: 771-784.

[6] 崔海燕. 东方注射美容医学 [M]. 北京：北京大学医学出版社，2017：19-39.

[7] 中国非公立医疗机构协会皮肤专业委员会美塑疗法学组，中国非公立医疗机构协会皮肤专业委员会亚太角质层疗法应用分委会. 美塑疗法在皮肤美容中应用的专家共识 [J]. 中国美容医学，2020，29（8）：44-48.

[8] MERCHÁN W H, GÓMEZ L A, CHASOY M E, et al. Platelet-rich plasma, a powerful tool in dermatology[J]. J Tissue Eng Regen Med, 2019, 13(5): 892-901.

[9] MAISEL-CAMPBELL A L, ISMAIL A, REYNOLDS K A, et al. A systematic review of the safety and effectiveness of platelet-rich plasma(PRP) for skin aging[J]. Arch Dermatol Res, 2020, 312(5): 301-315.

[10] IBRAHIM M K, IBRAHIM S M, SALEM A M. Skin microneedling plus platelet-rich plasma versus skin microneedling alone in the treatment of atrophic post acne scars: a split face comparative study[J]. J Dermatolog Treat, 2018, 29(3): 281-286.

[11] JUNG H. Hyaluronidase: an overview of its properties, applications, and side effects[J]. Arch Plast Surg, 2020, 47(4): 297-300.

第十章

肉毒毒素注射美容技术

肉毒毒素注射美容是一种常见的医学美容方法，通过将肉毒毒素注射至局部肌肉内，阻断神经肌肉传导，从而使注射部位肌肉松弛麻痹，达到控制动态性皱纹、减轻静态皱纹、改善面部轮廓、减小肌肉体积的效果，最终达到美容的目的，是医学美容中重要的组成部分。肉毒毒素具有操作方便、治疗时间短、损伤小、无停工期、注射起效快、疗效确切等优点。

第一节　肉毒毒素概述

一、肉毒毒素和肉毒杆菌

肉毒毒素是肉毒杆菌毒素（botulinum toxin，BTX）的简称，是肉毒杆菌产生的含有高分子蛋白的神经毒素，是目前已知的天然毒素和合成毒素中毒性最强的生物毒素。肉毒杆菌是革兰氏阳性厌氧杆菌，呈梭状，无荚膜，具有芽孢，故称为肉毒梭状芽孢杆菌，广泛分布于土壤及家畜肠道内。肉毒杆菌细胞内先产生无毒的前体毒素，在肉毒杆菌自溶后，前体毒素游离出来，经肠道中的胰蛋白酶或细菌产生的蛋白酶激活后，才成为肉毒毒素，具有毒性。人与动物食用被肉毒杆菌污染的食物后病死率极高。

肉毒杆菌本身对热非常敏感，但其芽孢具耐热性，加热到120℃持续5小时才能被破坏。肉毒毒素虽然耐热性较差，但对酸有特别强的抵抗力，胃酸和消化酶无法在短时间内将其破坏，因此可被肠胃道吸收。人误食含有该毒素的食物（通常未充分煮熟）后可发生复视、眼肌麻痹、吞咽困难、膈肌麻痹等神经肌肉麻痹症状，并常因呼吸困难和心力衰竭而死亡。

肉毒毒素中毒的临床表现与其他食物中毒不同，胃肠道症状很少见，主要为神经末梢麻痹。病程发展快，病死率高。潜伏期可短至数小时，先有乏力、头痛等症状，接着出现复视、斜视、眼睑下垂等眼肌麻痹症状，随后是吞咽、咀嚼困难、口齿不清等咽部肌肉麻痹症状，进而出现膈肌麻痹、呼吸困难，直至呼吸停止而导致死亡，肢体麻痹很少见。

生活中的肉毒毒素可以导致食物中毒。在国外，肉毒毒素引起的食物中毒以罐头、香肠、腊肠等肉制品为主。中国过去主要由家庭自制的豆类发酵制品如臭豆腐、豆酱、面酱、豆豉等植物性食品引起，随着人们生活水平的提高，饮食习惯的改变，由肉类食品引起的肉毒中毒逐渐增多，应注意预防。

不同的菌株可产生不同亚型的神经毒素，大多数菌株只能产生一种型别的毒素，根据所产生毒素的抗原型不同，可将肉毒毒素分为A~G共7个型。对人致病的主要有A、B、E、F型，其中A型肉毒毒素的毒力最强，而产生C、D毒素的菌株主要引起鸟类肉毒病。目前已开发应用于临床的主要是 A 型肉毒毒素和 B 型肉毒毒素，而通常在医学美容中所用的肉毒毒素都是 A 型肉毒毒素。

肉毒杆菌神经毒素由核心神经毒素分子及神经毒素复合蛋白组成。A 型肉毒毒素核心神经毒素是一种 150kD 的多肽，由 100kD 重链和 50kD 轻链组成，重链和轻链之间通过一个二硫键连接。神经毒素复合蛋白是一种大型蛋白质复合物，围绕在核心神经毒素分子的周围，主要由血细胞凝集素和非血细胞凝集素蛋白组成，已被证明有助于稳定并保护核心神经毒素分子免受温度、低 pH 和酶降解的影响。神经毒素复合蛋白的大小决定了 A 型肉毒毒素的分子量可能是 300kD、500kD、900kD。肉毒毒素对酸和蛋白酶的抵抗力较强，复合蛋白在酸性环境中与神经毒素结合，但在中性和碱性环境中与神经毒素分离。由胃肠道吸收入血后，毒素会通过血管系统广泛扩散，并与神经节和神经肌肉接头处外周胆碱能突触前侧的特定受体（突触结合蛋白 Ⅱ）结合。毒素的重链与受体结合后，轻链通过受体介导的内吞作用转移到神经细胞中。在进入细胞质后，毒素通过刺激突触前神经末梢诱导乙酰胆碱释放，产生不可逆的破坏。突触功能的恢复需要一个新的突触前末端芽生，随后形成一个新突触，这个过程需要 3~6 个月。而肾上腺素能突触不受毒素的影响，毒素似乎也不会渗透到血脑屏障，因此限制了对外周胆碱能神经系统的参与。

肉毒毒素的毒力以生物鼠单位表示，体重为 18~22g 的瑞士雌性鼠腹膜内注射半数致死剂量（median lethal dose, LD_{50}）为 1 个单位（unit, U），对人的致死剂量为 40U/kg。

二、A 型肉毒毒素发展史

A 型肉毒毒素在整形美容外科中的应用兴起于 20 世纪 90 年代初。1920 年，Sommer 首次沉淀纯化 A 型肉毒毒素。1944 年，Schantz 开始研究 A 型肉毒毒素的特性和应用。1946 年，Lamanna 首次提纯结晶状的肉毒杆菌毒素。20 世纪 50 年代时，Brook 证实，A 型肉毒毒素的原理

为阻断乙酰胆碱的释放。20 世纪 60 年代，Duff 和 Schantz 对肉毒毒素纯化过程进行优化。20 世纪 60 年代后期，小儿眼科医师 Scott 设想通过肌肉麻痹的方法治疗斜视，而后与 Schantz 合作开展肉毒毒素的临床研究工作。1973 年 Scott 等在猴子眼轮匝肌外侧肌内注射 A 型肉毒毒素，结果发现该肌肉完全麻痹；后来在志愿者体内注射肉毒毒素成功治疗痉挛性斜视。1978 年至 1989 年 12 月，第一个商业用肉毒毒素药物由 Scot 和 Schantz 合作成功研制、开发，美国 FDA 于 1989 年 12 月第一次正式批准微生物毒素制剂——A 型肉毒毒素用于人体注射治疗，用于治疗眼睑痉挛、面肌抽搐、斜视等眼科、神经科和耳鼻咽喉科肌肉痉挛疾病。1986 年，加拿大眼科教授 Jean Carruthers 在使用 A 型肉毒毒素治疗眼睑痉挛时，发现治疗后患者的眉间和眼周的细纹也一起消失了，她将这一发现告诉了她的身为皮肤科医师的丈夫 Alastair Carruthers，随后发表了第一篇有关应用肉毒毒素治疗面部皱纹的文章。自此，A 型肉毒毒素治疗皱纹的方法很快风靡欧美，并于 20 世纪 90 年代初进入中国，并在中国迅速推广应用。国产 A 型肉毒毒素于 1993 年问世，1997 年正式被国家批准，名为注射用 A 型肉毒毒素，从此肉毒毒素在中国临床神经科及整形科得到了广泛的运用。

三、医学美容用肉毒毒素种类

通常，在医学美容中所用到的肉毒毒素都是 A 型肉毒毒素，对 A 型肉毒毒素产生抗体的患者可以考虑 B 型肉毒毒素。目前全球已上市以及在研发的肉毒毒素产品余 20 种，其中，中国国家药品监督管理局批准的肉毒毒素仅有五个品牌，分别是中国的衡力，美国的保妥适（Botox），英国的吉适（Dysport，2020 年 6 月获批），韩国的乐提葆及德国的西马 / 西尔敏（Xeomin®），上述五个肉毒毒素均为 A 型肉毒毒素，区别在于分子量和赋形剂不同（表 10-1-1）。

1. 保妥适（Botox） 1989 年，首次获美国 FDA 批准上市，首批适应证主要在治疗眼部肌肉疾病，如眼痉挛和斜视。保妥适是世界上第一个被批准正式用于临床的注射用 A 型肉毒毒素，

表 10-1-1　各型肉毒毒素产品比较

商品名	产地	亚型	菌株	分子量	作用靶点	生产工艺	赋形剂	储存及保质期
衡力	中国	A 型	Hall 株	900kD	SNAP-25	冷冻干燥	医用明胶	2~8℃ 36 个月
保妥适	美国	A 型	Hall 株	900kD	SNAP-25	真空干燥	人血清白蛋白	2~8℃ 24 个月
乐提葆	韩国	A 型	CBFC26 菌株	900kD	SNAP-25	冷冻干燥	人血清白蛋白	2~8℃或 –5℃ 36 个月
吉适	英国	A 型	Hall 株	300kD，500kD	SNAP-25	冷冻干燥	人血清白蛋白	2~8℃ 24 个月
Xeomin	德国	A 型	Hall 株	150kD	SNAP-25	冷冻干燥	人血清白蛋白	＜25℃ 48 个月
Innotox	韩国	A 型	Hall 株	900kD	SNAP-25	液态	甲硫氨酸	2~8℃ 24 个月
Myobloc	美国	B 型	Bean B 株	700kD	VAMP	液态	L- 甲硫氨酸	2~8℃ 24 个月

注：SNAP-25，突触相关膜蛋白 25；VAMP，vesicle-associated membrane protein，囊泡相关膜蛋白。

至今有着长达 33 年的临床使用经验。2002 年美国 FDA 批准保妥适用于暂时改善 18 ~ 65 岁成人因皱眉肌和 / 或降眉肌活动引起的中度至重度眉间纹，2013 年批准用于中重度眼角侧皱纹（鱼尾纹）。2017 年获美国 FDA 批准用于与额肌活动相关中度至重度额纹。保妥适有独特的真空干燥工艺，分子量 900kD，规格 50U、100U，赋形剂为人血清白蛋白（human serum albumin，HSA）和氯化钠，储存条件：2 ~ 8℃或 –5℃以下冷冻保存，36 个月。

2．**衡力**　中国唯一国产 A 型肉毒毒素产品，由兰州生物制品研究所有限责任公司生产，于 1993 年在中国首次获批，美容适应证为暂时性改善 65 岁以下成人因皱眉肌和 / 或降眉间肌活动引起的中度至重度眉间纹，目前衡力在韩国等 20 多个国家均有销售。其分子量为 300kD、900kD 不等，赋形剂是猪明胶，通过冻干法进行干燥，保质期为 36 个月，规格是 500U、100U，需要 2 ~ 8℃冷藏。

3．**吉适 / 丽舒妥（Dysport/Azzalure）**英国 Ispen 公司生产，最早于 1999 年通过 CE 认证，于 2009 年通过美国 FDA 认证，2020 年在国内上市，适应症为暂时改善 18 ~ 65 岁成人因皱眉肌和 / 或降眉肌活动引起的中度至重度眉间纹。Dysport 每瓶的剂量不同，有 300U、500U

两种规格，其余特异性与生物活性均相同，分子量是 300kD、500kD、900kD 不等，赋形剂是人血清白蛋白和乳糖。皱眉纹改善使用时与保妥适剂量比推荐 1∶（2.0 ~ 2.5），储存条件为 2 ~ 8℃，用冻干法进行干燥，有效期为 24 个月。

4．**乐提葆（Letybo）**　2010 年，韩国 Hugel Pharma 生产的肉毒毒素产品乐提葆上市，连续多年韩国市场份额第一。2020 年在我国正式上市，是目前中国市场唯一获批的韩国肉毒毒素，由生长在培养基的肉毒杆菌 CBFC26 菌株经发酵制备而得，采用三步提纯法，达到 99.5% 高纯度 900kD 蛋白质复合物，赋形剂采用亚洲人种提取的人血清白蛋白，肉毒毒素含量低，致敏率低，弥散度精准可控，作用更加温和。通过冷冻干燥生产，规格 50U、100U 和 200U，赋形剂为人血清白蛋白和氯化钠。储存条件 2 ~ 8℃，24 个月。适应症为暂时改善 18 ~ 65 岁成人因皱眉肌和 / 或降眉肌活动引起的中度至重度眉间纹。

5．**西马（Xeomin）**　Xeomin（Merz 公司，德国）采用 Merz Pharma GmbH & Co. KGaA 开发的提纯技术，从肉毒梭菌中剔除各种复杂蛋白质，得到以 A 型肉毒杆菌毒素为唯一活性成分的高度纯化神经毒素，2011 年 7 月 21 日获得美国 FDA 的批准，用于治疗成人中重度眉间纹。此外，Xeomin 也被批准用于治疗颈部肌张力障碍、眼睑痉挛，以及有中重度眉间纹的患者。Xeomin 由 Hall 株 ATCC3502 制备，仅含有 150kD 的纯化神经毒素，其络合蛋白含量低至 0.44ng/100U（产品常见为 4.5ng/100U），减少了中和抗体的产生。Xeomin 呈冻干粉形态，规格 100U，赋形剂为蔗糖和人血清白蛋白。储存条件＜ 25℃，保质期 48 个月，BOTOX 和 Xeomin 的效价比为 1∶1。

6. Innotox　世界上首个液态 A 型肉毒毒素 Innotox（Medytox 公司，韩国）于 2013 年获得韩国食品药品安全部批准上市。它的规格有液态 25U、50U 两种，Innotox 不需要稀释，可直接注射，浓度 4U/0.1ml。因此，不会造成稀释过程中人为的剂量误差或者污染的风险，进一步降低了治疗风险，疗效更加确切。另外，这种剂型的储存和二次使用都更加方便。Innotox 在 2 ~ 8℃的环境中可保存 36 个月。Innotox 由 Hall 株发酵而来。分子量大约为 900kD。Innotox 的稳定剂为甲硫氨酸和聚山梨醇酯，赋形剂中不含人血清白蛋白，避免了与人血液来源疾病相关风险。

7. Myobloc　目前唯一的 B 型肉毒毒素 Myobloc 由美国 Solstice Neurosciences 公司生产，2000 年被美国 FDA 批准用于颈部肌肉内注射治疗成人因颈部肌张力障碍引起的头位异常和颈部疼痛。2019 年更新后适应证包括：成人肌张力障碍、眼睑痉挛（既往已接受艾尔建保妥适 Botox 治疗的眼睑痉挛）、上肢痉挛，注射入唾液腺（腮腺和颌下腺），治疗成人慢性（长期）流涎症（chronic sialorrhea，即唾液过多、大量流口水）。包装规格为 2 500U、5 000U 和 10 000U 三种。B 型肉毒毒素药效不及 A 型肉毒毒素，转换比例通常为 1∶（50 ~ 100）。然而，治疗周围神经支配的汗腺时，转换比例采用 1∶（10 ~ 30）。

Myobloc 是一种微酸性液体，注射时可导致局部疼痛。Myobloc 的起效速度比 A 型肉毒毒素更快，但是药效低，持续时间比 A 型肉毒毒素短，去皱效果可持续 2 ~ 3 个月，而 A 型肉毒毒素的去皱效果则可持续 3 ~ 6 个月。B 型肉毒毒素在治疗周围神经支配的汗腺时，药效与 A 型肉毒毒素相当，持续时间稍短于 A 型肉毒毒素。A、B 型肉毒毒素的氨基酸序列同源性为 40%，B 型肉毒毒素可用于对 A 型肉毒毒素产生免疫抵抗的患者。但鉴于 B 型肉毒毒素蛋白质含量太高（50ng/5 000U），并不建议通过提高使用量来延长疗效维持时间，2 ~ 8℃冷藏保存。

8. 涂抹式肉毒毒素　由于肉毒毒素的注射有疼痛，尤其是手足多汗症的患者需要多点注射时会大大增加治疗痛苦。但大分子（分子量＞ 600kD）难以直接通过如湿敷等方式使肉毒毒素通过皮肤屏障进入肌肉中，因此人们现已研发出一种新型经皮给药系统，即 DaxiBTX-A 外用凝胶（T001，Revance Therapeutics Inc.，Newark California）由 150kDa 高度纯化的 A 型肉毒毒素和专利载体肽组成，这种肽类可与 A 型肉毒毒素静电结合，从而使其能够经皮转运。DaxiBTX-A 外用凝胶治疗外眼角皱纹效果尚可，目前还没有开展针对外眼角皱纹、腋下多汗症或偏头痛治疗的进一步临床研究。

四、肉毒毒素作用原理

1. 作用机制　A 型肉毒毒素通过与运动神经终板上的乙酰胆碱（acetylcholine，ACh）受体位点结合，进入神经末梢，裂解胆碱能神经末梢突触前膜内突触相关膜蛋白 25（synaptosomal-associated protein 25，SNAP-25）而阻滞 ACh 的释放（SNAP-25 是一种在细胞膜上促使神经末梢内囊泡与突触前膜顺利融合并释放 ACh 的必需蛋白质），最终引起局部肌肉化学性去神经支配，阻止肌肉收缩。这一过程不影响神经递质的分泌、储存以及电信号沿神经纤维传导（图 10-1-1）。神经肌肉接头的终板区域和神经轴突并不受 A 型肉毒毒素的化学去神经作用影响，逐渐恢复后即可恢复肌肉活动，此过程一般为 3 ~ 6 个月。肉毒毒素注射后通常于 48 小时后起效，4 ~ 8 周后作用达到峰值，3 ~ 6 个月后失效。除抑制 ACh 外，肉毒毒素也抑制其他神经递质的释放，如多巴胺、去甲肾上腺素、氨基醋酸、氨基丁酸、甲硫氨酸 - 脑啡肽及疼痛伤害感受器 P 物质等。

不同型的肉毒毒素作用原理相似，但作用

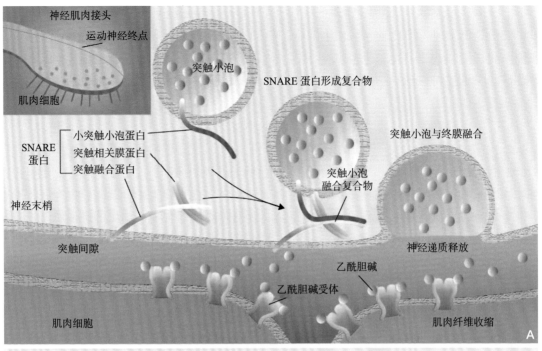

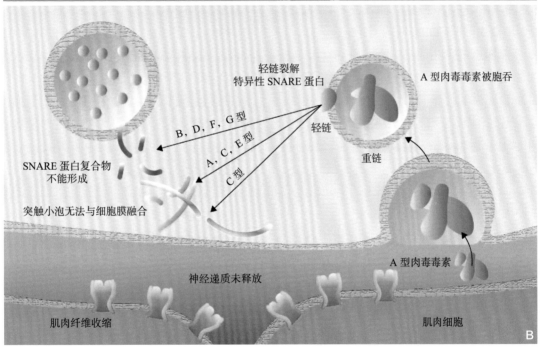

图 10-1-1 A 型肉毒毒素作用机制

A. 正常神经递质释放；B. A 型肉毒毒素作用后。

SNARE：可溶性 N- 乙基马来酰亚胺敏感因子附着蛋白受体。

靶位不同，A、C、E 型肉毒毒素作用于 SNAP-25，而 C 型肉毒毒素作用于突触融合蛋白（syntaxin），而 B、D、F、G 型肉毒毒素则作用于小突触小泡蛋白（synaptobrevin）。

2. 抗体产生　A 型肉毒毒素是蛋白质，具有免疫原性，其注射入人体后，会产生相应的免疫球蛋白 G（immunoglobulin G，IgG），即 A 型

肉毒毒素抗体。一旦机体内产生抗体，患者再注射 A 型肉毒毒素就会发生抗原抗体结合，而不是和 ACh 受体结合，从而失去肌肉麻痹的临床疗效以及美容效果。商品化的 A 型肉毒毒素中又加入了人血清白蛋白提高其稳定性。一般情况下，仅注射微量（100U 以内）A 型肉毒毒素，并且间隔足够的时间，很少有产生抗体的病例。

只有当 1 个月内接受多次肉毒毒素注射或一次注射 200～300U 以上时，才比较容易产生抗体。若因各种原因患者体内已产生 A 型肉毒毒素的抗体导致治疗失败，可以改用 B 型或 C 型肉毒毒素，因为不同型的肉毒毒素之间几乎无交叉免疫性。

为保证 A 型肉毒毒素治疗安全性，建议根据适应证选择合适的给药剂量和给药方式，应尽量避免同时给药治疗多个部位。如果必须同时治疗一个以上部位，必须严格控制每个部位的最大给药剂量；3 个月内的累积剂量通常不应超过 360U；治疗间隔不应少于 3 个月。

五、肉毒毒素储存和配制

1. **储存**　不同肉毒毒素的储存条件不同，一般采用 2～8℃ 的冷藏运输及储藏。当肉毒毒素使用生理盐水配制后 4 小时内需用完。

2. **配制**　建议使用生理盐水进行稀释，避免震荡或者盐水注射过快出现大量的气泡，稀释的体积并无统一的标准，效力主要取决于注射的单位而不是体积。一般 100UA 型肉毒毒素用 2.5ml 生理盐水稀释，可根据注射部位及目的进行进一步稀释。

六、肉毒毒素注射技巧

1. **注射器和针头的选择**　肉毒毒素注射一般选用 1ml 注射器自带 5 号针头（外径达 0.5mm），注射时建议更换为 30G、32G、34G、4.5 号或更细的针头，也可选用一体化的胰岛素注射器以减轻疼痛。

具体来说，面部表情肌注射，建议使用外径 0.33mm 的胰岛素针头、外径 0.3mm 的 30G 针头或更细的 31G 针头（外径 0.25mm）；咬肌和腓肠肌注射，建议使用长度为 2.5cm 或更长的较细针头，以保证注射深度。

如果针头反复穿刺或曾经接触骨面，针头会变钝，被注射者将感觉疼痛增加或者对皮肤产生损伤，此时应该及时更换新针头；此外，注射时需要彻底排出注射器或针头内的空气，尤其需要检查注射器和针头的连接处，如果有气泡残留，会造成注射量不准确。

2. **肉毒毒素的基本注射手法**

（1）垂直注射法：常用的基本注射法，可直接将肉毒毒素注射到较深的肌肉层次中。如皱眉肌，可用一只手绷紧注射部位的皮肤，便于针头垂直插入，注射前应回抽，避免肉毒毒素进入血管。

（2）成角注射法：常用于眼周等肌肉薄弱区域，针尖斜面朝上，与皮肤成一定角度进针。进针较浅，左手可辅助绷紧或提捏皮肤，以辅助右手进针，以避免刺入深层的其他肌肉，其余步骤同垂直注射法。

（3）多点微量表浅注射：手法与成角注射法相似，但注射更为表浅，是将药物注射在真皮深层，而非肌肉层，注射后形成一小皮丘，单点的注射剂量也较少，可用于面部的细纹、面部提升以及多汗症的治疗。

除注射手法外，注射深度是更高一级的要求。若要达到精准注射的目的，注射层次的掌握非常重要，应根据目标肌肉的层次调整注射深度。动力性皱纹，应注射在肌肉内，但面部的许多肌肉比较菲薄，针头无法准确到达肌肉内，如额肌、眼轮匝肌等，有时也可采用皮内注射，通过药液扩散到达肌肉内。以缩小体积为目的的注射，如咬肌、腓肠肌等，直接注入肌肉的中央或深部。

3. **肉毒毒素注射拍摄方法**　在治疗之前必须进行沟通和摄影。此外，应考虑治疗区域的静态和动态状态，以便将来进行治疗前后的效果对比、学术交流和存档。注射前患者必须签署知情同意书。

（1）面部表情拍摄：除拍面部无表情的照片，正面、侧面 45°、90° 照片外，还需拍摄治疗相应面部肌肉收缩时有表情的照片，如大笑、吹口哨、用力下移嘴角、抬眉、皱眉、撅嘴等表情。

（2）小腿拍摄：要求求美者双足并拢，踮足站立充分暴露肌肉膨起部位，从前面及背面分别拍照，照片应包括足到大腿中部区域。

（3）肩部拍摄：求美者正视前方、双臂自然下垂，拍摄肩部放松状态及耸肩状态的正面、侧面及背面照片。

4. 肉毒毒素注射注意事项 肉毒毒素注射前可外敷表面麻醉剂，但由于可能会影响肌力的判断，可选择冷敷（如冰生理盐水纱布）减轻疼痛。注射后局部红斑、疼痛、丘疹及瘀青较常见，通常可自行缓解。注射后应在医院留观 15～30 分钟，一旦出现过敏等不良反应可及时处理。注射后 24 小时避水，1 周内避免热敷或剧烈运动，以免加快药物扩散到目标肌肉以外的肌肉或腺体，造成不可预期的效果。如果眶上注射后反复揉搓眼睛，可能导致药液扩散至上睑提肌，引起上睑下垂。相同部位需要同一次注射填充剂和肉毒毒素的患者，应先注射填充剂，冷敷片刻后再注射肉毒毒素，以避免注射填充剂时的按摩挤压引起肉毒毒素的扩散。

中国目前的肉毒毒素制剂注射治疗大多属于"超说明书（off label）"用药。一般建议有资质、肉毒毒素治疗临床经验丰富的医师和求美者

进行充分沟通，征得其同意后进行。特别注意沟通可引起面部表情或容貌异常的特殊区域预期的注射疗效，如面中部、上睑、眉上区、口唇等，以免被注射者不适或难以接受注射效果而降低满意度。肉毒毒素注射时应遵循"宁少毋多"的原则。肉毒毒素治疗前或效果产生过程中，禁用氨基糖苷抗生素，以免产生协同作用而使肉毒毒素毒力增强。特殊人群需更加谨慎，如依靠面部表情工作者、发声工作者、疑似上睑下垂者、眼干燥症者、儿童及 65 岁以上的老人等。

七、肉毒毒素注射禁忌证

肉毒毒素治疗有众多的适应证及优势，但是并不适用于所有人。其禁忌证包括：①已知对 A 型肉毒毒素及配方中任一成分过敏者；②重症肌无力或 Lambert-Eaton 综合征患者；③推荐注射部位存在感染。

第二节 肉毒毒素临床应用

在过去的 30 年里，肉毒毒素在美容领域越来越受欢迎，随着对肉毒毒素作用机制的了解，以及对解剖、注射方法的掌握，肉毒毒素在临床中应用范围已远超出面部表情肌的注射，具体见下文。

一、肉毒毒素对面部表情的重塑作用

面部有 20 余块大小不等的肌肉和肉毒毒素注射相关，其中大多数是表情肌，在做肉毒毒素注射前，必须掌握它们的解剖（层次、起止点），深刻理解它们的功能（对表情的影响）以及周围解剖结构。

面部表情肌肉单独或者协同作用下可做出各种面部表情，而面部表情是人表达喜、怒、哀、乐、惊、恐、思等情绪和感情状态的重要方式，同时也是导致面部皱纹的主要原因。表情肌属于骨骼肌，受人体运动神经的支配，可在大脑的控

制下主动收缩。表情肌大多呈薄片状或条索状；位于裂孔（如眼睛和口唇）周围的肌肉则呈环状排列，称为括约肌。除括约肌外，表情肌均有明确的起止点，它们的特点是起点较深（骨骼或筋膜）而止点较浅（皮肤或浅筋膜层）。面部表情肌肉与筋膜紧密连接在一起，形成所谓的面部浅表肌腱膜系统（superficial musculoaponeurotic system，SMAS）。因为起点处于无法移动的骨骼或深筋膜，所以当表情肌收缩时会使止点附近的皮肤向起点方向运动，皮肤会出现垂直于肌肉收缩轴线的各种皱纹。此外，面部还有一些相对较深的肌肉虽然和表情的产生无关，但和头面部的日常活动相关，是必需的功能性肌肉，如咬肌、颞肌等。

表情肌的运动由面神经支配，面神经出茎乳孔后，各分支互相吻合，形成立体的网状结构。部分表情肌受到多重支配。颞支支配额肌、眼轮

匝肌上部、皱眉肌、降眉肌和降眉间肌，颞支损伤后患者额纹变浅，不能抬眉皱眉，眼睑不能闭合。颧支分布于颧大肌、颧小肌、眼轮匝肌下部、提上唇肌、提上唇鼻翼肌，部分纤维与颊支有交叉吻合。口角轴部的表情肌主要由颊支支配，如颧大肌、颧小肌、颊肌、笑肌、提口角肌、口轮匝肌等。口角平面以下的肌群由下颌缘支支配，包括颈阔肌、降口角肌、降下唇肌、颏肌等。颈支分布于颈阔肌。

根据是否有表情肌参与，皱纹分为动态纹和静态纹，静态纹又分为深度、中度和细纹。典型的动态纹包括额纹、眉间纹和鱼尾纹等。青年人的皮肤富有弹性，表情结束后皱纹会完全消失。随着年龄的增长，皮下组织包括肌肉会出现萎缩，皮肤弹性变差，厚度变薄，并且反复的肌肉收缩会使皮肤出现褶皱，久而久之就形成永久的皱纹，即静态纹。A 型肉毒毒素能够暂时控制肌肉收缩的力量和次数，从而达到减少或消除皮肤皱纹的目的，而且这个过程也会延缓皮肤衰老。

多个文献报道过 A 型肉毒毒素对皱纹的预防效果，A 型肉毒毒素治疗数年后，静态纹状况明显改善。A 型肉毒毒素可以矫正无意识的皱眉，因此可以改善眉间纹并防止其进一步加重。鉴于肉毒毒素有预防皱纹的效果，越来越多的年轻人选择使用 A 型肉毒毒素进行预防性治疗。

肉毒毒素由于不同种族、地域、性别、个体的差异，按照求美者的肌肉厚度、活动特点（皱纹分型）以及个体需求等，需进行个性化的设计和注射。注射剂量从最小剂量开始，适当增加注射位点，避开面部危险区域。

二、肉毒毒素改善面部轮廓

人体的面部轮廓构成了各种不同的脸型，亚洲女性喜欢娇小的下颌轮廓以及流畅的下颌线条。艺术家用黄金切割法分析人的五官比例分布，以"三庭五眼"为修饰标准。"三庭"是指脸的长度，脸的长度分为三个等分，从前额发际线至眉骨，从眉骨至鼻底，从鼻底至下颏，各占脸长 1/3。"五眼"是指脸的宽度比例，即以眼睛的长度为单位，脸的宽度为五只眼睛的宽度，即两只眼睛之间有一只眼睛的间距，两眼外侧至两

侧发际各为一只眼睛的间距，各占比例的 1/5。

随着年龄的衰老，面部提肌和降肌之间力量失去平衡，再加上重力的影响，对降肌的影响更为明显，导致面部下垂。肉毒毒素注射可以改变面部轮廓和五官之间的位置和比例。

颈阔肌注射肉毒毒素可以削弱肌肉向下拉拽的力量，使提肌收缩，提升相应皮肤软组织，重新调整中面部肌肉的不平衡及下颌部线条。

眼轮匝肌外侧注射可提升眉毛，额肌注射可平滑前额线条。

鼻尖抬高，目标肌肉为降鼻中隔肌，注射于鼻小柱与上唇交界处，避免注射过浅或位置偏下，以免累及口轮匝肌，导致上唇下垂。

上面部轮廓主要与颅骨形态相关，而下面部的宽度除与下颌骨相关外，咬肌肥大是导致下颌角位置突出及方形脸的最重要的因素。A 型肉毒毒素作用于咬肌可以使其出现失用性萎缩，适度缩窄面下 1/3 的宽度，使面部轮廓接近黄金比例（面宽 / 面长 =0.618）。

降口角肌注射可调整口角位置，出现所谓的"微笑唇"；颏肌注射后可以增加颏部的长度，从而改善颏部轮廓；下颌缘提升，常用微滴注射法，将肉毒毒素的浓度降低至 10～20U/ml，对整个颈部行皮内注射，可降低整个颈阔肌的收缩力，增加下颌缘轮廓清晰度。注射时应避免过深而影响颈部的深层肌肉。

三、肉毒毒素肌肉塑形

随着人们生活水平的不断提高以及美学理念的推广和普及，越来越多的求美女性开始注重自身的形体美，而通过将 A 型肉毒毒素注射到四肢的骨骼肌当中，就可以使肥大的肌肉变薄，使身体线条变得更加柔和，四肢会变得纤细、线条柔和。同样，将 A 型肉毒毒素注射到斜方肌中，可以拉长颈部的线条、减少颈部肌肉酸痛的症状。

1. 肩部塑形　女性通常喜欢修长颈部与锁骨窝，斜方肌肥大通常给人一种后颈部粗短的印象，同时还常会导致肌痛和神经痛。注射 A 型肉毒毒素治疗斜方肌肥大时，可使肌肉体积变小，肩部线条更加优美柔和。

注射时，求美者取坐位，医师站在求美者身后。注射 A 型肉毒毒素：沿斜方肌外上缘肌束设计注射点位，每隔 1.0~2.0cm 一个点位，行单排或双排注射，分 10~14 个点注射入斜方肌上部每点 3~5U，每侧总注射剂量 50U（30~70U）。注意避免注射入周围肌肉如胸锁乳突肌、菱形肌等，从而引起肩颈部肌无力而影响相应功能。

由于 A 型肉毒毒素注射斜方肌的轮廓塑形，减弱了斜方肌收缩力量，可能引起肩胛活动力量减弱，耸肩乏力等感觉，注射前要告知求美者。应尽量避免应用于部分对肩部运动有特殊要求的人群。还要注意正确把握注射层次和注射对称性，避免产生不良反应。

2．小腿塑形　纤细、修长的双腿是女性形体美的重要标志，尤其是易暴露的小腿部位更是女性求美的热点。小腿后区分为浅层肌和深层肌 2 层。浅层为腓肠肌内、外侧头，深层是比目鱼肌，合称为小腿三头肌，是决定小腿轮廓和周径的主要肌肉。

国内学者根据腿部的测量数据和肌肉解剖特点，将小腿肌性肥大分为四型：Ⅰ型（腓侧突出型），注射位点均匀分布于双腿腓侧；Ⅱ型（胫侧突出型），注射位点均匀分布于双腿胫侧；Ⅲ型（全突出型），胫侧、腓侧较对称，注射位点均匀分布于双腿腓侧、胫侧；Ⅳ型（不对称型），注射位点分布于肥大较为严重的一侧小腿的腓侧或胫侧。

需根据肌肉的体积和力量调整使用剂量：一般腓肠肌内侧头和外侧头使用 50~100U；下部比目鱼肌内侧和外侧分别使用 20~30U，每侧总剂量 40~60U。单次总剂量超过 400U，可能出现肌无力，因此应分 2~3 次注射，每次间隔 3~4 个月。

A 型肉毒毒素身体塑形的效果一般在注射 2 周后开始显现，1 个月后变得明显，2 个月后达到最佳效果。在注射 A 型肉毒毒素 12 周后，当萎缩的肌肉再次获得神经支配时，肌肉将逐渐恢复。注射 6 个月后，肌肉体积部分恢复，一般在 9~12 个月后恢复到注射前的初始状态。如果肌肉先天较发达，在平衡机制的影响下，肌肉体

积恢复的速度更快。

四、肉毒毒素微滴注射

肉毒毒素微滴注射方法（microbotox）在 2001 年被 Wu 提出并应用于临床，本质是指将微量的肉毒毒素注射至真皮或真皮下的方法。此方法可以使肉毒毒素作用于皮脂腺和汗腺，同时还能作用于面部表情肌的浅层。通过注射微量的肉毒毒素避免了因注射剂量过大造成作用范围过大、层次过深导致的深部肌肉麻痹等不良后果，近年来逐渐在临床中推广。相比传统方法将 100U 肉毒毒素加入 2.5ml 无菌生理盐水中稀释，向目标肌肉内注射 2~4U，微滴注射则是将肉毒毒素使用生理盐水 5~10ml 进一步稀释至 10~20U/ml，用 30G 针头，采用网格状注射，注射间距为 0.5~1.0cm；或者采用水光仪注射。它较传统注射方式层次更表浅，且每个点的容量微小，药物弥散范围局限，注射精准，可以防止溶液扩散到更深的肌肉，从而保留更多的肌肉功能，减少常规注射引起的表情僵硬、不对称等并发症，使其看起来更自然。

从治疗效果上看，肉毒毒素微滴注射起到了有效的面部化学性换肤作用，因为微量的肉毒毒素通过对胆碱受体和肾上腺素受体的抑制作用，减少了皮脂腺和汗腺的分泌，同时还能缩小毛孔，从而改善皮肤的质地和光洁度。微滴注射仅对面部表情肌的浅层起作用，可以在不影响面部肌肉运动的情况下减少浅层的细皱纹，提升和改善下颌的轮廓线，改善瘢痕，使颈部和眶下区域的曲线变得柔和。微量注射可应用在眶周、面颊部、前额、发际线以及下颌轮廓线，尤其是眶下部，可以改善下睑的细皱纹。如果使用常规的肉毒毒素注射技术处理，可能会出现下睑眼袋。而肉毒毒素微滴注射深度有限，无法实现对皱纹的控制。

除美容治疗外，A 型肉毒毒素还可抑制皮肤内周围自主神经释放 ACh，继而抑制其引发的皮肤血管扩张。同时它还是神经肽 P 物质和血管活性肠多肽释放的抑制剂，因此 A 型肉毒毒素近年来被成功地用于治疗玫瑰痤疮导致的红斑及毛细血管扩张。

五、肉毒毒素治疗多汗症和臭汗症

原发性多汗症主要与外泌汗腺分泌汗液量增加有关，因此主要分布在外泌汗腺密集的部位，如面部、手掌、足跖、腋窝等处。外泌汗腺的分泌单元位于真皮深部及皮下脂肪，通过导管开口于皮肤表面。臭汗症的发病机制主要与顶泌汗腺相关，顶泌汗腺分泌的物质经皮肤表面的细菌作用，分解为多种不饱和脂肪酸，从而产生特殊的气味，顶泌汗腺由位于深层真皮及皮下脂肪组织的分泌部和开口于毛囊上部的导管组成。外泌汗腺及顶泌汗腺的排泌都由 ACh 介导，因此通过真皮内注射 A 型肉毒毒素可以达到局域性、可逆性、持久化学去神经的目的。注射的具体方法为每个注射区域（如单侧腋窝、单侧手掌）使用 50 ~ 100U 肉毒毒素，每次治疗的总用量不超过 200U，单点注射剂量为 2 ~ 5U（0.1 ~ 0.2ml，根据稀释程度不同），每侧 10 ~ 25 个注射点，皮内注射，单点形成可见的暂时性苍白皮丘（小风团样改变）为最佳。

六、肉毒毒素治疗瘢痕

增生性瘢痕和瘢痕疙瘩是由过量胶原蛋白沉积和生长失调引起的对伤口愈合过程的异常反应导致的。肉毒毒素在伤口愈合以及瘢痕预防和治疗中的作用有三个方面：①肉毒毒素阻断 ACh 释放固定周围的肌肉组织，从而最大限度地减少伤口边缘的垂直张力；②肉毒毒素作用于皮肤血管系统，缓解伤口愈合的炎症阶段；③肉毒毒素可直接抑制成纤维细胞增殖并调节转化生长因子 -β1 的表达。一些报道已经证明了肉毒毒素注射预防创伤和手术切口部位增生性瘢痕的有效性。

七、肉毒毒素改善肤质

肉毒毒素的应用可减少活性氧的积累，在受损的皮肤组织内增加血管内皮细胞和成纤维细胞的数量，增加局部组织的血管再灌注及循环能力，增加血容量，从而使皮肤年轻化。

肉毒毒素受体及细胞内靶点并不仅存在于神经元细胞中，还存在于非神经元细胞，如真皮成纤维细胞、肥大细胞、皮脂细胞和血管内皮细胞，并对其产生特定的生物学效应。有学者测定了肉毒毒素对成纤维细胞的作用以及产生胶原的反应，结果显示，当肉毒毒素存在时，成纤维细胞生成的 I 型前胶原明显增加，从而达到嫩肤目的。

此外，肉毒毒素可通过改变皮脂产生率，减少皮脂产生并收缩毛孔。而在毛囊皮脂腺单位的漏斗处 ACh 受体浓度最高，肉毒毒素通过阻断毛囊皮脂腺单位的局部 ACh 受体改变皮脂细胞的分化和皮脂的产生。

八、肉毒毒素治疗雄激素性脱发

A 型肉毒毒素治疗雄激素性脱发的潜在作用机制可能为：通过松弛头皮肌肉降低头皮血管的肌肉压力，从而增加了特定脱发部位头皮的血液灌注，血流量的增加有助于清除局部累积的双氢睾酮（dihydrotestosterone，DHT）。此外，局部注射 A 型肉毒毒素也可增加氧浓度，氧含量的提高不仅有利于促进睾酮向雌二醇的转化，抑制更多 DHT 的产生，而且可促进毛囊进入生长期。血流灌注的增加和氧含量的提高使 DHT 浓度降低，减轻了雄激素对于易感毛囊的作用，抑制了毛囊微型化，从而减少了毛发脱落。

九、其他

随着对肉毒毒素研究的深入，有学者发现肉毒毒素注射在家族性慢性天疱疮、银屑病、汗管瘤、化脓性汗腺炎等皮肤病中具有一定治疗效果。此外，肉毒毒素的化学去神经作用使其可以通过减少外周疼痛信号传入中枢，缓解瘙痒或疼痛，从而应用至带状疱疹后神经痛改善顽固瘙痒症。这为不少顽固性皮肤病的治疗带来新的治疗思路。

（王媛丽　王　娜）

参考文献

[1] 贾文祥. 医学微生物学 [M]. 2 版. 北京：人民卫生出版社，2010：478.

[2] SOBEL J, MALAVET M, JOHN S. Outbreak of clinically mild botulism type E illness from home-salted fish in patients presenting with predominantly gastrointestinal symptoms[J]. Clin Infect Dis, 2007, 45(2): e14-e16.

[3] ERBGUTH F J. From poison to remedy: the chequered history of botulinum toxin[J]. J Neural Transm, 2008, 115(4): 559-565.

[4] KUKREJA R V, SINGH B R. Comparative role of neurotoxin-associated proteins in the structural stability and endopeptidase activity of botulinum neurotoxin complex types A and E[J]. Biochemistry, 2007, 46(49): 14316-14324.

[5] ROGGENKAMPER P, JOST W H, BIHARI K, et al. Efficacy and safety of a new Botulinum Toxin Type A free of complexing proteins in the treatment of blepharospasm[J]. J Neural Transm, 2006, 113(3): 303-312.

[6] EL-BAHNASAWY M M, ALY N Z, ABDEL-FATTAH M A, et al. Botulism as a food poisoning: what is it?[J]. J Egypt Soc Parasitol, 2014, 44(1): 211-220.

[7] KREYDEN O P. Botulinum toxin: from poison to pharmaceutical. The history of a poison that became useful to mankind[J]. Curr Probl Dermatol, 2002, 30: 94-100.

[8] LIU S, CONG L Y, PONGPRUTTHIPAN M, et al. Use of letibotulinumtoxinA for aesthetic treatment of Asians: a consensus[J]. Aesthet Surg J, 2023, 43(11): NP962-NP974.

[9] BRANDT F, O'CONNELL C, CAZZANIGA A, et al. Efficacy and safety evaluation of a novel botulinum toxin topical gel for the treatment of moderate to severe lateral canthal lines[J]. Dermatol Surg, 2010, 36 Suppl 4: 2111-2118.

[10] MOLE B. Accordion wrinkle treatment through the targeted use of botulinum toxin injections[J]. Aesthetic Plast Surg, 2014, 38(2): 419-428.

[11] NG Z Y, LELLOUCH A G. Use of micro botulinum toxin for a face-lifting effect: a systematic review[J]. Dermatol Surg, 2022, 48(8): 849-854.

[12] 于波，陈敏亮，邵祯，等. A 型肉毒毒素注射斜方肌的轮廓塑形 [J]. 中华医学美学美容杂志，2016，22（3）：188.

[13] 史欣，徐海倩，罗赛，等. 小腿肌性肥大分型及应用肉毒毒素注射塑形的临床研究 [J]. 中国美容整形外科杂志，2018，29（5）：288-291.

[14] 李之瑾，俞楠泽，王晓军. A 型肉毒毒素注射小腿塑形的研究进展 [J]. 中国美容整形外科杂志，2020，31（6）：383-384.

[15] 中国中西医结合学会皮肤性病分会医美微创注射治疗学组. 多汗症及腋臭的肉毒毒素注射治疗专家共识 [J]. 中国中西医结合皮肤性病学杂志，2017，16（1）：90-93.

[16] HONEYBROOK A, LEE W, Woodward J, et al. Botulinum toxin-a and scar reduction: a review[J]. Am J Cosmetic Surg, 2018, 35(4): 165-176.

[17] ZHU J, JI X, XU Y, et al. The efficacy of intradermal injection of type A botulinum toxin for facial rejuvenation[J]. Dermatol Ther, 2017, 30(1): 12433.

[18] OH S, LEE Y, SEO Y J, et al. The potential effect of botulinum toxin type A on human dermal fibroblasts: an in vitro study[J]. Dermatol Surg, 2012, 38(10): 1689-1694.

[19] SHUO L, TING Y, KELUN W, et al. Efficacy and possible mechanisms of botulinum toxin treatment of oily skin[J]. J Cosmet Dermatol, 2019, 18(2): 451-457.

[20] SWARTLING C, KARLQVIST M, HYMNELIUS K, et al. Botulinum toxin in the treatment of sweat-worsened foot problems in patients with epidermolysis bullosa simplex and pachyonychia congenita[J]. Br J Dermatol, 2010, 163(5): 1072-1076.

[21] 李聪颖，章伟. 肉毒毒素注射治疗在皮肤美容领域的应用进展 [J]. 世界临床药物，2023，44（4）：301-306.

[22] 黄丽华，吴琳，于波，等. 肉毒毒素微滴注射在面部皮肤年轻化中的应用及其研究进展 [J]. 中国美容医学，2023，32（1）：193-196.

第十一章
皮肤美容外科技术

本章包含手术切除与减张缝合、环钻术和磨削术、脂肪抽吸溶解术和脂肪移植术、臭汗症微创手术、毛发移植等技术，依照手术的术前设计、注意事项、操作技巧及术后护理等重要步骤展开介绍。作为兼顾以美容为目的的手术，除基本的手术知识和技巧外，医师拥有敏锐的审美和对细节的重视也是十分重要的。

手术切除与减张缝合介绍了皮肤外科手术切除基本技术，常见类型的皮肤、皮下病变的外科手术处理方法，以及潜在的风险和并发症。皮肤科医师需要通过正确选择手术切口、规范合理切除皮损，结合必要的引流和外置技术有效地治疗患者，以提高常见皮肤病变手术的成功率；伤口闭合材料的合理选择及适当使用相关的知识是每位医师都需要具备的。术中注意细节和细致的缝合技术可以极大地改善美容和功能手术的结果。

环钻术和磨削术首先探讨了环钻活检如何通过对整个皮肤厚度的样本进行组织病理学检查诊断皮肤状况。该方法有助于诊断许多不同类型的皮肤病，包括色素性皮肤病、皮肤肿瘤和脉管炎等。在此基础上介绍了多年来被用于治疗包括面部皮肤重塑和瘢痕修复的磨削术。随着包括化学剥脱、激光表面处理、非消融性激光表面处理和微细磨削等新方法的出现，磨削术的使用率逐渐降低，但大多数精通纯磨削术的皮肤科外科医师认为，磨削术对于许多皮肤病来说仍然是一种有用的方法，包括面部皮肤细纹和皱纹，以及痤疮、水痘或创伤性瘢痕的修复。

脂肪抽吸溶解术和脂肪移植术中介绍的肿胀局部麻醉吸脂术始于 1987 年，Klein 发表了关于肿胀技术的开创性文章，在此基础上建立的肿胀局部麻醉吸脂术是皮肤科医师首创和发展起来的手术方法。局部麻醉下的吸脂术可以去除大量脂肪，出血少，术后并发症发生率较低，美容效果良好，安全性显著，是为患者塑造接近理想外观的优选。激光脂肪分解术可与吸脂术联合使用，也可单独使用。目前的研究表明，仅激光脂肪分解只能有效地治疗体积较小的脂肪堆积。自体脂肪移植（autologus fat transplantation，AFT）是一种仍在发展的概念和技术。在许多方面脂肪都具备理想填充物的标准：易获得、价格低、不会致敏、没有免疫排斥反应，因此患者接受度很高，但其可预测性和持久性仍然具有争议。

臭汗症微创手术主要介绍了用于治疗臭汗症的微创手术的应用及注意事项。臭汗症的治疗方式分为非手术治疗和手术治疗。非手术治疗分为外用药物、A 型肉毒毒素注射、皮下注射无水乙醇和微波技术等；外科治疗有常规手术、负压刮除和微创治疗等。手术是目前治疗重度臭汗症最为有效的方法，临床应用较多的是微创手术，该节介绍了三种手术方法：小切口刮剪术、微创抽吸术、双 W 切口微创术。

毛发移植主要内容包括毛囊单位毛发移植（follicular unit hair transplantation，FUHT）中涉及的基本技术技能和审美判断。拥有一个训练有素的助手团队对获得良好的治疗效果十分重要。在最初的手术设计中准确评估患者的供体储备量，确定供体区域的正确大小和位置可最大限度地提高移植毛发数量，并防止出现明显的瘢痕或增生等问题。为了获取和放置毛囊单位移植中的毛发移植物，手术团队必须精通立体显微镜解剖和插入技术。

第一节 手术切除与减张缝合

手术切除是一种常见的皮肤外科技术方法，主要用于治疗各种皮肤肿瘤、皮肤局部损伤和组织病理学活检。在手术过程中，医师会使用刀具、钳子、剪刀等工具，根据皮肤病变的大小和深度，精确地切除病变组织。减张缝合是一种常用的缝合技术，旨在减小手术伤口的张力，促进伤口愈合，减少瘢痕形成。在手术结束后，医师会使用可吸收缝线或者金属缝线进行缝合，使伤口的张力能够均匀分布，减少伤口裂开或瘢痕增生的风险。在进行手术切除和减张缝合时，医师需要考虑许多因素，包括皮肤病变的类型、位置、大小和深度，以及患者的年龄、健康状况和美学需求等。医师还需要注意手术过程中的无菌操作和术后感染的预防，以确保手术的成功和患者的安全。

一、手术切除

（一）术前麻醉

术前合理选择麻醉药物和麻醉方式对于提高患者的安全性和舒适性至关重要。局部麻醉通常是皮肤外科手术的首选，因为它能够提供可靠有效的麻醉，同时要避免与全身麻醉相关的副反应及死亡率风险的增加。因此，皮肤外科医师应该仔细评估患者的状况，选择最适合的麻醉方法和药物，以确保手术的成功和患者的安全。

1. **常用的局部麻醉药** 盐酸利多卡因注射液是皮肤外科手术中最常用的局部麻醉药，通常单用或者与肾上腺素合用提高麻醉效果。盐酸利多卡因为酰胺类局部麻醉药和抗心律失常药，可用于皮肤浸润麻醉及神经阻滞麻醉，在肢端皮肤中常单用此药。皮肤局部麻醉注射给药剂量一次不超过 4.5mg/kg，神经阻滞麻醉根据部位及患者身体状况适量给药。利多卡因具有抗心律失常作用，因此患有严重房室传导阻滞、预激综合征、阿 - 斯综合征的患者禁用。另外，未控制的癫痫患者及婴儿也禁用此药，术前应详细询问此类病史。

利多卡因中配伍肾上腺素可以减少局部麻醉药的吸收从而延长其药效，并减少其毒副作用，亦可减少手术部位的出血，在皮肤手术中也常联合使用。肾上腺素为 α、β 受体激动剂，血药浓度超过 300μg/ml 才能使心率增快，血压升高。微量时 [1∶（20 万～40 万）] 不引起明显变化，即使用于心血管疾病患者一般也不会导致不良反应；由于良好的镇痛效果，还可避免因疼痛引起的血压波动。

2. **常见的局部麻醉方式** 局部浸润麻醉通过皮内或皮下注射给药，是最常用的皮肤外科手术局部麻醉方式。与深层注射相比，皮内注射可立即起效并延长麻醉时间，但也会导致更多的组织扩张和疼痛；而皮下注射麻醉剂产生较少的组织扩张和疼痛，但起效较慢，持续时间较短。在麻醉前，有必要提供一个平静舒适的环境，让患者平躺，以减少患者的恐惧、焦虑以及对疼痛的感知。进行麻醉操作时，使用直径较小的针头可以减轻最初刺穿皮肤带来的疼痛，在初始注射前应用局部麻醉药、冷敷可以对儿童和极度焦虑的人有帮助。组织扩张与麻醉渗透会产生疼痛，因此应缓慢注射，只使用必要的量以达到足够的麻醉，可以缓解与组织膨胀有关的疼痛。

区域阻滞（环形阻滞）是在手术部位周围进行麻醉，麻醉药不能渗入手术部位。以囊肿切除为例，当直接向囊肿内注射麻醉药会导致囊性内容物破裂。这项技术还可以减少所需麻醉的总量，对于较大区域的手术有利。为了获得最佳麻醉效果，麻醉药应注射到皮下浅层和深层。

神经阻滞是基于对人体头、颈、手、脚感觉神经的解剖分布的了解，使用少量的神经阻滞麻醉大面积的皮肤。较小的麻醉剂量不仅降低了麻醉药毒性反应的风险，而且还减少了手术部位的组织变形。在皮肤外科手术中，神经阻滞通常用于面部和手指，也可用于麻醉其他部位，如耳、足、手、阴茎和大腿外侧。

（二）切口选择

切口选择的总体原则是尽量减少瘢痕。

1. 部位选择 需要选择一些隐蔽的部位，如肢端内侧近端、侧面部、褶皱处或衣物、毛发可以覆盖的部位。在选择肢端时，尽量选择肢端的近侧端。面部切口，首先，尽量选在侧面部，以更好地利用褶皱部位隐藏瘢痕。其次，可以利用面部轮廓线来隐藏切口。面部轮廓线实际上是因为面部骨性结构的不同而形成的一些明显的轮廓线，能够很好地隐藏瘢痕。

2. 切口方向 切口方向要与皮肤张力线平行，切口方向确定后，多数肿物切除，选择梭形切口。因为面部的表情肌较为复杂，有些皮肤张力线不是直线，可进行弧形切除或者S形切除，最后缝合的伤口是一个弧形或S形伤口。

3. 张力线特点

（1）面部张力线：在额部呈水平或平行走行；在面颊和口腔部位，张力线呈垂直分布，很多面部张力线呈S形分布。在面部口腔部位，张力较大，尤其是口周，容易形成瘢痕，其次是眼周和鼻周。为了更好地达到美观效果，切口应尽量与皮肤张力线平行。

（2）四肢张力线：除屈伸外，四肢还会出现内旋外翻等运动，因此屈侧和伸侧的张力线是不同的。由于不同的运动方式，肌肉走向并不完全是垂直的。整体来说，越靠近关节的周围，张力就越大。

（3）躯干张力线：躯干张力线相对规范，大致呈水平走向。但由于女性乳房具有独特的解剖学特点，男性与女性在某些方向上会有细微差别。

（三）切开方式

1. 梭形切口 整体来说切口的长宽的比例一般为（3~4）:1，切口线的角度一般为30°~70°，如果角度过大或者是长宽比例过小，

就容易形成"猫耳朵"（图11-1-1）。对于初学者来说，建议提前绘制好具体手术切口的线条，用左手进行皮肤展平，右手一气呵成进行切除。在切到结尾时，应及时收刀。如果切口过度延伸或在切除过程中间有停顿，会导致切口线不平滑，影响后期伤口缝合及美观。

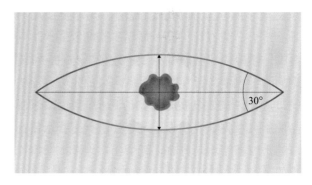

图11-1-1　梭形切口示意

2. 改良梭形切口 面部轮廓线，有一些呈弧形。例如，鼻唇沟外的部分，这些部位进行切除时，可以选择改良型弧形塑形切口。一侧通常是直线，另一侧的弧度要比对侧大一些。缝合时会形成弧线的伤口，这样更符合面部张力线的方向。

3. 楔形切除 偏向于扇形的特殊的解剖部位：耳郭、女性的小阴唇、眼睑、鼻翼这样的一些部位进行肿瘤切除时，可以选择楔形切除的方式。例如，耳轮上的肿物进行楔形切除时直接缝合，以保证耳郭的完整性，更加美观。小阴唇缩小术以及鼻翼缩小术也可采用这种楔形切除缝合的方式，以便于维持它原来解剖部位的弧线及形态。眼睑也可以采用这种楔形切除的方式进行缝合以减少对整个角膜的影响。

4. Z改形 有些皮损分布与皮纹相悖，因此，在进行手术时，可考虑采用Z改形方式减小局部张力，改变张力方向（图11-1-2）。如果切口面积较大，伤口皮损面积较长，可以采用连续的Z改形或W形切除。虽然最后形成的都是锯齿状切口，但Z改形和W形切除是不同的方式。Z改形损坏了皮瓣，缝合后，整个正常皮纹方向改变，而W形切除的皮纹方向并没有改变。

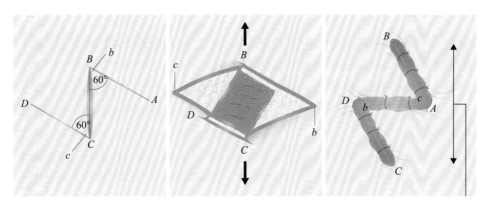

图 11-1-2　单角 60° Z 改形示意

图中 *A*、*B*、*C*、*D* 分别代表手术切开点，*b*、*c* 分别代表切口角度。

（四）缝合

不同部位的组织有其自身特点，因此针对特定部位的创伤，需要根据实际情况权衡利弊，选择最为理想的缝合技术，为伤口的快速愈合创造条件。面对具体的皮肤伤口，首先需要对深层组织进行处理，选择适当的方法进行深部减张、止血、消灭死腔，然后应用相应皮下缝合技术紧密对合真皮层，最终利用正确的表皮缝合术实现表面的美化。下面结合临床工作，从头皮、颜面、躯干以及四肢进行具体阐述。

1. **头皮伤口的分层缝合**　头部皮肤有大量的毛发生长，其表面凹凸不平且缺乏弹性，真皮层十分脆弱，轻度的撞击便可造成撕裂，通常形成不规则创缘，同时由于血管丰富，出血也会比较明显。缝合时，缝线的牵拉易造成真皮层的撕裂，而周围组织因缺乏弹性，无法很好地填充。因此，为了确保适度的张力和良好的止血，头皮伤口多采用分层缝合，皮下采用可吸收缝线行埋没垂直褥式缝合（buried vertical mattress suture，BVMS），接着实施贯穿全层的单纯间断缝合。头皮较大面积缺损，实施间断缝合（intermittent sutures，IS）将伤口两侧的帽状腱膜重叠，有助于提供深部的张力支持。

2. **面部伤口的美容缝合**　面部的皮肤厚薄不一，而且有眼、鼻、唇、耳等特殊体表器官的存在，因此缝合伤口更强调具体化。面部皮肤相对来说普遍较薄，因此在缝合真皮时多采用传统皮下缝合法，如经典的 BVMS、Z 型缝合（z suture，ZS）等；表皮的修整常用 6-0 或 7-0 的尼龙线行单纯间断缝合。在一些特殊区域，如眼、耳、鼻等器官周围的皮肤菲薄且凹凸不平，无法行埋没缝合，可选择行小针细线的单纯缝合。Blouin 的随机对照试验显示，在面部伤口的修复过程中，单纯间断缝合和连续缝合并无预后美观方面的差异，但连续缝合更为节约时间。

3. **躯干伤口的减张缝合**　躯干是术后瘢痕经常出现的区域，伤口张力较大，因此局部减张更为重要。采用永久性缝合（permanent suture，PS）将伤口深部脂肪组织和基底部表层筋膜组织连接，利用堆积力加固创基，留置皮下缝线实现长期减张，以防止瘢痕的延展。同样，连续性永久性缝合（continuous permanent suture，CPS）可提供更广泛张力支持，也适用于类似区域。张力缓解后，真皮缘的对接可采用 BVMS、后撤式垂直褥式缝合（set-back buried dermal suture，SBDS）等。修整表皮可采用皮内连续缝合，相对于单纯间断缝合而言，可提供良好的上皮支持，且不需要拆线、不留线痕、便于术后护理，具有更好的美观效果。

4. **四肢伤口的延迟缝合**　日常活动可造成皮肤张力的改变，导致肢体伤口容易撕裂，尤其是下肢，作为人体的受力部位，其皮肤张力高、远端血供较差等特征，都给缝合带来了挑战。缺损大、无法实现一期愈合的伤口，可采用荷包缝合（purse-string suture，PSS）等方法缩小伤口面积，为创缘提供张力支撑，进一步延迟缝合。创缘水肿明显或毁损严重的伤口，可采用支撑缝合（B-lynch suture，BLS）。皮缘张力稳固后，真皮及表皮层的缝合与躯干相仿。手（足）掌皮肤角质层厚且质韧，可为伤口缝合提供良好的张力支持，此处伤口多采用全层皮肤的永久性间断缝合（permanent intermittent sutures，PIS）或PS。指（趾）缝皮肤菲薄且空间狭小，不适合做皮下缝合，采用单纯缝合即可满足张力需求。

（五）术后护理

皮肤手术的术后护理包括一般护理及特殊情况的处理。切除脂肪瘤或较大囊肿的患者，重要的是应避免任何可能导致血肿或血肿形成的活动。当治疗区域出现在四肢时，肢体抬高可以减轻肿胀和伴随的疼痛，降低血肿的风险。冷敷对消肿和减少术后出血非常有效。加压包扎有助于防止术后血肿的形成。如果担心手术区域及其周围有污染或者感染的可能，应考虑术后使用抗生素。

拆线时间：面部和眼睑周围的拆线时间为4天，面部通常为6~7天，颈部为7天，头皮为7天，躯干部位的拆线时间为12天，肢端四肢通常为14天。

二、减张缝合

减张缝合是皮肤手术中的重点，很大程度上决定了手术的预后。术后形成的张力性切口需要在筋膜层进行强有力的减张缝合，而该技术的进步依赖于减张材料的更新和缝合技术的提高。因此，选择合适的缝线和缝合方式对于获得良好术后愈合外观效果极为重要。

（一）缝线

皮肤手术用于结扎及缝合的材料种类颇多，一般可分为不可吸收及可吸收两大类。除天然材料外，合成材料的应用范围也越来越广泛。常用缝线一般可分成可吸收缝线和不可吸收缝线。可吸收缝线在组织内经酶水解作用，能够经过一定时间后被组织分解吸收，但在未被完全吸收之前，缝线多已丧失抗张力。不可吸收缝线是指能在组织内保存较长的时间或近乎永久地保持其抗张力，由于长期不被组织吸收，减张效果较为可靠，一般用于皮肤表面缺损和伤口的缝合，在伤口愈合时予以拆除。

按照材料，又可分为天然缝线和合成缝线。天然纤维和丝线、麻线、棉线等作为医用缝合线已有悠久的历史，但天然纤维固有的内在结构造

成其弱点，如强度低，容易断线；分解温度低，给消毒带来困难；回潮率较高，使缝线打结处易于感染；多股编织成线，穿过组织时，其分股容易散开，而将组织拖挂在线上，易导致血栓形成。自合成纤维问世以来，合成缝线得到不断的发展改进，采用了不同的材料，并在外科临床中广泛使用。目前合成纤维制成缝线后的共同特点为张力强度高，植入人体后常能长期保持其张力强度，质量均匀纯净，组织反应很小，缝线周围只形成薄层坚实的结缔组织包膜。

（二）打结

皮肤手术中最常用的结是方结。方结由线扣方向相反的两个单结组成，打紧后不易脱落。使用惯用手持持针器，将靠近操作者的一侧缝线在持针器上缠绕一圈形成线环，然后用持针器夹住另一侧线尾，将缝线穿过线环后背离操作术者方向牵拉，平行收紧两根线尾。打结时，第一及第二结的打结方向必须相反，两手需交叉，否则即形成假结。两手呈前后方向交叉，较左右交叉打结更为方便和实用。两手的牵引力应相等，可避免形成滑结。打结收紧线时，应注意尽量使两线尾的牵引力与结扎点接近同一水平（用双手示指支住线），以免过度牵拉结扎的组织。否则使组织连同线结撕脱，或易断线。打结时动作要轻柔，用力应均匀，两手用指的距离不宜离线结太远。

打结时应保持适度的张力，并在创缘形成轻度外翻。打结的方向也会影响伤口愈合。当使用简单的埋缝线时，线两端的牵拉方向应与伤口平行，以尽量减少打结形成的死腔，并使伤口边缘对合。浅表缝合，线尾应垂直于伤口，以防止线尾残留到伤口中。

（三）缝合

1．**间断缝合**　间断缝合是皮肤外科手术中最基本、最常用的缝合方式，用于缝合穿刺活检部位、简单的撕裂伤和小的、低张力的切口。也可用于层状闭合，以及皮瓣和移植物的表皮缝合或正面缝合。

在缝合时，缝针于创缘（边距根据缝合组织而定）垂直于皮肤表面进入组织，从相同边距的

对侧穿出，以缝合后创口紧密、平整为准。应注意尽量接近垂直方向进针与出针，否则将形成两侧边缘内翻或外翻。缝针应垂直进针穿透全层皮肤，稍斜向组织内缝成圆圈状，在深部组织形成一个突出的环，使创缘轻度外翻，然后打结，这样可消灭死腔，使创口平坦，不出现凸出或凹陷。表浅创口，穿针不宜过深，结扎松紧适宜，避免过紧结扎导致创缘内翻形成卷状，影响愈合。

缝合一侧创缘皮肤较薄、皮下组织疏松而另一侧皮肤较厚、皮下组织致密的切口时，如眼睑与颧部、颈部与额面皮肤等，应先从皮肤较薄、皮下组织疏松的一侧进针，斜向外下多穿过一层组织，然后平行进针至组织致密侧时靠上出针，结扎不宜过紧，以免薄侧皮肤内卷。

2. 连续缝合　与间断缝合不同，该缝合方式的缝合连续进行，缝合中不需要打结。常用于具有弹性、张力较小的创口，如皮下组织和筋膜的缝合。连续缝合速度快，但不甚牢固，一处断裂，整个创口都会裂开，因此术者应谨慎使用。

张力较大的伤口，不应单独使用连续缝线，因为拉紧时会压迫皮下血管丛，可能会造成组织损伤。然而，在适宜情况下，连续缝合非常有效，并且可以提供良好的术后愈合外观效果。

在缝合时，于切口一端缝第一针后打结，继而连续缝合整个创口，结束前的一针，将重线尾拉出留在对侧，形成双线与重线尾打结。在缝合过程中，术者必须使缝线保持足够的张力，使伤口保持闭合状态，操作时一边对合，一边缝合，并随时拉紧缝线。

3. 皮内缝合　皮内缝合是一种可以达到良好美容效果的方法。此法缝合的优点是对合好，拆线早，愈合瘢痕小，美观。缝合时从切口的一端进针，然后交替从两侧切口边缘的皮内穿过，一直到切口的另一端穿出，在缝合最后将缝线抽紧并打结（图 11-1-3）。常用于外露皮肤切口的缝合，其缝合的好坏与皮下组织缝合的密度、层次对合有关。如果切口张力大，皮下缝合对拢欠佳，不应采用此法。

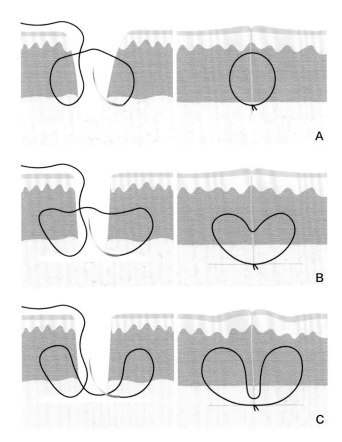

图 11-1-3　皮内缝合示意
A. 传统的埋线缝合方法会导致轻度创面外翻；B. 埋藏式垂直褥式缝合导致中至重度伤口外翻；
C. 埋藏式蝶形缝合导致最大程度的伤口外翻。

（四）术后护理

1. 局部麻醉术后应嘱患者于手术室内观察1小时，必要时可收入院观察 24~48 小时。可酌情给予患者镇静、镇痛抗炎药物。在患者出院前，应嘱咐注意事项。

2. 术后 24 小时应进行换药。拆线时间与切口部位、切口愈合情况等有关，一般为术后 7 天左右。局部血供不佳或创面愈合不良等可适当延迟拆线。拆线后，按需使用软化瘢痕的综合治疗，如外用弹力绷带、硅凝胶、瘢痕软化剂等，至少坚持 3 个月。另有研究表明，拆线后早期行点阵激光治疗能有效缓解瘢痕形成。功能部位手术拆线后应早期功能锻炼。一般先行被动功能锻炼，适应后转为主动功能锻炼，至少坚持半年。

3. 注意定期随访。

第二节　环钻和磨削术

环钻术是一种获取全层皮肤组织的方法，可用于皮肤组织病理学检查以诊断皮肤疾病，包括色素性皮肤病、皮肤肿瘤和血管炎等；还可以用于微小皮肤组织移植治疗脱发和白癜风白发等。该技术易于掌握，不良事件和并发症的风险较低。

磨削术一直被用于治疗各种皮肤病，包括面部皮肤表面重塑和瘢痕修复等。Kromeyerl 被认为是 20 世纪初第一个使用旋转磨刀的人。Iverson 在 1947 年报道了成功用砂纸治疗文身。1953 年，Kurten 用钢丝刷子磨削机治疗了各种疾病，并和其他研究人员包括 Orentreich、Burks、Harmon、Yarborough、Roenigk 和 Mandy 等改进了磨削术。随着新技术的出现，包括化学剥脱、激光表面处理、非消融性激光表面处理和微细磨削等，普通磨削术的应用已逐渐减少，但对于许多皮肤病来说仍然是一种有用的方法，尤其适用于面部皮肤修复细纹和皱纹，以及治疗雀斑、光化性角化病、痤疮瘢痕和肥大性酒渣鼻等。

一、环钻术

环钻术是一种在局部麻醉下使用多功能环钻刀片实现的手术。基本的环钻手术既快又容易学，且出血和感染等并发症少。诊断性环钻术可取得部分或全部皮肤病变以进行组织病理学检查。除皮肤外，还可以通过环钻术获得指甲和黏膜组织。治疗性环钻术可以用于切除病变，如痣。环钻移植被用于白癜风手术和毛发移植。环钻减压术可以帮助清除多余的组织或物质，如脂肪瘤、甲下血肿、阴囊钙质沉着症、耳郭假性囊肿等。修复性环钻手术包括矫正耳垂缺陷和痤疮瘢痕。

（一）适应证

色素性病变的环钻活检应包括周围正常皮肤的 1~2mm，以确保对整个病变进行组织病理学检查。炎性皮疹，环钻活检样本的直径应至少为3mm，以最大限度地减少采样误差，并为可能需要的任何特殊染色提供足够的组织。

（二）禁忌证

环钻活检几乎没有绝对的禁忌证。无论是凝血功能障碍，还是严重的血小板减少症都不是禁忌证；但为了降低术中出血风险，需要确定患者是否有出血障碍，或者是否正在服用任何已知干扰止血的药物，如华法林或阿司匹林。

（三）手术步骤

1. 准备　除非活检是在特定的病变上进行的，否则应该选择一个为诊断目的提供最大样本且对美学效果影响最小的部位。未经切除或继发感染的"新鲜"病变通常可以提供最好的诊断信息。此外，腿部伤口通常愈合不良且容易受到感染的影响，最好避免对腿部进行环钻活检。背部进行活检可能会产生较差的美学效果，因为瘢痕通常会被拉伸。应尽可能避免对面部进行活检，如果确有必要，尽量选择耳后、颌下和发际线上等瘢痕最不明显的部位。切勿将活检针深入太阳穴、颌骨或手指，可能会对神经或动脉造成严重损伤。

建议在征得患者同意的情况下，拍摄标记的活检部位的照片，以免后续治疗时难以寻找到活检部位。

2. 器械和工具　托盘、乙醇、局部麻醉药、手套、牙钳、剪刀、缝线、纱布、注射器、环钻器和样品瓶。样品瓶含有甲醛溶液，并应正确标记患者的姓名、其他重要个人信息、活检地点和日期。取样面积为 2~3mm 的环钻活检，可使用止血剂，如 Monsel 溶液（又称硫酸铁溶液），可省去缝合步骤。虽然 Monsel 溶液是一种很好的止血剂，但它可能会损伤皮肤，导致持久的色素沉着。因此，一些医师使用 35% 的氯化铝溶液止血。

较大面积皮肤的环钻组织病理学检查，伤口应使用不可吸收缝线进行缝合。一般来说，厚皮肤，如背部皮肤或掌侧皮肤，建议使用 3-0 的缝线进行缝合。面部建议使用 5-0 缝线，其余部位建议使用 4-0 缝线。

3. 流程

（1）获得知情同意：告知患者关于它的适应证、风险和获益。

（2）进行组织病理学检查：首先用 75% 酒精消毒清洁该区域。如果病变部位界限不清，可以用笔勾勒出轮廓。

（3）麻醉：将针插入病变组织，回抽无血后注射麻醉药。在头皮等血管密集区域，应将利多卡因和肾上腺素配合使用，以便肾上腺素发挥收缩血管的作用，减少术中出血。

（4）首先以垂直于皮肤张力的角度拉伸皮肤，这样最终会形成椭圆形伤口，从而最大限度地减少皱褶。将手指放在病变邻近部位上以保持稳定，将环钻器放在取材点，轻轻地对环钻器施加旋转和向下的压力，直到感觉到进入皮下脂肪层时，收回环钻器，用纱布止血。

（5）用有齿的钳子轻轻抓住标本，把标本放在带有标签的容器中。

（6）缝合取材部位。当获得标本后，可以缝合伤口。缝线应垂直于环钻缺陷的长轴或垂直于皮肤张力线。直径 < 3mm 的区域，单针就足够了。直径 4~5mm 的区域，进行两针间断缝合。之后每增加 1mm，就多缝一针。

（四）并发症

虽然环钻活检的并发症很少见，但监测患者的出血、感染和瘢痕是很重要的。在一些情况下，简单的缝合可能会失败。松弛皮肤伤口最好使用垂直褥式缝合，因为它会覆盖伤口的边缘。对掌侧皮肤进行环钻活检时，缝合材料可能会穿过组织；因此，有必要在远离缺损处的皮肤上进行缝合。

在血管丰富的头皮上，出血可能会很快。可以用棉球按压活检伤口，或者将纱布的一角放在环钻凹陷处，有助于通过毛细作用吸收血液。使用纱布可以更好地显示活检部位，以便有效地缝合。出血通常很容易通过局部加压和缝合控制。

在血小板减少症或接受抗凝剂治疗的患者中，典型的做法是在缝合部位放置加压敷料，以防止迟发性出血。术后 24 小时，患者可以取下加压敷料，换上普通胶布。

二、磨削术

皮肤分为表皮和真皮两层，表皮由浅至深包括角质层、透明层、颗粒层、棘层和基底层；真皮分为较浅的真皮乳头层和网状真皮层。为了安全地进行磨削术，外科医师必须熟悉每一层的外观。真皮乳头层有丰富的血供；当这一层磨损时，可观察到点状出血。网状真皮层由粗大的胶原束组成，表层为黄色平行纤维，深层为磨损的白色纤维。皮肤磨削术可以安全地进行至浅层或网状中部真皮的水平。超过这一水平的组织磨削会显著增加不良事件的发生风险，如瘢痕和色素减退。毛囊和皮脂腺扎根于真皮，对磨损的真皮和表皮的再生至关重要。合理地实施磨削术可以破坏胶原结构，增加成纤维细胞的活性，形成新的Ⅰ型胶原蛋白，重塑真皮和改善皮肤外观。

（一）适应证

磨削术使用研磨材料诱导表皮和真皮损伤，从而在伤口愈合后改善皮肤的外观，可用于治疗雀斑、光化性角化病、痤疮瘢痕、肥大性酒渣鼻和皱纹，也可以用于切除术或 Mohs 术后的瘢痕修复，通常在术后 6~10 周进行。

（二）禁忌证

活动性单纯疱疹病毒（herpes simplex virus, HSV）感染的患者不应进行磨削术治疗。在术前，感染应至少控制 6~8 周。有 HSV 感染病史的患者应在术前 2 天至术后 2 周内预防性使用抗病毒药物，如阿昔洛韦。在过去 6 个月内服用过异维 A 酸的患者，不建议进行磨削术。异维 A 酸引起的毛皮脂腺单位萎缩可能会增加伤口愈合时间，异维 A 酸还会增加增生性瘢痕或瘢痕疙瘩形成的风险。患者最好在接受磨削术治疗前停用异维 A 酸 1 年。最近的研究表明，在最近或当前使用异维 A 酸的情况下，手动或微磨削术可能更安全；应根据具体情况与每例患者进行知情讨论。活动性痤疮是磨削术的相对禁忌证，其可能导致术后感染。Fitzpatrick Ⅰ 型和 Ⅱ 型的患者，磨削术是安全的。Fitzpatrick Ⅲ 型及以上的患者术后色素沉着的风险增加。必须权衡色素沉着不良的风险和可能获得的益处。外用 4% 对苯二酚 2~4 周可降低术后色素沉着的风险。

（三）设备

磨削术通常使用便携式手持式磨削术机，配以钻石磨边机、钢丝刷子或锯齿状轮子。手持式磨削术机可以由气动或电动马达供电，通常由足踏板控制。这些装置连接到控制端部的旋转速度的单元。它们通常能够达到 10 000 到 85 000r/min，但磨削术通常使用 12 000 到 15 000r/min。施加在皮肤上的压力和转速是决定渗透深度的两个关键因素。速度越高，磨损力越大，达到一定深度所需的压力也越小。

钻石磨片是工业用的镶满钻石芯片的尖端，形状多样，包括圆锥形、圆柱形、轮子形、子弹形和梨形。磨粒多种多样，较细的磨砂适合小区域、娇嫩皮肤或浅表瘢痕的磨削术，而较粗的磨砂更适合深度瘢痕和全脸磨削术。钻石颗粒非常小，只要工具操作得当，就能最大限度地减少磨削过度的风险。钻石边框比钢丝刷子更容易控制，更适合新手使用。

旋转钢丝刷由从中心圆柱体伸出的 2~3mm 钢丝组成。它们有各种尺寸、形状和粗糙度可供选择。与钻石磨片不同的是，它们通过在皮肤上产生微撕裂发挥作用。即使是轻微的压力，它们也可以穿透皮肤，因此建议速度不要超过 25 000r/min。使用无菌砂纸或砂网的手工磨削术可用于治疗更局部的区域，如瘢痕修复。

（四）手术步骤

可采用局部麻醉或全身麻醉，以最大限度地提高患者在磨削术过程中的舒适度。局部注射麻醉或神经阻滞麻醉适用于局部磨削术，而对于面部皮肤的磨削，根据患者对疼痛的耐受程度可以选择局部麻醉或全身麻醉。要治疗的区域应该准备一种对眼部安全的消毒剂，如聚维酮碘。医师和助手应佩戴无菌口罩、面罩和手套，以防止血液和其他雾化颗粒的喷溅污染。

接下来，标出要治疗的区域。一次治疗一个解剖单位。待治疗的皮肤必须由一只手或助手拉紧，以便磨削机以均匀、温和的压力在皮肤上移动。钻石边框笔尖来回移动，而钢丝刷子单向移动。设备可以像铅笔或铲子一样拿着。铅笔握法可能会更容易使设备倾斜。可使用的治疗模式包括前后、左至右、对向直角。设备在皮肤上垂直于 Fraise 旋转方向的移动可最大限度地控制尖端。面部亚单位应该连续处理，以防止处理和未处理的皮肤（如发际线和下颌）之间有明显界限。在眼皮、嘴唇和鼻翼皮肤松弛的部位必须格外小心。

磨削术后，可将生理盐水浸泡的纱布敷于治疗区域。皮肤上涂抗生素软膏，以预防感染，并保持湿润的环境，以促进伤口愈合。应每天更换敷料，轻柔清洁伤口并重新涂抹药膏。预计会出现红斑、水肿和结痂等术后反应，可局部使用类固醇激素抗炎。再上皮化通常在 1~2 周完成。肉芽组织出现在术后第 10 天以上是延迟愈合的迹象，可能是感染、接触性皮炎或其他全身因素造成的。红斑可能需要 2 个月才能消失。严格的光保护对于降低色素沉着的风险是必不可少的；对苯二酚可用于预防或治疗色素沉着。

注意事项：在适当的皮肤层进行磨削是获得美容效果的关键，同时将不良反应的风险降至最低。作用达真皮乳头层时可见点状出血。理想情况下，治疗应深入到真皮浅层或网状层中部，可以观察到更多的融合性出血。深层网状真皮中明显有磨损的白色线条，应避免磨削进入深层网状真皮，因为这会增加瘢痕形成的风险。

在需要手工磨削术的较小区域，用氯己定或其他消毒液消毒，然后注射局部麻醉药。无菌砂纸（或其他研磨材料）可以包裹在外科医师的手指、注射器或其他圆形物体上。在圆周和 / 或来回运动中进行轻微磨损，直到观察到精确的出血。所用材料的磨粒、施加力和磨损持续时间都会影响穿透深度。

（五）并发症

皮肤磨削术引起的并发症包括感染、瘢痕形成、色素减退和持续性红斑。金黄色葡萄球菌、单纯疱疹病毒或念珠菌是术后感染最常见的病原体。葡萄球菌感染通常出现在最初的 48 ~ 72 小时，伴有蜂蜜色结痂、水肿和红斑。根据病情的严重程度，可局部涂抹或口服抗生素。单纯疱疹病毒感染通常也会在 48 ~ 72 小时出现，通常比术后预期的疼痛要严重得多，应及时使用阿昔洛韦或伐昔洛韦。念珠菌感染通常在术后 5 ~ 7 天出现，表现为愈合延迟、渗出、水肿和 / 或瘙痒，应局部使用或口服抗真菌药物。当皮肤磨削术的深度超过真皮深层时，最常观察到瘢痕形成。Fitzpatrick Ⅲ 型及以上患者术后色素沉着的风险增加。适当的患者选择、严格的光保护和外用氢醌制剂治疗有助于降低这种风险。

第三节　脂肪抽吸术、溶解术和填充术

一、脂肪抽吸术

肿胀局部麻醉吸脂术是由皮肤科医师首次发明并发展起来的一种创新手术方法。自 1987 年 Klein 博士发表了关于肿胀技术的开创性论文以来，这种手术得到了广泛的应用。在此之前，脂肪沉积通常采用整体切除并结合皮肤切除或通过小切口刮除的方法解决。与传统的治疗方法相比，肿胀局部麻醉吸脂术在局部麻醉下进行，可以大量去除脂肪，术后并发症较少，美容效果佳，安全性显著提高。此外，该手术方法恢复快，对患者的生活影响最小，已成为治疗脂肪沉积的一种常用方法。总之，肿胀局部麻醉吸脂术是一种高效、安全、恢复快的手术方法，其美容效果得到了广泛认可。

（一）适应证

体重处于理想范围但存在轮廓畸形的人，吸脂术通常是理想的解决方案。吸脂术并非减肥程序，也不能替代减肥手术。合适的吸脂术候选人并非寻求减肥的人，而是希望在自己目前的体重下创造更正常身材的人。吸脂术可以有效地减少局部脂肪堆积，从而改善身材轮廓。然而，它并不是适用于所有人的解决方案，因为每个人的身体状况和美学需求都不同。在考虑吸脂术时，专业医师应该了解患者的特定需求和风险，并制订个性化的手术计划。

（二）禁忌证

利多卡因过敏是手术的禁忌证，但大多数对利多卡因过敏的患者实际上可能是对麻醉药中的防腐剂帕拉苯酯类成分过敏。利多卡因过敏的患者，需要进行测试以确定过敏原。如果仅对防腐剂过敏，建议使用不含防腐剂的利多卡因。

在吸脂术中，任何导致出血时间延长的药物

都是禁忌。这些药物包括处方药如华法林或硫酸氯吡格雷，以及非处方药如阿司匹林和非甾体抗炎药。由于许多非处方药中含有"隐藏"的阿司匹林或非甾体抗炎药成分，因此术前至少2周，应指导患者到医师办公室检查所有非处方药，以便及时调整用药方案，确保手术安全。

（三）手术步骤

1. 术前准备

（1）病史：吸脂术是一种选择性的整容手术，最好在健康人身上进行。术前应仔细筛查患者是否有容易引发术后并发症的基础疾病。60岁以上的患者或有心血管疾病、高血压或糖尿病病史的患者必须获得体检合格证明。利多卡因由肝脏代谢，因此丙型肝炎、乙型肝炎、酒精性肝病或其他肝脏疾病导致肝功能受损的患者应特别注意。

（2）手术史：腹部吸脂术，对患者的腹部进行评估至关重要。应注意任何合并裂开、疝气、感染或继发性粘连的手术，这些粘连会在腹膜上留下不完整的腹直肌层，进而影响抽脂术的顺利进行。同时，仔细检查手术瘢痕，并评估是否可能存在潜在的腹股沟纤维粘连。

（3）体格检查：吸脂者进行完整的身体检查是很重要的，以评估该手术的适宜性。仔细检查脂肪隆起，首先集中在患者希望治疗的区域，然后评估全身比例。轻捏拇指和示指之间的脂肪突出区域以评估皮下脂肪。应该注意吸脂者的固有皮肤特征，对肤色和弹性的评估包括将皮肤从患者身上拉出并观察弹性回缩。较差的肤色和弹性以及光化性损伤的存在可能会限制轮廓的整体改善。

（4）手术间和手术设备：最佳的手术间应为患者、工作人员和医师提供安全舒适的环境以增强手术效果。手术间应足够大，以容纳带有垂直活动能力的电动或气动台、吸入机械和吸脂设备（静脉内杆、渗透泵和Mayo支架），医师和工作人员可以方便地接触患者四周。在患者头部的支架上建立一个无菌区域。支架上有渗透和吸入套管、无菌管、带或不带肾上腺素的1%利多卡因的注射器、11号刀片、纱布和毛巾夹。机械吸

入泵是一种电动机器，旨在产生负压并收集手术过程中吸入的脂肪组织。吸脂套管的尺寸决定了脂肪去除的难易程度以及对组织的相对损伤。

2. 手术操作
与任何手术一样，在开始之前与患者明确手术计划并获得知情同意。

（1）局部麻醉：在手术当天准备麻醉溶液。首选载药剂为0.9%氯化钠（生理盐水），装入1L或500ml袋中。麻醉药是1%或2%利多卡因。将肾上腺素添加到溶液中以帮助血管收缩和酸性缓冲。局部麻醉中利多卡因的保守剂量为35~45mg/kg。高达55mg/kg的剂量已被证明是安全的。当患者服用的药物干扰细胞色素P450，特别是负责清除利多卡因的细胞色素P3A4同工酶时，应给予较低剂量的利多卡因（35mg/kg）。较高浓度的利多卡因（0.1%）通常用于较敏感的部位，如脐周、大腿内侧、腰部和胸部。在其他地方，0.05%的浓度通常可以为手术提供足够的麻醉。

（2）抽吸：一旦麻醉完成，并在15~20分钟充分发挥肾上腺素的血管收缩作用，就可以开始抽吸了。于局部麻醉剂渗入部位进行抽吸，首先使用更锐利的导管刺穿纤维隔膜，形成隧道，然后使用直径较大的（通常为3mm）导管更容易去除脂肪。最初，被吸入的区域因麻醉的渗透而紧张。随着抽吸的持续进行，该区域变得更加松弛。吸脂的终点由许多因素决定，当吸入物没有明显可吸入的脂肪，并且持续吸出的血液越来越多时，应停止在该区域吸脂并重新定位插管后再吸脂。手术过程中的脂肪清除总量不应超过4 500ml。假设50%~60%的吸入物是脂肪，这通常相当于总吸入物为6 000~8 000ml。如果患者的治疗区域估计脂肪吸出量大于4 500ml，治疗应计划在多次就诊期间进行。

（四）具体部位抽脂优化

1. 腹部
腹部的形状受到许多因素的影响，包括脂肪沉积（腹直肌下方或上方）、肌肉松弛、腹部手术前的情况及固有的皮肤特征，如瘢痕、条纹和弹性。在体格检查时，着重检查患者是否有疝气、瘢痕、吸脂或腹腔镜手术史，这些因素都可能导致纤维粘连，这会使随后的吸脂

变得更加困难。站立时应标记患者突出较大的脂肪沉积区域。切开部位通常是在耻骨上的 2~3 个部位，1 个在脐，2 个在腹部脂肪沉积的外侧。上腹部和脐周更容易触痛，用 0.1% 利多卡因渗入这些区域有助于缓解疼痛。手术时，患者应仰卧在手术台上。由于患者自始至终都是清醒的，因此在手术过程中，嘱其双腿微屈可以更容易地抓住腹部皮肤。腹部吸脂的目的应该是减少深层脂肪层，同时保持浅层、均匀的脂肪层附着在皮肤上。过度吸脂可能导致皮肤凹陷，脂肪沉积不均匀，甚至皮肤坏死。

2. 大腿外侧和臀部　对这些区域的吸脂术患者进行评估需要采用三维方法。如果仅对其中一个区域进行单独治疗，则非吸脂区可能会出现不成比例的增大。臀部、大腿外侧，应特别注意肌肉组织、脂肪组织和无弹性的皮肤，在这些部位吸脂导致的容量缺损不易于修复。由于文化和个人偏好的不同，与患者讨论他们的理想目标是很重要的。定位是防止过度吸脂的关键。进行髋关节周围吸脂术时，患者应该取侧卧位。大腿外侧的吸脂术，患者应该取仰卧位或侧卧位。在双腿之间放置手术枕头，以使股骨向前内侧旋转，足趾指向内侧，模仿站立姿势。此外，大转子等解剖标志会在某些位置造成假性的大腿外侧隆起，这可能会误导没有准备或缺乏经验的外科医师。吸脂的最终结果应该是一个平坦的区域，而不是凹陷的区域。

3. 大腿和膝盖的内侧　通常认为大腿内侧和膝关节内侧是相连的，这个区域的一个潜在风险是吸脂过度。这些区域的脂肪比其他区域的纤维要少得多，吸脂术很快就会导致过度凹陷。在手术的标记阶段必须仔细观察，大腿内侧的脂肪沉积通常包围大腿前、内侧和后方，因此必须以三维方式处理。如果大腿需要环周吸脂，通常建议采用多次手术，因为如果一次治疗整个大腿环周，可能会导致显著的淋巴淤积。膝关节吸脂通常与大腿内侧吸脂一起进行。应避免在上述区域进行侵入性吸引，因为可能会损伤淋巴管，或损伤神经和皮肤血管，或留下持续性的网状色素沉着。

4. 其他部位　身体的特定部位吸脂要具体问题具体分析，每个部位因其结构的特殊性，吸脂都需要注意特定问题。例如，男性乳房吸脂，在抽吸过程中要非常小心，不要损伤深层的胸肌，并最大限度地减少出血。男性乳房也是进行吸脂术纤维含量最高的区域之一，腺体和脂肪组织的含量的变化很大。这导致手术过程会有很多不可预测的结果，因为脂肪组织很容易通过吸脂而形成轮廓，而腺组织则不易形成相应轮廓。女性乳房吸脂，其中一个相对禁忌证就是个人或家族乳腺癌病史，因此需要在术前进行乳房 X 线筛查，并在吸脂后 6 个月复查。吸力主要集中在外侧象限和下象限的深中面。上象限应少抽吸一些，因为随着年龄的增长，乳房的上象限会自然变得平坦，即术中应抽吸所需的缩小量。

（五）并发症

1. 术中并发症

（1）疼痛不适：在手术过程中，即使已经完成术区的麻醉患者仍偶会抱怨 1~2 个区域过度敏感。外科医师可以尝试用以下方法克服这种情况。首先，试着从另一个入口点接近该区域。也可以直接向其中注射 5~6ml 的 1% 利多卡因和肾上腺素。其次，可静脉给予少量的镇痛药。

（2）浸润中肾上腺素继发的心动过速：实际上可以通过两种措施消除。第一，将每袋局部麻醉药中的肾上腺素从 1mg 减少到 0.65mg；第二，术前给予血压超过 100/70mmHg 的患者 0.1mg 可乐定。

（3）血管迷走神经反应：在任何手术中都可能发生，可通过支持性护理（体位、冷敷、氧气）进行管理。建议静脉注射 0.3mg 阿托品。

2. 术后即刻并发症

（1）愈合不良：插管穿刺入口部位一般在 7~10 天愈合。在手术过程中，重要的是不要伸展或过度损伤入口处。如果需要到达远端区域或容纳更大的插管，最好是造一个新的或更大的穿刺点。愈合不良最常见原因是在引流停止后创口未清洁，后续包扎过紧。因此应加强术后护理。同时，残留腔隙的部位会延迟愈合，并导致瘢痕形成。应该提醒患者，入口部位就像一般外伤伤口一样，可能在 2~3 个月后出现色素沉着。用 4% 的对苯二酚治疗，在几周内就会有明显的好转。

（2）皮肤感觉障碍：随着时间的推移而改善。

（3）靶区不规则：提醒患者有需要"修补"的可能。

（4）浆液性压迫：保留穿刺部位开放；考虑短期引流或针吸。

3. 远期并发症

（1）目标区域无法恢复到最佳水平：1 年后可考虑再次手术进行局部优化。

（2）体重增加：锻炼和饮食控制。

二、脂肪溶解术

自 20 世纪 90 年代以来，单独使用激光脂肪分解术或与吸脂术联合，已经在治疗颏下肥胖症方面得到了广泛应用。许多不同类型的激光被应用于此技术，包括 1 064nm 的 Nd:YAG 和半导体激光（多波长，包括 810nm、900nm、924nm、970nm 和 980nm）。最近，1 320nm 的波长作为双 1 064nm/1 320nm 系统的一部分被引入，与单一波长系统相比，进一步增强了脂肪分解的力度，同时改善了皮肤紧致度。尽管可用的波长和平台各异，但所有激光脂肪分解系统的工作原理都是相同的，即选择性光热作用。当在脂肪组织内激活时，激光能量被转化为热能并被周围的脂肪细胞吸收。组织病理学研究已经证实，热能通过在细胞膜上形成孔道来破坏脂肪细胞。但目前

的研究表明，仅使用激光脂肪分解术只能有效地治疗体积较小的脂肪堆积。因此，这项技术通常被用来加强传统的脂肪抽吸效果，以达到更好的整体治疗效果。

（一）射频溶脂面部年轻化

成年人随着年龄的增长，面颈部皮肤松弛、脂肪异常堆积会导致下面部臃肿，颏颈角圆钝，即使是年轻人，也会出现颏底脂肪堆积的"双下巴"外观。传统的面部吸脂术可在一定程度上解决脂肪堆积问题，但创伤较大，恢复时间较长，术后易并发皮肤松弛等问题。面部与下颌部脂肪堆积及轮廓不佳的患者，可采用双极射频溶脂技术进行治疗，效果较显著（图 11-3-1）。

1. 仪器及参数　采用双极射频溶脂平台。使用面部手柄进行治疗，长 15cm，由内部电极和外部电极组成闭合回路。治疗临界温度设置为 38~42℃，每一区域治疗功率 15~25W。治疗方式采用缓慢移动配合定点盖章，每一个盖章位间隔 1~2cm。治疗终点为组织发出"爆裂声"提示组织受热变性，时间控制在 2 秒。达到治疗终点移至下一个盖章位，直至所有治疗区域均覆盖。

2. 操作步骤　患者取坐位，上至耳屏与口角连线，下至甲状软骨平面，后至胸锁乳突肌前缘。特别标记下颌骨下缘及其下 2cm 范围内作为谨慎操作区。采用 0.25% 利多卡因局部肿胀麻醉（2% 利多卡因 10ml+ 生理盐水 70ml+0.1% 肾上腺素 0.25ml），面部注射量为 20~25ml/ 侧，

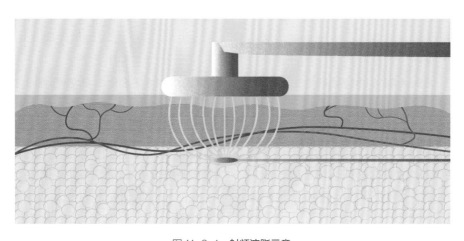

图 11-3-1　射频溶脂示意

共计 60 ~ 80ml。并辅助按摩使麻醉药物充分浸润。

治疗前将皮肤表面涂抹超声探头凝胶，可保证治疗头在皮肤表面滑行的阻力最小。三步法具体内容如下。

（1）溶脂：选取双侧耳垂下与下颌底中央 3 个穿刺点，破皮导引针穿破皮肤，将手柄内部电极置入皮下脂肪层，采用缓慢移动配合定点盖章方式进行溶脂。多隧道交叉进行，以保证覆盖整个治疗区域。治疗结束后可挤出部分淡黄色融化脂滴。

（2）吸脂：更换 20ml 注射器，手动抽取已溶解破坏的脂肪，可见抽取的脂肪含血量少。并比较两侧皮下脂肪厚度，以确保术后形态对称。

（3）收紧皮肤：适当下调能量，将治疗头再次置入皮下，采用上述模式收紧皮肤。治疗过程中避免在同一部位停留时间过长，术毕即刻冷敷 5 ~ 10 分钟。无菌敷料覆盖创面，佩戴颌颈套。

（二）激光溶脂治疗颈部肥胖症

激光溶脂可以加强传统吸脂术效果，使颈部轮廓更加均匀，可改善治疗区域先前存在的皱纹。较低能量的激光只会导致脂肪细胞的肿胀（可逆性肿胀），但较高的能量的激光可以促进脂肪细胞的溶解，呈现显著的溶脂效果。较高的激光能量虽然可以促进脂肪细胞的溶解，但也会增加皮肤受到热损伤的风险。

此外，考虑这些激光的直径很小，产生的热量很大，有可能穿透颈阔肌，导致下颌边缘神经损伤。建议外科医师在使用这些激光治疗颈部肥胖症之前接受系统深入的培训。

三、脂肪移植术

自体脂肪移植（AFT）是一种不断发展的概念和技术。脂肪在许多方面符合理想填充物的标准，它在大多数患者中都很容易获得，价格低廉，不会引起过敏，没有传染病传播的可能性，患者接受度很高。近年来，血管基质成分（stromal vascular fraction，SVF）和自体脂肪干细胞局部注射及自体脂肪干细胞辅助脂肪移植明显提高了移植脂肪的存活率。

AFT 的概念和技术随着时间的推移发生了变化。最重大的变化之一是脂肪作为临时填充物向作为活移植物转变。脂肪移植的理论假设，在转移到受者部位后，移植的脂肪局部缺血，一些细胞死亡，另一些细胞包括完整的脂肪细胞或前脂肪细胞存活，直到外围的血液供应建立。

20 世纪 80 年代末，Coleman 倡导脂肪移植并开发了一种他称为 LipoStructure™ 的方法。他主张将移植的小块脂肪放入多个组织平面，这样移植的脂肪血液供应更容易建立。为了提高细胞的存活率，需要对脂肪细胞进行温和的处理。较小的脂肪移植体积（直径 < 3mm）具有最佳的生存能力。较大移植物因核心缺乏血管形成反而容易坏死。

20 世纪 90 年代以来，AFT 的目的发生了变化，从纠正皱纹到修复整个面部的容量损失。美容外科医师开始挑战传统的年轻化概念，认识到通过除皱术获得的紧致皮肤可能并不等同于年轻的外表。需要纠正外观老化的原因，即对硬组织和软组织的萎缩进行容量修复，以获得真正年轻和自然的外观。除皱术可能会导致软组织变得更薄，导致衰老加速和骨瘦如柴的外观。脂肪干细胞胶（stromal vascular fraction-gel，SVF-gel）含有更多的高质量脂肪干细胞及其他活性成分而被应用于临床抗衰老治疗中，效果良好。

（一）脂肪干细胞胶的制备和填充

1. 制备 脂肪干细胞胶（SVF-gel）是脂肪组织经纯物理方法处理后获得的富含生物活性的凝胶状混合物。脂肪组织中存在一群间充质来源的成体干细胞即脂肪干细胞（adipose derived stem cell，ADSC）后，ADSC 可通过旁分泌和自分泌作用促进成纤维细胞增殖、分泌及迁移，同时促进血管再生以参与皮肤组织损伤的修复和结构重建。ADSC 可通过抗氧化、激活成纤维细胞，促进其分泌胶原蛋白等途径改善老化的皮肤。血管基质成分（SVF）是一组含丰富 ADSC 的混合细胞群，ADSC 的含量为 20% ~ 30%，同时还含有血管内皮细胞、脂肪细胞、周细胞等多种细胞成分。

（1）SVF的提取：利用脂肪抽吸技术抽取健康成年女性大腿或腹部皮下脂肪组织，去除纤维结缔组织成分，置于离心管内，用磷酸盐缓冲液清洗2~3次，加入等体积1%Ⅰ型胶原酶，37℃环境振荡消化30分钟，300g离心力离心10分钟，加入完全培养基［DMEM（Dulbecco's modification of Eagle's medium）+10%胎牛血清（fatal bovine serum，FBS）+1%青链霉素混合液］终止消化，使用200目筛网过滤后300g离心力离心10分钟，所得沉淀即为SVF。运用流式细胞术鉴定SVF中ADSC含量，鉴定表面标志物，包括CD105、CD59、CD44、CD45、CD34、CD29和HLA-DR。

（2）SVF中ADSC的体外培养：前述方法提取SVF后，采用完全培养基重悬SVF，接种于细胞培养瓶内，此为原代细胞（P0），于5% CO$_2$培养箱内培养，每3天换液，待细胞长至80%~90%融合时，按1：3的比例进行传代。取P3代细胞进行流式细胞术鉴定及成脂、成骨和成软骨诱导。

（3）SVF-gel制备：将颗粒脂肪以1 200g离心力离心3分钟，取中层脂肪置入两个通过鲁尔连接器相连接的10ml注射器中，以10ml/s的速率，机械互推1分钟后获得乳糜化脂肪，经过滤器过滤（过滤的孔径≤0.2mm），再以2 000g离心力离心3分钟，去除上层油脂与下层少量的肿胀液，剩余部分即为SVF-gel（图11-3-2）。

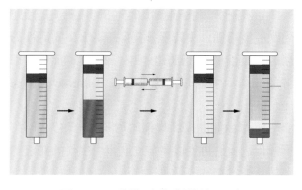

图11-3-2　脂肪干细胞胶制备流程示意

2. SVF-gel填充使面部皮肤年轻化　采用自体脂肪干细胞辅助脂肪移植及干细胞面部局部注射治疗面部皮肤老化，以达到面部年轻化的目的。面部皮肤老化导致的皱纹、皮肤松弛及组织容量的减少均可以导致皮肤凹陷。临床上常用人工合成的生物填充物质和自体颗粒脂肪移植治疗。但由于填充物在组织内停留时间短暂，需要重复注射填充，并且不能从根本上修复皮肤老化和组织容量减少。

脂肪移植在面部年轻化治疗中存在的问题之一是存活率低、存活后在面部分布不均匀，可能导致凹凸不平，且易发生脂肪液化坏死、吸收、感染、炎性包块、微钙化灶等不良反应，限制了其在面部年轻化治疗中的广泛应用。SVF-gel是通过精细分离的方法获得的富含脂肪干细胞和血管基质片段的混合物，可以显著提升脂肪移植的存活率、避免过度脂滴积聚诱导的皮肤炎症反应和感染。既往有相关报道指出SVF-gel在面部局部注射填充进行面部年轻化治疗中的重要作用：在进行局部填充后，SVF-gel可以达到分布均匀的效果，同时可以促进皮肤质地提升、改善色素沉着，在一定程度上对动静态皱纹的改善也有效能。大部分受者在进行一次SVF-gel注射填充后即可以达到较为满意的效果，且绝大部分的美容效果能够维持半年以上的时间。值得注意的是，对于伴有激素依赖性皮炎等皮肤屏障和微环境破坏情况的病例，SVF-gel也能发挥部分效果。

（二）适应证

AFT不仅适用于面部皱纹、缺陷和容量丢失的矫正，也适用于非面部区域的矫正。身体特定部位有时有脂肪增加的需求，如臀部、二头肌、小腿和乳房。乳房脂肪增厚是一个有争议的领域，因为术后可能会发生钙化。虽然这些钙化在放射学上与乳腺癌引起的钙化不同，但这些钙化区域可能需要活检，且会导致患者不必要的病态。手背年轻化是AFT的另一个适应证，一般来说，每只手填充量应不超过10ml，也有学者建议每只手填充20~30ml。AFT的其他常见适应证是疾病或创伤造成的缺陷，如痤疮瘢痕、红斑狼疮、创伤后凹陷的全层皮肤移植、脂肪营养不良和吸脂后缺陷、糖皮质激素性脂肪营养不良等。

（三）手术步骤

1. **术前准备** 术前谈话时，如果患者能提供一张 10 ~ 15 年前拍摄的照片将会很有帮助，这样就可以很容易地向患者证明容量损失的存在。进行术前病史问询和体格检查以筛选感染、出血性疾病并获得用药史和过敏史。在术前 2 周停止服用含有阿司匹林和非甾体抗炎药的药物。另外，在术前应停用维生素 E、鱼油和某些草药制剂。

预防性口服抗生素治疗可在术前一晚开始：头孢氨苄 500mg，每天 2 次，连服 7 天；青霉素过敏的患者，每天口服米诺环素 1 ~ 2 次，每次 100mg。术前充分告知患者供体部位的选择、手术的益处和风险，以及术后的后遗症，使其有一个充分的心理准备。

2. **脂肪获取**

（1）确定脂肪供区：最佳脂肪供区尚未明确。许多人选择大腿外侧作为理想的供区部位，因为此部位相对无血管且脂肪为非纤维性，移植后血管较少的组织在最初的缺氧期存活率较高。

（2）利多卡因的使用：一些研究表明，利多卡因对脂肪细胞的活力有负面影响，无论是 1% 的利多卡因还是 0.1% 的稀释利多卡因，用生理盐水冲洗可以消除这种影响。

（3）采收技术：与直接切除相比，通过吸入获取脂肪不会增加对脂肪细胞的明显损伤。通过注射器、机器抽吸与直接切除获取的脂肪细胞有类似的活力。推荐使用负压较低的注射器抽吸，建议使用 10ml 的注射器将真空压力降到最低，柱塞的拉力不超过 2 ~ 3ml。使用更大的 20 ~ 60ml 的注射器也可以在不损害脂肪细胞的情况下获取。需注意，不建议使用小于 18 号的针头，过小的针头可破坏脂肪细胞的组织病理学结构。

3. **加工脂肪** 一旦脂肪被获取，需要进一步处理。①将注射器直立 15 ~ 60 分钟，以分离成上层和下层组分。②将下层的液体从底部排出，上层的油分通常被倒掉。③用生理盐水或林格乳酸盐进行脂肪清洗，以去除利多卡因或血液（血液能刺激脂肪细胞的吞噬）。也可以使用离心机分离脂肪，而不是冲洗。离心法已被证明可以将脂肪细胞从血液产品、蛋白酶和脂肪酶中分离出来，这些脂肪酶可能会降解新鲜移植的脂肪细胞。

4. **注射技术** 移植脂肪最常见的部位是皮下脂肪层，术后水肿程度与移植的量成正比。注射时应缓慢、匀速，避免注射一大团脂肪，并降低罕见的血管内注射风险。插入针头并将其推进到最远端。然后在退针时注入脂肪。建议用于移植的注射器尺寸在 1ml 到 10ml 之间，建议用钝头套管针和 14 ~ 25 号针移植，注射器的最小直径尺寸不小于 18 号，以防止损伤脂肪细胞。钝头插管可降低出血和罕见的血管内注射风险。在注射过程中，尽量减少移植脂肪在空气中暴露，已经证明，长期暴露在空气中会对脂肪细胞的活性产生负面影响。

（1）Lipostructure™：Sidney Coleman 是首批倡导放置小块脂肪以促进新生血管生长并倡导全脸三维增强年轻轮廓的学者之一，他将其称为 LipoStructure™。他的方法包括在多个组织平面内分层注射微量脂肪，不仅在皮下平面注射，而且在骨骼、筋膜和肌肉附近注射。每一滴脂肪都被放置在"距血管组织 1.5mm 内"。因为脂肪被视为活的移植物，所以应轻柔处理，无创收集，不清洗，并进行 30 秒短暂的离心。

（2）面部再平衡：为了避免患者术后长时间水肿，Donorio 用一种"脂肪再平衡"的方法改进了 Coleman 的手术，但整个面部需要在 1 ~ 2 年的时间内重复进行 6 ~ 12 次较小的手术。第一次使用新鲜脂肪，在随后的就诊中注射冷冻脂肪。整个面部的治疗总量较小（20 ~ 30ml），根据手术程度的不同，患者的休息时间缩短到 1 ~ 10 天。脂肪被无损伤地处理，并用 Coleman 推荐的复杂的、重复的、分层的方法注入钝头针管。Donofrio 不仅专注于脂肪移植，还致力于纠正面部衰老的脂肪堆积问题。下颌和其他区域的微型吸脂术通常与脂肪转移过程一同进行，以实现美学再平衡。

（3）自体脂肪移植肌内注射（fat autograft muscle injection，FAMI）技术：移植脂肪的丰富血管受区会提高脂肪的存活率。法国解剖学家和整形外科医师 Roger Amar 将这一原理融入一种将脂肪注入面部表情肌肉或紧邻面部肌肉的技术中，也就是 FAMI 技术。FAMI 技术能根据患者自己的解剖特点，实现全脸体积矫正。注射的体积为 20～70ml，使用一套钝头的套管，这些套管是弯曲的和倾斜的，以符合面部的骨骼轮廓。脂肪沿着平行血液供应的载体放置，最大限度地减少了血管损伤。根据注射的数量，患者可以在 3～7 天恢复工作，报道的疗效维持时间为 3～5 年。

FAMI 可实现全脸或局部体积矫正，如嘴唇、泪槽畸形、下颏口周区。对于皮肤过于紧致的薄皮肤患者，FAMI 是除皱术后的理想选择。也可与颈部吸脂术联合应用，以矫正下颏、下颌缘、前颌沟和口周下部的体积。某些肌肉，当包裹的筋膜被填满时，可以触摸到束，但大多肌肉都很薄，摸不到，必须依靠骨骼解剖标志引导注射。对于某些肌肉群，针头的"落空感"意味着插管已经穿过筋膜并位于肌肉内。

FAMI 的术后并发症不多，基本上没有疼痛，可在术后第 2 天或第 3 天出现轻微淤血。水肿是最重要的并发症。

5. 冷冻脂肪的使用　冷冻脂肪通常用于隆胸和美容手术，使用冷冻脂肪进行修补手术效果令人满意。组织病理学研究表明，冷冻脂肪移植的结果与新鲜脂肪移植的结果无明显差异。冷冻脂肪还具有一次吸取脂肪贮存、分次重复注射，可避免再次抽吸等优点，对于供脂区域局限的患者，在塑造形体的同时，又贮备了移植填充材料，不失为一种最佳选择。有文献报道冷冻脂肪可保留长达 7 年之久。

（四）并发症

所有脂肪移植技术的并发症发生率都很低。

1. 过度矫正　由于眶下区域最容易过度矫正，这一区域最好由经验丰富的外科医师完成。如果要注射，建议保持谨慎。例如每侧注射 0.5ml。矫枉过正可能会造成脂肪过度堆积形成眼袋。建议的治疗方法是小剂量脂肪注射、反复按摩。

2. 感染　术前对患者进行感染筛查，特别是面部和口腔领域的感染，并在术前进行治疗。对所有患者预防性使用抗生素，并在整个过程中严格注意无菌操作。

3. 血管闭塞　使用钝头插管可避免血管内注射，应退针注射以避免血管内注射，并使用 1ml 注射器和最小注射推力。AFT 最严重的潜在并发症是血管内注射导致脂肪栓塞。目前已有眉间线脂肪注射后失明和注射鼻唇沟后失明的报道。面部脂肪注射后也有大脑中动脉栓塞和眼部脂肪栓塞的报道。

4. 肌肉损害　肌内注射的主要并发症是面部肌肉功能障碍。有肌内注射脂肪后造成咀嚼肌肉无力的报道。因此，FAMI 手术中不注射咬肌。弧形和有角度的 FAMI 套管在插入时造成的创伤较小，可将对肌肉的损伤降至最低。

（五）总结

AFT 是安全的，相对便宜，而且填充物很容易获得。面部衰老不仅是重力的结果，也是组织萎缩的结果，因此经常单独使用脂肪修复容积缺失，或者与除皱术一起使用，以实现真正的全面部三维年轻化。

关于脂肪移植的长期效果，目前还缺乏有效的、实用的客观测量手段，因此对于最佳取材点、制备流程和最有效的注射技术等基本问题无法得到回答。组织病理学和动物研究表明，少量脂肪移植有更大的血运重建潜力，从而提高存活率。有限的数据表明，离心法有助于长期效果的维持。温和的操作和 18 号或更大的针管尺寸对脂肪移植物的存活很重要。尽管合成填充物的使用越来越多，自体脂肪移植始终是患者的一种选择。因为自体脂肪移植没有肉芽肿或免疫排斥的长期风险，且在需要更大容量脂肪填充时，自体脂肪移植也具有巨大成本效益。

（郭伟楠）

第四节 微创除臭汗症术

臭汗症，又称狐臭，是一种常见病，属于常染色体显性遗传疾病。虽然它不会对健康和美观造成影响，但会严重影响患者的生活质量，甚至导致个人和社会问题。随着生活水平的提高，患者因为日常社交活动受到困扰并造成心理压力，因此求治心切。目前，治疗臭汗症最有效的方法是手术，其中以微创手术为主。

臭汗症的主要原因是腋下顶泌汗腺数量和分泌活动的异常增加。臭汗症患者的顶泌汗腺数量和大小均比非臭汗症者多。由于顶泌汗腺的发育受性激素的影响，臭汗症患者多数在青春期发病，青壮年时期气味最明显，到老年期则减轻或者消失。顶泌汗腺主要位于真皮深层和皮下脂肪浅层，因此治疗臭汗症的目的在于破坏或清除腋窝汗腺，抑制其分泌功能，及时清除皮肤表面的汗液，抑制腋窝细菌生长繁殖。臭汗症治疗分为非手术治疗和手术治疗，非手术治疗包括外用药物、肉毒毒素注射、无水乙醇皮下注射和微波等；手术治疗包括常规手术、负压刮除和微创术等。采用微创手术的患者，需要符合以下条件：符合臭汗症的诊断标准；无腋窝淋巴结肿大或局部皮肤炎症；凝血功能正常；排除曾接受过臭汗症治疗的患者。在室温下静坐30分钟，暴露双侧腋窝，气味严重程度由两位医师主观判断决定。气味程度分为轻度、中度和重度。其中，轻度为近距离10cm有轻微异味；距离30cm无异味；中度为距离30cm有轻微异味；重度为30cm或以上有强烈异味。

一、皮下激光治疗轻中度臭汗症

传统手术治疗臭汗症的效果较好，复发率低；但可能导致一些术后并发症，包括瘢痕形成、皮肤坏死、运动受限，甚至腋神经损伤。目前微创手术已广泛应用于臭汗症的治疗，其中浅表刮除术可提供稳定疗效，但并发症发生率更高，适用于重度患者。轻度至中度臭汗症患者，为了追求更好的美容效果或较短的恢复，可应用皮下激光治疗臭汗症。

皮下激光治疗流程：患者取仰卧位，上臂外展约110°。腋毛区每侧各注射60ml含1:200 000肾上腺素+0.25%利多卡因的注射液。肿胀麻醉后，在每侧腋窝边缘用18号针进行2个或2个以上的小穿孔，将激光纤维和微导管插入浅层真皮下。利用脉宽100ms的脉冲激光，在频率为30Hz，能量为170mJ（功率5.1W）的参数下，通过微导管内的激光光纤，发射脉冲 Nd:YAG 1444nm 的激光。采用交错扇形隧道技术，以足够的激光能量均匀彻底地照射靶区。根据臭汗症的严重程度、皮肤厚度、出汗强度和操作经验，每侧腋下的总累积能量为 $1\,208 \sim 3\,400J/cm^2$。术后不需要缝合，24小时内使用敷料加压包扎。

二、微创手术治疗重度臭汗症

手术是目前治疗重度臭汗症最为有效的方法，临床应用较多的是微创手术，以下介绍三种微创手术方法。

（一）小切口刮剪术

患者取仰卧位，手臂外展，剔除腋毛。术前用亚甲蓝标记患者腋毛区，0.5%碘伏常规消毒铺巾，行肿胀麻醉。利用肿胀麻醉可使血管收缩，即使在上述肾上腺素稀释浓度的情况下也能减少出血，肿胀麻醉还具有麻醉剂量少、副作用小、吸收延迟、血浆峰值低、麻醉效果持久等优点。在腋下皱纹的中央做1cm的切口，从各个角度用剪刀和刮刀手动去除附着在真皮上的皮下组织和腺体组织。切除腺体和皮下组织后，电凝止血，生理盐水冲洗，切口用5-0缝线缝合，术区加压包扎。患者双侧肩关节取外展45°，腋窝弹性绷带8字包扎。术后48小时拔除引流管和支持物。术后患者肩部严格制动，5天后换药，观察局部皮肤情况，如发生皮片下积液或积血，行 2 ~ 3mm 小切口引流，术后 10 天拆线。

（二）微创抽吸术

患者取仰卧位，双上臂外展，充分暴露双侧腋窝部位，剃除腋毛，在腋毛区边缘画线定点作为臭汗症抽吸区，在腋毛抽吸区上方或下方定好穿刺点。于腋区行肿胀麻醉，注射层次最好为腋区皮下浅筋膜层，使腋区肿胀及皮肤发白。用 11 号尖刀在穿刺点刺破一小孔，直径约 3mm，深达脂肪浅层，将双孔 12 号抽吸针头置入腋窝穿刺口皮下，接上 30ml 的注射器，形成密闭状态，利用负压装置吸除皮下脂肪浅层顶泌汗腺组织，按扇形有序轻柔来回拉动抽吸针头，在注射器来回拉动过程中可见不断有淡红色液体、黄色脂肪样物及淡红色样物被吸入注射器内。当注射器内吸满淡红色液样物及注射器内负压消失时，可拔出抽吸针头，将注射器活塞拔出，倒出注射器内的液体及腺样组织，再将抽吸针置入穿刺切口内，接上负压装置继续抽吸，盲视下抽吸汗腺组织，抽出物含有脂肪组织及汗腺组织，其中汗腺组织为淡红色。抽吸顺序一般从一侧腋毛缘到另一侧腋毛缘为一遍，抽吸 2 ~ 3 遍，轻轻捏起皮肤，检查抽吸汗腺干净程度，一般抽吸干净后腋窝抽吸区皮肤均较术前变薄，且厚薄均匀一致，抽出物可见有较多的淡红色腺样组织。6-0 美容线间断缝合穿刺口 1 针，无菌棉垫压迫，弹力绷带行 8 字加压包扎 3 天，术后 8 ~ 9 天拆线，10 ~ 12 天用瘢痕霜涂擦腋区防止瘢痕增生。

（三）双 W 形切口微创术

术前剃掉腋毛，患者取仰卧位，手臂外展 110°。在两个 W 形切口上标记腋毛区的上极和下极，每个 W 形标记长 2cm，宽 1cm。常规消毒后，肿胀麻醉液注入手术区域。沿标记线，做两个 W 形切口，将缝合线放在每个 W 形的尖端，以便在手术过程中抬起皮瓣。从中央的两个切口处，破坏皮肤浅层脂肪，将皮肤从一个切口处外翻，暴露目标腋窝的一半，以这种方式完成一半腋窝后，通过另一个 W 形切口，对应于下半个腋窝，进行同样的操作。确认所有顶泌汗腺都被切除后，完全止血，缝合 W 形切口，加压

包扎 72 小时。缝线在 1 周后拆除，建议患者在术后 2 周限制手臂活动。

三、新型臭汗症治疗技术

（一）CO_2 激光联合皮下组织清除术

用手术刀去除皮下脂肪后，在内镜光源和视频监控下进行 CO_2 激光气化。残留的顶泌汗腺在皮下组织中表现为小的、球状的、棕色的肿块，选择性地气化这些肿块。非选择性地气化 1 ~ 2 次皮下组织的剩余部分，以彻底地去除残留顶泌汗腺。用 4℃ 生理盐水冲洗伤口后，用缝线将皮肤固定在腋下筋膜和小切口处，伤口使用加压包扎法。患者在术后第 3、5、7 天复查，第 5 天取下牵引线和加压敷料，第 7 天后取下其余缝线。

CO_2 激光汽化治疗臭汗症有止血效果好、视野可见、术后伤口感染少、血肿和浆液肿形成少、汗腺去除彻底、邻近组织损伤小和创面愈合快等优点。皮下剃须刀联合 CO_2 激光切除顶泌汗腺效果更好，组织损伤最小，克服了皮下刮除的缺点，只刮除表层脂肪和真皮深层，而不损害真皮血管丛。

（二）微针射频

微针射频（fractional microneedle radiofrequency，FMR）治疗是一种不断发展的微创技术，适用于越来越多的皮肤病。FMR 仪器使用绝缘微针阵列，可以将点状热能直接传递到真皮深处，甚至皮下组织，同时保护表皮（图 11-4-1）。FMR 治疗具有副作用小、恢复快的优点，在治疗松弛、瘢痕、皱纹和酒渣鼻方面取得了良好的效果。术前准备与手术相同，治疗前行肿胀麻醉。治疗时采用以下参数：能量 16 ~ 18W；深度 3.8 ~ 4.2mm；时间 1 500 ~ 1 800ms。麻醉后，将局部皮肤牢牢压平，并将手机垂直按压皮肤，微针穿透皮肤，短的时间内发射射频能量，然后自动拔出治疗区。按顺序处理腋窝标记区，确保无遗漏。在大多数汗腺丰富的区域，需要进行轻微的重叠治疗。治疗终点是在治疗区域可见点状瘀点。然后外用红霉素软膏，治疗区域冷敷 4 ~ 6 小时。

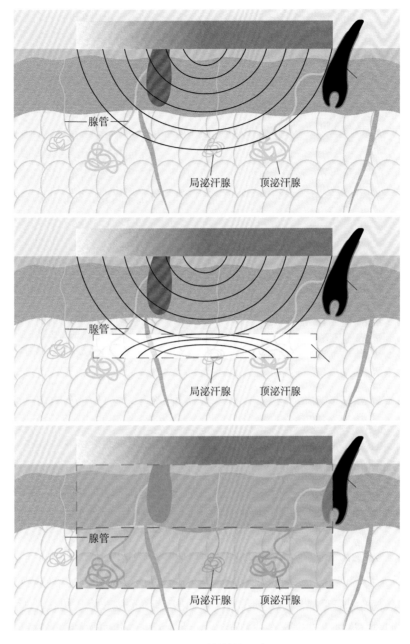

图 11-4-1　微针射频示意

腺管
局泌汗腺　顶泌汗腺

腺管
局泌汗腺　顶泌汗腺

腺管
局泌汗腺　顶泌汗腺

四、臭汗症微创治疗并发症及预防处理

在臭汗症微创切除术中，发生并发症的原因比较复杂。

1. **血肿或出血**　术中对皮瓣锐性分离可能损伤血管，术后发生血肿或出血。术后没有紧密包扎，无法发挥理想的止血效果。患者术后上肢有较大活动量，凝固血块脱落进而出血。

针对血肿出血问题，在锐性分离中，应紧贴真皮层，尽量避免损伤组织、血管，对可疑出血点及时电凝结扎止血。加压包扎敷料采取半球形状，在腋窝位置填充，使皮瓣与创面紧贴以止血。叮嘱患者术后上肢活动尽可能减少，避免用力。拆除时如果发现血肿，清除之后要再次加压包扎，防止再次出血。

2. **坏死**　血肿的存在会造成深部组织逐渐缺血坏死。顶泌汗腺剪除中对真皮损伤过重造成皮肤坏死。加压包扎过度，血液循环不畅导致皮肤坏死。

针对局部皮肤坏死，要尽量避免出现血肿，顶泌汗腺剪除时力度适中，防止过度损伤真皮，包扎力度要合理控制。如果出现皮肤坏死，将坏死组织清除，积极换药护理。针对大范围的皮肤坏死，清理创面后适时重新将伤口缝合，严重者可采取邻近皮瓣转移术、自体皮移植术等治疗。

3．瘢痕　术中真皮损伤严重，术后逐渐收缩形成不规则瘢痕，皮肤坏死也可能引起瘢痕。

针对局部瘢痕，尽可能避免真皮损伤和血肿，术后瘢痕超过 6 个月，可以采取瘢痕切除矫正术治疗。

4．术后复发　术中顶泌汗腺没有彻底清除干净，或没有覆盖足够的腋毛范围，容易造成术后复发。

针对术后复发问题，要注意将整个腋毛区域的顶泌汗腺剪除干净，复发后 3～6 个月可重新手术。

5．神经损伤　术中皮神经损伤，可能引起局部麻木，注射麻药过程中针头可能误伤腋神经，或在剪除顶泌汗腺过程中，剪刀对腋神经造成损伤。

针对神经损伤的问题，要确保皮下注射麻药及手术层次不要过深，局部麻木的症状通常可在术后 3 个月消失。在锐性分离过程中，要在脂肪层和真皮内进行，刀刃朝向表皮层。

第五节　毛发移植

一、毛囊单位毛发移植概念

近 20 年来毛囊单位毛发移植（follicular unit hair transplantation，FUHT）已经将毛发修复手术从美容 / 表面上不可预测的程序转变为可以产生一致的自然结果的程序。其有效性的关键在于头皮上的毛发通常以微小的束生长，称为毛囊单位。通过移植这些自然单元，人们可以创造接近自然的外观，同时减小移植后伤口并加速愈合。毛囊单位由 1～4 根终毛、1～2 根毫毛及相关的皮脂腺、神经血管丛、竖毛肌和毛囊周围血管丛、胶原组成。头发以这种方式生长，比作为单根头发生长效果更好，可以通过将头发剪成约 1mm 长，然后用密度计在 10mm 的视野中放大 30 倍观察。

毛囊单位毛发移植利用每个单位内毛发的解剖结构的相似性来实现以下目标：①将受体部位的伤口尺寸保持在最小；②防止受区皮肤表面发生变化；③促进术后愈合；④使移植物能够非常紧密地放置在一起；⑤允许在单次手术中安全地移植大量移植物（因为受体伤口较小）。当移植外科医师对移植物的放置、角度和分布做出正确的美学决定时，使用毛囊单位移植的头发会看起来很自然。

FUHT 是使用单个毛囊单位进行毛发修复手术的总称。虽然概念简单，但 FUHT 有许多细微差别和复杂性。术语"毛囊单位毛发移植"用于包括所有的毛发修复程序，这些程序专门在手术中使用自然产生的单个毛囊单位，而不管这些单位是如何获得的。毛囊单位提取（follicular unit extraction，FUE）是指直接从头皮获取单个单位，单个毛囊单位通过微小的圆形切口直接从供体区域移除。毛囊单位移植（follicular unit transplantation，FUT）是通过显微解剖供体条获得毛囊单位的技术，供体头发通过一条长而薄的带从头皮的背面和侧面采集，然后使用立体显微镜分割成单独的毛囊单位。

二、毛囊单位提取

毛囊单位的概念最早由 Headington 在 1984 年提出，一个毛囊单位可以包含一个或多个毛囊。毛囊单位的移植是毛发移植手术的本质内容，即从供区提取毛囊单位并经过处理后移植到受区的一种转移毛发生长部位的方法。

（一）适应证

1．雄激素性脱发　患者进行毛发移植可达到较好的美容效果，FUE 技术移植成功率可以高达 94%，且不因患者的性别及病程的长短而产生差异。

2. 原发性瘢痕性秃发　FUE 技术是治疗原发性瘢痕性秃发的有效治疗手段，但是毛囊存活率及术后效果与对雄激素性秃发的治疗效果相比仍有一定的差距。

3. 继发性瘢痕性秃发　FUE 技术在继发于烧伤和创伤的瘢痕性秃发患者中显示出较好的改善效果。

4. 先天性毛发稀少　先天性眉毛、阴毛、胡须等缺失或稀疏，通过 FUE 的美容性改善，患者满意率较高。

5. 瘢痕与创面　毛囊移植对瘢痕及创面进行治疗的过程中通常并不需要获得大量的毛囊单位，因此 FUE 技术成为最适合的手术方法。该技术提取毛囊兼具了痛苦小、瘢痕小、手术难度小并且效果好等优点。

6. 白癜风　毛发移植也可用于治疗毛发区的白癜风，是因为毛囊隆起区干细胞群能够逆行迁移，使周围皮肤复色。用于治疗的毛囊常取自枕部头皮，切割头皮条提取毛囊或 FUE 技术提取毛囊单位后，将毛囊单位移植到受区。现在越来越多的术者通过毛发移植治疗眉毛、胡须以及头发内的白癜风。

（二）并发症

FUE 由于微创性，并发症发生较少，但仍旧无法避免。一般并发症包括麻醉不良反应、术中和术后并发症。

常见麻醉不良反应是使用肾上腺素导致的一过性心动过速，血压升高。术前应完善心电图及麻醉评估，在术中麻醉管理中，对有相关危险因素的患者进行血压和心率的监测。

术中并发症包括局部瘢痕形成，过度采集及局部皮肤的坏死，供区部位毛发脱落、皮下囊肿、移植物包埋引起毛囊炎和点状瘢痕等。术中提取毛囊时未将提取组织全部取出，遗留组织在真皮层刺激形成皮下囊肿。因此，术中应使用锋利的毛囊提取器，尽可能将毛囊完整提取，可以避免囊肿形成和术后继发感染的发生。

术后较常见的并发症包括晕厥、疼痛、术后移植区水肿、瘙痒及咳嗽或呃逆等。疼痛、出血在术中及术后都较为常见。通常是由于广泛性损伤、切口张力过高以及手术范围麻醉不充分导致。术后给予非甾体抗炎药及其他类型的镇痛药可缓解疼痛。

（三）禁忌证

FUE 几乎没有绝对禁忌证，但是早期、进行性脱发的年轻患者以及头发密度较低的 Norwood Ⅵ级或Ⅶ级患者应当谨慎手术。相对禁忌证包括出血性疾病，使用增加出血的药物如氯吡格雷，免疫缺陷，不稳定心律失常，慢性阻塞性肺疾病，对局部麻醉剂或肾上腺素敏感，瘢痕疙瘩形成或结缔组织疾病史，以及严重精神障碍的患者。由于手术时间较长，背部和颈部以及幽闭恐怖症有时会出现问题。

（四）手术步骤

1. 患者评估和手术计划

（1）确定植发的受众患者：脱发早期进行移植没有任何医学或外科上的优势。所以脱发早期，应当首选药物治疗。米诺地尔和非那雄胺对年轻患者效果最好，尤其是头发大面积变小的患者。服用药物来维持头发的老年患者，以及脱发严重、米诺地尔和非那雄胺不能产生效果的患者，可以在手术的同时服用药物。

虽然大面积脱发的患者完全恢复的概率有限，但其不一定是手术的禁忌证。如果供体区稳定（小型化＜20%），且患者的期望与其有限的可用供体供应相称，则可考虑进行毛发移植。

会诊应该是让患者有"合理的期望"，因为毛发修复过程是移动而不是生成毛发，所以最终的移植密度将明显小于患者的非秃顶密度。同样，被移植的是患者头部两侧和枕部的头发，最终的结果可以参考现有头发的纹理、颜色、卷曲程度和其他质量。

（2）患者术前准备：患者在术前至少 1 个月服用非那雄胺，最大限度地降低术后脱落的概率。在术前几天，应停止外用米诺地尔。术前 3 天内，患者应避免使用使头发浓密或使头皮染色的产品。术前应刮除毛发。在术前一定时间告知患者停止某些药物治疗，戒烟、戒酒，进行血常规检查。

（3）手术室器材准备：传统的 FUE，准备宝石刀和镊子；微针植发的提取器就是微针种植笔，一个种植孔为 0.6～1.0mm。

FUE 通常在门诊进行。严重并发症很少发生，但应当准备的基本设备包括便携式氧气、自动除颤器、静脉注射装置以及口腔和鼻咽导气管。

2. 手术步骤 患者在同意书上签字，审查手术计划，并回答最后的问题。然后，检查密度以确认在初始咨询时进行的测量。评估头皮松弛程度并记录在手术报告中。给患者穿上手术服，在浅蓝色背景下拍照。用结晶紫标记发际线和其他重要的标志，如顶点过渡点和冠状漩涡。如果患者同意发际线的设计，就要拍摄额外标记头皮的照片，通常是从正面、顶面和背面拍摄。3/4 和特写照片被用来说明特定的美容问题。

通常，1 500 个或更多移植物的手术，患者在术前约 15 分钟口服地西泮 5～15mg 和肌内注射咪达唑仑 2～4mg。剂量取决于患者的体重、年龄、性别和过去使用的镇静药/镇痛药。

（1）供体提取：在准备提取的过程中，患者应笔直地坐在手术台上。然后使用电动剪刀将供体区域的毛发剪成 5mm 长。用纸带挡住头发上方的部分，使供体部位完全暴露。可用一个纱布头带围绕患者头部修剪区域的下面，无菌布帘用胶带粘在头带上。

（2）局部麻醉：使用利多卡因、布比卡因和肾上腺素的麻醉混合物建立局部阻滞。麻醉药溶液被注射到皮下脂肪层中，该皮下脂肪层在被修剪区域的下部下方大约 1cm 处，并在两侧延伸超过它几厘米。每厘米供体区域使用约 0.75ml 的麻醉药，局部阻滞约需要 15 分钟进行诱导麻醉。一旦供体区域的皮肤变得麻木，就通过向中间脂肪注射大量更稀的利多卡因-肾上腺素溶液实施肿胀麻醉，以使该区域变得坚硬、膨胀，从而达到以下目的：①加宽筋膜正上方的血管从上部脂肪中的毛囊到神经和更大的血管的距离；②增加供区的刚性；③减少毛囊横断；④减少出血；⑤产生更均匀的麻醉；⑥减少所需麻醉药的剂量。

（3）毛囊提取：使用毛发提取器逐根提取，

根据总移植数量，每平方厘米头皮提取 5～15 个毛囊单位；提取时应顺毛发生长方向进行，防止毛囊损伤（图 11-5-1）。将提取的毛囊放入盛有生理盐水纱布的无菌弯盘中，弯盘底部治疗巾的下方放置冰块，用以维持弯盘内的生理盐水纱布在低温（1～4℃）状态。然后由专业毛囊分离师在显微镜下应用特殊器械将每个毛囊单位更精细地分割、分离。取发后供区形成蜂窝点状创面，该创面不需要特殊处理，无菌纱布包扎即可。分离好的单株毛囊放在 1～4℃ 的生理盐水纱布上防止干燥，备用。

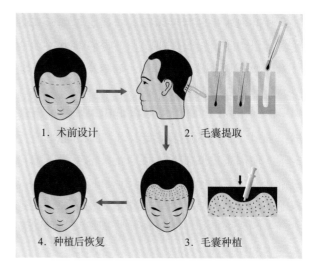

1. 术前设计　　2. 毛囊提取
4. 种植后恢复　　3. 毛囊种植

图 11-5-1　毛囊单位提取流程示意

（4）毛发移植：患者取发完毕后一般改为平卧位，头部供发区无菌纱布包扎。根据术前设计的种植方案在秃发区进行消毒，铺无菌巾、麻醉。麻醉成功后用 1.5mm 宝石刀按原来毛发的生长方向做毛孔，深度掌握在 5mm 左右，毛孔密度由移植数量和移植面积决定。打孔完毕后用种植镊将已分离好的单位毛囊逐个种植于毛孔内。生理盐水冲洗种植区，有渗血的区域可轻按压止血，种植区无血凝块。术毕取发区更换无菌敷料包扎，种植区暴露。24 小时后去除取发区的包扎敷料。

三、毛囊单位移植

（一）确定植发的受众患者

在脱发早期应首选药物治疗，其中米诺地尔

和非那雄胺对年轻患者效果最好，尤其是头发面积变小的患者。服用药物维持头发而不是再生头发的老年患者，以及脱发严重、米诺地尔和非那雄胺预期疗效不佳的患者，可以在手术的同时服用药物。尽管大面积脱发的患者完全恢复的机会有限，但如果其供体区稳定（小型化＜20%），且患者期望与其有限的可用供体供应相称，也可考虑毛发移植。

FUT 几乎没有绝对禁忌证，是一种不需要全身麻醉的门诊手术。相对禁忌证包括出血性疾病、使用增加出血的药物（如氯吡格雷）、免疫缺陷、不稳定心律失常、慢性阻塞性肺疾病、对局部麻醉剂或肾上腺素敏感、瘢痕疙瘩形成或结缔组织疾病史，以及严重的精神障碍的患者。当对患者的健康状况有疑问时，最好要求他们提供相关检查报告或诊断证明。患者需要长时间坐在手术椅上，因此，若患者存在颈椎、背部疾病或幽闭恐怖症可能会影响手术的顺利进行。评估有重大精神问题的患者，尤其是抑郁症、拔毛症、躯体变形障碍或严重强迫症患者时，建议精神科医师参与诊疗决策。

"合理期望"是评估疗效的本质。因为毛发移植术是搬运毛发而不是生成毛发，所以最终的移植区密度将明显小于患者的非秃顶区密度。同样重要的是，被移植的是患者头部两侧和后部的头发，最终的结果可以参考人的现有头发的纹理、颜色、卷曲程度和其他质量进行最佳的描述。

（二）评估供体

决定总供体储备的主要因素是供体密度、头皮松弛度和供体区域的实际大小。

1. 供体密度 在第一次手术中，如果手术过程中没有明显的浪费，供体区域每平方厘米头皮应产生 70～95 个毛囊移植物。当取更长的条带时，平均获取数量减少，因为密度向两侧降低。对于一些人来说，整个供体区域的密度变化很大，这必须在手术计划中加以考虑。毛囊单位密度也因种族而异，因此，每单位面积的供体组织所获得的移植物数量将表现出种族差异，必须加以考虑。因为在手术计划中，一般来说，

随着毛发密度（毛发 /cm²）增加，每个毛囊单位（follicular unit，FU）的毛发数目（毛发 / FU）增加而不是毛囊单位间隔更近（FU/cm²）。如果头皮因之前的移植、头皮缩小或头皮提升而被拉伸，毛囊单位将间隔更远。以前手术留下的供体瘢痕会显著减少供体的获取量。不管做得多完美，总会有脱发。此外，瘢痕周围毛发的角度会稍微改变，进而影响供区毛发的提取。具有理想平均密度和平均毛发属性的人，供体区域中约一半的毛发可以被移动，而在外观上没有显著变化。

2. 头皮松弛度 头皮松弛度是决定一个人可用的全部供体头发的重要因素。导致松弛的主要因素可能有两个：冗余和扩张性。扩张性是头皮伸展的能力。在冗余而导致头皮松弛的患者中，采集供体带仅去除了一些额外的头皮组织，仅轻微影响密度（毛发 /cm²）；因此产量很高，密度在随后的过程中不会显著降低。而头皮过紧的局限性通常在最初的手术中并不明显，但在随后的手术中，进行无张力闭合或面对密度下降时获取大量头发会变得更加困难。由于扩张性增加，头皮非常松弛的患者倾向于愈合加宽的瘢痕，因此通常不适合使用线性切口进行手术。事实上，有些患者可能患有未确诊的结缔组织疾病。

在头皮非常松弛和非常紧绷的情况下，应考虑进行 FUE，虽然 FUE 对于头皮一般至紧绷的患者通常很容易，但对于头皮松弛的患者有时非常困难，因为皮肤很难稳定，毛囊单位可能会在提取过程中破碎。

3. 施术尺寸 可切除供区的中部通常位于枕外隆凸之上，并向两侧延伸至太阳穴发际线 3cm 以内。这个距离为 32～35cm。除了限制切口的长度，应该只在毛发稳定的部位采集毛发。一个经常被忽视的迹象是"上升"的发际线，其特点是头皮后部永久区的下缘。后倾的太阳穴和上升的后发际线都表明供区缩小，需要采用保守的手术方案。

4. 患者术前准备 医师通常会在术前至少 1 个月给患者服用非那雄胺，以最大限度地降低术后脱落的概率。如果目的是推迟或避免手术，

那么应该至少服药 1 年，使患者的头发有足够的时间再生。

建议局部使用米诺地尔的患者在术前几天停止使用（因其舒张血管特性）并在术后等待 1 周再继续（以避免 2% 溶液中的乙醇或 5% 溶液中的丙二醇的刺激作用）。

建议患者在术前 3 天停用使头发浓密或使头皮染色的产品。手术期间它们的存在会降低可见度，使放置更加困难。术前应刮除毛发，后期使用假发片或假发。然而，在前额发际线处或附近的任何形式的附着都有使移植物移位的风险。鼓励患者在术后不使用任何类似物品，在头发长出来前，有必要使用假发的患者至少应该等待 10 天直至移植物安全。全身性抗生素不适用于清洁伤口，因此它们在毛发移植中的常规使用是不必要的。有心内膜炎或二尖瓣脱垂病史的患者，在毛发移植中使用抗生素没有具体的使用指南，因此是否使用抗生素应基于患者个体的风险因素。

其他术前指导相对简单，在一定程度上取决于手术医师的偏好。应在手术日期前告知患者需要停止某些药物治疗、戒烟和戒酒。术前进行常规血液检查。手术知情同意书应在术前交给患者，并应在服用任何可能导致嗜睡或损害判断力的药物前由患者签字，并注明签字的确切时间。

5. 计划第一次毛发移植手术　理想情况下，首次植发手术的主要目标为：①建立前额发际线，勾勒面部轮廓；②覆盖头皮的所有秃头区域，从前额发际线到顶点过渡点；③尽可能地创造充裕的移植密度，在第一次术后使预期结果看起来更自然，当然可能需要更多次手术。

在外科手术规划的另一种方法中，目的是通过在更有限的区域中产生高密度，然后在随后的阶段中移植另一个区域，在一次手术中实现最终密度。这在一定程度上是通过使用非常小的受区，将移植物的大小限制在三根头发，以及使用粘贴法来实现的，在这种方法中，受区一旦做好，即应植入移植物。随着单位面积内移植物数量的增加，血管受损的风险也在增加，可能导致移植物存活不理想。可能导致移植物变干或使移植物在重新插入时发生机械损伤。正确的患者选择和专业技术有助于避免这些问题，但风险仍然

存在。在决定移植的移植物数量时，经验有限的医师应该保守一些。

因为头皮的血液供应是广泛侧支化的，血管损伤的风险更多地取决于特定区域移植物的密度和受体伤口的大小，而不是移植物的绝对数量。

6. 规划第二次手术　患者通常应该等待10 ~ 12 个月才能体会到最好的美容效果。其间，新生毛发的直径和长度的持续增长显著改变了患者的外观。一旦头发达到定型长度，患者和医师都可以对是否需要开展额外的治疗进行美学评估。

在供体区域出现休止期脱发的罕见情况下，供体区域的恢复可能需长达 1 年的时间，因此患者必须等到毛发完全再生后才能进行第二次治疗。在极少数情况下，如果缝合过紧，可能最终导致永久性脱发。

第二次手术的主要目的为：①增加第一次移植区域的密度；②改善发际线；③跟踪脱发的进展（如有必要）；④将移植物延伸至顶部（适当时）；⑤补充特定的修饰模式，发际线有时可以微调，使前缘更柔和，更不规则。

7. 后期的移植疗程　外科医师应该尽一切努力在尽可能少的时间内完成修复，而不是让患者经历不必要的多次手术，这会对其供体区域和生活产生不利影响。由于毛发特性和患者需求的巨大差异，达到患者满意所需的移植物数量差异很大。

（三）手术场所

毛囊单位毛发移植通常在门诊进行。尽管严重并发症很少发生，但也应制订方案处理紧急情况，如过敏反应、脑卒中、癫痫发作、心律失常、急性心肌梗死和高血压危象。医务人员应该能够自如地处理出血、晕厥、小发作和焦虑反应等问题。医务人员应获得心肺复苏术认证，至少一些临床工作人员应获得高级生命支持（advanced cardiac life support，ACLS）认证。办公室应急设备的数量取决于员工的能力和培训。基本设备包括便携式氧气、自动除颤器、静脉注射装置以及口腔和鼻咽导气管。

患者头皮毛发通常不需要剃除和特殊的准备，严格的无菌术是不实际的。因头皮有丰富的

血液供应和较强的抗感染能力，至少在供区缝合前，应保持无菌环境。

FUT 的最重要的仪器是解剖立体显微镜，进行解剖的手术小组成员都应配备一台显微镜。有经验的团队通常每 500～750 个移植物需要 1 名工作人员（用于移植物解剖和放置）。因此，典型的 2 000 个移植物手术除医师外，还需要 3～4 名工作人员，具体人数需求取决于医护人员的操作熟练度。

FUT 手术室需要精心设计，桌子是轮廓分明的，可提供患者坐位时的腰部支撑。座位离地面不超过 56cm，这样当患者处于坐位时，工作人员可以在头部周围舒适地工作。手术持续时间长使对人体工程学问题的细致关注变得更加重要。荧光灯天花板照明比手术室照明更可取，因为它产生的热量更少。高强度手术灯仅在患者手术的供体区域使用，因为它们可以倾斜以照亮处于坐位患者的枕部头皮。

使用新的保存溶液，保持合适的温度和渗透性，尽可能模拟人体内局部微环境，防止降低至较低温度。可以将抗氧化剂和缓冲剂加入保存溶液中，减少自由基产生和将 pH 值保持在最佳范围，以增加移植物的存活率。

（四）手术步骤

患者在知情同意书上签字，审查手术计划，并做最后的沟通。然后，检查毛发密度以确认在初始咨询时进行的测量。若头皮松弛也应重新评估并记录在手术报告中。给患者穿上手术服，在浅蓝色背景下拍照。用结晶紫标记发际线和其他重要的标志，如顶点过渡点和冠状漩涡，并用两面镜子展示给患者。如果患者同意发际线的设计，就要拍摄额外标记头皮的照片，通常是从正面、顶面和背面拍摄。3/4 和特写照片被用来说明特定的美容问题。偶尔会在手术过程中拍照用于教学。手术结束时也需要拍照。所有照片都作为患者永久病历的一部分保存。

通常，1 500 个或更多移植物的手术，患者在术前约 15 分钟口服地西泮 5～15mg 和肌内注射咪达唑仑 2～4mg。镇静药的剂量根据患者的体重、年龄、性别和过去是否使用过的镇静药/

镇痛药等方面综合考虑，个体化给药。静脉注射甲泼尼龙 80mg，以减少术后肿胀。口服抗生素不是常规用药，但对于植入假体装置、心脏瓣膜疾病和其他需要预防的疾病患者，可考虑使用口服抗生素。

1. 供体提取　在准备提取的过程中，患者应笔直地坐在手术台上。然后使用电动剪刀将供体区域的毛发（在提议的供体条中的毛发加上供体条上下 0.5cm，以便于缝合或钉合）剪成 2mm 长。用纸带挡住头发上方的部分，使供体部位完全暴露。可用一个纱布头带围绕患者头部修剪区域的下面，无菌布帘用胶带粘在头带上。在第一次 FUT 治疗中，平均头皮松弛的患者，通常采集 1.2～1.4cm 宽的供体条。在计算长度时，使用 70～95 个毛囊单位 /cm^2 的一般规则。例如，如果计划为平均密度为 85FU/cm^2 的非西班牙裔白人男性进行 2 000 个毛囊单位的移植毛发移植，则 1.2cm 宽的条需要约 20cm 长（加上锥形角以允许平坦闭合）。非洲和亚洲血统的人通常具有较低的毛囊单位密度，这种尺寸的条带将产生较少数量的毛囊单位移植物。在进行 FUE 时，通常可以提取约 18FU/cm^2，因此外科医师需要大约 5 倍于 FUT 条带的面积获得同等数量的移植物。为了提取上述例子中的 2 000 个移植物，需要 1.2cm×20.0cm×5.0cm 或 120cm^2 的面积。在 FUE，头发应该剪成 1mm 长（FUT 所需的 2mm 长度的一半）。

2. 局部麻醉　使用利多卡因、布比卡因和肾上腺素的麻醉混合物建立阻滞区域。麻醉药溶液被注射到皮下脂肪层中，该皮下脂肪层在被修剪区域的下部下方大约 1cm 处，并在两侧延伸超过几厘米。除已经讨论过的缓冲麻醉药之外，通过将振动手部按摩器按压到针插入区域下方的皮肤上，可以减轻注射带来的不适。注射的刺痛也可以通过控制麻醉溶液流量的装置减轻。每厘米供体区域使用约 0.75ml 的麻醉药，因此 25cm 长的切口将需要略少于 20ml 的麻醉药溶液。重要的是避免注射到肌肉中，因为肾上腺素会由于作用于 β$_2$ 受体而导致血管扩张，从而迅速消除麻醉药的局部效应并增加其毒性。

3. 条状切除　供体切口的理想位置是永久

区的中部。这通常位于枕外隆凸的水平（在中线）。可以使用两个间隔 1.0 ~ 1.5cm 的平行刀片切除供体条，或者使用单个刀片收获供体条。当采用平行刀片技术时，可以使用装有两个 10 号刀片的 Rassman 手柄。手以 30° 的角度握住刀片手柄使它们平行于露出的头发。应该将刀片保持在预先成角度的位置，以允许两个刀片在与毛囊对齐时与皮肤表面齐平；否则，医师可能会用上刀片切得太浅，而用下刀片切得太深。一旦切口的主要平行部分完成，使用单个手术刀片将末端削成椭圆形。

4. 供体缝合 最常见的缝合类型包括金属缝合钉、连续的不可吸收缝线或连续的可吸收缝线。如果使用缝合钉来缝合伤口边缘，在使用缝合钉之前确保伤口边缘齐平是非常重要的。用皮钩抓住伤口下缘，用鼠齿钳夹住伤口上缘并轻轻外翻，缝钉应该相隔约 0.6cm 放置。缝合钉的组织反应性很小，但它们使伤口边缘的齐平附着变得更加困难，并且可能会在术后使患者感到不适。根据患者伤口张力的程度、患者的年龄和预期活动量，通常在术后 10 天取出交替缝合钉，在 18 ~ 25 天取出剩余的缝合钉。特别是对于年轻患者及闭合度低于平均水平的患者，长时间留在体内的缝合钉会导致瘢痕。

（五）术后护理

患者需要在术后第 2 天于诊室观察，缝合后的患者待术后 10 天可逐渐取出缝钉。10 ~ 14 天后，再次取出剩余的缝钉。使用缝线的患者在术后 7 ~ 10 天只复诊一次。接受 FUE 的患者需在术后 1 周和 2 周进行观察。术后 1 年，所有患者都需要复诊，让医师评估生长情况并拍照，并讨论额外手术的可能性。有问题或顾虑的患者可不时随诊。

典型的毛囊单位移植手术的术后护理需要患者在白天用厚厚的一层抗生素软膏覆盖供体区域，晚上用软膏和 Telfa 纱布覆盖。术后每 3 ~ 4 小时护理 1 次移植区域，然后每天 2 次，直到术后 1 周随访。最初几天清洁移植部位时要特别小心，以使移植物不会移位，轻轻冲洗受体部位

将会使结痂最小化，并使移植不那么明显。前 2 周要尽量轻柔洗头和冲洗移植区域，术后不能摩擦、挑选或刮擦，因为这可能会使移植物移位。

1. 后期缝合/钉合区域的护理 使用含铜肽的洗发水，用指尖轻轻清洗缝合部位。淋浴水可能会直接打到头皮后面的缝合区域。吹风机可以使用常温挡位，但不要加热。术后至少 2 周内不要使用任何染发剂。

2. FUE 供体区的护理 使用含铜肽的洗发水，用指尖轻轻清洗供体部位。淋浴水可能会直接打到头皮后面的供体区域。洗完后，在该部位涂一层厚厚的抗生素软膏。睡觉时，用 Telfa 纱布覆盖该区域，并用头带固定住。

3. 术后药物 术后，可以视患者情况服用镇静催眠药和镇痛药。移植部位或缝合部位可能会有一些瘙痒。氢化可的松软膏可以根据需要局部应用于瘙痒的部位，每天最多 4 次。可在手术过程中和术后口服糖皮质激素，以减轻术后肿胀。如果有明显的肿胀，通常发生在术后第 2 ~ 5 天。它会在几天后自行消失，不需要任何特殊处理。可以将凉爽的湿敷料放在肿胀部位，但要确保它们不会接触到移植物。

经过 20 年的发展，FUHT 已经成为外科毛发修复的"金标准"。在保存供体头发，实现最佳覆盖，并创造一个自然的外观，FUT 和 FUE 代表了一个重大的进步，早已超过早期的头发修复方法。相应地，这些技术也对从业者提出了更高的要求。外科团队必须发展精细处理大量毛囊单位移植物的技术和耐力，同时外科医师必须培养对移植物设计和移植物放置的敏锐的审美敏感性。鉴于脱发的重要心理层面，FUHT 需要彻底的术前评估以了解患者的期望，仔细检查以确定手术是否合适，最重要的是，应建立可实现的目标。如果选择了手术方向，为了实现这些目标，需要在细节上对手术的每个方面都一丝不苟地反复确认。对于毛发修复外科医师和团队来说，完善 FUHT 的专业知识是一项艰巨而必要的任务，而完成这个任务可以让患者受益终身。

（郭伟楠）

参考文献

[1] 刘宗辉，舒茂国，刘翔宇. 整形外科皮肤缝合技术的特点及应用 [J]. 中国美容医学，2017，26（7）：136-139.

[2] ANDREWS K, GHAVAMI A, MOWLAVI A, et al. The youthful forehead: placement of skin incisions in hidden furrows[J]. Dermatol Surg, 2000, 26(5): 489-490.

[3] ZUBER T J. Minimal excision technique for epidermoid(sebaceous) cysts[J]. Am Fam Physician, 2002, 65(7): 1409-1412.

[4] GABEL E A, JIMENEZ G P, EAGLSTEIN W H, et al. Performance comparison of nylon and an absorbable suture material(Polyglactin 910) in the closure of punch biopsy sites[J]. Dermatol Surg, 2000, 26(8): 750-752.

[5] DUTEILLE F, ROUIF M, ALFANDARI B, et al. Reduction of skin closure time without loss of healing quality: a multicenter prospective study in 100 patients comparing the use of Insorb absorbable staples with absorbable thread for dermal suture[J]. Surg Innov, 2013, 20(1): 70-73.

[6] PLOTNER A N, MAILLER-SAVAGE E, ADAMS B, et al. Layered closure versus buried sutures and adhesive strips for cheek defect repair after cutaneous malignancy excision[J]. J Am Acad Dermatol, 2011, 64(6): 1115-1118.

[7] SNIEZEK P J, WALLING H W, DEBLOOM J R 3rd, et al. A randomized controlled trial of high-viscosity 2-octyl cyanoacrylate tissue adhesive versus sutures in repairing facial wounds following Mohs micrographic surgery[J]. Dermatol Surg, 2007, 33(8): 966-971.

[8] ZHU J W, WU X J, LU Z F, et al. Purse-string suture for round and oval defects: a useful technique in dermatologic surgery[J]. J Cutan Med Surg, 2012, 16(1): 11-17.

[9] YASUTA M, KIYOHARA T. Negative-pressure suction therapy for epidermal cysts[J]. Dermatol Surg, 2012, 38(10): 1751-1752.

[10] ZARUBY J, GINGRAS K, TAYLOR J, et al. An in vivo comparison of barbed suture devices and conventional monofilament sutures for cosmetic skin closure: biomechanical wound strength and histology[J]. Aesthet Surg J, 2011, 31(2): 232-240.

[11] EPSTEIN W, KLIGMAN A M. The pathogenesis of milia and benign tumors of the skin[J]. J Invest Dermatol, 1956, 26(1): 1-11.

[12] BRODY H J. Complications of chemical resurfacing[J]. Dermatol Clin, 2001, 19(3): 427-438.

[13] THAMI G P, KAUR S, KANWAR A J. Surgical pearl: enucleation of milia with a disposable hypodermic needle[J]. J Am Acad Dermatol, 2002, 47(4): 602-603.

[14] ROTHENBURGER S, SPANGLER D, BHENDE S, et al. In vitro antimicrobial evaluation of coated VICRYL plus antibacterial suture(coated polyglactin 910 with triclosan) using zone of inhibition assays[J]. Surg Infect, 2002, 3 Suppl 1: S79-S87.

[15] NIESSEN F B, SPAUWEN P H, KON M. The role of suture material in hypertrophic scar formation: Monocryl vs Vicryl-Rapide[J]. Ann Plast Surg, 1997, 39(3): 254-260.

[16] DOMÍNGUEZ-CHERIT J, GUTIÉRREZ MENDOZA D. Best way to perform a punch biopsy[J]. Dermatol Clin, 2015, 33(2): 273-276.

[17] LEVITT J, BERNARDO S, WHANG T. Videos in clinical medicine. How to perform a punch biopsy of the skin[J]. N Engl J Med, 2013, 369(11): e13.

[18] YADAV S P, GHARWADE C R, KHATRI G N. Punch incision with secondary healing(pish) technique for benign facial lesions: an institutional experience in 307 patients[J]. Indian J Plast Surg, 2021, 54(2): 138-143.

[19] GOLD M H. Dermabrasion in dermatology[J]. Am J Clin Dermatol, 2003, 4(7): 467-471.

[20] SMITH J E. Dermabrasion[J]. Facial Plast Surg, 2014, 30(1): 35-39.

[21] CAMPBELL R M, HARMON C B. Dermabrasion in our practice[J]. J Drugs Dermatol, 2008, 7(2): 124-128.

[22] KIM E K, HOVSEPIAN R V, MATHEW P, et al. Dermabrasion[J]. Clin Plast Surg, 2011, 38(3): 391-395.

[23] SALDANHA O, ORDENSE A I, GOYENECHE C, et al. Lipoabdominoplasty with anatomical definition[J]. Plast Reconstr Surg, 2020, 146(4): 766-777.

[24] WOLF Y, WEISSMAN O, DIMA H, et al. Biplanar Lipoabdominoplasty: introducing the subscarpal lipo aponeurotic system[J]. Plast Reconstr Surg Glob Open, 2022, 10(1): e4000.

[25] XAVIER D D, GRAF R M, FERREIRA A S. Short-term changes in posture and pain of the neck and lower back of women undergoing lipoabdominoplasty: a case series report[J]. J Chiropr Med, 2023, 22(2): 138-147.

[26] SALDANHA O R, DE SOUZA PINTO E B, MATTOS W N Jr, et al. Lipoabdominoplasty with selective and safe undermining[J]. Aesthetic Plast Surg, 2003, 27(4): 322-327.

[27] SALDANHA O R, FEDERICO R, DAHER P F, et al. Lipoabdominoplasty[J]. Plast Reconstr Surg, 2009, 124(3): 934-942.

[28] KENNEDY J, VERNE S, GRIFFITH R, et al. Non-invasive subcutaneous fat reduction: a review[J]. J Eur Acad Dermatol Venereol, 2015, 29(9): 1679-1688.

[29] MULHOLLAND R S, PAUL M D, CHALFOUN C. Noninvasive body contouring with radiofrequency, ultrasound,

cryolipolysis, and low-level laser therapy[J]. Clin Plast Surg, 2011, 38(3): 503-520.

[30] KRUEGER N, MAI S V, LUEBBERDING S, et al. Cryolipolysis for noninvasive body contouring: clinical efficacy and patient satisfaction[J]. Clin Cosmet Investig Dermatol, 2014, 7: 201-205.

[31] VANAMAN M, FABI S G, COX S E. Neck rejuvenation using a combination approach: our experience and a review of the literature[J]. Dermatol Surg, 2016, 42 Suppl 2: S94-S100.

[32] RIGOTTI G, MARCHI A, GALIÈ M, et al. Clinical treatment of radiotherapy tissue damage by lipoaspirate transplant: a healing process mediated by adipose-derived adult stem cells[J]. Plast Reconstr Surg, 2007, 119(5): 1409-1422.

[33] COLEMAN S R. Structural fat grafting: more than a permanent filler[J]. Plast Reconstr Surg, 2006, 118(3 Suppl): 108S-120S.

[34] DING F X, SHEN Y R, LU L, et al. Correction of mild-to-moderate sunken upper eyelids of asians with stromal vascular fraction gel[J]. Ophthalmol Ther, 2023, 12(1): 535-548.

[35] COPCU H E, OZTAN S. Not stromal vascular fraction(SVF) or nanofat, but total stromal-cells(TOST): a new definition. Systemic review of mechanical stromal-cell extraction techniques[J]. Tissue Eng Regen Med, 2021, 18(1): 25-36.

[36] LIU M L, SHANG Y J, LIU N, et al. Strategies to improve AFT volume retention after fat grafting[J]. Aesthetic Plast Surg, 2023, 47(2): 808-824.

[37] CHEN Y T, SHIH P Y, CHEN H J, et al. Treatment of axillary osmidrosis: a comparison between subcutaneous laser and superficial liposuction curettage[J]. J Eur Acad Dermatol Venereol, 2015, 29(10): 2019-2023.

[38] LIU Q Y, ZHOU Q H, SONG Y G, et al. Surgical subcision as a cost-effective and minimally invasive treatment for axillary osmidrosis[J]. J Cosmet Dermatol, 2010, 9(1): 44-49.

[39] 张晶晶. 腋臭微创切除术并发症原因分析及预防与处理 [J]. 名医，2018, 66(11): 86.

[40] LI H, WANG B, ZHANG Z, J et al. A refined surgical treatment modality for bromhidrosis: double w incision approach with tumescent technique[J]. Dermatol Surg, 2009, 35(8): 1258-1262.

[41] KIM I H, SEO S L, OH C H. Minimally invasive surgery for axillary osmidrosis: combined operation with CO_2 laser and subcutaneous tissue remover[J]. Dermatol Surg, 1999, 25(11): 875-879.

[42] LIN L, HUO R, BI J H, et al. Fractional microneedling radiofrequency treatment for axillary osmidrosis: a minimally invasive procedure[J]. J Cosmet Dermatol, 2019, 18(1): 115-120.

[43] BERNSTEIN R M, RASSMAN W R, SZANIAWSKI W, et al. Follicular transplantation[J]. Int J Aesthet Rest Surg, 1995, 3: 119-132.

[44] HEADINGTON J T. Transverse microscopic anatomy of the human scalp. A basis for a morphometric approach to disorders of the hair follicle[J]. Arch Dermatol, 1984, 120(4): 449-456.

[45] RASSMAN W R, POMERANTZ M A. The art and science of minigrafting[J]. Int J Aesthet Rest Surg, 1993, 1: 27-36.

[46] LIMMER B. Thoughts on the extensive micrografting technique in hair transplantation[J]. Hair Transplant Forum Int, 1996, 6: 16-18.

[47] BERNSTEIN R M, RASSMAN W R. Follicular transplantation: patient evaluation and surgical planning[J]. Dermatol Surg, 1997, 23(9): 771-784.

[48] BERNSTEIN R M, RASSMAN W R. The aesthetics of follicular transplantation[J]. Dermatol Surg, 1997, 23(9): 785-799.

[49] KUSTER W, HAPPLE R. The inheritance of common baldness: two B or not two B?[J]. J Am Acad Dermatol, 1984, 11(5 Pt 1): 921-926.

[50] BERNSTEIN R M, RASSMAN W R. Densitometry and video-microscopy[J]. Hair Transplant Forum Int, 2007, 17: 49-51.

[51] BERNSTEIN R M. Measurements in hair restoration[J]. Hair Transplant Forum Int, 1998, 8: 27.

[52] COHEN B H. The cross-section trichometer: a new device for measuring hair quantity, hair loss and hair growth[J]. Dermatol Surg, 2008, 34(7): 900-910.

[53] CHARTIER M B, HOSS D M, GRANT-KELS J M. Approach to the adult female patient with diffuse non-scarring alopecia[J]. J Am Acad Dermatol, 2002, 47(6): 809-818.

[54] BERNSTEIN R M, RASSMAN W R. The scalp laxity paradox[J]. Hair Transplant Forum Int, 2002, 12: 9-10.

[55] SALASCHE S J, BERNSTEIN G, SENKARIK M. Surgical anatomy of the skin[M]. Norwalk: Appleton & Lange, 1988: 151-162.

[56] BLUGERMAN G, SCHAVELZON D. Ergonomics applied to hair restoration[J]. Hair Transplant Forum Int, 1996, 6: 1-14.

[57] BERNSTEIN R M, RASSMAN W R. Limiting epinephrine(adrenaline) in large hair transplant sessions[J]. Hair Transplant Forum Int, 2000, 10: 39-42.

[58] BERNSTEIN R M, RASSMAN W R. Wall mounted placing stand[J]. Hair Transplant Forum Int, 1997, 7: 17-18.

[59] BERNSTEIN R M, RASSMAN W R. The logic of follicular unit transplantation[J]. Dermatol Clin, 1999, 17(2): 277-295.

[60] LIMMER B L. Elliptical donor stereoscopically assisted micrografting as an approach to further refnement in hair transplantation[J]. Dermatol Surg, 1994, 20(12): 789-793.

[61] BERNSTEIN R M, RASSMAN W R, RASHID N. A new suture for hair transplantation: poliglecaprone 25[J]. Dermatol Surg, 2001, 27(1): 5-11.

[62] BENNETT R G. Selection of wound closure materials[J]. J Am Acad Dermatol, 1988, 18(4 Pt 1): 619-637.

第十二章

硬化剂治疗技术

第一节 概述

硬化剂治疗技术（sclerotherapy technology，STT）即通过向血管或淋巴管内注射硬化剂溶液破坏其管壁内皮细胞并达到一定损伤，从而使管腔闭合，以达到治疗血管异常曲张或美容目的的治疗方法。

一、硬化剂类型

硬化剂治疗技术主要是通过硬化剂溶液损伤内皮，引起内皮纤维化，进而使靶血管硬化，根据内皮细胞损伤的机制不同，硬化剂主要分为三类。

（一）清洁剂型硬化剂

清洁剂型硬化剂又称表面活性剂，常用于治疗静脉曲张和毛细血管扩张，包括聚桂醇（polidocanol，POL）、十四羟基硫酸钠（sodium tetradecyl sulfate，STS）、鱼肝油酸钠（sodium morrhuate，SM）和油酸乙醇胺（ethanolamine oleate，EO）等。清洁剂溶液均属长链脂肪酸，当溶液达到一定浓度时，这些长链脂肪酸形成两亲性双层，称为胶束，胶束从内皮细胞中提取细胞表面蛋白质，最终导致细胞死亡。清洁剂溶液是唯一可以通过发泡提高效果的硬化制剂类别。2010年聚多卡醇被美国FDA批准，并在硬化剂治疗中使用最广，STS很早就被用于静脉曲张硬化疗法。

（二）渗透型硬化剂

通过渗透作用引起红细胞和内皮细胞脱水以及细胞表面蛋白质变性，导致内皮细胞破坏。高渗溶液破坏力与其摩尔渗透压成正比。常见的高渗溶液有高渗盐水（hypertonic saline，HS）、葡萄糖-氯化钠（glucose-sodium chloride，DSC）、水杨酸钠（sodium salicylate，SS）或水杨酸钾（potassium salicylate，PS）等。与其他类型硬化剂相比，渗透型硬化剂主要优点是无过敏性，其主要缺点是在血液中被迅速稀释，在短距离内失去浓度和效力，因此，这些硬化剂主要用于毛细血管扩张症和低流量血管畸形。渗透型硬化剂溶液在注射时会引起强烈的烧灼感，进而刺激神经末梢。此外，周围肌肉组织细胞外液离子梯度的变化也会引起痉挛，若发生外渗常会引起皮肤坏死，但因经济实用、极少发生过敏反应以及在血液中很快被稀释等特点，在临床应用广泛。

（三）化学型硬化剂

化学型硬化剂又称腐蚀剂或细胞毒素，主要通过破坏细胞表面蛋白质化学键使其变性，导致细胞功能障碍和细胞死亡，使内皮细胞产生不可逆的破坏进而使血管纤维化，并在内皮下形成血栓。从化学上讲，化学刺激物种类繁多，包括醇类、盐类和重金属，如甘油、平阳霉素、博来霉素等，它们的效力范围也很广，从最强的硬化剂之一的多碘化碘，能够硬化主干静脉曲张，到最温和的甘油溶剂，用于细微毛细血管扩张症。虽此类硬化剂均未被美国 FDA 批准使用，但甘油在美国仍被广泛应用。

此外，根据硬化剂的形态分为液体硬化剂和泡沫硬化剂。

液体硬化剂注入血管后很快被稀释，硬化效果不如泡沫硬化剂，但不良反应少，主要用于毛细血管扩张症和网状静脉，也可作为低流量血管畸形的补充治疗。

泡沫硬化剂主要用于网状静脉和直径超过3mm 的静脉曲张。与液体硬化剂相比，泡沫硬化剂仅需较低浓度和剂量即可完全填满静脉管腔且不被血液迅速稀释，从而增加硬化剂与血管内皮之间接触时间，产生更大程度的靶向内皮损伤，提高治疗效果。此外，在涉及超声引导硬化治疗的病例中，泡沫硬化剂具有更多的回声效应，可极大提高硬化剂注射的疗效。临床常使用的泡沫硬化剂包括聚桂醇、聚多卡醇、十四羟基硫酸钠等。中国以聚桂醇、聚多卡醇为主，其注射后化学性刺激小、不产生剧烈头痛，无醉酒样反应等，以疗效确切，安全性好等优势在临床上被广泛应用。

二、泡沫硬化剂制备

只有清洁剂型硬化剂可用于制备泡沫硬化剂，如 STS 或 POL。泡沫硬化剂的制备方法有 Monfreux 法、Tessari 法 及 DSS（double-syringe system）法（表 12-1-1），因 Tessari 法操作简单且泡沫稳定性好，成为临床上常用的制备方法之一，即使用两支 10ml 注射器和一个三通连接器形成一个"泵"装置（图 12-1-1A），通常以 1∶4（图 12-1-1B）的溶液 / 空气比例制备泡沫硬化剂。将注射器内容物来回混合 10～15 次以产生所需的泡沫（图 12-1-1C）。泡沫通常降解相当快（一般 1～2 分钟），因此应该混合后立即注射，以获得最大的效果。

表 12-1-1　泡沫制备技术概况

方法	所用气体	硬化剂与空气混合比	所用装置
Monfreux 法	空气	—	1 个玻璃注射器；1 个橡皮塞
Tessari 法	空气	1∶4 或 1∶5	2 个一次性注射器；1 个三通阀
DSS 法	空气	1∶5	1 个双向连接管；2 个一次性注射器

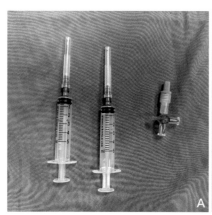 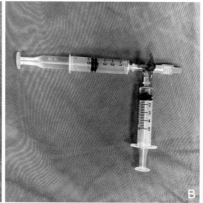 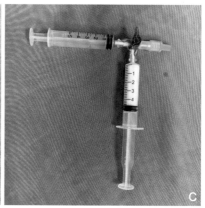

图 12-1-1　泡沫硬化剂配制
A. 泡沫硬化剂配制装置；B. 泡沫硬化剂配制比例；C. 泡沫硬化剂配制后状态。

三、适应证

1. 浅静脉功能不全、属支静脉曲张、穿支静脉功能不全、网状静脉曲张、毛细血管扩张（蜘蛛网状静脉曲张）、会阴部静脉曲张、溃疡周围静脉曲张。

2. 其他外科治疗或微创治疗后残余的曲张静脉。

3. 复发、新生静脉曲张。

4. 静脉畸形，尤其是 Puig Ⅰ～Ⅱ型静脉畸形。

5. 各类静脉淋巴管畸形和淋巴管畸形。

6. 其他外科治疗或微创治疗后复发、残余的静脉畸形。

    7. 婴儿血管瘤。

    8. 肉芽肿性血管瘤。

    9. 血管疣状增生。

    10. 皮肤血管畸形。

四、禁忌证

    1. **绝对禁忌证** 硬化剂过敏、急性深静脉血栓形成、肺栓塞、硬化剂注射部位存在感染或严重全身感染、长期卧床、症状性左向右分流（如卵圆孔未闭）。

    2. **相对禁忌证** 妊娠期、哺乳期女性，严重的外周动脉闭塞性疾病、一般情况差、强过敏体质、高血栓栓塞风险（如存在血栓栓塞症病史，存在严重血栓形成倾向、高凝状态和肿瘤活动期）和急性血栓性浅静脉炎，既往硬化剂注射治疗后出现包括偏头痛在内的神经功能不全者。

五、围手术期准备

    术前应常规对患者的一般身体状况进行评估，评估内容包括病史、临床表现、影像学检查、实验室检查等。其中，在病史采集中应特别注意询问患者相关疾病治疗史包括药物治疗、手术治疗及硬化剂治疗，建议术前行超声、数字减影血管造影（digital subtraction angiography，DSA）、CT、MRI 等影像学检查，了解病变形态、范围、其周围组织关系、其内血流动力学状况等，以协助制订合理的个体化治疗方案。头颈部静脉畸形的患者，尤其是累及呼吸道时，需对其进行呼吸道评估，若呼吸道梗阻明显，可根据具体情况选择术前预防性气管切开或术后保留气管插管，以保证患者正常通气。凝血功能异常的患者，术前应给予抗凝治疗。怀疑因卵圆孔未闭等先天性心血管发育畸形导致右向左分流的患者，应进行心脏超声检查，以排除手术禁忌证。术前告知治疗过程、预期效果及可能出现的不良反应等。

六、注意事项

    表浅、单一的病灶一般可在直视下行硬化剂治疗，但若累及较深较复杂的病灶时通常需要在影像学的引导下行硬化剂治疗，影像学的介入使硬化剂治疗运用更为广泛。随着影像学的发展，介入硬化治疗，特别是操作简单、经济便捷的超声引导介入可较直观地显示病灶部位、大小、形态结构、与邻近组织解剖关系以及血流动力学等特点，在临床决策及治疗过程中具有重要作用，通过超声实时引导可精准定位穿刺位点、准确控制进针方向及深度和硬化剂的用量，避免硬化剂注入过多导致药物外渗而发生意外，同时可高效应用于疾病的进展及治疗效果评估。当然，当超声介入成像不佳时，可使用其他影像学介入，如 DSA、CT、MRI。2022 年美国血管外科、美国静脉联盟及美国静脉与淋巴学会关于《SVS/AVF/AVLS 下肢静脉曲张管理临床实践指南 2022 版》及《ESVS 2022 年下肢慢性静脉疾病管理临床实践指南》推荐超声的血流动力学评估和介入引导是必需的（Ⅰ A 级）。

▌ 第二节   临床应用

一、下肢静脉曲张

    硬化剂治疗是下肢静脉曲张微创治疗方法之一，通过向曲张静脉内注入硬化剂溶液，使静脉内皮甚至管壁损伤而产生炎症反应，使静脉管腔闭合，并进一步纤维化，最终形成纤维条索，使静脉管腔永久性闭塞，以达到治疗目的，其疗效与静脉曲张的手术治疗相当。

（一）CEAP 分级

    1994 年美国静脉论坛（American Venous

Forum，AVF）依照下肢静脉疾病的临床表现（clinic signs，C）、病因（etiology，E）、解剖（anatomy，A）和病理生理（pathophysiology，P）提出下肢静脉疾病的诊断和分级体系，即CEAP，其临床表现（C）分级如表12-2-1及图12-2-1～图12-2-9所示。

表 12-2-1　2020 年修订版 CEAP 分级：临床表现（C）分级汇总

C 分级	症状描述	临床表现	C 分级	症状描述	临床表现
C0	无明显的静脉疾病症状		C3	水肿	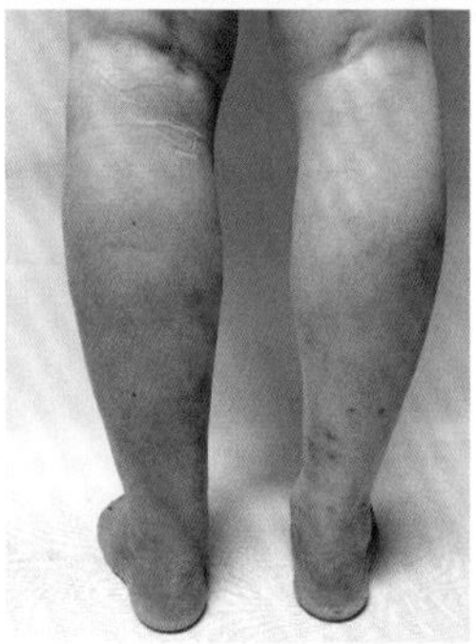 图 12-2-3
C1	毛细血管扩张或网状静脉丛	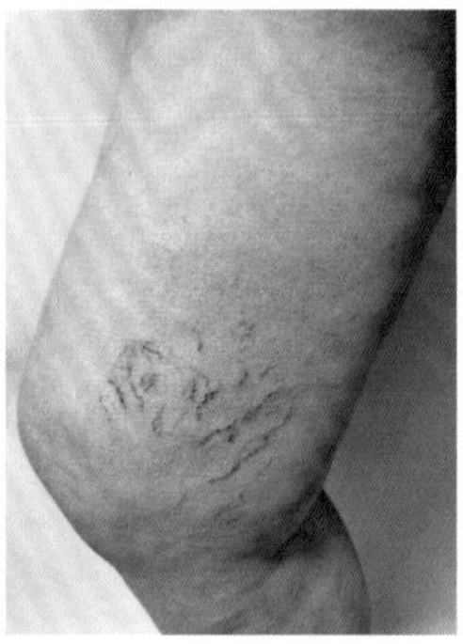 图 12-2-1	C4	继发于慢性静脉疾病的皮肤和皮下组织改变	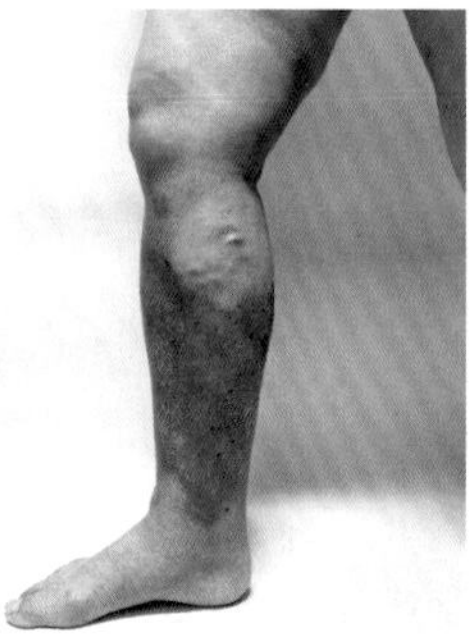 图 12-2-4
C2	静脉曲张	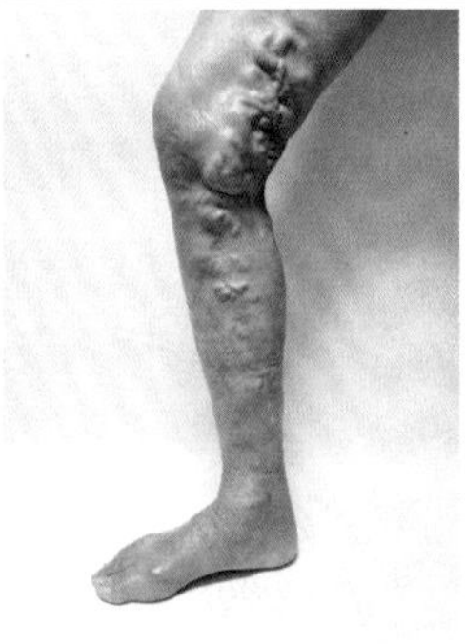 图 12-2-2	C4a	色素沉着或湿疹	
C2r	复发性静脉曲张	直立位＞3mm	C4b	皮下脂肪硬化症或白色萎缩	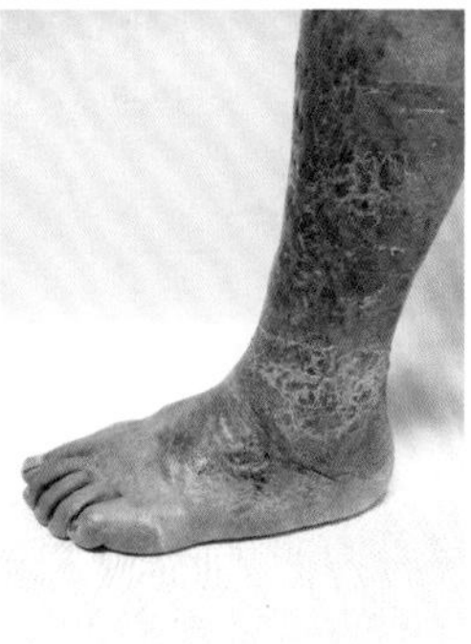 图 12-2-5

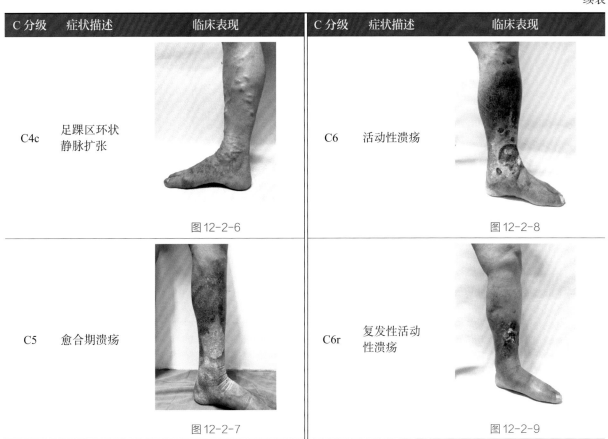

C 分级	症状描述	临床表现	C 分级	症状描述	临床表现
C4c	足踝区环状静脉扩张	图 12-2-6	C6	活动性溃疡	图 12-2-8
C5	愈合期溃疡	图 12-2-7	C6r	复发性活动性溃疡	图 12-2-9

CEAP 分级具有临床实用性和可操作性,可较准确地反映疾病的临床严重程度及病变范围,较科学地评价手术前、后患者症状和体征及静脉功能的变化,有利于准确评价手术疗效。

(二)操作步骤

C1 分级患者可在直视下进行硬化剂注射治疗:患者于平卧位,使用 32G 或 34G 细针进行穿刺,穿刺成功后使用平滑推动的一次性注射器进行硬化剂注射治疗,当注射开始时静脉立即排空可确定注射在静脉内;若穿刺部位周围皮肤立即变白,必须立即终止注射,以避免血管外组织损伤;静脉内注射硬化剂应缓慢,注射 1~2ml 硬化剂后应回抽 1 次以确保注射针是否位于静脉内;当注射中出现剧烈疼痛可能提示静脉外注射,甚至动脉内注射,必须立即停止。

其他类型的静脉曲张采用超声引导下硬化剂注射治疗:①术前超声评估曲张静脉并对拟治疗曲张静脉进行体表标记(图 12-2-10)。②超声识别并确认拟注射静脉段并通过纵截面或横截面超声成像定位靶静脉穿刺部位。③穿刺曲张静脉,注射 2~3ml 硬化剂到曲张静脉腔内。④注射时使用彩色多普勒超声观察硬化剂溶液流向,若硬化剂即将进入深静脉,用探头压迫交通支入口,以降低深静脉血栓风险,注射后超声检查硬化剂分布,硬化剂分布不均匀部位可以增加注射。⑤原则是按从近心端向远心端、从直径大的静脉到直径小的静脉的顺序进行注射。⑥处理大腿段的大隐静脉主干时,可分 2~3 个部位注射,应在超声监测下进行,如果观察到泡沫外渗或进入深静脉,应立即停止注射。建议大隐静脉近心端使用压迫、缝扎等方法,减少硬化剂通过股隐静脉瓣膜流入到深静脉。⑦浅表曲张静脉注射泡沫硬化剂后,可以使用超声探头或手对局部静脉进行按摩,以帮助泡沫硬化剂向附近的曲张静脉血管弥散,增加有效性。⑧治疗结束后,穿医用弹力袜或弹力绷带,即行走不少于 30 分钟,同时建议患者增加足背伸运动,以帮助清除进入深静脉的少量泡沫。

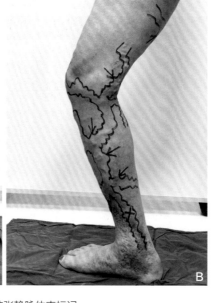

图 12-2-10　曲张静脉体表标记
A. 正面；B. 侧面。

（三）硬化剂使用剂量

常规病例，建议每次治疗泡沫总量不超过 10ml，可以根据个人的风险获益评估适当增加泡沫的用量，但最大用量不能超过 20ml。建议根据治疗靶血管管径匹配相应的硬化剂浓度和剂量，具体使用剂量可参考表 12-2-2、表 12-2-3。

表 12-2-2　中国慢性静脉疾病诊断与治疗指南推荐注射液体硬化剂浓度

适应证	POL/%	STS/%
毛细血管扩张（蜘蛛网状曲张）	0.25 ~ 0.50	0.1 ~ 0.2
网状静脉	0.5 ~ 1.0	< 0.5
小的曲张静脉	1.0	1.0
中等曲张静脉	2.0 ~ 3.0	1.0 ~ 3.0
大的曲张静脉	3.0	3.0

注：STS：十四羟基硫酸钠；POL：聚桂醇。

表 12-2-3　中国慢性静脉疾病诊断与治疗智囊推荐注射泡沫硬化剂浓度

适应证	POL/%	STS/%
毛细血管扩张（蜘蛛网状曲张）	< 0.5	< 0.25
网状静脉	< 0.5	< 0.5
属支静脉曲张	< 2	< 1
隐静脉曲张		
直径< 4mm	< 1	< 1
直径 4 ~ 8mm	1 ~ 3	1 ~ 3

续表

适应证	POL/%	STS/%
直径> 8mm	3	3
穿支静脉功能不全	1 ~ 3	1 ~ 3
复发性静脉曲张	1 ~ 3	1 ~ 3

注：STS：十四羟基硫酸钠；POL：聚桂醇。

（四）疗效评价

1. 治愈　硬化治疗后，曲张静脉出现硬化，呈条索状，局部无疼痛或不适，6 个月随访无复发。

2. 无效　治疗后曲张静脉较治疗前无明显变化，无条索状硬化、闭塞改变。

3. 复发　经硬化治疗后，曲张静脉部分硬化，呈条索状，8 周后复查见一段或数段被治疗的静脉呈现曲张状态。

（五）典型案例

病例1　患者男性，56 岁。主因"左下肢肿胀、沉重 6 年余，左侧足踝区耀斑"就诊（图 12-2-11）。

【病情分析】超声检查提示左侧足踝区冠状静脉迂曲扩张，临床诊断为左下肢静脉曲张 C4c 分级。

【治疗参数】1% 聚多卡醇泡沫硬化剂：空气 =1∶4，2ml 穿刺点，共计 1 个穿刺点。

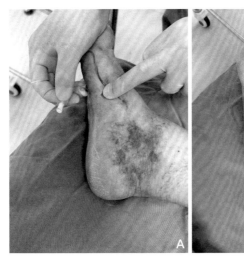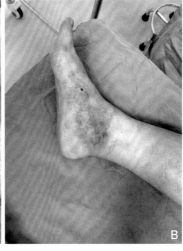

图 12-2-11　左下肢静脉曲张 C4c 分级泡沫硬化剂治疗前后对比
A. 治疗前；B. 治疗后即刻。

病例2　患者男性，67岁。主因"双下肢沉重、胀痛 20 年余，双下肢浅静脉曲张 10 年余"就诊（图 12-2-12）。

【病情分析】超声检查提示双下肢浅静脉迂曲扩张，临床诊断为双下肢静脉曲张 C2 分级。

【治疗参数】1% 聚多卡醇泡沫硬化剂：空气 =1：4，2～3ml/ 穿刺点，共计 2 个穿刺点。

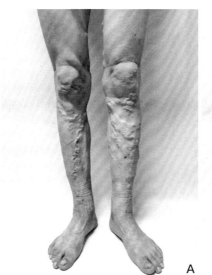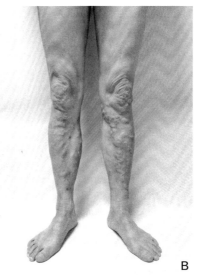

图 12-2-12　双下肢静脉曲张 C2 分级泡沫硬化剂治疗前后对比
A. 治疗前；B. 治疗后 1 个月。

二、脉管畸形

脉管畸形是临床常见疾病，虽不危及生命，但因对外观甚至是功能方面的影响极大地降低了患者的生活质量。脉管畸形的硬化剂治疗多为经皮或经黏膜穿刺后直接注射硬化剂，当病变范围广泛、位置深且复杂时可在超声或 DSA 引导下进行，不仅可提高治疗的精准性，还可以减少并发症的发生。

1. 操作步骤　①在术前影像学检查明确病灶形态、范围及引流静脉回流状况并定位成功后进行术区消毒；②采用 4.5G 或 5G 头皮针进行病灶穿刺（位置较深病灶可用穿刺针），回抽见静脉血表示穿刺成功；③推荐采用双针法进行泡沫硬化剂注射，一个穿刺针注射硬化剂，另一个穿刺针尽量抽出腔内血液，在影像介入的引导下向腔内注入硬化剂溶液，当影像学检查显示病灶内充满硬化剂且血流速度明显减慢时停止注射。

2. 注意事项 ①若病变直径 < 5cm 时行单点穿刺，直径 > 5cm 时宜分两点穿刺，若病变巨大者可相应增加穿刺点或先行缝扎术后注射。②若为高流量脉管畸形，泡沫硬化剂易被稀释，且易伴随回流静脉快速进入肺循环，可能出现硬化剂诱发的全身并发症，如肺动脉压升高、急性肝肾损伤等。为提高治疗效果，降低并发症发生率，可先采用弹簧圈、组织胶等材料对回流静脉进行栓塞，减慢静脉回流速度后再行硬化剂治疗。③治疗过程中应全程在影像学引导下进行并时刻观察患者及术区变化及时调整药物剂量及注射速度，避免发生意外。

3. 硬化剂使用剂量 采取多点注射法治疗时每点注射泡沫硬化剂 4~8ml，每次治疗总量 < 40ml。

4. 疗效评价 复诊见脉管畸形局部变硬，扩张的脉管变细、色泽变淡为治疗有效，畸形脉管消退后随访 3 个月无复发方可结束治疗（表 12-2-4）。

表 12-2-4　血管瘤、脉管畸形及表皮囊肿的疗效评价指标

评价指标	特征表现
完全缓解（conditioned reflex，CR）	瘤体消失无瘢痕
部分缓解（partial response，PR）	瘤体缩小 3/4
好转（moderate response，MR）	瘤体缩小 1/2
无变化（no change，NC）	瘤体缩小 < 1/4 或有增大

三、血管瘤

硬化剂注射治疗血管瘤操作简单且安全有效，已成为部分血管瘤的首选治疗方法。较小血管瘤，将硬化剂注入血管瘤瘤体组织中引起无菌性炎症，肿胀消失后出现局部纤维化反应使血管瘤血管腔缩小或闭塞。较大的血管瘤，应用硬化剂可以缩小血管瘤体积和减少血管数量，使切除手术大出血的风险明显降低。

1. 操作步骤 皮肤消毒后，以 4.5G 或 5G 头皮针沿瘤体边缘正常组织以切线方向刺入皮下并潜行一段距离后刺入瘤体内，以放射状均匀地将硬化剂溶液注入瘤体内。如果瘤体内抽到回血，每次穿刺点注射原液 0.5~1.0ml，总量不超过 3ml；如果瘤体内未抽到回血，行瘤体内多点注射至瘤体颜色稍变白为止，拔针后穿刺点压迫止血，观察 15~30 分钟。两次治疗中穿刺点不应重复，均匀围绕血管瘤完成多点治疗。治疗时间间隔 2~4 周。

2. 注意事项 增殖速度快、范围广，血管丰富，药物治疗效果欠佳，严重影响患者面容和功能的血管瘤，可选择经导管腔内介入治疗联合经皮治疗技术，闭塞血管瘤的滋养供血动脉，促使其向消退期转化。

3. 硬化剂使用剂量 年龄 < 1 个月的婴儿，注射聚桂醇原液首次剂量不超过 1ml；年龄 < 3 个月的婴儿首次剂量不超过 2ml；1 岁内首次剂量不超过 3ml；化脓性肉芽肿用聚桂醇原液将瘤体表面注射至苍白后，垂直注射基底部，使用原液不超过 0.5ml。疗程制订：每 2 周 1 次，治疗 3~5 次为一个疗程，最后一次治疗时间后 2~4 周复诊。

4. 疗效评价 复诊观察瘤的大小直径、突出皮肤程度变化，无继续发展为干预治疗有效。3 个月随访无变化者不需要再次治疗，如果有发展可酌情追加 1~2 个疗程见表 12-2-4。

四、表皮囊肿

许教雄等应用聚桂醇泡沫硬化剂对面部 3~5cm 表皮囊肿破裂伴异物反应进行硬化治疗，结果显示聚桂醇泡沫硬化剂注射治疗面部表皮囊肿破裂伴异物反应的临床效果接近手术治疗的痊愈效果，并提出聚桂醇泡沫硬化剂作为一种新型的表皮囊肿破裂伴异物反应微创治疗方法，操作简单、创伤性小、疗效确切、不良反应少，复发率低，能最大限度满足患者的美学治疗要求，可作为面部表皮囊肿破裂伴异物反应、囊肿型痤疮等的理想治疗方案。

1. 操作步骤 根据囊肿的大小及范围，采用双针操作以对冲模式注射硬化剂，穿刺成功后以硬化剂溶液置换囊内溶液，置换比例 1：

（4~10），通常取1:（3~5）比例置换，通常在囊腔内上极注入聚桂醇泡沫硬化剂，囊腔内下极抽吸，注入泡沫硬化剂后囊肿轻度肿胀，保留10分钟后抽净泡沫硬化剂，拔出针头，无菌纱块覆盖加压包扎1天。于5~10cm囊肿治疗常规囊内注射硬化剂1~3次，每次间隔5~7天，3~6个月复查症状未完全缓解，囊肿缩小<50%者可酌情考虑再次注射治疗。

2. **硬化剂使用剂量** 直径<5cm、囊液<100ml者，注射10ml；直径5~7cm、囊液<300ml者，注射20ml；直径>7cm、囊液>300ml者，注射30~60ml，可以分几次重复应用。

3. **疗效评价** 1、3、6、12个月超声对比治疗前、后的大小变化，以临床症状的消失或者改善程度为主要评价指标见表12-2-4。

五、臭汗症

臭汗症也可以使用硬化剂治疗，可将适量的硬化剂注射在腋部真皮下，使皮下组织纤维化和蛋白变性，导致顶泌汗腺萎缩和导管闭塞，从而有效地抑制顶泌汗腺的分泌，达到治疗目的，此法如果注射量过大或部位不准确可能造成局部组织坏死。

六、其他

硬化剂注射治疗可以单独应用，也可以联合其他治疗方法。在下肢静脉曲张的治疗中，常规对主干静脉进行手术治疗或者腔内治疗后对迂曲扩张的属支静脉进行硬化剂注射治疗，Wong等研究表明这种联合治疗的临床效果较单一治疗效果更佳；较大的脉管畸形及血管瘤的治疗，也可通过联合治疗实现最佳的临床疗效。

第三节 硬化剂治疗术后管理

一、加压治疗

硬化剂注射治疗后进行加压治疗不仅可减少不适感和副作用，且压迫可以促进硬化剂溶液的弥散，延长与内皮的接触时间，从而提高治疗效果。在下肢静脉曲张硬化剂治疗后常规应用医用弹力袜或弹力绷带加压48小时，医用弹力袜或弹力绷带的使用可增加肌肉对血管腔壁的压力，促进静脉血的回流而保证下肢静脉血液良好循环，消除下肢淤血肿胀，减轻疼痛，降低并发症的发生率。头面颈部脉管畸形、血管瘤等注射后常规压迫30分钟，当病灶位于四肢时可用绷带加压24小时。

二、不良反应

1. **注射部位局部反应** 包括注射部位疼痛、血肿、荨麻疹、瘙痒、红斑和发热，均与血管损伤引起的局部炎症因子释放相关，通常是轻微且短暂的，一般不需要处理。

2. **过敏反应** 通常发生于注射后的30分钟内，一般表现为皮疹、瘙痒，严重者可发生过敏性休克。处理的关键是及早发现，已经发生可疑过敏的患者应积极给予抗过敏药物或糖皮质激素治疗，严重者需要积极抢救。

3. **急性下肢深静脉血栓形成和肺栓塞** 过量使用泡沫硬化剂（单次超过40ml泡沫）、长期口服避孕药均是深静脉血栓形成的危险因素。另外，高凝倾向、既往深静脉血栓形成史及肺栓塞史也是术后出现深静脉血栓形成的高危因素，建议应高度重视这些患者。主要措施包括术中小剂量、多次注射高浓度的硬化剂；术中即刻反复做足部背伸活动；术后增加下床活动、术后给予预防性抗凝血药等。

4. **神经并发症** 包括短暂性视觉障碍、短暂性脑缺血发作或脑卒中等。短暂性视觉障碍通常表现为幻视、视物模糊甚至一过性黑矇，但多数患者持续时间不超过2小时，休息后可自愈；出现短暂性脑缺血发作或脑卒中的患者，一方面应积极检查心脏超声，必要时行发泡试验排除隐匿性右向左分流，另一方面在神经内科等相关科室协助下进行相应治疗，必要时在脑血管造影下行介入治疗等。

5. **胸闷或咳嗽** 可能是泡沫弥散至肺部刺激小血管引起，建议平卧30分钟，同时加强足背伸活动。

6. **血栓性浅静脉炎** 硬化治疗的最常见不良反应，通常表现为表浅静脉周围的皮肤红肿、疼痛、伴条索状物，常发生于治疗后1~2周（图12-3-1）。局部进一步加压可改善症状，非甾体抗炎药可改善疼痛并促进炎性反应吸收。静脉炎为无菌性炎性反应，不建议常规使用抗生素治疗。如患者症状较重，表现为条索明显，可在超声引导下使用粗针（18G）穿刺受累静脉，将血栓挤出，并协助去除局部硬结，缓解症状。预防性进行抗凝治疗、控制硬化剂剂量和浓度的规范化、治疗后注意侧壁加压包扎、常规使用医用弹力袜均有助于预防血栓性静脉炎，减少其发生。

7. **色素沉着** 色素沉着的发病率为10%~30%，在治疗后6~12个月自行消失，约1%的患者会出现持续超过1年。色素沉着的发生率与血管大小和硬化剂有关，主要是由炎性反应介导的黑色素增加、红细胞溢出血管并继发含铁血黄素沉积导致局部皮肤颜色改变（图12-3-2）。皮肤较白皙的患者，建议术后避免阳光直晒。针刺法清除微血栓可减少色素沉着发生。多数色素沉着可消失。

8. **毛细血管扩张垫** 是指硬化治疗后4~6周在真皮浅层内出现新的细血管簇，直径<0.2mm，通常在3~12个月自行消退。毛细血管扩张垫的发展归因于反应性炎症或血管生成机制，且在高浓度硬化溶液中更为普遍。与其相关的危险因素包括超重、女性、治疗期间雌激素水平高、蜘蛛静脉持续时间长等。

9. **皮肤坏死** 常表现为溃疡，主要与硬化剂类型及浓度、硬化剂渗入血管周围组织、注射到真皮小动脉或微动脉、硬化剂经动静脉瘘扩散或血管反应性痉挛等因素有关。常规使用超声进行硬化治疗中的监测，可有效减少上述情况发生。

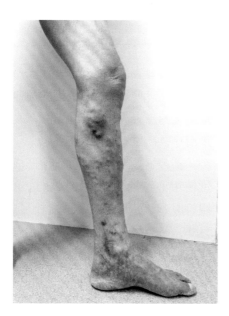

图12-3-1 血栓性浅静脉炎　　　　　　图12-3-2 色素沉着

三、硬化剂治疗后随访

1. 应在术后1周内进行首次随访，了解硬化剂注射治疗后的局部反应等，早期进行针刺法或加压强化可以减少并发症的发生。

2. 术后4~8周进行二次随访，纤维化未能完全闭塞的曲张属支，酌情补充硬化治疗。

3. 术后3~6个月随访评价硬化剂治疗临床疗效，通过影像学检查评估病灶的改善程度，并结合患者临床症状改善情况进行临床治疗效果的评价。

（赵永锋 赵晓宇）

参考文献

[1] 虞瑞尧. 美容皮肤科学的进展 [J]. 临床皮肤科杂志，2007，36（1）：57-58.

[2] LIU A, BOEN M, FABI S, et al. Sclerotherapy in aesthetic medicine: myths and realities[J]. Dermatol Surg, 2022, 48(9): 972-977.

[3] 乐张慧，张倩，王焱，等. 小血管硬化剂治疗应用进展 [J]. 国际皮肤性病学杂志，2017，43（5）：265-268.

[4] JOHN J. BERGAN J, BUNKE-PAQUETTE N. The vein book[M]. 2nd Ed. New York: Oxford University Press, 2014: 1-555.

[5] LURIE F, PASSMAN M, MEISNER M, et al. The 2020 update of the CEAP classification system and reporting standards[J]. J Vasc Surg Venous Lymphat Disord, 2020, 8(3): 342-352.

[6] NYAMEKYE I K. European Society for Vascular Surgery(ESVS) 2022 clinical practice guidelines on the management of chronic venous disease of the lower limbs[J]. J Med Vasc, 2022, 47(2): 53-55.

[7] GLOVICZKI P, LAWRENCE P F, WASAN S M, et al. The 2022 Society for Vascular Surgery, American Venous Forum, and American Vein and Lymphatic Society clinical practice guidelines for the management of varicose veins of the lower extremities. Part I. Duplex Scanning and Treatment of Superficial Truncal Reflux: Endorsed by the Society for Vascular Medicine and the International Union of Phlebology[J]. J Vasc Surg Venous Lymphat Disord, 2023, 11(2): 231-261.

[8] 中华医学会外科学分会血管外科学组. 慢性下肢静脉疾病诊断与治疗中国专家共识 [J]. 中国血管外科杂志（电子版），2014，6（3）：143-151.

[9] NAKANO L C, CACIONE D G, BAPTISTA-SILVA J C, et al. Treatment for telangiectasias and reticular veins[J]. Cochrane Database Syst Rev, 2021, 10(10): CD012723.

[10] 中国微循环学会周围血管疾病专业委员会血管瘤与脉管畸形专家委员会，中国整形美容协会血管瘤与脉管畸形整形分会介入专委会，中国血管瘤血管畸形协作网专家委员会. 泡沫硬化剂治疗静脉畸形中国专家共识 [J]. 血管与腔内血管外科杂志，2022，8（11）：1281-1285.

[11] 秦中平，李克雷，刘学键. 颌面部静脉畸形的治疗 [J]. 中国实用口腔科杂志，2009，2（5）：261-264.

[12] 陈达，林晓曦，李伟，等. 海绵状静脉畸形的美容性硬化治疗临床探讨 [J]. 中国美容医学，2003，12（6）：590-592.

[13] 陈勇，宋庆高. 面颈部静脉畸形的硬化治疗现状 [J]. 临床口腔医学杂志，2019，35（1）：55-58.

[14] 中国医师协会介入医师分会妇儿介入专委会. 硬化注射治疗血管瘤专家共识 [J]. 中华介入放射学电子杂志，2021，9（3）：247-251.

[15] HOEGER P H, HARPER J I, BASELGA E, et al. Treatment of infantile haemangiomas: recommendations of a European expert group[J]. Eur J Pediatr, 2015, 174(7): 855-865.

[16] WANG C F, SUN J L, GUO L, et al. Low-dose sclerotherapy with lauromacrogol in the treatment of infantile hemangiomas: a retrospective analysis of 368 cases[J]. Front Oncol, 2022, 12: 1014465.

[17] 许教雄，何仁亮，李凤春，等. 聚桂醇泡沫硬化剂治疗颜面部皮脂腺囊肿的临床观察 [J]. 中国皮肤性病学杂志，2019，33（7）：858-862.

[18] 中国微循环学会周围血管疾病专业委员会. 聚桂醇注射液治疗下肢静脉曲张微循环专家共识 [J]. 血管与腔内血管外科杂志，2020，6（5）：377-381.

[19] 薛小文，赵涛，马翠玲. 聚桂醇治疗化脓性肉芽肿疗效观察 [J]. 中国美容医学，2020，29（10）：104-105.

[20] RABE E, BREU F X, CAVEZZI A, et al. European guidelines for sclerotherapy in chronic venous disorders[J]. Phlebology, 2014, 29(6): 338-354.

[21] TALMOR G, NGUYEN B, MIR G, et al. Sclerotherapy for benign cystic lesions of the head and neck: systematic review of 474 cases[J]. Otolaryngol Head Neck Surg, 2021, 165(6): 775-783.

[22] WEISS M A, HSU J T, NEUHAUS I, et al. Consensus for sclerotherapy[J]. Dermatol Surg, 2014, 40(12): 1309-1318.

[23] WONG M, PARSI K, MYERS K, et al. Sclerotherapy of lower limb veins: Indications, contraindications and treatment strategies to prevent complications-a consensus document of the International Union of Phlebology-2023[J]. Phlebology, 2023, 38(4): 205-258.

[24] KHUNGER N, SACCHIDANAND S. Standard guidelines for care: sclerotherapy in dermatology[J]. Indian J Dermatol Venereol Leprol, 2011, 77(2): 222-231.

[25] KHURANA A, MATHACHAN S R. Polidocanol sclerotherapy in pyogenic granulomas[J]. Dermatol Surg, 2022, 48(1): 72-75.

第十三章

埋置线美容技术

　　年轻化是人类对美的永恒追求。随着整形美容外科技术的发展，埋置线技术在年轻化的微创治疗中快速发展，并广泛应用。回顾埋置线技术的发展史，1987 年，中国的李森恺教授最早提出埋没引导缝合技术，是埋置线技术方法最早期的雏形。近 10 年来，埋置线技术的新术式、新材料的问世，使其在全世界范围内迅速发展。埋置线技术（thread lift）是通过将特殊线材植入到真皮层、皮下组织层、浅表肌腱膜系统（superficial musculoaponeurotic system，SMAS）层、肌肉层、骨膜上层，从而达到局部皮肤紧致、提升、填充、塑形及嫩肤的目的，最终实现美丽化和年轻化的一种微创美容技术。

一、埋置线类型

　　1. 根据埋置线材料不同分类　可分为可吸收线和不可吸收线。

　　（1）不可吸收线：以聚丙烯为原材料，目前已经基本被淘汰，应用相对很少。

　　（2）可吸收线：主要有聚乳酸（polylactic acid，PLA）/ 左旋聚乳酸（poly l-lactic acid，PLLA）、对二氧环己酮（polydioxanone，PDO）/ 聚对二氧环己酮（poly p-dioxanone，PPDO）两类材料，是目前最常见的类型。PLA/PLLA 是人工合成材料，可生物降解，并且组织相容性良好。PLLA 是在左旋 PLA 基础上还添加了骨胶原、纤维素和复合氨基酸。PDO/PPDO 是脂肪聚酯材料，在机体内最终代谢成水和 CO_2，可被完全吸收。PPDO 线在 PDO 的基础上，通过修饰改良提高了抗张能力，延长了可吸收的周期，是目前临床上应用较广泛的一类埋置线材料。此外，研究发现 PDO 线埋入体内后，碎片化的时间是 24 周；48 周时，基本降解成为乳酸和 CO_2，并完全被代谢吸收。尽管线被降解，但是其可以促进周围成纤维细胞增生并产生胶原，促进嗜酸性粒细胞聚集，促进条索状结缔组织形成，保持局部抗张能力，因此，目前认为 PDO 线的紧致作用维持时间为 1 年。PLA/PLLA 线较 PPDO 线代谢周期明显加长，PLLA 线维持紧致效果可长达 2~4 年，但 PPDO 线埋置后显效更快。

　　2. 依据埋置线结构和功能不同分类　可分为悬吊线和填充线。两者根本区别在悬吊线带有锯齿。总体，埋置线具有提升、填充、塑形、溶脂和改善肤质五大功效。进一步，根据规格和功效不同，分为以下类型。

　　（1）悬吊线（图 13-0-1）

　　1）单向单侧锯齿线：一端固定在相对高位的致密组织，单次锯齿抓持并提拉松弛的软组织。

　　2）双向单侧锯齿线：锯齿方向相对并朝向线中央，可一端自上而下、另一端自下而上牵拉软组织，一端发挥提升作用，一端发挥固定作用。

　　3）单向双侧锯齿线和双向双侧锯齿线：较单向单侧锯齿线和双向单侧锯齿线增强了对松弛软组织的抓持力。

　　4）3D 锯齿线：锯齿线表面呈环形分布，使组织受到的力量更均匀，减少了滑脱和组织移位

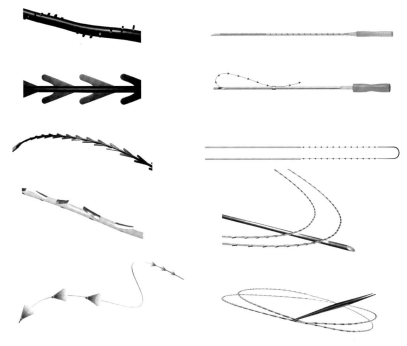

图 13-0-1　常见的悬吊线类型

的发生，提拉效果更明显。锯齿线的埋置层次为皮下浅层或者 SMAS 层。

（2）填充线

1）平滑线：是填充线的主要类型，起填充作用。平滑线在代谢过程中产生异物反应可刺激胶原新生发挥紧肤作用，在脂肪层可起溶脂作用。另外，平滑线在溶解过程中启动皮肤组织局部炎症反应，可起美白、提亮肤色作用。埋置层次为真皮和皮下浅层，可维持 1.5 ~ 2.0 年。盘绕为螺旋状态的平滑线，类似"弹簧"的作用，埋置后在组织内伸展。平滑线还可以刺激胶原新生，最终起预防皮肤松弛、促进紧致提升的作用。埋置层次为真皮和皮下浅层，可维持 2 年左右。

2）双股线和三股线：平滑线折叠相互盘绕形成，埋置后从周围组织吸收水分，体积增大，长度变短，起提升作用。埋置层次为真皮和皮下浅层。

（3）其他类型：包括螺旋锯齿线、多股线，用于鼻小柱、私密等特殊部位的埋置线，可以使轮廓更清晰。

二、适应证

在衰老过程中，脂肪组织和真皮胶原组织流失后会出现体积萎缩、组织松弛、下垂等表现。锯齿线通过与松弛组织的紧密结合，牵拉悬吊松弛组织到满意位置，达到年轻化的目的。提拉线是在临床上应用最广泛的年轻化抗衰方式。常见适应证包括眉部下垂、眼周鱼尾纹、眼角下垂、面颊软组织松弛、鼻唇沟、下颌缘软组织松弛下垂、颈部松弛、乳房下垂和臀部下垂等。

埋线填充主要通过平滑线和螺旋线实现。常见适应证包括额部横纹、眉间静态纹、鱼尾纹、颞部凹陷、颧睑沟、苹果肌填充、鼻根凹陷、鼻背低平、低鼻尖、鼻唇沟、唇面沟、口周细纹、唇红缘、人中嵴、颏部短小、颈纹等。

在衰老过程中，皮肤软组织松弛也会导致局部轮廓不清晰，悬吊线和填充线联合治疗可以满足轮廓塑形的美学需求。适应证包括下睑眼袋、下颌松弛、下颌缘轮廓塑形、颈部轮廓收紧、肩部塑形、乳房轮廓塑形、腰腹部轮廓塑形、臀部轮廓塑形、阴道松弛、四肢轮廓塑形等。

另外，将可吸收线埋置在脂肪层内，可促进局部炎症反应，介导脂肪组织溶解，起溶脂作用。适应证包括颏部下颌脂肪堆积、肩背部脂肪堆积、腰腹部脂肪堆积、臀部脂肪堆积、四肢脂肪堆积。将可吸收线散在埋置于真皮层可起紧肤和亮肤的作用，适用于改善肤质肤色，包括黑眼圈（色素沉着型）、口周细纹等。

尽管埋线技术相对微创，恢复时间快，但是不能为了追求效果和经济效益，一次埋线数量过多。埋线过度容易出现局部肿胀、肉芽肿等不良反应。面部问题严重，需要进行多次渐进性治疗逐渐改善，或者联合光电等其他治疗手段。

三、禁忌证

埋置线技术虽然具有组织提升和紧肤作用，但是并不能去除多余松弛的皮肤，如果局部皮肤过于松弛，单纯埋线不仅无法达到治疗满意效果，反而可能导致局部皮肤堆积、臃肿。因此严重的皮肤松弛者禁忌埋线治疗。

皮下脂肪层是埋线的主要治疗层次，如果脂肪层太厚，治疗后容易出现局部臃肿外观；如果脂肪层太薄，埋置线后容易出现局部凹凸不平，线感明显，外观不自然。因此脂肪层太厚或者太薄均不适合埋线治疗。

其他绝对禁忌证包括：埋线部位皮肤感染者，有严重的全身系统性疾病者，妊娠期和哺乳期女性，凝血功能障碍或存在出血倾向者，有瘢痕疙瘩或者瘢痕增生病史者，有精神或神经性疾病不能配合治疗者，期望值过高或者不切实际的求美者。

四、布线方式

埋置线的布线方式多采用双 U 形悬吊、L 形悬吊、W 形悬吊、8 字悬吊、网格状悬吊、弧形悬吊等（图 13-0-2）。鼻翼与耳垂连线多为布线最远端，尽可能同时利用倒刺和线体本身的提拉力，而非单纯依靠倒刺的提拉力，因此，在临床上多采用闭合回路，两两打结缝合固定。另外，目前布线方式多主张依据解剖分区做区域性悬吊，强调自然复位、避免过度提拉。

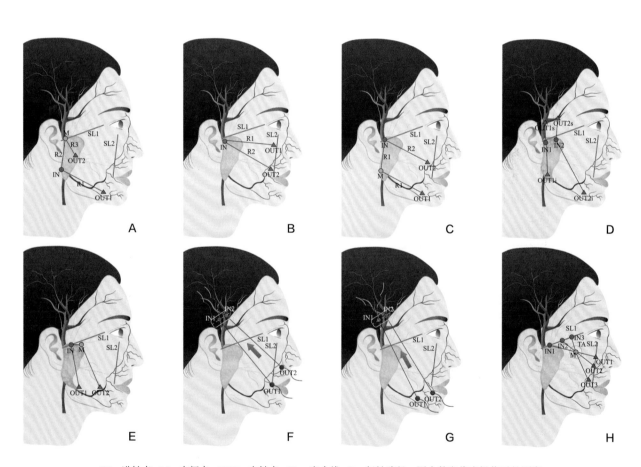

IN：进针点；M：中间点；OUT：出针点；SL：安全线；R：行针路径；图中数字代表操作时的顺序。

图 13-0-2 埋置线常见的布线方式

A. 填充法下颌轮廓重塑；B. 填充法颊部轮廓重塑；C. 填充法侧面部轮廓重塑；D. 填充法 H 式式；E. 填充法 V 式式；F. 悬吊法颊部轮廓重塑；G. 悬吊法下颌轮廓重塑；H. 综合埋置线法颊部软组织重塑。

五、操作要点

1．术前评估　提升并改善面部轮廓是埋置治疗的主要目标。首先，需要全面评估面部轮廓，包括额部及颞部的饱满度、颧部突出度、颊部凹陷度、下颌宽度、颏部突出度和下颌下垂松弛度等；其次，需要评估面部衰老相关结构特征，包括颞部凹陷、泪沟、眶颧沟、鼻唇沟、颊沟、木偶纹等；最后，评估皮肤色泽、质地及细小皱纹等。根据评估结果制订手术方案。

2．术前标记　术前标记是手术成功的关键步骤，标记内容包括需要提升的松弛部位，需要填充的凹陷部位；组织突出部位；脂肪垫和支撑韧带的体表投影；需要提升的方向。依据以上情况，进一步标记进针点、行针路径、行针止点（图13-0-3、图13-0-4）。

3．术前麻醉　局部浸润麻醉是埋线技术最常用最基本的麻醉方式，操作安全，效果良好。麻醉药物中加入适量的肾上腺素可以使局部血管收缩，延长麻醉持续时间，降低出血及术后瘀青的发生概率。当埋置线的面积过大，可以对局部麻醉药进行适当稀释，注意均匀、少量注射。为了减少浸润麻醉药物使用量，或者避免术后肿胀出现，可以采用区域神经阻滞麻醉，或者阻滞麻醉联合浸润麻醉。

4．埋线基本操作步骤　依据不同的轮廓、衰老问题，埋置线操作具体方法和步骤差异较大。目前悬吊线是应用比较普遍的方法，因此，以单向锯齿线埋置线提升术为例介绍具体的方法和步骤：①皮肤消毒、铺单，检测线材包装、线材及配套物品是否完好。②麻醉起效后，破皮针刺破皮肤进针点，避开重要血管和神经区域，若

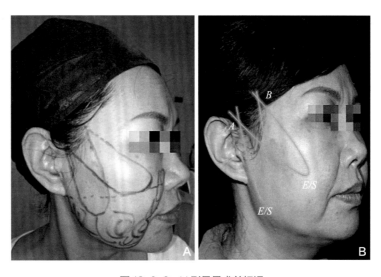

图13-0-3　U形悬吊术前标记
A．手工标注悬吊部位；B．电脑标注悬吊部位及点位解析。
A 为进针点；*E/S* 为出皮点；*B* 为出针点；*A* 点和 *B* 点线端分别打结固定。

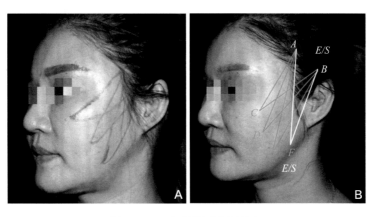

图13-0-4　网络状悬吊术前标记
A．手工标注悬吊部位；B．电脑标注悬吊部位及点位解析。
A 为进针点，*B*、*C*、*D*、*E*、*F* 为出皮点；*B* 为出针点。颞部 *E/S* 点也可以为反向悬吊线，在 *A* 点和 *B* 点分别打结，起牵拉固定作用。

出血较多，主要采用压迫止血，出血控制后再进行下一步操作。③将套管针从耳前穿刺点进针，进针时与皮肤表面形成15°夹角进针。④穿刺后根据标记的进针路径缓慢穿行，层次位于SMAS浅层，右手推进，左手持续探查形成层次和方向，避免过深或者过浅，过深容易影响面部肌肉运动，过浅则皮肤表面线感明显，容易形成条索状痕迹。⑤到达行针止点后，将锯齿线放入套管针内，注意锯齿线放置方向正确，当锯齿线远端到达套管针远端时，右手轻轻退针5mm，左手将锯齿线继续向前推送，并按压住止点锯齿线远端，保证远端锯齿线挂住组织，防止退针时将锯齿线带出。右手推针时呈螺旋状方式缓慢退针，左手沿着推针路径"抚过"，帮助锯齿线张开。

⑥锯齿线与皮肤组织贴合后，右手轻用力提拉外露锯齿线，提线由轻提到重提，提线过程中观察沿线组织的变化，如果组织没有出现凹陷，可以适当用力，达到预期提升的程度即可，避免过度提拉，并仔细检查是否出现凹陷不平等问题，最后利用止血钳固定锯齿线。⑦以类似方法埋置其他锯齿线。⑧检测两侧对称性，最后减去多余的锯齿线，将锯齿线完全埋置皮下，缝合表面皮肤（图13-0-5、图13-0-6）。

5. 术后护理 进针点部位涂抹抗生素软膏，术后适当冷敷20~30分钟，48小时内可间断冷敷，6~8次/d。可酌情口服消肿、活血化瘀药物。面颈部建议佩戴弹力头套或者颈颌套，躯干和四肢可穿塑身衣。

术前 术后即刻

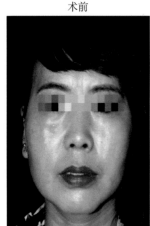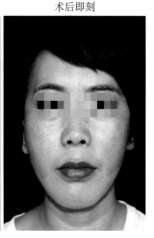

图13-0-5 双针提拉正反设计术前与术后即刻对比

术前 术后即刻

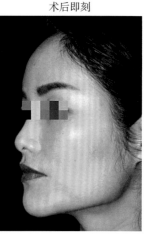

图13-0-6 弧形悬吊"苹果肌"复位术前与术后即刻对比

六、常见并发症及预防

1. 肿胀和瘀青 肿胀一般持续3~5天可自行消退，皮肤瘀青一般3~5天变为浅黄色，约1周后逐渐消退至正常肤色。预防及治疗：术前完善凝血相关实验室检查；操作精准、轻柔，减少对周围组织创伤；熟悉术区解剖，避免血管损伤。少量出血被组织吸收后形成的瘀青外观，随时间推移将逐渐自行吸收缓解，术后48小时内冷敷、口服消肿药物、48小时后热敷均可以促进肿胀和瘀青恢复。

2. 感染 所有外科操作均有感染的可能性。严格遵守无菌操作原则，局部合并毛囊炎或皮肤软组织感染的患者，应避免手术。术后可以预防性给予口服抗生素，局部外用抗生素软膏。如果出现局部感染，且系统使用抗生素无法控制时，及时将线材取出，避免感染加重造成长期创面不愈合。

3. 线头外露 发生原因主要是埋置层次过浅，退针时远端固定不当，当埋线部位活动度过大时，容易出现线头外露。为了避免该问题发生，选择线材规格要合适，严格把握埋置层次。退针时左手按压固定远端线头，旋转推迟套管针，避免线材一起退出，同时右手抚压埋线部位，如果出现"刮手"感，应检查是否存在线头外漏。如果出现线头外露，局部消毒后，用镊子夹住外露线头，剪去外露部位，局部抗生素软膏涂抹预防感染。

4. **线体滑脱** 发生原因主要是悬吊线锯齿未能挂住组织。预防措施是退针过程中，左手对线体进行充分按压，使线体和组织充分接触；完全退针后，逆锯齿方向进行按摩，使锯齿充分展开，最后再提拉外露部位线体。如果出现线体滑脱，建议取出重新埋置新的线。

5. **局部凹陷不平整** 多发生于出皮点附近，常见于双U形悬吊、W形悬吊、8字悬吊、网格状悬吊等，多由于线体前端包绕过多组织与表面皮肤相连且过度牵拉导致，可将出皮点周围组织提前进行预分离，避免局部凹陷形成。如果出现凹陷不平整，可以局部进行适当按摩，缓解力的方向和大小，部分可以缓解。

6. **悬吊线断裂** 发生原因主要是操作过于粗暴，或者术后或术中的局部肌肉运动过强。预防措施是术中操作力度合适，术中和术后避免肌肉运动过强。如果出现断裂，需要在断裂处补充埋线治疗。

7. **双侧面部不对称** 发生原因主要是手术时双侧提拉力量不一致，术后早期一侧悬吊线断裂。处理和预防措施与悬吊线断裂处理原则一致。

8. **颧骨突出** 发生原因是术前提升路径设计不合理，导致颞部软组织堆积。预防措施是注意提拉方向避开颧骨部位，调整进针点和路径。如果出现，可以通过按摩放松局部皮肤，缓解颞部组织堆积问题。

9. **面部变宽** 发生原因是纵向提升不足，导致侧面部耳前软组织堆积。术前设计需要注意提拉方向，避免横向组织提升。

10. **面神经损伤** 发生原因是埋置层次过深。掌握埋置层次，缓慢进针，避免暴力，左手时刻辅助判断套管针层次。如果出现面神经损伤多数可以自愈，严重患者需要针对性于神经内科或者理疗科进行神经损伤康复治疗。

七、埋置线提升术联合应用

由于单一术式存在一定局限性，临床上通常需要综合化解决方案，强调不同术式之间的联合。就面颈部松弛下垂而言，部分求美者或多或少伴有一定量的脂肪堆积，在要求紧致提升的同时伴有减脂诉求，而面颈部这些精细部位多采用溶脂的方法去除多余脂肪。目前有创性溶脂术大致分为两种，即激光溶脂和射频溶脂，主要利用光热效应或阻抗加热原理来溶解脂肪，同时凝固微小血管、刺激胶原增生，从而在溶脂的同时达到紧致提升的目的。埋置线提升术主要利用倒刺及线体的提拉作用，力学的平均再分配，将松弛下垂的组织复位，对抗和矫正皮肤软组织的松弛下垂，同时刺激胶原的增生、形成新的支撑韧带，但维持的时间较短。射频溶脂和埋置线提升术各自具有优缺点：前者提升的效果有限，但维持的时间较长；而后者即刻效果佳，但维持时间较短。针对上述情况，将以上两种术式联合应用能够规避使用单一术式的缺点，在精细溶脂、紧致提升方面效果明显，远期效果与即刻效果相结合，提高患者满意度。

（一）适应证

下颌缘轮廓不佳、颈颌角变钝、颊部松弛下垂、囊袋样改变、脂肪堆积、婴儿肥、双下巴、蝴蝶袖等。

（二）治疗方法

1. 术前根据患者皮肤松弛度、脂肪堆积情况，常规超声测量脂肪厚度，充分沟通后制订手术方案。

2. 标记溶脂范围、锯齿线走向及穿刺点位置。

3. 调节治疗参数。常规消毒铺单后行肿胀麻醉，以16G或18G针头刺穿皮肤作为穿刺入口，置入治疗头，针体匀速缓慢移动并定点盖章的方式治疗（间隔约1.0cm做单次盖章形式治疗），整个术区均匀覆盖一次后，使用内径2mm面部吸脂针进行机械性吸脂；降低功率及其能量进行二次溶脂（以收紧皮肤为主）。

4. 溶脂完成后即刻埋线悬吊。按照术前标记的穿刺点做0.5cm大小切口，使用血管钳分离至颞深筋膜，按照术前设计的路径使用套管针导入锯齿线，退针时左手按压套管针的远端，缓慢回撤套管针，保持线尾有一定的张力，在所有锯齿线埋置完成后，取坐位，两侧面部交替调整，力求两侧悬吊力量平衡、对称美观，两两互相打结，用镊子将线结推送入皮下，缝合切口（图13-0-7）。

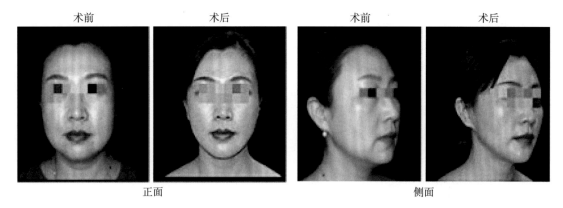

术前　　　　　　　　术后　　　　　　　　术前　　　　　　　　术后

正面　　　　　　　　　　　　　　　　　侧面

图 13-0-7　埋线提升联合射频溶脂术前与术后对比

（三）典型病例

病例1　患者女性，40岁，面部轻度脂肪堆积下垂、下颌缘轮廓不清、颈颌角变钝伴脂肪堆积；射频溶脂联合埋置线提升术（图13-0-8）。

【病情分析】①患者整体面颊和下颌脂肪组织均偏多，呈现国字脸型外观；面颊脂肪组织轻度下垂，导致下颌部脂肪轻度堆积，鼻唇沟明显；②针对面颊部下垂，可以采用埋线提升技术，促进组织提升，改善鼻唇沟和组织下垂；③针对面部脂肪组织偏多，轮廓外形不佳的问题，采用射频溶脂，可以改善并重塑面部整体轮廓，颈颌角的脂肪堆积，同时射频溶脂后导致皮下粘连起紧致作用，进一步改善轮廓不清晰。

【治疗方法】先选择耳前穿刺点进行下颌部位射频溶脂治疗，再选择颞部头皮小切口作为进针点进行埋置提拉线治疗。

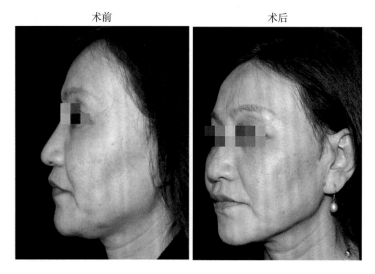

术前　　　　　　　　　　　术后

图 13-0-8　射频溶脂联合埋置线提升病例1术前与术后对比

病例2　患者女性，52岁，面颊皮肤松弛下垂，下颌缘轮廓不佳，颈颌角圆钝（图13-0-9）。

【病情分析】①患者面颊脂肪组织下垂，导致下颌部脂肪堆积，轮廓形态不佳；②针对面颊部下垂，可以采用埋线提升技术，促进组织提升，改善鼻唇沟、苹果肌下移、组织下垂；③针对下颌脂肪堆积，轮廓不清晰问题，采用射频溶脂，可以改善下颌角、颈颌角的脂肪堆积，同时射频溶脂后导致皮下粘连起紧致作用，进一步改善轮廓不清晰。

【治疗方法】先选择耳前穿刺点进行下颌部位射频溶脂治疗，再选择颞部头皮小切口作为进针点进行埋置提拉线治疗。

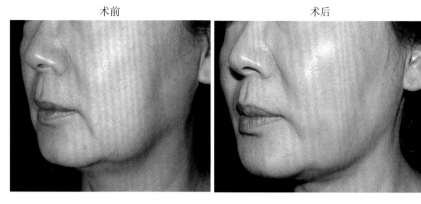

术前　　　　　　　　　　　　术后

图 13-0-9　埋线提升联合射频溶脂病例 2 术前与术后对比

病例3　患者女性，42 岁，双上臂内侧脂肪堆积，松弛下垂（图 13-0-10 ）。

【病情分析】①针对上臂内侧脂肪堆积问题，可以进行射频溶脂，减少脂肪容量并起紧致作用；②针对组织松弛下垂问题，可以进行埋置提拉线进行改善。

【治疗方法】先选择腋下穿刺点进行上臂内侧部位射频溶脂治疗，再选择上臂内侧口作为进针点进行埋置提拉线治疗，提拉线间距 3cm 左右。

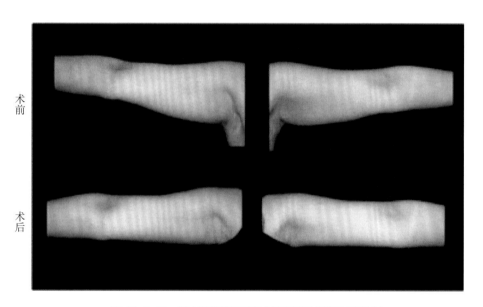

图 13-0-10　双上臂埋线提升联合射频溶脂术前与术后对比

（赵　涛　李　冰）

参考文献

[1] KO H J, CHOI S Y, KIM J M, et al. Multipolydioxanone scaffold improves upper lip and forehead wrinkles: a 12-month outcome[J]. J Cosmet Dermatol, 2019, 18(3): 879-884.

[2] PAUL M, MULHOLLAND R S. A new approach for adipose tissue treatment and body contouring using radiofrequency-assisted liposuction[J]. Aesthetic Plast Surg, 2009, 33(5): 687-694.

[3] DUNCAN D I. Nonexcisional tissue tightening: creating skin surface area reduction during abdominal liposuction by adding radiofrequency heating[J]. Aesthet Surg J, 2013, 33(8): 1154-1166.

[4] SUH D H, JANG H W, LEE S J, et al. Outcomes of polydioxanone knotless thread lifting for facial rejuvenation[J]. Dermatol Surg, 2015, 41(6): 720-725.

[5] ALVAREZ N, ORTIZ L, VICENTE V, et al. The effects of radiofrequency on skin: experimental study[J]. Lasers Surg Med, 2008, 40(2): 76-82.

[6] KIM J, ZHENG Z L, KIM H, et al. Investigation on the cutaneous change induced by face-lifting monodirectional barbed polydioxanone thread[J]. Dermatol Surg, 2017, 43(1): 74-80.

[7] LEE Y W, PARK T H. Does simultaneous liposuction adversely affect the outcome of thread lift? a preliminary result[J]. Aesthet Plast Surg, 2018, 42(4): 1151-1156.

[8] THEODOROU S, CHIA C. Radiofrequency-assisted liposuction for arm contouring: technique under local anesthesia[J]. Plast Reconstr Surg Glob Open, 2013, 1(5): e37.

[9] PAUL M, BLUGERMAN G, KREINDEL M, et al. Threedimensional radiofrequency tissue tightening: a proposed mechanism and applications for body contouring[J]. Aesth Plast Surg, 2011, 35(1): 87-95.

[10] MULHOLLAND R S. Nonexcisional, minimally invasive rejuvenation of the neck[J]. Clin Plast Surg, 2014, 41(1): 11-31.

[11] KIM Y H, CHA S M, NAIDU S, et al. Analysis of postoperative complications for superficial liposuction: a review of 2398 cases[J]. Plast Reconstr Surg, 2011, 127(2): 863-871.

第十四章

中医美容技术

　　中医美容学是中国传统文化背景下，秉承于中医基础理论，基于生活实践应运而生的中医医美理论体系。中医美容技术是在中医美容学理论指导下的各类实操美容技法。

　　中医美容萌芽于秦汉三国时期，部分美容相关药物、食物传入中原，《黄帝内经》《神农本草经》《伤寒杂病论》等专著为中医美容的形成与发展奠定了坚实的基础。两晋南北朝至隋唐五代时期，有了损容性皮肤病的防治理论，如粉刺、黄褐斑、皮肤粗干等疾病的诊治记载已较丰富。白居易《后宫词》："三千宫女胭脂面，几个春来无泪痕"，此时期，后宫佳丽、达官贵人已开始应用胭脂水粉以美白遮瑕，并很快流传市井。这一时期，中医的药物、药膳、针灸、推拿及养生的美容手段已基本具备，且已开始重视药食同源对改善人体容貌的重要作用。宋金元明清时期，传统美容得以充分拓展，大量的美容用品及方剂不断涌现，这也是中医美容从外用为主向内外兼治的转型阶段。北宋年间，大量香料输入中国，使美容药物、方剂更加丰富，中医美容的方法与经验已得到系统整理及推广应用。随着近现代化妆品工业发展，生活水平提高，人们对美的追求意愿强烈，各类遮瑕、保湿、美白、淡斑功效的护肤产品层出不穷。发展的同时也相应带来了一些隐患，如不法商家在美白及面膜中掺用糖皮质激素以增效，久之皮肤屏障破坏，容易出现丘疹、红斑、毛细血管扩张，以及灼热、瘙痒等不适症状，给医疗及群众带来了诸多负担。随着医学美容科普推广，人们防护意识逐渐增强，在求美之路上更重视规范实施与循序渐进，在逐步提升文化自信的同时完善自我，选择科学的美容美体之路。医美盛行时代，中医美容重视内外兼修，内外治疗相结合，改善外在皮肤光泽、肤色、湿润度的同时，内治调理改善人体的气色，已达到长久美容的效果。从根本意义上讲，保障人体的身心健康是首位，让人们由内而外焕发自信与美感是中医美容的无上宗旨。本章将从中医美容基础理论、中医药物美容及常用中医美容技术方面阐释中医美容技术。

第一节　中医美容基础理论

　　中医基础理论的阴阳五行学说、藏象学说、气血津液学说、经络学说等与美容密切相关，可用以说明人体脏腑的生理功能、病理变化及相互作用对面部皮肤变化的影响，也可用于指导疾病诊断和防治，对中医美容技术的运用也起指导作用。

一、中医美容理论基础

（一）阴阳五行学说

　　阴阳学说主要用来说明人体的组织结构、生理功能、疾病的发生发展和变化规律，并指导疾病的诊断和防治，同样可用于指导皮肤疾病的美容治疗。正常人体阴阳两方面相对平衡，一旦阴阳偏盛或偏衰使这种平衡状态被破坏，人体脏腑机能就会失调，并由内而外引起面部损容性疾病。在损容性疾病的治疗中，需借助药物的阴阳偏性，以改善或调节人体阴阳失调的现象，恢复"阴平阳秘"的正常状态，从而达到美容的治疗目的。

五行学说是以五脏为中心，以五行的相生、相克关系，说明人体各部之间在生理过程、病理变化以及指导病因诊断、辨证用药等。在损容性皮肤病诊治中，也可以这种关系分析判断病情，对五脏生理功能及相互关系进行说明，对五脏病变的病理变化及相互影响进行阐述，从而指导疾病的诊断和防治。

（二）藏象学说

藏象，首见于《黄帝内经》中《素问·六节藏象论》。藏，是指藏于体内的内脏；象，是指表现于外的生理、病理现象。藏象学说以脏腑为基础，研究内脏和躯体组织器官的生理功能及其相互关系的学说。藏象学说对于分析病理变化、指导临床辨证和确定防治原则，具有重要意义。

1. 分析病理变化　藏象学说的主要特点是以五脏为中心的整体观。中医认为，五脏虽居于体内，但内脏与躯体组织器官之间都有其特定的联系，所以在病理情况下，内脏病变也可以反映在相应的躯体组织器官。如心主血脉，人体周身的血液在脉管中，依靠心气的推动，而发挥濡养全身的作用。心血运行正常，则面部皮肤得到濡养，面色红润而有光泽，这便是"心其华在面"的含义。如果心气不足、心血亏少，则面部皮肤得不到充分的滋养，可表现为面色枯槁，暗淡无华；若各种原因引起了心血瘀阻，又常可出现面色青紫等表现。

2. 指导临床辨证　人体是一个有机的整体，脏腑有病可以在相应的体表组织器官上有所反映，因此可根据结合脏腑和躯体组织器官的生理功能及其相互关系，指导临床辨证。以黧黑斑为例，可从斑色情况和合并症状进行辨证。若斑色深褐或略带青蓝，弥漫分布于面颊部，兼有情志抑郁、胸胁胀满、多梦、急躁易怒、月经不调

或痛经、经前斑色加深、两乳作胀、舌质黯、有瘀斑、苔薄白、脉弦等，则为肝气郁结，气滞血瘀所致；若斑色黄褐、状如尘污、面色萎黄、形体略胖，兼有身疲乏力、食欲不香、大便溏薄、白带多、月经色淡黯、舌质偏淡、苔薄或腻、脉弦细等，则为脾运不健、气血不足、痰湿内聚所致；若斑色褐黑、边界清楚、面色晦暗、形体瘦弱，兼见头晕耳鸣、腰膝酸软、心烦易怒、口干便秘、舌红少苔、脉沉细等，则为肝肾不足、阴虚火旺、瘀热留滞所致。

3. 确定防治原则　中医防治原则首先是以辨证为前提和依据，同时也离不开藏象学说的指导。如肥胖，中医认为多与痰、湿、脾虚有关，肥胖兼有喘息气粗、咽喉时有痰涎阻塞、舌苔厚腻等症状，中医辨证为痰湿阻滞型，治疗则予化痰导滞法；肥胖兼有疲倦乏力、胸闷气短、心慌多汗、下肢肿胀时，辨证属脾虚湿盛型，治疗则以健脾益气、利水消肿为主要原则。

藏象学说是中医基本理论之一，在中医学理论体系中占有极其重要的地位，是临床各科的基础。

（三）气血津液学说

中医学认为，气是不断运动着的活力很强的精微物质，血是红色的液态样物质，津液是体内一切正常水液的总称。气、血与津液是构成人体和维持人体生命活动的基本物质，气血津液学说是研究人体基本物质的生成、输布、生理功能及其相互关系的学说。在中医美容诊治中，气血津液学说对于分析疾病病理变化，指导临床辨证和确定防治原则同样具有重要价值。

（四）经络学说

经络内属于脏腑，外络于肢节，沟通于脏腑与体表之间，将人体脏腑、组织、器官联结成为一个有机的整体，并借此行气血、营阴阳，使人体各部的功能活动得以保持协调和相对平衡。正是由于经络具有沟通表里上下，联络脏腑器官，运行全身气血，濡养脏腑组织的生理功能，中医美容才能够上病下取、外病内治、调治于内而美于外，故经络在中医美容学中有着广泛的应用，可阐明病理变化、指导辨证归经和指导治疗。人

体的经脉、络脉、经筋、皮部均有各自的循行路线和有所关联的脏与腑，因此，在临床上可根据病症出现的部位，结合经络循行及所联系的脏腑作为诊断依据。同时，经络学说在中医美容治疗技术中的应用很广，特别是在针灸美容等方面具有特殊疗效，这些均是以经络学说的理论作为指导思想的。

二、中医美容病因病机

（一）病因

病因学说是研究致病因素的性质、致病特点及其临床表现的学说，病因的主要内容包括六淫、七情、饮食失宜、劳逸失当、外伤及痰饮和瘀血等，中医美容疾病诊治中常见以下病因。

1. **六淫** 即风、寒、暑、湿、燥、火六种外感病邪的统称。当人体的正气不足、抵抗力下降、内外环境之间的关系失调时，六淫就是最主要的致病因素，尤其头面部终年暴露于外，六淫伤人，皮肤首当其冲。六淫引起的损容性改变，主要在头面部等暴露部位皮肤。

2. **七情内伤** 七情即喜、怒、忧、思、悲、恐、惊七种情志变化，是机体的精神状态。七情是人体对客观事物的不同反应，在正常的情况下，一般不会使人致病。只有突然、强烈或长期持久的情志刺激，超过了人体本身的正常生理活动范围，使人体气机紊乱、脏腑阴阳气血失调，才会导致疾病的发生。它是造成内伤病的主要致病因素之一，故又称"内伤七情"。诸多损容性疾病都与七情、情绪异常等有着十分明显的因果关系。

3. **饮食失宜** 充足而合理的饮食是滋补先天、培育后天、化生气血、濡养脏腑的物质基础。饮食不节常是导致皮肤、指甲、毛发等疾病发生的原因。

4. **劳逸失当** 包括过度劳累和过度安逸两个方面，均可引起疾病的发生，损容性疾病的发生也与之有关。

5. **外伤** 外伤包括枪弹、金刃、跌打损伤、烧烫伤、日晒伤、冻伤和虫兽伤等，可直接导致皮肤损伤。

6. **先天原因** 某些美容缺陷或损容性疾病，也可不因外在因素引起，为先天不足和先天缺陷所致。

（二）病机

中医基础理论中病机是指疾病发生、发展、变化及其结局的机理和基本规律。中医学认为正气不足是发病的内在根本，邪气侵袭是发病的重要条件；疾病的病理变化规律可以概括为邪正盛衰、阴阳失调、脏腑失常和气血津液代谢失常等。

三、中医美容诊治特点

（一）辨证论治

辨证论治是中医学的特点和精华，中医美容学运用辨证论治的思想，对损容性疾病进行审证求因、审因论治。辨证是决定治疗的前提和依据，论治是治疗疾病的手段和方法，也是指导美容中医临床工作的基本原则。其特点是以症辨证，以病辨病，病证结合，进而确定治则。

辨证论治是将四诊所收集的有关疾病的所有资料，运用中医学理论进行综合分析，辨清疾病的原因、性质、部位及发展趋向，然后概括、判断为某种性质的证候，根据证候确立相应的治疗原则和方法，选择适当的治疗手段和措施来处理疾病。通过辨证论治人们认识到同一疾病中可能出现不同的"证"，或不同的疾病在特定的阶段出现相同的"证"，因此可采取"同病异治"或"异病同治"。例如，阴虚型的黄褐斑、面部皱纹和肤色发黑，"病"虽不同，但"证"相同，其本质均因阴津不足而引起，治疗上均可选用滋阴的药物。而黄褐斑在临床中，其辨证包括肝郁气滞、痰湿内蕴、瘀血阻络等，其治法就有疏肝行气、化痰除湿及化瘀通络等不同。因此辨证论治有助于美容中医的治疗，针对性更强、效果更突出。

在长期临床实践中形成的辨证方法有多种，有八纲辨证、脏腑辨证、气血津液辨证、经络辨证、六经辨证、卫气营血辨证、三焦辨证等。这些辨证方法，虽有各自的特点，对不同疾病的诊断各有侧重，但在临床上，它们是互相联系、互相补充的。

（二）整体观念

中医学中的整体观念，在美容治疗中充分显示了其独特的优越性，从脏腑、气血、调动人体自身的积极因素入手，整体调理，保证了皮肤毛发的健康，故美容中医的效果能持久和稳定。

1. 人体是一个有机整体，治疗需内外兼治、协调平衡。中医认为人体是一个有机整体，人体的各个组成部分之间在结构上不可分割，这种整体观念运用于美容学则为中医美容的指导思想，也是中医美容的特点之一。阴阳五行与脏腑经络将五脏六腑、眼耳口鼻舌、毛发唇面爪、皮脉肉筋骨、神魂魄意志、喜怒思悲恐、赤青黄白黑等部分有机地联系成一个整体。也就是说人体是以五脏为中心，通过经络的联系，将构成人体的各部分紧密相连，结构上密不可分，功能上相互协调、相互为用，病理上相互影响，即构成一个表里相连、上下沟通、协调共济、并然有序的统一体，并且通过精、气、血、津液等的作用来完成机体统一的功能活动。

"有诸内必形于外"，颜面、皮肤、五官、爪甲、头发、黏膜等是整体中的一部分，这些部位的变化直接反映着身体的健康状况。面色红润、皮肤白嫩、体格健壮是健康美的标志，也是各脏腑经络功能正常、气血充盛的表现。反之，则是脏腑功能失调、气血阴阳紊乱的病理反映。因此中医美容治疗中，首先要保养脏腑气血，使用适宜的药物补益元阳、滋阴养血、理气化瘀，以利气血充沛、经络畅通、气血津液得以顺利输送到体表组织器官，只有气血充盛、运行畅达，全身皮肤才能得到充分的滋养和濡润，只有脏腑充盛协调，才能保证神气旺盛、精气上达，从而达到中医美容的治疗效果。

阴阳平衡是自然和谐美及人体生命美产生的根源，维持着人体正常的生命活动过程，阴阳失调，是对人体各种功能、器质性病变的病理概括，被认为是疾病产生、发展变化的内在病因。阴阳偏盛或偏衰，则机体失于平衡，生命失于和谐，脏腑、气血失调，外表可见各种损美性改变。因此，损其偏盛、补其偏衰、协调阴阳、恢复平衡、调理脏腑、气血，乃是中医美容内治诸

法的基本法则。如肾主黑色，其华在发，脾为气血生化之源，益脾等于益气血，且脾为后天之本，肾为先天之本，后天充盛便可充养先天，因此可通过对脾肾二脏的调补，补肾益脾治疗白发。又如益气补血、气血充盈则可润泽美颜乌发，因此益气补虚、养血活血、益精填髓、滋补肝肾之法常见于各类美容方剂中，要求外在美，必先求整体内在的阴阳平衡、脏腑安定、经络通畅、气血流通。

2. 人与自然环境的统一，治疗需因时、因地、因人制宜。"人以天地之气生"指人是自然界的产物，自然界天地阴阳之气的运动变化与人体是息息相通的，因此人的生理活动、病理变化必然受着诸如时令气候节律、地域环境等因素的影响。患者的性别、年龄、体质等个体差异，也对疾病的发生、发展与转归产生一定的影响。因此，在治疗疾病时，就必须根据这些具体因素进行分析，区别对待，从而制订适宜的治法与方药，即所谓因时、因地、因人制宜，也是治疗疾病所必须遵循的一个基本原则。因时、因地、因人制宜密不可分，三者既反映了人与自然的统一整体关系，又反映了人的整体间的不同特性，三者有机统一，才能有效地治疗疾病。因此，中医美容在塑造和维护人体美上，重视顺应自然规律，顺应人体生理活动规律，善待生命，通过修身养性、调节起居、饮食等方面，达到人体的功能正常，人与自然的关系和谐，将生命活动调整到最佳状态。

3. 人与社会环境的相融合，治疗需调节情志、身心兼顾。社会环境会影响人的生活及情绪，情绪的变化与美容有着密切的关系，七情和调、精神愉快，情志活动适度，对人体有益无害。过激的情绪变化、长期的精神刺激或突然受到剧烈的精神创伤，均可使人体气机紊乱，脏腑阴阳气血失调，伤及内脏，或诱发疾病，从而导致疾病的发生，也会有损容貌。由此可见，情绪变化与人体健康及美容有着十分密切的关系，必须注意控制情绪。因此，中医倡导"调和情志"，即保持情绪相对的稳定性，出现暂时的情志"太过"也能很快得到协调，不致持久郁结而伤体，这是维护人体及皮肤健康的方法之一。

（三）防治原则

1. 治未病 治未病的内容包括两方面，一是未病先防，二是既病防变。未病先防指注重调养正气，提高机体的抗病能力，可通过调摄精神、加强锻炼、增强体质；起居规律、饮食有节、劳逸适度；或适当进行药物预防等途径以达到正气充沛，预防疾病的目的。

既病防变指在疾病发生的初始阶段，早期明确病情，早期治疗，同时还需要了解病情的发展趋势，注意其传变规律，以防止病邪深入传变，甚至发生危候。既病早治，注意防变对于控制或减少疾病的发展与变化具有重要的意义。

2. 治病求本 治病求本，即治疗疾病时必须针对造成疾病的根本原因进行治疗，也是辨证论治的基本原则。任何疾病的发生、发展，总是通过若干症状和体征而表现出来，这些症状是疾病的现象，并不是疾病的本质。临床医师应充分地搜集、了解疾病各个方面的信息，通过综合分析找到疾病发生的根本原因，然后针对其本质进行治疗。如粉刺，可由外感、内伤所致，而内伤又可由肺胃积热、湿热蕴结、血郁痰结等原因引起，所以治疗应在辨证的基础上，找出病因，针对其病因而分别采用清肺胃热、清热利湿、消痰化瘀等法进行治疗，即所谓"治病求本"。

临床运用这一原则时，还需要注意"标本缓急""正治与反治"这两种情况。病证之变化有轻重缓急、先后主次之不同，因此标本的治法运用也就有先后与缓急、单用或兼用的区别，这是中医治疗的原则性与灵活性有机结合的体现。分清标病与本病的缓急主次，有利于从复杂的病变中抓住关键，做到治病求本。

同时，在错综复杂的疾病过程中，病有本质与征象一致者，有本质与征象不一致者，故有正治与反治的不同。正治与反治，是指所用药物性质的寒热、补泻效用与疾病的本质、现象之间的从逆关系而言。正治是指采用与疾病的证候性质相反的方药治疗的一种治疗原则，适用于疾病的征象与其本质相一致的病证。反治是指顺从病证的外在假象而治的一种治疗原则，适用于疾病的征象与其本质不完全吻合的病证。

总之，中医美容是以阴阳五行、脏腑经络、气血津液等中医基本理论为基础，重视辨证论治，强调整体观念，不仅注重颜面局部的美化，更注重未病先防、内外兼治，综合运用中药、针灸、拔罐等多种治疗方法扶正祛邪，从而改善人体功能，达到内外和谐、容颜美化及身体健康的目的。

▎第二节 中医药物美容

中医药物美容是指在中医学基本理论指导下，通过内服和外用中药达到美容的治疗目的，是较常用的方法，是中医美容的重要组成部分。因其使用方便，受限较少，常是广大求美者的首选美容方法。药物美容分内治和外治两大类，两者可单独使用，也可联合使用，联合时效果更佳。如明清外科大家陈实功在《外科正宗》中指出："黧黑斑者……朝服肾气丸以滋化源，早晚以玉容丸洗面斑上，日久渐退……"因此，内治与外治常联合使用，可取得更满意疗效。

一、内治法及药物

中医认为，人体表现于外的各种症状均是内在病变的外在表现，正所谓"有诸形于内，必形于外"。因此，根据四诊收集到的症状、体征进行辨证用药，通过内服可以祛除外邪、恢复脏腑功能、调和气血，达到内自调而外自美的状态。常用内治法包括疏风清热法、清热解毒法、利湿解毒法、健脾祛湿法、疏肝解郁法、理气化痰法、活血化瘀法、补益气血法和补益肝肾法。

（一）疏风清热法

疏风清热法是指运用具有疏风清热功效的药物达到疏风解表、清热止痒作用的治法。中医学认为"风为百病之长"，风性善行而数变，易袭阳位，易兼夹他邪，常与热合而成风热之邪，侵袭面部，是导致多种损容性皮肤病的常见病因。因此，疏风清热法是常用的一种治疗方法。

【适应证】风热侵袭头面肤表导致的损容性皮肤病，如脂溢性皮炎、季节性皮炎、血管性水肿、接触性皮炎、丹毒、扁平疣等；皮损以红斑、丘疹为主，颜色鲜红，自觉瘙痒、灼热、肿胀；一般病程较短，病情较急；舌质淡红或稍红，苔薄黄，脉浮数。

【常用方剂】消风散、银翘散等。

【常用药物】荆芥、防风、金银花、连翘、牛蒡子、知母、淡竹叶、淡豆豉、薄荷等；如肿胀、渗液明显，加薏苡仁、车前草利湿消肿；灼热明显、皮温高者，加黄芩、黄连、石膏直折火热、清解热毒；伴见脓疱者，加蒲公英、白芷等清热排脓。

（二）清热解毒法

清热解毒法是指运用具有清热泻火、解毒消肿功效的药物达到祛除热邪、清解火毒作用的治法。火热为阳邪，其性炎上，致病有易红、易肿、易痛的特点，侵袭机体后也常导致各种损容性皮肤病的发生，因此清热解毒法也较为常用。

【适应证】火热内盛、蕴积肌肤所致的损容性皮肤病，如痤疮、玫瑰痤疮、丹毒、日光性皮炎、接触性皮炎等；皮损以红、肿、热、痛为主要表现，发病较急，病程进展较快；严重者有脓疱、囊肿甚至脓性分泌物，或伴有发热、便干尿黄；舌质红苔黄，脉数。

【常用方剂】白虎汤、黄连解毒汤、五味消毒饮、普济消毒饮等。

【常用药物】石膏、知母、黄芩、黄连、栀子、连翘、金银花、紫花地丁、紫背天葵、板蓝根、马勃、玄参等；若热毒蕴积，化腐成脓，可加皂角刺、白芷、蒲公英等透脓药物；肺热重者加枇杷叶、桑白皮；心热重者加水牛角、地黄、牡丹皮、淡竹叶等；肝热重者加龙胆、车前草、菊花等。

（三）利湿解毒法

利湿解毒法是指运用具有清热利湿解毒功效的药物达到清热利湿、解毒消肿作用的治法，可使湿热之毒从下、从小便而去。湿、热之邪易相合为病，致病后有湿性重浊黏滞和热毒致病的双重特点，也是面部损容性疾病的常见病因，因此利湿解毒法运用较为广泛。

【适应证】湿热壅滞、泛溢肤表所致的损容性皮肤病，如痤疮、玫瑰痤疮、脂溢性皮炎、脱发、丹毒、接触性皮炎、湿疹等；皮损以红斑、肿胀、鳞屑为主要表现，甚者可出现糜烂、渗液；病变范围较广泛，病情较急，也可缠绵难愈；舌质红苔黄腻，脉滑或滑数。

【常用方剂】龙胆泻肝汤、萆薢渗湿汤、四妙散等。

【常用药物】龙胆、车前草、栀子、薏苡仁、滑石、黄芩、黄柏、木通、泽泻、萆薢、川牛膝、苍术等；因风能胜湿，且病变部位多在头面，故常加荆芥、防风、羌活等药祛风除湿。

（四）健脾祛湿法

健脾祛湿法是指运用具有健脾益气、运脾化湿功效的药物达到恢复脾之运化功能，使水湿得运而不聚集体内致病的治法。邪有内外之分，脾主运化水湿，若脾虚运化功能失常，则水湿内生，导致诸多疾病，平素脾虚、纳差便溏患者常用本法。

【适应证】脾虚失运，水湿内停之诸多疾病，如脱发、黄褐斑、湿疹、脂溢性皮炎、唇炎等；皮损以红斑、肿胀、鳞屑常见，虽可见水疱糜烂，但疱液清稀；病程长，缠绵难愈，常伴乏力纳呆，腹胀便溏；舌质淡舌体大或边有齿印，脉细濡或细滑。

【常用方剂】四君子汤、参苓白术散等。

【常用药物】党参、山药、茯苓、白术、扁豆、陈皮、砂仁、薏苡仁等；若有怕冷、腹凉、不欲冷饮、完谷不化等脾阳虚表现，可合用理中汤或实脾饮温阳化湿利水。

（五）疏肝解郁法

疏肝解郁法是指运用具有疏肝理气功效的

药物达到疏肝行气、调畅气机作用的治法。肝者"将军之官"，主人体气机之疏泄，若肝气不疏，气机不得调畅，既可以直接导致诸多疾病的产生，也可以影响人体气血津液疏布，导致痰饮、瘀血等病理产物。在当下工作生活压力较大的情况下，许多患者都伴有不同程度的焦虑抑郁状态，本法越来越常用。

【适应证】肝气郁结、气机不畅之诸多疾病，如黄褐斑、痤疮、白癜风、脱发、神经性皮炎等；常伴有情志不畅、抑郁焦虑、郁郁寡欢、胸胁胀痛、女性月经不调、痛经、乳房胀痛等表现；舌淡红苔薄或黄，脉弦。

【常用方剂】逍遥散、柴胡疏肝散、清肝解郁汤等。

【常用药物】柴胡、白芍、薄荷、陈皮、郁金、枳壳等；若出现烦躁易怒、舌红脉数等肝郁化火表现，可加牡丹皮、栀子、菊花、川楝子等清肝解郁；若出现纳呆、腹泻便溏等脾虚肝旺表现，则加用四君子汤抑木扶土；若月经延后，量少色淡等肝血不足表现，则加用四物汤养血补肝体；若出现月经血块、经色暗、少腹疼痛等气滞血瘀表现，则加用桃仁、红花、川芎、益母草、鸡血藤等养血活血调经之品。

（六）理气化痰法

理气化痰法是指运用具有理气燥湿、化痰散结功效的药物达到气机畅、痰湿化、肿块消的治法。痰湿多为内生病理产物，对饮食偏于肥甘厚味且脾虚失于运化人群较为常见。中医认为"脾为生痰之源、肺为贮痰之器"，因此本法重在调理脾肺，使脾肺恢复水湿津液代谢的功能，则痰湿无处可生。

【适应证】水湿停聚、痰湿不化、阻于肌肤所导致的多种疾病，如痤疮、脂囊瘤、表皮囊肿等；皮损以囊肿为主，常见于饮食肥甘厚味、体形偏胖者，伴咽部咳痰；舌淡红体大苔腻，脉滑。

【常用方剂】二陈汤、贝母瓜蒌散、海藻玉壶汤等。

【常用药物】半夏、陈皮、浙贝母、茯苓、白芥子、瓜蒌、海藻、昆布等；若伴有乏力、纳差、便溏等脾虚表现，则加用四君子汤健脾化痰；

若形寒怕冷、痰液清稀等寒痰表现，则加干姜、细辛等药物温阳化饮、温化寒痰；若咳嗽明显，咽部不利，则加桔梗、杏仁、厚朴等宣降肺气。

（七）活血化瘀法

活血化瘀法是指运用具有行气活血、祛瘀通络功效的药物达到气行血行、瘀阻得通、肌肤得养的治法。瘀血亦多为病理产物，常为气虚、气滞或寒凝所致，瘀血阻滞脉道则不能发挥血的濡润功能，继而产生多种疾病。中医认为"气为血之帅"，血液的正常运行靠气的固摄和推动，因此在运用本法时还应加入行气理气药物，如此才能恢复血液在脉道内正常运行，发挥该有的濡养功能。

【适应证】瘀血阻滞、肌肤失养所致的多种疾病，如痤疮、黄褐斑、雀斑、脱发、白癜风、鱼鳞病、冻疮等；常伴有面色晦暗、肌肤甲错、局部刺痛等症状；舌质暗或有瘀斑，脉涩。

【常用方剂】桃红四物汤、血府逐瘀汤、通窍活血汤、当归四逆汤等。

【常用药物】桃仁、红花、当归、川芎、丹参、赤芍、鸡血藤等；若伴有情志不畅、胸胁胀痛等气滞气郁表现，加用枳壳、陈皮、柴胡、薄荷、香附等行气解郁药物；若伴有困倦乏力、少气懒言等气虚表现，加用黄芪、党参等补气药物；若伴有形寒怕冷、四末不温、指甲青紫等阳虚寒凝表现，加用桂枝、细辛、附子等温经散寒通阳药物。

（八）补益气血法

补益气血法是指运用具有扶正益气、健脾养血功效的药物达到补益正气、养血润肤作用的治法。人之气血有滋润濡养的作用，而表现于外之皮肤、毛发也靠气血的濡润作用才能光滑亮丽；若气血不足，则皮肤毛发无以滋养，出现面色枯槁暗淡、发焦脱落等多种疾病；因此补益气血法是损容性疾病的一种重要治法。

【适应证】气血亏虚、失却濡养所致的多种损容性疾病，如黄褐斑、白癜风、脱发、鱼鳞病等；常伴面色苍白、少气懒言、头晕乏力等症状；舌质淡苔少，脉细无力。

【常用方剂】归脾汤、八珍汤、十全大补汤等。

【常用药物】黄芪、党参、茯苓、白术、当归、川芎、白芍、熟地、炙甘草、大枣等。

（九）补益肝肾法

补益肝肾法是指运用具有补肝养血、补肾填精功效的药物达到滋补肝肾、填精补血作用的治法。肝藏血、肾藏精，精血同源，两者也是滋润濡养人体的重要物质基础；若精血充足则人体神清气足、容光焕发，精血亏虚则神情萎靡、面焦发堕。因此，补益肝肾法也是损容性疾病的一种重要治法。尤其是当下生活不规律、熬夜过多的情况下，肝肾不足现象较为普遍，补益肝肾法尤为重要。

【适应证】肝肾不足、精血亏虚所致的损容性疾病，如黄褐斑、脱发、白癜风、痤疮、鱼鳞病等；常伴疲倦乏力、头晕眼花、腰膝酸软等；舌红少苔，脉细无力。

【常用方剂】六味地黄丸、左归丸、七宝美髯丹等。

【常用药物】熟地黄、山萸肉、菟丝子、山药、白芍、枸杞子、制何首乌、补骨脂、当归等；若有口干唇燥、五心烦热、虚烦不寐等阴虚内热表现，则加知母、黄柏、牡丹皮等清热药物；若有形寒肢冷，小便清长，大便稀溏等虚寒表现，则加肉桂、附子等温肾散寒药物。

二、外治法及药物

药物外治美容是指通过体表给药的方法达到治疗损容性疾病，使皮肤恢复健康美丽的方法。清代吴尚先在《理瀹骈文》（初名《外治医说》）中指出："外治之理，即内治之理，外治之药，即内治之药，所异者法耳。"由此可见，外治之法及药物也是在中医理论指导下开展的治疗方法，与内治法无本质差异，只是给药途径不一样，但可以取得异曲同工之妙。常用外治法有祛风止痒法、清热解毒法、清热凉血法、清热燥湿法、解毒排脓法、养血润肤法和美白祛斑法。

（一）祛风止痒法

祛风止痒法是指运用具有祛风清热止痒功效的药物作用于肤表，达到止痒的治法。瘙痒是较多损容性皮肤病的常见自觉症状，因此这一治法较为常用。

【适应证】脂溢性皮炎、面部湿疹、接触性皮炎及多种过敏引起的面部红斑、丘疹、瘙痒等疾病早期。

【常用药物】荆芥、防风、金银花、连翘、菊花、甘草等。

（二）清热解毒法

清热解毒法是指运用具有清热解毒功效的药物达到清解热毒，消肿止痛作用的治法。热毒是多种损容性皮肤病的病因，因此这一治法在临床中最为常用。

【适应证】痤疮、玫瑰痤疮、丹毒、接触性皮炎、面部湿疹等局部以红斑、丘疹、肿胀为主要表现，尚未出现渗液、糜烂、脓疱之时。

【常用药物】连翘、黄芩、栀子、知母、紫花地丁、菊花等。

（三）清热凉血法

清热凉血法是指运用具有清热凉血功效的药物达到清热解毒、凉血消斑作用的治法。热毒过盛，未得到及时治疗，进一步发展可损伤血脉，治宜清热凉血。

【适应证】玫瑰痤疮、激素依赖性皮炎、日晒伤等疾病，以红斑、毛细血管扩张、易激惹等为主要临床表现者。

【常用药物】连翘、地黄、赤芍、牡丹皮、玄参、紫草、地榆等。

（四）清热燥湿法

清热燥湿法是指运用具有清热燥湿功效的药物达到清热解毒、燥湿消肿作用的治法。湿热致病，除引起红斑外，还会出现肿胀、渗液，因此运用燥湿消肿的方法可快速缓解症状。

【适应证】丹毒、湿疹、接触性皮炎、虫咬皮炎及过敏引起的面部红斑、肿胀，甚至出现水疱、渗液、糜烂等表现。

【常用药物】马齿苋、黄芩、黄柏、苦参、黄连、车前草等。

（五）解毒排脓法

解毒排脓法是指运用具有清热排脓功效的药物达到清热解毒、消肿排脓作用的治法。若热毒未得到及时清解，蕴积肌肤、化腐成脓，则出现囊肿、脓疱及脓性分泌物，此时在清热解毒基础上，应加强消肿排脓，使脓液早日排出，则肿消痛止，疾病易愈、易敛。

【适应证】重度痤疮、玫瑰痤疮（脓疱型）、疖肿、表皮囊肿伴感染、穿掘性毛囊炎等化脓性疾病，以囊肿、脓疱、红肿、疼痛为主要表现。

【常用药物】金银花、连翘、赤芍、白芷、蒲公英、皂角刺、桔梗等。

（六）养血润肤法

养血润肤法是指运用具有养血润燥功效的药物达到养血润燥、滋养肌肤作用的治法。很多疾病在后期常常出现干燥、鳞屑、瘙痒等表现，多是血虚失于濡养所致，使用养血润肤之法可以促进皮肤早日恢复正常。

【适应证】脂溢性皮炎、唇炎、接触性皮炎及过敏性疾病后期皮肤红斑不显，以干燥、鳞屑、皮肤屏障受损为主要表现时。

【常用药物】当归、白芍、熟地、黄精、甘草等。

（七）美白祛斑法

美白祛斑法是指运用具有美白祛斑功效的药物达到美白润肤、养血祛斑作用的治法。在古代即有专门的药方供女子美白祛斑，如玉容散、七白散等。随着黄褐斑等色素增加性疾病的发病率越来越高，人们要求改善肤色的愿望越来越迫切，美白祛斑法的使用也日趋广泛，常以药物面膜的形式敷于面部，可取得较好效果。

【适应证】黄褐斑、黑变病、炎症后色素沉着等以褐色、黑色斑疹、斑片为主要表现的疾病。

【常用药物】白芷、白术、白茯苓、白芍、白及、白僵蚕、当归、珍珠粉等。

第三节　常用中医美容技术

一、中药面膜

（一）概念

中药面膜是指将中药打成细粉（或用颗粒剂），用水或其他赋形剂调成糊状敷于面部，形成紧贴皮肤的药物隔膜，使药物直接作用于皮损部位，达到治疗疾病和美容的目的。

（二）作用机制与功效

中药面膜的作用机制是药物被打成细粉后作用于局部，有效成分在皮损部位直接发挥治疗作用。具体功效与药物成分直接相关，如祛风、止痒、清热、解毒、消肿、消斑、美白等功效。除此之外，面膜本身还有清洁、保湿、紧肤的功效。

（三）操作常规

中药面膜按剂型可分为粉状面膜、膏状面膜、撕拉式面膜、湿布状面膜；按理化性质又可分为硬膜和软膜。下文主要介绍常用的粉状面膜和硬膜。

粉状面膜是指将药物打成粉状，在使用时用水、蜂蜜、蛋清等将面膜粉调成糊状，用压舌板将面膜糊敷于面部，形成隔膜从而达到治疗目的。

硬膜又称倒膜，其主要成分是石膏。在药物面膜的基础上，再用水将石膏调成糊状，快速均匀地涂敷于面部，形成厚厚的"膜"，即倒膜的由来。这种方法可以通过石膏的产热作用，促进面部血液循环和药物吸收，使面膜能够更好地发挥作用，称为热膜；也可在倒膜过程中加入少量冰片、薄荷等清凉物质，发挥冷渗透作用，有清热收敛、镇静舒缓的功效，称为冷膜。

1．操作前准备

（1）工具准备：毛巾、洗面奶、面膜碗、小排刷、压舌板、纱布、棉片、石膏、粉刺针、离子喷雾机。

（2）患者准备：患者在接受治疗前应用温水清洗面部，油性皮肤患者可用洗面奶帮助洁面。

2．操作要领

（1）患者平躺，用纱布、毛巾或一次性头套将头发完全包裹，用纸巾或毛巾保护上衣，避免沾染药膜，尤其是头发不能暴露在外；用薄棉片或两层纱布盖住患者眉毛和眼部（闭眼）；同时跟患者交代治疗中可能出现的反应和注意事项，缓解患者紧张情绪，争取患者配合。

（2）外涂药膜：根据患者病情选择合适药粉，用水、蜂蜜或蛋清调成糊状，注意不要太稀，轻轻地均匀涂敷于面部，厚度一般约为0.5cm；一般按额部、两颊、颏部、口周、鼻部的顺序进行涂膜，注意不要将药物涂于口腔或鼻腔内。

（3）硬膜（石膏倒膜）：取适量倒膜粉（一般为200～300g石膏粉）加水调成稀糊状，一般100g倒膜粉需要配60ml水，在1.0～1.5分钟完成搅拌，然后迅速而均匀地涂敷于面部，也是按额部、两颊、颏部、口周、鼻部的顺序进行涂膜；一般要露出鼻孔和口腔，保持呼吸通畅。

（4）去膜及皮肤处理：一般粉状面膜在涂敷后保留20～25分钟就可去掉，然后用温水轻轻洗净面部，适当涂抹润肤霜；硬膜在5～10分钟塑性变硬，25～30分钟温度降至正常，已完全干涸紧缩，此时可以去除。

（四）在中医美容中的应用

中药面膜可以用于面部损容性疾病，如痤疮、玫瑰痤疮、黄褐斑、皮肤光老化、皱纹、毛孔粗大等。粉状面膜因使用方便，安全性高，更是得到广泛应用。为了增加疗效，可以在敷药膜前进行面部按摩，疏通经络，使肌肉放松；痤疮患者还可以在治疗前对粉刺进行清理。中药面膜治疗疗程一般建议每周1次，粉状面膜根据病情每周可以2～3次。硬膜特别是热膜由于在治疗中有发热的作用，部分患者不能耐受，皮肤敏感、易激惹者不建议使用。

（五）注意事项和不良反应

1．注意事项

（1）在治疗过程中要保护好眼睛、眉毛和口鼻，尽量避免药物和倒模粉接触。

（2）在硬膜治疗中会有发热现象，温度一般在37℃左右，需要提前告知患者，若出现不能耐受情况则立即停止治疗。

（3）在取硬膜时可嘱患者适当活动面部肌肉，如微笑或鼓腮，可以帮助硬膜与皮肤分离；切忌强行揭取硬膜，否则造成皮肤不适，甚至皮肤损伤。

（4）如果毛发或眉毛不慎粘上硬膜，应轻轻敲碎，缓慢取下。

2．不良反应

（1）皮肤过敏：极少患者可能会出现过敏反应，可以给予冷敷或冷喷，必要时口服抗组胺药，严重者可给予糖皮质激素治疗。

（2）色素残留：有的患者在使用面膜后可能会出现短暂的皮肤遗留药物颜色，此时不用紧张，一般在1周左右可自行消退，不需要特别处理。

二、中药湿敷

（一）概念

中药湿敷法，古称"溻法"，是指中药煎煮后过滤的不同药液，根据病情需要采用不同的温度，使用敷料浸透后直接外敷于患处的一种外治法。

湿敷有不同的种类，根据药液温度可分为冷湿敷与热湿敷；根据敷料包扎的方式，可分为开放性湿敷及闭合性湿敷；按照治疗时间可分为持续性湿敷及间断性湿敷。在美容治疗中依据面部症状，最常采用开放性间歇性冷湿敷的方式。

（二）作用机制与功效

中药湿敷法可通过药物本身、热力或冷刺激，直接对患处皮肤发挥治疗作用，能使患处的血管收缩、减少渗出，同时有助于软化皮肤表层，溶解及消除分泌物，达到清热解毒、除湿止痒、收敛消炎、祛腐洁肤及活血止痛的目的。随所用药物不同，通过开泄腠理，最终达到疏通经络、调理脏腑功能的目的。

（三）操作常规

1. 物品准备　中药液、敷料（6～8层消毒纱布或毛巾）、中单、无菌手套、镊子、弯盘。敷料大小及形状尽可能与患处吻合。

2. 操作方法　用纱布6～8层或相当厚度的毛巾在药液中浸透，以镊子夹起或佩戴无菌手套取出，稍加拧干以不滴水为宜，覆盖于患处，轻按压使敷料紧贴于患处。可每隔10～15分钟更换1次，持续30～40分钟，每天1～2次。联合冷喷治疗时，可开机后等蒸汽喷出稳定且均匀的细雾时，将冷喷头置于距离治疗局部40cm左右处，将喷雾口对准治疗局部进行熏蒸，每次时间不超过10分钟。

伴有面部潮红、烧灼、刺痒等症状时，在湿敷基础上联合冷喷治疗，更有助于缓解患者面部急性症状。伴有皮肤屏障功能受损的患者，治疗后需重视面部保湿剂的使用。

（四）在中医美容中的应用

中药湿敷常用于面部急性湿疹、刺激性接触性皮炎、玫瑰痤疮、激素依赖性皮炎等疾病的治疗。在伴有烧灼感、刺痒感及面部红肿明显时，也常联合冷喷治疗加速降低皮肤温度、消肿止痛。冷喷治疗是利用离子喷雾机，将水变成雾状蒸汽，针对治疗局部发挥熏蒸作用。

1. 痤疮　治法以清热解毒、散结排脓为主。肺经风热证可选用马齿苋、野菊花、紫花地丁、蒲公英；湿热蕴结证可选用苦参、盐黄柏、蒲公英、黄连、生薏苡仁；痰瘀互结证可选用当归、川芎、红景天、苍术、生侧柏叶。

湿敷依据皮损部位，多为面部及胸背部，以仰卧或俯卧位为主，嘱患者充分暴露皮疹区，局部行中药湿敷法治疗。常规湿敷中药药液应晾凉至37℃以下；痤疮局部红肿、皮温增高的患者，可以将药液冷藏至10℃左右进行冷敷；热敷时，温度应控制在30～40℃。可每天治疗1次，每次20～30分钟，1～2周为1疗程。

2. 激素依赖性皮炎　治法以清热解毒、凉血消斑为主。湿毒血热证可选用大青叶、马齿苋、金银花、野菊花、蒲公英、赤芍、牡丹皮、地榆等；血虚风燥证可选用川芎、当归、赤芍、丹参、百部、麦冬、天冬。

湿敷治疗前铺一次性中单，嘱患者取卧位，暴露面部，注意保暖。常规湿敷中药药液应晾凉至37℃以下；激素依赖性皮炎急性期的患者，可以将药液冷藏至10℃左右进行冷湿敷，或配合使用冷喷机；湿敷时将6～8层无菌纱布在药液中浸湿，轻轻拧挤使药液不漫流后即可敷于患处。每次湿敷15～20分钟。湿敷后可配合使用面部保湿霜。每天治疗2次，1～2周为1疗程。

（五）注意事项

1. 湿敷面部时，可在眼、鼻、口的部位将敷料剪孔，露出鼻孔，以免影响呼吸。湿敷耳部时，外耳道可酌情塞棉球，以防溶液流入耳道。

2. 操作时应注意敷料与患处皮肤之间紧密接触，特别是头面及皮肤皱褶部位。

3. 敷料必须交替更换，不得直接向敷料上滴药液。更换时如敷料干燥黏附于皮肤，应用药液浸湿后再缓慢取下，不可强行取下，以免损伤皮肤。

4. 每天湿敷的次数和更换间隔时间，可根据病变的情况而定。

5. 婴儿、老年人及易过敏体质应注意观察局部皮肤变化。

6. 注意观察患者的不良反应，如炎症加重、渗液增多或过敏反应。

7. 注意消毒隔离，避免交叉感染。

8. 疮疡脓肿迅速扩散者不宜湿敷。

三、刮痧疗法

（一）概念

刮痧是指徒手对局部皮肤进行拍打、揪抓、推搓、摩擦等动作，或利用专用器具配以油剂等介质在人体表面特定部位（经络、腧穴、阿是穴等）进行反复刮拭，致皮肤表面出现一定程度的"痧疹"，从而达到防治疾病目的的一种传统外治疗法。刮痧的"刮"是操作，"痧"是中医特有概念。广义的"痧"指身体上所有的疾病与不适的统称，提示机体处在不平衡的状态；狭义的"痧"指中医古籍记载的内外妇儿等各种具体疾病，如绞肠痧（肠胃炎、痢疾），烂喉丹痧（猩红热）等。

（二）作用机制与功效

人体是统一的整体，与大自然之间的关联和场域即是人体的皮肤。内在病变通常存在外在的表象，表现在人体的面容、气色、皮肤上。刮痧通过人为对皮肤经络腧穴、皮损局部、反应点、阿是穴的刮拭刺激，使体表邪气得以外泄、瘀血痰凝得以排解、阻滞经络得以疏通、失和气血得以畅达，且有以痛治痛的作用，以此达到防病治病的目的。因此，刮痧有疏泄排毒、泻火解毒、舒筋活络、活血化瘀、行气止痛、运脾和胃、祛湿化浊、散结消癥、开窍醒脑、美容十大功效。

（三）操作常规

1. 刮痧工具及辅助介质　刮痧板以及随手可得的生活用品如木梳等都可以作为刮痧工具，目前以水牛角、玉石或砭石刮痧板为主。辅助介质是操作过程中涂于受术者体表局部起润滑作用或兼有治疗作用的制剂，主要有膏剂如羊脂，现代多用凡士林；油类如橄榄油、芝麻油等；酒类如乙醇制剂，主要用于增强疗效；植物精华即精油，其成分可渗透入浅动静脉血管网，可舒缓净化血液而增效。

2. 操作规程

（1）操作前准备：环境清洁透气，温度适宜，避免风口对向受术者。根据病情选取相应经络及穴位。受术者放松情绪，避免紧张。术前严格消毒施治部位，并严格按洗手标准洗手。刮痧工具做好消毒备用，检查是否清洁及破损。嘱受术者选择适合操作的舒适体位并充分暴露施术部位，并且不可随意移动及改变体位以免影响操作。

（2）操作要领：遵循"轻灵勿滞、均匀柔和、持久有力、渗透有知、不强求出痧"的原则，操作时要求动作不呆板，轻灵不失力度，压力必须渗透肌肤达经脉筋骨，从而取得疏通经络、活血化瘀之功效。

1）握板：单手握板，利用腕力进行刮拭，刮痧板移动方向与皮肤之间夹角以 45° 为宜，不可直立推刮或削铲。

2）顺序：总的原则是从上向下，先头面后手足，先背腰后胸腹，先上肢后下肢，逐步按顺序刮痧。胸部两侧以身体前正中线的任脉为界，分别向左右（先左后右）。腹部由上向下刮拭，自左依次向右侧刮。有内脏下垂者，应由下向上刮拭。四肢由上向下刮拭，下肢静脉曲张及下肢水肿患者，应从下向上刮拭，关节骨骼凸起部位应顺势减轻力度。背部由上向下刮拭。先刮后背正中线的督脉，再刮两侧的足太阳膀胱经和夹脊穴。肩部从颈部分别向两侧肩峰处刮拭。

3）力度和时间：需依据受术者的年龄、性别、体质、病情以及出痧程度等因素而定，刮痧板接触皮肤，力度适中，以受术者承受力为度。做单方向的均匀刮拭，每个方向刮 15～30 次，大的部位刮拭 3～5 分钟。个别受术者不易出痧，不可强求出痧。

（3）疗程：出痧者一般 3～5 天痧退，一般痧退后方可在原部位进行再次刮拭。疾病急性期可 2～3 天治疗 1 次，3～5 次为 1 疗程；恢复期可每周 1 次，2 周为 1 疗程。刮痧治疗详见视频 14-3-1。

视频 14-3-1
刮痧疗法治疗痤疮

3. 手法分类　根据刮拭力度分轻刮法与重刮法；根据刮拭方向分直线刮法、弧线刮法、逆刮法、环刮法；根据刮痧板与体表接触方式分为摩擦法、梳刮法、点按揉法、角刮法、边刮法、平推法。还有一些特殊手法，包括放痧法、揪痧法、拍痧法、弹拨法、颤刮法等。

4. 体位选择　术者的操作体位主要取决于治疗部位，头面部、胸腹部多取坐位，肩颈、腰背部、四肢部多取站立位，一般不要坐在治疗床上操作。受术者体位选择如下。

（1）仰卧位：受术者仰卧位，两下肢伸直或腘窝下垫枕微屈。面部、胸腹部、四肢前面时操作常选此体位。

（2）俯卧位：受术者俯卧位，头可置于床头的洞中，双上肢放在体侧，或屈曲放在床头两侧。项肩部、腰背部、臀部、下肢后部操作时，常选此体位。

（3）侧卧位：在刮痧治疗颈肩、臀和四肢外侧部位时常用此体位；饱餐后或身体肥胖不能俯卧者，也可取此体位。

（4）端坐位：受术者坐靠于椅子上，做头面部操作时可选此体位。

（5）侧伏坐位：受术者侧坐于椅子上，一手放置于椅背，一手自然下垂，适用于肩部、上肢的操作，此体位舒适，患者放松。

（6）仰靠坐位：受术者靠坐于椅子上，双手自然放于双腿上，此体位适于颈肩前部、上肢的操作。

5. **定经与选穴** 定经、选穴主要依据经络辨证。经络布于周身，能运行全身气血，联络脏腑关节，沟通上下内外，使人体各部相互协调，共同完成各种生理活动。当人体患病时，经络又是传递病邪的途径，外邪从皮毛、口鼻侵入人体，首先导致经络之气失调，进而内传脏腑；反之，如果脏腑发生病变时，同样可循经络反应于体表，在体表经络循行的部位，特别是精气聚集的腧穴处，出现各种异常反应，如麻木、酸胀、疼痛或皮肤色泽改变。如此可辨别病变所在经络、脏腑，从而指导刮痧定经。刮痧选穴、配穴是在分析病因病机、明确辨证立法的基础上，选择适当的俞穴和刮痧手法、补泻方法组合而成的，是刮痧治病的关键。临证取穴包括局部取穴、邻近取穴、远端取穴、辨证取穴、随证取穴五种。

6. **适应证与禁忌证**

（1）适应证：刮痧适应证广泛，内外科疾病皆可刮痧，目前亦多用于美容保健，如风疹、荨麻疹等需要祛风排毒的疾病，神经性皮炎这类需要舒缓情志的神经功能障碍性皮肤病，黄褐斑、白癜风、黑变病等色素障碍性皮肤病，再如痤疮、斑秃等损容性皮肤病，以及以面部美容、塑体去脂、除湿排毒为目的的情况都可以选用刮痧疗法。

（2）禁忌证：久病年老体弱、新产妇、大病后或大手术后，未闭合的小儿及晕痧者；严重心脑血管疾病急性发作期、肝肾功能不全、全身浮肿者；白血病、血小板减少、凝血功能障碍、再生障碍性贫血、严重贫血等血液系统疾病者；皮肤高度敏感不能耐受者；急性传染病及接触传染性皮肤病者；精神病、破伤风、狂犬病者；色素痣、血管瘤等皮肤肿瘤部位；皮肤瘢痕、破损、疖肿、痈、溃疡、不明包块部位；外伤及手术创面、韧带肌腱急性损伤、骨折等部位；妊娠期女性的腹部及腰骶部，妊娠期女性及经期女性的三阴交、合谷及足三里；五官九窍、乳头部位、心尖搏动处、脐部位，以及醉酒、过饥过饱过劳等情况。

（四）在中医美容中的应用

刮痧在中医美容领域应用广泛，通过操作手法以及出痧的过程，使人体的气血得畅、经络疏通、瘀血得除、湿浊得去、癥结得消，最终达到排毒养颜而美容的目的。具体应用举例如下。

1. **黄褐斑** 面部的局限性淡褐色或褐色斑片，形态不规则，面颊、眉弓上方、下颏前多发。中青年女性多发，影响美观。中医认为与肝、脾、肾三脏关系密切。

刮痧主经为足厥阴肝经、足太阴脾经、足少阴肾经。

（1）辨证选穴：主穴选阿是穴、华佗夹脊穴、支沟、阳陵泉；配穴，肝气郁结型，选肝俞、太冲、血海、足三里；脾虚型，选胃俞、脾俞、足三里、血海；肾虚型，选肾俞、照海、足三里、血海。

（2）刮拭方法：取穴阿是穴、华佗夹脊穴、胃俞、脾俞、足三里、阳陵泉、支沟。阿是穴要重刮；背部华佗夹脊穴及脾俞、胃俞，采取直线刮法；腿部足三里至阳陵泉，由下至上进行直线刮拭；支沟采用角刮法。

（3）频次疗程：每周1次，4次为1个疗程。

2. **痤疮** 多因肺经蕴热，熏蒸面部而发；或过食辛辣肥甘厚味，助湿化热，湿热蕴结，上蒸颜面而致；或因脾虚运化失常，湿浊内停，郁久化热，热灼津液，炼液成痰，湿热痰浊瘀滞肌肤而发。

刮痧主经为手太阴肺经、足太阴脾经、足太阳膀胱经、督脉。

（1）刮痧选穴：主穴选肺俞、膈俞、脾俞、心俞、胃俞、足三里、合谷、血海、丰隆、三阴交；配穴，肺胃热盛证，选尺泽、委中；湿热蕴结证，选风池、曲池；冲任失调证，选膻中、关元、气海；热毒壅盛证，选中脘、太溪、太冲。

（2）刮拭方法：①先采用直线刮法分段刮拭足太阳膀胱经，自风府至腰阳关，继用角刮法刮拭上肢部曲池，再采用边刮法刮拭下肢部足三里至丰隆、犊鼻至三阴交，最后点按风池、风府、承山、内庭；②先采用直线轻刮法刮拭背部大椎至长强，继直线重刮法刮拭背部肺俞至肾俞，再采用边刮直线刮法刮拭腹部上脘经下脘，避开脐向下经气海至中极，最后采用直线轻刮法刮拭上肢部曲池、外关、合谷及直线重刮下肢部血海、三阴交、足三里、丰隆，太冲可采用角刮法。

（3）频次疗程：每周2次，4次为1个疗程。

3. **斑秃** 多因血虚不能荣养皮肤腠理，以致腠理疏松、毛孔开张，邪气因入，日久血虚风燥，毛发成片脱落；或肝气不舒、情志抑郁，肝郁脾虚，血无所生，发枯脱落；或肝肾不足，精血亏虚，不能互生互化，发失所养导致脱发。

刮痧主经为足厥阴肝经、足太阴脾经、足阳明胃经。

（1）辨证选穴：主穴选脱发区、大椎、大杼、肺俞、肝俞、肾俞、足三里、三阴交；配穴，若血虚风燥证，予血海、足三里、三阴交；气滞血瘀证，予膈俞、行间；肝肾不足证，予肝俞、肾俞；气血两虚证，予血海、脾俞等。

（2）刮拭方法：①取脱发区穴位，刮拭宜轻刺激，予以梳刮法，头部由头维经四神聪刮至风府；②采取直线分段刮法，取穴背部穴位膈俞、肝俞、肾俞、脾俞，由膈俞至肾俞；下肢穴位行间、血海采用角刮法，予以局部中重度刺激。

（3）频次疗程：每周1~2次，4次为1个疗程。

4. **其他疾病** 如雄激素性脱发、白癜风、玫瑰痤疮等疾病，根据发病机制，定经选穴，运用相应刮痧方法都会起一定作用。

（五）注意事项和不良反应

1. **注意事项**

（1）刮痧前：①保持环境清洁、安静舒适、空气流通，温度适宜，避免受风；②询问有无刮痧史及晕痧情况，评估欲操作部位是否有刮痧禁忌；③检查刮痧器具，避免有破损或锐角划伤受术者，注意严格消毒；④受术者体位舒适，施术者站位适宜，便于操作；充分暴露刮痧部位皮肤，做好清洁。

（2）刮痧中：①关注并询问受术者情况，调整刮痧力度、时间、频次，出现头晕目眩、面色苍白等晕痧反应应及时应对处理；②刮痧以出痧为度，不强求出痧，虚证寒证出痧少，实证热证出痧多；③骨性隆突及静脉曲张、下肢浮肿患者，手法宜轻。

（3）刮痧后：①治疗后让受术者喝杯温水稍作休息；②一般应在治疗后3小时毛孔闭合后洗浴；③保持情绪平和；④忌食生冷瓜果、油腻及不易消化食品；⑤面部刮痧后注意避免日晒；⑥如数次治疗仍不缓解病情，建议患者门诊就诊调整治疗方案。

2. **不良反应**

（1）晕痧：应立即停止操作，受试者卧床休息，按压人中，喝温水或糖盐水补充能量；如果发生发绀，可给予吸氧、建立静脉通道补液，如症状不缓解立即送急诊。

（2）介质过敏：皮肤出现潮红瘙痒，应给予温水冲洗擦拭干净，局部红肿采用清热凉血解毒中药冷敷，每天1~2次，瘙痒严重可给予口服抗过敏药物如氯雷他定片，口服，每晚1片。待红斑灼热消退后，局部脱屑可给予弱效激素如丁酸氢化可的松乳膏，外用3~5天，每天1次。如过敏严重出现休克，立即将患者仰卧位，保持呼吸道通畅，给予吸氧，0.1%肾上腺素0.5mg上臂皮下注射，并建立静脉通道，可给予维生素C静脉滴注，根据患者情况，如不缓解可给予地塞米松注射液5~10mg入壶静脉滴注。

四、火针疗法

（一）概念

火针疗法，古称"焠针""烧针"，是用一种特制的针具，经加热烧红后采用特定手法刺入人体的腧穴或患处并快速退出，以祛除疾病的一种针灸治疗方法。

（二）作用机制与功效

1. 作用机制 火针疗法借"火"之力而取效，集激发经气、温阳散寒的功效于一身，临床常有事半功倍之效。其作用机制主要有以下三个方面。

（1）借火助阳：即借助火热，温壮阳气。火针疗法通过加热针体，经腧穴将火热直接导入人体。这种被导入的火热，通过腧穴、经脉，在人体内可以激发经气，鼓舞血气运行、温壮脏腑阳气。

（2）开门驱邪：即通过灼烙人体穴位腠理而开启经脉络脉之外门，给贼邪以出路。一方面可强力疏通经脉，有形之邪可随气血流通而散去；另一方面，火针出针后针孔不会很快闭合，风邪和部分有形之邪可从针孔直接排出体外。

（3）以热引热：火针治疗热证，古人有"以热引热"的理论，火针不仅可以通过上述的散邪作用而散热，还可以通过刺血而泄热。

2. 功效 火针的治疗机制为让温热刺激穴位和部位来增强人体阳气，鼓舞正气、调节脏腑、激发经气、温通经脉、活血行气。在临床应用上，具有温壮阳气、生肌敛疮、散寒除湿、祛风止痒、祛瘀除腐排脓、散结消肿、止痛缓急除麻木、清热泻火解毒的功效。

（三）操作常规

1. 针具选择 由于火针疗法是在针体烧红的状态下进行治疗，这一特殊性决定了火针针具在整个治疗中的重要地位，需考虑治疗效果及患者的耐受情况，因此火针针具材料的选择有着严格的要求和标准。

火针针具一般选择耐高温并对人体无害的金属材料，现代多为不锈钢针或其他合金材料制成。依粗细可分为粗火针（直径0.6mm或更粗）、中粗火针（直径0.5mm）、细火针（直径0.3~0.4mm）和毫火针（直径0.25~0.35mm或更细）。

粗火针主要用于针刺病灶部位，如囊肿、各种结节等。中粗火针适用范围比较广泛，除面部穴位及肌肉较少的部位外，其他穴位或部位皆可采用中粗火针治疗，包括四肢、躯干等部位。细火针主要用于头面部和其他肌肉较薄部位，老

人、儿童以及体质虚弱的患者均宜用细火针。毫火针可用于身体包括脸面等各个部位，治疗面瘫、面肌痉挛、三叉神经痛及面部美容治疗，疗效甚好。此外在临床实践中也发现，1ml蓝芯注射器的针头在临床中取材方便，操作简单，价格合理，更易于临床使用。

2. 辅助物品 酒精灯或95%酒精棉球、止血钳、打火机、棉签或干棉球、消毒喷或75%的酒精棉球、治疗盘。需注意若使用酒精灯，灯内酒精不宜过满，防止操作过程中酒精外溢。

3. 操作方法

（1）体位及定位：治疗前让患者摆好合适体位，充分暴露治疗部位，一般取仰卧位、俯卧位、侧卧位或俯坐卧位。

依据病情需要，可选取腧穴、血络、体表病灶（阿是穴）或病灶周围，可以在选定的针刺部位上做上标记，充分暴露皮损，操作时要眼疾手快，确保针刺的准确性。

（2）消毒：操作者双手应先用医用洗手液清洗干净，再用75%乙醇棉球擦拭，或者用免洗手消毒液消毒。针具消毒可用点燃酒精灯，从针根沿针体到针尖连续移动烧红，对操作前针体进行消毒。用消毒喷或75%乙醇棉球于患处进行常规消毒，待乙醇干后即可操作。

（3）烧针：消毒后，左手持酒精灯或止血钳夹住95%乙醇棉球（挤干），使火焰靠近针刺部位；右手以握笔式持针，将针尖针体伸入外焰，根据针刺深度，决定针体烧红的长度。烧针是使用火针的关键步骤，针尖及针体前部与火焰呈锐角在外焰上加热，并可微微移动针体，加热自针身到针尖，以通红为度，不红则无效。

（4）进针：持针一般以拇、示、中三指持针，要注意做到指实掌虚，腕部需灵活有力。将针尖烧至通红时，快速将针准确刺入皮损处，并迅速将针拔出。进针的关键是稳、准、快，针体烧红后，迅速准确地刺入针刺部位。操作者要有一定的指力和腕力，进针角度以垂直刺入为多，进针深度由针刺部位、病情性质、体质差异等多方面因素决定。四肢、腰腹部针刺稍深，可刺0.2~0.5寸（1寸=3.33cm）；面部、胸背部宜浅刺，可刺0.1~0.2寸；肥胖者宜深刺，瘦弱者宜

浅刺。火针操作方法见视频14-3-2。

具体刺法分为两种：①浅刺法。针烧红后，轻轻在皮肤表面叩刺、点刺或浮刺，刺破皮肤即可。临床治疗病毒疣、雀斑、痤疮、黄褐斑、血管瘤等面部损容性皮肤病常用此法。②深刺法。左手拇指指甲掐按在穴位一旁固定穴位，右手持针将针烧红后，准确、迅速刺入穴位，稍停随即退出，并用消毒干棉球按压针孔。

（5）出针：针刺后迅速出针不留针，针刺后应用无菌干棉球按压片刻，不仅可以促进针孔愈合，也可以减轻患者的疼痛感。如果针孔有渗出物或出血，也必须用无菌干棉球擦拭按压，避免针孔感染。

（6）出针后处理：火针后一般不需要特殊的处理，只需要用棉签按压针孔。

操作完成后要对火针针具再次进行消毒，避免因针体引起的交叉感染，方法同针刺前针具消毒。

（7）治疗间隔：正常情况下，使用较细直径的针具，火针针孔恢复24小时后，就可进行下一次的治疗。但如果使用较粗直径的针具，就应加长治疗间隔，以便针孔的恢复。如果针刺部位水肿，针孔有渗出物或是出血，针孔的恢复就会缓慢得多，针刺的间隔就会更长，甚至1周只治疗1~2次。因此，在治疗间隔上视病情及患者的体质而定。

（四）在中医美容中的应用

人体面部血管和神经丰富，古时火针针体较粗，针刺不当易出血、刺伤神经，且针刺后遗留针孔较大，易留下瘢痕，影响美观，故面部不可行火针治疗。而随着现代医学的发展以及新型材料的出现，在中西医理论与实践基础上，根据病情需要，选用合适的火针针具，即可用于面部疾病的治疗。如治疗痤疮选用细火针浅刺面部黑头粉刺、白头粉刺、炎症性丘疹脓疱，一次治疗皮疹即可消退而不留瘢痕。较大的囊肿和结节，选用较粗的针具，可有效破坏囊壁，促进囊肿消退，可快速改善症状，有效地减轻了患者的痛

苦。因此在中医美容治疗中也应用广泛。

1. 痤疮 中医学认为痤疮发病多为青春期男女，由于肺胃郁热，上蒸颜面，或因风热外侵，或因饮食偏嗜，过食辛辣肥甘，脾胃湿热，蕴久成毒，热毒上攻于肌表而发病，故本病临床治疗多以清热解毒为法。

在治疗痤疮中，火针可直接作用于毛囊，使毛囊口张开，皮脂炎性物排除，促进炎症的消退；同时对痤疮丙酸杆菌等微生物可破坏其生存环境，具有直接杀菌的作用；结节囊肿型痤疮者可直接刺破增厚的囊壁，或破坏增生的结缔组织，体现出了祛腐生新的功效，防止或减轻瘢痕形成，促进皮肤修复。

（1）肺经风热型：症状表现以白头、黑头粉刺为主，或有脓疱，可伴有灼热、疼痛感。

治疗时清洁面部，暴露皮疹区域，可选用点刺法。治疗者持细火针烧至通红，于粉刺处浅刺，随即出针，之后用粉刺针将白头、黑头粉刺挤出。可3~5天治疗1次，3~5次为1个疗程。可酌情配合中药面膜治疗。

（2）肠胃湿热型：症状表现为面部、胸背部皮肤油腻，皮疹红肿疼痛，或有脓疱。

治疗时清洁面部，暴露皮疹区域，可选用点刺法。治疗者持细火针烧至通红，于丘疹、脓疱处垂直刺入，有落空感即出针，用棉签挤压脓头周边，使脓血排尽，以见到鲜血为度。可3~5天治疗1次，3~5次为1个疗程。可酌情配合中药面膜、红蓝光照射治疗。

（3）痰热瘀结型：症状表现为皮疹暗红或色紫，个别皮损疼痛明显。以脓疱、结节、囊肿、瘢痕为主。

治疗时清洁面部，暴露皮疹区域，可选用点刺法。治疗者持细火针烧至通红，若皮损为结节坚硬者，在其中心和周围多处点刺，不挤压；若为囊肿，以刺破囊壁有落空感为度，之后用棉签轻轻挤净囊内物。可7天治疗1次，4次为1个疗程。可酌情配合中药面膜、光动力治疗。

2. 玫瑰痤疮 中医学多认为与皮脂溢出、毛囊虫感染、嗜酒、辛辣食物、高温与低温刺激、情绪与精神因素相关。火针治疗可通过直接施治于皮损局部，红斑期火针行点刺以其速进疾

出，热毒之邪得以外泄，血不致瘀；丘疹脓疱期点刺使毒邪外出，局部气血以行，不致增生；肥大性酒渣鼻结节予火针密刺以使瘢痕组织局部气血运行，通络散结，攻除余邪，瘀结得散；毛细血管扩张期用火针行点刺截断，将局部血供切断，自行消退。

（1）肺胃热盛证：症状表现为鼻部、双颊、前额皮肤红斑，有红色或淡红色丘疹，甚或伴有少量脓疱，自觉瘙痒。

治疗时患者取坐位或仰卧位，皮损局部行常规消毒。丘疹、脓疱皮损选用点刺法。治疗者持细火针烧至通红，于丘疹顶端和脓疱处迅速刺入，随即出针。针体直入直出，刺破疱壁或丘疹顶端即可。重复烧针刺疱，直至将全部丘疹和脓疱刺破。可配合中药湿敷治疗和药物面膜治疗。疗程每周2次，4周为1个疗程。

（2）气滞血瘀证：症状表现为鼻部皮损暗红，鼻头出现肿块隆起，有如疣赘，散在分布，伴有毛细血管扩张。

治疗时患者取仰卧位，皮损局部行常规消毒。增生结节处选用密刺法。治疗者持细火针烧至通红后，于结节处迅速刺入皮下，随即出针，针刺较红斑期略密集。毛细血管扩张处点刺截断法，选用细火针烧至通红，将扩张的毛细血管头尾及中间分段进行点刺，以将血管刺断为准。每周2次，4周为1个疗程。

（五）注意事项和不良反应

1. 注意事项

（1）治疗前应做好知情沟通，以帮助患者消除恐惧心理，取得患者配合。精神过于紧张的患者，饥饿或过饱、劳累以及大醉之人不宜火针。

（2）面部运用火针须慎重，一般选用细火针、毫火针浅刺；慎用火针深刺法，避免刺得过深，遗留瘢痕；用火针时，还应避开大血管、神经等。

（3）火针操作过程极快，针刺时要胆大心细，掌握火针疗法的操作要点，即"红、准、快"三个环节。"红"是指烧针时针体要烧红、烧透，"准"即针刺部位及针刺深度要准确把握，"快"是指针体烧红后刺入人体的动作一定要快。

（4）施术时应注意安全使用火源，防止烧伤

或者火灾等情况的发生。

（5）火针治疗后24小时内避免沾水，保护针孔，以免感染，如果出现感染症状应及时就医。

（6）火针治疗期间忌食生冷。

（7）禁忌：①行火针治疗时，应问清患者的既往史，如患有糖尿病，应慎用火针，因其针孔不易愈合，容易造成感染。严重高血压、冠心病、精神障碍、大失血及凝血功能障碍者禁用此法。②发热病症，不宜用火针。夏季之时，火针治疗后，因针孔保护不力，易变生他证。③大血管和主要神经分布部位不宜施用火针。人体的有些部位，如大血管、内脏以及主要的器官处，应禁用火针。④孕产妇、婴幼儿禁用。

2. 不良反应

火针的针孔是微创烫伤引起，稍有不慎容易造成感染，因此火针施术后的针孔护理尤为重要。火针治疗完毕后的正常反应为针后当天针孔发红，或者针孔有红色丘疹高出皮肤，甚至有些患者针孔处会有瘙痒不适感，通常数天后可自行消失，不需要特殊处理。针孔处瘙痒不适或局部呈现红晕或红肿未能完全消失时，应注意不能搔抓。

五、穴位埋线

（一）概念

穴位埋线是以脏腑经络气血理论为基础，把可吸收线体埋植在相应腧穴和特定部位，利用其对穴位持续刺激作用，调整脏腑气血功能，祛除致病原因，达到治疗疾病的目的。

（二）作用机制与功效

穴位埋线的作用机制可概括为调整脏腑、气血津液、经络从而治疗疾病。独特之处在于埋线疗法是将融针刺、刺络放血、埋线融为一体，直接刺激对局部皮损可以产生直接的治疗作用，同时皮肤上的穴位通过经脉、气血津液沟通和联系脏腑，它们之间相互联系、相互影响，对脏腑功能产生调节，脏腑功能的恢复又进一步影响全身皮肤的生理病理变化，达到对疾病和局部病变的治疗。

1. 针刺效应

穴位埋线作为一种穴位刺激疗法，需用针具刺入穴内埋入线体，此时即可产

生酸、麻、胀、重等感觉，起到调节脏腑、调和气血、疏通经络的作用。

2. 刺络放血效应 穴位埋线可在出针后，在穴位创口微微挤出少许血液，起到刺络放血的效应，疏通经络中壅滞的气血，协调经络的虚实，从而调整人体脏腑、经络及气血功能。

3. 留针效应 穴位埋线通过一次性埋线针将线体放入人体相应穴位，持久的刺激效应改变了传统针刺不能长时间留针的缺点，使作用时间更持久，效果更明显。相似于留针所具有的作用，加强针感、协调脏腑、疏通经络、调和气血、补虚泻实。埋线后药线在体内软化、分解、液化和吸收时，对穴位可产生缓慢、柔和、持久、良性的长效刺激效应，长期可起疏通经络作用，达到"深纳而久留之，以治顽疾"的效果。

穴位埋线刺激强而持续，时间长而力专，初期刺激强，可以克服脏腑阴阳的偏亢部分，后期刺激弱，又可以弥补脏腑阴阳之不足，这种刚柔相济的刺激过程可以从整体上对脏腑进行调节，使之达到"阴平阳秘"的状态。

（三）操作常规

穴位埋线的操作方法包括注线法、植线法、切埋法、穿线法及扎埋法等，现代穴位埋线技术是应用特制的一次性埋线针，将生物可降解线体埋入人体特定经络穴位，无痛、无创伤，并通过线体长期刺激经穴进行治疗疾病的一种创新治疗方法。

1. 常用工具 一次性埋线针，一次性埋线包，埋线用线体（包括羊肠线、生物蛋白线、高分子生物化学合成线等）。

2. 辅助工具 医用手套、洞巾。

3. 进针手法 穴位埋线进针手法根据所选穴位也有不同。一般来说，进针应循经脉走行方向、腧穴分布部位和所要达到组织结构等情况而定，腹部主要采用直刺进针法，四肢可以采用直刺或斜刺进针法，皮肤表浅部位采用提捏进针法，如背部、腰部以上必须采用提捏进针法，胸背部的穴位应该提捏起局部皮肤进针，以免损伤内脏。常采用的进针手法如下。

（1）平刺进针法：即横刺、沿皮刺，针体与皮肤表面成15°左右沿皮刺入，适用于皮薄肉少

部分的腧穴，如头部腧穴等。

（2）斜刺进针法：是针体与皮肤表面成45°左右倾斜刺入，适用于肌肉浅薄处或内有重要脏器或不宜于直刺、深刺的腧穴。

（3）直刺进针法：针体与皮肤表面成90°垂直刺入，适用于人体大部分腧穴。

（4）提捏进针法：左手拇、示两指将所刺处皮肤捏起，右手持针于捏起处刺入。适用于皮肤浅薄部位的进针。

4. 埋线顺序 一般先埋上部，再埋下部；先背部后腹部；先头部后四肢，先阳经后阴经。先阳后阴，取其从阳引阴而无亢盛之弊；先上后下，则循序渐进次序不乱；先少后多，刺激由弱到强，使患者易于接受。

5. 埋线深度 埋线的深度是指针身刺入穴位的深浅。掌握埋线的深度，应以既要有针下气至感觉，又不损伤组织器官为原则，穴位处的解剖结构是针刺深浅的首要依据。

穴位局部肌肉层厚，则埋线深；肌肉层薄，则埋线浅。年老体衰及小儿娇嫩之体，均不宜深刺；年轻力壮者可深刺。形体瘦弱、气血虚衰宜浅刺，而形体强盛者可深刺。凡头面及胸背部肌层较薄的腧穴宜浅刺，四肢及臀部肌肉较厚者可深刺。穴下有脏器、血管及神经干者宜浅刺。阳证、表证、新病、实证宜浅刺；阴证、里证、久病、虚证宜深刺。

6. 操作前准备 为了保证埋线操作的顺利进行，尽量采用患者自然舒适又能持久的体位，常用操作体位有仰卧位、俯卧位、侧卧位及坐位。仰卧位主要用于头面部、前胸、腹部、上肢；俯卧位主要用于颈肩部、脊背、臀部、大腿和小腿后侧；侧卧位主要用于骶髂部、侧腰部、臀部、季肋部、下肢背侧、肩背部；坐位主要用于头面部。选择合适体位后，充分暴露埋线部位，术者拇指、示指按治疗方案循经按压取穴或阿是穴，询问患者感觉，以确定埋线穴位，并做好标记。

7. 基本操作方法

（1）消毒：操作者用2.5%碘伏消毒选定穴位，以进针点为中心，由内向外顺时针旋转涂擦，直径应在3cm以上，待碘伏干后，再使用75%乙醇脱碘，范围应大于碘伏消毒的面积，

待消毒部位干燥后方可进行埋线操作。

（2）穿线：将针芯后拉约 2cm，用镊子取出羊肠线，根据所选穴位不同，用剪刀剪取合适的埋线长度，置于埋线针针管的前端，用镊子将线体轻轻推入针管，线体要完全置入针内，不可露在针管外。

（3）埋线：根据治疗原则和配穴原则选定穴位后，按照埋线进针法选择平刺、直刺、斜刺、提捏等进针，并根据病变性质不同、患者体质不同、埋线部位不同，分别确定进针深度、进针方向。术者具体操作时，左手示指、中指绷紧已经消毒好的穴位两侧或提起进针部位皮肤，右手拇指、示指和中指持针，快速刺入皮下，再缓缓推针到穴位相应的深度，找到针感，右手示指轻轻推动针芯，将线体完全植入穴位内。确保线体完全推出，将埋线针缓缓退至皮下，快速出针，左手即用棉球按压针孔 10 秒，确保不出血后放开，如有出血则延长按压时间直至出血停止。

操作后询问患者有无不适，交代埋线后注意事项，嘱患者休息 10~15 分钟，没有不适感方可离去。

8.**治疗频率和疗程**　采用埋线治疗的皮肤疾病多为慢性病、难治病和反复发作性疾病，需要多次埋线治疗方能取得良好的效果，有些疾病在治疗数次后才逐渐出现疗效。穴位埋线的频率和疗程根据患者的病情和体质而定，急性、亚急性的患者 7~10 天埋线 1 次，1~3 次为 1 个疗程；慢性病患者 10~15 天埋线 1 次，3~6 次为 1 个疗程。体型瘦小者 15~30 天埋线 1 次；肥胖者 7~10 天埋线 1 次。

（四）在中医美容中的应用

埋线疗法在传统中医理论的指导下，不断创新，在皮肤疾病治疗实践中不断完善，并以其疗效显著、操作方便等特点，在中医美容治疗中应用广泛，常用于以下皮肤疾病的治疗。

1.**痤疮**　本病多因素体阳热偏盛，肺经蕴热，复感风邪，熏蒸面部而发；或过食辛辣肥甘厚味，助湿化热，湿热蕴结，上蒸颜面而致；或因脾气不足，运化失常，湿浊内停，郁久化热，湿热浊痰瘀滞肌肤而发。

（1）辨证分型：常见肺经风热证、湿热蕴结证、痰湿瘀滞证。

（2）主穴可选：大椎、委中、肺俞。大椎是手、足三阳及督脉之会，有清热、散风、通阳之功；委中是足太阳膀胱经的合穴，具有散瘀活血、清热解毒、泻脏腑之里热、引火下行、泻血之热邪、疏阳邪之火毒的作用；肺俞为背俞穴，属足太阳膀胱经，针对肺胃热盛导致的痤疮选此穴可以清泄肺热、化痰散结，而去痰湿瘀滞之症。

（3）配穴可选：肺经风热证可选曲池、尺泽，湿热蕴结证可选胃俞、天枢、大肠，痰湿瘀滞证可选丰隆、膈俞、脾俞。

（4）操作要点：肺俞、胃俞、大肠俞、膈俞、脾俞常朝脊柱方向斜刺，背俞穴尤其是肺俞、胃俞、大肠俞可在拔针时适当放血，然后压迫止血，再次消毒。每周 1 次，3 次为 1 个疗程。根据辨证分型可配合火针、外涂药膏、中药内服。

2.**脂溢性皮炎**　因风热之邪外袭，郁久耗伤阴血，阴伤血燥，或平素血燥之体，复感风热之邪，血虚生风，风热燥邪蕴阻肌肤，肌肤失于濡养而致；或由于恣食肥甘油腻、辛辣之品，以致脾胃运化失常，化湿生热，湿热蕴阻肌肤而成。

（1）辨证分型：血热风燥证、肠胃湿热证。

（2）主穴可选：曲池、合谷、血海。治疗的全过程中以泻湿热、疏风热为主要目的。

（3）配穴可选：血热风燥证可选照海、尺泽、膈俞，肠胃湿热证可选天枢、胃俞、大肠俞。

（4）操作要点：尺泽、曲池的操作宜让患者采用坐位或仰卧屈肘，埋线长度不超 0.5cm，埋线针不宜过深，避免损伤血管、神经。每 2 周 1 次，3 次为 1 个疗程。可根据辨证分型配合湿敷、冷喷、外涂药膏等。

3.**斑秃**　因血虚不能随气荣养皮肤，以致毛孔开张，风邪乘虚侵入，风盛血燥，发失所养而成片脱落；或因情志抑郁，肝气郁结过分劳累，有伤心脾，气血生化不足，发失所养而致；因肝藏血，发为血之余，肾藏精，主骨生髓，其华在发，肝肾不足，精血亏虚，发失所养亦为本病主要原因。

（1）辨证分型：肝郁血瘀证、心脾气虚证、肝肾不足证。

（2）主穴可选：阿是穴。治疗在于改善局部血液循环，疏通经络，调和气血，养心调神。

（3）配穴可选：肝郁血瘀证可选太冲、肝俞、阳陵泉，心脾气虚证可选心俞、脾俞、足三里、三阴交；肝肾不足证可选肝俞、肾俞、命门、太溪。

（4）操作要点：斑秃治疗埋线所选的阿是穴，位于头皮，血液循环丰富，头皮皮肤张力较大，若患者头皮紧绷，可选择较细的埋线针。在进针时要先清理影响进针的毛发，进针要选择距离脱发边缘0.5cm，根据皮损大小选择阿是穴个数，皮损四周各进1针，如皮损较大时，每个穴位之间间隔3cm左右为宜。严格局部消毒，以平刺、斜刺进针法为主，进针要快，埋线长度以0.3～0.5cm为宜，出针后按压1分钟，以防止出血。每2周1次，3次为1个疗程。可根据辨证分型配合梅花针、外涂药物等治疗。

4. 黄褐斑　本病多与肝、脾、肾三脏关系密切，气血不能上荣于面为主要病机。如情志不畅，肝郁气滞，气郁化热，熏蒸于面，灼伤阴血而生；或冲任失调，肝肾不足，水火不济，虚火上炎所致；或慢性疾病，营卫失和，气血运行不畅，气滞血瘀，面失所养而成；或饮食不节，忧思过度，损伤脾胃，脾失健运，湿热内生，上熏而致病。

（1）辨证分型：肝郁气滞证、肝肾不足证。

（2）主穴可选：肝俞、肾俞、心俞、脾俞。埋线于肝俞、肾俞、脾俞，使气血有生化之源；予心俞使血有所主。

（3）配穴可选：肝郁气滞证可选气海、膈俞、太冲，肝肾不足证可选三阴交、足三里、太溪、关元。

（4）操作要点：肝俞、肾俞、心俞、脾俞、膈俞操作应朝向脊柱方向斜刺。太冲、太溪埋线均不超过0.5cm长，每2周1次，6次为1个疗程。于面部铺无菌洞巾，然后常规消毒整个面部，戴无菌手套，在距离穴位或斑点分布区1.0～1.5cm处，将埋线针平刺入相应部位并行气，直到将线体完全埋入皮下组织内，注意线体不得露出皮肤，出针后用消毒纱布按压针孔。因面部血液循环丰富，肌肉薄少，故容易出血，应

在埋线后压迫5分钟左右。可根据辨证分型配合面膜、耳针等方法治疗。

（五）注意事项和不良反应

1. 注意事项

（1）埋线前应向患者详细介绍过程及可能出现的情况，消除患者的紧张和怀疑心理。需询问患者是否进食，穴位埋线宜在饭后1小时，不宜过饱或饥饿时进行。

（2）严格无菌操作，防止感染。

（3）埋线操作中，操作者须完全避开血管，严格掌握进针方向、深度、刺激强度，以防发生气胸及其他意外。埋线操作时应一边操作一边观察患者一般情况，询问患者感受，及时调整进针深度和方向。

（4）埋线后24小时内局部勿沾水，防感染。

（5）埋线后要让患者休息10～15分钟，无不适方可离去。

（6）在一个穴位多次治疗时，应偏离前次治疗部位。

（7）埋线时针刺到肌层，羊肠线不要埋在脂肪组织中，以免影响吸收。

（8）在头面部做埋线治疗时，由于这些部分血管丰富，进针过皮后一定要缓慢进针、出针，出针后要用棉球按压针眼片刻，以防出血过多。

（9）禁忌　出血性疾病患者禁用埋线；关节腔内禁用埋线；婴幼儿禁用埋线，儿童慎用埋线；女性在月经期、妊娠期、哺乳期勿埋线；皮肤局部有感染、溃疡不宜埋线；严重性疾病、肝肾功能不全者不宜埋线；结核、性病、其他传染性疾病慎用；运动、酒后、过饱过饥慎用埋线；眼眶周围慎用埋线。

2. 不良反应　埋线后要注意针眼的局部护理，保持干燥、清洁，预防感染，叮嘱患者穿着宽松柔软的棉织品为宜，避免对埋线针眼的搔抓、拍打等不良刺激。

（1）埋线后局部出现酸、麻、胀、痛的感觉是正常的，是刺激穴位后针感得气的反应。体质较柔弱或局部经脉不通者更明显，一般持续时间为2～7天。局部反应7天不能缓解者，应及时就医。

（2）埋线后，由于手术的损伤及羊肠线异体蛋白的刺激，一般在1～5天内，局部可出现胀、微痛、微红等无菌性炎症反应，且部分病例反应较重，有少量白色液体自创口流出，均属正常现象。在埋线操作中如无菌操作不严格或针眼保护不好可致感染，多在埋线后3～4天出现局部红、肿、热、痛加重等炎症反应，需及时就医处理。

（3）埋线后出现皮下瘀斑、结节、轻微发热均属正常反应，一般1～2周可自行消除。体形偏瘦者或局部脂肪较薄的部位，因其穴位浅，埋线后可能出现小硬结，不影响疗效，但吸收较慢，可辅以艾灸促进吸收，缓解疼痛。

（4）进针后有疼痛、麻木感觉明显，可能为刺伤神经、血管，应调整进针方向。

六、刺络放血

（一）概念

刺络放血是指运用针具刺破皮肤，放出适量血液的方法，是中医临床治疗疾病常用的治疗方法和特色疗法。一般用于病性属实证、热证者，多种损容性疾病尤其是炎症性疾病均可选用。

（二）作用机制与功效

刺络放血可以通过血液引热外出，直接给邪以出路，有清热泻火、解毒消肿之功效，正如《灵枢·刺节真邪》曰："邪热之毒，出血则愈"，对于面部以红斑、肿胀、疼痛为主要表现者尤为合适。刺络放血还可以使蕴积于脉道内的气血得以宣通，具有疏通经络、活血化瘀、破瘀生新的功效，正如《针灸大成》曰："人之气血凝滞不通，可用刺血法以祛除其凝滞，活血化瘀"，对于面部以增生、肥厚、血管扩张为主要表现者尤为合适。

（三）操作常规

1. 针具选择　刺络放血常用的有三棱针、毫针、梅花针、火针、手术刀、采血针、注射器针头等，主要根据部位、疾病性质选用。面部损容性疾病因为部位的特殊性，一般选用损伤较小

的毫针、采血针、注射器针头点刺放血，既能达到治疗目的，也能使创面迅速恢复。痤疮还可选用火针放血，一举两得；斑秃、雄激素性脱发则可以选用梅花针点刺放血。

2. 操作规程

（1）操作前用碘伏在点刺部位消毒，避免继发感染。

（2）患者取仰卧位，操作时左手固定点刺部位，右手持针具，露出前端3～5mm，对准部位快速垂直刺入，并迅速出针，微微出血为度。

（3）用干棉签擦去血液，再次用碘伏局部消毒即可。

（4）点刺部位根据皮损面积而不同，若皮损面积较大，则应多点刺几个部位。刺络放血操作见视频14-3-3。

视频14-3-3
刺络放血治疗毛细血管扩张症

（5）常用的放血部位如下。

1）耳尖放血：当折耳向前，耳郭上方的最尖端处即是耳尖，具有清热祛风的功效。患者取仰卧或坐位，一般点刺放血后可轻轻挤压，为了防止凝血过快，可用乙醇棉球轻轻擦拭。待自然止血后局部消毒，并清洁局部残留的血液。

2）大椎放血：大椎位于第七颈椎棘突下方凹陷中，具有清热解表的功效。患者一般取俯卧位。此穴一般用三棱针点刺放血，可加用拔罐疗法增加出血量，具体根据病情严重情况及患者体质而定。若体质壮实且热毒较重，可加大放血量。

3）肺俞放血：肺俞位于第三胸椎棘突下，旁开1.5寸（1寸=3.33cm），有宣肺清热解毒的功效。患者一般取俯卧位。因此穴为肺的背俞穴，常用于治疗肺系疾病，又肺合皮毛，故面部损容性疾病也可以通过肺俞放血治疗。当点刺出血后也可以通过拔罐增加出血量。

（四）在中医美容中的应用

刺络放血可广泛运用于各种损容性疾病中，如痤疮、玫瑰痤疮、脂溢性皮炎、毛细血管扩张症、丹毒、带状疱疹、斑秃、雄激素性脱发等，也有学者用刺络放血治疗黄褐斑取得满意效果。刺络放血的治疗疗程一般建议每周1～2次，根

据患者病情、体质和耐受程度而定。

（五）注意事项和不良反应

1．注意事项

（1）要详细询问病史，有无血小板及凝血功能障碍等血液疾病，以及是否服用抗凝药物，以免影响放血后的凝血。

（2）向患者告知治疗过程及相关事宜，避免紧张、恐惧，取得患者的理解和配合。

（3）避免空腹治疗，以免出现晕针、晕血。

（4）严格无菌操作：操作者要佩戴帽子、口罩和手套；点刺部位在操作前后均应严格消毒；操作工具应为一次性，避免医源性感染。

（5）针刺的深浅及放血的多少根据患者病情及体质灵活掌握，切忌放血过多及滥用刺络放血疗法。

2．不良反应

（1）晕针（晕血）：在治疗时若出现头晕、乏力、出冷汗等表现，立即停止治疗，给予吸氧、喝温水等处理；若为空腹患者则补充适量糖水。

（2）皮下血肿：如果在点刺部位出现皮下血肿或者浅静脉炎，可局部温敷或外用多磺酸黏多糖乳膏，促进恢复。

（3）若不慎伤及动脉，出血量较多或不能自行止血，应加压止血。

七、拔罐疗法

（一）概念

拔罐疗法古称"角法"，又称"吸筒疗法"，是以罐为工具，通过燃烧、抽吸空气的方法导致罐内形成负压，使其吸附于体表腧穴等部位，以此驱邪外出、舒筋活络、活血化瘀等达到治病防病目的的一种外治方法。

（二）作用机制与功效

人体是统一的整体，五脏六腑、四肢百骸通过经络内外相通、表里相应。当人体生病时，脏腑功能失调、经络循行受阻、气血运行不畅。拔罐疗法通过温热的物理刺激，运用不同拔罐的方法刺激经络、腧穴，从而起调节脏腑功能、平衡阴阳的作用。其功效为疏通经络、行气活血、调和营卫、祛风除湿、温经散寒、扶正祛邪、透疹外出等。

（三）操作常规

1．拔罐工具及辅助介质

（1）拔罐工具：主要是传统的竹筒罐、玻璃罐，以及现代的真空拔罐器、电罐、经络罐通仪等。

（2）辅助介质：白凡士林，以及外用制剂，如激素类软膏、中药类软膏。

2．操作规程

（1）操作前准备：环境清洁透气，温度适宜，避免风口对向受术者。根据需要准备火罐、消毒器具、托盘、无菌纱布、三棱针、镊子、乙醇棉球、药膏等物品，并检查罐口是否光滑，以免划伤皮肤。根据拔罐部位准备合适大小的火罐。受术者根据拔罐部位及穴位选择舒适体位，一般多取仰卧位及俯卧位，充分暴露局部皮肤，进行碘伏或乙醇消毒（乙醇挥发完全方可拔罐，避免灼伤皮肤）。

（2）罐的吸附方法：闪火法最常用，安全性相对高。用长纸条或镊子夹住乙醇棉球，点燃在罐内绕2～3圈，退出火源，立即将罐口吸附于皮肤上（纸条快熄灭时留于罐内亦可，称为投火法）。其他如贴棉法、架火法罐内留火源不推荐。

1）拔罐方法：①留罐法又称坐罐，将火罐吸附于皮肤后，留罐10分钟左右，然后起罐，此法常用，单罐、多罐皆可；②走罐法又称推罐，先在拔罐区域及罐口涂抹润滑介质，拔罐留罐后操作者握住火罐推移至各个周围区域，往返推动，致局部皮肤红润充血甚至瘀血后起罐，此法适用于后背、上臂及大腿两侧等面积较大、肌肉丰厚部位；③闪罐法即将火罐吸附后立即取下，如此反复多次吸住起罐，直至皮肤潮红、充血后停止操作；④刺络拔罐法即拔罐区域皮肤消毒后，用三棱针点刺出血，再拔罐将罐口包围点刺部位使适量出血，一般留罐10分钟左右，多用于治疗丹毒、乳痈等；⑤留针拔罐简称针罐，即针刺留针后将火罐拔于上，针在罐内，留罐

10分钟左右起罐，并起针，按压。

2）起罐方法：一手把住罐体，另一手拇指或示指从罐口旁按压皮肤使空气进入罐内，取下火罐。如果吸附过紧，注意手法宜轻，避免用力过猛擦伤皮肤。

3．留罐时间 留罐法、刺络拔罐、留针拔罐的留罐时间视火罐大小、受术者皮肤状态及承受力而定。大罐吸力强，皮肤薄嫩者留罐不超过8分钟，避免出现水疱，小罐吸力弱，可10~15分钟；皮肤紧致粗糙者，大罐可延长至10~15分钟，刺络拔罐出血量大者可适当缩短时间。

4．适应证与禁忌证

（1）适应证：拔罐疗法适应广泛，凡针灸、推拿疗法适用的疾病均可行拔罐治疗。皮肤科疾病包括银屑病、囊肿型痤疮、斑秃、普秃、白癜风、神经性皮炎等。

（2）禁忌证：发热、惊厥、抽搐、癫痫发作等不宜；出血倾向者不宜刺络拔罐；肺气肿、心力衰竭及老幼体虚之人不宜；骨折或局部肌肉筋膜损伤未完全恢复者不宜；皮肤破溃、溃疡者不宜；妊娠期女性腰骶部及腹部不宜；过饥过饱过劳、醉酒不宜；精神失常者不宜。

（四）在中医美容中的应用

1．银屑病

（1）拔罐方法：可选膀胱经背俞穴、四肢近端肌肉丰满之处以及大片皮损区域，进行闪罐法、走罐法及留罐法；选背俞穴、曲池、血海、承山、委中、三阴交刺络拔罐；膀胱经背俞穴走罐，可用白凡士林或一定功效的软膏作为介质涂于膀胱经背俞穴及罐口，留罐后沿膀胱经由上到下拉动罐体，拉动至腰部借助腕力起罐，重复进行20~30次，一般5~10次要更换火罐避免火罐边缘过热烫伤皮肤，间歇时间不超过10秒；留罐时，吸附力以罐内皮肤升高凸起3~4mm为度。

（2）频次疗程：留罐法每天或隔天1次，一般10次为1个疗程，疗程间可休息3~5天；走罐法隔天1次，7次为1个疗程。

2．囊肿型痤疮

（1）拔罐方法：①皮损局部留罐法、刺络拔罐法，使瘀血得清。皮损区消毒后，火罐口吸附于皮损周围，将囊肿扣于罐口内，留罐3~5分钟；②大椎刺络放血拔罐，方法同前；③面颊皮损区闪罐；④膀胱经背俞穴走罐。

（2）频次疗程：囊肿区拔罐，一般1~2次即可，视皮损恢复情况选择再次拔罐时机。大椎刺络拔罐隔天1次，2~3次为1个疗程。闪罐1周2次，3次为1个疗程。走罐法隔天1次，7次为1个疗程。

3．普秃

（1）拔罐方法：头顶脱发区域留罐法，或刺络拔罐及走罐，后背膀胱经背俞穴走罐。

（2）频次疗程：留罐法每天或隔天1次，10次为1个疗程；刺络拔罐及走罐，隔天1次，7次为1个疗程。

（五）注意事项和不良反应

1．注意事项

（1）注意拔罐部位及体位选择，骨性部位凹凸不平或毛发多区域，火罐容易脱落，不适用。

（2）拔罐要根据拔罐区域大小选择合适口径火罐，以免吸附无力、留罐不稳。

（3）闪火法等吸附方法注意避免烫伤皮肤，罐口过热要及时更换火罐。

（4）随时观察留罐区皮肤表现，尽量避免起水疱。

（5）注意观察受术者状态，避免因自身体质虚弱而出现晕厥、休克。

（6）火罐及相关器具要严格清洗消毒，避免交叉感染疾病。

2．不良反应

（1）水疱：如留罐局部出现水疱，小者碘伏消毒后可自行吸收，大者可抽取疱液留疱壁，待干涸结痂、痂皮自然脱落。

（2）休克前兆：若出现晕厥、恶心呕吐、面色苍白、冷汗淋漓等休克前兆，要及时起罐，让受术者仰卧位，给予糖盐水口服补液，低剂量吸氧，重者可针刺人中、合谷。必要时可给予咖啡因2ml或肾上腺素0.5mg肌内注射。

（3）弯针或折针：留针拔罐如因活动等因素导致弯针或折针，应及时起罐、拔出针具。

（谭　强　肖月园　俞　晨）

第十五章

血管相关性损容性皮肤病

血管相关性损容性皮肤病是指包括血管性肿瘤和先天性、后天性获得性血管畸形在内的所有病变的统称，涉及多个临床多学科。根据国际脉管性疾病研究学会（International Society for the Study of Vascular Anomalies，ISSVA）的分类，分为两种类型：内皮细胞增殖性变化的血管肿瘤和主要由结构性血管异常组成的血管畸形，包括婴儿血管瘤、鲜红斑痣、静脉畸形、淋巴管畸形、动静脉畸形及各类混合畸形，以及很多血管源性肿瘤和罕见脉管疾病。

本章将介绍常见毛细血管畸形、良性血管肿瘤及其他脉管畸形的发病机制、临床表现及治疗方法，并结合最新的治疗进展，旨在为广大临床医师提供全面细致的治疗指导。

第一节　常见毛细血管畸形

一、鲜红斑痣

鲜红斑痣（port-wine stain，PWS）又称葡萄酒色斑，表现为粉红至紫红色斑片，随年龄增长颜色逐渐加深，并可能出现肥厚及结节样增生。皮损好发于面颈部，新生儿发病率为 0.3%～0.5%。该病为进行性毛细血管和后微静脉畸形，无法自行消退。

（一）发病机制与临床表现

PWS 的病因和发病机制目前尚不明确，包括体细胞基因突变、血管组成异常、血管神经比例异常、组织蛋白激酶异常活化、蛋白质差异化表达等。

1. **体细胞基因突变**　2013 年 Shirley 等首次报道 PWS 与斯德奇 - 韦伯综合征（Sturge-Weber syndrome，SWS）中存在 *GNAQ* 基因（c.548G ＞ A；p.Arg183Gln）的体细胞突变。该突变在 PWS 皮损中多系分化，多见于异常血管

中，其次为结缔组织、毛囊、腺体。近年来，PWS 中新的体细胞突变被陆续发现，如 *SMARCA4*、*EPHA3*、*MYB* 和 *PDGFR-β* 及丝裂原活化蛋白激酶（mitogen-activated protein kinase，MAPK）通路相关的基因突变等，但其在该病发生发展中的机制仍需进一步研究。

2. **血管组成异常**　研究 PWS 婴儿的皮损发现其真皮处的血管直径明显大于正常婴儿。患儿血管基底膜增厚，周细胞数量和基底膜带层数均增多，血管内皮细胞间铆钉结构存在，细胞间的附着斑消失。此外，PWS 组织中血管内皮细胞、周细胞、成纤维细胞均过度活跃，胞质内存在大量的粗面内质网、游离核糖体、高尔基体、增大的线粒体及囊泡，在真皮乳头和 PWS 血管周围可见过度增生肥大的胶原纤维束。

3. **血管神经比例异常**　PWS 皮损中围绕血管的神经较正常人明显减少，血管的舒缩功能减

弱。真皮中深层扩张的血管周围神经纤维仅为单一或无神经纤维支配，血管神经支配数量明显减少，而皮肤的其他结构周围神经纤维密度正常，以上均提示血管张力降低和/或神经营养因子的丧失、神经支配的缺乏在 PWS 发展中可能具有重要作用。

4. **组织中相关激酶表达异常** PWS 发展中激酶水平及信号通路的变化与血管的新生密切相关。研究发现成人和儿童 PWS 皮损中 ERK/C-JNK/PI3K/P70S6K 高表达，在增厚和结节组织中的 PKCα、PDPK1、PLC-γ 的磷酸化水平及 PP2α 和 DAG 的蛋白表达较周围正常组织显著升高，提示疾病不同的阶段不同激酶活化可能与该病发展具有一定关系。此外，PI3K/AKT 通路的激活可导致下游靶点哺乳动物雷帕霉素靶蛋白（mammalian target of rapamycin，mTOR）的异常，进而促进蛋白合成细胞增殖，也可能是 PWS 进展的原因之一。

5. **蛋白质的差异表达** PWS 皮损中差异表达的蛋白主要参与代谢、生物合成、膜运输、胞吐，细胞骨架和细胞黏附、迁移等过程。分泌囊泡功能是血管内皮细胞应对外界刺激、维持稳态的一种重要手段，增厚结节型 PWS 皮损中血管内皮细胞、周细胞、成纤维细胞过度活跃，必然引起分泌囊泡功能加强，细胞外囊泡可以通过在细胞之间交换生物信号促进细胞间通信。研究发现在增厚结节型 PWS 血管中 VAT1、JQGAP1、

HSC70 等膜转运、胞吐相关蛋白的表达显著增多，提示内皮细胞释放的细胞外囊泡可能作为细胞间信号介质，参与该病的发生、发展。

PWS 早期表现为边界清楚、形状不规则粉色、红色至紫红色的斑片。随着年龄的增长皮损颜色逐渐加深，约 20% 的患者出现皮损增厚，形成丘疹或结节，且创伤后易出血。PWS 好发于面部，多沿三叉神经分支分布。如果皮损累及口腔黏膜、牙龈、舌、鼻、喉、颈部软组织及腮腺，可出现唇部肥厚、牙龈出血、发音困难、腮腺肿胀、鼻出血、咽部异感症、吞咽困难、上气道阻塞等并发症。如果皮损累及三叉神经，患者可能伴发青光眼（图 15-1-1）。

通常情况下 PWS 仅累及皮肤，但少数情况下也可能合并其他脉管畸形或表现为相关综合征，如以面部 PWS、眼血管畸形和/或脑内血管畸形为主要表现的 SWS，以血管畸形、静脉曲张和软组织及骨肥大三联征为主要表现的 Klippel-Trenaunay 综合征，以部分皮肤、结缔组织、大脑、体内其他组织进行性增大为特征的变形综合征（proteus syndrome）等。

PWS 皮肤病理表现为真皮上、中部大量扩张的毛细血管即成熟的内皮细胞，其周围有排列稀疏的胶原纤维，管腔内充满红细胞，但无内皮细胞增生。随着年龄增长，毛细血管扩张也逐渐增多，可累及真皮深层及皮下组织。皮

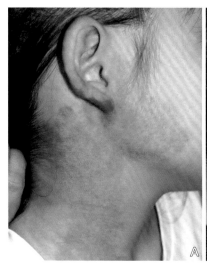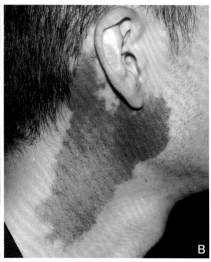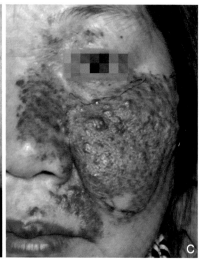

图 15-1-1　鲜红斑痣的不同临床表现
A. 粉红型鲜红斑痣；B. 紫红型鲜红斑痣；C. 增厚结节型鲜红斑痣。

肤结节的病理表现多样，如静脉畸形、动静脉畸形、化脓性肉芽肿或海绵状血管扩张等（图15-1-2）。了解PWS的病理改变对光电治疗具有重要指导价值，研究发现扩张的毛细血管管径为10~150μm，一般扩张血管位于深度为300~600μm的真皮浅中层；增厚型PWS血管直径为100~150μm，平均深度为3 000μm。

PWS皮肤镜下主要的血管特征包括线状血管、点球状血管、短棒状血管、网状血管、混合状血管、均一红色背景模式。点球状血管分布可能是对应于皮肤的乳头处的毛细血管畸形，病变较为浅表；而均一红色背景模式血管分布最深，超出皮肤镜的观察范围。皮肤镜可用于PWS治疗效果的预判。

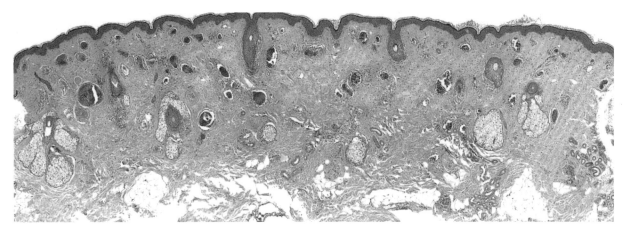

图15-1-2　鲜红斑痣的组织病理表现

（二）诊断与鉴别诊断

具有典型临床特征的患者，可通过病史和体格检查作出PWS的诊断。必要时行影像学检查（超声或MRI检查）以评估相关综合征或异常。本病主要与以下疾病进行鉴别。

1. **婴儿血管瘤**　部分婴儿血管瘤患者在出生时即表现为与PWS相似的红斑，多数浅表性血管瘤面积小，局部发生，但在生后数月会有明显的增生过程，皮损表面出现红色丘疹或斑块。PWS进展缓慢，皮损面积随儿童的生长发育成比例增大。

2. **鲑鱼斑**　鲑鱼斑表现为形状不规则的淡红色斑片，好发于额中部、鼻上唇、枕部头皮或眼睑。多数皮损于1~2岁逐渐变浅或消失，部分枕部和腰部的皮损可终身不褪。该病与PWS的关系目前仍存在争议，诸多学者认为它是PWS的一种特殊类型，但也有学者因其分布特点及自然转归的特殊而将其区别于PWS。

3. **动静脉畸形**　PWS通常伴有静脉畸形、动脉畸形或动静脉畸形，需要与其他皮肤血管畸形相鉴别。当静脉压升高时，静脉畸形体积变大，且能够随体位变化而改变。动脉畸形和动静脉畸形比较硬，有搏动性震颤，温度较周围皮肤高。动静脉畸形会逐渐突出于皮肤表面并向深部发展。

（三）治疗方法

PWS的治疗方法主要为激光和光动力疗法，亦有部分使用强脉冲光治疗。鉴于该病难治性及进展性的特点，新的治疗方法仍需要不断探索。

1. **激光与强脉冲光治疗**　基于选择性光热作用原理，血红蛋白吸收光能后产生热效应，导致血栓形成，随着热量传导至血管壁，血管内皮细胞也受到破坏，造成弥漫性血管栓塞，使PWS血管的数量减少，从而达到治疗目的。

血管中的血红蛋白是激光治疗的主要靶基，氧合和脱氧血红蛋白对400~1 100nm波长的光有不同程度的吸收。氧合血红蛋白的最大吸收峰值为418nm、542nm和577nm，脱氧血红蛋白吸收曲线峰值为800~1 200nm。PWS扩张的毛细血管管径为10~150μm，一般扩张血管位于深度为300~600μm的真皮浅中层，治疗需选择波长接近血红蛋白吸收峰且具有一定穿透深度的激光，脉宽应小于或等于靶血管的热弛豫时间，以减小对周围组织的热损伤。目前治疗 PWS 的激光主要有脉冲染料激光，强脉冲光、长脉冲 1 064nm Nd:YAG 激光、长脉宽 755nm 激光、KTP 激光亦有报道，以下将详细介绍。

（1）脉冲染料激光：PWS 目前的治疗"金标准"为脉冲染料激光（pulsed dye laser，PDL），585nm 或 595nm 波长能够兼顾氧合血红蛋白的吸收和组织穿透深度。595nm 对氧合血红蛋白的吸收特异性有所下降，但组织穿透性更好，适用于位置较深的血管，是目前常使用的波长。

以 Vebam 595nm PDL 为例，可穿透至皮下 2mm，脉宽 0.45 ~ 40.00ms 可调，覆盖了 PWS 的主要血管热弛豫时间及深度（表 15-1-1）；同时应用动态表皮冷却技术以有效保护表皮，在提高治疗的能量密度的同时减轻治疗疼痛；光斑直径 7 ~ 12mm 可选，通常使用 7mm 光斑，治疗时光斑重叠 10%，以尽量减小光斑间的遗漏面积。PDL 术后终点反应是皮损发灰、紫癜，推荐术后立即行皮肤镜检查，以镜下血管即刻消失的能量为最小有效能量。每次治疗间隔 4 ~ 8 周，皮损经 5 ~ 10 次治疗后均能得到不同程度的改善或消退。

表 15-1-1 不同直径血管的大概热弛豫时间

血管直径 /μm	热弛豫时间 /ms
10	0.048
20	0.190
50	1.200
100	4.800
200	19.000
300	42.600

尽管 PDL 为治疗 PWS 带来了希望，但仍有约 20% 的患者激光治疗无效。影响 PWS 激光疗效的因素如下。①治疗时机：婴儿皮肤较成人更薄，黑色素及胶原含量更少，PWS 皮损同样较小、较薄，因此激光疗效更佳。研究显示 < 1 岁患儿的皮损完全清除率可达 26% ~ 32%；经同样的治疗次数后，< 1 岁的患儿皮损面积平均缩小 63%，而 1 ~ 6 岁的儿童仅缩小 48%。②皮损位置：额部、面颊侧面、颈部的皮损清除率可达 80% 以上，面部中央和四肢远端效果较差，尤其是累及

三叉神经的部位，激光效果较差。③皮肤厚度与大小：皮肤越厚的部位 PDL 治疗效果越差。面中部皮肤比侧面更厚，V1（眼支）区皮肤最厚，其次是 V2（上颌支）区和 V3（下颌支）区，C2/C3（颈前及耳郭周围）区皮肤最薄。此外，皮损面积 < 20cm² 的患者治疗效果更佳，> 40cm² 效果通常较差。④皮损特征：血管的深度、厚度和直径与皮损的颜色有明显相关性，一般真皮表浅的血管（表现为红色斑片）效果最好，而小而深的血管（表现为粉红色斑片）疗效较差。因增厚结节型 PWS 血管位置相对更深，故 PDL 疗效较差。

难治性 PWS 血管通常具有更高的血流量、更大的直径，并且位于皮肤更深处，激光穿透皮肤后因能量衰减导致血管凝固不足；此外，PDL 术后的血管损伤造成炎症因子释放和局部组织缺氧，诱发新血管生成。有学者尝试更频繁（间隔 2 周）或单次 2 遍 PDL 治疗并未显著提高治疗 PWS 的疗效，反而可能会增加潜在的风险和成本。目前，针对以上治疗抵抗及复发问题提出了一些新方法。

1）PDL 与抗血管生成药联合：激光术后新生血管与 PWS 复发具有密切关系，而血管内皮生长因子（vascular endothelial growth factor，VEGF）在这一过程中扮演重要作用。西罗莫司作为 mTOR 特异性抑制剂，具有抗血管再生的作用。已有研究尝试通过外用 0.5% ~ 1.0% 的西罗莫司治疗染料激光抵抗的 PWS，取得不同程度的改善。近年来，也有学者尝试 PDL 联合外用咪喹莫特治疗 PWS，发现联合治疗较 PDL、外用咪喹莫特对皮损改善更为显著。

2）PDL 联合血红蛋白微囊：血红蛋白微囊（hemoglobin-vesicle，Hb-V）是用磷脂膜包以高浓度血红蛋白制成，与血红蛋白类似在 595nm 处有吸光度。静脉注射 Hb-V 使小血管扩张，增加了血管中血红蛋白浓度，从而增加对光能的吸收，以提高 PDL 疗效。但这项新发现在实际医学中是否可行还需更多实践。

（2）长脉宽 1 064nm Nd:YAG 激光：随着年龄增长，PWS 皮损中毛细血管亦逐渐增多，可累及真皮深层及皮下组织。增厚型 PWS 皮损中异常扩张血管可深达皮下 3 ~ 5mm，远大于 PDL 在皮肤组织中的穿透深度。长脉宽 1 064nm

Nd:YAG激光兼具血管选择性激光的最高穿透深度（组织穿透可达5~10mm）以及最低表皮黑色素的吸收，适用于位于较深的血管性病变，从而用于难治性和增厚结节型PWS的治疗，但术后水疱和瘢痕的发生率明显增高。常用的脉宽为10~50ms，能量密度为40~120J/cm²，治疗间隔为1~2个月。

双波长激光（dual sequential wavelength laser, DSWL）就是将585nm PDL和1 064nm Nd:YAG激光进行有机结合，使其从同一手柄序贯发射，首先发射的PDL将血液中的氧合血红蛋白转化成高铁血红蛋白，更易被随后激发的1 064nm Nd:YAG激光吸收（提高3~5倍），并且激光穿透深度增加，通过累积热效应充分破坏靶组织。但关于双波长激光治疗PWS仍存在争议，部分研究显示DSWL与PDL疗效无显著性差异；与PDL相比，DWL具有更高的潜在瘢痕风险，对初次治疗的患者没有优势。

（3）长脉宽755nm激光：对于增厚结节型或难治性PWS，除长脉宽1 064nm Nd:YAG激光外，有学者尝试使用长脉宽755nm激光取得一定效果。755nm激光对脱氧血红蛋白的吸收系数较PDL更高，而脱氧血红蛋白是静脉血管中的主要靶基，理论上也可对深部的血管进行治疗。大多数抗PDL的PWS在单独使用长脉宽755nm激光或与其他激光联合使用后症状改善，需注意虽然长脉宽755nm激光术后瘢痕等副作用较1 064nm激光少，但较PDL色素沉着和瘢痕发生率高。

（4）532nm KTP激光：KTP激光是以KTP晶体倍频Nd:YAG脉冲激光（1 064nm）的光束产生，激光波长为532nm。KTP激光波长短限制穿透深度，且易被黑色素吸收，通常不作为首选，可作为PWS的替代补充疗法使用。

（5）强脉冲光：强脉冲光（intensive pulsed light, IPL）属于非相干光源，由高能量的闪光灯激发出400~1 200nm波长的光。IPL能够覆盖血红蛋白吸收光谱范围内的波长，由于IPL具有较长波长、大光斑、长脉宽和多脉冲、更高能量密度等特点，对深度较大的血管有一定作用。但IPL疗效相对其他激光效果较弱，对增厚结节型PWS无效，建议作为PWS的补充方法，可与PDL交替联合治疗。

2. 光动力疗法 光动力疗法（photodynamic therapy, PDT）主要依靠光化学反应达到治疗目的，其要素为光、光敏剂和氧。治疗时光敏剂富集于血管中，被血管内皮细胞优势吸收，而周围组织吸收较少，在特定波长的光源照射下发生强烈光化学反应，血管腔内产生大量的单线态氧，诱导血管内皮细胞凋亡、坏死或自噬导致细胞死亡，进而损伤血管壁，导致血管栓塞、机化、吸收，而正常表皮层因光敏剂含量低而不受损伤，位于真皮深层的营养血管由于激光穿透深度限制而不发生光动力反应（图15-1-3）。

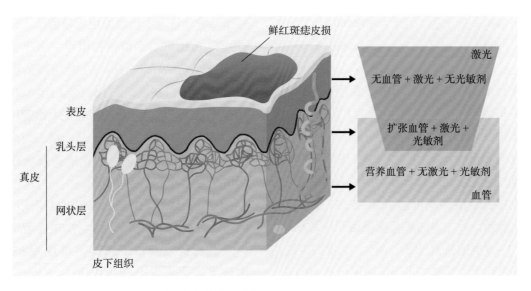

图15-1-3　光动力疗法治疗鲜红斑痣的原理

目前，国内使用较为广泛的治疗 PWS 的光敏剂为血卟啉单甲醚（hematoporphyrin monomethyl ether，HMME），此外，亦有使用癌光啉（PSD-007）、5-氨基酮戊酸（5-aminolevulinic acid，5-ALA）、吲哚菁绿、他拉泊芬钠的报道。HMME 属于第二代光敏剂，与第一代光敏剂相比，其化学纯度更高，单线态氧的生成率更高，对深层组织的穿透性更好，对组织的选择性更高，体内消除速度更快，副作用更少。

PDT 可以安全、有效改善成人和儿童 PWS 皮损，且血管直径对疗效影响不大，各型 PWS 均有效。一项纳入 440 例青少年和成年（14～65 岁）PWS 患者的随机、双盲、安慰剂对照Ⅲ期临床试验结果显示：HMME-PDT 优化方案（5mg/kg 海姆泊芬，532nm LED 光源照射 20 分钟）对 PWS 患者治疗的总有效率高达 89.7%，未见严重不良反应。Hua 等回顾分析 439 例儿童 PWS 行 HMME-PDT 治疗后的疗效，结果显示 95.2% 的患儿治疗有效，74.3% 的患儿几乎皮损完全消退和显著改善，患者对 PDT 的反应显示出治疗过程的累积效应，未见光敏反应或全身不良反应。

影响光动力治疗疗效的因素如下。①PWS 病变类型：粉红型疗效优于紫红型，增厚型效果最差。②治疗部位及面积：颈部、面周部、面中部的疗效呈递减趋势，唇部受累一般预测治疗效果差。与 PDL 相比，PDT 更适合治疗面积较大的皮损，但如果皮损面积过大也会影响疗效。③患者年龄：一般来说，患者年龄越小，治疗效果越好。④治疗次数：患者对 PDT 的反应具有累积效应。研究显示 2 次 PDT 改善程度同样显著优于 1 次 PDT。⑤血管特点：真皮浅层、垂直于皮肤表面和薄壁血管通常 PDT 效果良好；管径大，位于真皮深部，排列交错的血管，通常提示 PDT 效果较差。既往接受 5 次以上治疗（包括 PDL、同位素、冷冻等），亦是影响疗效的不利因素。因此 PDT 治疗针对早期、面颈部、红型皮损疗效更好。

疼痛是 HMME-PDT 治疗过程中的主要挑战，会一定程度影响患者的依从性。疼痛通常在照光 7 分钟后开始产生，超过 20% 接受 PDT 的患者会经历中度以上疼痛。目前疼痛管理方式包括表面麻醉、冷空气镇痛、神经阻滞、口服/静脉用镇痛药和吸入镇痛。成人患者的 PDT 建议将冷空气镇痛作为主要镇痛手段，治疗后疼痛可口服非甾体抗炎药缓解；儿童患者的 PDT 宜在全身麻醉下进行，并可在接受 PDT 前采用超声引导的神经阻滞，返回病房及归家后必要时可采用包括口服非甾体抗炎药在内的综合疼痛管理方案。传统镇痛手段如表面麻醉等虽实施简单安全，但镇痛效果较差。

（四）治疗经验

1. PWS 选择 PDL 治疗还是 PDT　PDL 波长为 585nm 或 595nm，较 PDT 的 532nm 波长治疗皮肤组织穿透更深，可以作用于较深的血管。但 PDL 脉宽为 0.45～40.0ms，对于直径过大或过小、位置过深的血管效果不佳；PDT 直接针对血管内皮细胞，与管径无关，起效更快。PDL 的治疗光斑较小（通常光斑直径为 7mm/10mm），皮损消退不均匀可能会呈现斑驳，对于小面积、早期 PWS 患者更为推荐；PDT 的治疗光斑尺寸为 10cm×10cm，颜色消退更均匀一致，对大面积、紫红型、深肤色人群及难治性 PWS 具有较为理想的疗效，但术后需避光 2～3 周，可能出现光敏性皮炎。

目前 PDT 治疗建议最小年龄＞1 岁，婴幼儿期的 PWS 患者尽早治疗通常效果更佳，故建议先行 PDL 治疗。然而临床上不管先选择哪种方式治疗，进入平台期时均可以考虑采用另一种方式继续治疗，大多数患者仍可以获得进一步改善。

2. PDL 治疗操作技巧及合适能量参数　PDL 治疗时应根据患者皮损的颜色、厚度、部位、患者肤色等因素调节合适的治疗参数，以波长 595nm 的 PDL 为例，脉宽选择为 1.5～20.0ms，能量密度为 11.0～13.5J/cm²，DCD 冷却 30/20ms，光斑直径 7mm。治疗时，首先选择合适的脉宽，在此基础上测试光斑调节能量，每次增减 0.25J/cm²。当患者肤色较深、皮损增厚时，尽量选择长脉宽，以适当增加激光治疗深度；当患者皮损颜色较浅，可适当增加激光能量；皮损位于眼周或患儿治疗时，能量应适当降低。照射时光斑重叠10%左右，终点反应为皮肤即刻发灰、轻度紫癜。建议每次治疗间隔1～2个月，如有色素沉着及减退可适当延长间隔；待多次治疗皮损稳定，可适当延长间隔维持治疗效果。

3. PDT操作技巧及合适能量参数　采用PDT时，首先确定治疗区域，治疗范围不能超过光斑大小，仅暴露治疗区域，且治疗区应尽量在一个平面上。按5mg/kg剂量，将HMME溶液稀释于生理盐水注射液至50ml，用合适的注射泵（以2.5m/ml的速度），经静脉20分钟输注完毕。静脉注射开始后10分钟行LED 532nm光源照射，推荐使用的激光能量密度为96～115J/cm²，功率为80～95mW/cm²，同一光斑照射20分钟、肤色深的患者可以适当延长照光时间（22分钟）。最常见的治疗后反应是局部水肿与结痂。PDT短期不良反应包括水肿、疼痛、反应性痤疮和皮肤光敏感；长期不良反应有色素沉着和瘢痕可能，通过防晒和术后护理指导可以避免。建议PDT每次治疗间隔2～3个月，皮损位于四肢患者可延长至6个月。

考虑治疗时疼痛及儿童配合情况，PWS患儿治疗提倡缩短治疗时间。儿童按5mg/kg剂量，将HMME溶液稀释于生理盐水注射液至20ml，用合适的注射泵（以4ml/min的速度），经静脉5分钟输注完毕，静脉注射开始后3分钟照光，照射20分钟。

4. PDT注意事项　术前应完善心电图、血常规、肝功能和肾功能检查；眼睛周围皮损，还需查眼压和眼底等检查、头部MRI平扫。照射后，局部皮肤可能出现疼痛和水肿，可冷喷或冷湿敷5～7天进行缓解，治疗部位的少量渗出物可用干燥的消毒棉球轻轻擦拭。治疗后2周内应尽量避光以尽可能地减少红斑、瘙痒及其他需要治疗的过敏反应。术后肿胀明显时，不建议碰水，尤其不要接触热水，肿胀慢慢消退后，可以用凉水或者温水轻柔地清洗，用柔软的毛巾轻轻蘸干，不能用力擦拭，以免损伤皮肤。

5. PDL与PDT术后护理要点　PDL术后应持续冷敷至无明显烧灼感为止，可外用卤米松乳膏等激素软膏以减轻肿胀，预防水疱。应加强皮肤保湿、防晒，1～2个月复诊。

PDT术后2周为强脉冲光避护期，应注意保湿、防晒。肿胀通常在7天内消退，使用冰块（包裹毛巾）冷敷治疗区域可以减轻肿胀。紫癜1个月左右可消退。术后结痂时可外用夫西地酸乳膏，待痂皮自然脱落。

（五）病例展示

病例1　粉红型PWS患者，女性，30岁，左颊粉红斑片30年（图15-1-4）。

【病情分析】①患者皮损为粉红色，面积较小，首选PDL治疗。待PDL进行多次治疗后进入平台期，可酌情继续PDT；②皮损为粉红色，提示畸形扩张血管直径小，建议使用1.5～6.0ms脉宽。

【治疗方案】PDL，波长595nm，脉宽1.5～6.0ms，能量密度11.5～12.0J/cm²，DCD冷却30/20ms。终点反应为皮损即刻发灰、紫癜。

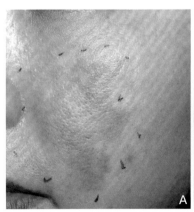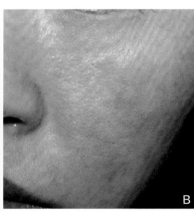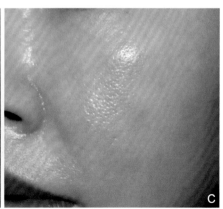

图15-1-4　左颊部粉红型鲜红斑痣脉冲染料激光（PDL）治疗前后
A. 治疗前；B. PDL治疗5次后；C. PDL治疗12次后。

病例2 紫红型PWS患者，女性，33岁，右颞部紫红色斑片33年（图15-1-5）。

【病情分析】①患者皮损为紫红色，且面积较小，首选PDL治疗；②皮损为紫红色，提示畸形扩张血管充盈丰富血红蛋白，吸光性好，推荐1.5~10.0ms脉宽，能量较粉红型PWS适当降低。

【治疗方案】PDL，波长595nm，脉宽1.5~10.0ms，能量密度11.0~12.0J/cm²，DCD冷却30/20ms。终点反应为皮损即刻发灰、紫癜。

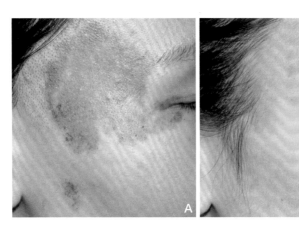

图15-1-5 右颞部紫红型鲜红斑痣脉冲染料激光（PDL）治疗前后
A. 治疗前；B. PDL治疗12次后。

病例3 粉红型PWS患儿，6月龄，左颊部粉红色斑片6个月（图15-1-6）。

【病情分析】①患者皮损为粉红色，且面积较小，年龄<1岁，不适合PDT，首选PDL治疗；②婴幼儿患者皮肤较成人薄，更易出现水疱、瘢痕风险，需降低治疗能量。

【治疗方案】PDL，波长595nm，脉宽1.5~6.0ms，能量密度11.0~11.75J/cm²，DCD冷却30/20ms。终点反应为皮损即刻发灰、紫癜。

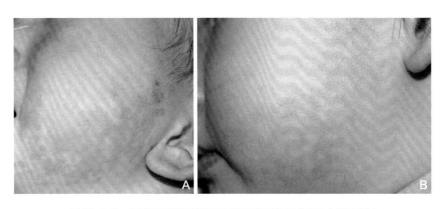

图15-1-6 左颊部粉红型鲜红斑痣脉冲染料激光（PDL）治疗前后
A. 治疗前；B. PDL治疗6次后。

病例4 PWS患者，男性，18岁，右颊部紫红色斑片18年（图15-1-7）。

【病情分析】①患者皮损为紫红色，皮损位于面中部，PDL治疗效果较差；②患者有一定经济实力，要求尽快淡化，故选择PDT。

【治疗方案】按5mg/kg剂量，将HMME溶液稀释于生理盐水注射液至50ml，用合适的注射泵（以2.5m/ml的速度），经静脉20分钟输注完毕。静脉注射开始后10分钟行LED 532nm光源照射，能量密度为96~115J/cm²，激光功率为80~95mW/cm²，照射20分钟。

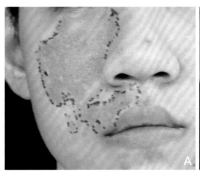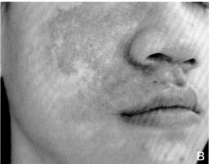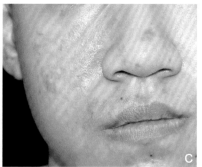

图 15-1-7　右颊部鲜红斑痣血卟啉单甲醚 – 光动力疗法（HMME-PDT）治疗前后
A．治疗前；B．HMME-PDT 治疗即刻；C．HMME-PDT 治疗 1 次后。

（六）标准化治疗流程

标准化治疗流程（standard operating procedure，SOP）详见图 15-1-8 及视频 15-1-1。

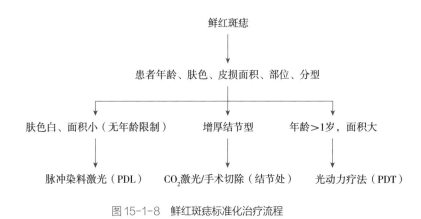

图 15-1-8　鲜红斑痣标准化治疗流程

视频 15-1-1
脉冲染料激光治疗
鲜红斑痣

二、毛细血管扩张症

毛细血管扩张症（telangiectasis）是一种常见的皮肤血管性疾病，表现为肉眼能够看见的浅表皮肤血管及皮肤潮红。约 10%～15% 的成人和儿童面部有明显的毛细血管扩张。

（一）发病机制与临床表现

毛细血管扩张症的发病机制尚不明确，通常认为在缺氧、激素、化学物质、感染、物理因素等多种因素的影响下，通过释放或激活血管活性物质，导致毛细血管新生或扩张。它们可以是不同类型的疾病的一部分，或原发性（主要是遗传性），或继发于其他疾病。

根据扩张血管的外观不同，毛细血管扩张症可分为单一型、线型、树枝型、蜘蛛型和丘疹型。扩张的血管直径为 0.1～1.0mm，在皮肤内的深度 200～250μm。来源于小动脉的毛细血管扩张直径较小、鲜红色，一般不突出于皮肤表面。来源于小静脉的毛细血管扩张较粗大，蓝色，常突出于表皮。来源于毛细血管袢的毛细血管扩张初期较细小，色红，后因为随着静水压的升高静脉回流增多而逐渐变大，呈紫色或蓝色（图 15-1-9）。

（二）诊断与鉴别诊断

1．先天性毛细血管扩张症

（1）共济失调毛细血管扩张症：为常染色体隐性遗传，2～3 岁发病，表现为眼与皮肤的毛细血管扩张，小脑共济失调。初期累及球结膜，渐扩展至眼睑、面颊、耳郭、颈部、肘窝，同时伴有眼球震颤。常有咖啡斑、白发及早老症。

（2）遗传性出血性毛细血管扩张症：为常染

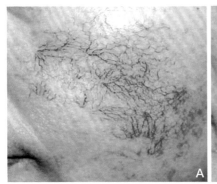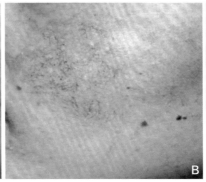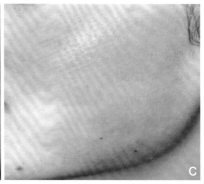

图 15-1-9 毛细血管扩张症的不同临床表现
A. 以血管扩张为主；B. 血管扩张伴潮红；C. 以潮红为主。

色体显性遗传，无性别差异，青春期后多见，皮损好发于手背、面部、阴囊，最常见的临床表现为自发性反复鼻出血、消化道出血、缺铁性贫血及典型部位的多发性皮肤黏膜血管扩张。

（3）先天性毛细血管扩张性大理石样皮肤：是一种以静脉扩张、大理石样红斑皮肤、浅表溃疡、毛细血管扩张和多系统异常为特征的先天性良性疾病。出生时即有，皮损为青紫色、网状血管网，泛发或节段性分布。大理石样红斑皮肤的表现可随着年龄的增长而逐渐消失或淡化。

2. 继发性毛细血管扩张

（1）持久性斑疹性毛细血管扩张：属于皮肤型肥大细胞增生症中较为罕见的一种类型，成人多见，也可见于儿童，主要侵袭皮肤，系统受累极少见。皮损表现为多处伴毛细血管扩张的红棕色、淡褐色斑疹、斑丘疹，无紫癜、水疱，多不伴色素沉着。组织病理上主要表现为真皮浅层毛细血管扩张，血管周围散在稀疏的肥大细胞浸润。

（2）毛细血管扩张性环状紫癜：属于色素性紫癜性皮肤病的一种亚型，青年和成年多见，一般初发于足背或小腿，逐渐向上累及大腿、臀部或躯干。初期为紫红色环状斑疹，直径 1~3cm，斑疹中出现点状暗红色毛细血管扩张或胡椒粉样小点，无自觉症状。中心逐渐消退，边缘向四周扩展呈同心圆状、多环状或弧形。反复发作，可达数年，有自愈倾向。

（三）治疗方法

毛细血管扩张症病因复杂，通常有皮肤屏障

功能受损，使其对各种物理、化学及环境因素刺激极度敏感，建议患者尽可能避免各种触发因素。急性期应以修护皮肤屏障为主，可使用功效性护肤品、中药面膜、火针放血等。稳定期可使用光电治疗去除扩张血管，脉冲染料激光是治疗毛细血管扩张的"金标准"，强脉冲光特别是窄谱强脉冲光也有不错效果，对毛细血管扩张症合并光老化等有其他治疗需求的患者更为适宜。

1. 光电治疗　毛细血管扩张症是一种皮肤血管性疾病，其激光治疗最主要的靶基是氧合血红蛋白，其光吸收峰值位于 418nm、542nm 及 577nm。决定治疗效果的主要因素包括波长、脉宽和能量密度，激光波长必须在血红蛋白的吸收峰值附近，并达到目标深度，脉宽需小于或等于靶血管的热弛豫时间，能量密度足够破坏靶血管。此外，还应尽量减少表皮及其他组织的损伤，才能达到最佳治疗效果同时减少不良反应。

目前使用最多的是脉冲染料激光、强脉冲光。此外，亦有使用长脉宽 KTP（532nm）激光，毫秒或微秒级 Nd:YAG（1 064nm）或半导体（940nm 或 980nm）激光，专业黄色（professional yellow，pro-yellow）激光，光生物调节疗法（photobiomodulation therapy，PBMT）等。

（1）脉冲染料激光：目前脉冲染料激光是治疗浅表皮肤血管性疾病的"金标准"。常用的 PDL 波长为 585nm 和 595nm，均接近氧合血红蛋白的吸收峰值（577nm），并且黑色素对光的竞争吸收较弱，穿透深度约为 0.5mm。PDL 的脉宽为 0.45~40.00ms，当脉宽＜6ms 时易导致血管不完全凝固而产生紫癜，临床中常选择

10ms 脉宽治疗面部毛细血管扩张。在输出功率和脉宽相同的条件下，PDL 的光斑直径越大，单位面积的能量越小，但穿透力更强，治疗时多选择 7mm 和 10mm 大小光斑。Bulbul 等报道显示 595nm PDL（光斑直径为 7～10mm，脉宽为 10～20ms，能量密度为 8～12J/cm²，治疗 1～4 次，每次间隔 4～6 周）能够改善酒渣鼻患者面部红斑及毛细血管扩张，且在随访期间能观察到持续的中度或显著获益。

虽然 PDL 治疗面部毛细血管扩张症的疗效良好，但其不良反应也较为明显，主要包括短暂水肿、水疱、结痂和色素沉着。紫癜是其最常见的不良反应，应用长脉宽、亚紫癜剂量的 PDL 可有效避免紫癜的出现。Baek 等对 8 例红斑毛细血管扩张型玫瑰痤疮患者进行 595nm PDL 治疗，应用光斑直径 10mm，脉宽 6ms，能量密度 6J/cm²，定点连续重叠 5 个脉冲的治疗方法，治疗间隔 2 周 1 次，共 10 次，毛细血管扩张显著改善，且无紫癜、色素沉着及瘢痕。

（2）强脉冲光：强脉冲光（intense pulsed light，IPL）属于非相干光，是由高能量的闪光灯激发出 420～1 400nm 波长的光，应用不同波长 515nm、560nm、590nm 等滤光片可以滤掉相对短波长的光，从而最大限度地减少其他靶基的吸收，具有成本低、靶向性多、参数灵活、副作用更少等优点。

有研究比较宽谱 IPL 与 595nm PDL 治疗面部红斑的疗效，纳入 15 例患者进行前瞻性半脸对照研究，发现 IPL 与亚紫癜剂量的 PDL 治疗效果及安全性无显著差异。经 2 次治疗后，73% 的患者红斑明显减少，且均未出现红斑、紫癜、水肿等不良反应。一项对 432 篇玫瑰痤疮光电治疗相关文献的荟萃分析显示，IPL、PDL、KTP 激光以及 Nd:YAG 激光对红斑和毛细血管扩张的疗效相当，但 IPL 疼痛度最高，其次为 PDL 和 Nd:YAG 激光。

窄谱强脉冲光（narrow-spectrum intense pulsed light）是波长选择性覆盖氧合血红蛋白及去氧血红蛋白吸收峰，而滤过可见光至近红外光间吸收较弱部分的强光。窄谱强脉冲光由于涵盖了血红蛋白两个吸收高峰，兼顾了治疗深度，使总能量

降低的同时增加疗效，达到接近激光的效果。

以 M22 针对血管的 vascular 滤光片为例，发射 530～650nm 及 900～1 200nm 两个波段的光源，包含氧化血红蛋白及还原血红蛋白吸收的高峰与次高峰，针对不同深浅血管靶向性治疗的同时，过滤的波段能有效减少黑色素的吸收。研究回顾了 160 例面部毛细血管扩张症的患者，比较使用 M22 的 vascular、560nm、590nm 滤光片、PDL 的治疗 2 次疗效，结果显示 vascular 和 PDL 对毛细血管扩张更具优势，并且使用 vascular 术后无紫癜，发生水疱的比例明显低于 PDL。笔者的另一项针对面部毛细血管扩张症的回顾性研究，纳入 416 例接受 2 次 PDL 595nm（能量密度 9～12J/cm²）治疗的患者，MaxG（波长 500～670nm 和 870～1 200nm，能量密度 30～46J/cm²），IPL（波长 560～1 200nm，能量密度 8～24J/cm²），M22 560（波长 560～1 200nm，能量密度 15～18J/cm²），或 M22 590（波长 590～1 200nm，能量密度 15～20J/cm²），间隔 6 周 1 次。结果显示 595nm PDL 或 MaxG 组几乎所有患者均显著改善或几乎完全清除病变，而其他三组中 41%～57% 的患者也有类似的改善。

（3）长脉宽 1 064nm Nd:YAG 激光：可调脉宽 1 064nm Nd:YAG 激光的穿透性较好，而且黑色素对其吸收少。因此，更适合治疗管径较粗的和肤色较深的患者毛细血管扩张症。1 064nm Nd:YAG 激光亦可搭配动态冷却技术，提高了治疗的疗效与安全性。但其具有波长较长、光斑小等特点，在大面积病灶治疗可能形成瘢痕等缺点，故应用有一定局限性。虽然 1 064nm Nd:YAG 激光治疗毛细血管扩张的有效率高、不良反应轻微，但不推荐其为面部浅表皮肤疾病的首选激光治疗。

微秒级 Nd:YAG 激光脉冲通过表皮的速度是毫秒级 Nd:YAG 激光的 30～50 倍，避免了表皮过热，减轻了疼痛，可最大限度地减少对周围皮肤的损害，降低水疱、瘢痕等风险，从而大大提高了治疗安全性。有学者使用具有 300～650μs 脉宽的 1 064nm Nd:YAG 激光治疗 20 例轻中度毛细血管扩张症患者，设置光斑直径为 2mm、脉宽为 600μs、能量密度为 191J/cm²，每

次治疗间隔 30 天，治疗 2 次后，10% 的患者实现完全清除，75% 的患者达到 50% 毛细血管清除率，且均未出现紫癜、水疱和瘢痕。

（4）长脉宽 532nm 激光：可调脉宽 532nm 激光是一种绿色的倍频 Nd:YAG 激光，其激光波长接近氧合血红蛋白的吸收峰值 542nm。此外，其脉宽可调范围 2～50ms，对多种不同管径的血管能够加热、凝固，可达到较好的治疗目的。但是由于其激光波长较 PDL 短，穿透性略差；而黑色素对其吸收略多，有可能增加治疗后色素减退等风险。

一项半脸对照研究分析了 14 例玫瑰痤疮患者在多次不同激光治疗的红斑和毛细血管扩张的平均改善率，532nm KTP 激光（光斑直径 5mm、脉宽 18～20ms、能量密度 8～11J/cm^2，每 3 周 1 次，共 3 次）治疗 1～3 次后改善率分别为 62%、76%、85%，而 595nm PDL（光斑直径 10mm，脉宽 10ms，脉冲延迟 20ms，脉冲重叠至少 13%，能量密度 7.5J/cm^2）的改善率分别为 49%、67%、75%，KTP 激光治疗 2 次后似乎可达到 PDL 治疗 3 次后的效果。532nm 激光治疗主要的不良反应包括轻微结痂、肿胀及水疱，与 PDL 相比，治疗后瘀斑的发生率较低。

2. 其他治疗 日常护肤应注意适度清洁、保湿和防晒。建议使用纯净、低致敏性成分，并具有抗炎、保护皮肤屏障等功效性护肤品。此外，可使用冷敷、水凝胶冷敷贴、外用烫伤膏、含表皮修复因子的喷雾等；如果皮肤破损可使用含表皮生长因子的药物等促进表皮愈合，必要时可外用抗生素软膏预防感染。此外，中医中药在修复皮肤屏障中亦发挥重要作用，常用方法包括中药面膜、火针放血、刮痧疗法、中药熏蒸。口服中药以健脾益气、养血祛风、清热解毒等治疗为主，外用主要以清热、活血化瘀、解表药物为主。

（四）治疗经验

1. 选择 IPL 还是 PDL 患者治疗的选择，需要考虑多种因素：①患者肤色，属于 Fitzpatrick Ⅲ～Ⅳ型哪型。②是否合并皮肤敏感，近期皮肤敏感是否加重、稳定。③有无合并其他皮肤疾病，如黄褐斑、雀斑、痤疮等。是否有治疗需求。④术后反应及恢复周期是否可以接受。染料激光术后灼热明显，红肿 1 周，甚至可能出现紫癜，恢复过程是否可以接受。⑤治疗需求是否要求快速起效，疗效迅速。经济费用是否可承担。

PDL 是治疗血管疾病的"金标准"，单纯毛细血管扩张症，无雀斑、光老化等治疗需求，追求更高效、经济条件佳的患者，建议首选 PDL。合并黄褐斑的毛细血管扩张症患者，不适的能量操作通常会造成色斑加重；强脉冲光的光谱宽，靶基多，对表皮及色素的影响大，很难在达到封闭血管的同时不加重黄褐斑；现有研究发现，黄褐斑合并毛细血管扩张症时，采用合适能量，不仅可以改善毛细血管扩张，对黄褐斑亦有一定缓解，更推荐使用 PDL 治疗。

强脉冲光对于皮肤近期比较敏感、合并其他治疗需求且不要求快速显效的患者更具优势，特别是近年来窄谱强脉冲光的出现，将部分不需要的波段滤除，大大提高疗效的同时，减少对皮肤的损伤，可以达到或媲美染料激光的效果。

2. 脉冲染料激光治疗操作技巧及合适能量参数 根据毛细血管粗细选择合适脉宽，结合患者肤色、皮肤敏感情况调整合适能量密度，以血管颜色变灰，凝固（使用压舌板压迫血管，压迫后无血管消失、放松后无血液回流情况），断裂（血管部分消失呈截断状），消失，且无明显紫癜出现为适宜终点反应。以 595nm PDL 为例，治疗面部毛细血管扩张症时多选择较宽的脉宽、较低能量密度（7mm 光斑，10ms/11.0～11.5J/cm^2，20ms/12.0～12.5J/cm^2，DCD 冷却 30/20ms）。肤色深及皮肤敏感患者，建议可适当降低能量密度，通常降低 0.5～1.0J/cm^2。位置比较深的血管，增加光斑直径（10mm）可一定程度增加光穿透深度，同时缩短治疗时间。

PDL 治疗毛细血管扩张症时，治疗目的是血管消退的同时尽量减少皮肤损伤，故注意尽量以不出现紫癜，合适脉宽下达到终点反应的最小能量为宜。每例患者皮肤基本情况不同，很难给予统一的最佳治疗参数，所以在治疗前测试光斑非常重要。通常根据血管管径及深度调整脉宽，根据患者肤色深浅、血流速度、基础皮肤状况调整能量。越粗越深的血管脉宽需要延长，肤色深、血流快、皮肤稳定的患者能量可增加，反之亦然。治疗时注意光斑需重叠 10%~20%，以防遗留，如局部反应不佳的区域，可通过调整脉宽，增加能量进行二次照射，但不建议大面积连续照射，以防水疱、瘢痕出现。黄褐斑的患者可在常规能量密度基础上适当降低 0.25~0.50J/cm^2，且一定是要在稳定期进行治疗，术后可以辅助口服及外用药物，以防加重。

3. IPL 治疗操作技巧及合适能量参数　IPL 治疗毛细血管扩张症时，血管内的血红蛋白是重要的靶基，氧合血红蛋白在受到脉宽 > 4ms 的强脉冲光照射时，吸收光能使温度迅速升至 50℃ 以上，从而转化为去氧血红蛋白，而后吸收脉宽 > 6ms 的强脉冲光能量后继续升温转化为高铁血红蛋白，同时 50~70℃ 的高温对于血管壁也有直接破坏作用，从而导致血管的闭塞、机化吸收（图 15-1-10）。

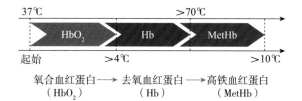

图 15-1-10　强脉冲光治疗毛细血管扩张症时血红蛋白变性过程

以强脉冲光（M22）的 vascular 为例，根据患者血管源性、粗细、肤色、近期皮肤状况（有无敏感、暴晒等）、治疗区域有无其他皮肤疾病（黄褐斑、色素沉着等）调整合适治疗参数，以治疗部位出现皮肤潮红、水肿、毛细血管边界模糊作为治疗终点（表 15-1-2、图 15-1-11）。在操作时，需注意轻贴皮肤，用力按压会减少血管内血红蛋白含量，导致靶基对光的吸收减少，影响疗效。如患者肤色较深，近期存在皮肤敏感、暴晒等，术后出现持久灼热感、水疱、色素沉着的风险较高，应适当降低治疗能量，不必一味追

表 15-1-2　不同血管及皮肤表现的强脉冲光（M22）vascular 滤光片的治疗参数建议

血管及皮肤类型		治疗参数		
		第一个子脉冲能量密度及脉宽	脉冲延时 /ms	第二个子脉冲能量密度及脉宽
动脉源性血管	Fitzpatrick Ⅲ型皮肤	能量密度 11~13J/cm^2 脉宽 4.5~5.0ms	20	能量密度 6~9J/cm^2 脉宽 4.5~5.0ms
	Fitzpatrick Ⅳ~Ⅴ型皮肤	能量密度 7~8J/cm^2 脉宽 4.5~5.0ms	20~40	能量密度 7~8J/cm^2 脉宽 4.5~5.0ms
静脉源性血管	Fitzpatrick Ⅲ型皮肤	能量密度 10~11J/cm^2 脉宽 4.5~5.5ms	20	能量密度 8~9J/cm^2 脉宽 4.5~5.5ms
	Fitzpatrick Ⅳ~Ⅴ型皮肤	能量密度 6~7J/cm^2 脉宽 4.5~5.5ms	20~40	能量密度 8~9J/cm^2 脉宽 4.5~5.5ms

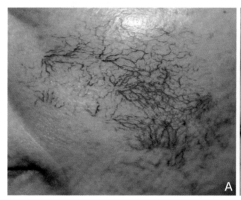
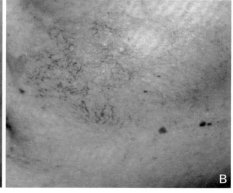

图 15-1-11　动脉源性血管及静脉源性血管临床表现

A. 动脉源性血管（氧化血红蛋白）颜色鲜红；B. 静脉源性血管（去氧血红蛋白）颜色偏蓝紫。

求最佳终点反应,以患者可耐受的轻中度疼痛感[疼痛视觉模拟评分(visual analogue score,VAS)4~6分],皮肤潮红为终点反应,多次治疗,根据皮肤反应及疗效逐渐提高能量密度(每次约2J/cm²),提高患者耐受的同时增加治疗安全性。

没有窄谱强脉冲光的机构,可使用590nm滤光片,双脉冲4.0~5.0ms,延时20~30ms,能量密度18~20J/cm²,终点反应及注意事项同上。

4. 长脉宽1 064nm Nd:YAG激光操作技巧及合适能量参数 由于毛细血管扩张症多为浅表血管,使用PDL更为多见,但特别粗大的血管,如酒渣鼻的红斑毛细血管扩张期,使用PDL治疗效果不佳,复发较快,可尝试联合长脉宽1 064nm Nd:YAG激光。通常光斑直径3mm,脉宽20~30ms,能量密度120J/cm²左右,以局部皮肤潮红、水肿或血管发灰、凝固为适宜终点反应,建议使用脉宽不宜过长,能量不宜过大,以避免瘢痕出现。

5. 术后护理要点 PDL治疗术后灼热感、肿胀非常明显,可持续数小时,所以持续冷敷对于减轻术后不良反应尤为重要。此外,可以联合卤米松乳膏术后即刻厚涂并冷敷,笔者的研究发现可以有效减少术后不适感,并预防不良反应的发生。皮肤面积较大的患者,肿胀可能会在术后3天左右到达顶峰,并持续约1周,PDL术后可以联合点阵激光或放血治疗,能有效降低水疱的发生风险。如果局部皮肤反应重,出现紫癜,约1周可吸收,但紫癜处可能会有色素沉着的风险。

(五)病例展示

病例1 患者女性,35岁。面部毛细血管扩张病史20余年,自幼因生长环境出现双颊血管扩张,遇热偶有烧灼感,无反复丘疹、渗出、瘙痒等(图15-1-12)。

【病情分析】①考虑患者无皮肤屏障损伤导致的敏感、明显光老化,近期皮肤状态稳定,无暴晒史,行皮肤VISIA检测显示无黄褐斑;②患者改善需求迫切,希望起效迅速,治疗总过程短;③PDL较IPL起效更为迅速,治疗次数少,术后1周恢复,故建议选择PDL治疗。

【治疗方案】PDL,波长595nm,脉宽20ms,能量密度12J/cm²,DCD冷却30/20ms。终点反应为血管发灰、变细或消失,皮肤轻度肿胀,无明显紫癜。

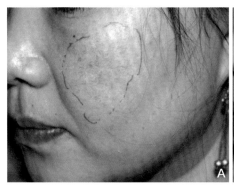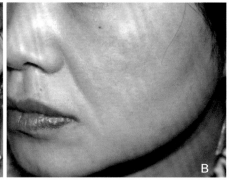

图15-1-12 面部毛细血管扩张症脉冲染料激光(PDL)治疗前后
A. 治疗前;B. PDL治疗1次后。

病例2 患者男性,40岁。酒渣鼻病史20年。鼻部潮红,可见明显扩张血管。无瘙痒、灼热等不适,偶有红色炎性丘疹(图15-1-13)。

【病情分析】①患者为红斑毛细血管扩张期玫瑰痤疮,鼻部多发粗大毛细血管扩张;②查体使用压舌板按压血管,排空血流后血管再灌注迅速,提示血管流速快;③血管管径粗、流速快,提示需要较长的热弛豫时间、更高的能量才能达到良好效果,故建议患者选择脉宽范围大、能量高、对血管靶向性更高的PDL。

【治疗方案】PDL,波长595nm,脉宽20ms,能量密度12.0~12.5J/cm²,DCD冷却30/20ms。终点反应为血管发灰、消失、变细,皮肤轻度肿胀,无明显紫癜。

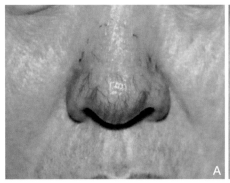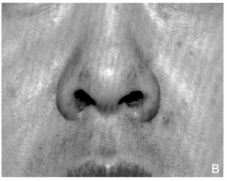

图 15-1-13 鼻部酒渣鼻脉冲染料激光（PDL）治疗前后
A. 治疗前；B. PDL 治疗 2 次后。

病例 3 患者女性，33 岁。双颊反复潮红 10 余年。双颊局部潮红，可见少许细微的扩张血管，双颊对称分布大片褐色斑片。平素皮肤敏感，遇冷热、吹风、热食后面部潮红加重，灼热感明显，偶有瘙痒，近 1 个月皮肤情况稳定（图 15-1-14）。

【病情分析】①患者为玫瑰痤疮，双颊以潮红为主，扩张血管管径＜1mm，数量很少；②面部与毛细血管扩张重叠区域合并黄褐斑；③患者近 1 个月皮肤情况稳定，可考虑光电治疗，首选 PDL。

【治疗方案】PDL，波长 595nm，脉宽 20ms，能量密度 11.5J/cm²，DCD 冷却 30/20ms。终点反应为血管发灰、变细、消失，皮肤轻度肿胀，无明显紫癜。

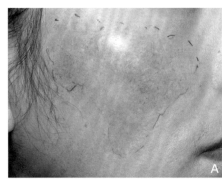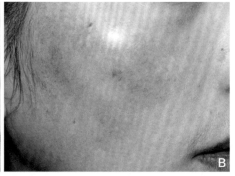

图 15-1-14 双颊毛细血管扩张症脉冲染料激光（PDL）治疗前后
A. 治疗前；B. PDL 治疗 2 次后。

病例 4 患者女性，45 岁。双颊反复潮红、毛细血管扩张 30 余年。平素受冷热、日晒等刺激易出现皮肤潮红、灼热，无丘疹及瘙痒不适。近 2 个月皮肤状态稳定（图 15-1-15）。

【病情分析】①患者双颊出现明显扩张血管及皮肤潮红，血管直径约 1mm 且密集呈网状，近期皮肤状态稳定，无黄褐斑、光老化治疗需求，首选 PDL，其次为窄谱强脉冲光，患者因经济费用及恢复情况选择后者；②强脉冲光治疗时，可使用 590nm 滤光片改善皮肤潮红及肤色，vascular 滤光片改善毛细血管扩张，640nm 滤光片改善皮肤敏感；③因患者皮肤敏感，肤色暗沉，为减少强脉冲光对皮肤屏障的影响，590nm、640nm 可使用长脉冲低能量治疗 vascular 滤光片较平时可略低 1~2J/cm²；④大面积毛细血管扩张治疗后面部灼热、水肿明显，建议长时间持续冷敷，酌情外用卤米松乳膏以避免不良反应发生。

【治疗方案】治疗方案见表 15-1-3，终点反应见图 15-1-16。

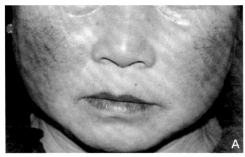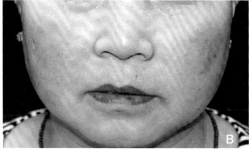

图 15-1-15　双颊毛细血管扩张症强脉冲光（M22）治疗前后
A. 治疗前；B. M22 治疗 5 次后。

表 15-1-3　强脉冲光（M22）治疗毛细血管扩张

滤光片类型	脉宽及脉冲延时	能量密度	终点反应
590nm	三脉冲，每个子脉冲脉宽 4ms，脉冲延时 30ms	15J/cm²	无明显疼痛（NRS 评分 2 ~ 3 分），皮肤轻微潮红
vascular	双脉冲，第一个子脉冲脉宽 4.5ms；第二个子脉冲脉宽 5.5ms，脉冲延时 30ms	第一个子脉冲 8J/cm² 第二个子脉冲 9J/cm²	血管凝固、变灰、变细、断裂、消失，皮肤潮红、轻度肿胀
640nm	三脉冲，每个子脉冲脉宽 4ms，脉冲延时 30ms	16J/cm²	皮肤轻度潮红，无明显疼痛感

患者 1

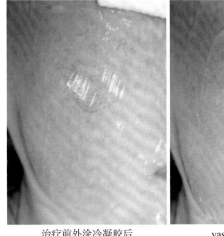

治疗前外涂冷凝胶后　　　　　　　vascular 治疗即刻

患者 2

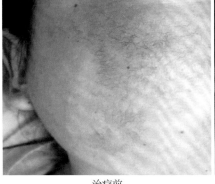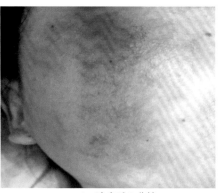

治疗前　　　　　　　　　　　vascular 治疗后 3 分钟

图 15-1-16　强脉冲光治疗终点反应

（六）标准化治疗流程

标准化治疗流程详见图 15-1-17 及视频 15-1-2。

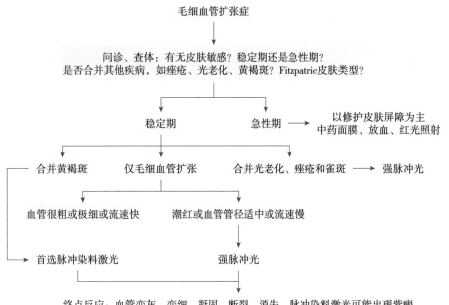

图 15-1-17　毛细血管扩张症标准化治疗流程

视频 15-1-2
强脉冲光治疗毛细
血管扩张症

三、蜘蛛痣

蜘蛛痣（spider nevus，nevus araneus）属于获得性良性血管疾病，由皮肤浅表性小动脉扩张引起，中央红色丘疹样的痣体及周边放射状扩张的毛细血管构成，中央小动脉按压后可变白，解除按压后，血液由中央动脉迅速向周围的线状血管填充。蜘蛛痣在健康成人和儿童中的发病率为10%～15%，该病没有种族差异，但在浅色皮肤患者中更加明显。蜘蛛痣在肝硬化、酒精性肝炎和肝肺综合征患者中更易发生，女性比男性多见，研究认为可能与雌激素增高有关。由于皮损好发于面部并持续数年，影响美观，患者通常求治心切。

（一）发病机制与临床表现

蜘蛛痣是原有血管的扩张，不属于血管增生性疾病。该病的发病机制尚不清楚，目前有多种假说。其中重要的是乙醇、P 物质的直接血管舒张作用、雌激素过多和类固醇激素的肝脏代谢不足。由于肝硬化患者的血管内皮生长因子和碱性成纤维细胞生长因子增多，有学者认为血管生成可能是蜘蛛痣发病机制之一。性激素失衡主要是雌激素过多也与蜘蛛痣的发展有关。

蜘蛛痣多见于儿童，发病高峰为 7～10 岁。皮损通常表现为中央 1～10mm 小动脉，周围放射状分布的数条小血管，整个皮疹直径 0.5～1.0cm，不易出血。蜘蛛痣的皮温可高于周围皮肤，小动脉的血压为 50～70mmHg。按压中央丘疹可使其消失，放松后可见血流由中央向四周小血管再灌注，有时能触及中央小动脉的搏动。该病好发于面颈部、手臂及躯干上部，手背和指背亦可出现（图 15-1-18）。

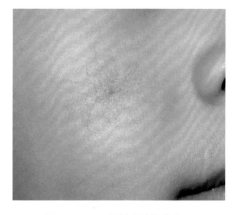

图 15-1-18　蜘蛛痣的临床表现

（二）诊断与鉴别诊断

根据典型皮损表现及按压后可变白，放松后血流由中央动脉迅速向周围的线状血管填充可作出诊断。该病主要与毛细血管扩张相鉴别，后者表现为簇状细小血管扩张的毛细血管丛，呈紫红色或鲜红点状、线状或分支状、无搏动现象。

（三）治疗方法

1. **一般治疗**　大部分儿童的蜘蛛痣都能自愈，但完全消退可能需要数年。年轻女性，一般生产后或停用避孕药后 6～9 个月皮损多能自愈，伴有肝病的蜘蛛痣，其发展或消退通常与肝功能的变化相关。

2. **激光治疗**　目前蜘蛛痣的治疗方法包括脉冲染料激光、长脉宽 Nd:YAG（1 064nm）、强脉冲光、CO_2 激光、硬化剂注射、冷冻治疗等。由于其具有较高的血流动力，有时需要多次治疗。

（1）脉冲染料激光：对于蜘蛛痣，1 次 PDL 治疗的治愈率高达 70%，2～3 次基本治愈。部分未去除可能与激光未完封闭中央小动脉有关，特别是在治疗高流速血管时，红细胞通过损伤血管壁外溢至血管腔外，从而导致皮肤紫癜反应，但血管未能完全闭塞。有研究回顾多次 PDL 治疗蜘蛛痣的疗效，发现激光治疗 1～3 次后，皮损改善率分别为 89.4%、91.0% 和 88.4%，随着治疗次数的增加，改善率却无显著性差异。

（2）长脉宽 1 064nm Nd:YAG 激光：长脉宽 1 064nm Nd:YAG 激光波长为 1 064nm，虽然不处于血红蛋白吸收峰附近，但因其穿透深度较染料激光更深，故对于蜘蛛痣中央小动脉较大、隆起皮面明显的皮疹，可使用该激光治疗。Clark 等观察 Nd:YAG 激光在浅表皮肤血管病变中的疗效，纳入 246 例患者，最常见的病变是蜘蛛痣和毛细血管扩张，治疗后 84% 的皮损改善或消退。相较 PDL 激光，长脉宽 1 064nm Nd:YAG 激光治疗能量过高时出现水疱、瘢痕的风险更大，对于面部蜘蛛痣患者，该治疗不建议作为首选。

（3）CO_2 激光：CO_2 激光属于治疗蜘蛛痣的传统方法之一，逐层剥脱表皮的角质层到达真皮层，从而使小动脉发生气化、炭化，封闭毛细血管，重构表面皮肤。由于激光直径小，光束局限，可避免周围正常组织损伤，具有定位精准、去除病变组织彻底等优势。CO_2 激光主要用于蜘蛛痣中央红色丘疹直径较大、明显突出于皮面，应用 PDL 后无法凝固血管时使用。但该方法属于创伤性治疗，需注意治疗深度和面积，过浅效果欠佳，过深则可能形成瘢痕。

（四）治疗经验

1. **脉冲染料激光操作技巧及合适能量参数**　PDL 治疗蜘蛛痣时，以中央小动脉及周围小血管即刻颜色变灰或消失，且无明显紫癜出现为终点反应。以 595nm PDL 为例，对于中央小动脉，根据其大小及突起于皮面程度不同，给予能量（光斑直径 7mm，脉宽 10ms，能量密度 12.0～12.5J/cm^2；脉宽 20ms，能量密度 13～14J/cm^2，DCD 冷却 30/20ms），通常皮损越厚，为增加对靶向血管的热损伤，需要延长脉宽，能量相对提高。周围扩张的小血管，根据血管直径不同，选择合适能量，具体参考毛细血管扩张。治疗时，还需结合患者皮肤肤色、近期有无暴晒史等情况调整治疗能量。

2. **CO_2 激光操作技巧及合适能量参数**　蜘蛛痣的血液由中央动脉流向周围的小血管，通常按压中央血管周围血管可消失，故使用 CO_2 激光针对中央动脉治疗亦可取得不错效果。但由于 CO_2 激光对组织的热损伤明显，微创、无创治疗方式更易被患者接受，该治疗方式通常不作为首选。PDL 治疗后中央动脉改善不显或丘疹较大时，可进一步治疗时使用。通常采用激光功率 0.5～1.0W，多次逐层气化剥脱皮肤，达到蜘蛛痣中央动脉凝固或消失的目的，周围毛细血管扩张可根据消退情况酌情使用 PDL 治疗。

3. **术后护理要点**　PDL 治疗术后红肿、烧灼明显，即刻应持续冷敷至无明显烧灼、疼痛为止，以降低水疱及瘢痕风险。术后应注意避免接触水 3～5 天预防感染，严格防晒。CO_2 激光治疗皮损处呈浅表溃疡，应注意防水 1 周，避免过早移除痂皮，必要时可外用表皮生长因子凝胶等促进创面修复。

（五）病例展示

病例1 患儿女性，6岁，面部蜘蛛痣病史1年（图15-1-19）。

【病情分析】患儿蜘蛛痣中央丘疹直径较小，突起不明显，可直接采用PDL治疗。

【治疗方案】PDL，波长595nm，脉宽20ms，能量密度14J/cm^2，针对中央丘疹进行治疗，以红色丘疹变暗、发灰为终点反应。周围血管直径较为明显，选择脉宽10ms，能量密度11.5J/cm^2，以血管消失，皮肤无明显紫癜为终点反应。

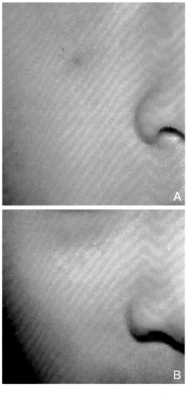

图15-1-19 脉冲染料激光（PDL）治疗面部蜘蛛痣
A. 治疗前；B. PDL治疗2次后。

病例2 患儿男性，5岁，面部蜘蛛痣病史6个月（图15-1-20）。

【病情分析】患儿蜘蛛痣中央丘疹直径较大，突起明显，建议PDL治疗后行CO$_2$激光治疗，周围血管使用PDL治疗。

【治疗方案】PDL，波长595nm，脉宽30ms，能量密度14.5J/cm^2，改善中央丘疹，以红色丘疹变暗为终点反应，继续CO$_2$激光，至皮肤红色丘疹变平或轻度凹陷，皮肤无渗血为终点反应。周围血管选择脉宽10ms，能量密度11.5J/cm^2，以血管消失，皮肤无明显紫癜为终点反应。

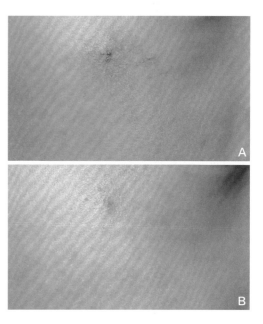

图15-1-20 脉冲染料激光（PDL）治疗面部蜘蛛痣
A. 治疗前；B. PDL治疗1次后。

（六）标准化治疗流程

标准化治疗流程详见图15-1-21。

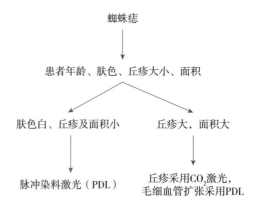

图15-1-21 面部蜘蛛痣标准化治疗流程

（宋文婷 高 琳）

第二节 常见血管肿瘤

一、婴儿血管瘤

婴儿血管瘤（infantile hemangioma，IH）是一种特征性发生在婴幼儿人群中的良性血管性肿瘤，在 1 岁以内婴儿中发病率为 5%，约 80% 病例的皮损位于头面颈部。本病具有独特的增殖 - 自发消退特征，据此将本病分为三期，出生后 3 个月为早期增殖期，瘤体可增大至最终体积的 80%，之后瘤体逐渐进入晚期增殖期，这一过程瘤体增殖变缓，持续至患儿 6~12 月龄，少数可达出生后 24 月龄。最后，瘤体进入消退期，这一过程可持续至患儿 4~5 岁，90% 的患儿在 4 岁时瘤体可完全消退。

上述不同时期，IH 皮损表现亦各有特点：早期皮损常表现为擦伤样外观的红色斑片，增殖期皮损常表现为边界清晰的质软斑块或肿物，消退期皮损逐渐变软、变小，可表现为毛细血管扩张、脂肪组织增生。

（一）发病机制与临床表现

IH 的本质是血管内皮细胞大量增生，由于本病仅发生在人类，对本病的研究无法建立合适的实验动物模型，因此具体发病机制尚不完全清楚。目前研究认为本病主要由血管异常生成和血管新生共同参与，前者是通过干细胞分化增生继而生成新的血管，而后者则是在已有的血管上长出新的血管，在上述两个生物学过程中，均有血管内皮细胞异常增生的参与。

在血管异常生成过程中，IH 干细胞发挥着重要作用，不断分化成为表达特征性标志物的内皮细胞，这些特征性标志物包括葡萄糖转运蛋白 -1（glucose transporter-1，GLUT-1），吲哚胺 2,3- 双加氧酶（indoleamine 2,3-dioxygenase，IDO），淋巴管内皮细胞透明质酸受体（lymphatic vessel endothelial hyaluronan receptor 1，LYVE-1），CC 基序趋化因子受体 6（CC motif chemokine receptor 6，CCR6）、Lewis-Y 抗原（antigen Lewis-Y，Ley）、FcrR Ⅱ 抗原（antigen FcrR Ⅱ）、CD15 等。

其中，GLUT-1 最早被发现在正常人脑组织和胎盘组织中高表达，而研究证实该标志物在 IH 成熟至消退的各个阶段均持续高表达。GLUT-1 在其他良性血管性肿瘤和血管畸形中不表达，由此成为 IH 区别于其他脉管性疾病的重要特征，也同时佐证了 IH 起源于胎盘的假说。此外，胎盘组织中的胎儿微血管特征性表达血管抗原，如 Lewis-Y 抗原和 FcrR Ⅱ 抗原等，也佐证了婴儿血管瘤起源于胎盘的假说。目前研究推测 IH 干细胞起源于胎盘组织，在胚胎面部发育过程中迁移至患儿头颈部，造成本病好发于患儿头颈部的临床特征。

血管新生的过程可能由缺氧触发，导致血管生成因子的高表达，如血管内皮生长因子等，继而诱导脉管新生。有研究发现无论是胎盘供氧不足导致的系统性缺氧状态，还是身体特定位置的局部缺氧状态，均可激活内皮前体细胞的异常增殖。有研究认为早期 IH 擦伤样红斑边缘的苍白晕就是缺氧的表现。目前研究发现参与血管瘤增殖过程中血管新生的高表达因子还包括碱性成纤维细胞生长因子（basic fibroblast growth factor，bFGF）、基质金属蛋白酶（matrix metalloproteinase，MMP）、Ⅳ 型胶原酶（type Ⅳ collagenase）以及肾素 - 血管紧张素 - 醛固酮轴（renin-angiotensin-aldosterone axis）等。

IH 的临床表现根据其发生的解剖部位、深度、大小和发展阶段不同而表现出较大差异。婴儿血管瘤好发于头颈部，研究发现至少 50% 的病变发生在这些部位。面部、中线和眼轴部位更易受累，从临床表现的角度验证了 IH 干细胞假说。1/3~1/2 的血管瘤出生时即有先兆表现，剩余的通常在患儿出生后 1 个月内逐渐显现并表现为典型的红色质软斑块。先兆皮损常表现为伴或不伴苍白晕的擦伤样红斑或毛细血管扩张样斑片，常被家长忽略，原因是这一时期患儿通常还会伴发湿疹、单纯痣等皮肤病。接下来，IH 会进入增殖期，在早期红斑基础上逐渐增生隆起形成边界清楚的质软斑块或肿物，浅表性 IH 多表现为鲜红色外观，而深在性 IH 则多表现为青紫色质软肿物，混合性 IH 则可同时具备浅表性和深在性 IH 的特征，即在皮下青紫色肿物表面同时存在边界清楚的鲜红斑块。在整个增殖期，若不干预，血管瘤可持续增大。随后 IH 逐渐进入稳定期，瘤体的体积逐渐稳定，最后逐渐消退。80% 的血管瘤在 6~9 个月完成增殖，若增殖速度过快，可发生溃疡。少数节段型、深在性和发生在腮腺等部位的 IH 可能会持续缓慢增大达数月甚至数年（图 15-2-1 A~D）。

大部分血管瘤在 1 岁左右开始出现临床消退的征象。浅表性血管瘤开始消退时首先表现为颜色的变化，由鲜红色转变为暗红色，持续处于消退状态的瘤体最终会因增生的血管内皮细胞逐渐分化为脂肪细胞等，最终演变为与原瘤体范围大致相同的乳白色质软斑块。IH 消退通常自瘤体中心开始，然后是瘤体外周，消退过程中瘤体逐渐变平、变软、体积缩小。但是，某些特定血管瘤皮损的确切消退时间无法预测，总的来说，血管瘤的消退期会比增殖期更长。血管瘤消退的持续时间和消退速度与性别、病变部位、发病年龄或血管瘤的类型无明显关系，但是小的皮损比大的会更早完全消退。未经治疗的瘤体在消退期结束后会遗留包括瘢痕、毛细血管扩张、色素减退等不同特征的退行性表现（图 15-2-1 E、F）。

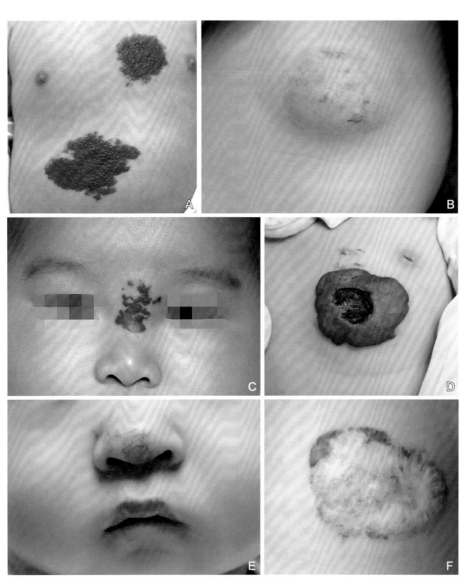

图 15-2-1　婴儿血管瘤的临床表现

A. 浅表性血管瘤；B. 深在性血管瘤；C. 混合性血管瘤；D. 血管瘤合并溃疡；E. 血管瘤消退后毛细血管扩张；
F. 血管瘤消退后瘢痕。

IH 分型包括单发型、多发型、节段型和中间型。临床上更多应用的是婴儿血管瘤的临床分类，包括浅表性、深在性、混合性（浅表性＋深在性）、网状性、顿挫性、微增生性和其他。根据 IH 发生的部位、瘤体大小、是否合并其他病变，参考《血管瘤和脉管畸形的诊断及治疗指南（2019版）》，其中，将婴儿血管瘤分为三个风险等级（表 15-2-1），在临床中，对 IH 进行正确的风险等级评估非常重要，将有利于选择最合适的治疗方案。

表 15-2-1　血管瘤的风险等级

风险等级	具体标准
高风险	节段型血管瘤直径＞5cm（面部）
	节段型血管瘤直径＞5cm（腰骶部、会阴）
	非节段型大面积血管瘤（面部）（厚度至真皮或皮下，或明显隆起于皮肤表面）
	早期有白色色素减退的血管瘤
	面中部血管瘤
	眼周、鼻周及口周血管瘤
中风险	面部两侧、头皮、手、足血管瘤
	躯体皱褶部位血管瘤（颈、会阴、腋下）
	节段型血管瘤直径＞5cm（躯干、四肢）
低风险	躯干、四肢

（二）诊断与鉴别诊断

IH 的诊断主要依据病史、临床表现和影像学检查。IH 特征性病史是在生后 1 年进行性增大的血管性肿物，特征性临床表现为质软斑块或结节，浅表性表现为边界清楚的鲜红色斑块，深在性表现为肤色或蓝紫色肿物，混合性同时具有浅表性和深在性血管瘤的特征。临床怀疑脉管性疾病的皮损均应完善局部 B 超检查，以明确病变是否为脉管源性损害，还可了解瘤体累及的范围、血供情况，甚至与周围组织的关系。少数特殊部位，如头皮、骶尾部等重要器官周围的瘤体，或者考虑瘤体侵袭深部组织的病例，需要同时完善 MRI 检查，以了解瘤体受累的范围、血供情况、与周围重要组织器官的关系以及侵袭深度。此外，瘤体 B 超检查也是评估患儿瘤体消退情况的重要检查方法，在药物干预病例中定期

复查，有助于评估疗效，并指导停药时机。

IH 因其特征性临床表现，较少进行组织病理学检查，但本病也具有特征性的组织病理学特征。增殖期 IH 病变主要位于真皮、皮下脂肪层，病变以增生的血管内皮细胞和周细胞为主，形成内皮细胞为主的团块，团块内可有不规则血管管腔形成。稳定期 IH 中异常增生的内皮细胞逐渐变平，形成的管腔逐渐扩大，形成大的异常薄壁血管。在消退期皮损中，甚至可以观察到纤维脂肪组织逐渐替代异常增生的内皮细胞。异常增生的血管内皮细胞中 GLUT-1 弥漫阳性表达，这一特征性表现在 IH 的不同时期均可检测到，也是 IH 与其他脉管性疾病鉴别的重要标志。

位于眼周、耳周等部位的瘤体，需眼科、耳鼻咽喉科等相关科室会诊，评估眼、耳等器官功能是否受损，如屈光不正、弱视、听力异常等。巨大或多发的肝脏血管瘤、PHACE 综合征、骶尾部的血管瘤，需同时完善超声心动图检查，以了解有无心功能不全、心脏或主动脉结构异常等。巨大血管瘤、肝脏多发血管瘤，需定期完善凝血功能及血小板检查，及时了解有无伴发凝血功能异常。全身多发皮肤血管瘤，需行甲状腺功能检查，了解有无甲状腺功能减退。

脉管性疾病病种多，表现有相似之处。同时，患儿就诊时机不同，故应进行全面的鉴别诊断，以便尽早确诊。常见的鉴别诊断如下。

1. 脉管畸形

（1）早期浅表性 IH 因其擦伤样外观以及红斑周围的苍白晕表现，需与贫血痣或无色素痣、毛细血管畸形或创伤（如刮擦伤或瘀伤）相鉴别。

（2）深在性婴儿血管瘤需与脉管畸形鉴别（表 15-2-2）。

2. 先天性血管瘤　先天性血管瘤（congenital hemangioma，CH）是一类特殊类型的良性血管瘤。不同于 IH，CH 在母体子宫内发生发展，患儿在出生时即有明显病灶。CH 区别于 IH 的另一个特点是其缺乏出生后的增殖期。

3. 卡波西型血管内皮瘤　卡波西型血管内皮瘤（Kaposi form hemangioendothelioma，KHE）属于交界性血管肿瘤，无远处转移，但具有局部

表 15-2-2　婴儿血管瘤与脉管畸形的鉴别诊断

项目	血管瘤	脉管畸形
发病时间	出生时或生后数月	多见于出生时
性别比例（男/女）	1：（3~4）	无差异
发展情况	增殖期、稳定期、消退期	与儿童生长发育正比例增大
皮损颜色	鲜红色或青紫色	根据畸形脉管种类而不同
表面温度	正常或稍高	正常（低流速）或升高（高流速）
自觉症状	不明显	不明显，形成静脉石时可疼痛
排空试验	阴性	可能阳性
体位试验	阴性	可能阳性
组织病理	血管内皮细胞增生为主	血管内皮细胞无增生，异常管腔形成

侵袭性，可累及体表多个部位或深部脏器。而 IH 则为良性血管肿物，不具有局部侵袭性。绝大多数（90%）KHE 病例在 1 岁之内发病，其中 1 月龄内发病占 60%。体表 KHE 病灶通常表现为皮肤或皮下坚韧肿物，外观呈紫红色结节或斑块，色泽常深浅不一，边缘因瘀斑或毛细血管扩张而界限不清。自然病程中，婴儿期发病的 KHE 常有快速增长期，之后虽有不同程度的缓慢缩小，但不能完全消退，此点可与 IH 鉴别。

4. 其他组织源性肿瘤　深在性血管瘤还应与钙化上皮瘤、皮样囊肿、平滑肌肉瘤、淋巴瘤等鉴别。

（三）治疗方法

IH 主要以局部外用和系统用药治疗为主，辅以激光或局部注射等，目的是抑制血管内皮细胞增生、促进瘤体消退和减少瘤体残留。①高风险血管瘤：尽早治疗。一线治疗为口服普萘洛尔，若有禁忌证，则系统使用糖皮质激素。②中风险血管瘤：尽早治疗。早期而菲薄的病灶可给予外用 β 受体阻断剂，也可加用脉冲染料激光；治疗过程中，若不能控制瘤体生长，则遵循高风险血管瘤治疗方案。③低风险血管瘤：如很稳定，可随诊观察，或尝试使用外用药物；如瘤体生长迅速，则遵循中等风险血管瘤治疗方案。④消退期和消退完成期血管瘤的进一步治疗，以唇部血管瘤的整形治疗为例，最佳年龄为 3~4 岁，因为之后血管瘤自发改善不再明显。如果推迟治疗，则可能对患儿心理或其他功能造成影响。

1. 局部外用药物　适用于低风险 IH，首选局部外用药治疗。常用药物如下。①β 受体阻断剂类，如普萘洛尔软膏、马来酸噻吗洛尔乳膏、马来酸噻吗洛尔滴眼液、卡替洛尔滴眼液等。外涂于瘤体表面，每天 2~4 次，持续用药 3~6 个月或至瘤体颜色完全消退，通常用药第 2~3 个月时疗效最为明显。除个别报道发生变态反应性接触性皮炎外，还可能有发红、脱屑等局部不良反应。②5% 咪喹莫特：隔日夜间睡前薄层外涂于瘤体表面，次日洗去，疗程 16 周。常见皮肤反应有红斑、糜烂、溃疡、结痂等，发生不良反应时应及时停药，等待皮肤恢复后方可继续用药。该药物易引起皮肤强烈的免疫反应，导致后期皮肤质地改变甚至瘢痕形成，故临床较少选择，但有外用 β 受体阻断剂禁忌证的患儿可尝试。

2. 系统治疗　自 2008 年，Léauté-Labrèze 等报道了普萘洛尔可抑制婴儿血管瘤增长并使之消退，目前普萘洛尔已成为中高风险婴儿血管瘤的系统治疗一线药物。

（1）普萘洛尔：建议剂量为 1.5~2.0mg/（kg·d），分 2 次服用。应用经验最丰富的是盐酸普萘洛尔片，而随着盐酸普萘洛尔口服溶液的上市，因其适口性和稳定性，已逐渐得到更多患儿家属的肯定。无论是片剂还是口服溶液，均应以"普萘洛尔"为有效成分计算用量。

校正年龄＜3 个月的患儿，给予 1.5mg/（kg·d），分 2 次服用；校正年龄＞3 个月患儿给予 2mg/（kg·d），分 2 次服用。使用本药物治疗时要注意符合适应证，用药前应对患儿进行全面检查，包括心肌酶、血糖、肝肾功能、心电图、心脏彩超、甲状腺功能、瘤体局部 B 超检查等。最初服药 2~3 天建议入院严密监测心率、血压和血糖，治疗起始剂量为 1mg/（kg·d），分 2 次口服。首次服药后观察患儿有无肢端湿冷、精神萎靡、呼吸困难和明显烦躁等现象。若患儿能够耐受，首次服药 12 小时后继续给药。若患儿仍然无明显异常，第 2 天增量至 2mg/（kg·d），分 2 次口服，并密切观察。若无异常反应，可维持此剂量自行规律服药。服药期间定期复诊，治疗前 3 个月应每 4 周复诊 1 次，治疗 3 个月后可每 8 周复诊 1 次，10 个月后可每 12 周复诊 1 次。每次复诊应复查血生化、心肌酶、心电图、心脏彩超及瘤体 B 超，以评估不良反应及疗效，若出现严重心肌损害、心功能受损、喘息、低血糖等情况，应对症治疗或由相应科室会诊，必要时普萘洛尔剂量应减半，甚至在不良反应严重时需停用。口服普萘洛尔治疗婴儿血管瘤无确切停药年龄限制，瘤体基本消退（临床及 B 超结果证实）时可考虑停药。少数病例可能会出现停药后复发现象。停药时患儿年龄超过 17 月龄，复发风险显著降低。

（2）糖皮质激素：口服泼尼松 3~5mg/kg（总量不超过 50mg），隔天早晨 1 次顿服，共服药 8 周；第 9 周减量 1/2；第 10 周，每次服药 10mg；第 11 周，每次服药 5mg；第 12 周停服，完成 1 个疗程。如需继续，可间隔 4~6 周后重复上述疗程。该治疗现可用于具有全身用药适应证而不适合普萘洛尔治疗的病例。用药期间可能有身高、体重和血压等的暂时性影响，应密切监测，服药期间应停止疫苗接种，直至停药后 6 周以上。

3. 其他局部治疗

（1）局部注射治疗：包括博来霉素、平阳霉素及其他抗肿瘤药物的注射治疗，此方法多用于口服或局部注射糖皮质激素效果不佳时，为防止偶发的过敏，建议在注射过程中保持静脉补液通畅。过度治疗可晚期诱发注射区域发育迟缓或障碍。

（2）局部脉冲染料激光：通常为 585nm 或 595nmPDL，穿透深度可达皮下 3~5mm，常用于浅表性 IH 增殖期抑制瘤体增殖，血管瘤溃疡边缘皮肤、消退期后减轻血管瘤的颜色或毛细血管扩张性红斑。该治疗方案并无病灶选择性，无法抑制深部病灶生长，故对深在性 IH 治疗效果有限。

（3）局部长脉宽 1 064nm Nd:YAG 激光：波长为 1 064nm，穿透深度可达皮下 6~8mm，常用于浅表或混合性 IH 的局部治疗。但这种激光能量偏大，能量控制较困难，因此容易遗留瘢痕。

（四）治疗经验

1. 局部外用药物

（1）用药准备

1）一般情况评估：心电图。

2）瘤体情况评估：局部 B 超。

3）适应证：四肢、躯干浅表性血管瘤（面积 < 100cm²），不适合激光和口服药治疗；特殊部位早期干预治疗，降低并发症发生率；非重要部位可以等待观察的血管瘤患儿；重症患儿口服普萘洛尔前的干预治疗；有口服药物禁忌证者，如甲状腺功能亢进、心肌炎；激光联合；口服药联合；停药后复发。

4）禁忌证：支气管哮喘，窦性心动过缓，二度或三度房室传导阻滞，明显心力衰竭，心源性休克，对本品过敏者。

（2）用药中注意事项：观察瘤体表面有无湿疹、局部刺激症状及溃疡形成，及时对症。用药前 3 个月每月复诊 1 次，之后可以 2~3 个月复诊 1 次。每次复诊时需要复查瘤体 B 超、心电图。用药疗程应根据瘤体消退情况决定，一般用至 1 岁以后。

（3）外用药给药方式：将医用纱布（2~4 层厚）或棉布修剪至血管瘤大小，然后将眼药水滴在修剪后的纱布上，确保纱布完全湿透。之后将其湿敷在血管瘤上，表面用保鲜膜封包。每天 2 次，每次持续 1 小时，或每天 3 次，每次持续半小时。

2. 口服药物（盐酸普萘洛尔口服溶液）用药及护理要点

（1）餐中或餐后即刻使用口服给药注射器直接注入口中。也可用少量牛奶或果汁稀释，使用婴儿瓶给患儿服用。

（2）不得随意停用或减少药物剂量。

（3）如果患儿不进餐或服药前有呕吐，应停止该次用药；3小时内，在进餐后补服该次用药；若用药后出现呕吐，则不再补服该次用药。

（4）使用前不得摇晃，首次启封后可使用周期为2个月。

（5）如果发生严重心率减慢应就近进行抢救，如果出现低血压、慢心率等不良反应，切忌使用肾上腺素进行抢救。

（6）避免使用肾上腺素，如麻醉时、抢救时。

（7）治疗期间如发生与呼吸困难、气喘相关的下呼吸道感染，须中断服药并及时复诊；如果发生严重上呼吸道感染，应及时复诊。

（8）服药后，家长或监护人应密切关注患儿临床表现，一旦出现低血糖的症状和体征，包括痉挛、嗜睡或昏迷等或者患儿出现疲劳、面色苍白、心动过缓或心律不齐、四肢发凉、晕厥或者呼吸困难、气喘时，需要立即暂停用药，并联系医师或到就近的急诊室寻求监护和治疗，直至症状消退。

（9）每4周携带受试者日记卡和药品回院随访，根据患儿体重校正剂量，并复查血生化、心肌酶、心电图、心脏彩超、局部B超、体格检查。

（10）治疗期间，如有其他疾病需就诊服药，应向就诊大夫说明目前正在口服盐酸普萘洛尔口服溶液，并告知目前疾病的新情况及用药情况。

（11）服用盐酸普萘洛尔口服溶液不影响疫苗接种。

（五）病例展示

病例1 外用药物治疗

患儿男性，25天，右上肢红色肿物生后第5天出现，渐增厚。专科查体：右上肢可见红色质软肿物，隆起皮面，境界清晰（图15-2-2）。

【病情分析】患儿瘤体位于四肢，最大径< 5cm，属于低风险婴儿血管瘤。可外用β受体阻断剂治疗。

【治疗方案】外用马来酸噻吗洛尔滴眼液，局部湿敷，每天3次，每次持续半小时。

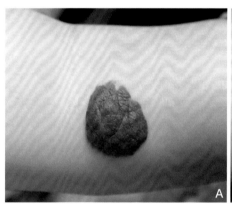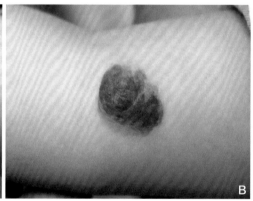

图15-2-2 右上肢婴儿血管瘤外用马来酸噻吗洛尔滴眼液治疗前后
A. 治疗前；B. 外用药物治疗3个月后。

病例2 口服药物治疗

患儿女性，1月龄，右眉红色肿物生后1周出现，迅速增厚。专科查体：右眉前方一处境界清楚，质地柔软的红色肿物大小约2.7cm×2.0cm，隆起皮肤表面0.3cm。B超显示：眉间皮肤层及皮下脂肪层回声不均区域，范围约2.7cm×1.2cm×2.0cm，可见丰富血流信号，未见向眶内延伸。诊断：眉间血管瘤，累及皮肤层及皮下脂肪层（图15-2-3）。

【病情分析】患儿年龄< 3个月，血管瘤位于面部，B超结果提示眉间血管瘤，患儿年龄小，瘤体血供丰富，属于高风险婴儿血管瘤的快速增殖期，故首选口服药物治疗。需定期检查心肌酶、心电图、超声心动图及瘤体超声。

【治疗方案】口服盐酸普萘洛尔口服溶液，2mg/（kg·d）。

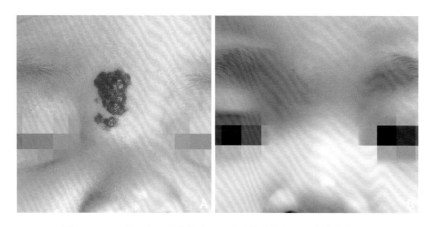

图 15-2-3　右眉部婴儿血管瘤口服盐酸普萘洛尔口服溶液治疗前后
A. 治疗前；B. 口服药物治疗 14 个月后。

病例3　脉冲染料激光

患儿女性，3 月龄，右耳前红色皮疹生后 2 周出现，渐增厚。专科查体：右耳前境界清楚质软红色斑块，颜色稍不均，表面可见少量白色鳞屑（图 15-2-4）。

【病情分析】患儿血管瘤为浅表性，未累及腮腺，可选择 PDL 或外用 β 受体阻断剂治疗。

【治疗方案】PDL，波长 595nm，脉宽 3ms，能量密度 10.5～11.0J/cm²。

病例4　长脉宽 1 064nm Nd:YAG 激光

患儿女性，2 月龄，右大腿红色皮疹生后 10 天出现，渐增厚。专科查体：右大腿质地柔软红色斑块，境界清楚（图 15-2-5）。

【病情分析】患儿血管瘤为浅表性，有轻微

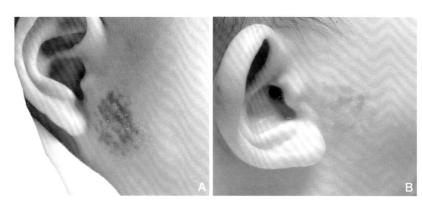

图 15-2-4　右耳前婴儿血管瘤脉冲染料激光（PDL）治疗前后
A. 治疗前；B. PDL 治疗 3 次后。

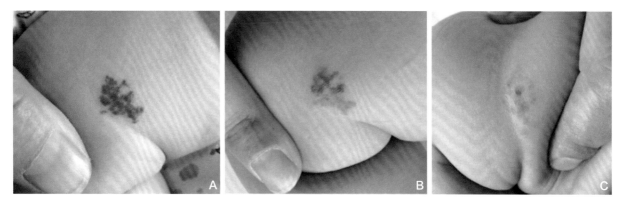

图 15-2-5　右大腿婴儿血管瘤 Nd:YAG 激光治疗前后
A. 治疗前；B. Nd:YAG 激光治疗 1 次后；C. Nd:YAG 激光治疗 2 次后。

隆起和一定厚度，可选择长脉宽 Nd:YAG 或外用 β 受体阻断剂治疗。

【治疗方案】长脉宽 1 064nm Nd:YAG 激光，波长 1 064nm，脉宽 15ms，能量 40J/cm²。

（六）标准化治疗流程

标准化治疗流程详见图 15-2-6。

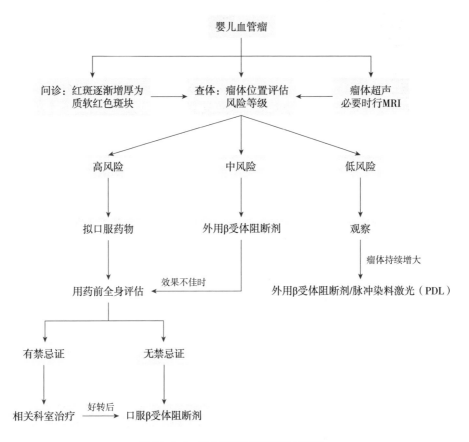

图 15-2-6　婴儿血管瘤标准化治疗流程

二、先天性血管瘤

先天性血管瘤（congenital hemangioma，CH）是一类特殊类型的良性血管瘤。它通常在出生时已发育成熟，不会像婴儿血管瘤那样出生后继续增殖，这种自然病程与婴儿血管瘤不同。CH 男女发生率相近，但其确切发病率尚不清楚。

（一）发病机制与临床表现

目前 CH 的发生机制尚不十分明确，在迅速消退型先天性血管瘤和不消退型先天性血管瘤皮损中发现体细胞 *GNAQ* 和 *GNA11* 的谷氨酰胺 209 位点突变。*GNAQ* 和 *GNA11* 编码参与跨膜细胞信号转导的鸟嘌呤核苷酸结合蛋白的 α 亚单位，*GNAQ* 和 *GNA11* 的激活突变导致 MAPK 通路上调，从而诱导细胞形态和生长变化。然

而，其他可能影响 CH 后天进程的因素目前尚不清楚。

CH 是一类特殊类型的良性血管瘤。不同于 IH，CH 在母体子宫内发生发展，患儿在出生时即有明显病灶，且其缺乏出生后的增殖期。目前，ISSVA 分类系统中，将已知的 CH 分三类：迅速消退型先天性血管瘤（rapidly involuting congenital hemangioma，RICH），不消退型先天性血管瘤（noninvoluting congenital hemangioma，NICH）和部分消退型先天性血管瘤（partially involuting congenital hemangioma，PICH）。RICH 在出生后第一年迅速消退，通常在 14 月龄时消退。NICH 不会自动消退，随身体等比例生长。PICH 在出生后的 1～3 年部分消退，但不能完全消退，并表现为类似 NICH 的状态而持续存在。

RICH 通常好发于头部、颈部及四肢，大小从很小（几厘米）到巨大（> 10cm）不等。尽管大多数病变为局灶性，但也可能呈现为节段性皮损。RICH 也可见于肝脏，表现为单发性肝血管瘤。RICH 可表现为表面有粗大毛细血管扩张的斑块或真皮、皮下组织的紫色结节或肿瘤，伴有扩张的引流静脉。在肿瘤周围的皮肤可看到苍白晕，肿瘤中央可见凹陷、溃疡或瘢痕，溃疡可导致危及生命的出血。一些患有 RICH 的婴儿可发生一过性的血小板减少（范围 5 000 ~ 6 2000/μL）和凝血功能异常，常见于出生后的几周内。血小板减少和凝血功能异常不会像卡梅现象（Kasabach-Merritt phenomenon，KMP）中那样持续时间长和危急。大多数 RICH 在出生后几天至几周内开始消退，并在 6 ~ 14 个月完全消退，留下皮肤松弛、萎缩和色素减退。部分 RICH 在胎儿期内就会消退，而在出生时即出现这些后遗症状。

NICH 和 RICH 有许多共同点，但也有一些细微的区别。NICH 与 RICH 发生在相同的解剖部位，NICH 通常较小，平均直径为 5cm，呈圆形至卵圆形斑块或结节，相比 RICH，NICH 较少外生性生长。出生后其最显著的特点是病灶随身体等比例生长，既不增殖也不消退。病灶表面皮肤可出现部分苍白，表面毛细血管通常较 RICH 更为粗大，病灶周围白色晕环较 RICH 更常见。仅基于形态学表现对新生儿 RICH 和 NICH 进行鉴别极具挑战性，观察其随时间出现快速消退是最可靠的鉴别特征。

PICH 在出生后先经历类似 RICH 的快速消退期，然而在病灶尚未完全消退时消退停止。消退停止后的残留病灶与 NICH 难以区分。因此，有研究认为 PICH 的存在是 RICH 可转化为 NICH 的可能证据。目前，3 种 CH 是否为同一起源尚无定论。诊断 RICH、NICH 或 PICH 是依靠临床病史和随时间消退的特点。

此外，有相关学者报道了一系列罕见的 CH，它们在产前即被发现，最初表现为与 NICH 相似的比例生长模式。然而，在儿童时期的后期病变发生缓慢扩大，类似于婴儿血管瘤的增殖期，其建议将这一系列的病变命名为

"迟发性扩张性先天性血管瘤（tardive expansion congenital hemangioma，TECH）"。TECH 的影像学特征与 NICH 和 RICH 的特征没有明显区别。与其他类型 CH 共同的组织病理学特征包括突出的小叶中央引流通道、小叶周围纤维组织和小叶血栓形成。大多数 TECH 标本中，在一些小叶中可以观察到更多的细胞结构，由隆起的内皮细胞和周细胞组成，有丝分裂灶中度增加，这种模式通常能在增殖性 IH 中观察到，但在其他 CH 中很少见。在 TECH 中偶尔会观察到带有深色、圆形、突出细胞核的钉状外观，这是 NICH 中内皮细胞的典型模式。TECH 标本均未发现先前在 NICH 中观察到的微小动静脉瘘。在切除的大部分 TECH 病变中，退化小叶的分区由纤维组织组成，并且局部存在大的引流血管。这种现象也经常在 RICH 的退化阶段中观察到，偶尔可以在 NICH 中观察到，但在普通婴儿血管瘤中没有发现过上述现象。

（二）诊断与鉴别诊断

根据典型临床表现和出生后无生长行为可诊断大多数 CH，超声和 MRI 作为辅助手段有助于确定诊断，以明确肿瘤的范围和累及周围组织的情况。依据各自特征性的临床表现不难区分出 3 种 CH。RICH 和 NICH 的超声表现包括孤立的、不均匀的高密度血管团，偶有钙化和不同程度的分流。RICH 和 NICH 的 MRI/ 血管造影在 T_2 加权像上表现为流空效应、非均匀性增强和信号强度增高。如果 CH 在宫内发展，即可在产前采用超声和胎儿 MRI 检查诊断。

1. 婴儿血管瘤　先天性血管瘤需与婴儿血管瘤相鉴别，先天性血管瘤病灶与婴儿血管瘤的前驱病灶在外观上并不相同。在出生时，婴儿血管瘤的前驱病灶多表现为皮肤白斑、红点或片状的毛细血管，而非先天性血管瘤那样显著增大的瘤体。出生后，先天性血管瘤与婴儿血管瘤的临床表现完全不同。

病理上，RICH 和 NICH 都可见丰富的小叶结构，这些结构被密集的纤维组织隔开。在 RICH 中，小叶结构由毛细血管组成，通常较小并具有小的圆形管腔，其中可见中等大小的内

皮细胞和周细胞，以及较薄的基底膜。RICH 的内皮结构很少，呈钉状突向管腔。在多数病变中，可见较大的中央引流血管。一些病变中心可见大的毛细血管或似海绵状的毛细血管网存在。NICH 的病变区域同样可见丰富的小叶结构，NICH 病变中的小叶结构通常较大，并且有明显的滋养引流血管。同样可见内皮细胞及周细胞，且内皮多呈钉状结构，突向管腔。在 NICH 病变区毛细血管基底膜较薄，局部增厚。RICH 和 NICH 的病变区域都罕见地出现细胞的有丝分裂和凋亡。

此外，葡萄糖转运蛋白 -1（GLUT-1）是鉴别先天性血管瘤与婴儿血管瘤的重要标志，不管是 RICH 还是 NICH，其免疫组织化学结果中 GLUT-1 均阴性表达，与婴儿血管瘤完全相反。

2. 卡波西型血管内皮瘤　先天性血管瘤还需与较少见的交界性血管瘤（如卡波西型血管内皮瘤）进行鉴别。卡波西型血管内皮瘤在少数情况下可表现为先天性病灶。不同于前者，多数卡波西型血管内皮瘤在出生后会表现出进展性临床病程，病灶呈浸润性生长，且质地较硬。需注意，过去常将 RICH 伴随的凝血功能异常与卡波西型血管内皮瘤 / 丛状血管瘤伴随的 KMP 混淆。实际上，RICH 相关的凝血功能紊乱，其严重程度明显轻于 KMP，且随着瘤体的快速缩小，相关症状也会逐步减轻。相反，KMP 的症状随着卡波西型血管内皮瘤病情进展而迅速加重。

3. 脉管畸形　先天性血管瘤还需与血管畸形鉴别。NICH 与动静脉畸形的临床表现有相似性，两者均表现为高流量，病灶皮温均明显增高，NICH 的均匀生长方式也与动静脉畸形相似。早期文献中有将 NICH 诊断为动静脉畸形的先例。然而，动静脉畸形病灶主要由包含动静脉瘘的畸形血管团构成；而 NICH 病灶由大量增殖的内皮细胞和周细胞构成，是真性的血管性肿瘤，并非真正的动静脉瘘，影像学检查可协助鉴别诊断。

4. 其他少见的先天性软组织肿瘤　先天性血管瘤还需与其他少见的先天性软组织肿瘤鉴别，特别是恶性肿瘤（如软组织肉瘤等），诊断与鉴别诊断困难时，病理活检是十分重要的手段。

（三）治疗方法

1. 随访观察　CH 治疗方法的选择应基于肿瘤的部位、大小和症状，鉴于 RICH 具有快速消退的特性，通常不需要提前进行干预治疗。治疗主要针对巨大 RICH 本身所致溃疡或出血，以及在快速消退时可能出现的并发症。然而，应定期复诊以监控皮损演变情况。根据目前文献报道，RICH 在 12～14 个月内可以完全消退。因此，对于所有临床疑似 RICH 的患儿，至少应随诊至 12～18 月龄。

2. 压迫治疗　绷带加压包扎的治疗方式，适用于瘤体位于四肢的 RICH 婴幼儿，压迫法可以促进血管瘤的血管腔缩窄，促使瘤体内血液排空，以使瘤体氧供、血供减少，进一步促使其内皮变性，从而达到治疗目的。虽然压迫法有助于 RICH 痊愈，但绷带加压时需注意控制力度适中，并观察病灶处皮肤是否破溃等不良反应。

3. 介入栓塞治疗　在较大 RICH 瘤体的消退过程中，可能会发生瘤体的破溃和出血。这时，可借助介入放射性栓塞来预防进一步的严重出血。巨大 RICH 病灶内动静脉瘘可能导致动静脉分流，进而诱发心力衰竭。如果出现凝血功能异常，应首先考虑药物治疗，当药物治疗无效，且症状严重到威胁生命时，可以考虑进行供血动脉的栓塞治疗。

4. 手术切除治疗　由于 RICH 的自然病程特点，其治疗多无需特殊处理。过去由于诊断困难，RICH 常在婴儿期进行活检或手术切除。目前，诊断 RICH 相对容易，并且病变可以迅速消退，现在已很少应用手术切除的方式治疗。然而，溃疡、出血或视觉障碍等并发症，可能需要及时进行切除手术。对于 RICH 迅速消退后可能遗留的皮肤萎缩、皮下组织或大静脉等问题，可以根据患儿及家属的美容需求考虑予以手术切除。NICH 病灶通常不会自行消退，且由于切除后一般不会复发，首选手术治疗。若 NICH 病灶较大，可能引起出血较多，可以在术前考虑实施血管栓塞术。

5. 合并血液学异常的治疗　RICH 患儿有时会出现血小板减少症以及凝血功能障碍，可发生在皮损较大的 RICH，但并不常见。血小板减少一般为轻度，可在数周内缓解，与 KMP 相似，但并不是真正的 KMP。Baselga 等曾对出生后即出现血小板减少症和凝血功能障碍的 RICH 患儿进行临床研究，其中 2 例患儿由于出现高心排血量性心力衰竭的早期迹象而进行了栓塞治疗，4 例患儿予以口服糖皮质激素治疗，所有接受治疗的患儿在 2 周龄时血小板计数均开始增多，凝血功能得到改善。其研究发现，RICH 所并发的血小板减少症与凝血功能障碍并不像真正的 KMP 复杂，如果能得到早期诊断并进行及时治疗，其预后一般良好。

6. 普萘洛尔治疗先天性血管瘤的临床应用　普萘洛尔用于治疗血管瘤是 2008 年由 Léauté-Labréze 意外发现的。已有系统评价证实普萘洛尔在治疗血管瘤的安全性和有效性上均优于传统的治疗"金标准"——糖皮质激素，总体有效率达到 97%，不良反应发生率极低。可在增殖期抑制血管瘤的生长和缩小面积，而且在生长结束后也能促进其消退。用于治疗溃疡性血管瘤、眼周血管瘤、气道血管瘤和肝血管瘤均取得了满意的效果。普萘洛尔应用于婴儿血管瘤治疗已有 15 年，因其有效率高及安全性较好成为婴儿血管瘤治疗的优选方法。普萘洛尔除用于普通的婴儿血管瘤外，还可用于一些特殊的血管瘤，如溃疡型血管瘤、PHACE 综合征等，均

取得了一定疗效。有研究尝试将其应用于治疗 NICH，已取得了较好的疗效，其用药方法为：按 2mg/（kg·d）用药，分 2 次口服，间隔 6～8 小时，进食后服药。1 个月后复诊，重新测量体重，按 2mg/（kg·d）调整剂量，按此剂量连续服用，每 2 个月复诊 1 次。患儿共服药 14 个月，血管瘤完全消失，按前 2 周服药次数减半、后 2 周剂量减半的方法在 1 个月后停药，停药后观察至今，未见复发。

7. 其他治疗　可尝试外用 β 受体阻断剂和激光治疗等治疗方式，在临床上，我们观察到这些治疗方法对部分患者有效。

（四）病例展示

病例1　一名出生仅 1 天的女性患儿，出生时被发现右颈部有一个紫红色的肿块，大小约为 5cm×5cm。该肿块表面血管扩张、质地柔软、边界欠清，且活动度差（图 15-2-7）。

【病情分析】该患儿的血管瘤肿块位于右颈部，未导致颈部活动受限或遮挡视野。肿块表面未见破溃或出血，也没有血液学异常或其他并发症。因此，目前决定对该患儿进行随访观察。

【治疗方案】经过 20 天的随访观察，该患儿的肿块大小较前明显缩小。

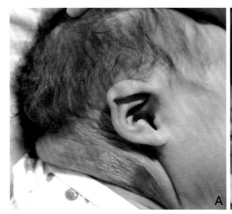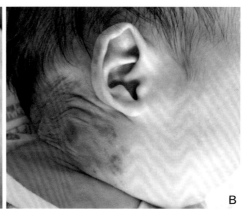

图 15-2-7　右颈部先天性血管瘤初诊时及 20 天后随访
A. 初诊时；B. 20 天后随访。

病例2　一名出生仅 1 天的男性患儿，出生时即发现左肘关节内侧蓝紫色肿块，大小约 3cm×3cm，表面可见血管扩张。肿块质地中等，

边界欠清，活动度差（图 15-2-8）。

【病情分析】已知的 CH 分三类：RICH，NICH，PICH，考虑大部分 CH 可自行消退，暂予以观察。

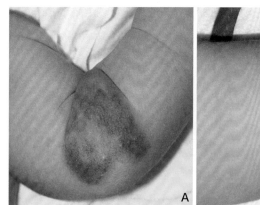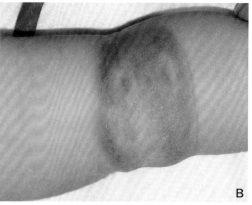

图 15-2-8　左肘关节内侧先天性血管瘤外用马来酸噻吗洛尔滴眼液治疗前后
A. 治疗前；B. 外用马来酸噻吗洛尔滴眼液 1 个月后。

【治疗方案】随访观察 3 周后，发现肿块较前未见明显消退，且有增长趋势，鉴于以往使用 β 受体阻断剂在血管瘤的治疗中的有效经验，给予外用马来酸噻吗洛尔滴眼液治疗。1 个月后随访，观察到血管瘤肿块较前有所缩小，治疗效果初步显现。

病例3　患儿男性，13 天，出生时发现右下颌下区有一质软、紫红色的肿块，最大直径约 10cm，表面光滑且有血管扩张现象，局部皮温升高，未观察到破溃或出血（图 15-2-9）。

【病情分析】该患儿血管瘤位于右侧下颌下区，肿块体积较大且颈部活动度受限。且家长对治疗干预的要求迫切，因此决定采取口服药物治疗方案。

【治疗方案】口服普萘洛尔治疗，剂量为 1.5mg/（kg·d），每日分 2 次口服。经过 3 个月的治疗后进行随访，结果显示血管瘤体积相比治疗前有了明显的缩小。

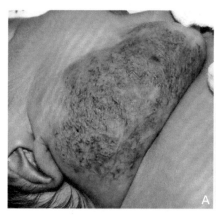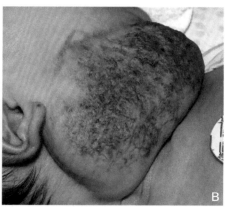

图 15-2-9　右侧下颌下区先天性血管瘤口服普萘洛尔治疗前后
A. 治疗前；B. 口服普萘洛尔 3 个月后。

病例4　患儿女性，2 个月，出生时即发现额部半球形肿块，直径约 5cm 大小，表面光滑，局部可见血管扩张，皮温升高，未见破溃或出血（图 15-2-10）。

【病情分析】该患儿血管瘤位于额部正中，肿块体积较大，观察 2 个月后肿块体积未见明显变化，消退迹象不明显，家长要求予以治疗干预，结合临床表现，考虑该患儿可能为 NICH，家长对治疗的需求迫切，予以手术切除治疗。

【治疗方案】手术切除。

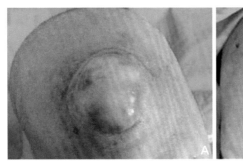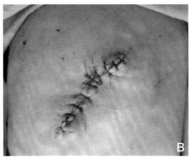

图 15-2-10 额部先天性血管瘤手术切除前后
A. 治疗前；B. 手术切除后。

（五）标准化治疗流程

标准化治疗流程详见图 15-2-11。

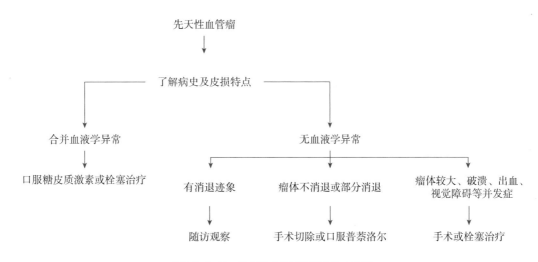

图 15-2-11 先天性血管瘤标准化治疗流程

三、丛状血管瘤

丛状血管瘤（tufted angioma，TA）是一种罕见的良性血管肿瘤，根据其具有典型的、局限于真皮的、以内皮细胞簇为特征性的组织病理学模式而命名，好发于躯干和四肢，常于婴幼儿和儿童早期发病，成人少见。国际脉管性疾病研究学会 2018 年疾病分类中，将 TA 分属为良性血管瘤，但其与卡波西型血管内皮瘤（kaposi form hemangioendothelioma，KHE，属局部侵袭性或交界性血管瘤）在临床和组织病理学上有重叠表现，提示两者可能属于同谱系血管肿瘤或同一肿瘤的不同表现形式或发展阶段。

（一）发病机制与临床表现

TA 是一种良性的血管肿瘤，TA 和 KHE 在临床和组织病理学上有重叠表现。TA/KHE 发病机制尚不明确，目前报道的机制主要涉及遗传学改变、起源于向淋巴管和血管分化的肿瘤干细胞、mTOR 信号通路异常等。TA 和 KHE 的表观遗传学特征大体相似，但存在异质性，需要进一步研究论证。

TA 可以出生即有或后天获得，常见于婴儿期和幼儿期，约 50% 在婴儿期发病，约 70% 在 10 岁前发病，男女发病率及种族无显著性差异，也有少数成年和老年人的病例报道。TA 临床表现形态不一，通常表现为花瓣状或环状浸润性红斑或斑块，可能是粉红色、红色、紫罗兰色或蓝色，表面可见丘疹或结节，部分皮损伴有局部多汗、多毛症，少部分患者伴有自发疼痛或触痛；TA 好发于躯干和四肢近端，也有报道发生在口腔黏膜、外阴、肢端等，通常无内脏等受累。大多为单发，大小从几厘米到20cm不等，播散性TA或多灶性受累的病例也有报道。TA的临床结局不同，其可以生长缓慢，增生期可达5个月到10年不等，此后保持稳定，文献报道约10%的病例可自行消退，消退时间可能为6个月至2年。约10%的TA可出现瘤体快速生长伴血小板减少、纤维蛋白原消耗和红细胞破坏的KMP，通常可危及生命，然而TA出现KMP的概率比KHE低。如果TA患者的皮损在短时间内增大和坚硬，或合并其他警示体征如水肿、自发性皮肤瘀斑、紫癜、轻微割伤后出血延长和/或鼻出血等，应怀疑KMP的发生；发病年龄较小、肿瘤体积较大、累及范围深是KMP的高危因素。

（二）诊断与鉴别诊断

诊断TA需结合临床表现、典型皮损及组织病理学特征。TA组织病理学特征是真皮内毛细血管和血管内皮细胞组成的多个结节或小叶呈"炮弹"状分布，内皮细胞呈同心旋涡状排列，小叶周围可见新月形或半月形的扩张淋巴管，个别管腔闭塞，部分内皮细胞肥大，可见核分裂象，但无异型性。免疫组织化学表达内皮细胞标志物，如CD31、CD34、第八因子相关抗原、VEGF等呈阳性表达，而GLUT-1不表达；血管小叶D2-40和Prox1也呈阳性表达，这表明其部分具有淋巴性质。在进行鉴别诊断时，TA需与婴儿血管瘤、先天性血管瘤、血管畸形、化脓性肉芽肿、卡波西型血管内皮瘤（KHE）、卡波西肉瘤（Kaposi sarcoma）、血管肉瘤、鲜红斑痣及红斑狼疮等鉴别。

其主要鉴别点在于特征性丛状排列和无细胞异形性。为了鉴别其他肿瘤或评估肿瘤的受累区域，可以使用超声或MRI辅助诊断。

1. 婴儿血管瘤　TA需与婴儿期最常见的肿瘤——婴儿血管瘤相鉴别。婴儿血管瘤生长更为迅速，通常不会扩散到周围组织，并且通常位于更深的组织层。婴儿血管瘤主要由内皮细胞异常增殖的血管组成，通过免疫组织化学检测，婴儿血管瘤中的GLUT-1表达呈阳性，而TA的

GLUT-1则为阴性。

2. 化脓性肉芽肿　皮损特征是孤立的、鲜红的、易破损的丘疹，生长迅速，易出血，皮损可以带蒂或者不带蒂，被上皮细胞包绕。化脓性肉芽肿可以通过其特征性的组织病理学表现如水肿性基质、肉芽组织样改变、与淋巴管无联系、受累的血管更大，血管分布更为疏松而与TA相鉴别。

3. 卡波西型血管内皮瘤　KHE是一种局部侵袭性肿瘤，TA的临床症状与KHE的皮肤病灶类似，但浸润深度浅，通常不累及内脏，体积较大且累及肌肉的TA可能引发KMP。病灶可因红肿热痛而被误诊为局部炎症。在KHE患者中KMP的发生率为42%～70%，而TA患者中仅10%伴发KMP。KHE与TA有相似的组织病理学和临床特征，包括肾小球结构和淋巴管网络的存在，传统上被描述为更大、更深的病变，它们经常侵袭腹膜后、纵隔或内脏等深层组织，被认为是TA所属的同一组织病理学谱的极端表现。TA和KHE具有类似的免疫表型，包括GLUT-1和人类疱疹病毒8型（human herpes virus 8，HHV-8）阴性，以及CD31、CD34和淋巴管标志物D2-40和VEGFR-3阳性。D2-40染色在KHE和TA中均可呈阳性，但阳性区域不同，因此有助于两者的鉴别：TA中D2-40在周围扩张的淋巴管中部分阳性，在"炮弹"样增殖的毛细血管小叶中为阴性，而KHE与之相反。

4. 卡波西肉瘤　卡波西肉瘤是一种少见的软组织恶性多发性血管肉瘤，经典型卡波西肉瘤早期损害最常见于下肢远端、手与前臂等处，表现为淡红、淡蓝黑、青红或紫色斑或斑块，后逐渐增大融合形成大的斑块或结节，除皮肤外，病变也可累及皮下淋巴结和内脏。卡波西肉瘤的特征是以非典型梭形细胞（HHV-8免疫染色阳性）的增生为主，这些细胞排列成束状和不规则的血管间隙，伴有浆细胞浸润，且缺乏丛状结构。

5. 血管畸形　鲜红斑痣是一种先天性皮肤毛细血管扩张畸形，通常在出生时就已存在，好发于头、面和颈部，表现为边缘清楚而不规则的红斑，压之褪色或不完全褪色。仅凭病史、临床

表现即可诊断单纯鲜红斑痣。其组织病理学特征为真皮浅层毛细血管网扩张畸形，管壁仍由单层内皮细胞构成，而表皮层及其周围组织则保持正常。

（三）治疗方法

TA 的治疗方案尚未达成共识。治疗方案包括全身性皮质类固醇、长春新碱、β 受体阻断剂、干扰素、阿司匹林、噻氯吡啶、西罗莫司、手术切除、放射治疗和栓塞术等。各种因素如皮损的部位、大小、是否伴有疼痛、继发性变化、是否对功能和美观产生影响、是否存在合并 KMP 的情况等决定了 TA 需要个体化治疗。

1. **随访观察** 对于局限性、无临床症状、无增大趋势、不复杂、极小或无 KMP 发生风险的 TA 体表病变，可以在与家属充分沟通后，采用保守的方法密切随访观察。一项对 30 例先天性 TA 患者的回顾性研究发现，约 61.54% 的患者可部分或完全自发消退；超过 90% 的患者在第 1 年开始消退，平均 17 个月龄时完全消退。因此，在无症状、无畸形、无并发症、有自发消退可能的情况，"观望"可能是合适的选择。

2. **外用药物治疗** 适用于浅表性 TA 的常用药物如下。

（1）β 受体阻断剂：噻吗洛尔是一种非选择性的 β 受体阻断剂，广泛用于外用治疗婴儿浅表血管瘤，常用剂型有普萘洛尔软膏、噻吗洛尔乳膏、噻吗洛尔滴眼液、卡替洛尔滴眼液等。TA 中 VEGF 异构体的水平上调，而外用噻吗洛尔可能通过抑制血管生长发挥作用。2018 年张斌团队首次报道外用噻吗洛尔成功治疗一例 1 例 5 岁女童上肢部位 TA，取得良好疗效，后续多例外用噻吗洛尔治疗 TA 的案例被报道，均未见明显不良反应。

（2）西罗莫司：临床上被系统用于治疗血管病变，口服西罗莫司已被用于治疗难治性 TA 和 KHE。外用西罗莫司最初被用于治疗结节性硬化症相关面部血管纤维瘤，目前其应用已扩展到微囊淋巴管畸形、卡波西肉瘤、纤维毛囊瘤、毛发上皮瘤等病变。Angela Burleigh 等人首次成功

地用局部外用西罗莫司治疗了 2 例 TA，均取得良好疗效，推测西罗莫司可能是通过抑制血管和淋巴管中的内皮细胞而发挥作用，但还需要进一步的研究充分评估其有效性和安全性。

（3）其他：根据既往研究，他克莫司软膏成功治疗了浅表性 KHE/TA 患者，主要表现为局部瘙痒等轻微不良反应。他克莫司软膏通过抑制血管增殖治疗 TA，减少周围神经压迫并抑制炎症因子分泌，减轻皮损部位的疼痛。此外，还有关于 5% 咪喹莫特乳膏成功治疗成人获得性 TA 的报道。

目前关于外用药物治疗丛状血管瘤的证据仍然有限，其治疗的安全性和有效性仍需进一步的大规模临床试验和组织病理学验证。

3. **脉冲染料激光** PDL 常用于治疗浅表皮肤血管性疾病和改善血管瘤残余毛细血管扩张，但对深部病灶的治疗效果有限。常用的 PDL 波长为 585nm 和 595nm，这两个波长都接近氧合血红蛋白的吸收峰值 577nm。针对 TA 皮损，初期可以通过使用外用药物或系统性药物治疗促进 TA 瘤体吸收并使其变薄，然后在后期联合 PDL 治疗以清除残余的皮损，从而达到更佳的临床效果。

4. **系统治疗** 目前常用的系统用药有糖皮质激素、长春新碱、西罗莫司、阿司匹林、普萘洛尔等，以及多种药物联合用药，但其循证医学证据等级均普遍较低，尚无统一治疗指南。2018 年一项对糖皮质激素和长春新碱在 KHE/TA 治疗中的系统综述和荟萃分析显示，单用糖皮质激素的有效率在荟萃分析中为 35.8%，在系统评价中为 54.7%；糖皮质激素联合长春新碱的荟萃分析有效率为 79.5%，系统评价有效率为 86.2%；糖皮质激素联合长春新碱对大多数 KHE/TA 患者是有效的，并且联合治疗相对单用糖皮质激素更有效。2020 年国内一项对 KHE/TA 的药物治疗的单组率的荟萃分析显示，当不伴发 KMP 时，西罗莫司合并有效率（94.23%）高于糖皮质激素（31.25%）、长春新碱（46.15%）及普萘洛尔（22.86%），差异有统计学意义，西罗莫司不良事件发生率为 23.81%。当 KHE/TA 伴发 KMP 时，长春新碱联合糖皮质激素的合并有效率

（94.34%）与西罗莫司的合并有效率（96.43%）均高于其他疗法，差异有统计学意义，西罗莫司合并不良事件发生率（5.53%）较高，但差异无统计学意义。近期的大样本临床试验表明，西罗莫司的有效性和安全性足以作为 KHE/TA 的一线系统药物，且联合糖皮质激素后可显著改善 KMP。

5. 介入栓塞术 介入栓塞术可在数字减影血管造影（digital subtraction angiography，DSA）辅助下进行。该技术利用药物或材料封堵 KHE/TA 的主要滋养血管，暂时缩小病灶，改善凝血功能，为进一步的手术或药物治疗创造条件。然而，由于存在肢体或器官缺血梗死的风险，介入栓塞术通常不推荐用于凝血功能恶化的危重患者。

6. 手术治疗 对于有症状的、孤立的且皮损面积较小的 TA 病变，可以用于考虑进行手术切除，但这种方法不适用于肿瘤面积大、浸润深度较深的病例。

（四）病例展示

病例 1 患儿女性，5 岁，右上肢斑块持续 4 年，表现为暗红色斑疹，融合成环状斑块，伴疼痛和多毛现象。病理结果显示 TA 的典型改变（图 15-2-12）。

【病情分析】该 TA 患儿皮损面积较大，伴疼痛、多毛，肢体活动未受限。家属治疗意愿强烈，考虑到外地患者就诊不便、顾虑口服药物可能的副作用。参考外用 β 受体阻断剂治疗浅表良性血管肿瘤的经验，推测外用噻吗洛尔可能通过抑制 TA 中血管内皮生长因子异构体的上调，从而抑制 TA 的血管生长。决定对患儿右肘部皮损先行外用 0.5% 马来酸噻吗洛尔滴眼液治疗，右上肢皮损暂观察，3 个月后右肘部皮损明显变薄，遂全部皮损外用 0.5% 马来酸噻吗洛尔滴眼液治疗。

【治疗方案】外用 0.5% 马来酸噻吗洛尔滴眼液，每天 2 次。治疗 18 个月后，皮损完全消失，相关疼痛消失。患者耐受性良好，停药 12 个月后，未出现复发情况。

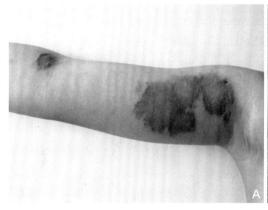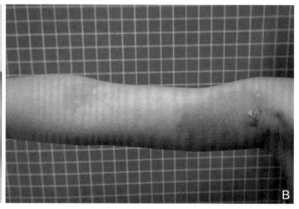

图 15-2-12 右上肢丛状血管瘤外用 0.5% 马来酸噻吗洛尔滴眼液治疗前后
A. 治疗前；B. 外用 0.5% 马来酸噻吗洛尔滴眼液 18 个月后。

病例 2 患儿男性，2 岁 4 个月，左颈部暗红色浸润性斑块 2 年，边界清晰，其上可见大小不等环状分布的融合性丘疹，皮损处多汗，皮温高，触痛阴性，病理诊断 TA（图 15-2-13）。

【病情分析】该 TA 患儿左颈部皮损面积较大，伴多汗，与家属充分沟通后，给予外用 0.5% 马来酸噻吗洛尔滴眼液治疗，促进瘤体吸收、变薄。治疗 18 个月后，皮损明显变薄但仍

遗留红斑，遂联合 PDL 治疗残余皮损，临床疗效满意。

【治疗方案】外用 0.5% 马来酸噻吗洛尔滴眼液，每天 2 次，治疗 18 个月后暗红色斑块和融合性丘疹基本消退，无浸润感，遗留有红褐色斑片及毛细血管扩张，为进一步改善美观，给予 PDL（波长 595nm，能量密度 11.0~11.5J/cm²，光斑直径 7mm，脉宽 1.5~3.0ms），治疗 2 次后

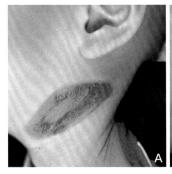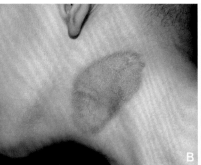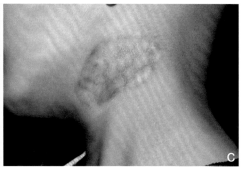

图 15-2-13　左颈部丛状血管瘤外用 0.5% 马来酸噻吗洛尔滴眼液联合脉冲染料激光（PDL）治疗前后
A. 治疗前；B. 外用 0.5% 马来酸噻吗洛尔滴眼液 18 个月后；C. PDL 治疗 2 次后。

红斑及扩张的毛细血管消退，遗留环状残留皮损。随访 1 年，患儿原发皮损未见复发。

病例3　患儿男性，8 岁，右面部肿物 7 年，右下颌花瓣状暗红色斑块，边界不清（图 15-2-14）。

【病情分析】患儿右下颌暴露部位的皮损病史较长，且皮损增长缓慢，家属美容需求强烈，可接受多次来院治疗，遂给予 PDL 治疗以改善美观。

【治疗方案】采用 PDL 治疗，波长 595nm，脉宽 1.5ms，能量密度 8.25 ~ 12.25J/cm^2。

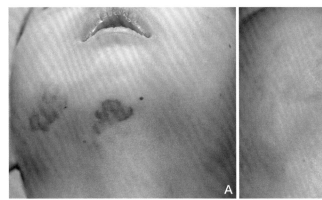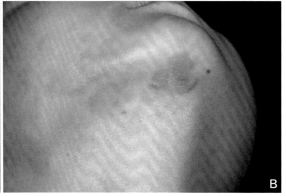

图 15-2-14　右下颌丛状血管瘤脉冲染料激光（PDL）治疗前后
A. 治疗前；B. PDL 治疗后。

病例4　患儿男性，5 岁。左腘窝肿物 3 年余，逐渐增大，偶瘙痒（图 15-2-15）。

【病情分析】该 TA 患儿位于腘窝部位浅表皮损，偶尔瘙痒，无明显疼痛、多毛等不适；鉴于家属因工作繁忙、患儿外地就医，想尽可能减少来院次数，需更简便的治疗方法。国外报道局部外用西罗莫司成功治疗 2 例 TA，取得良好疗效。综合考虑下给予本患儿外用西罗莫司治疗。

【治疗方案】外用 0.1% 西罗莫司软膏，每天 2 次，治疗 5 个月后皮损范围较前缩小，瘙痒症状消失，耐受性良好。

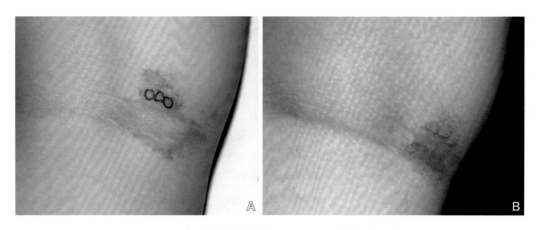

图 15-2-15　左腘窝丛状血管瘤外用 0.1% 西罗莫司软膏治疗前后
A. 治疗前；B. 外用 0.1% 西罗莫司软膏治疗 5 个月后。

（五）标准化治疗流程

标准化治疗流程详见图 15-2-16。

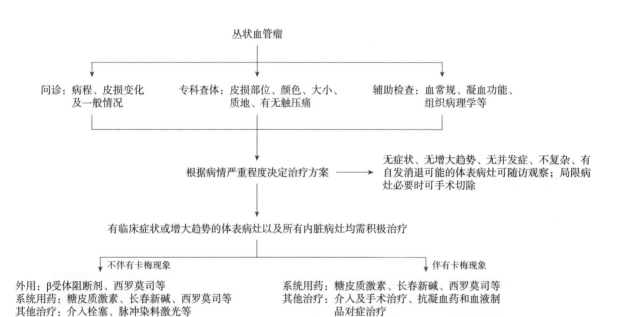

图 15-2-16　丛状血管瘤标准化治疗流程

四、卡波西型血管内皮瘤

卡波西型血管内皮瘤（Kaposiform heman-gioendothelioma，KHE）是一种好发于婴儿期或儿童早期的伴有淋巴管内皮分化的局部侵袭性或交界性血管性肿瘤。临床表现为皮肤或皮下坚韧的紫红色斑块或结节，向相邻皮下组织、筋膜、肌肉或骨浸润性生长，边界不清，因其具有促进血液湍流和血小板激活的独特结构特征，可引发 KMP。在特征性临床表现的基础上，确诊 KHE 同时需要严格的组织病理学诊断。目前没有一种单一疗法完全治愈，往往需要皮肤科、血液肿瘤科、介入科、整形外科等多学科合作。

（一）发病机制与临床表现

KHE 是一种主要发生于婴儿期或儿童早期的血管内皮来源肿瘤，于 1993 年由 Zukerberg 首次提出。根据 2018 年国际脉管性疾病研究学会的血管肿瘤分类，KHE 被归类为局部侵袭性或交界性血管性肿瘤。新生儿中，KHE 的发病率约 0.7/1 000 万，约占全部血管性肿瘤的 2%，且男女发病比例几乎相等。大约 90% 的病例在 1 岁之内发病，约 60% 的病例在 1 月龄内发病。

目前其发病机制尚不明确。有证据表明，KHE 可能来源于淋巴管内皮，因其肿瘤细胞表达淋巴管标志物 D2-40 和 Prox1。同时，有研究显示，在体外小鼠血管内皮瘤细胞系（EOMA 细胞系）和转基因小鼠血管瘤内皮细胞系（Py-4-1 细胞系）中，Prox1 的表达能增强肿瘤细胞侵入局部肌层能力、引起细胞间变性，并增加迁移能力。因此，Prox1 在血管性肿瘤如 KHE 的侵袭行为中被认为具有重要作用。

KHE 临床表现为皮肤或皮下坚韧的紫红色斑块或结节，向相邻皮下组织、筋膜、肌肉或骨浸润性生长，边界不清。婴儿期发病的 KHE 通常有快速增长期，之后有不同程度的缓慢缩小，残留病灶呈纤维化改变。KHE 具有促进血液湍流和血小板激活的独特结构特征，因此其最为重要的临床表现是可引发 KMP。KMP 是指在脉管性疾病的基础上伴发血小板减少、微血管溶血性贫血和消耗性凝血功能障碍。实验室检查特征为血小板计数 < 50×10^9/ml 和低纤维蛋白原血症，凝血活化标志物如 D- 二聚体或纤维蛋白降解产物降低。KMP 病程凶险，如胸腹腔、纵隔、腹膜后的侵袭性 KHE 常累及重要脏器、血流量高而极易引发 KMP，且因发病隐匿而预后不佳。KHE 的病程难以预测，创伤、感染甚至输注血液制品都可能导致瘤体迅速增大，从而引发 KMP。

（二）诊断与鉴别诊断

当具有特征性的临床表现指向临床疑诊 KHE 时，确诊需要严格的组织病理学检查。KHE 的组织病理学包括大量形状各异、边界模糊的融合性血管团 / 小叶，这些结构由密集的梭形内皮细胞构成。小叶中还包含迂曲缠绕的微血管和大量发育不良的裂缝样管腔。肿瘤的小叶结构嵌入在纤维化背景中，而在小叶周围可见畸形细长的淋巴管包绕。结节中的内皮细胞对 CD31、CD34、VEGFR-3、D2-40、Prox1 和 FLI2 呈阳性反应。

KHE 与很多血管性肿瘤存在临床上和 / 或组织病理学上的相似性。其中以丛状血管瘤、婴儿血管瘤、先天性血管瘤最为常见，另外也需与卡波西型淋巴管瘤病、卡波西肉瘤等恶性疾病鉴别，鉴别要点如下。

1. **丛状血管瘤** 目前多数学者认为，TA 和 KHE 为同一疾病的轻、重亚型。TA 同样好发于婴幼儿，近 70% 的病例在 10 岁前发病，增生期可持续 5 个月到 10 年不等，此后保持稳定，仅 10% 的病例可自发消退。TA 的临床表现与 KHE 类似，但浸润深度较浅，且通常无内脏受累。值得注意的是，体积较大、累及肌肉的 TA 也可能引起 KMP。

TA 在组织病理学上与 KHE 类似，相比于 KHE 融合、集中的梭形内皮细胞簇，TA 表现为内皮细胞小叶如"炮弹"样分布于真皮网状层，较少浸润至皮下。另外 TA 独有的特征为内皮细胞小叶周围包绕薄壁新月形血管腔和膨大的淋巴管腔。因此，KHE 病灶中央卡波西肉瘤样的微血管 D2-40 染色阳性，周围扩张的淋巴管染色阴性。而 TA 周围扩张的淋巴管 D2-40 染色阳性，中央的微血管小叶染色阴性。另外有研究显示 TA 的 Prox1 免疫表达阳性率低于 KHE，这可能由肿瘤中梭形细胞比例不同造成。

2. **婴儿血管瘤** IH 是以血管内皮细胞异常增生为特点、最常见的血管性肿瘤。通常出生后即有或出生后几周内出现，可分为低、中、高三级风险等级。出生后 6 个月为早期增殖期，瘤体迅速增殖，明显隆起。出生后 6～9 个月为晚期增殖期，增殖速度明显变缓，随后进入消退期。90% 的患儿在 4 岁时瘤体完全消退。部分患儿瘤体消退后残留瘢痕、萎缩、色素减退、毛细血管扩张和皮肤松弛等。增殖期 IH 组织病理表现为毛细血管基底膜薄层内含异常增殖的内皮细胞，而不同于 KHE 中的薄壁裂隙样淋巴通道。随着 IH 逐渐消退，毛细血管通道的数目随着内皮平整化、基底膜增厚，以及毛细血管与小叶之间的纤维基质增多而减少。tT1 是婴儿血管瘤的一种特异性标志物，在 KHE 中无表达。

3. **先天性血管瘤** CH 是一种良性的血管肿瘤，通常在出生时已发育成熟，很少有出生后继续增殖的表现。根据病程，主要可分为三种亚型：RICH 在出生后第 1 年迅速消退，通常在 14 月龄时消退；NICH 即不会自动消退，随身体等比例生长；PICH 即在出生后的 1 ~ 3 年部分消退，残余肿瘤表现为 NICH 样并持续存在。RICH 表现为表面有粗大毛细血管扩张的斑块或累及真皮、皮下组织的紫色结节，常伴有扩张的引流静脉。肿瘤中央可见凹陷、溃疡或瘢痕，这些溃疡可能导致危及生命的出血。部分 RICH 可发生一过性的血小板减少和凝血功能异常，但不会像 KMP 那样持续时间长和危急。PICH 和 NICH 肿瘤表面可见毛细血管扩张，中央或周边常呈白色晕环。CH 的组织病理学特点包括为多个界限分明的毛细血管的小叶，这些小叶间被致密的纤维组织分隔，小叶周围可见发育不良的巨大血管，可能有局部血栓形成、钙化和含铁血黄素沉积。GLUT-1 染色阴性，小叶区肾母细胞瘤蛋白 -1 染色阳性。

4. 卡波西型淋巴管瘤病 卡波西型淋巴管瘤病（Kaposi form lymphangiomatosis，KLA）的皮损浸润性，累及皮肤或皮下组织，类似 KHE 或 TA。但 KLA 与广义的淋巴管畸形有很多相似之处，即它同时表现出淋巴管瘤和畸形的特征。异常的淋巴管可广泛累及多个部位，常伴有消耗性凝血功能障碍。最常见的临床表现是呼吸道症状、出血和皮下肿块，胸腔、骨骼和脾脏也可受累。累及胸腔的 KLA 常并发血性胸膜和 / 或心包积液，发病率和病死率极高。确诊需结合临床表现、影像学检查和实验室评估，必要时行组织病理活检。对于任何疑似 KHE 的患者如伴有弥漫性淋巴异常性疾病、溶骨性病变或出血性渗积液，均应考虑 KLA 的诊断。

5. 卡波西肉瘤 卡波西肉瘤是人类疱疹病毒 8 型（HHV-8），又称卡波西肉瘤相关疱疹病毒（Kaposi sarcoma associated herpesvirus，KSHV）感染而导致的一种恶性肿瘤。由于健康人群中，健全的免疫系统保护，HHV-8 感染后通常不会引起卡波西肉瘤，然而具有遗传易感性或免疫抑制的患者，如艾滋病患者、使用免疫抑制剂的器官移植患者，HHV-8 的感染可能诱发卡波西肉瘤。初期表现为红紫色小丘疹，随疾病进展可发展融合形成大的斑块或结节，部分呈海绵状。常同时伴有淋巴结肿大。典型病理表现为真皮层可见成团的肿瘤组织，肿瘤中有许多不规则的裂隙，腔内以内皮细胞增生为主，并突向管腔；腔外有明显的红细胞，可见数量不等的梭形细胞，细胞核大、不规则、核深染、有异型性。尽管 KHE 与卡波西肉瘤在组织病理学上表现相似，但 KHE 中并未发现 HHV-8 感染。

（三）治疗方法与进展

KHE 除累及皮肤和软组织外，也可以发生在体内任何器官，随着病变位置和类型不同，临床表现异质多样，单一科室很难完全解决治疗问题，需要皮肤科、血液肿瘤科、介入科、整形外科等多学科合作。目前的治疗方法因疾病严重程度而异，尚无循证医学标准。尽管存在多种治疗方法，但并没有一种疗法完全有效。

整体而言，治疗方法包括系统用药、抗血凝药和血液制品、手术切除、介入栓塞四大类。

1. 系统用药

（1）糖皮质激素：全身用药目前是治疗的首选。近半个世纪以来，糖皮质激素一直是治疗的主要药物，因其可抑制血管内皮细胞异常增殖、减轻炎症反应。当治疗比较成功时，服药后数天便能起效。根据相关指南的推荐，建议每天口服泼尼松 3 ~ 5mg/kg，连续口服 2 周后，应评估临床疗效并确定是否停药。如果治疗有效，应在 3 ~ 4 个月逐渐减量，直至停药，而不是立即停止使用。

（2）mTOR 抑制剂：已有大样本临床试验证明，mTOR 抑制剂——西罗莫司的有效性和安全性可作为一线药物用于治疗，尤其对于难治型和危重型 KHE，联合糖皮质激素应用时可显著改善 KMP。根据指南推荐，西罗莫司的治疗剂量选择为每次 $0.8mg/m^2$，每天 2 次，维持西罗莫司血清总浓度为 8 ~ 15ng/ml。如果联合应用糖皮质激素，需要同时每周 3 天服用复方磺胺甲噁唑，剂量为 25mg/kg，每天 2 次。

（3）普萘洛尔：作为一种非选择性 β 受体阻断剂，适用于治疗不伴有 KMP 和病变较小、较轻的 KHE 患者。对于危及生命的 KHE 患儿，建议医师在考虑使用普萘洛尔治疗时要格外谨慎。

2. 抗凝血药和血液制品　可作为 KMP 的对症支持治疗，由于血小板的聚集活化和释放促血管新生因子是 KMP 发病和加重的重要原因，因此抗血小板药物如阿司匹林、噻氯匹定是对症支持的重要手段。选择血液制品时需注意，因 KHE 病灶对血小板的捕获机制，输注血小板可促使瘤体增大、疼痛加重，因此仅在有明显出血倾向或术前准备的病例可选择输注血小板。

3. 手术治疗　少数局限和表浅的 KHE 病灶可选择手术完整切除。或在系统用药和 KHE 病灶明显缩小满足手术切除指征后，联合手术切除残留病灶。

4. 介入栓塞治疗　可在 DSA 的辅助下封堵 KHE 的主要滋养血管，有助于暂时缩小病灶，改善凝血功能，为进一步手术或药物治疗创造条件。若凝血功能障碍，不推荐介入栓塞治疗，因其存在导致肢体、器官缺血梗死的风险。

（四）病例展示

病例1　患儿女性，1 岁 1 个月，发现右面部紫红色浸润性皮疹数月，边界欠清，质韧（图 15-2-17）。

【病情分析】患儿就诊后完善颌面部 MRI 平扫，结果提示皮肤、皮下脂肪层及肌层病灶，未累及同侧鼻窦、眼眶，骨质未见明显异常；血常规提示血小板计数正常。家长自觉皮损面积逐渐增大、颜色较前加深，因此治疗意愿强烈，希望尽快缓解皮损增殖情况、改善紫红色外观。考虑患儿已满 1 岁，大部分疫苗已接种完成，但仍处于生长发育的重要时期，综合考量后选择口服西罗莫司治疗。

【治疗方案】予西罗莫司 1.5mg/（m² · d），给予 0.75mg/d 口服，定期复诊，监测有无用药相关不良反应。3 个月后复诊可见紫红色皮疹较前明显消退，无明显不良反应发生。

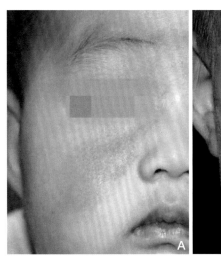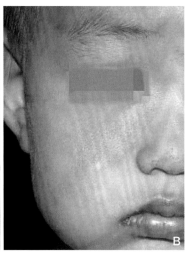

图 15-2-17　右面部卡波西型血管内皮瘤口服西罗莫司治疗前后
A. 治疗前；B. 口服西罗莫司 3 个月后。

病例2　患儿男性，4 岁 10 个月，生后 5 个月发现左足肿物，局部皮温稍高、多汗，伴明显疼痛、拒按，左下肢、左足呈失用性萎缩（图 15-2-18）。

【病情分析】患儿既往于当地医院口服西罗莫司治疗 4 年余，治疗效果有限，后因反复口腔溃疡停用。曾行平阳霉素局部注射治疗、介入治疗，无明显改善。近期患处肿胀疼痛明显，CT 提示跟骨骨质破坏明显，且患儿左下肢因左足疼

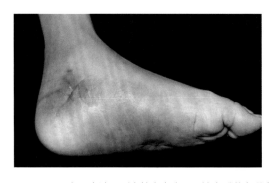

图 15-2-18　左足卡波西型血管内皮瘤口服糖皮质激素联合长春新碱治疗前

痛、长期活动受限而呈失用性萎缩，需积极治疗。考虑患儿既往已尝试多种治疗方法，效果均不显著，同时为尽快改善临床症状，最终选择药物治疗。

【治疗方案】糖皮质激素 2mg/（kg·d）口服联合长春新碱 1.5mg/（m^2·w）静脉滴注治疗。治疗 2 周后，左足肿胀、疼痛、局部多汗等情况均明显减轻。

病例3 患儿男性，3 月龄，生后即发现右肩部紫红色质韧肿物，活动受限，近期发现血小板减少（图 15-2-19）。

【病情分析】根据患儿病史、临床表现及辅助检查，临床诊断 KHE 伴 KMP。患儿由于年龄小，病变范围广，无法进行手术切除，凝血功能持续恶化，病情凶险，因此需要积极治疗，尽快控制病情并改善凝血功能，故选择介入栓塞治疗。

【治疗方案】介入栓塞治疗，治疗前连续输注血浆 10~15ml/（kg·d），至少 3 天，以纠正凝血功能。随后在 DSA 引导下行介入栓塞治疗。该治疗起效迅速，可见瘤体较前明显缩小，凝血功能显著改善。

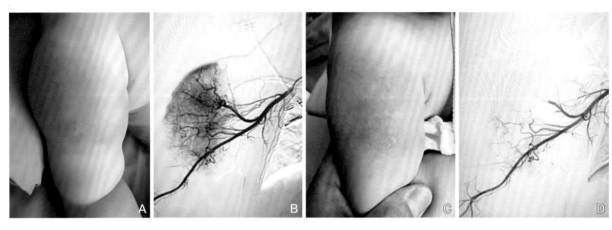

图 15-2-19 右肩部卡波西型血管内皮瘤介入栓塞治疗前后
A. 治疗前；B. 治疗前数字减影血管造影；C. 介入栓塞治疗后；D. 治疗后数字减影血管造影。

病例4 患儿男性，8 月龄，发现左肩部暗红色质韧肿物 3 月余，无明显自觉症状（图 15-2-20）。

【病情分析】患儿就诊后完善病理检查，结果回报 KHE。影像学检查提示病灶仅累及皮肤及皮下脂肪层，且家长自觉近期无明显进展，患儿无明显疼痛等不适症状。因此予外用药物治疗。

【治疗方案】使用 β 受体阻断剂 2% 卡替洛

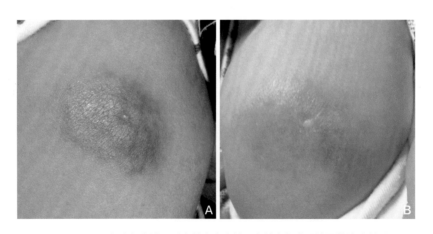

图 15-2-20 左肩部卡波西型血管内皮瘤外用卡替洛尔滴眼液湿敷治疗前后
A. 治疗前；B. 外敷卡替洛尔滴眼液治疗 2 个月后。

尔滴眼液外敷治疗。将滴眼液滴在合适大小的纱布上，要求完全湿透但不往下滴液，将其湿敷在瘤体上，外面用保鲜膜封包，每天 2 次，每次持续 1 小时。嘱家长每隔 20 分钟打开保鲜膜，观察纱布是否仍湿润，如果纱布已经干燥，则需重新滴加卡替洛尔滴眼液，以保证 1 小时内药物持续作用。治疗 2 个月后观察瘤体较前变薄、颜色减淡。

（五）标准化治疗流程

标准化治疗流程详见图 15-2-21。

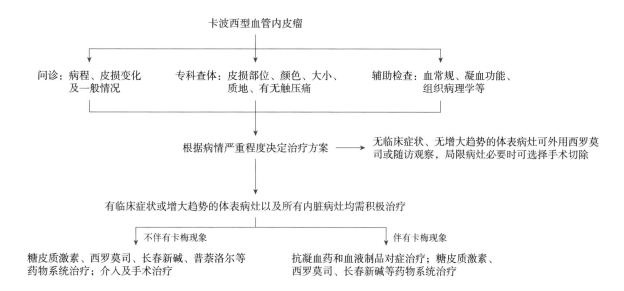

图 15-2-21　卡波西型血管内皮瘤标准化治疗流程

五、化脓性肉芽肿

化脓性肉芽肿（pyogenic granuloma，PG），也被称为分叶状毛细血管瘤，是常见的皮肤和黏膜良性血管肿瘤之一。PG 可发生于任何年龄段，表现为单一或多发的血管性结节，生长迅速且表面易破溃，常见于头面部及四肢远端等部位，难以自行缓解。

（一）发病机制与临床表现

PG 的发病机制暂不明确，通常认为可能与创伤、感染、性激素、药物［如维 A 酸类、抗反转录病毒药、化疗药物、鼠类肉瘤病毒癌基因同源物 B1（v-raf murine sarcoma viral oncogene homolog B1，BRAF）抑制剂、血管内皮生长因子（vascular endothelial growth factor，VEGF）受体抗体、程序性死亡受体 1（programmed death-1，PD-1）抑制剂］等多种因素有关。据报道，PG 也可能自发地发生于鲜红斑痣或继发于激光治疗鲜红斑痣后，因此局部血流异常也可能是其发病机制之一。

近年来，学者们在研究过程中发现，在某些疾病（如 PG）中存在 GNAQ、GNA14、BRAF 和 RAS 突变，这些突变可能与 RAS/RAF/MAPK 信号传导通路的改变有关，这种改变可能导致血管生成增加，还可能影响促血管生成因子和抗血管生成因子之间的平衡，进而影响血管的正常功能。

PG 表现为迅速生长的红色丘疹，表面光滑或呈分叶状，质脆易出血。通常为单发皮损，多发皮损较少见。好发部位为头面部、四肢、躯干等，黏膜受累者以唇部、牙龈多见。PG 多发生于正常的皮肤或黏膜，也可发生于鲜红斑痣中，或继发于激光、冷冻治疗、手术或烫伤后。药物相关 PG 好发于甲周。

多发型 PG 较少见，通常与药物或烧伤、烫伤相关。先天性播散性 PG 极为罕见，可能累及皮肤、脑、内脏器官、肌肉骨骼等多系统，引起病灶内和病灶周围出血。

（二）诊断与鉴别诊断

结合患者病史及其特征性临床表现，通常即可对 PG 作出诊断。对于非典型表现的 PG，皮肤镜检查及组织病理学检查可帮助诊断及鉴别。PG 典型病理表现为大量增生的毛细血管，被纵向纤维间隔分离为小叶结构，管腔内皮细胞肿胀，可见炎症细胞及成纤维细胞浸润，皮损周围上皮向内生长呈领圈状。皮损免疫组织化学染色显示：GLUT-1（−），CD31（＋）、CD34（＋）、第八因子相关抗原（＋）。

PG 在皮肤镜下主要呈现以下四种模式：红色均质模式、白色衣领征、白色轨道征及血管结构。这些模式分别对应增生的毛细血管及管腔、皮损周围上皮组织的生长情况、纵行纤维间隔及毛细血管结构。同时具备红色均质模式、白色衣领征、白色轨道征模式者诊断特异度较高。

PG 主要与以下疾病鉴别。

1. **婴儿血管瘤** 婴儿期即可出现红色丘疹、结节或斑块，皮损生长迅速，可自然消退且不易出血。在皮肤镜下观察无白色衣领征，免疫组织化学检测 GLUT-1（＋）。

2. **斯皮茨痣（Spitz nevus）** 表现为表面完整的褐色或红色、圆顶状质硬丘疹，通常无出血史。皮肤镜检查显示点状血管和白线。组织病理学检查显示细胞巢由梭形或上皮样黑色素细胞组成，可见人工裂隙及成熟现象。

3. **无色素性黑色素瘤** 临床表现多样，可表现为 PG 样皮损，极易误诊。皮肤镜下表现为红色均质模式及明显的血管结构，同时可见蓝白结构及色素网等表现，无白色衣领征，确诊需结合组织病理学检查和必要的其他辅助检查。

4. **基底细胞癌** 好发于老年人群，常见于头面部等身体暴露部位，肿瘤生长缓慢，边缘隆起，表面可能出现溃疡发生。在皮肤镜下可见蓝灰色卵圆巢、轮辐状结构、蓝灰色小球、树枝状血管等改变。确诊需进行组织病理学检查。

5. **丛状血管瘤** 多见于婴幼儿，表现为生长缓慢的花瓣状或环状浸润性红斑或斑块。组织病理可见真皮内毛细血管和血管内皮细胞组成的多个结节或小叶呈"炮弹"状分布，可与 PG 鉴别。

（三）治疗方法

PG 不仅影响美观，还容易出血，且自发消退的可能性较低。因此，通常需要及时治疗。PG 治疗方法多样，包括冷冻、激光治疗、局部外用药物、硬化治疗及手术等。然而，目前尚无充分的研究及共识评定其最佳治疗方法。在临床上，选择治疗方法时需结合皮损部位、大小等其他相关因素，可结合多种疗法以达到最佳治疗效果。

1. **冷冻治疗** 冷冻治疗是皮肤科一种常见的治疗手段。该方法简单易行，价格低廉，患者接受度高，但治疗周期较长，存在复发、瘢痕形成、色素沉着等不足。

2. **激光治疗** 目前用于治疗 PG 的激光主要包括脉冲染料激光（PDL）、CO_2 激光和 Nd:YAG 激光等。需根据患者个体差异、病情严重程度及局部皮肤的反应等选择激光种类及调整治疗参数。如需进行重复治疗，需间隔 2 周至 1 个月。

（1）脉冲染料激光：常用波长 595nm，脉宽 1.5～3.0ms，能量密度 10～21J/cm²，治疗终点是皮损即刻灰白或出现紫癜。这种治疗方法多适用于较小的皮损，一次治愈率约 66.8%，可能需要多次治疗。

（2）长脉冲 1 064nm Nd:YAG 激光：波长 1 064nm，脉宽 10～45ms，能量密度 50～420J/cm²，治疗终点为病变呈暗紫色或灰白色。其穿透深度较 PDL 深，主要用于较大病变的治疗。一次治愈率较高，然而色素沉着及瘢痕发生率也相对增高。

（3）CO_2 激光：可采用脉冲或切割模式，能量多选择 10～40W，对于需要留取组织标本的情况，可使用切割模式。CO_2 激光可有效破坏病变组织，一次治愈率高，复发率低，但其出血及瘢痕形成风险较大。

3. **局部外用药物治疗** β受体阻断剂已广泛应用于婴儿血管瘤等多种血管肿瘤的治疗，其安全性及有效性都已得到验证。Wine Lee 等首次将噻吗洛尔外用以治疗 7 例 PG 患儿，所有患儿在 2 个月内显示出疗效，且均无副作用。随后有多项研究均证实了外用 β受体阻断剂在皮肤、甲周及眼部 PG 治疗中的安全性及有效性。

4. **硬化治疗** 硬化治疗广泛应用于多种血管瘤及脉管畸形的治疗，通过损伤血管内皮细胞引起血管闭塞，使皮损消退。目前治疗 PG 使用的硬化剂以聚多卡醇为主，单次射剂量一般不超过 0.5ml，直到注射部位变白为止。多次治疗通常需间隔 1 周。黎胜苗等对 32 例 PG 患者进行了 1% 聚多卡醇的硬化注射治疗，总有效率 100%，单次治愈率达 71.9%，仅有 3 例患者出现轻度瘢痕，随访 12 个月未见复发。丁语等使用双针法对婴幼儿 PG 进行硬化治疗也取得了较好的疗效，且这种方法没有药物剂量限制。

5. **手术治疗** 主要包括全层皮肤切除、刮除法及结扎法。全层皮肤切除术复发率低，可获得完整病变组供病理学检查，但存在麻醉风险、出血、瘢痕等缺点。有学者尝试术前结扎皮损底部并局部外用噻吗洛尔滴眼液以减少皮损体积及供血，有效降低了手术出血风险及难度。刮除法及结扎法多适用于带蒂病变，并需对皮损基底部进行激光治疗或电凝等再处理，复发率高于皮肤全层切除术。

6. **其他治疗** 局部外用食盐可能是一种治疗 PG 的有效手段，通过形成局部高渗状态引起病变收缩发挥作用。Daruwalla 纳入 50 例 PG 患者在皮损处外用食盐后进行封包，经观察，所有病变完全消退，平均消退时间为 14.77 天。

其他治疗方式还包括高频电刀电凝、电离子、病灶内注射、化学烧灼、光动力等。

7. **多发 PG 的治疗** 多发 PG 多继发于烧伤、手术伤口或单发 PG 治疗后，较大的皮损数量为治疗带来困难。Fattore 报道 1 例女性多发 PG 患者，每天 2 次服用普萘洛尔 16 周后皮损完全清除。Anissa Zaouak 等报道了 1 例手术伤口继发多发性 PG 患者，最大者 5cm×3cm，仅使用 0.05% 噻吗洛尔滴眼液外用 60 天后皮损完全消失，随访 6 个月无复发。

（四）病例展示

病例1 患儿男性，4 岁，发现下唇暗红色肿物 2 个月。自发病以来，皮损破溃 2 次，出血量大（图 15-2-22）。

【病情分析】①皮损位于面部，直径仅 0.3cm。②患者为 4 岁儿童，疼痛耐受能力较差。③患儿家长希望尽可能降低治疗后瘢痕及色素沉着，可接受多次治疗。595nm PDL 疼痛感较轻，瘢痕及色素沉着等不良反应发生率较低，故建议选择 595nm PDL 治疗。

【治疗方案】PDL，波长 595nm，脉宽 3.0ms，能量密度 21.5J/cm^2。

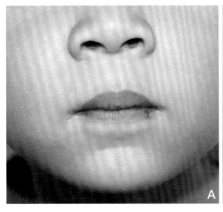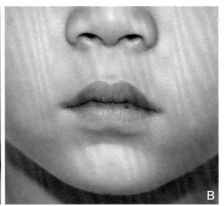

图 15-2-22 下唇化脓性肉芽肿脉冲染料激光（PDL）治疗前后
A. 治疗前；B. PDL 治疗后。

病例2 患儿女性，1 岁 10 个月，发现面部红色结节 1 个月（图 15-2-23）。

【病情分析】①患者为婴幼儿，皮损直径仅 0.2cm。②患儿为外地患者，希望尽可能减少治疗次数，避免复发，可接受术后色素沉着及瘢痕

可能。CO$_2$ 激光清除皮损较彻底，一次治愈率高，复发率较 PDL 及 1 064nm Nd:YAG 激光低，故建议选择 CO$_2$ 激光治疗。

【治疗方案】CO$_2$ 激光，连续模式 2.0mA。

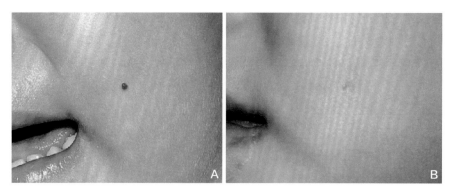

图 15-2-23　面部化脓性肉芽肿 CO_2 激光治疗前后
A. 治疗前；B. 治疗后。

病例3　患儿男性，2岁3个月，发现面部红色丘疹1年余，既往PDL治疗后复发（图15-2-24）。

【病情分析】①患儿皮损直径较大，既往PDL治疗有效，但随后复发并增大。②患儿家属希望降低复发率的同时，尽可能减少色素沉着等不良反应。585nm PDL/1 064nm Nd:YAG双波长激光首选通过发射585nm PDL，使氧合血红蛋白转化为高铁血红蛋白，从而增加血管中二次发射 Nd:YAG 激光的吸收。同时在色素沉着及瘢痕产生等副作用上优于 CO_2 激光，建议选择585nm/1 064nm Nd:YAG 激光治疗。

【治疗方案】①PDL，波长585nm，脉宽6ms，能量密度9.0J/cm²；②1 064nm Nd:YAG激光，脉宽15ms，能量密度80J/cm²。

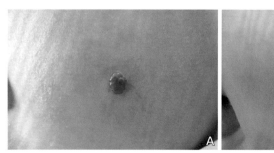
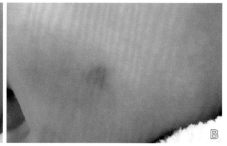

图 15-2-24　面部化脓性肉芽肿脉冲染料激光（PDL）治疗前后
A. 治疗前；B. PDL治疗后。

（五）标准化治疗流程

标准化治疗流程详见图 15-2-25。

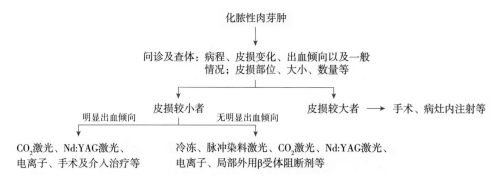

图 15-2-25　化脓性肉芽肿标准化治疗流程

（何　瑞　张　斌）

第三节　其他脉管畸形

一、淋巴管畸形

淋巴管畸形（lymphatic malformation，LM）是一种常见的先天性脉管畸形。LM发病率为1/4 000～1/2 000，尚未发现有性别和种族差异。根据淋巴管囊腔的大小，可将LM分为巨囊型、微囊型和混合型三种类型。巨囊型LM由1个或多个直径＞2cm的囊腔构成，微囊型LM则由多个直径＜2cm的囊腔构成，两者兼有之的则称为混合型LM。其病变可位于浅部（皮肤、黏膜）、深部或者内脏（少于10%）。无论LM大小如何，它都可能导致附近结构或器官的功能受损以及受影响区域的毁容。

（一）发病机制与临床表现

LM的发病机制尚不清楚，一般认为其病变内皮细胞可能来源于脉管系统发育的早期。在胚胎期，静脉丛中的中胚层首先形成原始淋巴囊，淋巴囊再逐渐形成有功能的毛细淋巴管，毛细淋巴管相互吻合成网，逐渐汇集成一系列由小到大的各级淋巴管。在此过程中，由于某种原因可导致淋巴管系统紊乱，造成淋巴管非恶性的异常生长和扩张，即形成LM组织。近年来有研究发现，体细胞中的*PIK3CA*突变可增强其与细胞膜的结合和/或激活其激酶，导致AKT/mTOR级联激活，进而调节细胞生长、增殖和迁移，促使LM发病。西罗莫司是mTOR通路的靶点抑制剂，含有淋巴成分的病灶对其药物反应较好，是潜力最大的候选治疗药物。

LM病理学特点包括：由内皮细胞组成的壁薄、形态不规则且大小各异的淋巴管腔，其中充满淋巴液，淋巴管腔周围有大量的成纤维细胞、白细胞、脂肪细胞和肌细胞等。在LM中，内皮细胞数量未见增多，其形态和功能也表现正常，主要变化在于淋巴管管腔直径。

LM可以发生在全身任何部位，其中以主要淋巴系统所在区域发病率最高。因此，颈部及腋

下发病率最高，腹股沟、纵隔、腹膜后次之，躯干及四肢最低。巨囊型LM通常由不止一个囊腔组成，囊腔之间可相通或不相通。囊腔中含有水样的透明液体，有波动感，偶尔呈现不透光或琥珀色。而微囊型LM的病灶相对更为实质性。LM的临床表现受病变的类型、范围和深度的不同有很大差异。有些表现为皮肤上充满液体的小水疱，有些则形成巨大的肿物。皮损通常呈棕黄色，偶尔因血管混合呈淡红色或略带紫色（图15-3-1）。

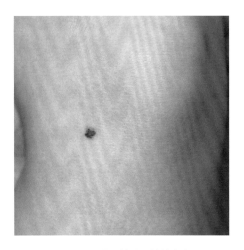

图15-3-1　淋巴管畸形的临床表现
（图片由首都医科大学附属北京儿童医院提供）

（二）诊断与鉴别诊断

LM的临床症状多比较典型，临床可结合超声、诊断性穿刺、CT及MRI等检查。必要时，可根据情况辅以活检，基本可以确诊。

结合病史和体检怀疑为LM时，应常规先行超声检查，明确瘤体的部位、性质、大小及与周围组织的关系，为手术或药物注射治疗提供依据，并可用于监测预后情况。增强MRI检查可提供比较可靠的客观图像，有助于区分淋巴管和血管。深入了解瘤体的位置及与周围组织的关系，对于位于颈腋部较复杂位置以及腹盆腔较深位置的瘤体，如果超声检查不能明确诊断，可以

通过辅助诊断性穿刺进行鉴别诊断。若穿刺抽出淡黄色清亮的淋巴液，从而支持 LM 的诊断；若抽出陈旧性血液，结合细胞学检查，可诊断为淋巴管瘤伴出血。

（三）治疗方法

LM 被认为是淋巴系统的良性病变，生长缓慢且很少自然消退。在遭受创伤、感染、囊内出血或接受不适当治疗后，常常会导致其突然增大。若 LM 生长在特殊部位，则可能导致毁容、畸形、压迫重要器官引起功能障碍，可能造成长期后遗症，甚至危及患者生命。因此，对于该病症，需要采取积极恰当的干预措施。

目前 LM 的治疗方法多种多样，包括手术切除、激光治疗、硬化剂注射（如注射博来霉素、多西环素、无水乙醇及注射用 A 群链球菌）等；但尚无一种方法可以治疗所有类型的 LM。手术治疗是过去最主要的，甚至是唯一的治疗手段。但随着硬化治疗的开展和经验的积累，目前不主张毫无选择地对任何类型的 LM 都进行手术切除，仅在极少数情况下，需要在婴幼儿期行手术切除。目前认可的手术指征：①病灶较小，位置较好，可完全切除；②有症状的微囊型 LM；③硬化治疗后仍有症状的巨囊型及混合型 LM；④有危及生命的并发症；⑤对外观影响较大。手术切除 LM 首先需考虑到其良性疾病的性质，保证重要结构的保留。考虑病灶区重要神经、血管的保护，大多数情况下次全切除或部分切除更为恰当。残留的病灶可通过注射硬化剂进一步治疗。头面部 LM，巨囊型的舌骨下和舌骨上 LM 完全或次全切除的可能性较大，对于伴有上呼吸道压迫的双侧较大病灶患者，手术切除应为首选治疗方法。手术必须将单侧或双侧颈部功能性结构解剖清楚，如果病灶过大，可考虑分期手术。弥漫型的微囊型 LM 对手术亦是很大的挑战，其病灶浸润周围组织及器官，导致其解剖结构不清，术者难以分辨其边界。发生于双侧舌骨上伴有上呼吸道压迫症状的 LM 只能进行部分手术切除，术后应注意可能的局部组织水肿及其引起的上呼吸道压迫症状，必要时可进行气管切开和放置胃管预防压迫。对于大面积的病灶，必要

时可采用应用激光、硬化剂注射等方法进行综合治疗。

硬化治疗适用于巨囊型和混合型 LM，其疗效令人满意；但对微囊型 LM 则疗效较差。相对于手术治疗，硬化治疗有以下优点：①创伤小，不易损伤重要神经、血管、腺体、肌肉等组织结构；②巨囊型效果良好，治愈率高，不易复发；③操作简便，安全性较高；④外形恢复良好，无明显瘢痕。进行硬化剂注射治疗时，应根据病灶特点，进行分部位、多次囊腔内注射治疗，避免损伤重要神经、腺体等。一般应尽量抽尽每个囊腔中的淋巴液，再注入合适剂量与浓度的硬化剂。对于侵袭口底、咽旁、气道周围的患者，为避免治疗后肿胀引起的气道阻塞，治疗前需争取行气管切开术。若气管切开区域有病灶，可先行治疗。

药物治疗是目前 LM 治疗研究的热点。目前，最广泛使用的药物为西罗莫司，是一种 mTOR 受体抑制剂。根据目前的病例报道及临床试验结果，建议对于严重的淋巴管畸形或弥漫型淋巴管畸形，在患者知情同意的情况下使用。婴幼儿患者需同时口服复方磺胺甲噁唑，以预防肺部感染。

（四）标准化治疗流程

标准化治疗流程详见图 15-3-2。

二、静脉畸形

静脉畸形（venous malformation，VM）是指静脉壁的异常扩大，表现为皮肤下蓝色或肤色的柔软肿块。这种扩大导致局部压力降低和血流速度减慢，从而导致血栓形成。这些畸形可以发生在身体的任何部位，其症状取决于畸形在体内的位置和类型，包括肉眼可见的肿块生长、皮肤疼痛和进行性肢体功能丧失等。如果不及早治疗，大脑内的血管畸形甚至可能会出血，引起脑卒中或癫痫发作。

（一）发病机制与临床表现

血管畸形多为先天性。在一些罕见的情况下，血管畸形也可能由外伤引起。

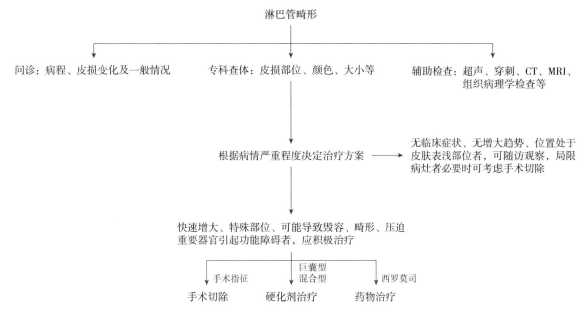

淋巴管畸形

问诊：病程、皮损变化及一般情况　　专科查体：皮损部位、颜色、大小等　　辅助检查：超声、穿刺、CT、MRI、组织病理学检查等

根据病情严重程度决定治疗方案 ⟶ 无临床症状、无增大趋势、位置处于皮肤表浅部位者，可随访观察，局限病灶者必要时可考虑手术切除

快速增大、特殊部位、可能导致毁容、畸形、压迫重要器官引起功能障碍者，应积极治疗

手术指征 → 手术切除　　巨囊型混合型 → 硬化剂治疗　　西罗莫司 → 药物治疗

图 15-3-2　淋巴管畸形标准化治疗流程

静脉畸形又称海绵状血管瘤，是静脉异常发育产生的静脉血管结构畸形，病理表现为从毛细血管到腔穴不等的扩张血管腔窦，腔内壁衬以正常的扁平内皮细胞。内皮细胞下为一单层基底膜。血窦的管腔壁平滑肌稀少，外膜纤维变性。静脉畸形通常以单一静脉结构存在，也可与其他血管结构混合，形成毛细血管静脉畸形或淋巴静脉畸形等混合畸形。

静脉畸形的临床表现多样，从独立的皮肤静脉扩张或局部海绵状肿块，到累及多组织和器官的混合型。这些症状在出生时即存在，大部分可以在早期发现；少部分在幼年或青少年时才被发现。头、颈、面部为好发部位，其次是四肢、躯干。其生长速度与身体生长基本同步，不会自行退化，且发病无性别差异。覆盖在静脉畸形上的皮肤可以正常，如果累及皮肤真皮层则表现为蓝色或深蓝色；毛细血管静脉畸形的皮肤为深红色或紫色。包块体积大小可随体位改变或静脉回流快慢而发生变化。如果静脉畸形位于面颈部，在低头、屏气或压迫颈浅静脉时充盈增大；在颈部则表现为哭闹或用力挣扎时膨大；病灶位于四肢者，肢体抬高时病灶缩小，低垂或上止血带时则充盈增大。有时可触及瘤体内有颗粒状静脉石。静脉血栓形成后，表现为反复的局部疼痛和触痛，也可因血液淤滞于扩张静脉腔内造成消耗性凝血病。位于眼睑、口唇、舌、口底、咽壁等部位的瘤体，常影响外观，并可引起相应的视力、吞咽、语音、呼吸等功能障碍；累及关节腔可引起局部酸痛、屈伸异常。静脉畸形也可只发生于肌肉而不侵入皮肤，如常见的咬肌内静脉畸形。皮下静脉畸形可影响邻近的骨骼变化，在面部多表现为骨骼变形及肥大，而在四肢者多表现为骨骼脱钙和萎缩（图 15-3-3）。

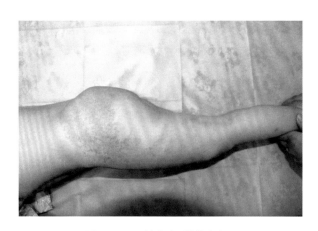

图 15-3-3　静脉畸形的临床表现
（图片由首都医科大学附属北京儿童医院提供）

（二）诊断与鉴别诊断

通过病史及详细的体格检查能够确诊大部分静脉畸形患者，对于分布不明确的病灶，或为了下一步治疗提供治疗依据，可进行下列检查。①瘤

体穿刺：从瘤体中央处穿刺，很容易抽到回血；但也无法完全排除非血管而血供十分丰富的疾病产生的包块。②X线片：可用于确定瘤体范围及骨质的变化，可确认静脉畸形腔内钙化灶及静脉石。③B超：病灶表现为明显的液性暗区；该检查主要应用于硬化治疗中的穿刺引导，有助于更加准确地穿刺至血窦，特别是深部病灶，或多次治疗后残余的分散血窦。④MRI：由于静脉畸形内有丰富的血液及流动性，MRI能清楚显示静脉畸形的范围，以及与周围组织紧密的关系，应作为首选的检查项目；同时进行血管增强，可区分是否存在其他非血流液体（如淋巴液等）。其典型影像学特征为在 T_1 加权像为等信号或低信号，增强时可见不均匀的强化；T_2 加权像表现为明显的高信号。⑤瘤体造影：有经手背或足背浅静脉穿刺的肢体顺行静脉造影和瘤体直接穿刺造影两种静脉造影方法。顺行静脉造影适合于四肢部位的静脉畸形，尤其是广泛多发性的病例。但如瘤体过大或瘤体与静脉间的交通过细，顺行造影常不能充分显示整个瘤体，或对比剂不能进入瘤体使之不显影，此时应选用瘤体直接穿刺的造影法，可确定穿刺的瘤腔大小，特别可以确认瘤体回流静脉血管与正常主干静脉的关系。另外，若瘤腔间交通不畅，需多点穿刺造影，才能较真实反映病灶情况。⑥选择性动脉造影：可显示瘤体的营养和回流血管，有助于判断是否存在动静脉瘘。因是创伤性检查，需酌情考虑。

（三）治疗方法

静脉畸形可累及任何部位，常见于头颈部，它可能导致明显的外观畸形和器官移位，对于头面部和伴有疼痛的肢体静脉畸形病灶，应尽早治疗，控制病情进一步发展。

治疗静脉畸形的主要方法包括非手术治疗和手术治疗，选择哪种方法取决于畸形的范围、界限和部位，可以单独使用也可以联合使用。非手术治疗包括血管内栓塞治疗、激光治疗、铜针留置术、电化学及患肢压迫治疗等。手术治疗包括单纯手术切除、经硬化或其他治疗后的手术切除，以及热凝手术后的切除，以及相关的修复重建手术。

1. **血管内硬化治疗** 是目前国际主流的治疗方法，即通过无水乙醇，博来霉素（或平阳霉素），泡沫硬化剂（聚多卡醇、聚桂醇、十四烷基硫酸钠）或鱼肝油酸钠等硬化剂破坏血管内皮细胞，造成病灶血管的纤维化闭塞和体积的萎缩，实现外观和功能的康复，复发概率较低。但是，广泛而弥散的病灶需多次治疗，而且效果较差。治疗时，从病灶穿刺，回抽见缓慢静脉血流出，治疗在全身麻醉、病灶内局部麻醉或神经阻滞麻醉下进行，要切实保证必要的镇痛才可治疗。若瘤体累及眼眶球后、颈部等很多危险区域，建议在全脑血管造影下评估治疗的安全性，再行血管内治疗。多次治疗后因血窦腔缩小导致穿刺难度明显增加，需在B超引导下精准定位残留病灶，以提高疗效。治疗完毕，穿刺点压迫片刻，局部制动3天，患部应高于心脏位置以便肿胀消退。减缓静脉回流是提高疗效、减少并发症的重要措施。

2. **手术治疗** 并非静脉畸形的首选治疗方法，仅在特定情况下才使用，例如弥散型静脉畸形对硬化治疗反应不佳时，可能需要通过手术来改善外观。这类静脉畸形导致的巨唇、眼睑臃肿、面部软组织萎缩等都是手术治疗的适应证，此外，血管内治疗后残留病灶的外观改善、功能重建也需要手术辅助。对于头面部广泛静脉畸形，多次过度硬化治疗后可能导致局部凹陷畸形或因并发症导致凹陷甚至瘢痕等，这时可以采用吻合血管或游离的筋膜瓣或筋膜脂肪瓣充填。对于合并骨骼畸形的患者，通过截骨和轮廓整形获得良好的美容效果。对于复杂静脉畸形病例，尤其是那些涉及眼眶内、颅内外沟通或肢体骨骼畸形的情况，手术可能是很重要的辅助手段，是静脉畸形多学科、序列化、美容性治疗计划的一部分。在进行手术时，应遵循保留基本功能的原则，仔细分离并保护神经、血管、肌腱等重要组织结构，进行适当的切除。

3. **激光治疗** 适用于皮肤或黏膜的浅表静脉畸形，可以分为非侵入性激光治疗和侵入性激光凝固技术。后者进一步分为血管腔内激光凝固技术和组织内激光凝固技术。激光治疗体表静脉畸形的理论基础是选择性光热作用，激光光能被还原型血红蛋白选择性吸收，引起血管腔内血栓形成、血管壁损伤、血管闭合。长脉冲 1 064nm Nd:YAG 激光是治疗浅表静脉畸形的首选，治疗后局部组织不出现萎缩，其主要不良反应为色素沉着、水疱和组织坏死。优化能量、脉宽和脉冲数量的组合，能有效避免上述不良反应，具有较高的安全性。

（四）标准化治疗流程

标准化治疗流程详见图 15-3-4。

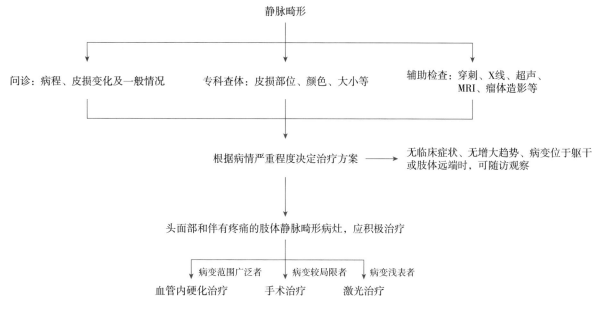

图 15-3-4　静脉畸形标准化治疗流程

三、动静脉畸形

动静脉畸形（arteriovenous malformation，AVM）是指连接动脉和静脉的血管出现异常缠结、形成畸形血管团导致的血管问题。通常情况下，血液从动脉流向毛细血管，然后流向静脉，血液中的营养物质和氧气从毛细血管流向身体组织。如果出现动静脉畸形，血液会迅速由动脉进入静脉，从而破坏正常的血液流动，导致周围组织供氧障碍。

（一）发病机制与临床表现

动静脉畸形的发病机制目前尚不清楚，普遍认为动静脉畸形是一种先天性疾病，病灶通常在患者出生时就已经存在，源于妊娠早期胚胎发育时血管发育异常，在动静脉系统的连接部位形成高速畸形血管团；随着年龄增长，异常血管也缓慢发展，到某个时间段才被发现，而青春期或妊娠期患者病情可能会加快进展。某些基因的改变可能在动静脉畸形发病中起一定作用，大多数动静脉畸形不会遗传；极少数情况下，有动静脉畸形家族史可能会增加患病风险。

动静脉畸形的临床表现与其出现的部位有关，不同部位的动静脉畸形引起的症状表现也有所不同，如脑动静脉畸形、腘脉体动静脉畸形、周围动静脉畸形、子宫动静脉畸形等，临床上可划分为软组织、骨组织和内脏的动静脉畸形。

发生于皮肤软组织的动静脉畸形，皮肤表面可见网状分布的暗红色、粉色细小血管。在病灶的周围，可以看到类似蚯蚓样的条索迂曲静脉，触摸可以感觉到皮肤温度增高，多数患者皮肤都有不同程度的溃烂和感染。动静脉畸形如果发生于头颈部皮肤软组织，患者将头转向健康一侧，可以看到患病一侧血管明显突出，随着疾病的发展，还可能会出现充血性心力衰竭表现，如心悸、气短、胸闷等；如果发生于躯干、四肢的皮肤软组织，可以明显观察到皮肤表面血管突出、迂曲，发生于单侧下肢的动静脉畸形还有可能造成两侧下肢粗细差异，影响外观（图 15-3-5）。

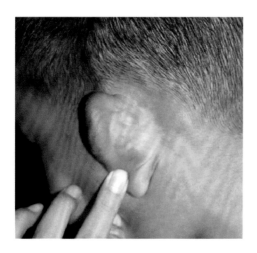

图 15-3-5　动静脉畸形的临床表现
（图片由首都医科大学附属北京儿童医院提供）

根据动静脉畸形的临床严重程度，可采用 Schobinger 分期标准将其分为四期。1 期（静止期）：病变表现为皮肤出现红色斑片，可能有浸润感，症状类似于恢复期的血管瘤；2 期（进展期）：病变表现为皮肤出现浸润感较强的红色斑块，局部温度升高，血液经过扩张的回流静脉可有颤动和杂音；3 期（破坏期）：除了有 2 期的症状和体征以外，还可能出现动静脉畸形周围皮肤的坏死、溃疡、出血等组织缺血性改变；4 期：除 2、3 期症状以外，可能合并充血性心力衰竭。

（二）诊断与鉴别诊断

1. 诊断　由于发生于皮肤软组织的动静脉畸形缺乏特异性临床表现，因此明确诊断还需借助其他辅助检查，包括彩色多普勒血流成像（color Doppler flow imaging，CDFI）、增强 CT 扫描、MRI 和 DSA。

（1）彩色多普勒血流成像：是最常用的检查方法，在发生动静脉畸形的部位，血液流动速度和流量与正常血管区别明显。通过 CDFI，还可以发现肉眼难以发现的病灶。

（2）增强 CT 和 MRI：可以帮助发现出现动静脉畸形的位置、评估畸形血管的异常血流速度，并判断畸形血管是否已经影响到周围组织，对于疾病的诊断具有重要作用。

（3）数字减影血管造影：相较于增强 CT 和 MRI，DSA 能更直观、清晰地展示动静脉血管的形状，可直观展示畸形血管的部位和严重程

度。然而，由于 DSA 属于有创检查，通常与介入治疗同时进行。

2. 鉴别诊断　动静脉畸形需与血管外皮细胞瘤相鉴别，血管外皮细胞瘤又称血管外皮细胞肉瘤、周皮性血管肉瘤，是一种不常见的由血管外皮细胞发生的肿瘤，可发生于任何具有毛细血管的部位，常见于四肢，其次是躯干、头颈部，通常单发，直径 1 ~ 4cm，呈结节状或斑块状的皮损；良性的血管外皮细胞瘤通常边界清楚、生长缓慢；而恶性的血管外皮细胞瘤则生长较快，呈侵袭性生长，发生于面颊部的血管外皮细胞瘤生长迅速，有时 CDFI 会提示快速血流的表现从而误诊为动静脉畸形。组织病理学表现可见在血管腔四周可见不规则增生的紧密聚集的外皮细胞，恶性者外皮细胞明显增生、胞核异型性明显，可见有丝分裂现象。

（三）治疗方法

动静脉畸形的治疗的原则为消除或缓解动静脉畸形引起的异常静脉高压，主要采用介入治疗，辅以外科治疗、光电治疗。

1. 介入治疗　介入治疗是治疗动静脉畸形的首选治疗方法。治疗开始时，先通过造影确定病灶具体位置，并观察血管情况与血流速度。随后放入栓塞剂填塞血管腔，阻断血流，由于失去血液供应，病变的畸形血管团会因失去血液供应而逐渐萎缩，从而增加远端毛细血管血流，减缓静脉系统血管动脉化趋势，从而使症状逐渐好转。

2. 外科治疗　外科治疗主要用于病变表浅或介入治疗效果不佳的动静脉畸形患者。术前应仔细评估患者的手术风险和预后效果。对于 1 期、2 期早期的病灶，如果手术带来的美容影响大于病灶本身，则通常推荐非手术治疗；对于较为严重的病灶，为预防病情持续加重，术前应谨慎进行栓塞以减少术中出血，可手术切除 2 期和 3 期的头颈部动静脉畸形。由于动静脉畸形累及的较大皮肤面积的患者，直接采用线性切口时难以完全切除，因此通常还需要皮瓣或皮肤移植技术。采用游离带血管皮瓣或微吻合游离皮瓣移植，有助于术后功能更好恢复。

3．光电治疗　激光通常不用于动静脉畸形的治疗。然而，它可用于改善皮肤或黏膜的颜色，主要应用于处于静止期的病灶，或在介入治疗后仍存在的表浅皮肤颜色变化。

（四）标准化治疗流程

标准化治疗流程详见图15-3-6。

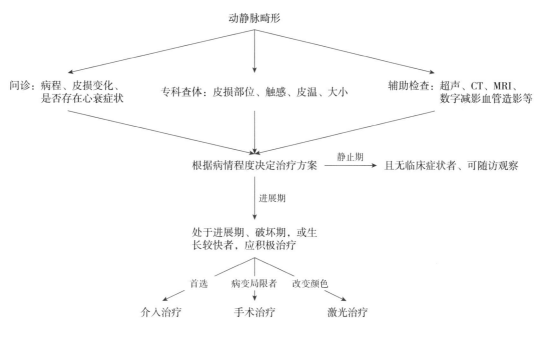

图15-3-6　动静脉畸形标准化治疗流程

四、动静脉瘘

动静脉瘘（arteriovenous fistula），是指动脉和静脉之间的异常通道。与动静脉畸形不同，动静脉瘘是动脉与伴行的静脉直接相通，导致血流绕过毛细血管床，直接从动脉流入静脉，但不包括细小动静脉之间的正常吻合。由于绕过的毛细血管，附近组织获得血液较少，造成瘘局部血管病变和局部、周围及全身系统的血流动力学变化。

（一）发病机制与临床表现

1．**发病机制**　根据发病机制，可将动静脉瘘分为先天性动静脉瘘（congenital arteriovenous fistula）与获得性动静脉瘘（acquired arteriovenous fistula）。

（1）先天性动静脉瘘：先天性动静脉瘘形成于血管在胚胎发育期中第二阶段（网状期）和第三阶段（血管基干形成期）。在胎儿血管的正常发育过程中，动脉不仅伴随静脉同行，还与周围

的毛细血管形成广泛吻合，出生后，这种吻合支逐渐闭合，仅保留动静脉的主干。如果在发育过程中血管发育停滞或异常，动静脉之间的吻合支残存，就可能形成动静脉之间的异常通道，从而导致动静脉瘘出现。先天性动静脉瘘在婴幼儿期常呈隐匿状态，但到了学龄期后，随着活动量增加和进入发育期，动静脉瘘可能会迅速发展和蔓延。

（2）获得性动静脉瘘：大多数获得性动静脉瘘由外伤引起，例如贯通伤（如刀伤、枪弹伤等）和挤压伤，这些伤害可以导致同一鞘内的动脉和静脉同时损伤并相互连通，从而形成动静脉瘘。其他较为罕见原因还有动脉瘤、动脉粥样硬化、感染、肿瘤等。医源性损伤，比如手术时的血管损伤、结扎脾蒂或肾蒂、介入治疗时的动脉穿刺、皮肤活检等，也有可能造成相应部位血管损伤，进而出现动静脉瘘；此外，对于需要接受血液透析的患者，通常需要人工制造动静脉瘘，以满足透析需要。

2. 临床表现 动静脉瘘可出现于身体任何部位，但更常见于四肢，尤其是下肢，并累及病变区周围所有组织。约 50% 的患者肢体可见鲜红斑痣或血管瘤样损害。由于受累肢体的血流量较大，因此皮肤表浅曲张的浅静脉会出现搏动，因静脉高压出现水肿、皮肤增厚、色素沉着、溃疡、出血等慢性静脉功能不全症状。由于动静脉瘘的存在，周围组织中的血液不易进入阻力较大的毛细血管床，导致瘘口肢体远端组织缺血，可能发生难以愈合的溃疡。动静脉瘘部位常可触及震颤、闻及连续隆隆样血管杂音。长期病变者可形成动脉瘤或发生血管栓塞，并出现疼痛性结节。瘘口较大者还可发生心率增快、舒张压降低、脉压增大，病程较长者还可出现心力衰竭（图 15-3-7）。

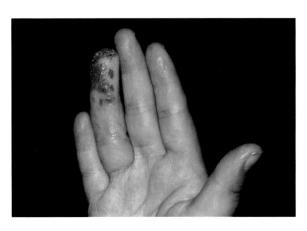

图 15-3-7 动静脉瘘的临床表现
（图片由首都医科大学附属北京儿童医院提供）

（二）诊断与鉴别诊断

1. 诊断 单侧肢体增大、皮温升高、静脉曲张或溃疡，可触及震颤、闻及连续隆隆样血管杂音者，应考虑动静脉瘘。

（1）体格检查：Branham-Nicoladoni 征（压迫瘘口试验）是先天性动静脉瘘的一个体征。压迫瘘口后，经瘘支分流的血流被迫进入动脉系统，周围循环阻力的增加和动脉系统内突然增加的额外血容量使血压升高，并刺激主动脉减压神经和颈动脉窦内的神经末梢，抑制血管舒缩中枢，使心率变慢。

（2）彩色多普勒血流成像：是最常用的检查方法之一，可用于评估血流速度和方向，进而辅助诊断并确定病变范围。

（3）CT 血管造影：可显示血管影像，展示血管是否绕过毛细血管。

（4）磁共振血管成像：如果皮肤深层存在动静脉瘘的体征，则可能需要行磁共振血管成像（magnetic resonance angiography，MRA）明确诊断，MRA 可清楚显示深部血管图像，确定是否存在动静脉瘘。

2. 鉴别诊断 动静脉瘘需与动脉瘤鉴别。动脉瘤虽然也表现为搏动性肿块，但缺乏病变部位震颤与连续性血管杂音，血管造影无动静脉间异常通道。

（三）治疗方法

如果动静脉瘘较小并且没有引发其他健康问题，则无需特殊治疗，只需监测即可，因为一些小的动静脉瘘可能会自行闭合。需要治疗的动静脉瘘，可选择以下方法：

1. 介入治疗 介入治疗是治疗动静脉瘘的常用方法，通过在动静脉瘘附近的动脉中插入导管，并在瘘管部位放置弹簧圈或支架，用于改变血液流动路径，使症状逐渐好转。

2. 外科治疗 对于不适合介入治疗的大面积动静脉瘘，可能需要手术治疗。手术方式根据部位及严重程度选择，包括瘘管结扎、病灶切除或血供重建。在某些情况下，患者可能还需进行部分或全部器官切除，甚至截肢。

（四）标准化治疗流程

标准化治疗流程详见图 15-3-8。

五、混合型脉管畸形

混合型脉管畸形（combined vascular malformation）是包含 2 种及 2 种以上脉管类型的局限性脉管形态缺陷。根据 2018 年 ISSVA 分类，混合型脉管畸形包括毛细血管 - 静脉畸形（capillary-venous malformation，CVM），毛细血管 - 淋巴管畸形（capillary-lymphatic malformation，CLM），毛细血管 - 动静脉畸形（capillary-arteriovenous malformation，CAVM），淋巴管 - 静脉畸形（lymphatic-venous malformation，

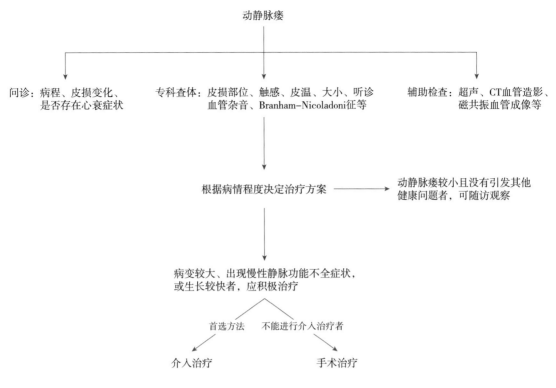

图 15-3-8　动静脉瘘标准化治疗流程

LVM），毛细血管 - 淋巴管 - 静脉畸形（capillary-lymphatic-venous malformation，CLVM），毛细血管 - 淋巴管 - 动静脉畸形（capillary-lymphatic-arteriovenous malformation，CLAVM），毛细血管 - 静脉 - 动静脉畸形（capillary-venous-arteriovenous malformation，CVAVM），毛细血管 - 淋巴管 - 静脉 - 动静脉畸形（capillary-lymphatic-venous-arteriovenous malformation，CLVAVM）等（表 15-3-1）。

表 15-3-1　国际脉管性疾病研究学会脉管畸形分类

混合型脉管畸形 *	中文名称	英文简写
CM+VM	毛细血管 - 静脉畸形	CVM
CM+LM	毛细血管 - 淋巴管畸形	CLM
CM+AVM	毛细血管 - 动静脉畸形	CAVM
LM+VM	淋巴管 - 静脉畸形	LVM
CM+LM+VM	毛细血管 - 淋巴管 - 静脉畸形	CLVM
CM+LM+AVM	毛细血管 - 淋巴管 - 动静脉畸形	CLAVM
CM+VM+AVM	毛细血管 - 静脉 - 动静脉畸形	CVAVM
CM+LM+VM+AVM	毛细血管 - 淋巴管 - 静脉 - 动静脉畸形	CLVAVM

注：* 同一病变中含有 2 种及以上脉管畸形。

（一）发病机制与临床表现

脉管畸形是一组由血管或淋巴管生长与形成过程改变导致的异质性疾病。调节脉管壁细胞迁移、分化、成熟、黏附与存活相关信号功能失常与脉管畸形发生有关。目前研究表明，RAS/MEK/ERK 和 PIK3CA/Akt/mTOR 是参与脉管畸形发生的主要通路。然而，细胞增殖有关的生物学标志在脉管畸形中并没有升高。

不同的脉管畸形可表现为不同的临床特征：毛细血管畸形（capillary malformation，CM）主要表现为红斑，静脉畸形（VM）主要表现为可压缩、充盈的蓝色，淋巴管畸形（LM）可表现为水疱或大的囊肿；动静脉畸形（AVM）根据不同分期具有不同表现。混合型脉管畸形因包含不同类型的脉管而表现出单一或多种脉管畸形的临床表现（图15-3-9）。

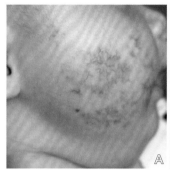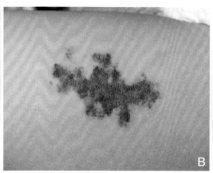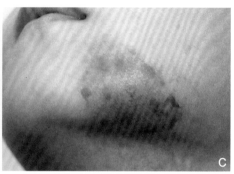

图15-3-9　混合型脉管畸形的不同临床表现
A．毛细血管 - 静脉畸形；B．毛细血管 - 淋巴管畸形；C．毛细血管 - 动静脉畸形。
（图片由首都医科大学附属北京儿童医院提供）

（二）诊断与鉴别诊断

脉管畸形首先需与血管瘤相鉴别，多数情况下通过病史特点可作出初步诊断。常见的婴儿血管瘤在出生时皮损不明显，有典型的增殖期和消退期的临床表现，而脉管畸形则无此表现。然而，在一些特殊病例中，脉管畸形并不一定在出生时出现临床可见的皮损。此外，先天性血管瘤在出生时即可表现为明显的皮损，也需与脉管畸形相鉴别。伴有消化道出血的患者，需注意与合并血小板减少的多灶性淋巴管内皮瘤相鉴别。在诊断混合型脉管畸形时有必要明确以哪一种脉管病变成分为主。多普勒超声、B超、MRI、CT等影像学检查能够提供更精确的诊断及鉴别诊断依据。多普勒超声可以诊断及鉴别绝大多数脉管畸形。B超能够初步判断皮损为囊性还是实质性，并鉴别皮损为高流量或低流量。MRI能够较好显示皮损范围、与周围组织的关系，并可作为脉管畸形亚型鉴别的依据。CT在检测静脉畸形的静脉石及对病灶骨骼侵袭的判断上具有优势。判断皮肤浅表脉管畸形是否合并其他部位的脉管畸形及其他异常对于疾病治疗方案的制订和判断预后十分重要。

（三）治疗方法

混合型脉管畸形的患者需要制订个体化的治疗方案。在明确脉管病变主要成分的前提下，制定针对性的治疗方案。根据混合脉管畸形的主要成分进行相应治疗，例如当静脉畸形合并毛细血管畸形时，静脉畸形成分采用硬化治疗方法，而毛细血管畸形皮损可采用激光治疗。

六、脉管畸形综合征

脉管畸形可连同其他非脉管性疾病共存于一些罕见的综合征中。常见的脉管畸形综合征包括Klippel-Trenaunay综合征（毛细血管畸形＋静脉畸形＋/– 淋巴管畸形，合并肢体肥大），Parkes-Weber综合征（毛细血管畸形＋大量微小动静脉瘘，合并肢体肥大），Sturge-Weber综合征（面部毛细血管畸形＋软脑膜毛细血管畸形＋眼部异常＋/– 骨或软组织增生），Maffucci综合征（静脉畸形＋/– 梭形细胞血管瘤＋内生性软骨瘤），CLOVES综合征（淋巴管畸形＋静脉畸形＋毛细血管畸形＋/– 动静脉畸形＋脂肪瘤样增生）（表15-3-2）。

（一）发病机制与临床表现

Klippel-Trenaunay综合征常定义为鲜红斑痣、异常静脉（静脉畸形）、受累肢体的进行性过度增长三联征。Klippel-Trenaunay综合征的脉管畸形是局部或扩展的混合毛细血管静脉畸形（CVM）或毛细血管 - 淋巴管 - 静脉畸形（CLVM）。主要为先天性散发，也有家族发病报道。皮肤损害常表现为混杂的淋巴管成分与毛细血管成分，在膝关

表 15-3-2　国际脉管性疾病研究学会脉管畸形合并其他异常

合并其他异常的脉管畸形		突变基因
Klippel-Trenaunay 综合征 *	CM+VM ± LM+ 肢体肥大	PIK3CA
Parkes-Weber 综合征	CM+AVM+ 肢体肥大	RASA1
Servelle-Martorell 综合征	肢体 VM+ 骨发育不良	
Sturge-Weber 综合征	面部 + 软脑膜 CM+ 青光眼 ± 骨和 / 或软组织肥大	GNAQ
肢体 CM+ 先天性非进行性肢体肥大		GNA11
Maffucci 综合征	VM ± 梭形细胞血管瘤 + 内生软骨瘤	IDH1/IDH2
巨脑畸形 -CM（M-CM/MCAP）*		PIK3CA
小头畸形 -CM（MICCAP）		STAMBP
CLOVES 综合征 *	LM+VM+CM ± AVM+ 脂肪组织增生	PIK3CA
Proteus 综合征	CM+VM ± LM+ 不对称性过度发育	AKT1
Bannayan-Riley-Ruvalcaba 综合征	AVM+VM+ 巨脑畸形 + 脂肪组织增生	PTEN
CLAPO 综合征 *	下唇 CM+ 头颈部 LM+ 不对称性局部或广泛性过度发育	PIK3CA

注：* 这 4 类疾病同属于 PIK3CA 相关过度生长谱；CM，capillary malformation，毛细血管畸形；VM，venous malformation，静脉畸形；LM，lymphatic malformation，淋巴管畸形；AVM，arteriovenous malformation，动静脉畸形。

节周围形成地图样深红 / 紫色斑点或斑块，边界清楚但不规则，表面见大小不一的滤泡状结节，可增厚伴破溃出血。患有 Klippel-Trenaunay 综合征的患儿在生长发育过程中患肢可逐渐增粗变长。手足皮损常与深部静脉畸形有关。

Parkes-Weber 综合征患者的临床表现与 Klippel-Trenaunay 综合征相似，但 Parkes-Weber 综合征的病灶中分布了大量高血流量的动静脉瘘，表现为患肢大面积不规则的毛细血管畸形，伴同侧患肢的增长增粗，常可发生溶骨性病变和心力衰竭，青春期后预后不良。部分患者皮损表面皮温增高，或可触及搏动、闻及动脉性杂音。

Sturge-Weber 综合征是一种以面部毛细血管畸形合并脑血管畸形及眼部异常为临床表现的一组临床综合征，GNAQ 体细胞突变可能是潜在的致病原因。面部皮损常累及 V1 段，包括前额和上眼睑，并沿面部向同侧或对侧扩大。如眼部受累可以造成结膜、巩膜外层、视网膜和 / 或脉络膜的静脉增粗，常导致青光眼。神经症状主要由软脑膜毛细血管 - 静脉畸形导致的大脑灌注不足造成的，以枕部受累最为常见，多表现为药物难以控制的癫痫症状，可伴有卒中样发作的对侧轻偏瘫与偏瘫、运动与认知功能发育迟缓、情感行为异常、注意力不集中或偏头痛，少数患者可合并神经内分泌功能异常，如出现中枢性甲状腺功能减退和生长激素缺乏。

Maffucci 综合征是以蓝色 / 皮色结节（静脉畸形）及内生软骨瘤为主要表现的综合征。Maffucci 综合征的受累组织中存在 IDH1/IDH2 的体细胞突变。病变好发于四肢部位，头部受累可出现严重的神经 - 眼部症状。皮肤表现可有静脉畸形、血管瘤和梭形细胞血管瘤的临床特征。

变形综合征（proteus syndrome）主要表现为进行性加重的过度生长的混合脉管畸形与脊柱畸形和骨肥大。混合脉管畸形可包括毛细血管、静脉和淋巴管成分。可伴有高度特异性的掌跖脑回状结缔组织痣、表皮痣、脂肪瘤过度增生和局部脂肪缺如。脊柱畸形可表现为非对称非成比例的过度增生性的严重畸形，如发育不良性巨大脊柱合并脊柱侧凸。骨肥大可累及颅骨。

CLOVES 综合征（congenital lipomatous overgrowth, vascular malformations, epidermal naevi, scoliosis/skeletal and spinal syndrome, CLOVES syndrome）为以躯干部位不对称、进行性、浸润性过度增生的脂肪瘤、脉管畸形、表皮痣为主要皮肤表现，合并脊柱侧凸 / 手足骨畸形、脊椎 / 椎旁动静脉损伤、癫痫等皮肤外表现的综合征。CLOVES 综合征为 PIK3CA 体细胞突变激活

导致，因此具有与 *PIK3CA* 相关的过度增生疾病相重叠的临床表现。CLOVES 综合征中的脉管畸形多表现为大范围的境界清楚的深红色、地图样的毛细血管畸形 / 毛细血管 - 淋巴管畸形。其中，淋巴管畸形常与躯干脂肪瘤同时出现，并扩散至腹膜后间隙和纵隔。

PTEN 错构瘤综合征（PTEN hamartoma tumor syndrome，PHTS）包括常染色体显性 Bannayan-Riley-Ruvalcaba 综合征和 Cowden 综合征以及 2 型 SOLAMEN 综合征（segmental overgrowth，lipomatosis，arteriovenous malformation and epidermal nevus syndrome，SOLAMEN syndrome）。患者的皮肤表现包括生殖器色素斑、多灶性肌内异位脂肪和血管畸形。皮肤外表现包括巨头畸形，可伴有乳房、甲状腺和子宫内膜来源的多种恶性肿瘤。

CLAPO 综合征（capillary vascular malformation of the lower lip，lymphatic malformations of the head and neck，asymmetry and partial/generalized overgrowth，CLAPO syndrome）主要临床表现为多分布于中线的对称性的下唇毛细血管畸形和舌、颈部的淋巴管畸形，合并面部和四肢不对称的局部过度增生，部分患者的唇部皮损可侵及整个嘴唇以及邻近皮肤（图 15-3-10）。

（二）诊断与鉴别诊断

脉管畸形综合征需与血管瘤、单纯混合脉管畸形相鉴别。有混合脉管畸形临床表现的患者，主要需要借助影像学及系统检查判断是否存在脉管畸形综合征。不同的脉管畸形综合征之间可有

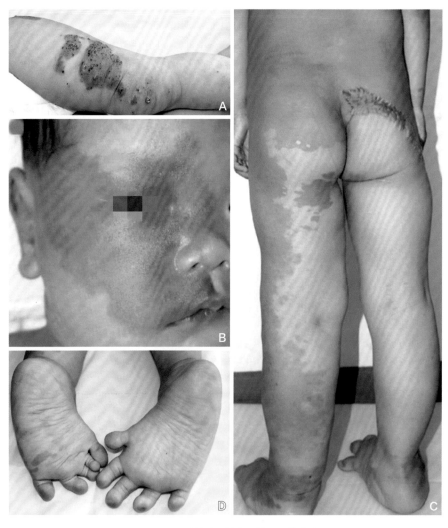

图 15-3-10 脉管畸形综合征的不同临床表现

A．Klippel-Trenaunay 综合征；B．Sturge-Weber 综合征；C、D．CLOVES 综合征。

（本图由首都医科大学附属北京儿童医院提供）

相似的皮肤表现，应结合皮肤外表现进行综合评估。此外，一些罕见的良恶交界性血管瘤如卡波西型血管内皮瘤、丛状血管瘤的皮肤病变以及高度恶性的血管肉瘤的早期阶段可出现与脉管畸形综合征相似的临床表现，必须严密观察及借助影像学检查进行区分。一些具有不典型临床表现、诊断有疑问的病例，必要时需进行活检以明确诊断。

（三）治疗方法

脉管畸形综合征的脉管畸形的治疗原则同前，主要包括介入、手术、光电等方式进行综合治疗。有报道表明，西罗莫司可尝试性应用于治疗常规一线治疗方案无效或治疗后复发的脉管畸形综合征患者。目前已知的西罗莫司能够部分改善病情的脉管畸形综合征包括但不仅限于 Klippel-Trenaunay 综合征、Sturge-Weber 综合征、Parkes-Weber 综合征、Maffucci 综合征、PTEN 综合征等。治疗 Klippel-Trenaunay 综合征、Parkes-Weber 综合征的鲜红斑痣时，应用 PDL 联合外用西罗莫司可提高疗效。西罗莫司有增加感染的风险，并有导致感染死亡的病例报道，故在婴幼儿患者中应谨慎使用。对于多数脉管畸形综合征患者来说，需要跨学科的团队提供最大限度的改善，但极少能达到完全治愈。患者需要涵盖从儿童阶段到成年阶段的长期治疗与随访，心理辅导也十分必要。

（邵　帅）

参考文献

[1] TAN W, ZAKKA L R, GAO L, et al. Pathological alterations involve the entire skin physiological milieu in infantile and early childhood port wine stain[J]. Br J Dermatol, 2016, 177(1): 293-296.

[2] JIA W C, SUN V, TRAN N, et al. Long-term blood vessel removal with combined laser and topical rapamycin antiangiogenic therapy: implications for effective port wine stain treatment[J]. heLasers Surg Med, 2010, 42(2): 105-112.

[3] REDDY K K, BRAUER J A, IDRISS M H, et al. Treatment of portwine stains with a short pulse width 532-nm Nd: YAG laser[J]. J Drugs Dermatol, 2013, 12(1): 66-71.

[4] NGUYEN C M, YOHN J J, HUFF C, et al. Facial port wine stains in childhood: prediction of the rate of improvement as a function of the age of the patient, size and location of the port wine stain and the number of treatments with the pulsed dye(585 nm) laser[J]. Br J Dermatol, 1998, 138(5): 821-825.

[5] BARSKY S H, ROSEN S, GEER D E, et al. The nature and evolution of port wine stains: a computer-assisted study[J]. J Invest Dermatol, 1980, 74(3): 154-157.

[6] SAVAS J A, LEDON J A, FRANCA K, et al. Pulsed dye laser-resistant port-wine stains: mechanisms of resistance and implications for treatment[J]. Br J Dermatol, 2013, 168(5): 941-953.

[7] FISKERSTRAND E J, SVAASAND L O, KOPSTAD G, et al. Photothermally induced vessel-wall necrosis after pulsed dye laser treatment: lack of response in port wine stains with small sized or deeply located vessels[J]. J Invest Dermatol, 1996, 107(5): 671-675.

[8] VAN DROOGE A M, BEEK J F, VAN DER VEEN J P, et al. Hypertrophy in port-wine stains: prevalence and patient characteristics in a large patient cohort[J]. J Am Acad Dermatol, 2012, 67(6): 1214-1219.

[9] HUANG Y B, YANG J, SUN L, et al. Efficacy of influential factors in hemoporfin-mediated photodynamic therapy for facial port-wine stains[J]. J Dermatol, 2021, 48(11): 1700-1708.

[10] BAEK J O, HUR H, RYU H R, et al. Treatment of erythema-totelangiectatic rosacea with the fractionation of high-fluence, long-pulsed 595 nm pulsed dye laser[J]. J Cosmet Dermatol, 2017, 16(1): 12-14.

[11] 屈欢欢, 高妮, 李凯, 等. 强脉冲光不同波段滤光片治疗面部毛细血管扩张症的临床观察 [J]. 临床皮肤科杂志, 2020, 49(10): 603-605.

[12] BASKAN E B, BELLI A A. Evaluation of long-term efficacy, safety, and effect on life quality of pulsed dye laser in rosacea patients[J]. J Cosmet Laser Ther, 2019, 21(4): 185-189.

[13] GAO L, QU H H, GAO N, et al. A retrospective analysis for facial telangiectasia treatment using pulsed dye laser and intense pulsed light configured with different wavelength bands[J]. J Cosmet Dermatol, 2020, 19(1): 88-92.

[14] 于倩, 徐宇达, 马刚, 等. 面部毛细血管扩张的激光治疗进展 [J]. 中国激光医学杂志, 2018, 27（3）: 172-177.

[15] HUSEIN-ELAHMED H, STEINHOFF M. Light-based therapies in the management of rosacea: a systematic review with meta-analysis[J]. Int J Dermatol, 2022, 61(2): 216-225.

[16] 吴邓婷，张嫦娥，崔世改. DPL500 窄波强脉冲光子对儿童蜘蛛痣的疗效观察 [J]. 皮肤病与性病，2019，41（6）：899-900.

[17] YANG B, LI L, ZHANG L X, et al. Clinical characteristics and treatment options of infantile vascular anomalies[J]. Medicine, 2015, 94(40): e1717.

[18] CLARK C, CAMERON H, MOSELEY H, et al. Treatment of superficial cutaneous vascular lesions: experience with the KTP 532nm laser[J]. Lasers Med Sci, 2004, 19(1): 1-5.

[19] KUNIMOTO K Y, YAMAMOTO Y K, JINNIN M. ISSVA classification of vascular anomalies and molecular biology[J]. Int J Mol Sci, 2022, 23(4): 2358.

[20] AYTURK U M, COUTO J A, HANN S, et al. Somatic activating mutations in GNAQ and GNA11 are associated with congenital hemangioma[J]. Am J Human Genet, 2016, 98(4): 789-795.

[21] LIM Y H, BACCHIOCCHI A, QIU J Y, et al. GNA14 soatic mutation causes congenital and sporadic vascular tumors by MAPK activation[J]. Am J Human Genet, 2016, 99(2): 443-450.

[22] HUA C, WANG L Z, JIN Y B, et al. A case series of tardive expansion congenital hemangioma: a variation of noninvoluting congenital hemangioma or a new hemangiomatous entity?[J]. J Am Acad Dermatol, 2021, 84(5): 1371-1377.

[23] LEE P W, FRIEDEN I J, STREICHER J L, et al. Characteristics of noninvoluting congenital hemangioma: a retrospective review[J]. J Am Acad Dermatol, 2014, 70(5): 899-903.

[24] LÉAUTÉ-LABRÉZE C, DUMAS DE LA ROQUE E, HUBICHE T, et al. Propranolol for severe hemangiomas of infancy[J]. N Engl J Med, 2008, 358(24): 2649-2651.

[25] WINE L L, GOFF K L, LAM J M, et al. Treatment of pediatric pyogenic granulomas using β-adrenergic receptor antagonists[J]. Pediatr Dermatol, 2014, 31(2): 203-207.

[26] PIRACCINI B M, ALESSANDRINI A, DIKA E, et al. Topical propranolol 1% cream for pyogenic granulomas of the nail: open-label study in 10 patients[J]. J Eur Acad Dermatol Venereol, 2016, 30(5): 901-902.

[27] GUPTA D, SINGH N, THAPPA D M. Is timolol an effective treatment for pyogenic granuloma?[J]. Int J Dermatol, 2016, 55(5): 592-595.

[28] 黎胜苗，罗春芬，於林军. 聚多卡醇注射治疗化脓性肉芽肿的效果与安全性评价 [J]. 中华整形外科杂志，2021，37（4）：376-379.

[29] 丁语，李鹏程，徐淼，等. 双针法硬化灌注治疗婴幼儿面部化脓性肉芽肿 23 例安全性分析 [J]. 中国皮肤性病学杂志，2020，34（5）：538-541.

[30] BAEK Y S, KWON S H, JEON J. Combination of ligation and timolol before surgical excision of pyogenic granuloma[J]. J Am Acad Dermatol, 2018, 78(6): e141-e142.

[31] DARUWALLA S B, GHATE S, DHURAT R. Establishing the efficacy and safety of the novel use of common salt for the treatment of pyogenic granuloma[J]. Clin Exp Dermatol, 2021, 46(7): 1243-1247.

[32] FATTORE D, DI GUIDA A, DETORAKI A, et al. Successful treatment of eruptive pyogenic granuloma with propranolol[J]. Dermatol Ther, 2021, 34(4): e14998.

[33] 中华医学会整形外科分会血管瘤和脉管畸形学组. 血管瘤和脉管畸形的诊断及治疗指南（2019 版）[J]. 组织工程与重建外科杂志，2019，15（5）：277-317.

[34] MÄKINEN T, BOON LM, VIKKULA M, et al. Lymphatic malformations: genetics, mechanisms and therapeutic strategies[J]. Circ Res, 2021, 129(1): 136-154.

[35] MARKOVIC J N, SHORTELL C K. Venous malformations[J]. J Cardiovasc Surg, 2021, 62(5): 456-466.

[36] SECCIA A, SALGARELLO M, FARALLO E, et al. Combined radiological and surgical treatment of arteriovenous malformations of the head and neck[J]. Ann Plast Surg, 1999, 43(4): 359-366.

[37] ROS DE SAN PEDRO J, CUARTERO PÉREZ B, FERRI ÑIGUEZ B, et al. Arteriovenous malformations of the temporalis muscle: a comprehensive review[J]. Operative Neurosurgery, 2018, 14(4): 325-340.

[38] 邹安芳，张雷，楚同彬，等. 治疗下肢动静脉瘘及并发皮肤溃疡的临床体会 [J]. 世界最新医学信息文摘，2014，14（6）：77-78.

[39] QUEISSER A, SERONT E, BOON L M, et al. Genetic basis and therapies for vascular anomalies[J]. Circ Res, 2021, 291(1): 155-173.

[40] 博洛尼亚，沙费尔，切罗尼. 皮肤病学 [M]. 朱学骏，王宝玺，孙建方，等译. 北京：北京大学医学出版社，2019: 1999-2023.

[41] KUNKALA L, RITHVIK R, SUNDAR S, et al. Teaching neuroimage: nevus flammeus, ocular melanosis, and seizures in young adult with Sturge-Weber and Klippel-Trenaunay overlap syndrome[J]. Neurology, 2023, 100(20): 984-985.

第十六章

色素减少性损容性皮肤病

　　色素减少性损容性皮肤病是一组以特定区域（尤其是暴露部位）皮肤色素减少或消失为特征的皮肤疾病，主要包括白癜风、无色素痣、伊藤色素减少症、硬化萎缩性苔藓、伴色素减少的放射性皮炎等。这些疾病可以是先天性的，也可以是后天性的，而且常影响人们的容貌外观和心理健康。此外，有些色素减少性损容性皮肤病还可能与其他系统的疾病发生相关，如免疫系统、神经系统疾病等，也可能与感染或药物治疗等因素相关。色素减少性皮肤病通常导致患者皮肤上的几个区域，如脸颊、手臂或颈部等出现白斑，这些病变区域通常没有任何自觉症状。一些色素减少性皮肤病如白癜风，还会影响患者眼睛、口腔和生殖器等黏膜部分，但并不影响身体健康。在某些情况下，积极治疗可以帮助恢复或改善受累区域的色素。但需要注意的是，由于每种疾病的发生机制可能不同，因此治疗方法也不尽相同。此外，很多色素减少性皮肤病并无完全治愈方法，只能减轻或缓解其症状。因此，对于色素减少性损容性皮肤病的患者来说，尝试不同的方法促使白斑复色是主要的治疗思路。

第一节　白癜风

　　白癜风（vitiligo）是一种常见的局限性或泛发性的皮肤黏膜色素脱失性自身免疫性疾病，全球发病率为 0.5%～2.0%。临床表现为皮肤色素脱失性白斑，可发病于身体任何部位。白癜风严重影响患者的生活质量和心理健康，目前无理想治疗方案。其发病机制复杂，尚未完全阐明，自身免疫紊乱是重要的发病机制之一。

（一）发病机制

　　白癜风的发生和进展主要源于黑色素细胞的特异破坏，这种损伤是多种因素共同参与的结果。由于发病部位特征不同，临床上主要将白癜风分为非节段型和节段型，两者发病机制也完全

不同。非节段型白癜风主要与遗传、表观遗传、氧化应激、免疫应答等因素有关。节段型白癜风，其发病机制主要涉及神经学说、体细胞嵌合学说及微血管皮肤归巢学说。

　　1. 非节段型白癜风发病机制

　　（1）遗传因素：遗传因素在白癜风发病中起重要作用。首先，白癜风患者亲属中疾病罹患率高达 11%～38%。其次，白癜风的发病具有多基因，多因素的遗传模式，其遗传率为 46%～72%。患者也易并发其他各种自身免疫性疾病，如自身免疫性甲状腺疾病、系统性红斑狼疮、类风湿关节炎和 1 型糖尿病等。

　　（2）氧化应激：氧化应激是导致白癜风黑色

素细胞损伤的关键因素。多项研究均发现白癜风患者存在局部甚至全身氧化应激水平增高的现象。氧化应激状态下，白癜风患者不同细胞内蓄积的活性氧类（reactive oxygen species，ROS）将导致细胞出现不同程度的损伤并最终导致黑色素细胞死亡。此外，氧化应激还会诱导机体产生针对白癜风黑色素细胞的免疫反应。在病情活跃的白癜风患者皮肤及外周血中均可以检测到8-羟基脱氧鸟苷含量显著升高，可参与诱导自身免疫反应。氧化应激可以通过不同机制导致黑色素细胞凋亡，并暴露作为新抗原，诱导机体产生针对其他自身黑色素细胞的自身免疫反应。氧化应激还可诱导角质形成细胞和黑色素细胞分泌大量趋化因子，促进 T 细胞及抗原提呈细胞向皮肤迁移，启动或促进针对黑色素细胞的免疫反应。

（3）免疫应答

1）适应性免疫应答：T 细胞是适应性免疫应答的核心组成部分。CD8$^+$T 细胞实现作用需要经历两个阶段，一是诱导阶段，最终诱导黑色素细胞特异性 CD8$^+$T 细胞产生和扩增；二是效应阶段，CD8$^+$T 细胞活化并分泌效应因子 IFN-γ、TNF-α 以及颗粒酶、穿孔素等也受局部微环境调控，最终靶向杀伤黑色素细胞。除 T 细胞外，树突状细胞（dendritic cell，DC）、朗格汉斯细胞（Langerhans cell，LC）等在提呈黑色素细胞特异抗原和活化 T 细胞中也发挥着不可替代的作用。这些细胞共同参与，促进 T 细胞介导的黑色素细胞免疫损伤。

2）固有免疫应答：白癜风患者白斑边缘除有 T 细胞浸润外，一些固有免疫细胞如巨噬细胞、自然杀伤细胞（natural killer cell，NK cell）、炎症性树突状细胞、γ/δT 细胞等显著增多，提示固有免疫在白癜风黑色素细胞破坏中也可能发挥重要作用。随着近年来的研究进展，固有免疫应答在白癜风发病中的作用逐渐被揭示，尤其以 DAMP、炎症小体、未折叠蛋白反应（unfolded protein response，UPR）等备受关注，被认为是连接外界环境刺激与适应性免疫应答的重要桥梁。

2. 节段型白癜风发病机制　节段型白癜风的病因和发病机制仍不完全清楚，目前主要有神经学说、体细胞嵌合学说、免疫细胞微血管皮肤归巢学说及神经 - 体细胞嵌合 - 微血管皮肤归巢结合理论（三步理论）四种学说。

（二）临床表现

白癜风是一种获得性色素脱失性皮肤病。其在任何年龄均可发病，但多见于青壮年。全身任何部位的皮肤均可累及。损害处皮肤颜色减退、变白。

1. 好发部位　该疾病好发于易受摩擦及阳光照晒的暴露部位以及皱褶部位。掌跖、黏膜及视网膜亦可累及。特别是面颈部、腰腹部、骶尾部、前臂伸面与手背部等（图 16-1-1）。躯干与会阴部亦可发生。脱色斑多数对称分布，亦有不少病例损害沿神经节段（或皮节）排列（图 16-1-2）。在对称分布于眼睑及四肢末端的病

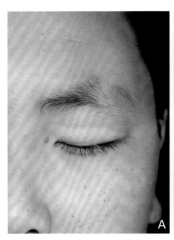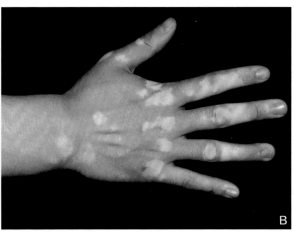

图 16-1-1　非节段型白癜风的临床表现
A. 面部非节段型白癜风；B. 手背部多发非节段型白癜风。

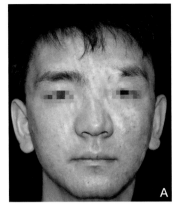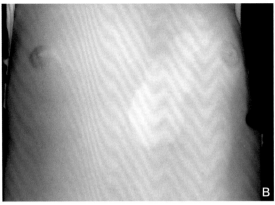

图 16-1-2 节段型白癜风的临床表现
A. 左面部节段型白癜风；B. 胸腹部节段型白癜风。

例常合并掌跖部白斑。除皮肤损害外，口唇、阴唇、阴茎头包皮内侧及肛周黏膜亦常累及。

2. **发展进程** 白斑初期多为指甲至钱币大，类圆形、椭圆形或不规则形。也有起病时即为点状色素减退斑，境界清楚。少数情况下白斑中混有毛囊性点状色素增加，后者可增多、扩大并相互融合成岛屿状。白斑范围一般以一定速率离心性扩大，速度可快可慢。白癜风的斑点或斑片大小可从数毫米到数厘米不等，在同一受累部位常大小不等。在肤色较浅的患者中，白斑不是很明显，但在伍德灯下或未受累的皮肤晒黑后可清楚辨认。在肤色较深的患者中，白斑和正常皮肤对比鲜明。白斑数目不定，可局限于身体的某部而很少变化或自动消失。多数病例通常逐渐增多、扩大，相邻的白斑可相互融合而连成不规则的大片，泛发全身，如地图状。有时正常的皮肤残留在白斑之中，导致被误视为色素沉着，如发生于面部者常被误诊为黄褐斑。白癜风常无自觉症状，皮损偶有瘙痒，尤其是活动期皮损。白斑上毛发可失去色素以至完全变白，亦有毛发色泽历久不变者。体毛变白的发生率为 10%～60%。并且体毛变白与疾病的活动无关，但是它很少发生在皮损周围的正常皮肤。

稳定期时白癜风白斑停止发展，境界清楚，边缘有色素沉着环。病程慢性迁延，可持续终身，亦有自行缓解的病例。进展期评定标准参考白癜风疾病活动度（vitiligo disease activity, VIDA）评分、临床特征、同形反应、伍德灯检查结果。

3. **其他症状** 除皮肤表现外，白癜风常合并其他自身免疫病，包括 1 型糖尿病、恶性贫血、桥本甲状腺炎、格雷夫斯病、艾迪生病和斑秃，从而出现该类自身免疫病的症状。

（三）诊断与鉴别诊断

1. **斑驳病** 为一种少见的以色素减少为特征的先天性常染色体显性遗传病。患者出生时即有色素脱失斑，白斑边界清楚，形状不规则，大小不一，直径从几毫米至数十厘米不等，中央可见岛屿状色素过度沉着区。白斑可发生于任何部位，但常见于额部中央、前胸、躯干正侧面、四肢伸侧中部等部位。最具特征的是发生在额部中央或稍偏部位的三角形或菱形白斑，并伴有横跨发际线的局限性白发。

2. **白化病** 是一组与色素合成有关的基因突变导致黑色素缺乏的单基因遗传病。依据遗传学差异和临床表现的不同，白化病可分为眼、皮肤、毛发均有色素缺乏的眼皮肤白化病和仅眼部色素缺乏的眼白化病两大类。

3. **无色素痣** 是一种少见的病因不明的先天性色素减退性皮肤病。皮损形态和分布在一生中相对稳定，通常在出生时或出生后最初几年内被发现。皮损境界一般模糊但较规则，边缘多为卵石样或锯齿状，周围几乎无色素增多晕。皮损通常沿神经节段或 Blaschko 线分布，好发于躯干、下腹和四肢近端，躯干可呈方形，四肢多呈条状或带状，头面部及颈部亦可受累。皮损大小不一，为局限性不完全性色素减退斑，可随身体发育而按比例扩大，但白斑区内色素不会再生，不会自然消失，持续终身不变。白斑区内有时也可见白发。

4. **贫血痣** 是一种先天性局限性血管发育缺陷的疾病。患区血管结构正常但功能有缺陷，对儿茶酚胺敏感性增强而处于收缩状态，从而使皮肤呈淡白色。贫血痣表现为大小不一、边界清晰但不规则的圆形、卵圆形或条索状的苍白色斑，通常出现在躯干上部，面部和四肢亦可出现。皮损多单侧分布，为单个或多个圆形、卵圆形或不规则形状的边界清晰的浅色斑，也可跨越Blaschko线。

5. **白色糠疹** 又称单纯糠疹，是一种好发于儿童的常见的色素减退性皮肤病，最常累及3~16岁的儿童。该病损害通常局限于面部、颈部、上肢、手臂、躯干和下肢也可发生。皮损常多发，也可单发，可为圆形或椭圆形或不规则形，可逐渐扩大，邻近者可相互融合。随着病程进展，颜色可表现为红色、粉红色或肤色。皮损初期为红色或粉红色斑片，边缘可稍隆起，然后红斑完全消退，残留色素减退的苍白色斑片，表面覆有细薄干燥的糠状鳞屑。一般无自觉症状或有轻度瘙痒。皮损可持续数月至数年后自然痊愈，病程长短因人而异。

6. **花斑癣** 又称花斑糠疹，俗称汗斑，是由马拉色菌感染表皮角质层引起的一种浅表性皮肤真菌病，病原菌为球形/糠秕马拉色菌。本病可发于任何年龄，多见于青壮年，男女均可发病，男性多于女性，高温、多汗、免疫抑制为最常见诱因。马拉色菌为嗜脂性酵母，所以常发生在皮脂腺丰富的部位，如前胸、后背、肩部、上臂及颈部等部位，婴儿则多发生在头面部。皮损特点为圆形或类圆形，大小不等的斑疹，边界清晰，邻近皮损可相互融合成不规则大片状，可呈淡白色、淡红色、黄棕色或多种颜色，呈花斑状，其上覆盖薄层糠状鳞屑。

7. **硬化萎缩性苔藓** 是一种病因不明的慢性炎症性皮肤病，可发生于任何年龄，女性多见，女性好发于青春期前及绝经后。该病可发生于任何部位，但以生殖器受累最为常见，其次是肛周和躯干。也可发生于掌跖、头皮、面部、口腔、手术或烧伤后的瘢痕处等。其典型损害为瓷白色或淡粉红色丘疹及硬化性斑片，丘疹融合成片后呈紫癜状，可伴有浸渍、糜烂、水疱或出血。晚期可出现明显萎缩。外阴硬化萎缩性苔藓最典型的临床表现即外阴瘙痒，其次为疼痛、烧灼感和性交困难等。

8. **特发性点状色素减少症** 又称播散性豆状白皮病，好发于深肤色人种，中年人群中以女性发病占优。发病位置多位于肢体伸侧，手臂是最常见的部位，其次是下肢远端，较少发生于头面部。表现为不连续、界限分明的圆形或椭圆形、光滑的瓷白色斑点，直径0.5~6.0mm，伍德灯下呈灰白色。少数可达2.5cm，通常不会扩大或融合，当鳞屑脱落后，其下皮肤正常，或有不同程度的色素减退。

9. **老年性白斑** 是一种老年性皮肤色素退化现象，主要发生于成年人，尤其是45岁以上老年人群。其皮损以躯干、四肢多见，面部和皮肤黏膜交界少见，白斑多呈乳白色或瓷白色。皮损面积为针头至豆粒大小，个别可达指甲大，呈圆形或椭圆形。白斑处的皮肤可稍微凹陷，无鳞屑，周围光滑，患者经过数年可以缓慢出现多处损害，皮损可达数个至数百个不等。

（四）治疗方法

白癜风的特征性表现是功能性黑色素细胞缺失导致的皮肤、黏膜白斑，若白斑发生在面、颈、肢端等暴露部位，可严重影响患者的容貌，造成精神心理伤害，因此患者求医心切。然而白癜风的发病机制尚未完全明确，各种疗法的疗效尚不十分理想。白癜风的治疗目标：进展期控制疾病进展；稳定期促进白斑复色；维持治疗预防白斑复发。白癜风的治疗原则：白癜风的治疗应根据病期、部位、面积、病程等因素综合考虑，采取早期治疗、个体化联合治疗、坚持治疗及维持治疗。

1. **进展期白癜风治疗** 白癜风是一种难治性皮肤病，患者的病程越长、白斑的面积越大，则疗效越差，故及时、及早控制病情进展，促进病情迅速稳定，将白斑控制在最小范围内是治疗白癜风的首要目标，也是获得良好疗效和预后的关键。自身免疫理论是白癜风发病的最主要学说，其他学说可能最终归结于自身免疫对黑色素细胞的破坏。最新研究认为，机体内部免疫失衡可发生于皮损出现前的5～7周，因此糖皮质激素的早期介入是白癜风治疗的关键，要把进展期白癜风当作一种"急症"来处理。无论是非节段型白癜风还是节段型白癜风，在快速进展期均必须要迅速控制病情，防止白斑继续扩大或新发。特别是节段型白癜风，在发病早期白斑即迅速扩大，故及早控制显得尤为重要。

（1）系统应用糖皮质激素：VIDA评分＞3分（VIDA评分以患者自诉多长时间内出现白斑或原皮损扩大来评估，即近6周内出现新皮损或原皮损扩大+4分，近3个月出现新皮损或原皮损扩大+3分，近6个月出现新皮损或原皮损扩大+2分，近1年出现新皮损或原皮损扩大+1分，至少稳定1年0分，至少稳定1年且有自发色素再生-1分。总分＞1分即为进展期，≥4分为快速进展期）的进展期白癜风患者，应早期系统给予糖皮质激素治疗，可阻止疾病进展并诱导白斑复色，但诱导复色的作用有限。

糖皮质激素系统给药方法主要包括三种：小剂量口服疗法［泼尼松0.1mg/（kg·d），口服1～3个月］、口服微量冲击疗法［泼尼松0.3mg/（kg·d），口服1～3个月］和大剂量冲击疗法［泼尼松1.0mg/（kg·d），口服1～3个月］。小剂量口服疗法见效后每2～4周递减5mg，至隔天5mg维持治疗3～6个月，亦可采用复方倍他米松注射液1ml肌内注射，每20～30天注射1次，可用1～4次或根据病情酌情使用。除倍他米松外亦可口服地塞米松5～10mg，每周连续2天，治疗1～3个月。由于大剂量激素冲击疗法的副作用较大，目前尚不推荐作为控制白癜风进展的常用方法。系统使用糖皮质激素的副作用包括体重增加、失眠、痤疮、躁动、月经紊乱等，副作用的发生率为12%～69%，因此在使用前应向患者详细交代，有激素禁忌证的患者不能使用。

（2）局部外用糖皮质激素或钙调磷酸酶抑制剂：小面积白斑（＜3%的体表面积），进展期应联合局部外用糖皮质激素或钙调磷酸酶抑制剂。躯干和四肢皮损，建议外用超强效或强效糖皮质激素；而面颈部、皱褶部及儿童皮肤建议外用中强效激素；外用弱效糖皮质激素一般无效。外用糖皮质激素也有一定的促进复色作用，外用1～4个月后可出现毛囊周围型及皮损周边型复色。该疗法对病程短的患者效果较好，面部以外小面积皮损，建议每天外用1次糖皮质激素，欧洲指南推荐每月外用15天，持续6个月，可减少副作用；德国指南推荐每天在白斑部位使用中效激素（如糠酸莫米松等），连续使用3个月后，改为间歇外用。大面积皮损、皮肤薄的区域及儿童，不建议长期外用强效糖皮质激素治疗。周期性或间歇性外用糖皮质激素可减轻局部的副作用，方法如下。①应用1周停药1周，使用6个月；②外用5天停用2天，连续使用不超过3个月；③每天1次，外用6～8周，停用数周后视情况判断是否需重复使用；④应用3周后停用1周。如使用3个月无效，则建议停用。外用糖皮质激素可以连续、间断、序贯使用。局部外用钙调磷酸酶抑制剂，包括他克莫司和吡美莫司，既可控制病情进展又能促进白斑复色，各国指南均推荐用于治疗进展期和稳定期白癜风。研究表明外用他克莫司和吡美莫司治疗白癜风在疗效上无显著性差异。在面颈部、生殖器及褶皱部位等对糖皮质激素敏感的区域，推荐外用钙调磷酸酶抑制剂。

（3）联合紫外线光疗：光疗具有一定的免疫抑制作用，当疾病处于快速进展期时，应用糖皮质激素-光疗-抗氧化剂三联疗法可更有效地控制疾病进展。Lee等评估了口服微量冲击疗法（oral minipulse therapy，OMP）联合窄谱紫外线B（narrow band ultraviolet B，NB-UVB）治疗进展期非节段型白癜风患者，治疗12周100%的患者病情获得稳定，且59.4%的患者复色面积＞25%，表明OMP联合NB-UVB可有效控制白癜风进展并促进复色，且副作用小。光疗剂量宜从低剂量起始，指南推荐$100mJ/cm^2$。紫外线光疗包括光化学疗法（psoralen ultraviolet A photochemotherapy，PUVA）、宽谱UVB（Broad Band UVB，BB-UVB）、NB-UVB、308nm准分子激光/准分子光、UVA-1等。

（4）抗氧化剂：随着近年来黑色素细胞抗氧

化机制的深入研究，越来越多的抗氧化药物被发现。尽管目前抗氧化药物在白癜风中的治疗作用还缺乏循证医学证据，但在 2013 年的欧洲白癜风治疗指南中，已明确指出局部或系统应用抗氧化剂（如银杏叶提取物）的合理性，无论是单用还是联合光疗，都值得在临床中推广应用。

（5）脱色疗法：脱色疗法（depigmentingoption）又称逆向疗法，使用脱色剂外涂常规治疗无效的白斑边缘着色过深的皮肤，使之变淡，接近于正常肤色或使正常皮肤脱色接近周围白斑，减轻色差，达到美感的目的。多种治疗无效且白斑面积达 50%~80% 体表面积者，可推荐行脱色治疗。常用的脱色剂有 3%~20% 氢醌单苯醚霜、3%~10% 过氧化氢溶液等。Ole 等报道了 1 例至少 20 年病史的 37 岁泛发性白癜风患者，先后应用 NB-UVB、他克莫司软膏治疗 6 个月无效，后应用 4% 对苯二酚和 0.1% 维 A 酸持续治疗 10 周，治疗效果不明显；第三次治疗尝试使用了一种 20% 单苯丙酮的复合制剂治疗 3 个半月，色素去除效果令人满意。4-丁苯基间苯二酚具有对酪氨酸酶催化活性的抑制作用，且不使酪氨酸酶失活，是公认的最好的脱色剂之一。已应用于多种护肤品、化妆品中。此外，有应用 Q 开关 694nm 激光或局部外涂 4-对甲氧基苯酚去除残留色素的报道，但是治疗一段时间，仍会有一些病例出现毛囊口色素沉着。脱色治疗具有局限性，泛发性白癜风在多年稳定后可能出现复色的情况，且脱色治疗所应用药物可出现皮肤刺激不耐受、过敏等不良反应。外用脱色剂不一定能达到预期的效果，且所需脱色时间亦较长，一般要外用 10 个月甚至更久。

2. 稳定期白癜风治疗 日常护肤应注意适度清洁、保湿和防晒。建议使用具有低致敏性、皮肤屏障修复等功效性成分的护肤品。此外，可使用冷敷、水凝胶冷敷贴、外用烫伤膏、含表皮修复因子的喷雾等；如果皮肤破损可使用含表皮生长因子药物等促进表皮愈合，必要时可外用抗生素软膏预防感染。此外，中医中药在修复皮肤屏障中亦发挥重要作用，常用方法包括中药面膜、火针放血、刮痧疗法、中药熏蒸。口服中药以健脾益气、养血祛风、清热解毒等治疗为主，

外用主要以清热、活血化瘀、解表药物为主。

（1）光疗：是目前最强的促进复色疗法，可通过各种机制诱导白斑复色。目前 NB-UVB 是国际公认的治疗白癜风最主要的疗法，欧洲白癜风工作组（2013 年）、美国白癜风工作组光疗委员会（2017 年）、日本白癜风工作组（2013 年）和中国中西医结合学会皮肤性病专业委员会色素性皮肤病学组（2018 年）等制定的指南均指出光疗是白癜风的一线治疗方案，其优势在于不需要光敏剂、较低的累积剂量和较好的耐受性，且 NB-UVB 比 PUVA 治疗白癜风的疗效更好。在一项前瞻性研究中，经过 5~6 个月的治疗后，PUVA 的复色率为 44%，NB-UVB 为 52%，排除手足部位后，NB-UVB 的复色率为 67%，而 PUVA 为 54%。NB-UVB 的副作用包括红斑、瘙痒、轻度灼伤及疼痛等，大多数情况下耐受性良好，并且在治疗后数小时可自发消失。目前，NB-UVB 光疗被认为是 > 5% 体表面积白癜风的一线治疗方法。病程短的患者疗效更佳，并发现早期光疗可推迟或避免毛发变白。NB-UVB 是目前最有效且安全的白癜风治疗方法之一，对儿童、妊娠期和哺乳期女性也同样安全。荟萃分析显示光疗应至少持续 6 个月以确定其效果；如果发生复色，最多可持续 24 个月。目前 NB-UVB 尚无致癌的证据，无安全治疗最多次数的相关数据，如果照射 48~72 次无效，则建议停用。308nm 准分子激光已被证明在复色方面效果最佳，比 NB-UVB 复色更快，但两者在诱导 ≥ 50% 复色方面无显著性差异。准分子激光光斑较小，故仅适用于小面积皮损。研究表明 308nm 准分子光与准分子激光治疗白癜风疗效无显著性差异，然而准分子光通常光斑较大，成本低，对于面积较大的皮损更适用。

光疗对于面颈部皮损复色效果最佳，其次为躯干和四肢，肢端较差。为防止干燥和瘙痒，可建议患者紫外线照射后立即使用润肤剂，光疗前不建议采用任何外用药。家庭光疗增加了患者治疗的便捷性，提高了患者的依从性，患者可购买家用紫外线治疗仪，遵医嘱在家中自行治疗，定期随访。应告知患者停止光疗后已复色的白斑有复发的可能，有数据显示停止光疗 1 年内，

约 50% 患者在已复色的皮损上再次发生色素脱失。光疗联合其他治疗方法可提高疗效。如 NB-UVB 极少作为单一应用，常联合外用糖皮质激素、外用钙调磷酸酶抑制剂、移植治疗、激光治疗、口服抗氧化剂、富血小板血浆等以增加复色效率。

（2）外用钙调磷酸酶抑制剂：外用钙调磷酸酶抑制剂具有促进白癜风复色的作用，体外试验证明他克莫司及吡美莫司均可促进黑色素细胞和黑色素母细胞的迁移和增殖，并可诱导黑色素合成，局部外用他克莫司可减轻氧化应激反应，提高抗氧化能力，多数指南中推荐钙调磷酸酶抑制剂与紫外线光疗联合应用，75% 的患者暴露部位白斑可重新复色。

（3）维生素 D_3 衍生物：维生素 D_3 仅具有微弱的复色作用，需联合光疗或局部糖皮质激素治疗才可获得更好的治疗效果。与光疗联合可加快复色，并可减少光疗的累积剂量。

（4）氦氖激光：研究表明以 $3.0J/cm^2$ 氦氖激光照射稳定期头面部白斑，每周 1 次或 2 次，治疗 17 次后，60% 的患者获得了 50% 以上的复色。

（5）点阵激光联合药物导入治疗：CO_2 点阵激光作用机制为局灶性光热作用原理，刺激胶原蛋白重组与新生。CO_2 点阵激光治疗白癜风的机制可能为如下。①点阵激光产生的热作用可增加树突数量，减少细胞数目，提高酪氨酸酶活性，增加黑色素合成；②点阵激光产生创伤后愈合过程中皮损区分泌各种细胞因子及生长因子促进了黑色素细胞的分裂增殖；③点阵激光后产生金属蛋白酶 -2 促进了周边正常组织的黑色素细胞迁移至皮损区域；④点阵激光的热作用使得胶原束发生变性，进而使皮损区域的组织发生收缩，皮损变小。点阵激光刺激了未损伤正常组织的外毛囊根鞘部的成黑色素细胞的活化、增殖和迁移。因此，与传统治疗方式相比，CO_2 点阵激光在四肢末端及骨突出等滤泡型黑色素细胞相对匮乏、血液循环较差的部位，疗效较好。多项研究表明，CO_2 点阵激光联合疗法对于难治性白癜风的疗效显著。Shin 等采用 CO_2 点阵激光联合 NB-UVB 治疗难治性非节段型白癜风，结果显示，不管从临床复色率还是患者满意度来看，CO_2 点阵激光联合 NB-UVB 都高于单用 NB-UVB 治疗。Li 等采用 CO_2 点阵激光联合外用倍他米松及 NB-UVB 治疗难治性白癜风 25 例共 25 对皮损，结果显示治疗 3 个月时治疗组（CO_2 点阵激光联合外用倍他米松及 NB-UVB）有 40% 的患者复色率超过 50%，对照组（CO_2 点阵激光联合 NB-UVB）复色率为 32%。治疗结束时的复色率治疗组超过 50%，而对照组为 36%，治疗组疗效均优于对照组。通过分析，CO_2 点阵激光联合疗法对于面颈、躯干、四肢的白癜风疗效较骨关节部位以及手足部的疗效好，且对于传统治疗方式不敏感的难治性白癜风，尤其是手足部的白癜风疗效显著优于传统治疗方式，其单一疗效还需更多的临床试验来证实。

CO_2 点阵激光的不良反应有疼痛、灼烧感、红斑、水肿等，红斑持续时间较长，1 个月内可消失，其他反应一般在 1 天内可以缓解，1 周内结痂脱落，一般不会形成瘢痕，导致同形反应、感染等不良反应。

（6）外科治疗：进入稳定期的皮损，如果药物及光疗收效甚微，可进行外科治疗，外科治疗通过补充黑色素细胞快速实现白斑复色。针对传统治疗疗效不佳的节段型、局限型、泛发型暴露部位的稳定期白斑，可采用外科移植治疗，包括组织移植和细胞移植。组织移植是将全皮层或部分皮层组织作为一个整体移植到白斑部位，主要包括全厚皮片移植，自体表皮移植、自体微移植、单株毛发移植等。细胞移植是将表皮细胞从皮肤组织中分离，经过不同的体外处理后移植到白斑部位，主要包括自体表皮细胞悬液移植、自体培养黑色素细胞移植和组织工程表皮移植。外科移植治疗可有效补充白斑区域缺失的黑色素细胞，是治疗稳定期白癜风的重要手段，但移植治疗对象的选择至关重要。

（五）治疗经验

1. CO_2 点阵激光联合药物导入治疗稳定期白癜风的操作技巧及合适能量参数　白癜风的治疗方法日益更新，已有多项研究证实 CO_2 点阵激光在白癜风患者中的应用价值，为进一步提高稳定期白癜风的治疗效果，笔者采取 CO_2 点阵激光治疗的基础上配合长效糖皮质激素注射液封包治疗白癜风取得了不错的疗效。选择超脉冲 CO_2 激光点阵模式（密度5%，能量15～22.5mJ/cm^2），采用方形光斑盖章式扫描，直至覆盖白斑全部，一般只需扫描一次即可，面颈部可选择15mJ/cm^{2}能量，躯干及四肢可选择较高能量20.0～22.5mJ/cm^2。具体操作步骤如下：首先对拟治疗的白斑区进行表面麻醉，选择复方利多卡因乳膏封包1小时，皮肤表面常规消毒后，采用 CO_2 激光点阵模式进行照射（照射范围可适当覆盖白斑周围部分正常皮肤），激光治疗后取长效糖皮质激素注射液浸湿纱布后保鲜膜封包治疗4小时后拆封。每2周至1个月治疗1次，连续治疗6个月，以3个月为1个疗程。

2. 表皮移植手术治疗操作技巧 西京医院皮肤科最常采用的是负压吸疱法联合电动磨削法。具体操作步骤和技巧如下：供皮区域一般选择腹部或大腿内侧，常规消毒后进行负压吸疱，完全成形后先局部消毒，然后用眼科剪将分离的表皮沿水疱边缘剪下反置于凡士林纱布上，将分离表皮充分展平，纱布剪成与表皮大小一致后，置于生理盐水中备用。创面加盖凡士林纱布、敷料包扎。而受皮区即白斑处，常规消毒、铺巾，局部麻醉。将磨削机转速设定在合适的速度（硅胶磨头15 000r/min左右），通过控制脚踏对白斑区进行磨削处理，深度以点状渗血为宜。最后将制备好的皮片像贴邮票一样平铺于受皮裸面，不留空隙，保持皮片紧贴创面，再用拉合胶加以固定、保护，敷料加压包扎。

3. 术后护理要点 点阵激光治疗术后会出现灼热、肿胀感，可持续数小时，所以可在封包层外持续冷敷，这对于减轻术后不良反应尤为重要。一般术后若无出血，可不使用抗生素软膏，若创伤较大伴有出血可外用抗生素软膏，每天2次，使用2天来预防局部感染。

白癜风自体表皮移植术后1周拆除敷料，需嘱患者保持术区干燥，严格制动以防皮片移位或脱落，移植的皮片与白斑磨削处贴附良好，将有助于手术的成功，因此术后的加压包扎显得尤其重要。术后一般需要配合口服药物和光疗，可以明显增加白癜风的复色面积。

（六）病例展示

病例1 患者男性，49岁，双手背多发色素脱失斑病史20余年。常规以口服及外用药物联合光疗治疗1年效果不佳，无明显不适（图16-1-3）。

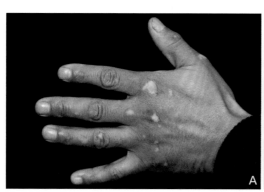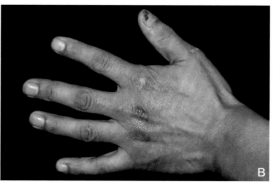

图16-1-3 手背部白癜风 CO_2 点阵激光联合药物导入治疗前后
A. 治疗前；B. CO_2 点阵激光联合复方倍他米松注射液导入治疗4次后。

【病情分析】①该患者为肢端型白癜风，主要表现为双手背及指末端白斑，1年余白斑无变化，处于稳定期；②此类白癜风治疗难度大，复色效果欠佳，对常规方法抵抗，患者改善需求迫切，有一定经济实力，可尝试点阵激光联合药物导入治疗；③此患者接受 CO_2 点阵激光联合复方倍他米松注射液导入治疗，共治疗4次，可见白斑有明显复色，但尚需坚持治疗。

【治疗方案】CO_2 点阵激光，deep模式，能量20mJ/cm^2，密度5%，复方倍他米松封包4小时。

病例2 患者女性，28岁，白癜风病史7年。左耳后、颈部白斑，无明显不适，稳定1年（图16-1-4）。

【病情分析】①患者为暴露部位白癜风。

②经治疗后复色不明显，白斑稳定1年；③患者治疗愿望强烈，可考虑行白癜风自体表皮移植。

【治疗方案】采用负压吸疱表皮移植方法，受区采取电动磨削后覆盖供区表皮。

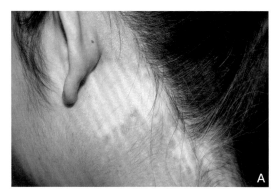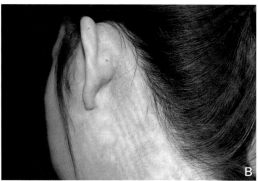

图16-1-4 颈部白癜风负压吸疱表皮移植治疗前后
A. 治疗前；B. 负压吸疱表皮移植治疗1次后。

（七）标准化治疗流程

标准化治疗流程详见图16-1-5及视频16-1-1。

视频16-1-1
准分子激光治疗白癜风

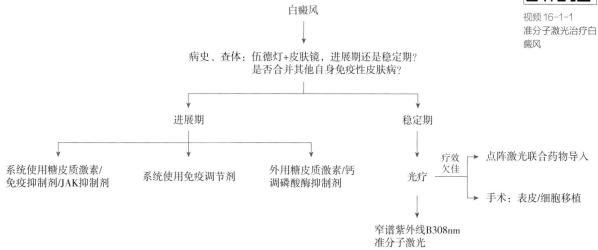

图16-1-5 白癜风标准化治疗流程

第二节 硬化萎缩性苔藓

硬化萎缩性苔藓（lichen sclerosus，LS）是一种淋巴细胞介导的慢性炎症性皮肤病。本病病因不明，治疗目的主要是缓解症状、减轻不适及阻止恶性变发生。最常表现为累及肛门生殖器皮肤的瓷白色斑块，疾病晚期形成白色瘢痕样萎缩，主要累及真皮浅层。硬化萎缩性苔藓在任何年龄皆可发生，女性较多见。对女性而言，高危年龄为50~60岁，第二个高峰期是8~13岁的女孩，生殖器以外的硬化萎缩性苔藓儿童少见。在男性，硬化萎缩性苔藓常导致包茎，青春期前期因为包茎行包皮环切术的男孩有14%被诊断为本病。

（一）发病机制与临床表现

硬化萎缩性苔藓的病因不明。遗传、激素以及自身免疫因素可能都是非常重要的原因。大部分硬化萎缩性苔藓患者有遗传因素。约21%的患者伴有自身免疫性疾病，包括斑秃、白癜风、甲状腺功能亢进、甲状腺功能减退、恶性贫血和糖尿病。女性患者在绝经期前患硬化萎缩性苔藓可能与口服避孕药有关，特别是含有抗雄激素成分的药物。其他可能的病因包括胶原酶缺乏、胶原抑制酶增多和弹性蛋白酶活性降低。据报道70%的阴茎硬化萎缩性苔藓儿童患者和17.4%的成人患者存在HPV感染，而一项研究显示8.7%的正常男性存在HPV感染，另一项研究则显示33%的成人存在HPV感染。局部应用糖皮质激素可能会导致HPV感染。然而，还未发现其他研究中有女性外阴皮损感染HPV的报道。也有研究显示26.5%的皮损存在EB病毒感染。典型的硬化萎缩性苔藓皮损表现为表皮萎缩变薄伴界面变化，真皮浅层有宽的透明样变性带，在透明样变性带下方有淋巴细胞和组织细胞组成的浸润带。在有毛部位，常有明显角化过度伴毛囊角质栓，有时有表皮下水肿，甚至形成表皮下水疱。毛细血管扩张很常见，有时可见紫癜，也可出现血管角皮瘤样皮损。相似的现象出现在淋巴管扩张症，早期皮损和发育成熟的皮损外周可有苔藓样改变，类似于扁平苔藓。有些病例局部棘层肥厚显著且不规则，常有一明显的锯齿状下缘即所谓的鳞状细胞化生。

临床表现为累及皮肤及肛门、生殖器的色素减退性丘疹或斑片。生殖器外硬化萎缩性苔藓可发生于皮肤任何部位，但很少出现在口腔，最常见于背部、肩部、颈部、手腕、股和乳房下区域（图16-2-1），也时常发生在女性外阴或男性阴茎

（图16-2-2）。生殖器外病变沿Blaschko线分布的该疾病也有报道。硬化萎缩性苔藓的早期皮损常表现为顶部平坦并有少许鳞屑的、色素减退性白色或淡红色多边形丘疹，可融合形成较大的斑块。随着时间推移，皮损发展为瓷白色不同程度可触及的硬斑，并呈现出与表皮萎缩相一致的卷烟纸样皱褶外观。在深色皮肤个体中，确定的皮损可表现为色素沉着过度或色素减退，而不是瓷白色。还可能出现周围红斑、毛细血管扩张、毛囊角质栓和出血性或非出血性大疱。生殖器外硬化萎缩性苔藓通常无症状。然而，偶有患者出现瘙痒或疼痛性皲裂，尤其是当皮损位于易受摩擦或易受拉伸部位时，如乳房下皱褶、肘窝、腋窝、腰部、腹股沟皮褶和腘窝。另外，部分患者在皮肤受伤部位（如紧身衣、注射、放疗、带状疱疹或其他因素）易出现新发皮损（Koebner现象）。

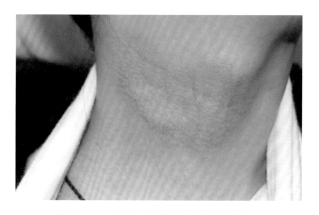

图16-2-1　颈部硬化萎缩性苔藓的临床表现

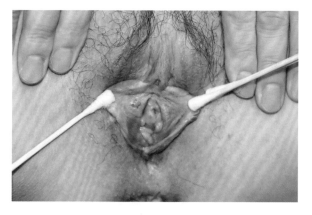

图16-2-2　外阴硬化萎缩性苔藓的临床表现

（二）诊断与鉴别诊断

本病需与以下疾病鉴别。

1. 白癜风　白癜风以皮肤上界限清楚的色

素脱失斑为特点。与硬化萎缩性苔藓不同，白癜风的皮肤纹理正常，无萎缩或硬化体征。

2. 扁平苔藓　硬化萎缩性苔藓可能表现为腕或踝出现多边形丘疹，非常类似于扁平苔藓，与硬化萎缩性苔藓不同，扁平苔藓常伴瘙痒。可采用皮肤活检鉴别这些疾病。

3. 花斑癣　花斑癣表现为色素减退性斑疹和斑片，主要位于躯干和上肢近端。常有明显的细小鳞屑，氢氧化钾涂片将显示存在真菌成分，无皮肤萎缩和硬化。

4. 皮肤T细胞淋巴瘤　与硬化萎缩性苔藓一样，蕈样肉芽肿的斑片期皮损可能表现为细卷烟纸样皱纹样表皮萎缩。蕈样肉芽肿的皮损常为红斑，与湿疹性皮炎相似。

（三）治疗方法

1. 外用药物治疗　糖皮质激素是临床上治疗硬化萎缩性苔藓的首选药物，但尚无随机对照试验证实哪一种糖皮质激素最有效或哪一种制剂疗效最好。近10年来，0.05%丙酸氯倍他索软膏是治疗外阴硬化萎缩性苔藓的主要糖皮质激素，疗程通常为2~12周。此外，外用钙调磷酸酶抑制剂，如他克莫司软膏、吡美莫司软膏是治疗外阴硬化萎缩性苔藓的新手段，与糖皮质激素相比，其主要优点是不引起皮肤萎缩，但尚需扩大临床试验样本，进一步观察其有效性和安全性。

2. 光疗　光疗改善硬化萎缩性苔藓的机制尚不清楚，但可能涉及因素如刺激基质金属蛋白酶和消耗促炎性细胞因子。最大型的研究纳入10例患者，采用能量密度为20J/cm^{2}的紫外线A1（UVA1）照射40次（每周4次）。所有患者出现皮损软化和色素沉着改善。此外，少数病例报告证实，窄谱紫外线B（NB-UVB）治疗后疾病的严重程度明显改善。光疗的不良反应包括皮肤烧灼感或起疱，并且可能增加过早皮肤老化和皮肤恶性肿瘤的风险。

3. 激光治疗　点阵激光可用于硬化萎缩性苔藓的治疗，多项研究表明CO$_2$点阵激光或Er:YAG点阵激光治疗硬化萎缩性苔藓快速显效，达到了侵入性治疗的效果，不良反应少，可成为一种可选择的微创治疗方法。但目前的研究

较少，需要大样本随机对照研究进一步验证，并制订激光技术规范、适应证、疗效评价标准等。此外，经过培训的专业人员进行激光治疗可减少并发症的发生。

4. 光动力治疗　光动力疗法治疗硬化萎缩性苔藓的机制尚不明确，可能与诱导炎症细胞凋亡和调节局部免疫状态，刺激成纤维细胞活性并合成Ⅰ、Ⅲ型胶原，增加皮肤弹性相关。越来越多的研究证实光动力疗法能明显缓解外阴瘙痒、疼痛等不适症状。有效率达92.31%，疗效可维持≥3个月，治疗3~6个月后疗效可能降低。不仅能高效地改善顽固性硬化萎缩性苔藓的临床症状，还有美容效果及预防继发癌变的作用。目前光动力疗法治疗硬化萎缩性苔藓安全高效已成共识，但对于用药浓度、疗程、治疗参数等仍无推荐标准。

5. 手术治疗　成人女性患者外阴硬化萎缩性苔藓除恶性变及有炎症性后遗症者外，一般不考虑手术治疗，手术用于治疗外用糖皮质激素难以改善的继发于硬化萎缩性苔藓的儿童包茎。男性外生殖器硬化萎缩性苔藓患者手术主要用于改善外用糖皮质激素无法缓解的包茎或尿道狭窄。

（四）治疗经验

1. CO$_2$点阵激光治疗操作技巧及合适参数设置　常用于硬化萎缩性苔藓治疗的点阵激光有CO$_2$点阵激光（波长10 600nm）和Er:YAG点阵激光（波长2 940nm），两者的波长均处于水吸收的范围，但后者对水的亲和力是前者的10~15倍，因此Er:YAG点阵激光穿透浅，为微剥脱性激光，CO$_2$激光穿透深，为剥脱性激光。笔者采取CO$_2$点阵激光治疗取得了较好的疗效。超脉冲CO$_2$激光点阵模式（密度5%，能量10~25mJ），采用方形光斑盖章式扫描，直至覆盖皮损全部，一般只需扫描一次即可，外阴及黏膜部可选择10.0~17.5mJ能量，躯干及四肢可选择较高能量20~25mJ。具体操作步骤：对拟治疗的皮损区进行表面麻醉，选择复方利多卡因乳膏封包1小时，皮肤表面常规消毒后，采用CO$_2$激光点阵模式进行照射（照射范围可适当覆盖皮损周围部分正常皮肤），每4周治疗1次，

连续治疗 6 个月，以 3 个月为 1 个疗程，观察疗效。

2. 光动力疗法操作技巧及合适参数设置 光动力疗法的原理主要是光敏剂选择性聚集于病变细胞，再应用特定波长的光源照射病损区域，诱发病损组织细胞中的光敏剂产生一系列光化学反应，产生细胞毒性活性氧，选择性地破坏受损组织，以达到治疗目的，同时保持正常皮肤完好无损。光动力疗法笔者选择的光敏剂为 5- 氨基酮戊酸（ALA）。将新鲜配制的浓度为 20% ALA 药液外敷于病损及其周围 1cm 处 3～4 小时后，应用光动力治疗仪对病变部位进行照射（红光 635nm），设定照射功率为 30～90mW/cm^2，照射时间为 20 分钟，治疗频率为 2 周 1 次，共 6 次。此方法对瘙痒的改善起效快，维持时间久，然而瘙痒缓解不能作为治疗结束的判断终点，治疗期间应提醒患者坚持足够疗程，不要擅自提前结束治疗；另外，术后常有局部红肿，术前需与患者充分沟通，提供处理方案，做好心理安抚，以减轻患者面对不良反应的恐慌感，提高就诊依从性。

3. 术后护理要点 点阵激光治疗术后会出现灼热、肿胀，甚至点状出血，所以可在封包层外持续冷敷，这对于减轻术后不良反应尤为重要。一般术后若无出血外，可不使用抗生素软膏，若创伤较大伴有出血可外用抗生素软膏，每天 2 次，连续使用 2 天来预防局部感染。

光动力疗法治疗后可能会出现局部红肿热痛的不适感，可酌情考虑适当冷敷或外用糖皮质激素软膏改善症状。

（五）病例展示

病例1 患者男性，25 岁，左面部色素减退斑伴质地变硬病史 3 年余。3 年余前无明显诱因自觉左面部皮肤变硬，后逐渐出现色素减退斑，偶有瘙痒，外用卤米松乳膏 3 个月皮肤质地好转，但色素减退斑无明显好转（图 16-2-3）。

【病情分析】①该患者面部硬化萎缩性苔藓在使用糖皮质激素乳膏后质地有所好转，但白斑无变化，此种色素减退斑治疗较为棘手；②患者改善需求迫切，因此可尝试点阵激光治疗；③点阵激光首选 CO_2 点阵激光，因其穿透深度足够深，可到达真皮层，因此对于改善真皮胶原以及促进表皮更新均有作用。

【治疗方案】CO_2 点阵激光，deep 模式，波长 10 600nm，能量密度 22.5mJ/cm^2，1 遍。

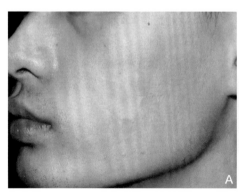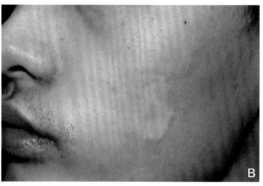

图 16-2-3 面部硬化萎缩性苔藓 CO_2 点阵激光治疗前后
A. 治疗前；B. CO_2 点阵激光治疗 1 次后。

病例2 患者女性，45 岁，外阴白斑伴瘙痒及质地变硬病史 3 年。曾外用糖皮质激素软膏治疗 3 个月效不佳（图 16-2-4）。

【病情分析】①该患者为外阴硬化萎缩性苔藓，除质地硬化外，尚伴有色素减退斑，患者自觉瘙痒明显；②患者经常规治疗后效不佳，治疗需求迫切，可考虑采用光动力疗法；③光动力疗法治疗 3 次后，患者瘙痒症状明显缓解，白斑逐渐复色，质地变软。

【治疗方案】20% 5-ALA 封包患处 3～4 小时后，光动力治疗仪（红光 635nm）照射 20 分钟，功率为 30～90mW/cm^2。

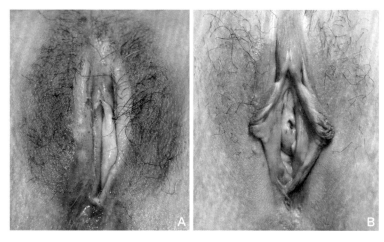

图 16-2-4　外阴硬化萎缩性苔藓光动力疗法治疗前后

A. 治疗前；B. 光动力治疗 3 次后。

（六）标准化治疗流程

标准化治疗流程详见图 16-2-5。

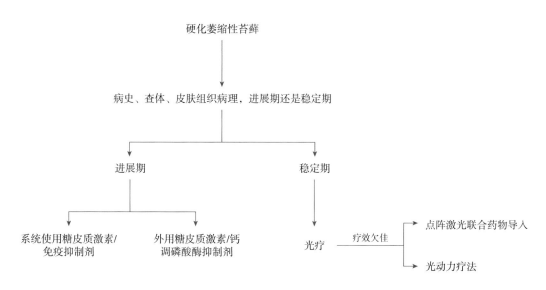

图 16-2-5　硬化萎缩性苔藓标准化治疗流程

第三节　伴色素减少的损容性皮肤病

一、无色素痣

无色素痣（nevus depigmentosus，ND）是一种临床少见的先天性、非进行性的色素减退性皮肤病，表现为大小不一的苍白色局限性色素减退斑，白斑光滑且无炎症表现。多数患者出生时或出生后不久即出现症状。

（一）发病机制与临床表现

无色素痣的发病机制尚不明确，可能与胎儿期黑色素细胞发育缺陷或黑色素小体从黑色素细胞向角质形成细胞转移过程中存在某种异常有关。

本病好发于躯干、下腹和四肢近端，也可累及面颈部。白斑通常沿神经节段分布，四肢的白斑一般呈带状或条状，躯干部可呈方形。白斑的边缘一般模糊且不规则，有时可呈锯齿状、卵石状、羽毛状或泼溅状，周围无色素增殖晕，可累及白斑区内毛发，使其颜色变浅。该损害会随着患者身体发育而成比例扩大，且白斑区内色素不会再生，故不能自然消失，持续伴随终身。根据白斑数量和累及皮肤面积与位置不同，无色素痣可分为孤立型、节段型和旋涡状型。①孤立型：单发白斑，呈圆形或卵圆形，一般孤立发生于身体一些部位；②节段型：皮损按照皮节分布，累及一个或多个皮节，少数也可以沿 Blaschko 线呈 S 形分布；③旋涡状型：白斑累及整个单侧肢体，形状奇异，呈旋涡状、条纹状。临床多见孤立型与节段型，极少见旋涡状型（图 16-3-1）。

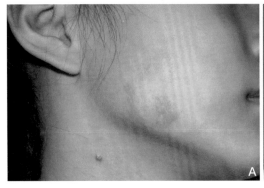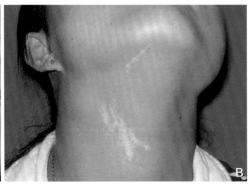

图 16-3-1　无色素痣的临床表现
A. 右面部无色素痣；B. 颈部无色素痣。

（二）诊断与鉴别诊断

目前最公认的诊断标准是由 Coupe 等于1976 年提出的 5 条标准：色素减退斑发生于生时或生后不久；在皮疹泛发的病例色素减退斑是单侧分布；在患者的一生中，色素减退斑的分布部位一般不会改变；在受累区内，白斑的皮疹形态和外观不会改变；在色素减退斑的周围没有色素沉着带。也可根据三维皮肤 CT、负压吸疱表皮黑色素细胞培养等实验室方法进行诊断。

本病的鉴别诊断要区分于以下几种疾病。

1. 白癜风　白癜风与无色素痣均表现为色素减退斑，但白癜风为获得性疾病，从婴儿期到老年期均可发病，以青少年居多，而无色素痣多于 3 岁前发病；对于皮损颜色而言，白癜风的皮疹为瓷白色，而无色素痣为不完全白斑。白癜风的病情一般多为进行性变化，可发展也可消退，常伴随皮疹边缘反应性色素沉着带。白癜风表皮基底层的黑色素细胞数量和黑色素小体数量是明显减少甚至消失的。对于皮损分布而言，白癜风多位为双侧对称分布，而无色素痣多为单侧分布，且两者可同时发生于同一患者。

2. 结节性硬化症　结节性硬化症的树叶状白斑同样于出生时或出生后不久发生，故易与无色素痣混淆。但是结节性硬化症常伴发其他皮肤症状，如皮脂腺腺瘤、甲周纤维瘤等。此外，还有包括智力低下、顽固性癫痫等神经系统症状。在结节性硬化症患者的黑色素细胞内，黑色素小体的数量和黑色素化明显减少，形态也有变化。

3. 伊藤色素减少症　好发于出生时或出生后 1 年内，表现为旋涡状或泼溅样色素减退斑伴多系统异常，包括神经、肌肉、骨骼、眼部异常。伊藤色素减少症在早期病情不稳定，皮疹可扩散，有些患者的白斑也可自行消退。伊藤色素减少症的致病机制与白癜风类似，表现为表皮黑色素细胞的减少。

4. 斑驳病　斑驳病是一种常染色体显性遗传病，临床表现为出生后额部即出现跨越发际线的三角形或钻石形的白色毛发或白色斑片，白斑亦可累及躯干和四肢。还有一特征是白斑部位或正常皮肤部位可见色素过度沉着斑片，部分白斑中央可见岛屿状色素沉着，可依此与无色素痣鉴别。

5. 贫血痣 贫血痣为一局限性皮肤浅色斑，是皮疹区血管组织发育缺陷所致。摩擦患部时，浅色斑本身不发红，周围皮肤却发红充血，使白斑更趋明显；若用玻片压迫，周围皮肤充血退去，色素减退斑与周围正常皮肤无明显差别。

（三）治疗方法

无色素痣作为一种良性病变，一般不需要治疗，只需定期随访观察皮损变化情况即可。但如果患者出于美观需求或其他原因希望进行治疗，可由患者选择与自身皮肤颜色接近的遮瑕霜等化妆品暂时遮盖皮损区域，或者在白斑区域进行皮肤色素文刺，使其与周围皮肤颜色皮肤更加相近，此外，自体表皮移植也是有效的治疗方法。

二、伊藤色素减少症

伊藤色素减少症（hypomelanosis of Ito，HI）是一种少见的累及多个系统的神经皮肤综合征，主要表现为皮肤损害和其他系统异常，包括中枢神经系统和肌肉骨骼系统等。大多数患者在出生时或出生后 1 年内出现色素减退斑。

（一）发病机制与临床表现

伊藤色素减少症的发病机制尚不明确，可能由常染色体形成染色体嵌合体或 X 染色体平衡易位导致。此病多发于女婴。

大多数患者在出生时或出生后 1 年内出现色素减退斑，呈特殊的旋涡状、条纹状、泼溅状，可单侧或双侧分布，双侧而不对称分布最多见，日晒后皮损加重（图 16-3-2）。除皮肤损伤外，此病还可导致多系统受累，约 90% 的患者累及神经系统，会出现智力低下、孤独症、癫痫等并发症。约 70% 的患者有肌肉骨骼异常，包括脊柱侧凸、胸壁畸形、手指畸形等。约 20% 的患者会出现其他皮损症状，如脱发、咖啡斑、鱼鳞病等。此外，眼睛、牙齿、心血管、泌尿生殖器、内分泌系统均可受累。同时该病也有伴发肿瘤的情况，如神经母细胞瘤、视网膜母细胞瘤、畸胎瘤等。

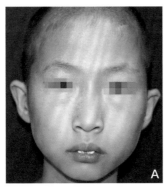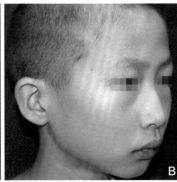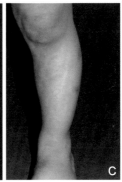

图 16-3-2　伊藤色素减少症的临床表现
A. 面部色素减退斑；B. 右面部色素减退斑；C. 左下肢色素减退斑。

（二）诊断与鉴别诊断

临床上对伊藤色素减少症的诊断条件分为三种。必备条件：先天性或早期获得性非遗传性线状或斑状色素减退斑，累及 2 个体节以上；主要症状：一种或多种神经系统异常，一种或多种肌肉骨骼系统异常；次要症状：两种以上非神经、肌肉骨骼系统先天性畸形，染色体异常。在诊断中，必备条件加一条以上的主要症状或两条以上的次要症状可诊断为伊藤色素减少症；必备条件加一条次要症状可疑似为本病。可以使用四肢 X 线检查和脑电图检查等手段辅助检查。

本病的鉴别诊断要区别于以下几种疾病。

1. 白癜风 白癜风以青少年多见并少有伴发症状，伊藤色素减少症多见于婴儿，且常伴发神经系统和肌肉骨骼系统的异常，由此可分辨两种疾病。白癜风皮损好发于易受光照或摩擦部位，如面、颈、腰腹、手背等。

2. 斑驳病 是一种常染色体显性遗传病，

表现为身体任何部位非对称性白斑，中央岛屿状色素过度沉着，可通过基因检测鉴别两病。

3. **贫血痣** 贫血痣一般无扩散趋势，用力摩擦白斑处，周围正常皮肤发红而患处局部皮肤不发红。

4. **无色素痣** 无色素痣患者只会出现色素减退的白斑，并不会伴发其他系统损害，两者可进行一段时间随访观察后进行诊断或通过 X 线和脑电波检查鉴别。

（三）治疗方法

伊藤色素减少症作为一种良性色素减少性皮肤病，一般不需要治疗。若患者有美观需求希望进行治疗，可采用遮盖疗法或考虑自体表皮移植、自体表皮细胞或毛囊细胞悬液移植等治疗方法，可达到不同程度的复色。

三、特发性点状白斑

特发性点状白斑（idiopatnie guttat leucoderma）是一种独特的色素异常性疾病，表现为散在分布的形状不规则的瓷白色白斑。各个年龄段人群均有患病情况，发病率随年龄增长而升高。

（一）发病机制与临床表现

目前特发性点状白斑的病因不明，但已被认定为是一种常见的独特的不同于白癜风的皮肤病。根据组织病理学检查，发现仅在白斑处可见表皮基底层细胞的色素颗粒有明显减少或缺如。多巴染色切片显示黑色素细胞数量正常，但多巴氧化酶的活性降低或缺如。

特发性点状白斑是一种瓷白色的白斑，与周围皮肤界限分明。呈圆形或有角的不整形。一般以黄豆大小的最多，小的仅针头大，最大的直径不超过 1cm，表面光滑，无鳞屑。分布部位以胸、背部为最多，依次为四肢、腰、腹及颈部。数目以 1~10 个者最多，最少仅 1 个或数个，最多可达数十个（图 16-3-3）。

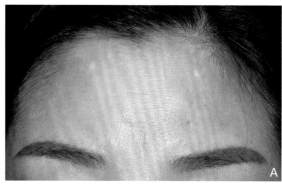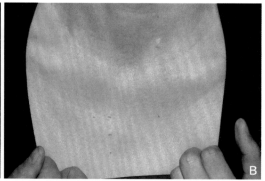

图 16-3-3　特发性点状白斑的临床表现
A. 面部色素减退斑；B. 前胸色素减退斑。

（二）诊断与鉴别诊断

本病应与白癜风、炎症后色素减退、先天性色素异常性疾病、老年性白斑、特发性滴状色素减少症及花斑癣等相鉴别。

1. **炎症后色素减退** 是继发于表皮炎症后获得性部分或全部色素减退，慢性苔藓样糠疹、线状苔藓、异位性皮炎、银屑病等疾病原发皮损消退后易发现色素减退斑，表皮物理治疗（如冷冻、激光）后，也可以继发色素减退斑。但该类疾病常有明显的炎症过程，色素减退斑与原发皮损的大小、形态及分布一致。多数炎症后色素减退斑在炎症消退后数周或数月内可以得到改善。在病理上无特征性表现，一般可见表皮色素减少，真皮浅层噬黑色素细胞及不同程度的浅表淋巴细胞浸润。

2. **遗传性对称性色素异常症** 临床表现为对称性散布于四肢末端及手足背的雀斑样色素沉着及色素减退斑。该病为常染色体显性遗传病，家族中通常有多个人同时患病。

3. **白癜风** 白癜风是可发生于任何年龄、

任何部位、颜色为乳白色的白斑，一般较大，白斑周围可有红晕或色素增加，有的白斑内还可见岛屿状色素斑。而特发性点状白斑一般以黄豆大者最多见，最大的直径也不超过1cm，大小比较一致，界限明显，颜色为瓷白色，周围无红晕及色素增加。两种白斑发生在同一部位时，可形成"白中有白"的特殊现象。

（三）治疗方法

1. 非剥脱性点阵激光联合长脉宽1 064nm Nd:YAG激光治疗　根据局灶性光热作用原理，点阵激光可在皮肤上产生一系列柱形结构的微小热损伤区，称为微热损伤带（microscopic thermal zone，MTZ），这些MTZ被未治疗处理的组织所包围，随着周围组织表皮细胞的移行重新群体化这个新组织，结果导致整体黑色素增加。同时点阵激光造成的这种热损伤启动机体程序化的创伤愈合过程，继而引起一连串的皮肤生化反应，促进局部的毛细血管增生，增加了对真皮乳头层的血供，也同样促成了黑色素细胞的生成。长脉宽1 064nm Nd:YAG激光可刺激位于沿毛干周围处于休眠状态的黑色素细胞活化，高能量能够破坏黑色素细胞的能力，低能量密度、脉宽长则能够深入渗透到毛囊刺激黑色素细胞而不造成伤害。

2. 补骨脂素外用制剂　补骨脂素是由中药补骨脂豆科植物的种子提取出来的补骨脂素和异补骨脂素的混合物，属于呋喃香豆精化合物。将补骨脂素与羊毛脂、甘油、尿素及凡士林等混合制成霜剂涂抹于皮肤，擦药后日光晒10~15分钟。其中尿素具有抗菌和增强角质层的水合作用，促进吸收。日光照射需控制温度，避免尿素分解释放出氨产生毒性。

目前认为特发性点状白斑一般较小，数目也不多，不影响健康，可不必采用积极治疗。若担心影响外貌或其他方面可采取相应合理治疗手段。当前有关特发性白斑的研究较少，未来一定会出现更多更合理有效的治疗方法。

四、放射性皮炎

放射性皮炎（radiodermatitis）是由放射线（主要是β和γ射线及X线）照射引起的皮肤黏膜炎症性损害，主要见于接受放射治疗的患者及从事放射工作而防护不严者。皮肤科较常见的是接受放射治疗的患者或者经同位素敷贴治疗的患者，常伴发有色素减退斑，会不同程度影响患者容貌和生活质量。

（一）发病机制与临床表现

放射性皮炎的发病机制涉及多种因素，包括细胞生物学、分子生物学、基因表达和生长因子改变等方面。通常认为射线或电离辐射产生的自由基和活性氧可损伤基底层细胞阻止基底层细胞不断分裂增殖及表层迁移、角化从而引发放射性皮肤损伤。放射线也可引起多种凋亡基因的高表达，从而使血管内皮细胞凋亡率显著升高，其中 TP53、BAX 和 BCL2 与细胞凋亡过程关系最密切。多种生长因子在溃疡的修复过程中发挥重要作用，如表皮生长因子（EGF）、血管内皮生长因子（VEGF）和碱性成纤维细胞生长因子（bFGF），能够启动并促进创面愈合。

放射性皮炎分为急性放射性皮炎和慢性放射性皮炎。急性放射性皮炎通常在首次放疗或辐射暴露后数天内发生，皮肤改变可在数小时内出现。轻症表现为灼热、瘙痒、疼痛、色素沉着、色素减退、干性或湿性脱皮、红斑，重则出现水肿、溃疡、出血、坏死、局部感染等。慢性放射性皮炎出现在首次放疗或辐射暴露后数月至数年后，主要表现为皮肤萎缩、色素沉着、色素减退、硬结性水肿、迟发性溃疡、增厚、纤维化等（图16-3-4）。

（二）诊断与鉴别诊断

根据放射治疗肿瘤组织（Radiation Therapy Oncology Group，RTOC）分级系统，急性放射性皮炎可分为5级。0级：基本无变化；Ⅰ级：轻微的滤泡样红斑，毛发脱落，干性脱皮，出汗减少；Ⅱ级：鲜红色红斑、疼痛，斑点样湿性脱皮，中度水肿；Ⅲ级：除皮肤皱褶处外的融合性湿性脱皮，凹陷性水肿；Ⅳ级：溃疡、出血、坏死。伴有色素减退斑的需要与白癜风等鉴别。

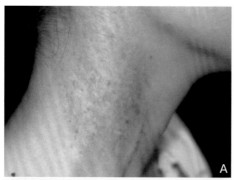

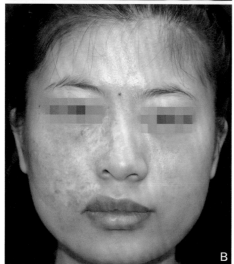

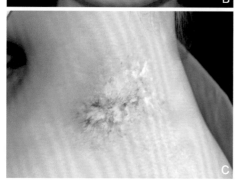

图 16-3-4　放射性皮炎的临床表现
A. 右颈部；B. 面部；C. 左颈部。

（三）治疗方法

目前已有的治疗方法多种多样，涉及物理治疗、药物防治等多个方面，医师应根据患者自身情况，结合照射部位、基础疾病、生活质量和遗传性疾病等方面，采用更适合患者的治疗方法。

1. **外用敷料治疗**　三乙醇胺乳膏是低渗的水包油型乳剂，可促进皮肤创伤愈合过程，减轻放射性皮炎症状。三乙醇胺乳膏还具有良好的水合作用，水分能转移至皮肤表层缓解皮肤干燥，还可起清洁和引流双重作用，加快渗出物排出，促进受损细胞再生修复，增加胶原的合成。此外，硅酮凝胶敷料、银离子敷料/软膏、外用糖皮质激素（如 0.1% 糠酸莫米松乳膏或 0.1% 丁酸氢化可的松乳膏）也具有一定的防护作用。

2. **中药治疗**　紫草油（香油浸泡紫草所形成的液体成分）具有抗感染、收敛止血、减少创面渗出、促进坏死组织脱落、促进上皮组织生长以及减轻瘢痕组织增生等作用。外用治疗时刺激性小，换药时与伤口不粘连，临床广泛应用于慢性难治性溃疡、烧伤等，疗效显著。

3. **物理治疗**　当溃疡经久不愈时，可考虑物理和手术治疗。激光治疗放射性皮炎的主要机制是使局部毛细血管扩张、通透性增加，促进血液循环加快伤口成纤维细胞的增殖，促进上皮细胞和毛细血管的再生，增强细胞免疫功能与机体的免疫能力，提高局部组织的代谢率，加快受损组织的愈合。手术治疗的手段是切除溃疡及周围病变组织并应用整复外科方法进行创面修复。

（四）治疗经验

点阵激光联合前列腺素类药物导入治疗操作技巧及合适能量参数：笔者采取 CO_2 点阵激光联合贝美前列素滴眼液导入治疗放射性皮炎的色素减退斑取得了一定的疗效。使用超脉冲 CO_2 激光点阵模式（密度 5%，能量 15~22.5mJ），采用方形光斑盖章式扫描，直至覆盖色素减退斑全部，一般只需扫描一次即可，面颈部可选择 15mJ 能量，躯干及四肢可选择较高能量 20.0~22.5mJ。具体操作步骤：首先对拟治疗的色素减退斑区域进行表面麻醉，选择复方利多卡因乳膏封包 1 小时，皮肤表面常规消毒后，采用 CO_2 激光点阵模式进行照射治疗（照射范围可适当覆盖周围部分正常皮肤），激光治疗后取贝美前列素滴眼液浸湿纱布后保鲜膜封包治疗 4 小时后拆封。每 2 周治疗 1 次，连续治疗 6 个月，以 3 个月为 1 个疗程。术后护理同前。

（五）病例展示

患儿男性，6 岁，面部色素沉着伴色素减退斑病史 3 余年。3 年前因面部血管瘤于外院行同位素敷贴治疗后逐渐出现色素沉着伴色素减退斑，遇热局部出现红斑，无明显不适（图 16-3-5）。

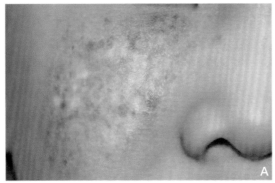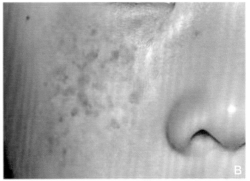

图 16-3-5　面部放射性皮炎 CO_2 点阵激光联合药物导入治疗前后
A. 治疗前；B. CO_2 点阵激光联合贝美前列素滴眼液治疗 3 次后。

【病情分析】①该患儿为面部血管瘤放射治疗后遗留的放射性皮炎，表现为色素沉着伴色素减退斑；②此种疾病治疗棘手，既要考虑淡化色素沉着斑，又要促使色素减退斑复色，治疗上存在矛盾性；③色素减退斑可尝试点阵激光联合前列腺类药物导入治疗，可有效促进色素恢复，待白斑复色后可再考虑治疗色素沉着斑。

【治疗方案】CO_2 点阵激光，deep 模式，能量密度 $20mJ/cm^2$，密度 5%，贝美前列素滴眼液封包 4 小时，次日始每天外用贝美前列素滴眼液 2 次。

（坚　哲）

参考文献

[1] LIN Y, DING Y C, WU Y, et al. The underestimated role of mitochondria in vitiligo: from oxidative stress to inflammation and cell death[J]. Exp Dermatol, 2024, 33(1): e14856.

[2] POST N F, GINSKI G, PETERS R, et al. Trained immunity in the pathogenesis of vitiligo[J]. Pigment Cell Melanoma Res, 2023, 36(5): 348-354.

[3] DIOTALLEVI F, GIOACCHINI H, DE SIMONI E, et al. Vitiligo, from pathogenesis to therapeutic advances: state of the art[J]. Int J Mol Sci, 2023, 24(5): 4910.

[4] CUNNINGHAM K N, ROSMARIN D. Vitiligo treatments: review of current therapeutic modalities and JAK inhibitors[J]. Am J Clin Dermatol, 2023, 24(2): 165-186.

[5] NIMKAR P, WANJARI A. Vitiligo and the role of newer therapeutic modalities[J]. Cureus, 2022, 14(11): e31022.

[6] DE LUCA D A, PAPARA C, VOROBYEV A, et al. Lichen sclerosus: the 2023 update[J]. Front Med, 2023, 10: 1106318.

[7] OYAMA N, HASEGAWA M. Lichen sclerosus: a current landscape of autoimmune and genetic interplay[J]. Diagnostics, 2022, 12(12): 3070.

[8] MARNACH M L, CASEY P M. Laser therapy for recalcitrant vulvar lichen sclerosus: a review of the literature[J]. Clin Obstet Gynecol, 2022, 65(4): 768-774.

[9] ALTALHAB S. Modalities of treatment for nevus depigmentosus: review of the literature[J]. J Dermatolog Treat, 2023, 34(1): 2258241.

[10] KANSAL N K. Nevus depigmentosus: an update[J]. Skinmed, 2019, 29, 17(2): 100-104.

[11] LIN M H, CHOU P C, LEE I C, et al. Inherited reticulate pigmentary disorders[J]. Genes, 2023,14(6): 1300.

[12] BUCH J, PATIL A, KROUMPOUZOS G, et al. Idiopathic guttate hypomelanosis: presentation and management[J]. J Cosmet Laser Ther, 2021, 23(1/2): 8-15.

[13] EUN S H, KWON H S, JU H J, et al. Low-fluence fractional CO_2 laser in the treatment of idiopathic guttate hypomelanosis: a pilot study[J]. Br J Dermatol, 2020, 182(2): 485-486.

[14] OSTADI A, ARAB-ZOZANI M, ZAREI E, et al. Therapeutic effect of turmeric on radiodermatitis: a systematic review[J]. Physiol Rep, 2023, 11(5): e15624.

[15] LAUBACH H J, ROBIJNS J. Laser and light therapy for treatment of radiation dermatitis[J]. Hautarzt, 2018, 69(1): 5-9.

第十七章

色素增加性损容性皮肤病

色素增加性损容性皮肤病是一类由于各种原因引起的皮肤色素增多为特征的皮肤病，按照色素分布的深度可将其分为表皮色素增加性皮肤病、真表皮交界色素增加性皮肤病以及真皮色素增加性皮肤病。

本章将介绍不同种类色素增加性皮肤病的发病机制、临床表现、鉴别诊断，并结合研究进展及笔者临床经验，总结出更全面的治疗方法。

第一节　表皮色素增加性皮肤病

一、雀斑

雀斑（ephelides，freckles）是面部常见的色素增加性皮肤病，典型的临床表现是位于光暴露部位的、直径一至数毫米大小的边界清楚的褐色斑，儿童期即可发病，可持续终身。

（一）发病机制与临床表现

雀斑的发病源于内因（如遗传）和外因（如光照）的共同作用，使得表皮黑色素细胞活动亢进，最终导致黑色素在表皮中积聚。遗传学方面，研究人员通过家系的连锁分析以及全基因组关联研究等，揭示出 *MC1R*、*OCA2*、*ASIP*、*TYR* 等基因与雀斑的发病相关。环境中的紫外线可增加酪氨酸酶的活性，导致黑色素合成增多，并在表皮层中堆积，最终表现为肉眼可见的色斑。

雀斑多见于肤色较浅且干性皮肤的个体，通常具有家族遗传性，女性多见。雀斑一般在学龄期发病，随着年龄的增长而逐渐增多，中年后可

逐渐减轻，妊娠期可能加重。皮损形态呈点状、圆形、卵圆形或不规则形，针尖至粟粒大小或更大，颜色从淡褐色至深褐色不等，少则数个，多可数百，密集分布但互不融合；皮损主要分布于光暴露部位，尤其是面部，其中鼻部和面颊最为常见，严重者可累及上下唇、上眼睑和前额部，手背、前臂、颈部及肩部则较为少见（图 17-1-1）。

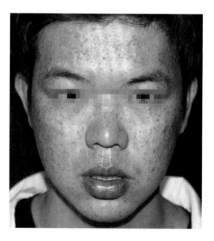

图 17-1-1　雀斑的临床表现

雀斑的皮疹具有夏重冬轻的特点。在病理上，雀斑表现为表皮基底层色素增加，黑色素细胞数量正常，但细胞体积变大，树突增多变长。

（二）诊断与鉴别诊断

1. **雀斑样痣** 又称黑子，可出现在皮肤的任何部位，其颜色较深，分布相对稀疏，日晒后色泽通常不加深，数目亦不会增多。组织病理学表现为基底层黑色素细胞数量增多，表皮内黑色素增加，真皮乳头及表皮突延长，真皮上部可见噬黑色素细胞。

2. **脂溢性角化病** 是中老年人常见的一种良性表皮增生性肿瘤，其发生可能与日晒、长期慢性炎症刺激等因素有关。皮损表现为界限清楚的淡黄色或浅褐色的扁平丘疹、斑片，好发于面部、手背、胸背部，分布无规则，侧面部发病较面中部稍多。

3. **颧部褐青色痣** 典型皮损呈对称分布于颧部的圆形、椭圆形或不规则形的黑灰色斑点，好发于 25～45 岁人群，女性多见，皮损数目各异，多为 10～20 个。在病理上，主要表现为真皮层上部散在的黑色素细胞，胞内富含黑色素小体。

4. **色素沉着斑** 色素沉着斑通常是由局部的物理因素刺激导致，皮损呈淡褐色、紫褐色至黑色的斑片，一般会在数周或数月自行消退。皮肤病理表现为真皮上部和血管周围黑色素颗粒增多。

5. **着色性干皮病** 是一种常染色体显性遗传病，通常在 6 个月至 3 岁发病，早期着色性干皮病可表现为雀斑样的黑褐色色素斑疹，深浅不一、分布不均，可相互融合形成大的不规则色素沉着斑，部分可有点状色素减退、毛细血管扩张。早期病理表现不典型，可有角化过度、基底层色素增加，而黑色素细胞正常或增多。

（三）治疗方法

目前，常见的雀斑治疗方法包括光电治疗、化学剥脱、药物治疗等，其中光电治疗在临床应用最为广泛。通常颜色较深的雀斑治疗效果较好，而颜色较浅的雀斑治疗相对困难。雀斑易复发，在日常生活中应注意防晒。防治结合，可以取得更满意的临床疗效，必要时可重复治疗以巩固效果。

1. **光电治疗** 通常选用倍频 Q 开关 1 064nm 激光、Q 开关 694nm 激光、Q 开关 755nm 激光、强脉冲光等治疗。由于雀斑是一种表皮色素性疾病，激光治疗的靶基是黑色素。Q 开关激光治疗雀斑是基于选择性光热作用的原理，采用黑色素颗粒优势吸收波长，脉宽小于或等于靶基热弛豫时间，可使色素颗粒瞬间爆破，同时不损伤附近的组织，从而减少形成色素异常或瘢痕等不良反应的可能。

（1）Q 开关 532nm 激光：黑色素对 532nm 波长的激光吸收率高，色素颗粒的爆破力强，对雀斑效果较好，但容易造成色素减退或色素沉着。Sayed 等研究发现，临床采用 Q 开关 532nm 激光，2～3mm 光斑模式下治疗雀斑效果明确，但色素沉着的发生率可高达 13%，其中深肤色人群尤甚。陈小燕等采用 Q 开关 532nm 激光治疗雀斑 1 个月后，色素沉着发生率约为 5.62%，当患者合并黄褐斑时，色素沉着发生率可高达 16%。因此，Q 开关 532nm 激光适合用于肤色较浅，无皮肤敏感或黄褐斑的患者。

（2）Q 开关 755nm 激光：该激光可在非常短的脉冲内产生高强度光束，通过光热解作用来破坏黑色素，能有效治疗表皮色素性皮损。Huu 等使用 755nm Q 开关激光治疗 30 例雀斑患者，能量密度 5.0～6.0J/cm^2，光斑直径为 3mm。共治疗 2 次，间隔 4 周。结果显示所有患者的皮疹颜色均得到改善，63.3% 的患者显著改善，26.7% 的患者有部分改善，6.7% 的患者出现色素沉着。因此，755nm Q 开关激光疗效显著，且色素沉着风险较低，肤色较深或为敏感皮肤的雀斑患者可作为治疗首选。

（3）Q 开关 694nm 激光：694nm 和 Q 开关 755nm 激光在治疗雀斑方面的原理类似，由于这两种波长相较于 532nm 对黑色素吸收较弱，不会产生过强的热损伤，因此更适用于肤色较深或合并敏感皮肤的患者。

（4）强脉冲光：强脉冲光发出的是波长范围为 500～1 200nm 的宽谱强脉冲光，脉宽为毫秒级，其治疗雀斑的原理是通过作用于色素较多的表皮细胞产生光热作用，当达到细胞坏死的临界温度（约 60℃）时，坏死的细胞一部分在皮肤表面形成痂皮，而另一部分经巨噬细胞吞噬代谢，从而达到治疗效果。强脉冲光照射时，颜色较深的色斑效果通常更佳。由于能量密度较低，术后水疱、色素沉着等不良反应发生率低，安全性较高。然而，使用强脉冲光治疗雀斑时，能量可被其他组织如血红蛋白等竞争性吸收，因此一次治疗效果可能不如 Q 开关激光，导致雀斑的一次清除率低，治疗周期较长。

（5）皮秒激光：目前较常用的波长为 755nm 和 532nm。由于皮秒的脉宽更短，能够产生更强的色素爆破，因此建议当 Q 开关激光效果欠佳时可尝试选择皮秒激光治疗。

2. 其他治疗　外用药物也是治疗雀斑的方法之一，常用的有 3% 氢醌霜、0.05% 维 A 酸乳膏和维生素 E 乳膏等。传统的物理治疗方法有冷冻、磨削、火针、电灼烧、化学剥脱和 CO_2 激光等，这些治疗方法均是非选择性破坏作用，对医师的技术水平要求较高，同时不良反应也较多。

（四）治疗经验

1. 选择强脉冲光还是 Q 开关激光　治疗方式的选择，需要考虑多种因素：①患者雀斑数目的多少、大小、颜色和分布，以及患者肤色 Fitzpatrick 的具体分型；②是否存在皮肤敏感，近期皮肤敏感是加重还是稳定；③是否合并其他皮肤疾病，如黄褐斑、痤疮等，是否同时需要治疗；④术后反应及恢复周期是否能够被接受；⑤治疗需求是否追求快速起效，经济费用是否可以承担。

仅治疗雀斑、无其他治疗需求，或追求更高疗效的患者，尤其是皮疹数量较少、颜色较浅的患者，建议首选 Q 开关激光，其对色素的靶向性更好，疗效显著，治疗周期也较短。强脉冲光适用于皮疹数目较多、病变部位和周围皮肤色差较大，或合并其他治疗需求、不接受较重反应且没有快速治疗需求的患者。此外，强脉冲光和 Q 开关激光可以联合治疗，如全面部强脉冲光治疗后，眼周等区域采用 Q 开关激光治疗，或在进行 1 次或数次强脉冲光治疗后，若皮疹颜色变淡，预测继续进行强脉冲光效果不佳的情况下，可以选择 Q 开关激光治疗，以达到更好的疗效。

2. Q 开关激光治疗操作技巧及合适能量参数　Q 开关激光治疗雀斑的原则是祛除色斑的同时尽量减少皮肤损伤，因此需要选择能达到终点反应的最小能量为宜。由于患者皮肤基本情况和色斑深浅各异，很难制订统一的最佳治疗参数，因此观察终点反应尤为重要，以治疗区域皮肤即刻呈霜白色改变或水肿为终点反应。以 Q 开关 755nm 激光为例，治疗的参考能量密度为 $5 \sim 8J/cm^2$，在进行 $1 \sim 2$ 次治疗后可有效地淡化雀斑。肤色深及皮肤敏感患者，建议可适当降低能量。

3. 强脉冲光治疗操作技巧及合适能量参数　在使用强脉冲光治疗雀斑时，需要根据患者色斑深浅、肤色、近期皮肤状况（有无敏感、暴晒等）、治疗区域有无合并其他皮肤疾病（如黄褐斑、色素沉着等），选择合适的治疗参数。治疗时，以雀斑颜色加深、浮起，周围有一圈红晕作为治疗终点。治疗前，全脸均匀涂抹冷凝胶，厚 $1 \sim 2mm$，轻轻展平皮肤，治疗头与皮肤垂直，平行移动紧贴皮肤照射。此外，可选择小号导光晶体，有针对性地对皮损局部进行治疗。若患者存在肤色较深、皮肤敏感、近期暴晒等问题，建议治疗前与患者充分沟通，告知出现持久灼热感、水疱、色素沉着的风险将提高，并将治疗能量适当降低，不必一味追求最佳终点反应，以患者可耐受的轻中度疼痛感（NRS 评分 $4 \sim 6$ 分）为准，可进行多遍治疗，根据皮肤反应及疗效逐渐提高能量（每次 $2J/cm^2$ 左右），保证安全性的前提下以获得最佳的治疗效果。合并黄褐斑的患者建议在稳定期接受治疗，并在常规能量基础上适当降低能量，术后可以辅助口服及外用药物，以防黄褐斑加重。如果参数选择得当、雀斑颜色较深，一次治疗即可取得良好的效果。但皮疹颜色较浅、合并黄褐斑及皮肤敏感的患者，不宜能量过高，需要多次治疗。

4. 术后护理要点　强脉冲光治疗后反应较轻，不易出现不良反应。通常情况下，治疗后即刻色斑的颜色加深，1～2天形成薄痂皮，经1周左右脱落，脱落后色斑颜色变淡甚至消失。术后不需要防水，但建议即刻冷敷20～30分钟以缓解局部灼痛感。术后需加强保湿和防晒措施，避免暴晒并规律使用防晒霜，以防止色素沉着的发生。敏感皮肤，在治疗后可能出现短时间内敏感加重的症状，如果出现红斑，应嘱患者避免反复刺激（如摩擦）患处，防止皮肤破损形成色素沉着。如果术后红斑较重，烧灼感明显，甚至出现水疱，建议患者及时外用卤米松乳膏，尽可能减少色素沉着或色素减退等不良反应的发生。

Q开关激光术后反应较强脉冲光重，特别是在能量过高、冷敷不及时或隐瞒近期暴晒史等情况下，可能会出现水疱，极少数情况下可形成色素沉着或色素减退甚至瘢痕。术后即刻应充分冷敷至少30分钟，防水1周，严格防晒；如果术后水疱较大，可进行抽吸疱液治疗，保留疱皮，

并外用卤米松乳膏，预防后续发生不良反应。已经出现的色素沉着，嘱患者严格防晒，外用淡化色素沉着的药物和护肤品，可选用含氨甲环酸成分的护肤品。在成人中，口服氨甲环酸片可能有助于促进色素沉着的消退，建议待色素沉着完全消退后再进行下一次治疗。

（五）病例展示

病例1　患者女性，42岁，面部褐色斑疹30年（图17-1-2）。

【病情分析】患者为中年女性，面部光老化明显，肤色较深，雀斑颜色不深，首选强脉冲光治疗，因部分雀斑颜色较浅，强脉冲光无法一次性达到较好效果，因此，在强脉冲光治疗后联合755nm Q开关激光治疗。

【治疗方案】强脉冲光（M22），590nm滤光片，能量密度14～18J/cm²，双脉冲，每个子脉冲脉宽3.0ms，脉冲延迟30ms；Q开关激光，波长755nm，3mm光斑，6～7J/cm²，2Hz，终点反应为雀斑即刻呈霜白改变或水肿。

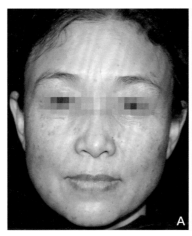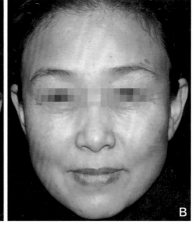

图 17-1-2　强脉冲光及 Q 开关激光治疗雀斑前后
A. 治疗前；B. 强脉冲光及 Q 开关 755nm 激光联合治疗 1 次后。

病例2　患者女性，22岁，面部褐色斑疹10年（图17-1-3）。

【病情分析】患者为年轻女性，肤色浅，雀斑颜色较深，因此仅使用强脉冲光即可达到理想效果。

【治疗方案】强脉冲光（M22），560nm滤光片，能量密度14～18J/cm²，脉宽3.0～3.5ms，脉冲延迟30ms，终点反应为雀斑颜色加深、浮起，周围有一圈红晕。

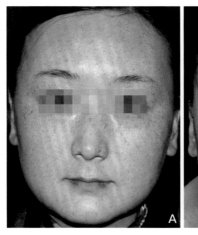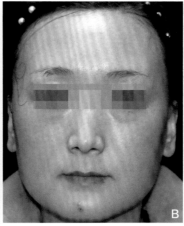

图 17-1-3　强脉冲光治疗雀斑前后
A. 治疗前；B. 强脉冲光治疗 2 次后。

（六）标准化治疗流程

标准化治疗流程详见图 17-1-4 及视频 17-1-1。

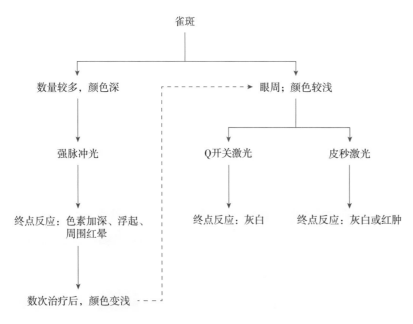

图 17-1-4　雀斑标准化治疗流程

视频 17-1-1
强脉冲光治疗黄褐
斑合并雀斑

二、雀斑样痣

雀斑样痣（lentigo），又称黑子，是指发生于皮肤或黏膜的黑色或褐色斑，婴幼儿至成年期均可发病，无法自行消退。

（一）发病机制与临床表现

雀斑样痣发病原因不明。主要分为单纯性雀斑样痣和日光性雀斑样痣两个亚型。单纯性雀斑样痣发病年龄较早，主要表现为发生于皮肤或皮肤黏膜交界处的颜色一致的褐色、黑褐色斑点。可散发或多发，互不融合，直径通常＜5mm，界限清楚。可发生于身体任何部位，无好发于日光暴露部位的倾向，与雀斑不同的是，日晒后皮疹颜色不加深，但也无法自行消退（图 17-1-5）。病理上，表皮中的黑色素增多，基底层黑色素细胞增多，表皮突延长，而真皮上部有噬黑色素细胞。

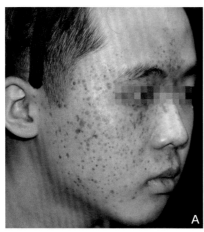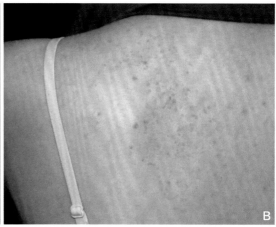

图 17-1-5 雀斑样痣的不同临床表现
A. 面部；B. 背部。

（二）诊断与鉴别诊断

1. **日光性黑子** 是由自然或人工紫外线照射引起的边界清楚的色素斑，多见于 50 岁以上中老年人的光暴露部位，不受季节影响。表现为不规则的浅褐色至深褐色斑点，不突出皮面。组织病理可见表皮突部位基底细胞呈棒状增生，该处黑色素细胞增多，黑色素颗粒也增多。可通过发病部位与雀斑样痣进行鉴别。

2. **恶性黑子** 多发生于老年人光暴露部位。皮损通常多为单个黑色或褐色的斑片，色素不均匀，边缘不规则并逐渐向周围扩大。有时在自行消退的区域可见色素减退。组织病理表现为表皮突变平，黑色素细胞增大、有异型性。可通过皮损形态、数量及病理表现与雀斑样痣鉴别。

3. **面正中黑子病** 又称面正中部雀斑样痣，是一种常染色体显性遗传病。临床表现为成群分布的褐色或黑色小斑点，主要分布于面中部，黏膜不受累。该病多在婴儿期出现，随着年龄增长皮疹数目逐渐增多，直至 8～10 岁。该病可伴有骨骼异常、神经系统疾病及多种先天性缺陷，如脊柱裂、骶部多毛、脊柱侧凸、智力发育不全、癫痫等。

4. **雀斑** 发生在暴露部位，特别是面部，尤以鼻部和面颊最为常见，呈孤立而不融合的棕褐色小斑点，日晒后加重，冬轻夏重。病理表现为表皮基底层色素增加，黑色素细胞数量正常，但体积变大，树突增多变长。

5. **混合痣** 该病任何年龄都可发生，临床表现为棕色、黑色斑疹、丘疹，大多略微突起，有的甚至形成半球形，数目不等，病理表现为痣细胞巢分布于真表皮交界处和真皮浅层。

（三）治疗方法

1. **一般治疗** 本病常持续存在，不能自行消退，药物治疗通常无效。因此，可选用冷冻、化学腐蚀、手术切除、烧灼、Q 开关激光、强脉冲光等方式进行治疗。冷冻治疗和化学腐蚀因操作不易掌控，不良反应多，临床已较少使用。手术切除适用于激光治疗效果欠佳的患者。目前最常选用的是 Q 开关激光和强脉冲光。

2. **Q 开关激光** 目前临床上短脉冲 Q 开关激光主要是纳秒激光，其作用原理是通过选择性光热作用原理，靶向击碎黑色素颗粒及黑色素小体，使其更易于被巨噬细胞吞噬代谢。短脉冲 Q 开关激光脉宽远小于靶基的热弛豫时间，因此在提高疗效的同时，可最大限度减少对周围正常组织的热损伤，降低炎症后色素沉着等不良反应发生率。由于雀斑样痣的病变主要局限于表皮层，532nm、755nm 及 694nm 可作为优先选择的激光波长。

（1）Q 开关 532nm 激光：Q 开关 532nm 激光可在纳秒级时间内作用于色素颗粒，产生热崩解，在表皮结痂脱落。因血管内血红蛋白对 532nm 波长激光亦有较高吸收，当能量足够大时小血管也可发生损伤进而产生紫癜。刘晓红等曾评估光斑大小及能量对 Q 开关 532nm 激光治疗雀斑样痣疗效的影响。将 15 例雀斑样痣患者的一侧面部随机接受 3mm 光斑治疗，另一侧接受 4mm 光斑治疗，能量大小以能使局部皮肤即刻发白、无出血点为宜，进一步分析疗效、色素沉着及不良反应。结果显示单次治疗后第 12 周，雀斑样痣的改善率为 51%～52%，短暂性色素沉着的发生率为 47%。治疗后，3mm 光斑组和 4mm 光斑组的疗效差异无统计学意义，但 4mm 光斑组的色素沉着的程度明显较 3mm 光斑组轻。

（2）Q 开关 755nm、694nm 激光：波长 755nm 和 694nm Q 开关激光对皮肤穿透较深，皮肤内的黑色素对其有较高吸收效率，而血红蛋白对其吸收明显少于 532nm，因此较少形成紫癜，可作为治疗雀斑样痣的理想选择。

3. 皮秒激光　由于其脉宽较纳秒激光更短，对色素的瞬间爆破更强，对周围组织的损伤小，临床上也常用于治疗雀斑样痣。常用的波长有 755nm、532nm。田雪连等纳入 78 例雀斑样痣患者，分别给予 532nm 皮秒激光（治疗参数：脉宽 375ps，光斑直径 3mm 或 4mm，能量密度 0.4～0.7J/cm²，频率 2～5Hz）和 Q 开关 755nm 激光（治疗参数：脉宽 60ns，光斑直径 4mm，能量密度 5.5～7.0J/cm²，频率 5～10Hz）。结果显示两组治疗疗效差异无统计学意义，疗效与治疗次数成正比，且与年龄、性别、Fitzpatrick 皮肤分型及发病部位无明显相关。

4. 强脉冲光　强脉冲光治疗雀斑样痣也是基于选择性光热作用原理，作为宽谱光，其发射出的光可被黑色素、血红蛋白及水吸收。相比较于 Q 开关激光，其能量低，脉宽较宽，不会产生类似 Q 开关激光的瞬间爆破效应，因此在祛除相同程度的雀斑样痣时，需要进行多次治疗，但其发生色素减退或色素沉着等风险较低。

5. Er:YAG 激光（2 940nm）　表皮色素增加的病变部位表浅，因此也可采用 2 940nm Er:YAG 激光治疗的方法。2 940nm 接近水的吸收峰值，可以更准确地将含水量较高的浅层皮肤气化，同时减少对深层组织过度刺激，加速皮损的愈合。约 1 周结痂脱落而愈，但部分患者术后可有暂时性色素沉着。

（四）治疗经验

雀斑样痣是以表皮黑色素颗粒明显增多为主的色素增加性疾病。选择治疗参数时应根据患者年龄、肤色的深浅及皮损的大小、部位、颜色选择合适的波长、能量密度、光斑直径以及频率。

1. 波长选择　皮疹颜色越深、患者肤色越浅，通常越能达到更好的效果，反之则效果欠佳。肤色较深者或肤色较浅但皮疹较深者宜选择 Q 开关激光 755nm、694nm、1 064nm 波长或强脉冲光治疗，肤色较浅且皮疹颜色较浅者，建议选择 Q 开关 532nm 激光。大部分的雀斑样痣患者，可在第一次治疗时多选择几种波长的激光，分别治疗皮损的不同区域，待 3 个月后观察哪种波长效果更佳，便于后续选择最合适的波长（图 17-1-6）。

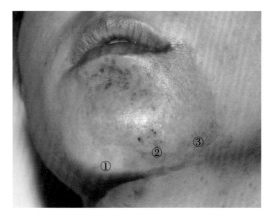

图 17-1-6　不同波长激光治疗雀斑样痣术后即刻
①- 波长 755nm；②- 波长 1 064nm；③- 波长 532nm。

2. 能量密度选择　能量密度越高，对色素颗粒的破坏性越大，疗效也越明显，但同时形成瘢痕、色素沉着及色素脱失的可能性也就越大。因此治疗时选择合适的能量密度是决定治疗效果的关键。一般皮肤颜色较深或皮疹颜色较深者能量密度应降低；皮肤颜色较浅且皮疹颜色浅者能量密度稍调高。一般应从较低的能量密度开始，试验性地治疗 1～2 个光斑，认真观察以调整到合适的治疗参数，然后再进行大面积的治疗。

3. 操作技巧及合适能量参数

（1）Q 开关激光：治疗前应清洁面部，对疼痛敏感者可局部外敷利多卡因乳膏约 1 小时，然后使用激光对准皮损逐一照射。目前多选用 Q 开关 532nm 激光（能量密度 0.8 ~ 1.5J/cm²，脉宽 4 ~ 10ns，光斑直径 2 ~ 4mm，终点反应为皮损出现霜白）进行治疗；也可用 Q 开关 694nm 激光（能量密度 4 ~ 7J/cm²，脉宽 25 ~ 40ns，光斑直径 2 ~ 4mm，终点反应为皮损霜白）；Q 开关 755nm 激光（能量密度 5.0 ~ 8.0J/cm²，脉宽 45 ~ 100ns，光斑直径 3 ~ 4mm，终点反应为霜白）；Q 开关 1 064nm 激光（能量密度 3.5 ~ 8.0J/cm²，脉宽 4 ~ 10ns，光斑直径 3 ~ 4mm，终点反应为微渗血或皮下出血点）进行治疗。

（2）强脉冲光：治疗前在治疗区域均匀涂抹冷凝胶，厚 1 ~ 2mm，轻轻展平皮肤，治疗头与皮肤垂直，平行移动紧贴皮肤照射。选择 515nm、560nm、590nm 滤光片，脉宽 3.0ms，脉宽间隔 25 ~ 35ms，双脉冲或三脉冲，能量密度 12 ~ 17J/cm²，终点反应为皮疹处颜色加深、浮起，周围有一圈红晕。

（3）Er:YAG 激光：治疗一般采用较小能量密度，逐层气化时，及时用生理盐水棉球拭去表面碳化物，见色素消失即可，激光治疗时力求照射均匀，使创面平整、边缘整齐。

4. 术后护理要点

（1）Q 开关激光及 Er:YAG 激光：治疗后局部外用抗生素软膏，嘱患者保持创面清洁、干燥，防水 1 周，结痂后待其自然脱落，严格防晒。治疗间隔以 3 个月为宜。治疗后不良反应包括局部水肿、水疱或血疱形成，少数可出现暂时性的色素沉着和色素减退，个别能量密度过高时局部可出现永久性色素减退及点状凹陷性瘢痕。

水疱可能在术后即刻或 2 天内出现，嘱患者术后即刻持续冷敷，如果水疱较大，建议行抽吸疱液治疗，保留疱皮并外用抗生素类药膏预防感染。反应较严重的成年患者，可考虑给予口服甲泼尼龙片，每天 4 片，连用 3 天。色素沉着可能在术后 1 周至 1 个月内出现，嘱患者严格防晒，外用淡化色素沉着的药物和护肤品，建议外用含氨甲环酸成分的护肤品，若为成人可口服氨甲环酸片，可促进色素沉着的消退，建议待色素沉着完全消退后进行下次治疗。

（2）强脉冲光：治疗后不需要防水，注意保湿防晒。若患者肤色较深或治疗能量过大，可能出现色素沉着或色素减退，一般可自行消退。

雀斑样痣经多次治疗后，大部分患者能有不同程度改善，但治愈率相对不高，必要时可多次巩固治疗。

（五）病例展示

病例 1 患者女性，32 岁，右下颌褐色斑疹 10 年（图 17-1-7）。

【病情分析】患者皮疹面积不大，因此直接选择一种波长的 Q 开关激光治疗，第一次治疗选择 Q 开关 755nm 激光治疗，治疗后疗效不佳，因此第二次治疗换为 Q 开关 694nm 激光治疗，皮疹有变淡趋势，继续治疗，共 6 次，皮疹基本消失。

【治疗方案】第一次 Q 开关 755nm 激光：光斑直径 3mm，能量密度 5.5 ~ 6.5J/cm²，频率 4Hz；第二次 Q 开关 694nm 激光：光斑直径 4mm，能量密度 5.0 ~ 6.0J/cm²，频率 4Hz。

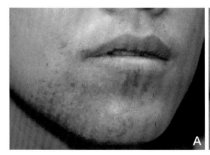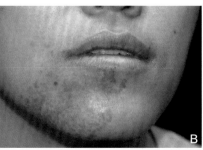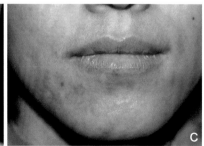

图 17-1-7 Q 开关激光治疗雀斑样痣前后
A. 治疗前；B. Q 开关 755nm 激光治疗 1 次后，效果不明显；C. Q 开关 694nm 激光治疗 6 次后，皮疹基本消退。

病例2 患者女性，35岁，右面部褐色斑疹10余年（图17-1-8）。

【病情分析】患者皮疹颜色较深，范围大，选择强脉冲光治疗，一次治疗即达到满意效果。

【治疗方案】强脉冲光（M22），560nm滤光片，双脉冲，每个子脉冲脉宽3.0ms，脉冲延迟20ms，能量密度13～16J/cm²。

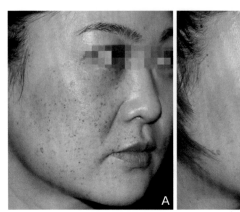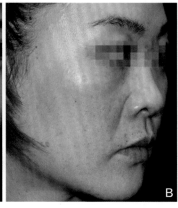

图17-1-8 强脉冲光治疗雀斑样痣前后
A. 治疗前；B. 强脉冲光治疗1次后，皮疹明显消退。

（六）标准化治疗流程

标准化治疗流程详见图17-1-9。

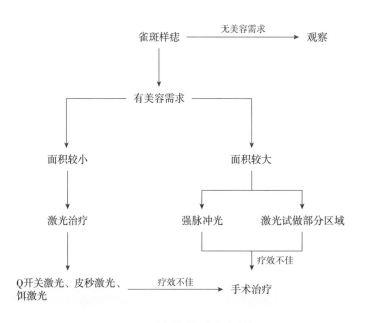

图17-1-9 雀斑样痣标准化治疗流程

三、咖啡斑

咖啡斑亦称咖啡牛奶斑（café-au-lait spots），是一种常见的表皮黑色素增加性皮肤病，人群中发生率为10%～20%，多于出生时或婴儿期发病，除掌跖部位以外，可发生于身体任何部位，表现为大小不一、孤立的或多个浅褐色至深褐色斑片。多发CALMs通常与神经纤维瘤病等有关。

（一）发病机制与临床表现

咖啡斑的发生与人类皮肤色素沉着的信号

通路突变有关，如Ⅲ型酪氨酸激酶受体配体（KITLG）/Ⅲ型酪氨酸激酶受体（KIT）和 RAS（一种鸟核苷酸结合蛋白）/丝裂原活化蛋白激酶（mitogen-activated protein kinase，MAPK），但进一步机制尚不明确。

咖啡斑表现为边界清晰的浅褐色至深褐色斑片，通常随患者身体生长逐渐增大，直径从数毫米至几十厘米不等，形状可为圆形、不规则地图状或节段性分布（图17-1-10）。皮损部位肤质正常，可单发也可多发，多发的咖啡斑常与一些系统疾病相关，如神经纤维瘤病、多发性纤维性骨营养不良综合征（麦丘恩-奥尔布赖特综合征）等。当咖啡斑数量≥6处，直径在青春期前＞0.5cm，成年期＞1.5cm时，提示神经纤维瘤病的可能。咖啡斑病理表现主要包括表皮内以基底层为主的黑色素增多，基底层黑色素细胞数量正常或轻度增加，但细胞无异型性，分布均匀。此外，黑色素细胞和角质形成细胞的胞质中均可见巨大黑色素小体。

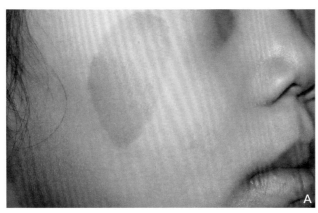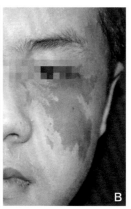

图 17-1-10　咖啡斑的不同临床表现
A. 边缘规则；B. 边缘不规则。

（二）诊断与鉴别诊断

1. **雀斑样痣**　是表皮色素增加性疾病，多于早期发病，部分患者出生即有。可发生于身体任何部位，表现为局限或泛发褐色斑疹，通常互不融合，病理表现为表皮内黑色素颗粒增多，基底层黑色素细胞增多。而咖啡斑表现为斑片，且病理表现基底层黑色素细胞数量无明显增多。

2. **色素性毛表皮痣**　又称贝克痣（Becker nevus，BN），是表皮色素增加性疾病，常于儿童期发病，青春期多见。表现为褐色斑片，其上可见毛囊性丘疹，1~2年后皮损处可能逐渐出现毛发增多。皮损多位于躯干如胸背部、肩胛区，多单侧分布。病理表现为表皮角化过度、棘层肥厚，表皮突延长，基底层黑色素增多，黑色素细胞数量基本正常，真皮浅层血管周围淋巴细胞浸润，竖毛肌纤维束增粗和神经纤维增生，可见噬黑色素细胞。典型的色素性毛表皮痣有毛发增多，可通过该特点与咖啡斑鉴别，但不典型的色素性毛表皮痣，尤其是不伴有毛发增多，较难与咖啡斑鉴别，可通过病理活检鉴别，区别在于咖啡斑表皮厚度正常，无明显增生及角化过度。

3. **太田痣**　是一种真皮色素增加性疾病，多于婴儿期或青春期出现，主要位于面部三叉神经第一、二支分布区域。临床表现为青褐色至青黑色斑片，可累及同侧黏膜，尤其是眼部。病理学表现为表皮大致正常，真皮内黑色素细胞增多，并可见黑色素颗粒，偶见噬色素细胞。颜色偏浅的太田痣不易与咖啡斑鉴别，可通过病理活检鉴别。

4. **斑痣**　表现为褐色斑片的基础上出现深褐色或黑色斑疹或丘疹，可发生于身体的任何部位及任何年龄。病理学表现为表皮角化过度，棘层肥厚，真皮浅层见痣细胞或痣细胞巢。

（三）治疗方法

除少数患者随着年龄增长可逐渐变淡外，大部分患者的咖啡斑一般无法自行消退。以Q开关激光为主的一些激光或强脉冲光在咖啡斑的治疗中可以取得较好的效果且副作用少，现已逐渐成为主流的治疗方案。

咖啡斑是一种表皮色素增加性疾病，激光治疗是基于选择性光热作用原理，靶基主要是黑色素颗粒，所选择的波长需要使激光被靶基吸收的同时减少对正常组织的破坏。目前使用最多的有Q开关激光、皮秒激光。此外，亦可使用强脉冲光、2 940nm Er:YAG 激光（Er:YAG）等。

1. **Q开关激光**　目前Q开关激光是治疗咖啡斑最常用的治疗方案。常用的Q开关激光波长有755nm、532nm、694nm等。根据黑色素对于激光的吸收曲线，可选纳秒级的Q开关激光治疗咖啡斑这类表皮色素增加性疾病。根据光热作用原理，激光作用于皮肤内的黑色素颗粒，导致其迅速爆破，之后经淋巴管代谢或巨噬细胞吞噬，由于其脉宽短于黑色素小体的热弛豫时间，因此对周围正常组织损伤较小。

关于不同波长的Q开关激光治疗咖啡斑，有不少文献报道。哪种波长对于咖啡斑效果更佳，目前尚无定论。Zhang报道指出，接受755nm Q开关激光治疗的儿童患者中，471例中有140例（29.72%）实现了完全治愈，124例（26.33%）显著改善，110例（23.35%）有改善，97例（20.60%）没有改善，整体治疗成功率为79.41%。其中8例患者出现色素沉着，6例出现色素减退，1例出现浅表点状瘢痕。Q开关激光效果不佳的患者，有学者尝试使用1 064nm激光治疗，部分取得临床改善。Lin等纳入了52例咖啡斑患者，采用Q开关1 064nm激光（光斑直径5mm，能量密度3.6~4.0J/cm²），2个月治疗1次，共进行1~5次治疗，结果显示87%的患者得到不同程度的改善，但患者之间疗效差异较大，另外13%的患者治疗后无明显改善，除1例患者出现短暂的色素沉着外，其余均未出现明显副作用。

关于Q开关激光能量、波长的选择，常规使用的是短波长、小光斑、高能量。传统治疗方案效果不佳的患者，可尝试大光斑、低能量方案治疗。近年来，也有一些研究显示，选择长波长治疗后的复发率更低。Cen等于2022年进行了高能量755nm Q开关和低能量Q开关1 064nm激光治疗咖啡斑的疗效对比，755nm Q开关激光选择6.0~8.0J/cm²能量，光斑直径3mm，1遍，无重叠，临床终点反应是即刻白霜反应，共治疗1~2次；Q开关1 064nm激光激光组选择1.8~2.2J/cm²能量，光斑直径8mm，10~15遍，临床终点反应为中度红斑，少量瘀点，共治疗6次，每次间隔3个月。结果显示两种方案在疗效和复发率上无显著性差异。这里低能量大光斑1 064nmQ开关激光能取得同样疗效的原因，可能是重复激光脉冲照射靶组织可以产生累积效应，这些累积效应以最小的损伤实现完全的靶组织破坏。此外，激光照射的细胞黑色素小体再生速率延迟也降低了咖啡斑的复发率。

2. **皮秒激光**　皮秒激光不仅具有光热作用，还具有光机械作用。常用于治疗咖啡斑的皮秒激光波长有755nm、532nm。Cen等评估皮秒755nm、纳秒级755nm和532nm激光治疗咖啡斑的疗效和安全性，在疗效方面差异无统计学意义，皮秒激光器的不良反应要比纳秒激光器少，究其原因可能是短脉宽所产生的光机械效应。

3. **强脉冲光**　强脉冲光同样遵循选择性光热作用原理，脉宽为毫秒级，通过选择不同的波长区间，可治疗色素、血管性疾病等。咖啡斑的治疗，一般选择560nm或590nm滤波片。强脉冲光治疗咖啡斑的临床使用较少，一些研究指出，将755nm Q开关激光和强脉冲光联合治疗咖啡斑可取得不错效果，联合治疗色素沉着及色素减退的发生率、复发率更低。肤色较深的患者，强脉冲光可能是一种更安全的选择，其治疗过程温和、反应较轻、副作用小，不易遗留色素异常及瘢痕等不良反应。

4. **Er:YAG 激光（2 940nm）**　波长2 940nm位于水的吸收峰值，作用于皮肤表层，以最小的热损伤精确地气化病变组织。由于Er:YAG激光气化组织是非选择性的，在清除皮损黑色素的同时，也会破坏其他正常组织结构，可有形成永久色素改变、瘢痕等不良反应的风险，建议临床慎重使用。

5. 非剥脱性点阵激光 点阵激光在皮肤组织中形成微小的热损伤柱，称为微热损伤带（microscopic thermal zone，MTZ）。MTZ的坏死碎片由黑色素和退化的表皮和真皮组成，最终经表皮排出。非剥脱性点阵激光不是常见的治疗咖啡斑的方法，近年来有学者尝试对4例咖啡斑患者进行1 550nm Er:Glass非剥脱性点阵激光治疗，其中3例患者清除率超过50%，均未出现任何不良反应。

（四）治疗经验

1. 咖啡斑选择哪种治疗方案 Q开关激光目前是治疗咖啡斑的首选方案，如果效果不佳，也可以尝试使用强脉冲光或非剥脱性点阵激光治疗。此外，治疗前需要关注患者咖啡斑区域有无近期暴晒史，局部皮肤有无破损或湿疹，如果有上述情况，建议加强防晒及使用相关药物治疗，待皮肤恢复正常状态后再行治疗。尝试过不同波长及设备治疗后效果不佳的患者，可以选择手术治疗。

由于不同波长的Q开关激光对于咖啡斑的疗效尚无定论，大面积咖啡斑患者，建议在第一次治疗时选择不同波长的Q开关激光试做，待2~3个月后复诊，比较效果后再确定治疗方案（图17-1-11）。

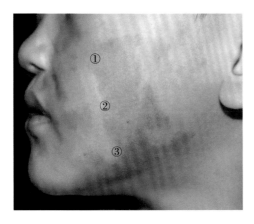

图17-1-11 不同波长Q开关激光治疗咖啡斑术后即刻
①-波长532nm；②-波长694nm；③-波长755nm。

2. 影响咖啡斑治疗效果的因素

（1）咖啡斑的形状：一般来说，锯齿状或边界不清晰的咖啡斑亚型通常对激光治疗反应良好，而具有光滑且清晰边界的亚型通常反应不佳。2017年，Belkin等纳入45例咖啡斑患者，其中19例为边缘光滑的病灶，26例为边缘不规则的病灶。边缘光滑的病变仅达到26%~50%色素清除率，不规则边界病变可高达76%~100%的清除率。以此作为参考，可以帮助临床医师预测疗效并更有效地管理患者的期望值。

（2）患者的年龄、性别以及咖啡斑的面积、颜色：这些因素与疗效之间的相关性目前众说纷纭，尚无定论。

3. Q开关激光治疗操作技巧及合适能量参数 根据咖啡斑的颜色以及患者肤色、皮肤敏感情况选择合适的能量密度，多以皮损处即刻白霜作为终点反应。如果咖啡斑颜色较深或患者肤色较深、皮损处皮肤敏感等，建议选择694nm、755nm或1 064nm波长，可适当降低能量，以降低不良反应发生率。如果咖啡斑颜色较浅，建议选择532nm波长，切勿过度追求"即刻白霜"，终点反应也可以仅为局部肿胀，避免不良反应的发生。治疗前应在压舌板上测试光斑，确保激光输出正常。接着，先从较小能量密度开始，在皮损处垂直于皮肤表面发射1~2个光斑，观察反应。如果符合终点反应可继续治疗，如果反应较轻，如无明显变化或轻微红斑，建议适当增加能量密度；如果反应较重，如皮肤出现皱褶、水疱或表皮脱失，应降低能量密度或选择其他类型激光进行治疗。治疗间隔一般为3个月，如果患者出现色素沉着或色素减退，应在彻底恢复至正常后再次进行治疗。

（1）Q开关532nm激光：由于532nm波长穿透浅，能量高，多选择低频率、较低能量密度（光斑直径3~4mm，能量密度0.8~1.5J/cm²，频率2~4Hz），治疗终点为皮损轻微白霜，颜色加深或红肿。

（2）694nm Q开关激光：多选择低频率、中-高能量密度（光斑直径4mm，5~7J/cm²，2~4Hz），治疗终点同532nm激光。

（3）755nm Q开关激光：多选择低频率、中-高等能量密度（光斑直径3~4mm，5~8J/cm²，

2～4Hz），治疗终点同 532nm 激光。

（4）Q 开关 1 064nm 激光激光

1）小光斑、低频率、中 - 高能量密度：光斑直径 3～4mm，5～7J/cm²，2～4Hz，治疗终点为轻度渗血点或皮下出血点。

2）大光斑、低能量密度、多遍数：能量密度 1.8～2.2J/cm²，光斑直径 8mm，10～15 遍，临床终点为中度红斑，少量瘀点。

4. 强脉冲光治疗操作技巧及合适能量参数　建议选择 560nm 或 590nm 滤波片，脉冲时间 3～4ms，双脉冲或三脉冲，脉冲延迟 30～40ms，能量密度 13～17J/cm²。以患者皮损颜色略变深为治疗终点，治疗间隔 3～4 周。

颜色较深的咖啡斑建议选择 590nm 滤光片、三脉冲，或将脉冲延迟增加，能量密度降低，反之，颜色较浅的可以选择 560nm 滤光片、双脉冲、缩短脉冲延迟或增加能量密度。

5. 术后护理要点

（1）防水：2 940nm Er:YAG 激光治疗后，应防水 1 周，强脉冲光治疗后不需要防水，非剥脱性点阵激光治疗后防水 1～2 天。

（2）防晒：术后应严格防晒，预防色素沉着的发生或促进已发生的色素沉着淡化。

（3）不良反应：如果能量密度较高、治疗较频繁或患者皮损颜色较深，可能出现以下不良反应。

1）肿胀、灼热：术后的肿胀和灼热感一般持续数小时至 1 天，建议持续冷敷至完全缓解，

可使用卤米松乳膏外涂于术后皮损处，减轻术后不良反应及不适感。

2）水疱：可能在术后即刻或 2 天内出现，嘱患者术后即刻持续冷敷，如果水疱较大，建议抽吸疱液治疗，并外用抗生素类药膏预防感染。反应较严重的成年患者，可考虑给予口服甲泼尼龙片，每天 4 片，连用 3 天；此外，一些频繁使用激光治疗的患者，皮损处可能出现持久不恢复的色素减退斑或色素脱失，呈现花斑样皮损，建议停止治疗，如果患者仍有强烈治疗意愿，治疗时可避开色素减退区域，但操作有一定难度。

（五）病例展示

病例1　患儿女性，4 月龄，右面部褐色斑 3 个月（图 17-1-12）。

【病情分析】患儿肤色较浅，咖啡斑面积较大，颜色偏深，首选 Q 开关激光，第一次治疗试做，观察疗效并选择更优波长。因 Q 开关 532nm 激光对于深色皮损吸光强，不良反应发生率高，因此未选择此波长。试做选择 755nm 及 694nm Q 开关激光分别治疗不同区域。第一次治疗后，发现 Q 开关 755nm 激光疗效更好，因此后续 3 次治疗均采用 Q 开关 755nm 激光进行治疗。

【治疗方案】波长 755nm，光斑直径 3mm，能量密度 5～6J/cm²，频率 4Hz；波长 694nm，光斑 4mm，能量密度 5J/cm²，频率 4Hz。

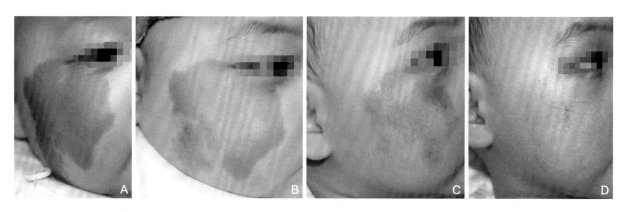

图 17-1-12　Q 开关激光治疗咖啡斑前后

A. 治疗前；B. 治疗 1 次后，Q 开关 755nm 激光治疗区域颜色减退更明显；C. Q 开关 755nm 激光治疗 2 次后，皮疹颜色进一步减退；D. Q 开关 755nm 激光治疗 4 次后，皮疹基本消失。

病例2 患者女性，20岁，右侧腘窝褐色斑18年（图17-1-13）。

【病情分析】患者咖啡斑颜色较浅，且已在外院进行了部分Q开关激光治疗，效果欠佳，因此选择了Q开关532nm激光及皮秒755nm激光治疗。1次治疗后可见Q开关532nm激光效果更佳。

【治疗方案】波长532nm，光斑直径4mm，能量密度0.7J/cm²，频率4Hz；波长755nm激光，光斑直径3mm，能量密度2.83J/cm²，频率4Hz。

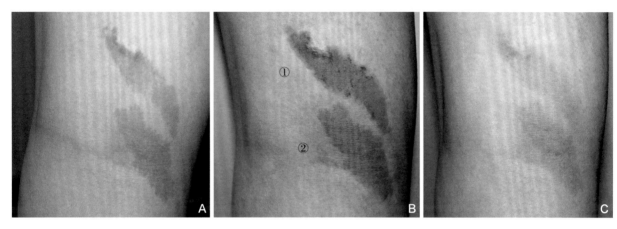

图17-1-13　Q开关激光、皮秒激光治疗咖啡斑前后
A. 治疗前；B. 治疗1次术后即刻，可见水肿反应；C. 治疗1次3个月后，Q开关532nm激光治疗区域颜色更浅。
①-Q开关532nm激光，光斑直径4mm，能量密度0.7J/cm²；②-皮秒755nm激光，光斑直径3mm，能量密度2.83J/cm²。

（六）标准化治疗流程

标准化治疗流程详见图17-1-14。

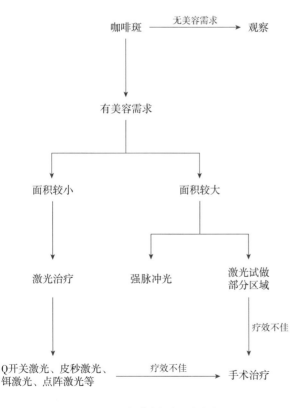

图17-1-14　咖啡斑标准化治疗流程

四、面颈部毛囊红斑黑变病

面颈部毛囊红斑黑变病（erythromelanosis follicularis faciei et colli，EFFC）是一种侵袭毛囊的红斑性色素沉着病，其特征为面颈部出现红斑、色素沉着及毛囊性丘疹。好发于中青年，常于儿童或青少年时期开始发病，男女比例约为4∶1。

（一）发病机制与临床表现

EFFC的发病机制目前尚不清楚，可能与自主神经系统的功能异常、遗传倾向和日晒有关。本病可与光敏感、瘙痒症、干燥症和特应性皮炎等皮肤问题伴发。

EFFC最常分布于脸颊、耳前区和下颌下区等部位，少数累及眉、耳郭，表现为红褐色斑片，常对称分布，边界清楚，其上见毛囊性丘疹，触摸有颗粒感，可见糠秕状鳞屑，进展缓慢（图17-1-15）。患者的上臂、肩部常伴有毛周角化病。病理表现为表皮角化过度，基底层色素增加，毛囊口扩张伴角质栓，真皮血管扩张，血管周围少许淋巴细胞浸润。

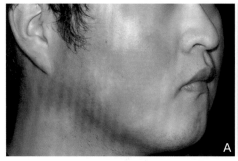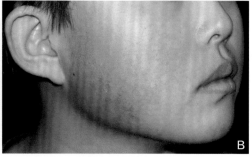

图 17-1-15 面颈部毛囊红斑黑变病的不同临床表现
A. 以红斑为主；B. 以红斑、丘疹为主。

（二）诊断与鉴别诊断

1. 毛周角化症 毛周角化症是一种遗传性皮肤病，发病原因和机制暂不明确，多与维生素A缺乏、代谢以及激素分泌异常等有关。临床表现为针尖大小丘疹，呈正常肤色、淡红色或淡褐色。皮损多分布在上臂、大腿伸侧及面颊等处。病理表现为毛囊口有漏斗状的角质栓，内含卷曲毛发，真皮有轻度炎症。该病一般没有红斑及色素沉着，可与 EFFC 鉴别。

2. 萎缩性毛发角化病 为毛发角化病愈后遗留的皮肤萎缩性改变，与 EFFC 的区别为前者有皮肤萎缩和瘢痕。

（1）面部萎缩性毛发角化病

1）萎缩性红色毛发角化病：为常染色体显性遗传病，表现为毛囊性小丘疹，周围绕以红晕，分布于颊部、耳前，有时蔓延至额部，对称分布，愈后遗留色素沉着、网状萎缩和瘢痕。

2）眉部瘢痕性红斑：表现为网状红斑和毛囊性小丘疹，对称分布于眉部、眉弓外侧，可蔓延至额部、耳前、头皮，愈后遗留萎缩性瘢痕、斑秃。

（2）虫蚀状皮肤萎缩：通常从颞部始发，表现为小的毛囊性丘疹，可蔓延至颊部及额部，对称分布，丘疹顶部角栓脱落后可形成小的微凹陷的萎缩性瘢痕、色素沉着。

3. 西瓦特皮肤异色病 多见于绝经期女性，好发于面颈部及前胸，表现为褐色网状色素沉着，伴毛细血管扩张，中间夹杂淡白色斑点，晚期可有表皮萎缩。组织病理学表现为表皮萎缩变薄，偶见基底层灶状液化变性和黑色素不规则增多，真皮上部血管周围淋巴细胞浸润，可见色素失禁和噬色素细胞，胶原纤维轻度嗜碱性变性

及弹力纤维变性。该病不伴有毛囊性丘疹，可与 EFFC 鉴别。

4. 黑变病 中年女性多见，可能属于职业病的一种或光敏性皮炎，表现为毛孔周围褐色斑点，逐渐融合成片呈粉尘状外观，可伴有毛囊性角化过度，愈后遗留皮肤萎缩，面颈部、前胸及双手背常受累，病理表现为基底层细胞液化，真皮血管周围炎症细胞浸润、噬黑色素细胞内外有大量色素颗粒。

（三）治疗方法

到目前为止，EFFC 还没有根治的方法。常用的外用角质剥脱剂，如 12% 乳酸铵、2% 水杨酸、4% 氢醌等，能对毛囊性丘疹有一定作用，但对红斑及色素沉着效果欠佳。

1. 强脉冲光 强脉冲光是波长为 400～1 200nm 的宽谱光，利用选择性光热作用原理，可将血红蛋白及黑色素作为靶基，治疗血管和色素病变。根据 EFFC 的临床及病理特征选用强脉冲光进行治疗的作用机制，一方面，血红蛋白作为靶基，吸收光后转为热能，导致血液凝固及血管壁损伤，坏死组织被巨噬细胞吞噬后排出体外；另一方面，黑色素吸收光后，通过光热效应导致黑色素小体被破坏分解，继而被巨噬细胞吞噬后排出体外。此外，强脉冲光治疗触发了基底层角质形成细胞的加速分化等连锁反应，可有效改善 EFFC 的毛囊角质栓。

近年来，在强脉冲光应用的基础上，逐渐开始使用精准光。例如具有双波段强脉冲光 vascular 滤波片，波长 530～650nm 和 900～1 200nm，以及精准脉冲光（delicate pulse light，

DPL），波长 500～600nm，这些波段覆盖了血红蛋白的高吸收光谱，在血管性疾病的治疗上与常规强脉冲光相比效果更佳。

2. 脉冲染料激光　波长为 585nm 或 595nm，该特定波长处于靶基氧合血红蛋白的吸收峰 418nm、542nm、577nm 附近，靶基吸收热量后凝固并造成血管壁上皮细胞的破坏。EFFC 患者真皮扩张的血管直径为 0.3～0.7mm，治疗时选择 PDL 短脉宽（0.5～2.0ms），短于靶血管的热弛豫时间，使激光能量局限在血管内，不至于对其他正常皮肤组织造成损伤。翁伟丽等观察了 585nm PDL 对 62 例 EFFC 的毛细血管扩张症状的治疗效果，结果显示 74.2% 的患者痊愈，但所有患者均出现了紫癜反应，其中 8 例出现水疱，术后反应较强脉冲光重。

3. 不同波长激光联合　Li 等采用 585nm PDL 和 1 064nm Nd:YAG 激光对 1 例患者进行激光治疗，6～8 周治疗 1 次，共 5 次。585nm 激光能量密度 6.5～7.0J/cm²，脉宽 0.5ms；1 064nm 激光能量密度 40～50J/cm²，脉宽 15ms，结果显示红斑及色素沉着完全消退。

4. 激光和药物联合　有研究将光电联合果酸治疗 EFFC 取得了不错疗效。果酸可以降低角质形成细胞的粘连性，减少角质层过度堆积，纠正毛囊上皮角化异常，加速表皮更新，并抑制黑色素细胞酪氨酸酶的活性，对 EFFC 的色素沉着及毛囊性丘疹均有显著疗效。向芳等使用 DPL（波长 500～600nm 治疗手具，脉宽 12ms，能量密度 6.5～8.8J/cm²）联合果酸治疗，具体治疗顺序为先给予果酸治疗 2 周后行 DPL 治疗，依次交替，分别治疗 4 次，结果显示联合治疗相较于单一 DPL 治疗效果更佳。

（四）治疗经验

1. 治疗方案选择　建议光电治疗联合果酸或药物治疗，可取得更好效果。

2. 强脉冲光操作技巧及合适的能量参数　以 M22 为例，建议选择 590nm 滤光片（波长 590～1 200nm），能量密度 15～20J/cm²，脉宽 3.0～6.0ms，脉冲延迟 20～40ms；vascular 滤光片（波长 530～650nm 和 900～1 200nm），能量密度 12～18J/cm²，脉宽 3.5～6.0ms 和脉冲延迟 20～40ms。DPL（波长 500～600nm），脉宽 12ms，能量密度 6.5～8.8J/cm²。终点反应均为局部潮红、轻度水肿或色素浮起、结痂，每 4 周 1 次。

3. 脉冲染料激光治疗操作技巧及合适能量参数　以 PDL 波长 585nm 为例，建议脉冲宽度 0.5～2.0ms，光斑直径为 5～7mm，能量密度为 5.5～7.0J/cm²，终点反应为紫癜，局部皮肤水肿，每 4 周进行 1 次治疗。

4. 术后护理要点

（1）防水：脉冲染料激光治疗后应防水 1 周。

（2）防晒：术后应严格防晒，预防色素沉着的产生。

（3）不良反应及治疗措施：同咖啡斑。

（五）病例展示

病例 1　患者男性，21 岁，双颊、下颌红斑 5 年（图 17-1-16）。

【病情分析】患者肤色较深，皮疹以红斑为主，未见明显毛囊性丘疹，选择强脉冲光治疗，滤波片选择 590nm 以及针对血管治疗的 vascular 滤波片。vascular 滤波片覆盖了血红蛋白的高吸收光谱，在血管性疾病的治疗上效果更佳。

【治疗方案】见表 17-1-1。

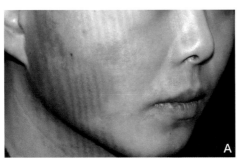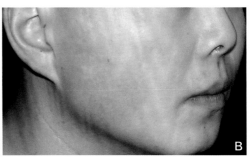

图 17-1-16　强脉冲光治疗面颈部毛囊红斑黑变病前后
A. 治疗前；B. 强脉冲光治疗 4 次后，红斑明显变淡。

表 17-1-1　强脉冲光（M22）治疗面颈部毛囊红斑黑变病

滤光片类型	脉宽及脉冲延时	能量密度	终点反应
590nm	双脉冲，每个子脉冲脉宽 3.5ms，脉冲延时 35ms	15 ~ 16J/cm²	无明显疼痛（NRS 评分 2 ~ 3 分），皮肤轻微潮红
vascular	双脉冲，第一个子脉冲脉宽 4.5ms，第二个子脉冲脉宽 5.5ms，脉冲延时 30ms	第一个子脉冲 8J/cm²，第二个子脉冲 9J/cm²	皮肤潮红、轻度肿胀

病例2　患者男性，13 岁，双颊红斑、毛囊性丘疹 3 年（图 17-1-17）。

【病情分析】患者皮疹同时存在红斑及毛囊性丘疹，选择强脉冲光治疗，滤波片选择590nm 以及针对血管治疗的 vascular 滤波片。此外，嘱患者自行外用果酸产品。

【治疗方案】见表 17-1-2。

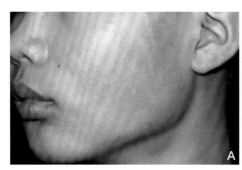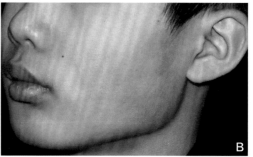

图 17-1-17　强脉冲光治疗面颈部毛囊红斑黑变病前后
A. 治疗前；B. 强脉冲光治疗 2 次后，红斑及毛囊性丘疹均减少。

表 17-1-2　强脉冲光（M22）治疗面颈部毛囊红斑黑变病

滤光片类型	脉宽及脉冲延时	能量密度	终点反应
590nm	双脉冲，每一个子脉冲脉宽 3.5ms，脉宽延时 35ms	15 ~ 18J/cm²	无明显疼痛（NRS 评分 2 ~ 3 分），皮肤轻微潮红
vascular	双脉冲，第一个子脉冲脉宽 4.5ms，第二个子脉冲脉宽 5.5ms，脉宽延时 30ms	第一个子脉冲 8J/cm²，第二个子脉冲 9J/cm²	皮肤潮红、轻度肿胀

（六）标准化治疗流程

标准化治疗流程详见图 17-1-18。

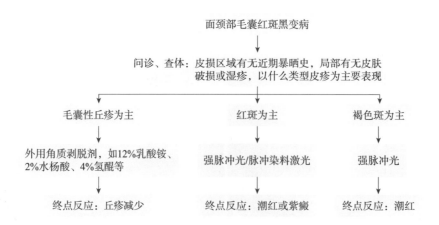

图 17-1-18　面颈部毛囊红斑黑变病标准化治疗流程

（王　莉）

第二节　真表皮交界色素增加性皮肤病

一、色素性毛表皮痣

色素性毛表皮痣（pigmented hairy epidermal nevus）是一种伴或不伴毛发增多的色素增加性良性皮肤错构瘤，最早由 William Becker 于 1949 年首次报道，故又称贝克痣（Becker nevus，BN）、贝克黑变病。

（一）发病机制与临床表现

该病发病机制尚不明确。一般认为色素性毛表皮痣系雄激素依赖性疾病，可能与表皮角质形成细胞雄激素受体明显增多有关。虽然多数患者后天发病，但研究显示色素性毛表皮痣是非完全外显的常染色体显性遗传病，即一个家族内有同样基因型患者并不一定都发病，即使发病皮损表现也可不同。

色素性毛表皮痣一般自儿童期或青春期前后出现，男性多见，男女比例为 5∶1。好发于一侧肩部、胸部及上背部，下肢亦可发生。表现为不规则的淡黄色至深棕色斑片，随着年龄增长，受累面积可增大。皮损表面可见粟粒大小毛囊性丘疹，提示竖毛肌增生，其上有短的硬毛，根据毛发的多少，将其分为无毛型和多毛型。此外，该病可伴发发育畸形，如胸部及四肢发育不全、漏斗胸、脊柱裂、脊柱侧凸、乳房发育不全、外胚叶发育不良和皮下脂肪组织发育不良等，称为色素性毛表皮痣综合征（图 17-2-1）。

色素性毛表皮痣的皮肤病理为表皮增厚，表皮突和真皮乳头延长，基底层色素明显增多，黑色素细胞数量可略增多。真皮上部散在噬黑色素细胞，网状层中可见竖毛肌纤维束增粗，但无痣细胞。

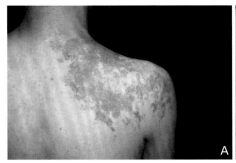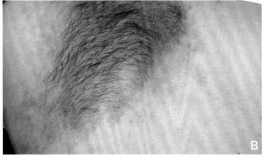

图 17-2-1　色素性毛表皮痣的临床表现
A. 无毛型；B. 多毛型。

（二）诊断与鉴别诊断

根据病史及临床表现易于诊断，需与伊藤痣、咖啡斑、原发性皮肤淀粉样变等相鉴别。

1. **伊藤痣**　皮损出生时存在，累及躯干、四肢等部位，病理学表现为真皮内可见痣细胞。

2. **咖啡斑**　出生时或出生后不久出现，界限清楚的色素沉着斑，上无毛发，随着年龄增长皮损可增大。病理学变现为表皮厚度正常，基底层色素明显增多，Melan-A 标记显示基底层黑色素细胞数量增多和活性增加。

3. **原发性皮肤淀粉样变**　表现为肩胛、四肢侧部位的串珠状排列的色素性斑疹及丘疹，病理学表现为真皮内嗜伊红的淀粉样物质沉积。

（三）治疗方法

色素性毛表皮痣目前无特效治疗方式，单纯皮肤表现为良性病变，可不治疗。若因影响面容外观引起患者社交及生活压力，可选择积极干预，但疗效不确切，仅部分患者治疗有效。

传统的治疗方式包括冷冻、机械磨削、外科

手术和植皮治疗等，可在一定程度上去除色斑，但易发生感染或遗留瘢痕，达不到改善外观的效果。随着光声电技术的蓬勃发展，多种仪器如强脉冲光、脱毛激光、Q 开关激光、皮秒激光、点阵激光及射频等被用于色素性毛表皮痣治疗。针对其是否存在毛发可选择不同的治疗策略。

1. 无毛型色素性毛表皮痣的治疗

（1）色素特异性激光

1）Q 开关激光：色素性毛表皮痣皮损基底层色素增多，黑色素细胞内黑色素小体增多。一般首选以色素为靶基的 Q 开关激光治疗，使色素爆破从而达到去除色斑的目的。基于该病疗效的不确定性，可在首次治疗时选择不同波长激光进行试做，以筛选最优治疗波长与仪器。常用仪器波长包括 Q 开关 694nm 激光、Q 开关 755nm 激光、Q 开关 1 064nm 激光等。治疗前需评估患者肤色及皮损颜色进行光斑测试，选择合适的能量密度和脉宽，尽量减少水疱、瘢痕、色素减退或色素沉着等不良反应。其中 Q 开关 1 064nm 激光穿透深，对表皮损伤较小，对深色皮肤 Fitzpatrick Ⅳ～Ⅵ型安全性更为良好。

目前多项研究显示不同波长 Q 开关激光对色素性毛表皮痣均有一定治疗效果，且随着治疗次数增多，疗效更明显，然而具体哪个波长疗效更优尚不得而知。但无论是何种 Q 开关激光治疗，色素性毛表皮痣治疗无效或术后复发仍较为常见，可能的原因在于：①Q 开关激光对深部毛囊黑色素细胞无效，有学者从组织病理学证实 Q 开关 694nm 激光能选择性破坏表皮和基底层色素颗粒，而皮肤附属结构上仍有色素细胞残留，4 周后可见黑色素再次活跃，出现治疗后复发；②可能与色素性毛表皮痣的错构瘤样特性及雄激素受体活性增强相关；③治疗中连续、定期的高能量治疗才能完全消除色素沉着斑，但是高能量的治疗可能会带来相关的不良反应如炎症后色素沉着、色素减退、瘢痕等，这也是色素性毛表皮痣治疗效果不理想的因素。

2）皮秒激光：相较于 Q 开关激光，皮秒激光具有更短脉冲及更高能量密度等优势，在太田痣、文身等色素增多性疾病治疗中具有见效快、治疗次数少等优点，而其在色素性毛表皮痣治疗

中疗效尚不明确，可作为改善手段之一。

（2）色素非特异性激光：主要包括剥脱性激光、点阵激光、强脉冲光。

1）剥脱性激光：①2 940nm Er:YAG 激光。被认为是一种非特异性的剥脱性激光，以细胞内和细胞外的水为靶目标，从而产生可控的热破坏。有学者在色素性毛表皮痣自身对照研究中，比较 2 940nm Er:YAG 激光和 Q 开关 Nd:YAG 1 064nm 激光的疗效，认为 Er:YAG 的祛除色斑疗效优于 Q 开关 Nd:YAG 1 064nm 激光，但在临床实践中需高度警惕 Er:YAG 术后炎症后色素沉着及瘢痕可能。②10 600nm CO_2 激光。主要靶基为组织中的水，超脉冲模式 CO_2 激光可直接气化靶组织，最大限度地减少热向深层传导及炭化作用，减轻对周围正常皮肤的损伤。色素性毛表皮痣治疗中，CO_2 激光的无差别组织损伤所造成的创伤较大、恢复时间长，对皮肤分型要求较高，且术后遗留红斑、色素沉着、色素减退及瘢痕的风险较高，临床中较少直接将其用于色素性毛表皮痣的治疗。

2）点阵激光：主要通过去除或减少棘层和基底层色素来改善色素性毛表皮痣。①非剥脱性点阵激光。有学者尝试使用 1 550nm Er:Glass 非剥脱性点阵激光治疗 2 例色素性毛表皮痣患者，对多毛无效，术后 1 个月患者皮损得到 >75% 的色素改善，随访 3～6 个月后患者疗效稳定。目前报道的研究样本较小，需大样本数据及循证医学证据证实其疗效和安全性。②剥脱性点阵激光。近年来，有学者提出用剥脱性点阵激光治疗色素性毛表皮痣，发现 CO_2 点阵激光对部分色素性毛表皮痣患者的色素治疗效果尚可，然而术后持续性红斑、炎症后色素沉着或色素脱失、瘢痕等不良反应的出现限制了其在该病治疗中的应用。

3）强脉冲光（IPL）：IPL 是波长为 400～1 200nm 的宽谱非相干光，通过不同的滤光片来获得不同波段的光源，可用于色素性疾病、血管性疾病、多毛症、年轻化治疗。由于 IPL 参数设置多样性，其使用和疗效与操作者经验息息相关，需根据皮损特征选择合适的滤光片及参数。

2. 多毛型色素性毛表皮痣的治疗

（1）长脉冲脱毛激光：主要用于多毛型色素

性毛表皮痣的脱毛治疗，包括长脉冲 755nm 激光、长脉冲 1 064nm Nd:YAG 激光。根据毛发的部位、颜色深浅及浓密程度，选择合适的能量密度及动态冷却发射时间及间隔时间，将毛囊和毛干中的黑色素作为主要靶目标，吸收光能转化为热能后破坏整个毛囊，表皮黑色素也同时吸收了光能，对皮损色素有一定的作用。一般能量密度从小剂量开始进行治疗，逐渐增加能量，以治疗后患者有轻度烧灼感、局部出现微红等充血反应、数分钟后部分毛囊周围出现水肿性小丘疹、形似"橘皮样"外观为治疗的合适能量。治疗时光斑重叠 10%。若患者自述疼痛难忍，或皮肤出现大片红斑、水疱，则表示能量密度过大。

（2）二极管激光器：作为半导体激光器，波长 808nm 和 810nm 二极管激光器作用于毛囊和毛干中的色素颗粒达到脱毛的目的。因其价格便宜、操作简单，常被用于色素性毛表皮痣的脱毛治疗中。

3. 联合治疗

（1）Q 开关 1 064nm 激光和 Er:YAG 激光：Trelles 等治疗患者时，首先使用单次 Q 开关 1 064nm 激光，能量密度为 10J/cm^2，光斑直径为 3mm，频率为 10Hz，光斑重叠率为 10% 时，对色素的改善 < 25%。6 个月后，给予患者 2 940nm Er:YAG 激光治疗，能量密度为 28J/cm^2，光斑直径为 3mm，频率为 10Hz，光斑重叠率为 50%。随访 2 年，全部病灶色素清除 100%，轻度色素减退。提示两种激光的联合可能是该病更为有效的治疗方案。

（2）长脉宽 1 064nm Nd:YAG 激光和 Q 开关 755nm 激光：Wulkan 等用长脉冲 1 064nm Nd:YAG 激光和 Q 开关 755nm 激光先后治疗 1 例色素性毛表皮痣患者，取得满意效果。患者首先接受了 5 次 Nd:YAG 激光治疗，能量密度为 26~27J/cm^2，脉宽为 210ms，光斑直径为 15mm，间隔约 6 周，然后接受了 6 次 755nm 激光治疗，能量密度为 60~70J/cm^2，脉宽 1.5ms，光斑直径为 6mm，间隔约 3 个月。755nm 激光治疗，动态冷却装置（dynamic cooling device，DCD）设置为 20/20ms。不良反应包括轻微水肿、轻度水疱、暂时轻度色素减退。

（3）Q 开关 755nm 激光和 1 550nm Er:Glass 激光：在联合治疗的情况下，一种激光可以改善其他激光引起的不良事件。例如，Balaraman 和 Friedman 用 Q 开关 755nm 激光使用能量密度为 7.5~8.0J/cm^2 治疗 1 例色素性毛表皮痣患者，每 4~6 周进行 1 次，共 3 次。治疗后出现炎症后色素减退。随后，患者接受 1 550nm Er:Glass 非剥脱性点阵激光治疗，能量为 30~70mJ，覆盖率为 20%~32%，总能量为 1.70~3.24kJ，每次间隔 4~8 周，共治疗 10 次。最后一次治疗后观察到 75% 以上的改善，随访 18 个月无复发。

由于基底层色素增加伴多毛症是色素性毛表皮痣的主要组织病理学特征，理想的激光可以同时去除色素和毛发。然而，每个激光器都有不同的波长，每种波长都优先被特定的物质或组织吸收，并且组织穿透深度不同。例如，波长为 615~1 064nm 的激光或光对色素性毛表皮痣色素增多和多毛都有好处。相较 808nm 和 810nm 二极管激光器，长脉冲 1 064nm 激光的色素吸收系数更低，且组织穿透更深，对周围组织的潜在热损伤更大，故更推荐前者。但无论使用哪种激光应根据每种激光的特点、个人皮肤类型和疾病亚型（有或没有多毛）综合考虑。

4. 其他治疗　随着雄激素对色素性毛表皮痣发病机制的作用被不断证实，有学者提出药物治疗的方案。对 1 例乳房发育不良的女性色素性毛表皮痣综合征患者进行临床观察，发现用抗雄激素受体药物螺内酯 50mg/d，连续用药 1 个月后，患者左侧乳房发育不良症状改善，但药物对患者右侧乳房大小及色素斑片影响不大。另有研究发现，1 例外用非甾体类抗雄激素药物 4% 氟他胺，每天 2 次，连续用药 8 周后患者色素斑片颜色变浅，但连续用药 30 周后对比用药 8 周时的效果无更进一步的改善。关于色素性毛表皮痣药物治疗的报道很少，还需要进一步研究，并评估其治疗的安全性，目前暂时还没有对色素性毛表皮痣和色素性毛表皮痣综合征疗效肯定的推荐药物。

综上所述，尽管有多种激光治疗色素性毛表皮痣，但临床效果仍存在争议。皮肤类型和皮损伴或不伴多毛可影响每一种激光的疗效，同时需兼顾术后炎症后色素沉着、瘢痕、水疱等不良反应发生率。

（四）治疗经验

色素性毛表皮痣临床治疗思路及波长选择：该病对健康无明显影响，若患者无美容需求，可不予治疗。有治疗需求的患者，需判断求美者的皮肤类型及色素性毛表皮痣的类型，告知其需要多次治疗，以及治疗后根据皮损情况可能需联合不同类型的激光治疗。

无毛型皮损，面积较大者建议首次治疗时选择部分皮损试做，可选色素特异性激光如694nm、755nm、1 064nm三种波长的Q开关激光或皮秒激光分区试验性治疗，对比疗效筛选出最优波长激光用于后续治疗。其中，从目前研究报道及笔者临床经验显示，相较于其他波长，Q开关694nm激光治疗色素性毛表皮痣色斑的效果较优，需注意深色皮肤个体因表皮黑色素含量高，相对易发生炎症后色素沉着，术后需强调防晒重要性。深肤色或者皮损颜色较深的可选用Q开关1 064nm激光以减少表皮损伤，但其疗效较弱，临床中仅观察到少部分治疗有效。

多毛型皮损，可使用长脉冲激光或半导体激光有效祛除毛发，其间可选择靶向色素特异性激光祛色治疗。有报道长脉冲Q开关755nm激光在祛除毛发的同时，随着治疗次数增加，皮损颜色也较治疗前变淡。

此外，难治性色素性毛表皮痣，若患者治疗愿望强烈，也可尝试剥脱性激光，如点阵激光或Er:YAG激光，应告知患者有出现炎症后色素沉着或瘢痕的风险。

（五）病例展示

患者男性，17岁，左下颌、左耳前褐色斑片伴毛发自幼即有（图17-2-2）。

【病情分析】①患者自幼即有，青春期加重，因处于面颈部暴露位置，有强烈治疗意愿，结合病史及典型临床表现，考虑色素性毛表皮痣。②皮损表面上覆少许毛发，行半导体激光脱毛，1个月1次，多次治疗后其上毛发明显减少，但皮损颜色未见明显改善。③脱毛期间穿插祛色治疗，皮损面积较大，与患者沟通后先选择Q开关694nm激光、Q开关755nm激光、Q开关1 064nm激光试做，并于第一次治疗后选择最优疗效波长为Q开关694nm激光。后续选择Q开关694nm激光治疗后皮损颜色较前变淡。

【治疗方案】半导体激光，能量密度14 ~ 20J/cm²，终点反应：毛囊口微红、丘疹性风团；Q开关694nm激光，能量密度5.0 ~ 6.5J/cm²，终点反应：微霜白反应。

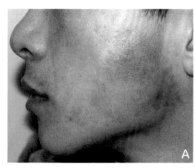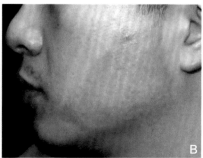

图17-2-2 左下颌、左耳前色素性毛表皮痣激光治疗前后
A. 治疗前；B. 半导体激光联合Q开关694nm激光多次治疗后。

（六）标准化治疗流程

标准化治疗流程详见图17-2-3。

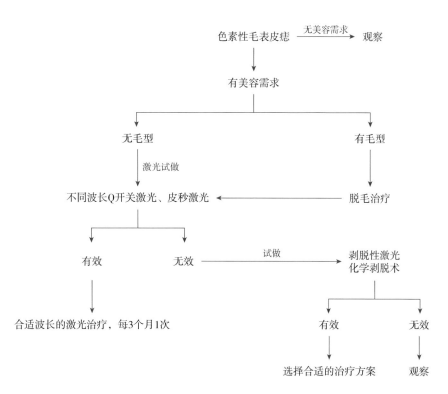

色素性毛表皮痣 ——无美容需求——> 观察

↓

有美容需求

无毛型　　　　　　　　　　　有毛型

激光试做

不同波长Q开关激光、皮秒激光 <—— 脱毛治疗

有效　　　　　无效 ——试做——> 剥脱性激光
化学剥脱术

合适波长的激光治疗，每3个月1次　　　有效　　　无效

选择合适的治疗方案　　观察

图 17-2-3　色素性毛表皮痣标准化治疗流程

二、斑痣

斑痣（nevus spilus），又称斑点状黑子样痣（speckled lentiginous nevus）。表现为色素沉着斑片上散在斑疹、丘疹、结节或斑块。发病初期与咖啡斑皮损类似，有时难以鉴别。部分学者认为其是色素痣的一种类型，可发生于任何年龄，男女发病率无差异。

（一）发病机制与临床表现

该病发病机制尚不明确。斑痣有时沿Blaschko 线分布，提示可能与胚胎发生时受遗传和环境等因素影响，神经嵴黑色素细胞局部缺陷相关；皮损处可同时或先后形成多种类型的色素痣，可能与 *HRAS* 基因突变诱导相关。

本病以儿童或青少年发病居多，亦可先天发生，皮肤与黏膜均可发病。皮损常累及单侧躯体，典型表现为咖啡斑样皮损上出现颜色更深的斑疹、丘疹、结节或斑块（图 17-2-4），部分患者皮损上有毛发生长，偶可见皮损直径超过20cm 甚至累及整个躯干；此外，还有几种特殊类型的斑痣，如鲜红斑痣合并斑痣的色素血管性斑痣性错构瘤病。

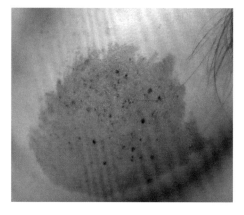

图 17-2-4　斑痣的临床表现

其组织病理表现分两部分，均匀的咖啡斑样皮损处：表皮突轻至中度延伸，棘层肥厚，表皮基底层黑色素细胞及黑色素增加；颜色更深的斑疹、丘疹、结节等皮损处：可表现为交界痣、复合痣、皮内痣、蓝痣、斯皮茨痣等不同病理特征，偶可见黑色素瘤。

（二）诊断与鉴别诊断

根据患者病史及临床表现，斑痣易于诊断。专科查体需全面，并详细询问病史，避免漏诊合并斑痣的多种综合征。需与以下疾病鉴别。

1. **斑点状集簇性色素痣** 表现为密集排列的褐色至黑色的丘疹,可融合成斑块呈片状分布,其中心常可见毳毛,基底无咖啡斑样改变,病理表现为皮内痣。

2. **神经纤维瘤病** 常在出生时就有不规则散在分布的咖啡色斑片,伴有多发神经纤维瘤以及皮肤外损害,如神经病变、虹膜的黑色素细胞错构瘤及骨骼损害等,该病在咖啡斑样皮损上并无颜色更深的皮疹。

3. **色素性毛表皮痣** 在色斑皮损上不会出现深褐色斑疹、丘疹等皮损,而是随着年龄增大在皮损上出现多毛,且毛发逐渐变粗,颜色加深。

（三）治疗方法

非暴露部位的皮损,一般不需要治疗。无论皮损上有无毛发,其发生恶性变的风险均较低。巨大的、带状虫蚀状或节段性病变,更应做好长期随访,至少每年进行一次拍照记录,并对患者和家属进行有关黑色素瘤体征的教育,一旦发现可疑病灶,应立即做组织病理学检查。

位于暴露部位的皮损因损容性特征,部分患者可能会寻求去除色斑的治疗。如果面积较小,可考虑直接手术切除后行美容缝合,后续行预防或修复瘢痕治疗;较大面积的皮损,目前治疗以激光或强脉冲光治疗为主。一般建议分区处理:皮损上散在深色斑疹,可采用 2 940nm Er:YAG 激光、CO_2 激光或外科环钻治疗,丘疹、结节及斑块选择手术切除;作为背景的咖啡斑样皮损可参考咖啡斑的治疗,应用波长 532nm、694nm、755nm 的 Q 开关激光或皮秒 755nm 激光,根据皮损颜色深浅选择治疗能量密度,也有报道采

用强脉冲光 615nm 滤光片对皮损部位进行治疗后取得良好效果;一般治疗间隔 2 个月,经 3 ~ 4 次治疗可使皮损颜色变淡,但易复发。因此,找寻更优治疗方案、维持治疗的时机及频次仍需临床进一步探究。同时,需注意密切随访,以避免因激光去除色素性病变而掩盖斑痣的进展,尤其是病变区域恶性黑色素瘤的发生。

（四）治疗经验

斑痣的激光治疗选择及治疗思路:根据皮损部位及患者治疗意愿,因美观问题需治疗的患者,可首选损伤性小的激光治疗。其中皮损上散在深色斑疹,参照色素痣治疗要点,CO_2 激光气化或外科环钻治疗,治疗终点为基底未见明显色素颗粒;余部位咖啡斑样皮损可选择靶向色素类的 Q 开关激光或皮秒激光（532nm、694nm、755nm）,治疗终点为霜白。术后立即冷敷,防水 5 ~ 7 天,严格保湿防晒。一般间隔 2 ~ 3 个月治疗 1 次。若患者激光治疗无效或欠佳,根据皮损部位及面积,必要时选择手术切除,术后予抗瘢痕治疗。

（五）病例展示

病例1 患者女性,33 岁,右颞部褐色斑疹、斑片自幼即有（图 17-2-5）。

【病情分析】①因其处于面部影响美观,患者本人有较强治疗意愿,告知其激光治疗疗效及可能存在复发情况,患者表示理解;②针对皮损上颜色较深斑疹,CO_2 激光气化烧灼,以基底色素颗粒消失为治疗终点;褐色斑片选择 Q 开关 755nm 激光治疗,终点反应为霜白;③术后即刻冷敷,防水 5 天,若有结痂自行脱落,随后做

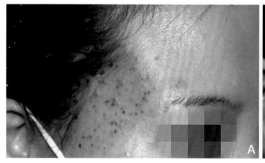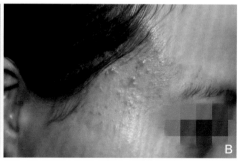

图 17-2-5 女性,33 岁,右颞部斑痣激光治疗前后
A. 治疗前;B. CO_2 激光联合 Q 开关 755nm 激光治疗 1 次后。

好保湿防晒，2~3个月复诊；④3次治疗后患者皮损较前明显变淡，深褐色斑疹消退。

【治疗方案】CO₂激光，超脉冲模式，功率0.5W，终点反应为基底色素颗粒消失；Q开关755nm激光，能量密度6~7J/cm²，光斑直径3mm，终点反应为微霜白反应。

病例2 患儿女性，6岁。左面部褐色斑疹、斑片6年（图17-2-6）。

【病情分析】①根据患者临床表现及病史询问，考虑斑痣，因其处于面部影响美观，患者及

家属有较强治疗意愿，告知各类激光治疗特点，家属考虑先试做部分褐色斑片区域；②针对褐色斑片区域，选择Q开关532nm、694nm激光试做；③术后2月余，试做区域Q开关532nm、694nm激光均有效，皮损颜色变淡，尤以Q开关694nm激光祛色效果更显著。

【治疗方案】Q开关694nm激光，能量密度5J/cm²，光斑直径3mm，终点反应为微霜白反应；Q开关532nm激光，能量密度0.6J/cm²，光斑直径4mm，终点反应为微霜白反应。

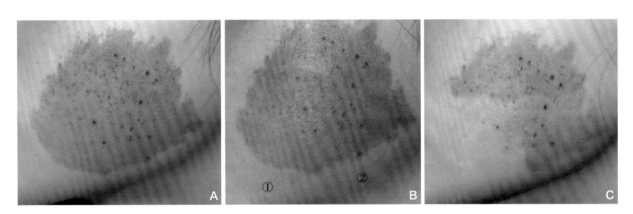

图17-2-6　女童，6岁，左面部斑痣激光治疗前后
A. 治疗前；B. Q开关694nm激光（①）和Q开关532nm激光（②）治疗术后即刻；
C. Q开关694nm激光和Q开关532nm激光治疗1次后。

（六）标准化治疗流程

标准化治疗流程详见图17-2-7。

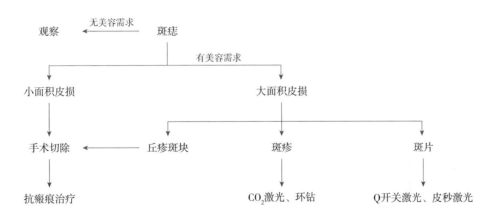

图17-2-7　斑痣标准化治疗流程

三、黄褐斑

黄褐斑（chloasma）是一种发生在光暴露部位的色素增加性皮肤病，其特征为面部对称分布的浅褐色至深褐色斑片，多见于皮肤类型以

Fitzpatrick Ⅲ~Ⅴ型为主的西班牙裔、中东裔、亚裔及非洲裔人群。女性好发，亚洲育龄期女性发病率可高达30%。

（一）发病机制与临床表现

遗传易感、紫外线照射、皮肤类型和激素水平异常等被认为是黄褐斑发病的主要风险和诱发因素。Val92Met 作为黑色素皮质素 1 受体（melanocortin 1 receptor，MC1R）的杂合子变体，不仅是南亚人群中等位基因突变率最高的变体，且与黄褐斑的发病风险呈正相关；紫外线照射可加重黄褐斑皮损，而常规应用广谱防晒霜能有效减缓甚至阻止黄褐斑的进展；部分患者在妊娠期或多次妊娠后发病，或原有皮损加重，提示本病与雌激素水平升高、激素受体功能紊乱等相关。此外，临床研究显示使用铅、汞含量超标的化妆品、面部反复摩擦刺激导致皮肤屏障破坏、服用某些药物（如光敏性药物和抗惊厥药物）、皮肤表面微生态环境的变化（痤疮丙酸杆菌显著富集）、烹饪等热辐射接触、甲状腺疾病、女性生殖系统疾病和肝脏疾病等也可诱发或加重黄褐斑。

发病机制尚不明确。目前认为，遗传易感的个体在慢性紫外线照射下不仅可直接激活黑色素细胞功能使其产生更多黑色素颗粒，同时可破坏基底膜带结构，使黑色素细胞及颗粒沉降至真皮层，引起皮肤屏障功能损伤及真皮内炎症，如肥大细胞活化、日光性弹力纤维变性及血管再生等。皮肤各层的细胞及各种细胞因子之间既相互独立又密切联系，无论在哪个节点上启动，都可能引发级联放大式反应，引发一系列的病理变化，最终形成黄褐斑。

1. 临床表现及分期分型 表现为不规则淡褐色至深褐色斑片，对称分布，以颧颊部、颞部、前额及鼻部为主，偶见于颏部和上唇部（图17-2-8）。好发于中青年女性，男性也可发生，一般无主观症状。色斑深浅随季节、日晒及内分泌等因素而变化，有时还与患者休息及精神状态明显相关，精神忧郁、熬夜、疲劳等会加重色素沉着。

根据患者主诉及皮损变化情况分为活动期和稳定期。活动期：皮损面积增大、颜色加深、皮损泛红、玻片压诊有褪色，反式共聚焦显微镜（reflectance confocal microscopy，RCM）见表皮基底层较多高折光、树突多且长的树枝状及星爆状黑色素细胞，真皮浅层可见数量不等的中等折光的单一核细胞浸润，部分可见高折光的噬黑色素细胞；稳定期：皮损无明显变化。

以往常根据皮损分布部位、色素沉着的深浅对黄褐斑进行分型，但对临床治疗选择及疗效意义不大。近年来，有学者提出新的分型方式，以期对黄褐斑治疗及预后有指导意义。

（1）根据皮损处有无炎症反应，将黄褐斑分为炎症型及非炎症型。①炎症型：皮损处有瘙痒、刺痛、干燥、红斑等，以及可能加重黄褐斑的其他因素；②非炎症型：皮损处无上述症状。

（2）黄褐斑患者除表现典型的色素沉着斑外，可在皮损处出现明显的红斑、毛细血管扩张。根据皮损处血管的多少，将黄褐斑分为四型。①色素型：皮损处可见色素沉着斑，无明显红斑、毛细血管扩张；②血管型：皮损处见浅淡色素沉着斑，其上可见明显红斑、毛细血管扩

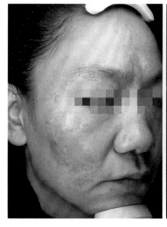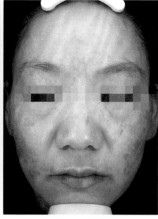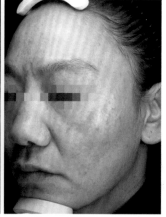

图 17-2-8　黄褐斑的临床表现

张；③色素为主型：两种表现均可见，以色素沉着斑为主；④血管为主型：两种表现均可见，但毛细血管扩张表现更为明显。

组织病理学上的研究也表明黄褐斑皮损处血管增生，明显多于皮损周围正常皮肤。基于此分型，血管明显的患者皮损，可选择靶向血管的激光治疗如脉冲染料激光，可明显改善患者皮损处的色素沉着斑。色素沉着斑明显的患者，则主要选择针对色素的局部治疗如外用药及 Q 开关激光治疗，其疗效及预后相较前者一般。

2. **病理特征**　黄褐斑组织病理表现为表皮层中黑色素颗粒增多，真皮浅层可见噬黑色素细胞；表皮黑色素细胞的数量可正常或轻度增多，黑色素细胞的体积增大、树突显著；在超微结构中，黄褐斑皮损处黑色素颗粒主要分布于细胞膜上，而病灶周围正常皮肤，色素则主要集中分布在核膜上，呈现为黑色素帽；黑色素细胞中的黑色素小体数量增加，线粒体、高尔基体和粗面内质网的数量也增多；基底膜带致密结构不连续；真皮可见日光性弹力纤维变性，肥大细胞体积增大、数量增多，真皮血管的数量和大小均显著增加。

（二）诊断与鉴别诊断

根据黄褐色斑片，好发于面部，对称而成蝶翼状，无自觉症状等易于诊断。需与外源性褐黄病、获得性真皮黑色素细胞增多症、黑变病等相鉴别。

1. **外源性褐黄病**　无症状性色素沉着斑或丘疹，多位于皮肤暴露区域或骨性突起部位，如面部、颈部、背部及伸肌表面，发病人群多为有长期黄褐斑治疗史的患者，通常有使用皮肤脱色剂如苯二酚、间二苯酚、苯酚、汞等病史，局部色素不断加深，组织病理提示真皮乳头层可见黄褐色肿胀弯曲的纤维。

2. **获得性真皮黑色素细胞增多症**　大多为20 岁以上发病，在颧骨部位出现灰色、灰褐色或褐青色斑点或斑片，圆形或不规则形。大多数为两侧对称，也有少数是单侧发病，也可在前额外侧、鬓角、下眼睑、鼻根及鼻翼部发病，但较少见。组织病理学表现为真皮浅层的黑色素细胞增多。

3. **黑变病**　皮损好发于额、颞、耳前、耳后、颈部，为灰紫色或紫褐色网状斑点，上有细碎鳞屑，皮损可融合成片。组织病理示基底层液化变性，真皮血管周围炎症细胞浸润，噬黑色素细胞内外有大量黑色颗粒。

（三）治疗方法

鉴于黄褐斑的发病机制及病理特点，光防护和应用具有修复皮肤屏障作用的功效性护肤品应贯穿黄褐斑的整个治疗过程。治疗时需结合患者分期、分型选择合适治疗方案。处于活动期皮损，以系统药物治疗为主，辅以外用药物及温和的物理治疗，避免光电及化学剥脱术治疗；稳定期皮损，可在系统及外用药物治疗基础上联合化学剥脱术、光电等综合治疗。

临床上系统用药可选择氨甲环酸、维生素 C、维生素 E、谷胱甘肽等的联合应用，外用药如氢醌、壬二酸、果酸、熊果苷等也对黄褐斑治疗有效，具体作用机制、用药剂量及方式见表 17-2-1。

表 17-2-1　黄褐斑的药物治疗

药物种类	作用机制	推荐用量	注意事项
系统用药			
氨甲环酸	竞争性结合酪氨酸酶的底物（酪氨酸）结合位点，从而抑制黑色素合成，还能够抑制血管形成、减轻红斑	0.25~0.50g/ 次，每天 1~2 次，用药 1~2 个月起效，治疗时间越长，疗效越好，建议连续使用 6 个月以上；报道总有效率达 90% 以上	安全性较好，常见不良反应包括胃肠道反应、月经量减少等服药前及治疗过程中最好监测血常规、凝血酶原时间及血液黏度等。既往患有血栓、心绞痛、脑卒中病史或家族史者禁用
维生素 C	阻止多巴氧化，抑制黑色素合成	推荐以口服为主，0.2g/ 次，每天 3 次	常与维生素 E 或谷胱甘肽联合应用疗效更强

药物种类	作用机制	推荐用量	注意事项
维生素 E	抗脂质过氧化作用	0.1g/次，每天 1 次	
谷胱甘肽	抗氧化剂，清除体内自由基	口服或静脉注射	
中医中药	脏腑辨证与肝、肾、脾有关，气血辨证则与气滞、血瘀相关	以疏肝理气、滋补肝肾、健脾益气为法 疗程较长，一般 3~6 个月	
局部用药			
氢醌及其糖苷衍生物（熊果苷、脱氧熊果苷）	阻断被酪氨酸酶催化的从酪氨酸到多巴的反应过程，抑制黑色素小体形成（一线用药）	常用浓度为 2%~5%，每晚使用 1 次，治疗后 3~6 周可有明显效果，6~10 周效果最佳	浓度越高脱色效果越强，但皮肤刺激也越大，可出现不良反应，如刺激性接触性皮炎、永久性皮肤白斑、外源性褐黄病和甲漂白等
壬二酸	一种皮肤脱色剂，作用于功能亢进的黑色素细胞酪氨酸酶，抑制线粒体氧化还原酶和 DNA 合成，产生细胞毒性效应并抑制其增殖，同时能抑制活性氧，减轻炎症过程中的氧化反应，起抗炎、抗菌及去色素的作用	常用 15%~20% 的乳膏，每天 2 次，疗程约 6 个月	1%~5% 的患者可出现瘙痒、烧灼感、针刺感和麻木感，<1% 的患者有红斑、干燥、脱屑、刺激，可引起接触性皮炎
果酸	化学剥脱	治疗浓度 <35%，2 周/次，4~6 次为 1 疗程	出现暂时性红斑、肿胀、刺痛、灼热等不良反应

注：外用左旋维生素 C、熊果苷、谷胱甘肽、木质素过氧化物酶、氨甲环酸等均能抑制表皮黑色素合成，均可作为外用制剂。

口服及外用药对黄褐斑治疗安全有效，但用药时间长、起效慢等特点可能影响患者的依从性。不恰当的光电治疗选择或过高能量可能加重黄褐斑皮损，对患者造成更大困扰。因此，选择合适的激光类型与能量，并配合相关药物治疗，可有效缩短黄褐斑的治疗疗程。

1. Q 开关 1 064nm 激光 黄褐斑在病理上表现为基底层黑色素细胞数量未见明显增多，黑色素细胞活性增强，常规 Q 开关激光直接破坏黑色素细胞的作用可能反向激活黑色素细胞，使其异常活跃，加重皮损。目前，临床中常使用大光斑、低能量、高频率模式的 Q 开关 1 064nm 激光治疗黄褐斑，发现疗效确切，安全性良好。主要作用原理为：利用亚细胞选择性光热作用，只针对黑色素细胞内或细胞间的黑色素颗粒选择性爆破，通过低能量、多次爆破使黑色素细胞功能失活或抑制，同时可使黑色素颗粒更微小化而有利于被吞噬排出；此外，1 064nm 波长的激光穿透深达真皮深层，能刺激胶原蛋白的形成，从而达到淡斑、肤色均匀、肌肤紧致的效果。推荐大光斑（6~8mm），低能量（通常治疗至皮肤轻度潮红即可，能量密度一般为 1~3J/cm²），多次（5~10 次），频繁（2~4 周 1 次）的治疗。多数患者在治疗后皮损颜色变淡、皮肤质地和肤色均有改善。值得一提的是，如果过度依赖这种模式的治疗，尤其是在得到患者皮损明显好转的反馈时，继续用该方式进行维持治疗，累计 10~15 次可能增加不良反应发生的概率，在原皮损部位出现圆点状色素脱失斑，推测其机制可能是多次治疗后的累积剂量导致黑色素细胞功能受损，无法合成完全成熟的黑色素小体；也可能是皮损内色素分布不均匀，对相同能量的激光反应不一致而产生色素减退或脱失。因此每次应用该模式治疗前都应仔细观察患者皮损，一旦发现斑点状色素脱失应立即停止治疗。

大光斑、低能量、点阵模式 694nm、1 064nm 激光亦被用于黄褐斑治疗，不仅利用大光斑、低能量的亚细胞选择性光热作用原理，同时通过点阵模式针对黑色素颗粒进行分段式选择性光爆破，微孔间保存正常的皮岛，皮损修复更快，可尽量避免或减少对黑色素细胞的激活。该种模式治疗黄褐斑见效快，疗效优于单纯大光斑、低能量Q开关激光治疗。推荐参数为：Q开关694nm激光，光斑直径6~8mm、能量密度2.5~3.5J/cm²、频率1.0~1.5Hz，治疗间隔2~4周，以照射后皮肤轻度潮红即可；Q开关1064nm激光，光斑直径6~8mm、能量密度1~3J/cm²、频率2.0~2.5Hz，治疗间隔2~4周，术后皮肤红肿，可见散在出血点。

2. **强脉冲光** 利用选择性光热作用及光调作用原理促进含有黑色素颗粒的角质形成细胞代谢，并不直接破坏黑色素颗粒，还可有效改善真皮炎症，凝固扩张的毛细血管，促进组织修复，从而达到治疗黄褐斑的目的。推荐参数：以优化脉冲技术（optimal pulse technology，OPT）为例，深肤色、皮损颜色重的患者适合选择640nm/590nm滤光片，三脉冲，脉宽4ms，脉冲延迟35~40ms，能量密度13~15J/cm²。肤色较浅、皮损颜色较淡的患者建议560nm/590nm滤光片，三脉冲或双脉冲，脉宽3.0~3.5ms，脉冲延迟30~35ms，能量密度13~16J/cm²。治疗终点反应为：色素斑片颜色略加深，或者无肉眼可见的颜色改变；轻度灼热感和皮肤轻微红斑。治疗间隔1个月1次，3~5次后评价疗效，必要时调整治疗方案。新发的、半年内仍进展的活动期皮损，治疗需要更加谨慎。为了避免对黄褐斑处黑色素细胞的激惹，术前、术中、术后均要进行有效的冷敷及修复。

3. **点阵激光** 剥脱性点阵激光和非剥脱性点阵激光，均有报道可用于黄褐斑治疗，主要基于其局灶性光热作用，真表皮连接处的色素颗粒可随着表皮微坏死灶经表皮脱落。其中，剥脱性点阵激光包括CO₂激光、Er:YAG 2 940nm激光，对皮肤损伤较大，出现术后红斑、炎症后色素沉着或原有色斑加重等不良反应可能性较大，不适用于亚洲人群；非剥脱性点阵激光包括1 440nm、1 450nm、1 540nm、1 550nm和1 927nm激光，均可用于黄褐斑治疗，且不局限患者肤色类型，适用于稳定期、非炎症期、以色素为主的黄褐斑患者。建议采用低能量、低密度治疗模式，光斑无或小面积重叠，1遍扫描治疗，治疗间隔1月1次。

4. **皮秒激光** 利用其皮秒级短脉宽的脉冲能产生强大的光机械效应，将色素颗粒分解得更为细小，从而减轻对正常组织的损伤，发现对黄褐斑治疗有效，但治疗的具体参数及能量需要更多的研究数据使其标准化。临床常用的皮秒激光波长有532nm、755nm和1 064nm，治疗模式多为大光斑、低能量或点阵模式低能量治疗。目前根据相关研究及笔者临床经验来看，皮秒激光在黄褐斑治疗中疗效未见明显优越性。

5. **射频技术** 黄褐斑皮损区具有光老化表现：表皮基底膜受损、真皮内弹力纤维嗜碱性变，同时可见肥大细胞浸润、血管数量增多，针对胶原再生的射频技术被证实在面部年轻化治疗中可淡化黄褐斑皮损。其中点阵射频技术不仅具有刺激胶原再生的作用，同时还会产生非剥脱及微剥脱的治疗效果，有利于黑色素颗粒代谢，可降低炎症后色素沉着的发生风险，也可作为经皮药物传导系统进行药物传导联合治疗。

6. **脉冲染料激光** 靶向血管治疗，适用于稳定期、非炎症期、以血管为主的黄褐斑皮损，不仅改善皮损处血管扩张，且能有效淡化皮损处色素沉着斑。治疗中根据患者皮损变化，序贯配合其他类型激光及口服、外用药物治疗。

7. **化学换肤** 可使用酸类包括果酸、水杨酸、柠檬酸等，作用原理：促进表皮细胞的活化与更新，减少黑色素生成并刺激新的胶原、弹性纤维再生，有利于糖胺聚糖和透明质酸合成。治疗前需严格筛选患者，稳定期、非炎症期、以色素为主的黄褐斑皮损疗效较好。建议面部首次从20%浓度开始，坚持使用同样浓度，直到皮肤能够安全耐受浓度达5分钟，才考虑选择高一浓度的换肤液。

8. **药物辅助传输** 利用各类仪器如myjet、点阵激光、微针、纳晶等通过无创或微创的方式增加皮肤通道的开放，从而有利于药物如氨甲环酸的透皮给药，被证实对黄褐斑治疗有一定效果。

（四）治疗经验

1. 黄褐斑的患者教育 黄褐斑发病诱因众多，治疗过程漫长且见效较慢，这都会打击患者的治疗积极性。因此，患者教育是黄褐斑治疗中的重要环节。需做到如下几点：①初诊患者，其门诊问诊需更全面仔细，了解患者日常作息、睡眠状态、情绪稳定性、是否坚持防晒、日常护肤状态及有无其他慢性病等。②问询过程中常听到患者讲"我防晒做得挺好呀""日常没有搓脸习惯或过度清洁面部行为"。此时，客观性指标皮肤 VISIA 检测评估患者皮损分布及严重程度基线值、皮肤屏障功能损伤程度、长期防晒是否合格及有无其他皮肤问题等，可以更好地引导患者对其面部黄褐斑的认识，并增加后续治疗的依从性。③降低患者治疗期待值。目前黄褐斑治疗方案多样，但尚未有完全可根除或避免复发的手段。因此，治疗前需向患者明确黄褐斑治疗以淡化为主，皮损淡化至不影响正常社交即为不错的疗效，并在色斑淡化后仍提醒患者生活方式、心态等合理化管理的必要性。

2. 黄褐斑的治疗时机及选择 根据患者皮损近 1 个月有无颜色加深、范围增大，将其分为活动期和稳定期。活动期皮损，从问诊中寻找可能诱发加重的因素，并积极干预；治疗以口服药物与外用淡斑护肤品为主，辅以真皮内注射氨甲环酸注射液治疗，每个月 1 次；此时不建议光电治疗，相关治疗对活动期皮损可能会造成二次加重，收益比欠佳且影响患者的治疗依从性。稳定期皮损，首选大光斑、低能量 Q 开关 1 064nm 激光点阵模式治疗（Q_{max} 1 064nm Fs20 手具能量密度 1.3 ~ 1.5J/cm²，光斑 8mm，频率 2Hz，终点反应为面部弥漫性红斑，可见点状出血），其疗效优于该波长的常规模式治疗（Q_{max} 1 064nm 能量密度 1.3 ~ 1.5J/cm²，光斑 8mm，频率 10Hz，终点反应为皮温升高 2℃）；若合并雀斑、日光性黑子、脂溢性角化病等，可首选强脉冲光治疗，黄褐斑皮损区选择三脉冲低能量治疗（Fitzpatrick Ⅲ ~ Ⅴ型，590nm 滤光片，脉宽 4.0-4.0-4.0ms，脉冲延时 40ms，能量密度 13 ~ 15J/cm²），局部表皮型色斑可选最小治疗头（直径 5mm）

两脉宽、高能量（560nm/515nm 滤光片，脉宽 3.0-3.0ms，脉冲延时 20ms，能量密度 16 ~ 18J/cm²）靶向色素治疗，治疗黄褐斑的同时，兼顾其他色斑的快速管理，术后 1 个月复诊时面部色斑的明显减少也会增加患者对光电治疗的信心及后续治疗的依从性。

3. 黄褐斑合并毛细血管扩张的光电治疗选择 首先需判断黄褐斑、毛细血管扩张在面部的占比情况、分布位置、重叠程度，及黄褐斑是否处于稳定状态，明确患者诉求并评估面部皮肤屏障功能。若两种皮损重叠区域较少，患者面部皮肤屏障功能稳定，以毛细血管扩张为主，首选 PDL 靶向血管治疗；若患者毛细血管扩张成因与局部炎症反应刺激相关，面部皮肤屏障功能损伤，可选择强脉冲光较温和能量治疗，在修复皮肤屏障功能后，必要时可适当介入 PDL 治疗；若两者重叠区域较多，仍可选择靶向血管的仪器如 PDL、强脉冲光治疗，终点反应仍为血管稍模糊或血流速度减慢，在毛细血管扩张治疗同时对黄褐斑皮损也有疗效，这与血管增生参与黄褐斑发病密切相关，但仍需严格防晒，配合口服药物及外用淡斑产品，尽量避免色斑加重风险；若皮损以黄褐斑皮损为主，则遵从黄褐斑治疗原则及治疗策略选择相关方案（相关毛细血管扩张治疗参数选择及方法见第十五章第一节毛细血管扩张症）。

4. 黄褐斑合并雀斑的光电治疗选择 同样需明确皮损在面部分布、严重程度及患者诉求。光电治疗是雀斑治疗的首选，且疗效优。雀斑皮损占主要比重时，建议分区管理治疗，仍按照雀斑治疗选择合适仪器及能量参数，治疗终点反应为色斑颜色加深或霜白，但治疗时对于黄褐斑皮损区选择规避或大光斑、低能量治疗；黄褐斑皮损占主导时，建议以黄褐斑治疗为主，待皮损颜色变淡，雀斑更显著时行雀斑干预，或治疗时选择对重叠区雀斑进行治疗，但存在加重风险。

5. 黄褐斑合并颧部褐青色痣的光电治疗选择 首先判断各类皮损在面部的比重、严重程度及患者的主要诉求。若患者面部以雀斑、褐青色痣皮损显著，黄褐斑皮损颜色较淡，可直接选择靶向色素为主的 Q 开关 755nm 激光、Q 开关 1 064nm 激光或皮秒激光治疗，但在治疗前需与患者沟通可能存在加深黄褐斑皮损的可能性，治疗中医师也需尽可能兼顾到黄褐斑，减少对皮损区色斑刺激，术后严格做好保湿防晒；与此同时，雀斑、褐青色痣的治疗周期一般为 2~3 个月，其间可针对黄褐斑选择合适治疗方案，如大光斑低能量 Q 开关激光或氨甲环酸注射液皮下注射治疗；黄褐斑皮损占主导的患者，建议优先综合治疗黄褐斑，待黄褐斑皮损变淡，其他类型皮损显露后再做相关干预。

（五）病例展示

病例1 患者女性，35 岁，面部褐色斑疹 15 年，斑片 6 年（图 17-2-9）。

【病情分析】①根据患者临床照片及病史，考虑雀斑、脂溢性角化病、黄褐斑；②患者皮肤健康度可，根据皮损分布及特点，表现为稳定期、非炎症期、色素型黄褐斑，选择强脉冲光治疗，其中全面部黄褐斑处给予大光斑低能量治疗，雀斑、脂溢性角化病选择小治疗头给予较高能量治疗；③术后患者肤色较前明显提亮，原有褐色斑疹、斑片颜色较前变淡或消失。

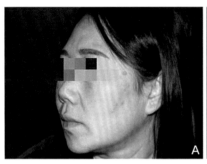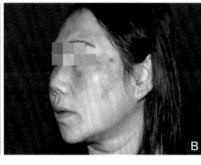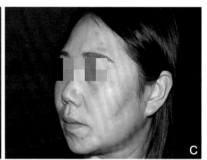

图 17-2-9　女性，35 岁，面部褐色斑疹 15 年，斑片 6 年强脉冲光治疗前后
A. 治疗前；B. 强脉冲光术后即刻；C. 强脉冲光治疗后。

【治疗方案】治疗方案详见表 17-2-2。

表 17-2-2　强脉冲光治疗黄褐斑合并雀斑、脂溢性角化病

滤光片类型	脉宽及脉宽延时	能量密度 /（J·cm^{-2}）	终点反应
640nm	三脉冲，每个子脉冲脉宽 6.0ms，脉冲延时 30ms	17	无明显反应或微红
590nm	三脉冲，每个子脉冲脉宽 4.0ms，脉冲延时 30ms	13~15	面部微红，黄褐斑区域颜色稍加深或无明显变化
560nm（小光斑）	双脉冲，每个子脉冲脉宽 3.0ms，脉冲延时 30ms	18	雀斑、脂溢性角化病皮损区颜色加深浮起

病例2 患者女性，47 岁，面部褐色斑片 10 年，加重半年（图 17-2-10）。

【病情分析】①暴晒后出现，熬夜劳累后加重，半年前美容院涂抹药水后双颞部、双颧部褐色斑片颜色明显加深；②目前患者睡眠可，日常严格防晒，皮肤健康度可，皮损处无明显红斑、瘙痒，表现为稳定期、非炎症期色素型黄褐斑伴炎症后色素沉着，要求患者严格防晒，给予外用

氨甲环酸精华，Q 开关 694nm 激光点阵模式治疗，1 个月 1 次；③5 次治疗后患者面部褐色斑片较前明显变淡，肤色亮度可，质地均匀。

【治疗方案】Q 开关 694nm 激光点阵模式，能量密度 2.0~3.5J/cm^2，光斑直径 6mm×6mm，频率 1.5Hz，终点反应为面部弥漫性潮红，无渗液、出血。

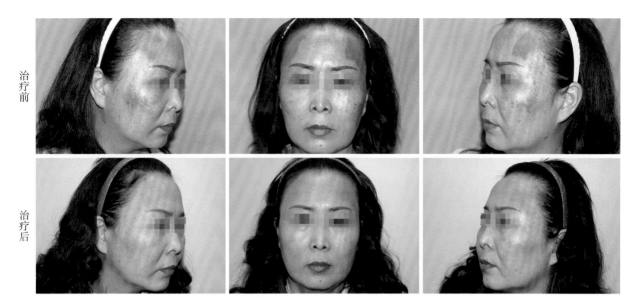

图 17-2-10　面部黄褐斑 Q 开关 694nm 激光点阵模式治疗前后

病例3　患者女性，36 岁，面部褐色斑片 5 年（图 17-2-11）。

【病情分析】①妊娠后出现，以额部、双颧部褐色斑片为重，其下方伴红斑，偶痒；②询问病史，患者日常睡眠欠佳，因自觉皮损影响面容，清洁面部时常使劲揉搓，自觉皮肤偶痒、泛红，根据患者病史及临床表现，考虑黄褐斑、皮肤屏障功能受损；③VISIA 皮肤检测棕色斑以

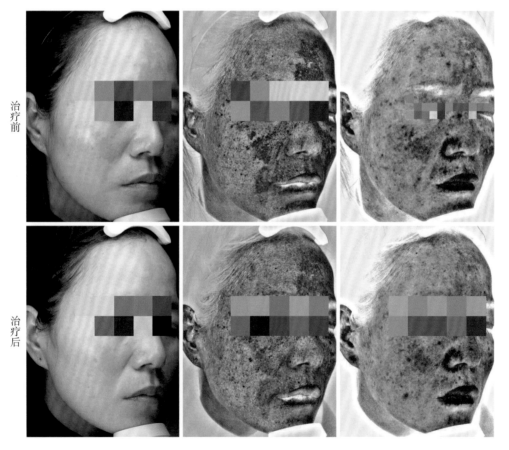

图 17-2-11　面部黄褐斑、皮肤屏障功能受损强脉冲光联合放血，Q 开关 1064nm 激光点阵模式治疗前后

额部、双颧部为著，对应区域红色区颜色明显加深，提示局部皮损处于炎症期，可能存在刺激因素；④嘱患者精简护肤，减少局部过度揉搓，选用温和性以保湿修复为主的功效性护肤品；⑤治疗给予口服氨甲环酸片 0.25g/ 次，每天 2 次，维生素 C 片 0.2g/ 次，每天 3 次，强脉冲光大光斑低能量联合放血治疗 1 次，面部红斑较前改善，后续调整治疗为大光斑、低能量 Q 开关 1 064nm 激光点阵模式治疗；⑥治疗后患者面部褐色斑片较前明显变淡。

【治疗方案】第一次治疗：强脉冲光联合放血治疗：590nm 滤光片，三脉冲，每个子脉冲脉宽 4.0ms，脉冲延时 30ms，能量密度 13J/cm²，终点反应为面部微红，放血治疗的终点反应为面部红肿、出血；后续第 2～4 次治疗选择 Q 开关 1 064nm 激光点阵模式，能量密度 1.2～1.4J/cm²，光斑 8mm，频率 2Hz，终点反应为面部弥漫性潮红，局部见散在出血点。

（六）标准化治疗流程

标准化治疗流程详见图 17-2-12 及视频 17-2-1。

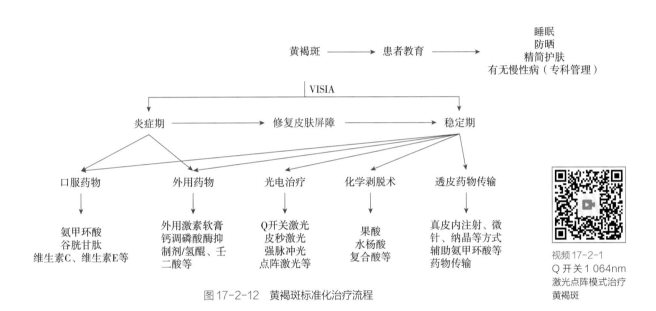

图 17-2-12　黄褐斑标准化治疗流程

视频 17-2-1
Q 开关 1 064nm
激光点阵模式治疗
黄褐斑

四、炎症后色素沉着

炎症后色素沉着（postinflammatory hyperpigmentation，PIH）是一种皮肤炎症或损伤后的获得性色素增加性疾病。可发生于任何年龄段，且男女发病率接近。多见于以 Fitzpatrick Ⅳ～Ⅵ型为主的非洲、亚洲、南美洲人种，相较于白种人 25% 的患病率，西班牙裔和黑人 PIH 患病率分别为 48% 和 65%。该病具自限性，但可持续存在数月甚至数年，影响患者外观及生活质量。

（一）发病机制与临床表现

多种内外源性刺激因素可造成皮肤炎症，进而导致 PIH 的发生，其中内源性刺激因素包括各类炎症性皮肤病如银屑病、痤疮、特应性皮炎、扁平苔藓等；感染性疾病如单纯疱疹、带状疱疹、疖肿等；外源性刺激因素包括刺激性接触性皮炎、烧烫伤、化学换肤、光电治疗及注射填充等。其严重程度与肤色、炎症程度和深度、基底膜损伤程度和防晒与否等密切相关。

目前认为，PIH 的发病机制可能是在内源或外源性致炎因子作用下刺激角质形成细胞产生多种炎症因子如白三烯 C_4、白三烯 D_4、前列腺素 E_2、组胺等，以自分泌或旁分泌的形式作用于角质形成细胞、黑色素细胞、成纤维细胞、淋巴细胞、中性粒细胞和朗格汉斯细胞等构成的微环境中，一方面可直接刺激黑色素细胞的功能活跃，产生更多的色素颗粒，导致表皮色素沉着；另一方面使基底层受到炎症破坏，导致黑色素颗粒从表皮脱落至真皮导致真皮型黑色素沉着。

PIH 临床表现为局限于皮肤炎症部位的淡褐

色至深褐色斑疹、斑片，形态和分布与原有皮肤疾病或治疗范围相关。一般历时数周至数月，也可持续数年。其组织病理学通常被描述为表皮黑色素含量增加，有或无基底层破坏，真皮浅表可见噬黑色素细胞，一定程度淋巴细胞浸润。最新研究证实可能存在两种不同的组织病理学模式——表皮和真皮色素类型。其中表皮色素型涉及表皮内黑色素生成和沉积增加，而黑色素细胞

数量无明显变化；真皮色素型则主要涉及真皮色素沉积增加，表皮黑色素生成活性增加，但表皮色素沉着减少。此外，两组患者皮损及皮损周围正常皮肤的黑色素细胞数量均无差异，而真皮PIH显示出显著的皮肤血管周围淋巴细胞浸润和一些标志物如CD68、c-kit、基质金属蛋白酶-2（MMP-2）的高表达，提示以巨噬细胞和肥大细胞浸润为主的皮肤炎症损伤（图17-2-13）。

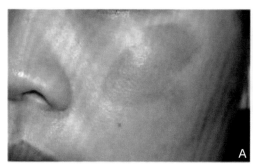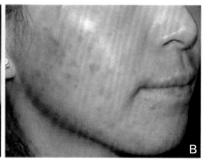

图17-2-13　炎症后色素沉着的临床表现
A. 面部擦伤后炎症后色素沉着；B. 面部痤疮后炎症后色素沉着。

（二）诊断与鉴别诊断

根据原有的皮肤炎症史及随后的色素沉着易于诊断PIH。该病需与以下疾病进行鉴别诊断。

1. **黄褐斑**　多见于中青年女性面部对称性的色素增加性皮肤病，好发于颧颊部，也可累及眶周、前额、上唇及鼻部，其发病与遗传易感、种族因素、日晒、激素、血管因素、光老化及其他系统疾病的伴发等相关。不恰当光电治疗后可使黄褐斑皮损加重，局部因炎症刺激产生炎症后色素沉着，两者可重叠存在。

2. **颧部褐青色痣**　对称性分布于面部青灰色、灰褐色、褐色斑疹，典型皮损发生于颧部、多数双侧对称分布，少数可见于眼睑、鼻翼部，为圆形或类圆形，一般不融合，簇集分布。病理学检查可见真皮黑色素细胞增多，随时间推移变化不明显或逐步加深，无局部皮肤炎症或损伤病史。

（三）治疗方法

PIH发病机制与局部炎症刺激或损伤密切相关，其管理的第一步是预防和治疗易感炎症条件，积极干预抗炎以减少皮肤屏障损伤及对黑色素细胞的刺激及破坏；严格防晒以避免紫外线照射加重局部PIH色素沉着程度；多种治疗方式如局部用药、化学剥脱、激光治疗及注射治疗等对PIH治疗有效。

1. **抗炎治疗**　各类炎症性刺激是PIH产生的关键因素，早期干预及管理可避免或减少PIH的发生。以炎症性皮肤病痤疮为例，局部外用抗生素和或维A酸类、口服抗生素、异维A酸等对不同程度痤疮皮损进行早期管理，积极控制炎症，加速皮肤屏障功能修复，从根源上减少对色素细胞的破坏及功能活化。多种光电治疗中操作不恰当、术后护理欠佳等均可引起不同程度的屏障损伤，诱发或加重色素沉着，原有的治疗需延迟或暂停，积极干预皮损处色素沉着。

2. **防晒**　紫外线照射可诱导黑色素细胞产生更多黑色素颗粒，并减慢局部炎症消退速度。研究显示非裔美国人和西班牙裔美国人使用防晒系数（sun protection factor，SPF）值为30或60的防晒霜可以减轻PIH，提示积极防晒对已存在的PIH具有治疗意义，然而数据显示仅有50%的PIH患者会长期坚持使用防晒霜，需向就诊者强调防晒霜和其他防晒行为对PIH治疗的重要性，尤其是皮肤颜色类型较深的患者。

3. 局部用药治疗 ①氢醌：作为 PIH 一线治疗选择，通过抑制酪氨酸酶或抑制 DNA/RNA 的合成减少黑色素合成，并诱导黑色小体的降解，因其刺激性不建议在皮损炎症期使用。使用浓度为 2%～10%，其中 4% 为最常见的处方浓度。可与其他的美白或抗炎产品联合应用，在改善色素沉着的同时减少皮肤的刺激。②维 A 酸类药物：局部使用维 A 酸类药物可有效治疗与痤疮相关的 PIH，尤其是在颜色较深的皮肤类型中，包括他扎罗汀、阿达帕林等，主要通过抑制酪氨酸酶诱导黑色素细胞的凋亡以及加速表皮细胞的更新发挥作用。一项评估 0.1% 维 A 酸单独治疗 54 例黑人患者 PIH 的研究显示，与对照组相比，色素沉着水平显著降低。使用时明确不同剂量、配比及使用方法如点涂、少量及避光使用等可降低维 A 酸皮炎的发生率。③壬二酸：可以通过抗感染、抗炎、抗角化及黑色素的生成等特性发挥作用。④其他：包括曲酸、熊果苷、烟酰胺、维生素 C、甘草提取物等。

4. 口服药物治疗 口服氨甲环酸、谷胱甘肽、维生素 C 及维生素 E 等均可用于抑制黑色素形成，其用法用量可参考黄褐斑治疗。在皮肤屏障功能正常条件下，可同时配合外用维 A 酸类、壬二酸等药物减少黑色素小体的形成及其黑色素化。

长时间使用外用药及口服药疗效欠佳时，可根据需要增加化学剥脱术或光电治疗，作为 PIH 的二线治疗。

5. 化学剥脱术 需考虑化学换肤的类型、浓度和渗透深度，深肤色的 PIH 要避免太高的浓度和过长治疗时间，以避免加重 PIH。一般选择浅层化学换肤，可选择 20%～30% 水杨酸、20%～70% 乙醇酸等。一项研究评估在使用 0.05% 维 A 酸和 2% 氢醌维持治疗 PIH 的患者中进行乙醇酸换肤，发现与维持治疗的对照组相比，该干预措施对 PIH 具有疗效，且副作用小。不同类型酸的对比研究中发现相较 35% 的乙醇酸，20% 的水杨酸在 PIH 治疗中淡化色素效果更佳。

6. 光电治疗 不恰当光电操作或护理不当可使治疗区产生 PIH，但适当的光电治疗同样可用于 PIH 治疗，且疗效可能优于单纯局部及外用药物治疗。

（1）强脉冲光：560nm、590nm 等滤光片常被用于 PIH 的治疗，尤以表皮型 PIH 疗效更优，一般选择三脉冲、低能量模式，通过选择性光热作用或光调作用，加速色素代谢而尽量避免二次炎症损伤，治疗终点为治疗区短暂性红斑、皮损颜色稍加深。建议术后即刻冷敷，应尽量避免高能量、过多重复操作及术后冷敷欠佳等引起术后较长红斑期及炎症反应而加重 PIH。

（2）Q 开关激光：Q 开关激光（694nm、755nm、1 064nm）对 PIH 治疗有不同程度的疗效。其中，Q 开关 1 064nm 激光在临床中应用较多，疗效良好且不良反应少，具有穿透深度深、对表皮黑色素靶向性弱及表皮损伤小等特点，尤适用于真皮型 PIH 治疗，且术后出现色素沉着的风险较低。临床中可选择大光斑、低能量 Q 开关 1 064nm 激光或低能量 Q 开关 1 064nm 激光的点阵模式治疗。有学者使用 Q 开关 694nm 激光和 Q 开关 1 064nm 激光分别对 PIH 进行二分对比治疗，结果显示 Q 开关 694nm 激光有效改善了 77% 的 PIH，而 Q 开关 1 064nm 激光只改善了 53%，提示 Q 开关 694nm 激光治疗 PIH 的效果更显著。然而，少数研究结果却显示 Q 开关 694nm 激光治疗 PIH 无效，甚至会加重病情。基于笔者的临床经验，应用 Q 开关 694nm 激光治疗 PIH 时，尽量选择其点阵模式下大光斑、低能量治疗，减少色素靶基对其强吸收造成的二次炎症反应。

（3）皮秒激光：长期接受米诺环素治疗可使近 54% 的患者发生相关皮肤色素沉着，根据皮损颜色分为蓝灰型、蓝黑型及弥漫性棕色色素沉着型三种类型。传统的 Q 开关激光可一定程度改善该类 PIH，但部分患者存在治疗抵抗。对米诺环素诱导 PIH 进行文献回顾，发现皮秒 755nm 激光疗效优于 Q 开关 Nd:YAG 1 064nm 激光。

（4）非剥脱性点阵激光：点阵激光处理后的皮肤组织内部形成局灶性的黑色素转运和释放机制，将坏死碎片作为表皮和真皮色素转移的载体，从真皮逐渐迁移至表皮剥落最终实现"黑色素穿梭"。基于这一理论，非剥脱性点阵激光可用于包括 PIH 在内的多种色素性疾病的治疗，但临床疗效不一。Kroon 等使用 1 550nm

Er:Glass 非剥脱性点阵激光联合外用 5% 氢醌、0.05% 维 A 酸和 0.025% 曲安奈德乳膏治疗灰皮病 /PIH 疗效欠佳，而多项前瞻性及回顾性研究证实 1 927nm 非剥脱性点阵激光联合 4% 氢醌乳膏对 PIH 有效，且未出现反常色素沉着，这可能与该波长点阵激光除了能够形成深层点阵微损伤带作用以外还具有浅剥脱作用相关。

（5）剥脱性点阵激光：尽管剥脱性点阵激光引起的 PIH 风险较高，但亦可见该类激光治疗 PIH 的案例报道。一项随机半侧自身对照研究中比较低功率、低密度、分次 CO_2 点阵激光和真皮内氨甲环酸注射治疗 PIH 疗效，发现前者改善百分比优于后者，其中患者皮肤类型、PIH 类型、炎症严重程度及激光能量、密度选择等需权衡考虑。此外，有报道采用 Er:YAG 点阵激光治疗 12 例 PIH 患者，每例患者治疗 1 ~ 4 次（每次间隔时间为 3 ~ 4 周），随着治疗次数的增加，有效率逐渐提高，未发现色素沉着、瘢痕、萎缩、持续性红斑等不良反应及复发情况。

综上所述，激光治疗是 PIH 的二线选择，强脉冲光、Q 开关 1 064nm 激光、皮秒激光及部分非剥脱性点阵激光治疗深肤色 PIH 的证据相对较多，但需要更多高质量研究支持。

7. 真皮内注射及激光辅助药物传输 可使用微针、低能量高密度点阵激光及微量注射促进色素代谢的药物如氨甲环酸注射液、维生素 C 注射液及烟酰胺等治疗 PIH，可淡化色素沉着斑，且对局部皮损的损伤小，加重色素沉着风险较低。

目前还缺乏评估局部治疗方式、化学换肤和激光设备治疗 PIH 的有效性和安全性的随机临床研究。未来，纳入大的患者样本量、按皮肤类型进行亚分析，以及使用皮肤光谱学客观测量皮肤色素沉着，对于确定不同种族 PIH 常用治疗方法的安全性和有效性至关重要。

（四）治疗经验

1. PIH 治疗时机选择 解决潜在的炎症性皮肤病或皮肤问题是 PIH 治疗的首要步骤，在门诊治疗时提醒患者对于炎症性皮肤病越早干预越好，减少对局部摩擦刺激，并做好保湿防晒，可有效减少或预防 PIH 产生。已出现 PIH 皮损的患者，若皮损处于糜烂、破损状态，可在治疗原发病的同时，给予口服氨甲环酸、维生素 C、维生素 E 等预防 PIH 出现，待皮肤处于完整未破损状态时，即可开始相关 PIH 干预治疗。根据其有无炎症，给予抗炎、防晒管理，必要时介入光电、真皮内注射等治疗。其中，炎症期皮损，其防晒以遮挡式防晒为主，以避免反复擦卸防晒霜造成局部反复摩擦刺激。总之，PIH 的早期预防意义更大，干预越早越好。

2. PIH 不同类型皮损的判断及治疗策略 多种内外因素均可引起 PIH 形成。根据皮损处有无红斑、瘙痒及反复摩擦因素，分为炎症期 PIH 及稳定期 PIH。若皮损处于炎症期，需明确并解决可能诱因，如积极治疗引起 PIH 的慢性炎症性皮肤病，口服药物和外用刺激性弱的淡斑产品基础上，光电治疗可选择大光斑、低能量强脉冲光、Q 开关 1 064nm 激光或皮秒激光，在抗炎的基础上加速色素代谢，不建议使用刺激性较强的化学换肤治疗；后续皮损逐渐稳定，其炎症消退或初诊即为稳定期 PIH，可选择中等能量强脉冲光、Q 开关 1 064nm 激光或皮秒激光治疗，根据治疗后患者皮损变化情况调整后续治疗参数；此外，可选择真皮内注射或剥脱性点阵激光（低能量、高密度）辅助氨甲环酸注射液导入治疗，同样对稳定期 PIH 治疗有效。外伤、烧烫伤后 PIH，不仅表现色素不均，也呈现瘢痕化表现：皮损表面不平整，红斑期留存时间较长，可首选点阵激光或脉冲染料激光（红斑期皮损）早期干预瘢痕，治疗中 PIH 也可随之变淡。

（五）病例展示

病例1 患者女性，23 岁，面部擦伤后红斑、瘢痕、色素沉着 2 周（图 17-2-14）。

【病情分析】①车祸后擦伤，皮损表现为面部红斑，其上见炎症后色素沉着，且逐渐加深。②皮损处于炎症期，直接靶向色素的高能量治疗可能加重炎症状态，进而加重 PIH。治疗建议选择温和能量非剥脱性点阵激光治疗，不仅利于早期瘢痕修复，同时减少局部炎症状态，加速 PIH 色斑颜色消退。③ Resurfx 1 565nm 激光治疗 1 次后，皮损较前变平，红斑、PIH 颜色变淡；后

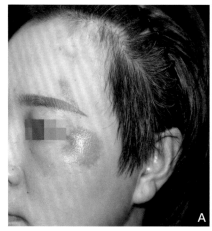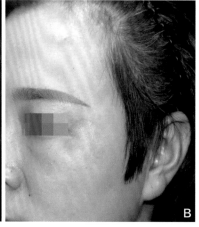

图 17-2-14　面部擦伤后瘢痕、色素沉着点阵激光联合强脉冲光治疗前后

A. 治疗前；B. Resurfx 1 565nm 激光联合强脉冲光多次治疗后。

续给予强脉冲光（M22）低能量治疗，褐色斑片颜色较前明显变淡。

【治疗方案】第一次治疗：Resurfx 1 565nm，能量密度 40mJ/cm²，150spots/cm²，终点反应为治疗区红肿；第二次治疗强脉冲光（M22），590nm 的滤波片，三脉冲模式，每个子脉冲脉宽 4.0ms，脉冲延时 30ms，能量密度 15J/cm²，终点反应为治疗区微红，PIH 皮损颜色稍加深。

病例 2　患者男性，22 岁，面部红斑、丘疹、色素沉着反复 3 年（图 17-2-15）。

【病情分析】①该患者经常熬夜，面部反复出现红斑、丘疹等痤疮表现，反复搔抓后遗留炎症后色素沉着、瘢痕；②强脉冲光治疗 2 次后，面部红斑、丘疹较前明显减少，炎症后色素沉着颜色变淡，肤色均匀度改善。

【治疗方案】详见表 17-2-3。

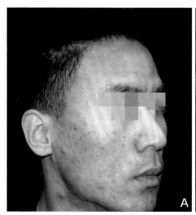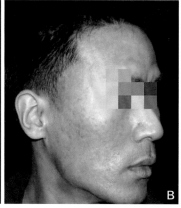

图 17-2-15　面部红斑、丘疹、色素沉着强脉冲光治疗前后

A. 治疗前；B. 强脉冲光治疗 2 次后。

表 17-2-3　强脉冲光治疗面部红斑、丘疹、色素沉着

	滤光片类型	脉宽及脉冲延时	能量密度 /J·cm⁻²	终点反应
第一次治疗	590nm	三脉冲，每个子脉冲脉宽 4.0ms，脉冲延时 30ms	13 ~ 15	面部无反应或微红
	ACNE※	三脉冲，每个子脉冲脉宽 5.5ms，脉冲延时 30ms	13	治疗区微红，红斑、丘疹处稍红肿，炎症后色素沉着皮损颜色稍加深
第二次治疗	590nm （2 遍 / 次）	三脉冲，每个子脉冲脉宽 4.0ms，脉冲延时 30ms	13 ~ 15	治疗区微红，炎症后色素沉着皮损颜色稍加深

注：※ACNE 滤光片，波长为 400 ~ 600nm 及 800 ~ 1 200nm。

病例3 患者男性，28岁，额部多发丘疹、色素沉着1年（图17-2-16）。

【病情分析】①该患者额部自觉瘙痒，常搔抓，额部出现散在丘疹，其上及周围炎症后色素沉着，考虑人工皮炎、炎症后色素沉着；②局部皮损增生隆起，表面粗糙，发病主因为反复搔抓，给予点阵激光联合药物导入治疗。

【治疗方案】CO_2 点阵激光，deep 模式，能量密度 $20mJ/cm^2$，联合曲安奈德注射液药物导入治疗，术后要求患者防水 1~3 天，避免搔抓，1 个月后复诊，原有皮损隆起处较前变平，PIH 颜色明显变淡；原发病管理的基础上，PIH 也较前改善。

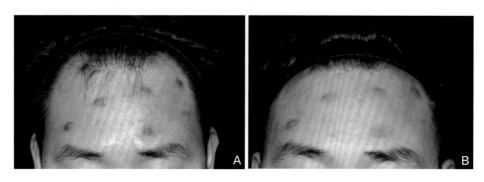

图 17-2-16　额部多发丘疹、色素沉着 CO_2 点阵激光联合药物导入治疗前后
A. 治疗前；B. CO_2 点阵激光联合曲安奈德注射液导入。

（六）标准化治疗流程

标准化治疗流程详见图 17-2-17。

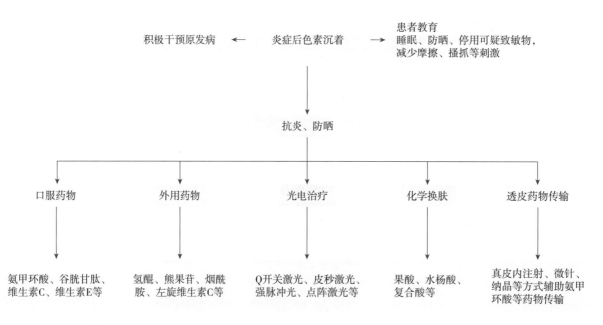

图 17-2-17　炎症后色素沉着标准化治疗流程

（张　倩）

第三节　真皮色素增加性皮肤病

一、太田痣

太田痣（nevus of Ota），又称眼颧部褐青色痣（nevus fuscoceruleus ophthalmomaxillaris）、眼皮肤黑色素细胞增生病（oculodermal melanocytosis）。好发于黄种人及其他有色人种，罕见于白种人，女性患者多于男性，且大多数为出生即有或婴儿期发病，部分发生于儿童期，少数在青春期或成年发生，通常不可自行消退。

（一）发病机制和临床表现

太田痣的具体发病机制尚未完全阐明，目前认为其与遗传、雌激素调节紊乱及神经精神等因素相关，主要有以下几种主流假说。①细胞学说：胚胎时期黑色素细胞的异常凋亡，黑色素细胞由真皮向表皮迁移受到阻碍，真皮内的黑色素细胞产生活化的黑色素；②遗传学说：Agero 和 Lahmar 曾提出太田痣是由多基因突变造成的常染色体显性遗传病，但目前尚不能确定相对应的染色体或基因；③激素及激素受体学说：女性发病率较高，可能与性激素分泌活跃刺激真皮黑色素细胞的活性相关。

临床表现为面部的褐色、蓝灰色或蓝黑色的斑疹、斑片，且多发于三叉神经眼支、上颌支的走行部位，多为单侧分布，分布部位为眶部、颧部、面颊、下眼睑、颞部及额部等，色素可同时累及巩膜、结膜、角膜及视网膜等，也有双侧分布者，占发病人数的 5% 左右。

组织病理表现为表皮正常，在真皮网状层上部胶原纤维束之间存在增多的黑色素细胞，可呈菱形、树枝状和星状，并扩展到乳头层或皮下组织。

（二）诊断与鉴别诊断

太田痣的临床诊断相对容易，但若皮损不典型，则需要借助皮肤镜及皮损组织病理检查以明确诊断。此外，本病需要与以下几种疾病鉴别。

1. **颧部褐青色痣**　颧部褐青色痣（nevus fusco-caeruleus zygomaticus）又称获得性太田痣样斑，多为中青年女性发病，发病年龄多在 16～40 岁，部分患者有家族史，皮损为在面部对称分布的褐色、青灰色或青黑色斑疹，多为圆形、椭圆形，境界比较清楚。组织病理学表现为表皮轻度角化过度，基底层色素增加，真皮浅中层可见较多梭形黑色素细胞。

2. **黄褐斑**　黄褐斑多见于育龄期女性，临床典型皮损为分布于双颧部、双面颊的褐色斑片，亦可累及眶周、前额、颞部、鼻背及上唇、下颌等部位。组织病理学表现为表皮的基底细胞黑色素增加，真皮可见噬黑色素细胞，血管和毛囊周围有少许淋巴细胞浸润。

3. **咖啡斑**　多于出生时或出生后不久出现，表现为边界清楚，颜色均匀，圆形、椭圆形或不规则形，浅褐色至深棕色的斑片，可随年龄增长而增大、增多，一般不会自行消失。可单独发病，大量咖啡斑的存在常提示可伴发神经纤维瘤病、麦丘恩 - 奥尔布赖特综合征（McCune-Albright syndrome，MAS）等。组织病理学表现为表皮内黑色素颗粒及黑色素细胞数量的增多。

4. **蒙古斑**　一种先天性的良性蓝灰色斑，主要与遗传因素有关，常见于黄种人，多发于腰骶部中央、臀部，偶可发生于背部、大腿或肩部，形状多呈圆形、椭圆形蓝褐色斑片。大多数 5 岁前可自行消退，少数可持续至成人，对身体健康无不良影响，一般不需要治疗。组织病理学表现为真皮内有少许黑色素细胞，位置较深。

（三）治疗方法

传统太田痣的治疗方法有很多，分为手术治疗和非手术治疗。手术治疗因损伤较大且会遗留瘢痕已不作为太田痣的常规治疗方法。非手术治疗方法众多，包括干冰压迫、皮肤磨削、液氮冷冻、植皮、化学剥脱术等，但由于效果不明确，并可能导致瘢痕、色素异常等不良反应，已逐渐被淘汰。

随着1983年Anderson和Parrish提出"选择性光热作用"理论，激光开始被应用于治疗血管瘤、文身及各种色素性皮肤病，逐渐取代其他治疗方法成为太田痣的首选治疗方法。其主要原理为选用合适波长和脉宽的激光，选择性作用于皮损中的色素颗粒，通过光机械作用爆破色素颗粒，使其容易被吞噬细胞吞噬并排出体外，而真皮的其他细胞与组织结构可以完整保留，具有损伤小、恢复快等优势。

1. Q开关及皮秒激光治疗　目前常用的激光包括Q开关694nm激光、Q开关755nm激光、Q开关1064nm激光，以及皮秒Q开关755nm激光、皮秒1064nm激光和相对少用的皮秒532nm激光。

（1）Q开关694nm激光：工作介质是固体红宝石晶体棒，脉宽20~40ns，峰值功率可达10MW以上。2001年，Kono等对101例患者进行Q开关694nm激光治疗（光斑直径4mm，能量密度5~7J/cm²），发现101例患者中56%的患者达到75%的治愈率，其中36%彻底治愈，色素脱失发生率为17%，色素沉着发生率为6%。研究认为Q开关694nm激光早期治疗（光斑直径4mm，能量密度5~7J/cm²，间隔3~4个月）可降低不良反应的发生率，且减少治疗的总次数。但大量临床研究的数据证明，Q开关694nm激光治疗太田痣发生色素脱失的风险较高。

（2）Q开关755nm激光：工作介质是翠绿宝石晶体，脉宽40~80ns，对组织损伤较小。一项使用Q开关755nm激光治疗（光斑直径3mm，能量密度3.8~4.8J/cm²，间隔3~6个月）806例太田痣患者的回顾性研究中，94%的患者历经5.2次治疗后达到完全清除，治疗间隔3~6个月，随访成功的590例患者（平均70.8个月）中仅5例患者在完全清除后出现复发。与Q开关1064nm激光相比，Q开关755nm激光对表皮损伤较小，且疼痛感较轻。

（3）Q开关1064nm激光：工作介质是掺钕钇铝石榴石，输出波长为1064nm的近红外激光，其作用深度是目前治疗太田痣所有激光中最深，发生色素沉着及色素脱失风险最小的激光波长。一项对176例患者进行的回顾性研究显示应用Q开关1064nm激光治疗太田痣，色素脱失率的发生率为7.6%，而Q开关755nm激光为10.5%。

（4）皮秒755nm、1064nm及532nm激光：皮秒激光与传统纳秒激光相比，光机械作用更显著，引发光击穿所需能量更低，因此对周围组织损伤更小，降低了炎症后色素沉着的发生率及持续时间。2015年，Chesnut教授首次使用皮秒755nm激光治疗曾经多次纳秒激光治疗无效、进入平台期的难治性太田痣患者，经过2~3次激光治疗（光斑直径3.0~3.5mm，能量密度2.08~2.83J/cm²，治疗间隔2~6个月）后明显改善，随访2~7个月无复发。2017年，Levin团队应用皮秒激光（光斑直径2.5~6.0mm，能量密度0.71~4.07J/cm²）和纳秒激光治疗不同色素性皮肤病，证实两者均有效，但16%的患者接受纳秒激光治疗后出现永久性色素脱失或沉着，而接受皮秒激光治疗者仅短期出现色素沉着，且通常于4周后消退。同年，Kimberly等报道使用波长为532nm的皮秒激光治疗太田痣成功的案例，18岁女性，Fitzpatrick Ⅳ型皮肤，前7次使用波长为755nm的纳秒激光有所改善，第8~9次使用波长为1064nm的皮秒激光和纳秒激光治疗，改善未达到满意程度，第10~11次使用新式波长为532nm的皮秒激光治疗后皮损改善显著。

2. 联合治疗　近年来，由于Q开关激光及皮秒激光治疗太田痣的高效性，导致非色素选择性激光治疗使用逐渐减少，但在难治性太田痣中有学者尝试应用非剥脱性点阵激光取得不错效果。1例患者既往曾接受Q开关1064nm激光3次治疗后无好转，接受2次1440nm Nd:YAG治疗（光斑直径300μm，能量密度3.5~4.0J/cm²，扫描1遍，20%重复率，间隔4周）2次后完全消退。此外，有学者在用波长为1064nm的纳秒激光（光斑直径4mm，能量密度5.9~7.2J/cm²，平均间隔2.3个月）治疗太田痣病例后联合使用波长为1550nm的Er:Glass点阵激光（光斑直径15mm，能量密度6.0~10.0mJ/cm²，4~7

级，密度 11%~20%，间隔 1.8 个月）治疗达到完全治愈。

总之，Q 开关 694nm 激光、755nm 激光及 1 064nm 激光、皮秒激光是最常用的太田痣治疗方法，对于效果不佳的患者可尝试联合点阵激光以提高治疗效率。

（四）治疗经验

1. **影响太田痣疗效的因素** 研究表明，太田痣皮损颜色、受累部位、激光干预的年龄、治疗次数和治疗间隔等诸多因素都有可能影响患者治疗效果。建议确诊太田痣后早期干预，所需的治疗次数少，见效快；在治疗的过程中，可根据皮损颜色的变化，选择不同波长的激光进行联合治疗，例如，对浅褐色皮损推荐采用 Q 开关 755nm 激光治疗，蓝黑色皮损采用 Q 开关 1 064nm 激光治疗，颜色介于两者之间的患者，根据患者年龄、皮损颜色、部位、皮肤类型及停工期长短等可两者交替治疗；治疗间隔 3~6 个月 1 次，通常治疗次数越多，疗效越好。在治疗过程中，常见的不良反应为色素沉着和色素减退，大多经对症处理均可恢复正常。

2. **太田痣复发的相关因素** 目前研究表明激光治疗太田痣复发率低至 0.8%~2.1%，复发可能与日晒、性激素水平、治疗次数及治疗面积不足等因素相关；此外，太田痣的复发还可能与太田痣的分型、发病部位及外源性物质刺激有关。为避免或减少治疗后复发，太田痣患者术后应注意防晒，避免紫外线过度照射；儿童期、青春期及育龄期前的人群经充分有效治疗后仍应密切随访，若有复发，及早治疗，对复发的病例重新激光治疗同样有效；在治疗过程中，皮损面积及治疗次数都应足够，术后注意防晒，尽量避免不适当使用化妆品。此外，有太田痣合并黑色素瘤的个案病例报道，因此复发的病例，若条件允许均应行病理活检，以排除恶性变可能。

3. **Q 开关激光及皮秒激光治疗太田痣的终点反应** 太田痣激光治疗的终点反应因波长不同略有差异：Q 开关 694nm、755nm 及皮秒 532nm、755nm 激光的终点反应为：皮损水肿，轻微白霜；Q 开关 1 064nm Nd:YAG 激光及皮秒

1 064nm 激光除皮损水肿外，还散在少许针尖样缓渗血。

4. **术后护理要点及经验总结** 治疗结束后即刻给予冰敷 30~60 分钟，至皮损处无明显烧灼感为止。术后外用夫西地酸乳膏，如果出现水疱及渗血明显者可延长冰敷时间，保持局部清洁并防水 3~7 天，待痂皮自然脱落，注意保湿、防晒。

激光治疗太田痣已有近 30 年历史，但要获得安全有效的治疗效果，应注意以下几点：①术前应告知患者可能的治疗次数及疗效，部分患者可能因皮损颜色过深在最初 1~2 次治疗后疗效欠佳，但随着治疗次数的增加，黑色素颗粒清除增多，痊愈率逐渐增高；②操作者应充分了解选择性光热作用的原理，针对不同皮损颜色及治疗过程中颜色的变化选择合适波长的激光及能量参数，从而使皮损尽快清除；③重视术后护理，强调术后即刻冷敷及日常防晒的重要性；④建议太田痣患儿在能耐受表面麻醉或能配合全身麻醉的情况下，尽早治疗，可有效减少治疗次数及提高痊愈率。

（五）病例展示

病例 1 患儿男性，3 月龄，左颞部、面颊青灰色斑片出生即有。皮损出生即有，颜色渐加深，面积呈比例增大，境界尚清，未治疗（图 17-3-1）。

【病情分析】根据皮损分布区域及皮损特点，明确诊断太田痣。结合患者面部皮肤颜色白皙、皮损颜色较浅，给予其 Q 开关 755nm 激光治疗。

【治疗方案】Q 开关 755nm 激光，能量密度 5.0~7.0J/cm²，光斑直径 3mm，频率 2~3Hz，终点反应为局部皮损即刻霜白，之后颜色略微加深。术后嘱其注意加强保湿、严格防晒，治疗间隔 3~6 个月，4 次治疗。

病例 2 患儿女性，7 岁，右颞部、面颊灰褐色斑疹、斑片，出生 3 个月发现。皮损出生 3 个月发现，颜色未见明显变化，面积呈比例增大，界清，未治疗（图 17-3-2）。

【病情分析】根据皮损分布区域及皮损特点，明确诊断太田痣。结合患者面部皮肤颜色棕黄色、皮损颜色灰褐色，给予其 Q 开关 755nm 激

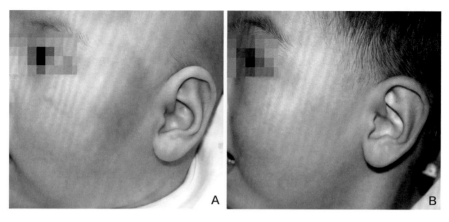

图 17-3-1 太田痣病例 1 激光治疗前后
A. 治疗前；B. Q 开关 755nm 激光 4 次治疗后。

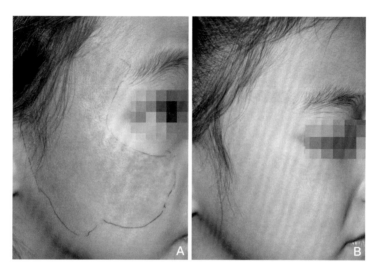

图 17-3-2 太田痣病例 2 激光治疗前后
A. 治疗前；B. Q 开关 755nm 激光和 Q 开关 1 064nm 激光 4 次治疗后。

光和 Q 开关 1 064nm 激光的联合治疗。

【治疗方案】第一、二次治疗：Q 开关 755nm 激光，能量密度 5.5 ~ 7.0J/cm²，光斑直径 3mm，频率 2 ~ 3Hz，终点反应为局部皮损即刻霜白，霜白消退后颜色略微加深；第三、四次治疗：Q 开关 1 064nm 激光，能量密度 5.6 ~ 6.8J/cm²，光斑直径 4mm，频率 5 ~ 10Hz，终点反应为局部皮损红肿，局部见轻度针尖样渗血。术后嘱其注意加强保湿、严格防晒，治疗间隔 3 ~ 6 个月，4 次治疗。

病例3 患者女性，39 岁，右面颊褐色、蓝黑色斑疹、斑片，幼时即有。皮损幼时即有，颜色渐加深，面积渐增大，界清，未治疗（图

17-3-3）。

【病情分析】根据皮损分布区域及皮损特点，明确诊断太田痣。结合患者面部皮肤颜色偏深、皮损颜色多样，给予 Q 开关 755nm 激光和 Q 开关 1 064nm 激光的联合治疗。

【治疗方案】Q 开关 755nm 激光，能量密度 5.5 ~ 7.5J/cm²，光斑直径 3mm，频率 2 ~ 3Hz，终点反应为局部皮损即刻霜白，之后颜色略微加深。Q 开关 1 064nm 激光，能量密度 5.8 ~ 7.2J/cm²，光斑直径 4mm，频率 5 ~ 10Hz，终点反应为局部皮损红肿，见少许针尖样缓渗血。术后嘱其注意加强保湿、严格防晒，治疗间隔 5 ~ 6 个月，7 次治疗。

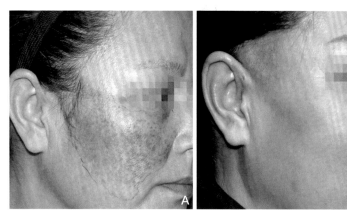

图 17-3-3　太田痣病例 3 激光治疗前后
A. 治疗前；B. Q 开关 755nm 激光和 Q 开关 1 064nm 激光治疗 7 次后。

（六）标准化治疗流程

标准化治疗流程详见图 17-3-4 及视频 17-3-1。

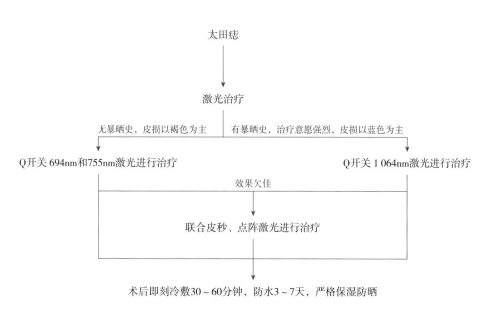

太田痣

激光治疗

无暴晒史，皮损以褐色为主　　　　有暴晒史，治疗意愿强烈，皮损以蓝色为主

Q开关 694nm 和 755nm 激光进行治疗　　　　Q开关 1 064nm 激光进行治疗

效果欠佳

联合皮秒、点阵激光进行治疗

术后即刻冷敷30 ~ 60分钟，防水3 ~ 7天，严格保湿防晒

图 17-3-4　太田痣标准化治疗流程

视频 17-3-1
太田痣的激光治疗

二、颧部褐青色痣

颧部褐青色痣（nevus fusco-caeruleus zygomaticus，NFZ），又称太田痣样斑（nevus of Ota-like macule）、获得性双侧太田痣（acquired bilateral nevus of Ota-like macule），临床表现为面部对称性分布的青褐色、灰褐色或黄褐色斑点状色素沉着，好发于颧部、颞部，少数累及鼻翼、眼睑，好发于中青年女性。发病人群有一定的种族特异性，亚洲人多见。

（一）发病机制与临床表现

颧部褐青色痣均为后天发病，具体病因与发病机制复杂，目前尚不明确。Park 等认为颧部褐青色痣的发生需要经过"两次激活"：第一次是出生时或出生后不久，不活跃、黑化程度较低的真皮黑色素细胞的错位，第二次是这些黑色素细胞被某些刺激因素所激活。患者多为亚裔黄种人，白种人很少出现，亦可能存在种族特性。此外，该病可能与遗传、年龄、雌激素、孕激素水平及雄激素受体敏感性增加有关，外用化妆品、紫外线照射等可促进本病的发生。

皮损好发于颧颞部，多数双侧对称分布，少数可见于眼睑、鼻翼部，为圆形、椭圆形或多角形的灰褐色、黑灰色或黑褐色斑疹，粟粒至黄豆大小，境界清楚，孤立不融合，数目不等，数个到数十个，疹间皮肤正常。口腔黏膜和眼无损害，患者通常无自觉症状。该病多为中青年女性发病，年龄峰值为 26～30 岁，且皮疹随年龄增加而增多，日晒、妊娠等可加重皮损。根据发病部位的不同，也可以分为颧型、颧 - 颞型、颧 - 睑 - 颞型、颧 - 睑型等，其中最常见的为颧型。

（二）诊断与鉴别诊断

1. 太田痣 太田痣发病年龄常于出生时或出生后不久发病，初发年龄大多是 15 岁以内，很少有家族遗传性。其皮损常发生于单侧面部，尤其是三叉神经第一、第二支所支配的部位，最常见于眶周、颞部、鼻部、前额和颧部等部位，色素斑常呈青灰色、灰褐色、灰蓝色、黑色、蓝黑色或紫黑色，斑片着色不均匀，呈斑点状或网状，界限大多清楚，色斑的颜色常随年龄的增长而逐渐加深，同侧眼结膜、巩膜、角膜也常受累，少数可累及口腔和鼻黏膜。

2. 黄褐斑 灰褐色及浅褐色颧部褐青色痣应与黄褐斑鉴别。黄褐斑皮损颜色多为黄褐色，亦可为暗黑色、深棕色，深浅不定，斑片状，形状、大小不一。典型皮损位于颧突、前额、面颊，亦可累及眉弓、眼周、鼻背以及上唇、下颌等部位，偶尔也可发生于前臂。色素深浅随季节变化，同时受日晒及内分泌等因素的影响，精神焦虑、忧郁、熬夜、疲劳、心情不畅等可加重色斑。黄褐斑组织病理学表现为表皮基底细胞黑色素的增加，真皮中可见噬黑色素细胞，且其中有较多色素，血管和毛囊周围有少数淋巴细胞浸润。

3. 雀斑 雀斑为常染色体显性遗传病，发病年龄早，多在 5 岁以内发生，青春期前后皮疹相对加重。雀斑常见于脸部，特别是鼻部、两颊和眼周，直径为 1～3mm，较小的浅褐色至深褐色的点状色素斑，互不融合。有明显的季节性，

夏重冬轻，日晒后颜色加深、数目增多。组织病理学仅表现为基底层黑色素增多。

（三）治疗方法

颧部褐青色痣既往采用外用祛斑药物、冷冻或化学剥脱术等治疗，但疗效不确切，且有色素减退或脱失的风险。随着激光技术的发展及其在医学美容领域的广泛应用，Q 开关激光及皮秒激光已成为颧部褐青色痣治疗的首选，常见波长包括 694nm、755nm 及 1 064nm。

1. 光电治疗

（1）Q 开关 694nm 激光：Q 开关 694nm 激光是临床第一个用于治疗颧部褐青色痣的激光。Lee 等对 44 例颧部褐青色痣患者使用 Q 开关 694nm 激光进行治疗（能量密度 4.5～6.0J/cm²，光斑直径 3～4mm），治疗终点为皮损区立即变霜白，治疗间隔为 3～4 周。患者最多接受了 10 次治疗，治疗前色素评分为 5 分，治疗后评分为 3 分。在平均随访时间 14 个月里，未观察到有瘢痕形成、炎症后色素沉着和色素减退。

（2）Q 开关 755nm 激光：Q 开关 755nm 激光也是用于颧部褐青色痣治疗的常见激光。常采用小光斑较高能量的治疗参数，即刻反应呈现霜白，数分钟后色素颜色逐渐加深、水肿。有研究报道 140 例女性患者，使用 Q 开关 755nm 激光治疗（能量密度 5～10J/cm²，光斑直径 2～5mm），治疗终点为局部皮肤变灰白，不破损，治疗间隔 3～6 个月。总痊愈率（色素消退 ≥ 95%）为 97.9%，总有效率（色素消退 ≥ 60%）为 100%，炎症后色素沉着的发生率为 6.4%，3～6 个月后恢复正常。因此，Q 开关 755nm 激光的治疗痊愈率和有效率都较高，炎症后色素沉着的发生率较低，无永久性色素沉着等不良反应，取得了较为满意的效果。

（3）Q 开关 1 064nm 激光：在一定范围内，能量恒定的情况下，激光的穿透深度是随波长增加而增加的，1 064nm 波长的激光相对于其他治疗颧部褐青色痣的激光拥有更好的穿透能力，是治疗深部色素性疾病的理想选择。目前治疗颧部褐青色痣有两种治疗能量参数。一种就是采用小光斑较高能量治疗，能量密度 8.0～9.5J/cm²，

光斑直径 3mm，即刻反应为点状出血、渗血。创面恢复后常易出现明显的色素沉着。一般持续 1～6 个月逐渐减轻，个别严重者可达 1 年以上。故此方法术前需与患者充分沟通，告知可能出现的色素沉着及持续时间。另一种就是大光斑低能量模式治疗，光斑直径 6～8mm，脉冲频率 5～10Hz，能量密度 2.2～3.0J/cm^2，术后即刻皮损呈现微红、微热。间隔 3～4 周 1 次，10 次为 1 个疗程，治疗效果与治疗次数呈正相关。有学者对比了小光斑高能量与大光斑低能量组的疗效差异，结果前者疗效明显优于后者，但术后并发症（色素沉着、持久性红斑等）发生率前者明显高于后者，其中小光斑、高能量组色素沉着率 23.3%，而大光斑低能量组术后并未出现色素沉着。

（4）Q 开关 532nm 激光：532nm 波长的激光与其他治疗褐部青色痣的激光相比，黑色素对其有着更高的吸收率，但因穿透能力较差，通常被用来治疗表皮色素增加性病变。另外，532nm 激光被黑色素高吸收的同时，也接近于血管内氧合血红蛋白的吸收峰值，因此经 Q 开关 532nm 激光治疗后皮损处很容易出现色素脱失、色素减退、红斑、紫癜、炎症后色素沉着等不良反应。而颧部褐青色痣的组织病理学表现为梭形含色素细胞位于真皮中、深层，故理论上并不支持用 Q 开关 532nm 激光治疗，国内外使用该激光治疗颧部褐青色痣的报道较少。但亦有学者使用 Q 开关 532nm 激光对颧部褐青色痣患者进行治疗，经过 1 次、3 次及 3 次以上治疗，其有效率（色素消退 ≥ 70%）分别为 24.7%、57.4%、91.9%，炎症后色素沉着的发生率为 40.22%，3～6 个月自行消退，均未出现永久性色素脱失及诱发黄褐斑，提示 Q 开关 532nm 激光可能对颧部褐青色痣治疗有效，但因其穿透性较浅，仍需较大样本研究证实其整体有效性及安全性。

（5）Q 开关 1 064nm 激光与 532nm 激光联合治疗：有学者认为色素较深的皮损，可予 Q 开关 1 064nm 激光联合治疗，建议颧部褐青色痣初始采用 1 064nm 小光斑高能量治疗，随后对某些疗效欠佳且色素较浅的患者交替或改用选择 532nm 波长治疗，结果显示治疗 4 次后有

效率达 100%，痊愈率 75%，其中 51.43% 的患者出现色素沉着，17.14% 的患者出现暂时性色素减退。有研究认为用 Q 开关 1 064nm 激光联合 532/1 064nm 混合波长治疗颧部褐青色痣的有效性更高。该研究选择 1 064nm 联合 532nm/1 064nm 混合波长治疗颧部褐青色痣 158 例，每次治疗间隔 3～6 个月，平均治疗 4 次。最后一次治疗后 6～12 个月后复诊，有效率高达 100%，治愈率为 61.3%。约 10% 的患者术后出现了较严重的色素沉着，为可逆性，一般 6～10 个月自行变淡直至消失；术后无 1 例出现瘢痕或色素脱失的不良反应，所以认为 Q 开关 1 064nm 激光联合 532nm/1 064nm 混合波长治疗颧部褐青色痣能有效降低术后色素沉着的发生率，并提高治愈率，是比较理想的治疗方法。

（6）皮秒激光：与传统纳秒激光相比，皮秒激光的作用原理不仅有选择性光热作用，同时还有光机械作用。通过光机械波的机械作用力，使靶基碎化更加细小，有利于机体对其吞噬清除，同时皮秒级的脉宽大大增加了作用于靶组织的能量，使其精准气化，病变周边的组织热损伤明显减少，从而降低了炎症后色素沉着的发生率及缩短了其持续时间。

目前主要用于颧部褐青色痣治疗的皮秒激光波长为 755nm、1 064nm。治疗终点为轻度一过性的变白，无瘀斑。与纳秒激光对比治疗颧部褐青色痣疗效的研究显示，755nm 皮秒激光（750ps）较纳秒激光（70ns）治疗颧部褐青色痣的有效率更高，且炎症后色素沉着发生率低、持续时间短、疼痛轻，表明皮秒激光在治疗颧部褐青色痣方面具更优有效性及安全性。

2. 其他治疗 以往采用外用祛斑药物、冷冻或化学剥脱术等治疗颧部褐青色痣，但疗效不确切，且有色素减退或脱失的风险。

（四）治疗经验

1. 合并黄褐斑的颧部褐青色痣患者该如何选择激光 相关临床研究表明，颧部褐青色痣患者中合并有黄褐斑的患者占 24%。颧部褐青色痣的患者，建议在 35 岁之前没有其他色斑干扰情况下尽早接受治疗。黄褐斑颜色淡且病情处于

稳定期、颧部褐青色痣颜色深且治疗愿望迫切的患者，术前需告知患者，无论何种激光类型治疗，黄褐斑均有加重的可能性，治疗中可选择Q开关1 064nm激光治疗，其活化表皮黑色素细胞的风险相对较低，以出现局部治疗区红肿、微微渗血为治疗终点。当能量等参数设置不合理（如偏高时），可能加重黄褐斑皮损或出现炎症后色素沉着。颧部褐青色痣伴有活动期黄褐斑的患者，可暂不选择色素性激光治疗，待黄褐斑稳定后再选择合适的激光参数治疗。

2. 术后护理要点　激光术后治疗区域常出现皮肤灼热、刺痛，局部皮肤水肿，常见不良反应为一过性渗血、水疱等，术后需即刻冷敷，减轻水肿和灼热感，减少表皮损伤。一般2~3天结痂，1周左右脱痂。其间需要注意预防局部皮肤感染，创面防水，不揉搓，脱痂时让其自动脱落，必要时可外用一些修复类的医用冷敷贴，痂掉后注意保湿防晒，防止短暂性色素沉着的发生。

（五）病例展示

病例1　患者女性，23岁，双颧部、颞部灰褐色斑疹3年。3年前无明显诱因双颧部、颞部出现多发性灰褐色斑疹，直径2~4mm，境界清楚，未治疗（图17-3-5）。

【病情分析】根据皮损分布区域及皮损特点，明确诊断颧部褐青色痣。结合患者面部皮损部位底色白皙、皮损颜色灰褐色，给予其Q开关755nm激光治疗。

【治疗方案】Q开关755nm激光，能量密度5.0~7.5J/cm^2，光斑直径3mm；频率2~3Hz，终点反应为局部皮损即刻发霜白，之后颜色略微加深。术后嘱其注意加强保湿、严格防晒，治疗间隔3~6个月，5次治疗。

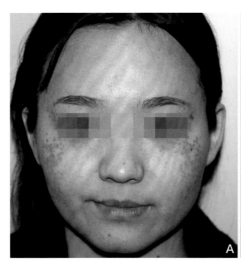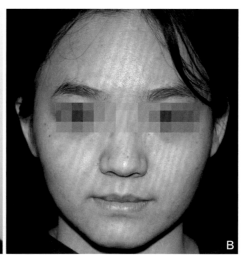

图17-3-5　双颧部、颞部褐青色痣激光治疗前后
A. 治疗前；B. Q开关755nm激光治疗5次后。

病例2　患者女性，44岁，面部青灰色斑疹、黄褐色斑片10余年。10余年前妊娠时双侧颧骨及双侧额部近发际线渐出现青灰色斑疹，同时双面颊出现黄褐色斑片，日晒后、睡眠差及情绪不佳明显加重（图17-3-6）。

【病情分析】根据皮损分布区域及皮损特点，考虑诊断为颧部褐青色痣合并黄褐斑，结合患者面部皮肤屏障及黄褐斑的稳定状态，在口服治疗黄褐斑药物的情况下，给予比Q开关1 064nm激光稍高能量的治疗模式。

【治疗方案】Q开关1 064nm激光，能量密度4.5~6.0J/cm^2，光斑直径4mm，频率5~10Hz，终点反应为局部皮损红肿，散在针尖样缓渗血点。术后嘱其注意加强保湿、严格防晒，治疗间隔3~6个月，5次治疗。

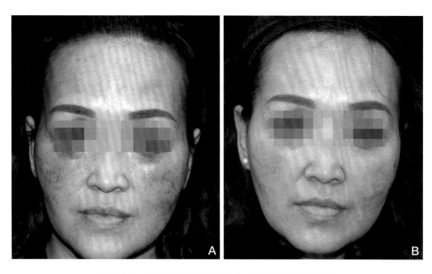

图 17-3-6　面部褐青色痣合并黄褐斑激光治疗前后
A. 治疗前；B. Q 开关 1 064nm 激光治疗 5 次后。

（六）标准化治疗流程

标准化治疗流程详见图 17-3-7。

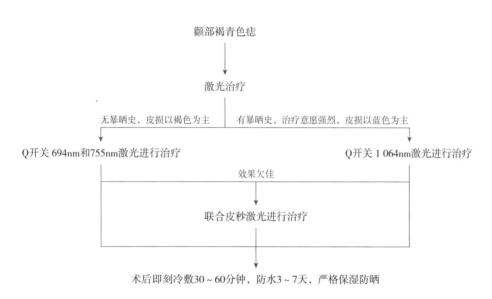

颧部褐青色痣

↓

激光治疗

无暴晒史，皮损以褐色为主　　有暴晒史，治疗意愿强烈，皮损以蓝色为主

Q开关 694nm 和 755nm 激光进行治疗　　Q开关 1 064nm 激光进行治疗

效果欠佳

联合皮秒激光进行治疗

术后即刻冷敷 30～60 分钟，防水 3～7 天，严格保湿防晒

图 17-3-7　颧部褐青色痣标准化治疗流程

三、文身

文身，俗称刺青，即用一些不溶性颜料针刺入皮内，使其成为永久性的图案。文身的存在是世界性的文化现象，有着复杂的社会背景和寓意。此外，还可因外伤将含碳物质、煤渣等异物飞溅射入正常皮肤而引起外伤性文身。约 10% 的文身者遇到了与文身相关的感染、瘙痒、肿胀、红斑等问题，存在潜在病原菌及病毒感染、皮肤异物反应等健康威胁，同时亦可能对个人外貌或肢体功能造成影响。

（一）发病机制与临床表现

文身主要分为专业性文身、业余性文身和外伤性文身。

1. **专业性文身**　由专业人士选取一种或多种彩色染料使用文身器材将其注入深度相同的真皮层，颜色边界清楚，染色均匀一致，色彩多丰富。其文身所用颜料颗粒一般在理化性质上比业余性文身更稳定。

2. **业余性文身** 多由非专业人士将碳素或墨水注入真皮，注入深度多深浅不一，颜料分布不均匀，边缘不锐利，颜色图案不鲜亮。

3. **外伤性文身** 多由外伤后异物进入破裂的皮肤内导致。异物的种类较多，包括玻璃、金属、泥土或含碳物质，其进入皮肤的深度不一，可表现为灰青色至黑色不同的色素沉着，部分甚至可能在真皮或皮下组织包裹下形成肉芽肿，查体可触及硬结。

（二）治疗方法

目前文身从业者的水平良莠不齐，如何安全有效地将不合适的文身去除，一直以来，人们尝试用各种各样的方法，现总结如下。

1. **走空针法** 用化学制剂的剥脱性、腐蚀性来达到褪色的目的。其方法是文身局部消毒皮肤，用文眉机在眉部走空针，然后按使用说明用褪色剂分别涂于眉部。操作者应用消毒棉签蘸褪色剂，防止用量太多造成皮肤的损伤而留下瘢痕。修复文眉术后应防感染，结痂自然脱落。此法多被美容美发店采用。另外，有不使用化学制剂，仅用文眉机在眉部来回空文，使表皮损伤结痂，自然脱落，使文眉的颜色变浅。此法见效慢，褪色效果不佳，易造成感染而遗留瘢痕，仅对着色较浅者有效。

2. **液氮冷冻法** 用液态氮冷冻使表浅皮肤组织坏死脱落，从而去除文身组织。该方法存在深浅不一、瘢痕形成的风险。

3. **激光灼烧法** 用激光灼烧表浅皮肤组织，从而去除色素，如 CO_2 激光。

4. **皮肤磨削法** 用机械的方法磨除皮肤的表浅层，达到去除其内色素的目的。

上述方法适用于清除色素位置较浅的文身，使色素颗粒从皮肤向外排出，同时引起炎症反应，活化巨噬细胞，从而促使其将色素颗粒吞噬达到治疗目的。但都具有较高的瘢痕形成风险，且易伴发皮肤感染、术后疼痛等。此外，术后可能出现色素沉着或色素脱失，较深的文身色素难以彻底清除。

5. **切除缝合法及切除植皮法** 外科切除曾

被认为是唯一有效的去除文身的方法，但是常导致组织变形和瘢痕形成。较深的文身图案，手术切除文身处的全层皮肤，若皮损面积较小，可直接缝合；若皮损面积较大创面难以缝合，则可以考虑从身体其他部位（如大腿等处）切取较薄的皮肤进行植皮或采取邻近区域皮瓣转移的方式。无论哪种方式，均有出现瘢痕的风险，且植皮区术后色泽、质地等较差。

6. **文身的激光治疗**

（1）Q开关激光：Q开关激光治疗文身利用了选择性光热作用原理，选择相应文身颜料高吸收波长的激光，在极短的时间内释放出峰值功率很高的能量，使色素颗粒骤然受热而发生瞬间爆破。能量参数选择合适可使治疗过程中对周围正常组织的损伤降到最低，细胞框架可被完整保留。在其后的炎症反应过程中，部分色素颗粒随表皮移行至体表被清除，大部分已经碎屑化的色素颗粒被巨噬细胞吞噬，再经淋巴系统代谢转运至体外；而被清除了色素颗粒的细胞可在较完整的细胞框架基础上很快得到修复。

Q开关激光在去除色素的同时，由于对文身周边正常组织的热损伤在可控范围内，大大降低了形成瘢痕的可能，是目前治疗不良文身有效、安全、不良反应最小的方法。常见激光波长包括 694nm、755nm、1 064nm、532nm 等，但每种波长激光只能去除某些特定的颜色。因不同颜料的色素颗粒有着不同的光波吸收峰，且色素颗粒的化学结构及组成也会影响激光的治疗疗效。其中，Q开关 755nm 激光可去除蓝、黑和绿色文身；Q开关 1 064nm 激光主要作用于文身中的蓝、黑色素，对绿色文身效果较差；绿色脉冲染料激光和倍频Q开关 1 064nm 激光能去除红色文身，对橙色、紫色、黄色、褐色文身的去除也有一定效果。

因文身创作中常有不同颜色混合调配，临床中激光去除文身过程中时有颜色改变的情况。如文眉的棕色染料中可能添加红色色料，激光治疗中眉毛颜色可能由棕色变为红色，需根据颜色变化交替使用 1 064nm 和 Q开关 532nm 激光。一般棕黑色色料代谢较快或易于被激光清除，而其中的红色色料在激光清除中可能变为黑色，这可能因颜料中包含氧化钛或因 Fe_2O_3 变为 FeO 而疗效欠佳，此时可考虑联合点阵激光以提高疗效。

（2）皮秒激光：皮秒激光具有皮秒级脉宽、极高能量等特点。除经典的选择性光热作用外，其主要作用机制为光机械作用。当皮秒激光作用于靶基色素颗粒时，使其在短时间内上升到很高的温度，产生强大的"机械波"，从而将色素颗粒迅速崩解为更小的颗粒，进而更好地被组织包裹、吞噬，随后通过表皮、血管及淋巴系统代谢。或者通过改变部分色素颗粒的物理性质，使其显色不明显。同时由于其相对于 Q 开关激光具有更短的脉宽，对靶基周围的组织损伤也减到了最小。

相较于 Q 开关激光，皮秒激光在文身的治疗中显示出独特的优势。有学者对比同波长、同光斑大小、同能量密度 Q 开关激光与皮秒激光治疗黑色文身的疗效，发现其皮秒激光疗效显著优于 Q 开关激光；其中对于蓝黑色文身，Q 开关激光 3 次治疗后清除率 61%～75%，而皮秒激光在 2～4 次治疗后色素清除率可超过 75%，且治疗安全性良好。黄色文身，Q 开关激光疗效欠佳，多数患者治疗无效，甚至可能加深原有颜色。Alabdulrazzaq 等使用 532nm 皮秒激光治疗 6 例含黄色文身的多色文身患者，在 2～4 次治疗后患者文身处的黄色染料得到显著清除。此外，有报道皮秒激光对紫色、红色、蓝色等多色文身治疗均有效。Gurnani 等在对不同激光治疗文身的安全性及有效性进行综述分析中发现，皮秒激光对蓝色、绿色及黄色文身的疗效优于 Q 开关 1 064nm 激光，但对黑色文身两者安全性和有效性无明显差异。

目前建议在红色、黄色文身治疗中可选用 532nm 皮秒激光；黑色、蓝色、绿色、紫色文身可选择 1 064nm 的皮秒激光，而对于蓝色、绿色文身，不仅 1 064nm 皮秒激光对其治疗有效，755nm 的皮秒激光也是不错的选择。随着不同波长（532nm、730nm、755nm、785nm 和 1 064nm）皮秒激光的研发，皮秒激光在不同颜色文身中的应用将可能变得更为广泛。

（3）点阵激光：Q 开关激光联合点阵激光可增加文身去除的疗效，且降低术后不良反应的发生率。有学者探究 Q 开关 694nm 激光联合点阵激光治疗在去除文身中的作用，发现无论是联合剥脱性点阵激光还是非剥脱性点阵激光都能提高文身的清除率，减少治疗后水疱的形成，降低治疗后色素减退的发生率，且安全性良好。其可能的机制为点阵激光产生的气化柱能够帮助去除一部分文身色素，同时点阵激光能够启动创伤愈合机制，包括强大的炎症和吞噬阶段，有助于提高 Q 开关激光对文身色素的清除，其所产生的气化区域减少了细胞间液体的渗出，从而减少了水疱形成的可能性，加速皮肤愈合过程；同时，点阵激光促进真皮胶原重新排列，能降低 Q 开关激光治疗文身时瘢痕形成和色素脱失的发生率。

（三）治疗经验

1. Q 开关激光治疗文身的操作注意事项 在治疗过程中，激光手具应垂直于治疗皮肤区域，尽量用低频率进行，防止光斑过多重叠，使治疗区域皮损呈灰白色。有时会有针尖状渗血、周围组织轻微水肿；若出现明显的表皮碎片飞溅，皮损明显隆起，应降低能量密度或治疗频率。尽量不重叠治疗，防止能量累积。

术后局部冷敷 30～60 分钟，以减少术后水疱的发生。局部外用抗生素软膏预防感染；防水 3～7 天，在痂皮形成过程中建议患者防水，保持局部干燥，待痂皮自然脱落，不可强行抠除。痂皮脱落后做好保湿防晒，以减少色素沉着的发生。

2. 常见并发症及处理 Q 开关和皮秒激光在治疗文身的过程中，可能出现一过性的红肿、点状渗血、色素沉着、色素减退、瘢痕等，具体处理方式参见第十八章第一节。但仍需要注意的是，治疗过程中文身颜色改变，如 Q 开关激光治疗红色、肤色、褐色文身后有时会出现不可恢复的黑色，可能是文身中的 Fe_2O_3 变为了 FeO。有学者通过光镜观察激光去除文身后变黑及对激光不起反应的文身组织，发现这些文身中还有氧化钛。因此，大面积文身去除，建议先试做一小部分，观察是否出现颜色改变，若出现颜色变化，可换用不同波长激光进行治疗。

另外，文献报道激光治疗最为严重的反应是系统性过敏反应，在文身时局部有过敏反应的患者更容易发生。主要表现为荨麻疹或湿疹，严重时可能发生过敏性休克，应积极应用糖皮质激素进行治疗，轻症可仅用抗组胺药。

有时文身染料中所含光敏性物质如镉黄或硫化汞等，可能使局部出现红斑、瘙痒，甚至红肿、结节、疣状丘疹或肉芽肿，这些反应局限于红色或黄色文身部位，可通过严格防晒、局部注射激素缓解，或在某些情况下进行手术切除。

3. Q开关激光治疗文身形成瘢痕的风险与治疗次数是否相关　相对于传统的外科手术，Q开关激光基本不会造成瘢痕，但是当能量过高、治疗区域重复照射、创面发生感染时可能出现瘢痕增生，而与治疗次数无明显相关性。临床上为避免治疗能量过高导致的瘢痕形成，在治疗参数的选择方面，需要注意低能量参数起步，随着治疗次数的增加，逐渐提高治疗能量。同时，应避免过多的光斑重叠。总结临床治疗文身的疗效对比，原有瘢痕的文身比没有瘢痕的文身激光去色素的疗效差。

4. 点阵激光联合Q开关激光治疗文身时，两者的使用先后顺序及联合治疗是否会加重激光治疗文身后的不良反应　点阵激光和Q开关激光联合治疗文身的先后顺序，有学者建议先用点阵激光，随后即刻用Q开关激光治疗文身能减少治疗区域水疱的形成，其原理可能是激光治疗时产生的气体热量通过点阵激光形成的微孔溢出，减轻组织损伤。但Weiss等在Q开关1 064nm激光治疗后即刻应用剥脱性或非剥脱性点阵激光治疗，亦能提高文身的清除率，减少水疱形成及色素减退，促进伤口愈合，有效减少治疗次数。由此可见，点阵激光联合Q开关激光治疗文身，无论顺序先后，疗效均优于单纯激光的治疗。

（四）病例展示

病例1　患者男性，30岁，左上臂内侧文身3年余（图17-3-8）。

【病情分析】根据文身呈黑蓝色，颜色单一，给予Q开关755nm激光治疗。

【治疗方案】Q开关755nm激光，能量参数5.0~7.0J/cm²，光斑直径3mm，频率2~3Hz，终点反应：局部皮损处霜白。术后嘱其注意严格防晒，治疗间隔3~6个月，治疗6次。

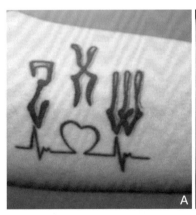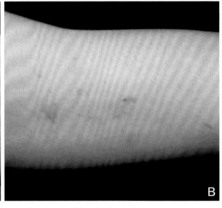

图17-3-8　左上臂内侧蓝黑色文身激光治疗前后
A. 治疗前；B. 治疗6次后。

病例2　患者女性，39岁，腰骶部彩色文身12年（图17-3-9）。

【病情分析】根据文身颜色及部位，给予Q开关1 064nm及Q开关532nm激光治疗。

【治疗方案】Q开关1 064nm激光，能量密度3.0~6.0J/cm²，光斑直径3~4mm，频率3~5Hz，终点反应为局部皮损除红肿外，出现一过性渗血；Q开关532nm激光，能量密度0.6~1.0J/cm²，光斑直径3~4mm，频率3~5Hz，终点反应为局部皮损红肿、一过性发灰白色。术后嘱其注意严格防晒，治疗间隔3~6个月，治疗5次。

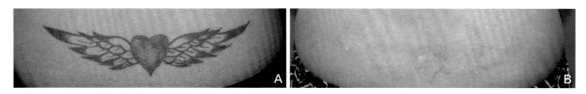

图 17-3-9　腰骶部彩色文身激光治疗前后

A. 治疗前；B. Q 开关 1 064nm 激光和 Q 开关 532nm 激光治疗 5 次后。

（五）标准化治疗流程

标准化治疗流程详见图 17-3-10 及视频 17-3-2。

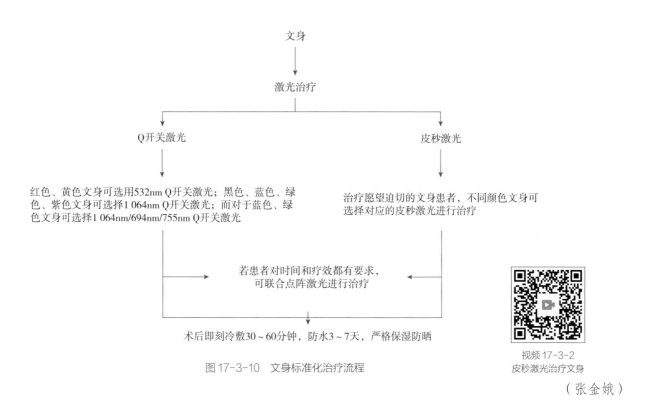

图 17-3-10　文身标准化治疗流程

视频 17-3-2
皮秒激光治疗文身

（张金娥）

参考文献

[1] SAYED K S, TUQAN S, HILAL R F. Q-switched Nd:YAG (532 nm) laser versus intra-dermal tranexamic acid for treatment of facial ephelides: a split face, randomized, comparative trial[J]. Lasers Surg Med, 2021, 53(3): 324-332.

[2] 陈小燕，樊星，殷悦，等. Q 532nm 激光联合强脉冲光治疗面部雀斑伴或不伴黄褐斑的效果分析 [J]. 中国美容整形外科杂志，2023，34（2）：109-112.

[3] HUU S N, VAN C L, VAN T N, et al. Successful treatment of freckles by alex trivantage laser wavelight 755 nm in vietnamese patients[J]. Open Access Maced J Med Sci, 2019, 7(2): 287-290.

[4] MA S Y, GONG Y Q, ZHANG W J, et al. Split-face comparison of the efficacy of picosecond 532 nm Nd:YAG laser and Q-switched 755 nm Alexandrite laser for treatment of freckles[J]. J Cosmet Laser Ther, 2022, 24(1/2/3/4/5): 22-27.

[5] 田雪连，杨莉，黄飞，等. 不同波长调 Q 短脉冲激光治疗雀斑样痣的疗效及安全性评估 [J]. 中国医疗美容，2022，12（9）：39-42.

[6] 刘仲荣，杨慧兰. 色素增加性皮肤病的激光治疗 [J]. 中国美容医学，2008，17（1）：132-134.

[7] ZHANG B, CHU Y, XU Z G, et al. Treatment of Cafe-Au-Lait spots using Q-switched Alexandrite laser: analysis of

clinical characteristics of 471 childrenn in Mainland China[J]. Lasers Surg Med, 2019,51(8): 694-700.

[8] LIN Y, LIU H X, SHI W H, et al. Preliminary experience of the Q-switched 1 064-nm neodymium:yttrium aluminum garnet laser in the treatment of cafe-au-lait macules[J]. J Eur Acad Dermatol, 2019, 33(4): e185-e186.

[9] CEN Q Q, GU Y F, LUO L, et al. Comparative effectiveness of 755-nm picosecond laser, 755- and 532-nm nanosecond lasers for treatment of café-au-lait macules(CALMs): a randomized, split-lesion clinical trial[J]. Laser Surg Med, 2021, 53(4): 435-442.

[10] 车程婷. Q 开关 755nm 激光联合强脉冲光治疗咖啡斑的疗效分析 [J]. 现代实用医学，2021，33（1）：121-122.

[11] BALARAMAN B, RAVANFAR-JORDAN P, FRIEDMAN P M. Novel use of non-ablative fractional photothermolysis for café-au-lait macules in darker skin types[J]. Laser Surg Med, 2017, 49(1): 84-87.

[12] CEN Q Q, ZHU J F, ZHOU L C, et al. Comparison of the safety and efficacy of low fluence Q-switched 1 064-nm and conventional Q-Switched 755-nm lasers in the treatment of café-au-lait macules: a prospective self-controlled trial[J]. Laser Surg Med, 2022, 54(8): 1051-1059.

[13] BELKIN D A, NECKMAN J P, JEON H, et al. Response to laser treatment of café au lait macules based on morphologic features[J]. JAMA Dermatol, 2017, 153(11): 1158-1161.

[14] KIM W J, SONG M, KO H C, et al. Topical tacalcitol ointment can be a good therapeutic choice in erythromelanosis folliculris faciei et colli[J]. J Am Acad Dermatol, 2012, 67(2): 320-321.

[15] LI Y H, ZHU X, CHEN J Z, et al. Treatment of erythromelanosis folliculris faciei et colli using a dual-wavelength laser system: a split-face treatment[J]. Dermatol Surg, 2010, 36(8): 1344-1347.

[16] 张荣利，高妮，高琳，等. 不同波段强脉冲光治疗面颈部毛囊红斑黑变病临床疗效分析 [J]. 实用皮肤病学杂志，2021，14（5）：279-282.

[17] 翁伟丽，曾颖，占魁，等. 脉冲染料激光治疗面颈部毛囊性红斑黑变病的疗效观察 [J]. 皮肤性病诊疗学杂志，2016，23（2）：101-103.

[18] 刘蔚，许贵霞. 果酸换肤术应用进展 [J]. 中华医学美学美容杂志，2019，25（1）：78-80.

[19] 向芳，张祥月，丁媛，等. DPL 联合果酸治疗面颈部毛囊性红斑黑变病疗效观察 [J]. 中国皮肤性病学杂志，2021，35（6）：700-703.

[20] MOMEN S, MALLIPEDDI R, AL-NIAIMI F. The use of lasers in Becker's naevus: An evidence-based review[J]. J Cosmet Laser Ther, 2016, 18(4): 188-192.

[21] 赫鲁扎，坦奇. 皮肤美容激光与光治疗 [M]. 杨荣娅，廖勇，译. 北京：北京大学医学出版社，2020.

[22] GATHINGS R M, REDDY R, BHATIA A C, et al. Nevus spilus: is the presence of hair associated with an increased risk for melanoma?[J]. Cutis, 2016, 98(3): 171-174.

[23] FRITZ K, SALAVASTRU C. Laser treatment of pigmentation disorders[J]. Hautarzt, 2020, 71(12): 920-925.

[24] TANG M J, CHENG Y Y, YANG C J, et al. Nevus spilus: treatment with fractional CO_2 laser in combination with MedLite C6 laser: a preliminary study[J]. Lasers Med Sci, 2017, 32(7): 1659-1662.

[25] 中华医学会皮肤性病学分会皮肤激光医疗美容学组，中华医学会皮肤激光技术应用研究中心. 黄褐斑光电治疗与修复专家共识 [J]. 实用皮肤病学杂志，2020，13（2）：65-73.

[26] 李勤，吴溯帆. 激光整形美容外科学 [M]. 杭州：浙江科学技术出版社，2012.

[27] KWON S H, NA J I, CHOI J Y, et al. Melasma:updates and perspectives[J]. Exp Dermatolo, 2019, 28(6): 704-708.

[28] MA W Y, GAO Q, LIU J H, et al. Efficacy and safety of laser-related therapy for melasma: a systematic review and network meta-analysis[J]. J Cosmet Dermatol, 2023, 22(11): 2910-2924.

[29] CHAOWATTANAPANIT S, SILPA-ARCHA N, KOHLI I, et al. Postinflammatory hyperpigmentation: a comprehensive overview: treatment options and prevention[J]. J Am Acad Dermatol, 2017, 77(4): 607-621.

[30] KAUFMAN B P, AMAN T, ALEXIS A F. Postinflammatory hyperpigmentation: epidemiology, clinical presentation, pathogenesis and treatment[J]. Am J Clin Dermatol, 2018, 19(4): 489-503.

[31] HO S G, CHAN H H. The Asian dermatologic patient: review of common pigmentary disorders and cutaneous diseases[J]. Am J Clin Dermatol, 2009, 10(3): 153-168.

[32] CHESNUT C, DIEHL J, LASK G. Treatment of nevus of ota with a picosecond 755 nm alexandrite laser nevus[J]. Dermatol Surg, 2015, 41(4): 508-510.

[33] LEVIN M K, NG E, BAE Y S, et al. Treatment of pigmentary disorders in patients with skin of color with a novel 755 nm picosecond,Q-switched ruby,and Q-switched Nd:YAG nanosecond lasers: a retrospective photographic review[J]. Lasers Surg Med, 2016, 48(2): 181-187.

[34] JERDAN K, JEFFREY T S, SCHNURSTEIN H E. Successful treatment of ota nevus with the 532 nm solid-state picosecond laser[J]. Cutis, 2017, 99(3): E29-E31.

[35] WANNER M, SAKAMOTO F H, AVRAM M M ,et al. Immediate skin responses to laser and light treatments warning

endpoints:how to avoid side effects[J]. J Am Acad Dermatol, 2016, 74(5): 807-819.

[36] 张金娥，张倩，亢寒梅，等. Q 开关 755nm 翠绿宝石激光与 1 064nm Nd:YAG 激光治疗 1 039 例太田痣的临床分析 [J]. 临床皮肤科杂志，2023，52（3）：175-178.

[37] 张艺琼，杨智. 太田痣的发病机制及激光治疗进展 [J]. 皮肤病与性病，2016，38（4）：261-264.

[38] PARK J M, TSAO H, TSAO S. Acquired bilateral nevus of ota-like macules(hori nevus):etiologic and therapeutic considerations[J]. J Am Acad Dermatol, 2009, 61(1): 88-93.

[39] 乔继颖，李惠，于波. 倍频 Q 开关 Nd:YAG 532nm 激光治疗 179 例颧部褐青色痣回顾性分析 [J]. 中国麻风皮肤病杂志，2019, 35(12): 731-734.

[40] YU W Y, ZHU J F, YU W X, et al. A split-face,single-blinded, randomized controlled comparison of alexandrite 755-nm picosecond laser versus alexandrite 755-nm nanosecond laser in the treatment of acquired bilateral nevus of Ota-like macules[J]. J Am Acad Dermatol, 2018, 79(3): 479-486.

[41] NAGA L, ALSTER T S. Laser tattoo removal: an update[J]. Am J Clin Dermatol, 2017, 18(1): 59-65.

[42] EL-DOMYATI M, HOSAM W, NASIF G, et al. Tattoo removal by Q-switched Nd:YAG laser: an objective evaluation using histometry[J]. J Cosmet Laser Ther, 2019, 21(6): 328-331.

[43] GURNANI P, WILLIAMS N, AL-HETHELI G, et al. Comparing the efficacy and safety of laser treatments in tattoo removal: a systematic review[J]. J Am Acad Dermatol, 2022, 87(1): 103-109.

[44] ZHANG M L, GONG X D, LIN T, et al. A retrospective analysis of the influencing factors and complications of Q-switched lasers in tattoo removal in China[J]. J Cosmet Laser Ther, 2018, 20(2): 71-76.

第十八章

增生性损容性皮肤病

皮肤受累为主的良性增生性损容性疾病常由表皮、附属器、纤维、血管、黑色素细胞异常增生导致。这组疾病发病率高，发病年龄各异。临床表现为色素性或非色素性的斑疹或丘疹，可有单发，也有多发。部分多发皮损可能对患者的容貌和心理产生较大影响。激光治疗的主要原理是根据选择性光热作用破坏病变组织，靶组织多为水、血红蛋白。激光治疗的优点是治疗时间短、治疗中对周围组织损伤小、疼痛较轻、不良反应轻微、恢复快、美容效果好等。面积较大、病变较深在、累及特殊美学单位的皮损，也有可能需要手术切除治疗。此外，针对不同的病变，目前也有联合治疗、系统用药、注射治疗等方面的进展。

第一节　表皮受累为主的良性增生性损容性皮肤病

一、脂溢性角化病

脂溢性角化病（seborrheic keratosis，SK），又称基底细胞乳头状瘤（basal cell papilloma），俗称老年疣，是最常见的良性皮肤肿瘤之一，皮损多位于头皮、面部、胸部和背部等部位，单发或多发。主要症状包括皮肤出现膏脂样、灰白色或淡黄色斑块，表面可见角化性鳞屑或毛囊口堵塞。该病好发于中年及老年人，特别是男性。诊断方法以医师肉眼诊断为主，确需与色素痣、病毒疣或基底细胞癌鉴别时，多使用皮肤镜等检测工具。治疗方法可选择药物、激光或冷冻，目前以 CO_2 激光治疗为主。

（一）发病机制与临床表现

1. **发病机制**　脂溢性角化病的发病机制尚未完全明确，有学者认为以下因素与发病相关：①皮脂分泌亢进；②角质形成细胞代谢异常；③家族遗传；④年龄增长；⑤紫外线暴露等；⑥癌基因突变。研究表明，一生中如果每天暴露在阳光下的时间超过 6 小时，比暴露时间少于 3 小时的群体罹患脂溢性角化病的风险增加了 2.28 倍。尽管脂溢性角化病是一种良性肿瘤，但在皮损病变中也发现了致癌性突变。

2. **临床表现**　好发部位为头面部及躯干，主要表现为丘疹、斑块、斑片或结节，可为淡褐色、深褐色至黑色，表面光滑或粗糙，或呈乳头瘤样增生，可有毛囊角质栓，常覆油腻性鳞屑或油脂状厚痂（图 18-1-1）。

尽管临床上脂溢性角化病具有特征性表现，但部分皮损表现不典型，且有部分特殊类型脂溢性角化病，可模仿恶性肿瘤外观，如色素性基底细胞癌、黑色素瘤等，造成临床诊断出现假阳性，导致不必要的切除。同时，一些恶性肿瘤或癌前病变（如日光角化病等）因早期皮损或者

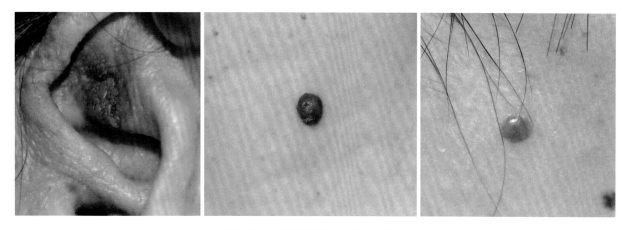

图 18-1-1　常见脂溢性角化病的临床表现

不典型皮损也可以模仿脂溢性角化病造成假阴性，导致漏诊而引起不良后果。因此，皮肤镜检查在诊断脂溢性角化病中具有重要意义。脂溢性角化病的典型皮肤镜表现包括：①粟粒样囊肿；②粉刺样开口；③裂隙/脑回样外观；④血管结构（点状/发卡样/肾小球样）；⑤指纹样结构；⑥虫蚀样边缘；⑦边界清晰（图 18-1-2）。

熟悉脂溢性角化病的病理分型，有助于结合临床实际，为患者选择合适的治疗手段。目前较公认的脂溢性角化病病理分型，可分为六型：①棘层肥厚型；②角化过度型；③网状型；④菌落型；⑤刺激型；⑥色素型。各型之间无明确分界，部分可合并，以角化过度型合并棘层肥厚型、棘层肥厚型合并网状型最为多见，部分病损组织真皮浅层可以观察到程度不等的炎症细胞浸润，以淋巴细胞为主。

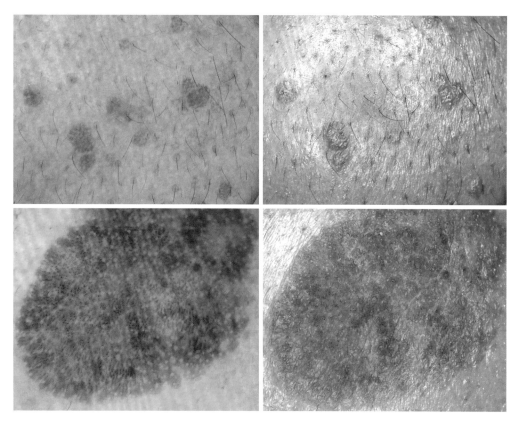

图 18-1-2　脂溢性角化病的皮肤镜典型特征

（二）诊断与鉴别诊断

脂溢性角化病多发生于面颈、手背等日光暴露部位，以棕褐色、褐黑色斑丘疹为主，界限清楚，形态规则，质地中等。需与以下疾病鉴别。

1. **色素型基底细胞癌** 基底细胞癌是由间质依赖性多潜能基底样细胞组成，向表皮或皮肤附属器分化的恶性肿瘤，病理上表现为栅栏状排列的基底细胞团块，周围可见收缩间隙。好发于头皮、面部等暴露部位，多见于户外工作和浅色皮肤者。临床表现与脂溢性角化病的主要区别在于，基底细胞癌的皮损平坦且单发，边界不清，表面可出现破溃、结痂。皮肤镜下与 SK 区别显著。病理是鉴别诊断的"金标准"。

2. **黑色素瘤** 黑色素瘤分为原位黑色素瘤和侵袭性黑色素瘤，临床分型包括恶性雀斑样痣、浅表扩散性、结节性及肢端黑色素瘤四类。常发生于背部及小腿，中年多见，临床上需与色素性脂溢性角化病相鉴别。在皮肤镜下，恶性黑色素瘤可表现为不规则色素沉着、不规则小球结构，不规则放射状条纹及不典型色素网状结构，还可表现为蓝白面纱样结构及不典型血管结构。

3. **色素痣** 临床工作中，色素痣与脂溢性角化病常易混淆，同时，也常可见到脂溢性角化病合并色素痣的患者，此类皮损在皮肤镜下除脂溢性角化病的典型特征外，同时表现出色素痣的网状模式、球状模式及弥漫性色素沉着背景等特征，尤其在皮损重叠度较高的情况下，脂溢性角化病的镜下特征更为表浅，更易识别，常易忽略原发的色素痣基础。

（三）治疗方法

脂溢性角化病本身对身体健康并不产生明确危害，因此，其治疗的必要性及紧迫性均非常有限，更多来自于患者对美观的需求。治疗方式包括药物治疗、冷冻疗法、刮除法、电灼法及激光疗法。最佳的治疗方法需要结合患者的具体情况进行选择。在实施激光治疗时，需要仔细评估病情并规避治疗风险，以确保取得较好的治疗效果并减少不良反应的发生。

1. **药物治疗**

（1）维 A 酸：药物具有促进角化，加速角质剥脱的作用。有报道使用第三代维 A 酸——他扎罗汀凝胶治疗脂溢性角化病，总有效率达 79% ~ 84%。此外，有学者发现，利用微针给药系统促渗，配合维 A 酸外用，相较于单纯外用维 A 酸能更有效地提高药物的治疗效率。该药物治疗安全性高，可取得一定疗效，但与其他方法效果相比，治疗效率低，耗时长，疗效个体差异大，适用于暂无其他治疗条件的患者。

（2）化学剥脱术：这是一种利用腐蚀性化学药物破坏特定皮肤组织，使局部被新生组织替代的疗法，在先破坏后修复的过程中，实现去除皮肤表面皮损或使其先剥脱后平复。常用化学剥脱剂有 α 羟基酸、水杨酸、三氯醋酸及复合酸等。据文献报道，使用该方法治疗脂溢性角化病，痊愈率可达 90% 以上。部分患者会在治疗后出现局部红斑、水肿、溃疡及遗留色素沉着。

2. **冷冻疗法** 冷冻疗法是治疗脂溢性角化病最常用和最容易实施的方法。主要原理为通过液氮造成的低温环境使皮损区域细胞发生不可逆坏死变化。皮损局部会经历变白、结痂、脱痂和复色的过程，最终达到治疗目的。这种方法对治疗部位的术后护理要求不高，但是，仍有部分患者可出现局部红斑、水肿、破溃，部分患者在症状消退后遗留色素沉着，术后需要保持局部清洁干燥至皮损处脱痂恢复。

3. **刮除术** 这种治疗方式通常适用于累及表皮而不涉及真皮的脂溢性角化病治疗。通常在局部麻醉下进行，与冷冻疗法相比，优点在于可留存病理资料，便于精准诊断，缺点主要为皮损区域治疗后出现红肿，以及更加显著的色素沉着及可能出现瘢痕。

4. **电灼法** 设备配备的高频输出刀头与人体的皮肤和组织接近到一定距离时，即产生放电火花，其温度可高达 100 ~ 3 000℃，这种高温能使皮肤赘生物气化或炭化，从而使皮损快速消失。该方法治疗效率高，术后可少量出血合并结痂，并发症的发生率低，偶可见瘢痕和色素沉着，治疗后具有一定感染风险。

5. **光电治疗** 脂溢性角化病属于表皮良性增生性皮肤病，有多种激光可供选择，也可使用不同类型激光联合治疗。

（1）超脉冲CO_2激光：CO_2激光波长位于中红外区，主要作用靶基为水分子，可导致皮肤组织温度显著升高，产生凝固、炭化、气化等生物学效应。在治疗中，可选择脉宽极短的超脉冲模式，使治疗目标具有更强热损伤，对周围组织无明显破坏，尽量实现创面小而干燥，易于后期护理，降低瘢痕形成的风险，减少色素沉着的出现。该方法安全性好，治愈率高，术后感染风险小，是目前临床上治疗脂溢性角化病的首选。

1）超脉冲CO_2激光：根据患者皮损的厚薄来决定治疗参数，皮损越厚能量及频率选择越大。能量从低开始，光斑直径约0.2mm，能量5~12mJ，频率10~20次/s。激光手具垂直对准病变组织，距离皮损3~4mm点状烧灼，治疗开始使用低能量由表层气化组织，如组织无明确治疗反应，逐步微升剂量，逐层向深层气化去除皮损，每层气化后用生理盐水棉签擦去创面干燥的皮屑碎片，但摩擦动作可引发术后恢复期炎症反应，如熟悉治疗能量，经验较为丰富，在确认气化程度后，可保留治疗区痂皮，以期更好恢复。术毕创面外用莫匹罗星软膏，每天2次，保持创面干燥，脱痂前避免接触水，待痂皮自行脱落，脱痂后避免紫外线照射。术后半月随访1次，如果皮损有少许残留或复发，于术后1个月再行治疗。超脉冲CO_2激光治疗脂溢性角化病，尤其对于早期多发皮损，具有治疗简便快捷、损伤少、痛苦轻、创面愈合快、副作用低等优点，易被患者接受。

2）超脉冲CO_2激光点阵模式：点阵激光原理是运用激光在皮肤上均匀地打上微孔，在皮肤层形成热剥脱、热凝固及热效应，依靠人体自身的皮肤生化反应，达到刺激皮肤自我修复，实现去除色斑的效果，能量设置为75~125mJ，频率40~100Hz，时间间隔为0.3秒，光斑大小及图案根据皮损大小进行调节。适用于扁平形态、片状散发的脂溢性角化病患者。

（2）Q开关755nm激光：主要吸收基团为黑色素和文身颗粒，穿透深度深，常用于治疗皮肤色素性疾病及文身，在脂溢性角化病治疗中，通常适用于色素沉着性脂溢性角化病。使用能量密度5.0~8.6J/cm^2，将其用于脂溢性角化病

治疗，一次治疗有效率达96.6%，二次治疗有效率达100%，表明Q开关755nm激光一次治疗有效率极高，且治疗次数愈多愈能达到理想的效果。治疗后2~3天，可在治疗局部出现轻度红斑和不适，7天后自然恢复。

（3）532nm激光：一种绿色的倍频Nd:YAG激光，其激光波长接近氧合血红蛋白的吸收峰值542nm。此外，其脉宽可调范围2~50ms，对多种不同管径的血管能够加热、凝固，可达到较好的治疗目的。但是由于黑色素对其吸收略多，有可能增加治疗后色素减退等风险。有文献报道，使用超皮秒532nm激光治疗脂溢性角化病，脉宽350ps，光斑直径2~10mm，频率1~10Hz，能量0.16~5.00J/cm^2。由于皮秒激光作用于靶组织上的时间显著缩短，光热作用显著减少，其对周围组织的损伤更小，治疗后色素沉着的风险率更低。治疗总有效率约为74%。

（4）强脉冲光：强脉冲光属于非相干光，是由高能量的闪光灯激发出400~1200nm不同波长的光，由于脉冲光本质近似于日光，强度较激光弱，因此造成的热损伤比激光小，恢复速度快，一般不影响日常作息，较容易为患者所接受，相对于激光来说是一种比较安全的方法，但也因为脉冲光强度较小，所以若想达到理想的效果，需要较长的疗程及较多的治疗次数。

（四）治疗经验

1. **超脉冲CO_2激光和Q开关532nm激光治疗脂溢性角化病该如何选择** 在进行治疗前，可通过肉眼观察皮损高度及色素沉着程度，如果脂溢性角化病皮损高度基本同皮肤表面一致，颜色呈褐色至黑色，可选择Q开关532nm激光进行治疗，总有效率约为95%，但由于Q开关532nm激光的穿透较浅，对较厚的皮损难以一次损毁，需多次治疗，会增加患者的经济负担和延长治愈时间。CO_2激光超脉冲技术能够对治疗能量进行精确控制，逐层炭化、气化病灶皮损组织，在较短的时间内将病灶组织去除，减少激光对病灶周边组织的损伤。如果肉眼观察发现皮损高度明显高于皮肤表面，或者颜色明显浅于褐色皮损的脂溢性角化病患者，选择超脉冲CO_2

激光进行治疗，总有效率约为 97%，安全有效。能量 4~10mJ，脉宽 2~3ms，频率 20~40Hz，光斑直径 0.4mm，以皮损逐层气化至真皮乳头层为准，术后即刻涂抹莫匹罗星软膏，保持创面的清洁干燥，防晒。综上所述，根据皮损形态选择性使用超脉冲 CO_2 激光和 Q 开关 532nm 激光治疗脂溢性角化病患者安全有效。

2. 强脉冲光与 Q 开关 755nm 激光如何联合使用治疗脂溢性角化病　强脉冲光是由高能量的闪光灯激发出 400~1 200nm 不同波长的光，由于脉冲光本质近似于日光，强度较激光弱，可有消退色素沉着，嫩肤紧致，调和肤色的作用，Q 开关 755nm 激光主要吸收基团为黑色素和文身颗粒，穿透深度深，常用于治疗皮肤色素性疾病及文身，具有消退色素性皮损的作用。两者结合可起到面部整体色素调和的效果，无创治疗，不良反应少。操作时可先给予强脉冲光治疗，再给予 Q 开关 755nm 激光治疗。

（五）病例展示

患者男性，68 岁，面部散在褐色斑片，丘疹 10 余年，加重 1 年，偶有瘙痒感（图 18-1-3）。

【病情分析】①考虑患者无皮肤屏障损伤导致敏感问题，面部皮肤厚度可，耐受性好；②患者改善需求迫切，希望外观改善，有一定经济实力；③选择超脉冲 CO_2 激光治疗，起效更为迅速，治疗次数少，治愈率高。

【治疗方案】超脉冲 CO_2 激光，能量 4~7mJ，脉宽 2~3ms，频率 20~40Hz，光斑直径 0.4mm。终点反应为创面基底呈浅红色，无渗血。

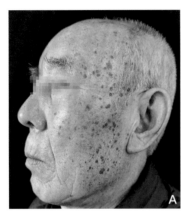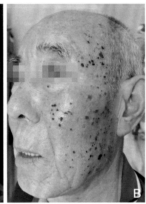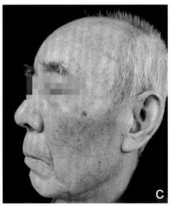

图 18-1-3　超脉冲 CO_2 激光治疗脂溢性角化病前后
A. 治疗前；B. 超脉冲 CO_2 激光治疗后结痂；C. 治疗后 2 周脱痂。

二、病毒疣

病毒疣（viral wart）是由人乳头瘤病毒（human papilloma virus，HPV）感染皮肤或黏膜引起的一种常见的上皮组织增生性疾病，表现为外生性或内生性的疣状或者扁平的丘疹或结节，也可以表现为单个的丝状突起，随着年龄增长，发病率逐渐增高，国外近期横断面调查显示青少年疣的发病率为 33%，国内流行病学调查发现大学生疣的发病率为 1.4%。

（一）发病机制与临床表现

HPV 是一种双链 DNA 病毒，已经发现 5 个属（alpha，beta，gamma，mu 和 nu），450 多种不同的基因型，不同的基因型有一定的部位易感性（表 18-1-1），如 HPV1a 型更容易感染足底，引起跖疣；HPV11 和 16 型更容易感染生殖器部位，引起尖锐湿疣等。HPV 通过接触传播，皮肤破损为其定植创造了条件。

病毒感染皮肤或黏膜的上皮细胞后存在增殖性感染、亚临床感染和潜伏感染，其中增殖性感染根据感染部位和疣体外观不同，病毒疣可分为寻常疣、丝状疣、甲旁疣、跖疣、扁平疣、尖锐湿疣（图 18-1-4），这些疣都是由于 HPV 感染上皮的基底层细胞，在细胞中完成病毒复制，导致上皮增生（图 18-1-5）。

表 18-1-1　引起不同类型病毒疣的常见人乳头瘤病毒（HPV）分型

病毒疣类型	常见 HPV 分型
跖疣	1a、2、27、57、63、65 型
口腔疣	11、16 型
寻常疣	1、2、3、4、26、29、57 型
丝状疣	1、2、4、7、27、28、29、48、63 型
扁平疣	3、5、10、28、41 型
尖锐湿疣	6、11、40、42、43、44、54、61、72、81、89 型

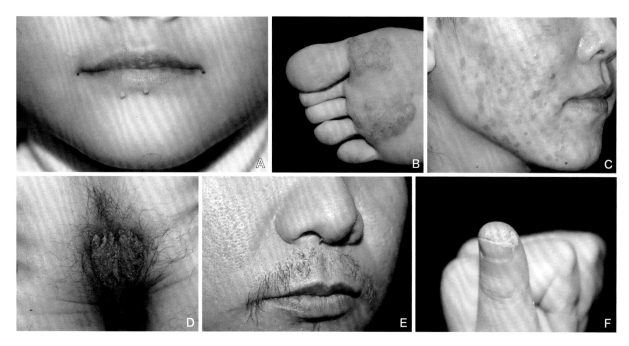

图 18-1-4　病毒疣的不同临床表现

A. 寻常疣；B. 跖疣；C. 扁平疣；D. 尖锐湿疣；E. 丝状疣；F. 甲旁疣。

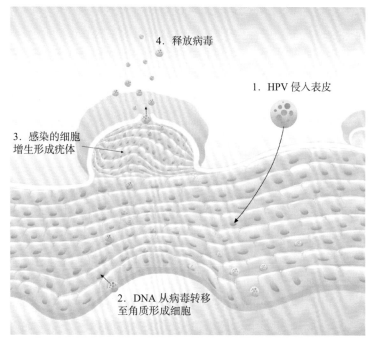

图 18-1-5　病毒疣的发病机制

HPV：人乳头瘤病毒；DNA：脱氧核糖核酸。

（二）诊断与鉴别诊断

1. 诊断　根据临床表现和特征性诊断线索可明确诊断，如去除疣体表面的角化过度的鳞屑通常会观察到伴有血栓形成的毛细血管，表现为小黑点，皮肤镜可以协助诊断（表18-1-2），一般不需要皮肤活检。

表 18-1-2　不同类型病毒疣的皮肤镜特点

病毒疣类型	皮肤镜特点
扁平疣	浅褐色至黄色背景上规则分布的红点，周围有白晕
寻常疣	多个紧密排列的乳头瘤样结构，中心可见红色点状或袢状血管，常伴有点状出血
丝状疣	疣体呈丝状或细长状结构，根部狭窄，表面为指状突起
跖疣	无结构黄色区域，可见不规则分布的红褐色至黑色小点或线状出血

2. 鉴别诊断

（1）脂溢性角化病：需要与寻常疣或者扁平疣鉴别，脂溢性角化病是一种色素性黏着性的丘疹或者斑块，可看到角囊肿，皮肤镜有助于鉴别诊断。

（2）鸡眼：需要与跖疣鉴别，压痛明显，表面光滑，影响皮纹，缺少伴有血栓形成的毛细血管。

（3）软纤维瘤：需要与颈部或者其他褶皱部位的丝状疣鉴别，软纤维瘤表现为褶皱部位的质软的有蒂的肤色丘疹，而丝状疣有指状角化突起，可以进行鉴别。

（4）扁平苔藓：需要与扁平疣鉴别，扁平苔藓多为对称性分布，多瘙痒，好发于四肢屈侧，面部相对少见，具有特征性的威克姆纹，黏膜易受累。

（5）汗管瘤：需要与扁平疣鉴别，汗管瘤好发于眼周，表现为肤色小丘疹，皮肤病理有助于鉴别。

（6）皮肤恶性肿瘤：当疣状的丘疹或斑块，出现不正常的增大，溃疡或者治疗抵抗的，应该与皮肤恶性肿瘤鉴别，如鳞状细胞癌或者无色素性黑色素瘤等。

（三）治疗方法

治疗应尽快去除疣体，消除疣体周围亚临床感染，根据疣体分布的部位、数量、大小、治疗成本、可及性、不良反应、耐受性等因素进行个体化分析，制订治疗方案，治疗后要定期随访，以预防和减少复发。治愈标准：4周内病灶完全清除，并且至少6个月内无复发。

1. 治疗方法　采取局部破坏疣体、刺激局部或者全身免疫反应的手段，寻常疣一线治疗建议冷冻疗法、局部注射博来霉素、氟尿嘧啶或温热疗法；跖疣的一线治疗建议冷冻疗法、温热疗法、激光或注射博来霉素；扁平疣建议光动力疗法、激光疗法、注射博来霉素或念珠菌抗原；丝状疣建议激光疗法、冷冻疗法或手术治疗。

（1）局部毁损治疗

1）冷冻疗法：液氮冷冻治疗是目前临床病毒疣治疗最常用的方式，最大的副作用是疼痛，因此多用于成年人，儿童使用受限。最新的荟萃分析显示冷冻疗法并没有比其他治疗方式有更高的治愈率，免疫治疗、疣体内药物注射治疗和激光治疗等方法更值得尝试。具体冷冻方法如下。直接液氮冷冻疣体和疣体周围2mm的范围，冷冻时间30～60秒，跖疣可冷冻2次提高疗效，因为病毒可以在液氮中存活，要注意无菌操作，避免患者之间的交叉污染。2～3周1次，直到疣体消退，如果6次治疗效果不佳，建议更换治疗方法。

2）手术治疗：主要适用于单发、有蒂或体积较大的疣体，可在局部麻醉下用手术刀柄钝性剥离或者直接切除，手术治疗清除率为65%～85%，复发率高达30%，与光动力疗法配合治疗效果更佳，甲周疣使用更多，跖疣手术治疗有遗留永久疼痛性瘢痕的风险，要谨慎选择。

3）激光疗法：利用激光直接破坏局部组织或者封闭血管，造成局部疣体萎缩坏死，常用的有 CO_2 激光、脉冲染料激光（PDL）和 Nd:YAG 激光，其中 PDL 治疗的副作用最低，文献报道 PDL 使用更高的能量（12.5～15.0J/cm^2，1.5ms），治疗6次，间隔3～4周，能够实现86%的疣体清除率。对疣体进行预处理有助于提高疗效。

4）光动力疗法：目前主要用于尖锐湿疣、

跖疣、扁平疣的治疗，可清除亚临床病灶和HPV潜伏感染细胞。治疗的优点是治愈率高，复发率低，不易造成组织缺损和功能障碍，无瘢痕形成。不良反应主要包括局部灼烧感、刺痛感、红斑及水肿反应。

5）水杨酸（15%~60%）：优势是可自行涂药，疼痛感轻，副作用小。荟萃分析显示疣体清除率可以高达80%。外涂前要擦干皮肤，直接涂到疣体上，每天1次，削薄疣体有助于提高疗效。最大的副作用是局部刺激症状，禁忌证是周围神经病变的患者，痛觉阈值降低可能会影响愈合。

（2）局部细胞毒性药物

1）博来霉素：可局部注射或者外涂，浓度一般为1mg/ml，但疼痛较为明显，可局部麻醉后进行注射。文献报道治愈率为16%~94%，不推荐应用于儿童、妊娠期女性、有免疫缺陷及血管疾病的患者，有可能局部会出现色素脱失。

2）氟尿嘧啶：外涂或者局部注射氟尿嘧啶也是病毒疣的有效治疗方法。治愈率约为50%。外涂每天1次，封包，一般需要4~12周，局部注射每周1次，一般需要4次，使用4ml的氟尿嘧啶（50mg/ml）混合1ml利多卡因（20mg/ml）和肾上腺素（0.012 5mg/ml）局部注射。副作用是局部的红斑、水肿、色素沉着或者色素减退、溃疡及坏死、甲剥离或者瘢痕形成，注射时会有局部的疼痛和烧灼感。

（3）免疫治疗

1）咪喹莫特：建议隔天使用，过夜后清洗，每周3次，睡前使用，薄涂于疣体，轻轻按摩直到药物完全吸收，保留6~10个小时，然后用清

水和肥皂将药物洗掉。一般8~12周疣体清除，最多使用不超过16周。局部皮肤可能出现红斑、糜烂、剥脱和水肿，有轻度红斑者，可以继续使用；有严重的皮肤反应（糜烂、疼痛、水肿）时，应及时用肥皂和水将药物洗掉，皮肤恢复正常后，可再次使用。少数患者可以出现肌痛、流感样症状、头痛、腹泻等全身反应。

2）干扰素和微生物抗原：局部皮损内注射干扰素可用于复发顽固病毒疣的治疗。研究发现干扰素治疗有效率为44%，复发率为21%。近年来也有采用微生物的单一或混合提取物，如念珠菌、卡介菌、麻疹病毒等抗原提取物，皮损局部注射治疗。常见的不良反应主要为低热和流感样症状，常为一过性反应，一般对症处理即可。

3）温热疗法：适用于多发、不能耐受局部注射/有创治疗的病毒疣患者，且不受年龄、机体其他疾病状态的限制，可用于儿童肛周尖锐湿疣及妊娠期尖锐湿疣的患者。采用局部加热装置，使病灶组织达到44℃左右的恒定温度，持续作用20~30分钟，一般5~7次为1个疗程。多发疣体，选择一个靶皮损治疗即可。不同病毒疣清除率不同，以尖锐湿疣最高（64.3%）、跖疣次之（48.6%）、寻常疣最低（43.4%），复发少见。常见的不良反应有局部烧灼感、偶发水疱和炎症后色素沉着。

2.疫苗预防　目前HPV疫苗有3款，分别为2价、4价和9价疫苗，此类疫苗的接种可以有效预防HPV相关的肿瘤的发生，同时一定程度上预防尖锐湿疣的发生，推荐9~45岁女性接种（表18-1-3）。

表18-1-3　中国人乳头瘤病毒（HPV）疫苗特点和接种程序

项目	2价HPV疫苗	4价HPV疫苗	9价HPV疫苗
预防HPV型别	HPV 16和18型	HPV 6、11、16和18型	HPV 6、11、16、18、31、33、45、52和58型
预防HPV感染相关疾病	子宫颈癌、CIN1级、CIN2/3级、AIS、HPV16/18型持续感染	子宫颈癌、CIN1级、CIN2/3级、AIS	子宫颈癌、CIN1级、CIN2/3级、AIS、9种HPV相关亚型感染
适用人群	9~45岁女性	9~45岁女性	9~45岁女性
免疫程序	第0、1、6个月注射	第0、2、6个月注射	第0、2、6个月注射
免疫剂量	3剂，每剂0.5ml	3剂，每剂0.5ml	3剂，每剂0.5ml

注：CIN，宫颈上皮内瘤样病变；AIS，原位腺癌。

（四）治疗经验

1. CO_2 激光治疗操作技巧及合适能量参数

（1）局部外涂麻醉药膏 30 分钟。

（2）CO_2 激光照射，注意通风和排烟。能量参数：CO_2 激光：超脉冲模式，功率 0.5W。终点反应：疣体清除，局部炭化结痂。

2. 脉冲染料激光治疗操作技巧及合适能量参数

（1）局部外涂麻醉药膏 30 分钟。

（2）PDL 照射。能量参数：595nm PDL，能量密度 15J/cm²，脉宽 0.5ms，光斑直径 7mm。终点反应：皮损即刻发灰或有紫癜。

3. 光动力治疗操作技巧及合适能量参数

（1）皮损预处理。清洁皮损表面，去除油脂、污垢或皮屑，如采用洁面乳和温水清洁皮肤，采用碘伏和生理盐水清洁并消毒皮损及其周围 5cm 区域，根据皮损厚度，采用刮匙、CO_2 激光、梅花针、滚轮微针等去除过度增生的表层皮损，提高药物透皮吸收率，以点状出血为预处理终点。

（2）配制 20% 浓度的 ALA 凝胶，将 1 瓶冷藏的 0.118g 的 ALA 药物溶解于 0.472ml 注射用水，现配现用，按照皮损面积选择药物剂量，4℃冷藏，保存时间不宜超过 4 小时，将配制好的凝胶敷于皮损及周边 1cm 范围，避光封包 3 ~ 6 小时。

（3）擦去皮损表面 ALA 后，采用红光（波长 630 ~ 635nm）照射疣体，推荐能量密度 100 ~ 150J/cm²，功率密度 60 ~ 100mW/cm²。

（4）终点反应为皮损及周围皮肤明显红肿。

治疗 1 周后复诊，如未完全消退，可重复治疗，3 ~ 4 次为 1 个疗程。

4. 术后护理要点 术后局部有皮肤破损，3 ~ 7 天会结痂或者脱屑，避免搔抓，让痂皮自然脱落，可以适当外涂莫匹罗星软膏，每天 2 次，预防感染，面部皮损术后 7 天内避免直接日晒，以减少色素沉着的发生。

（五）病例展示

病例 1 患者男性，12 岁，右手示指甲下疣状增生物 1 年（图 18-1-6）。

【病情分析】①患儿曾反复冷冻治疗，仍有反复；②患儿冷冻治疗疼痛明显，继续冷冻治疗依从性差；③选择脉冲染料激光治疗，舒适度高，治愈率高。

【治疗方案】PDL，波长 595nm，能量密度 15J/cm²，脉宽 1.5ms，光斑直径 7mm，DCD 冷却关闭。

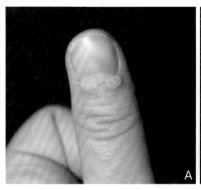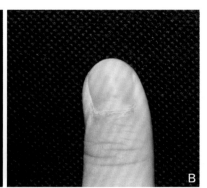

图 18-1-6　脉冲染料激光（PDL）治疗甲旁疣前后
A. 治疗前；B. 治疗 6 次后。

病例 2 患者男性，10 岁，右手大拇指指间关节背侧疣状增生物 6 个月（图 18-1-7）。

【病情分析】①患儿不能配合冷冻治疗，继续冷冻治疗依从性差；②选择 PDL 治疗，舒适度高，治愈率高。

【治疗方案】PDL，波长 595nm，能量密度 15J/cm²，脉宽 1.5ms，光斑直径 7mm，DCD 冷却关闭。

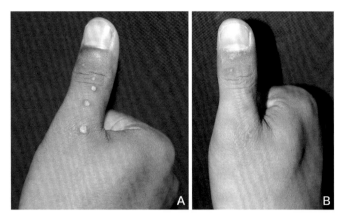

图 18-1-7 脉冲染料激光（PDL）治疗寻常疣前后
A. 治疗前；B. 治疗 1 次后。

病例3 患者男性，22岁，左足底多发疣状增生物 1 年（图 18-1-8）。

【病情分析】①曾反复冷冻治疗，仍有反复；②选择光动力疗法，减少复发，治愈率高。

【治疗方案】药物：外用盐酸氨基酮戊酸散，浓度 20%，635nm 红光，距离病灶 6~10cm，能量 40mW 照射 5 分钟，60~80mW 照射 20 分钟。

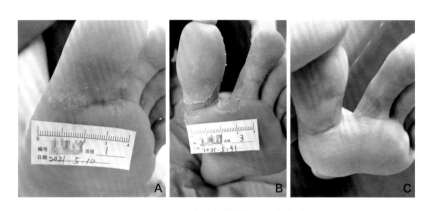

图 18-1-8 光动力疗法治疗跖疣前后
A. 治疗前；B. 治疗 2 次（21 天）后；C. 治疗 1 个月后。

（六）标准化治疗流程

标准化治疗流程详见图 18-1-9。

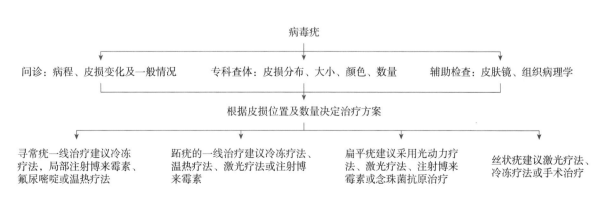

图 18-1-9 病毒疣标准化治疗流程

（晋 亮）

三、疣状痣

表皮痣（epidermal nevus，EN）是表皮或附属器的错构瘤，基于临床形态、受累程度和病变结构，可分为疣状痣（verrucous nevus）、炎性线状疣状表皮痣（inflammatory linear verrucous epidermal nevus，ILVEN）、皮脂腺痣（sebaceous nevus）、黑头粉刺样痣（nevus comedonicus）、外泌汗腺痣（eccrine nevus）、顶泌汗腺痣（apocrine nevus）、色素性毛表皮痣（pigmented hairy epidermal nevus）、白色海绵状痣（white sponge nevus）等，发病率约为1∶1 000，男女发病率无显著性差异，大部分为散发，偶有家族性病例报道，为常染色体显性遗传病。其中疣状痣最常见，本章将主要对该疾病进行介绍。

（一）发病机制与临床表现

一般认为疣状痣起源于胚胎外胚层基底层的多能干细胞，合子后嵌合突变（基因镶嵌）参与其发病，*FGFR3*基因突变已被证实是家族性病例的病因。基因型和表型之间的关系很复杂，不同的遗传突变可能导致相似的表型，同样地，同一种遗传突变可以导致不同的表型。在胚胎早期发生合子后突变通常预示着更广泛的皮肤和／或其他器官受累。

本病通常在出生时或1岁内发病，随着年龄增长缓慢增大，并在青春期达到稳定，成年后发病的疣状痣较少见。临床常表现为沿Blaschko线分布的淡黄色至棕黑色疣状皮疹，大小不等，形态不一，分布各异，常见于躯干、肢端及颈部，起初为轻度角化性丘疹，后逐渐增厚形成乳头状斑块。局限性损害常呈线状或带状偏侧分布，皮疹也可双侧分布，甚至泛发至全身，呈涡纹状或弧线形条纹，严重者可呈"豪猪样"外观，此型为高起状鱼鳞病。病理学表现为表皮角化过度、棘层肥厚、表皮突延长、乳头瘤样增生，可见颗粒层增厚及柱状角化不全，基底层色素增多。当表皮痣除皮肤表现外，还伴有其他系统如眼、神经、骨骼、心血管和泌尿生殖系统发育畸形时，则应考虑表皮痣综合征，极少数患者可继发角化棘皮瘤、基底细胞癌和鳞状细胞癌。

（二）诊断与鉴别诊断

1. **诊断** 根据临床表现和特征性分布模式可明确诊断，必要时结合皮肤活检进行组织病理学确诊。出现小的、孤立性疣状痣并且体格检查正常的患者，通常不需要进一步检查。当存在较大的或广泛的疣状痣时，则提示需要评估有无其他器官系统潜在受累的可能。

2. **鉴别诊断**

（1）线状苔藓：是一种多见于儿童的后天性炎症性疾病，好发年龄为5～15岁，起病突然，典型损害为呈线条排列的苔藓样小丘疹，常在1年内自行消退。病理学表现为乳头瘤样增生及棘层肥厚较疣状痣更轻，而角化不良及棘细胞间水肿更为明显。

（2）线状扁平苔藓：为瘙痒剧烈的紫红色扁平丘疹，表面可见威克姆纹，可累及生殖器、口腔等黏膜部位，病理表现为正角化亢进，颗粒层楔形增厚，基底细胞液化变性，炎症细胞在真皮浅层呈带状分布，具有特征性。

（3）线状银屑病：皮疹表面覆有银白色云母状鳞屑，奥斯皮茨征阳性，有特征性病理改变。

（4）线状汗孔角化病：为遗传因素导致的慢性进行性角化不全性皮肤病，儿童期起病，以边缘堤状隆起、中央轻度萎缩为特点，病理学表现为特征性的角化不全柱。

（三）治疗方法

本病虽然属于表皮痣，但错构瘤病变常累及真皮，尤其是真皮乳头处，因此单纯地破坏表皮后并不能完全清除皮损，而当治疗深度过深时，又会导致瘢痕的形成，因此该病治疗极具挑战性。治疗包括药物治疗、冷冻疗法、磨削术、激光疗法、光动力疗法及微等离子射频技术及手术治疗。

1. **药物治疗** 包括局部外用维A酸类、氟尿嘧啶、鬼臼毒素、地蒽酚、煤焦油制剂、钙泊三醇、外用及皮损内注射糖皮质激素，适用于不宜手术的广泛病变。手术治疗可以将皮损完全清除，术后复发率低，但瘢痕的形成限制了其应用，因此仅适用于非暴露部位较小的病变。非手术治疗包括冷冻疗法、磨削术、激光疗法、光动力疗法及微等离子射频技术。

2．光电治疗 目前使用最多的有 CO_2 激光、Er:YAG 激光、氩激光、长脉冲 694nm 激光、光动力治疗等。

（1）CO_2 激光：有研究用连续模式 CO_2 激光对 20 例患者（15 例为疣状痣，5 例为 ILVEN）进行治疗（光斑直径 2mm，功率 4～15W，治疗 1～10 次），50% 的病例反应良好（病变大小缩小 50% 以上），30% 的病例疗效显著（皮损缩小 75% 以上）。长期随访（至少 18 个月）显示复发率 30%。副作用为色素减退（25%）和瘢痕形成（20%）。治疗后创面在 10～15 天痊愈，红斑在治疗后的 1 个月内逐渐消退。ILVEN 反应较疣状痣差。当输出功率为 5W 时可得到良好且安全的结果，而功率高于 10W 则导致 2/3 的患者出现不可接受的瘢痕。

在另一项对 CO_2 激光超脉冲模式的研究中，对 25 例表皮痣患者（24 例疣状痣及 1 例系统性表皮痣）进行治疗（超脉冲模式，功率 $2W/cm^2$，治疗次数 1～28 次，平均 4 次），可使 92% 的柔软且扁平的表皮痣及 33% 的角化型表皮痣患者完全消退。随访时长 4～79 个月，共有 5 例复发，角化型占 60%。治疗后 12.5% 有增生性瘢痕。

综上所述，CO_2 激光治疗表皮痣被证实是一种不良反应少、疗效显著、恢复迅速的有效方法，与连续模式相比，超脉冲模式更易控制热损伤和组织破坏深度，形成瘢痕的风险更小。

（2）Er:YAG 激光：在一项对 20 例疣状痣患者的研究中，12 例患者接受了多脉冲 Er:YAG 激光器的治疗（手具 5mm，能量 7.0～7.5J/cm^2，脉宽 500μs），8 例患者采用双模式 Er:YAG 激光器治疗（手具 2mm，能量 6.3J/cm^2，脉宽 350μs），结果显示在单次激光治疗后，15 例（75%）患者成功消除了疣状痣，5 例（25%）患者在治疗后 1 年内复发，术后愈合时间为 7～10 天，所有患者在激光治疗后均出现红斑，并在 2 个月内消退。2 例患者（10%）出现炎症后色素沉着。1 例患者（5%）出现短暂性色素减退，未观察到包括瘢痕形成在内的其他不良反应。研究者通过对比认为 Er:YAG 激光相较于

CO_2 激光在治疗疣状痣时具有创面愈合更快，持续性红斑、色素改变、瘢痕出现更少；在关键解剖部位具有特殊价值，尤其是眶周、颈部和非面部皮肤；易于重复治疗以预防复发；可一次性治疗面积较大的皮损等优点。

（3）氩激光：有研究对 43 例表皮痣患者（疣状痣 41 例，ILVEN 2 例）进行氩激光凝固（31 例，脉宽 300ms，光斑直径 2mm，激光输出能量 3W，预估损耗为 20%～25%）及 CO_2 激光治疗（15 例，连续波模式，输出功率 8～25W，散焦光束光斑直径 2mm）。研究发现氩激光在柔软、扁平、天鹅绒般的疣状痣患者中治疗效果极佳，而对坚硬的角化型疣状痣及 ILVEN 患者则无效。与 CO_2 激光治疗相比，氩激光治疗后瘢痕较小，这可能是由于氩激光凝固的有限深度，为下层组织提供最大限度的保护。

（4）长脉冲 694nm 激光：长脉冲 694nm 激光是一种对色素有特异性热解作用的激光，发射波长 694nm，因其波长短，所以穿透深度有限，用于治疗浅表性色素沉着疾病。色素沉着较深、厚度较薄、表面较平坦的表皮痣对该激光治疗反应较好，非色素性表皮痣则疗效不佳。Baba 等采用长脉冲 694nm 激光对 5 例表皮痣患者进行治疗（脉宽 < 2ms，能量 18～25J/cm^2），呈现出良好的美容效果，随访 2～3 年并未复发。

（5）光动力疗法：有研究对 16 例疣状痣患者采取 ALA-PDT，并随访 1 年以上，11 例患者完全改善（3～6 次 ALA-PDT 治疗），2 例患者皮疹改善率为 90%～99%（5 次治疗），3 例患者的改善率为 50%～89%（3～6 次治疗）。平均满意度为 83.8%。经过 14～50 个月的长期随访，发现 ALA-PDT 后复发率较低（2/16），均未遗留瘢痕。因而光动力是治疗疣状痣的一种有效、安全的方法，其不良反应轻微，瘢痕形成风险低。另有研究使用 PDT 与微等离子射频技术（plasma 离子束）联合治疗疣状痣并取得了较好的疗效，可能的原因为等离子体对电磁场很敏感，射频电流会在皮肤表面和电极针状物之间的等离子体中触发微火花，导致轻度表皮消融，并在真皮表面穿孔形成微通道并形成高温环境，有利于光敏剂聚集在病灶内通过微通道产生更多活

性氧杀死细胞。

3.**手术治疗** 可以将皮损完全清除，术后复发率低，但瘢痕的形成限制了其应用，因此仅适用于非暴露部位较小的病变。

（四）治疗经验

1.**CO_2激光治疗操作技巧及合适能量参数** 能量参数：调制脉冲，单脉冲能量 7.5mJ，功率 0.75W，频率 100Hz。终点反应：皮损基底无出血，组织颜色由淡黄色变为浅红色，最深至正常皮肤边缘下约 1mm；面积较大皮损，不宜一次完全祛除，建议剥脱至皮肤浅红色基底呈网状分布，中央残留少许黄色组织。

2.**手术治疗经验**

（1）明确诊断是关键：经典的疣状痣临床诊断并不困难，颈部以下躯干四肢多见，常沿 Blaschko 线分布。但头面部疣状痣有时很难与皮脂腺痣或皮脂腺痣综合征鉴别，尤其后者亦多沿 Blaschko 线分布。病理上可见，皮脂腺痣除有类似疣状痣的表皮不规则增生外，真皮内还可见不少未成熟皮脂腺小叶。刮除可以去除不规则增生的表皮，但无法深及皮脂腺小叶，因此临床上可以发现，疣状痣刮除治疗效果很好，术后不易复发，而皮脂腺痣刮除后几乎全部复发，故后者常以手术切除为主。

当临床难以鉴别时，可先提取少许组织行皮肤病理活检，明确诊断后再决定刮除或切除治疗。

（2）刮除治疗操作技巧

1）选择局部浸润麻醉：疣状痣通常面积较大，治疗深达真皮乳头层，为了避免患者术中剧烈疼痛，保证治疗效果，麻醉时应选择局部浸润麻醉而非表面麻醉。可于利多卡因注射液中加入少量肾上腺素，这在一定程度上可以减少麻醉药总使用量和术中出血。如果治疗面积较大，亦可利用生理盐水将局部麻醉药稀释 6～10 倍使用。

2）较薄的皮损选择 15 号圆刀片沿水平方向多次单向刮除即可，刮除时术者用手指尽量将治疗区皮肤绷紧。当皮损较厚时亦可预先利用高频电刀将浅中层组织破坏，再选择圆刀刮除深层部分即可。

3）术后创面须选择油纱等湿性敷料遮盖，为创面表皮再生提供湿性愈合环境，外层应加压固定敷料，防止敷料滑动后造成创面油纱移位。

4）术后 1 周打开外层敷料，观察治疗区有无感染及油纱是否移位。内层油纱干燥无渗血渗液提示愈合良好，更换外层敷料后重新包扎即可。术后 1 个月去除治疗区所有敷料，彼时创面多可实现无痂愈合。

（五）病例展示

病例1 患儿女性，8 岁，左颈部线状褐色疣状斑块 8 年（图 18-1-10）。

【病情分析】①颈部皮损面积较大，手术瘢痕风险较大；②选择激光治疗，兼顾疗效和瘢痕风险。

【治疗方案】CO_2 激光，功率 0.5～5.0W。终点反应为皮损剥脱至皮肤浅红色基底呈网状分布，中央残留少许黄色组织。

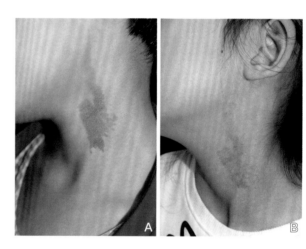

图 18-1-10 CO_2 激光治疗疣状痣前后
A. 治疗前；B. 治疗 1 次后 2 年。

病例2 患者男性，18 岁，左颈部及后颈背部线状褐色疣状结节及斑块 16 年（图 18-1-11）。

【病情分析】①颈部皮损呈线状分布；②手术刮除降低复发风险。

【治疗方案】手术刮除治疗。

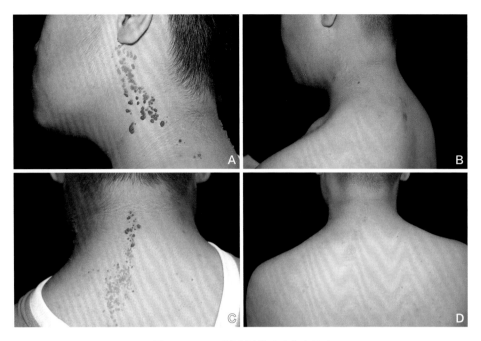

图 18-1-11　手术刮除治疗疣状痣前后

A. 左颈部皮损治疗前；B. 左颈部皮损治疗后 1 年；C. 后颈背部皮损治疗前；D. 后颈背部皮损治疗后 1 年。

（六）标准化治疗流程

标准化治疗流程详见图 18-1-12。

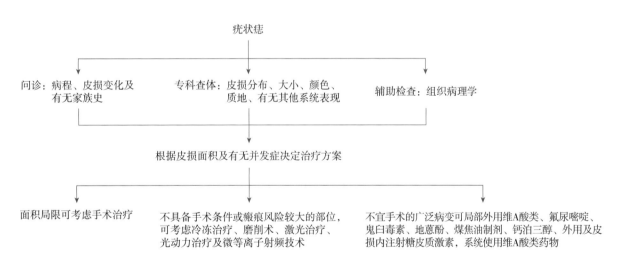

图 18-1-12　疣状痣标准化治疗流程

（晋　亮）

四、毛囊角化病

毛囊角化病（keratosis follicularis），又称 Darier 病（Darier disease，DD），是一种罕见的常染色体显性遗传病，由 Darier 和 White 于 1889 年首次报道，本病是好发于皮脂溢出部位以表皮细胞角化不良为病理特点的慢性角化性皮肤病，患病率为 1 ∶（30 000～100 000），男女无显著性差异。

（一）发病机制与临床表现

毛囊角化病为常染色体显性遗传病，由 *ATP2A2* 基因突变导致，定位于 12q23-q24.1，其编码的肌质 / 内质网 ATP 酶 2 型蛋白（sarcoplasmic/ endoplasmic reticulum Ca^{2+} ATPase^{-2}，SERCA2）是一种内质网钙泵，突变后可使桥粒失常和角质形成细胞增殖（图 18-1-13）。日晒可加重该疾病。

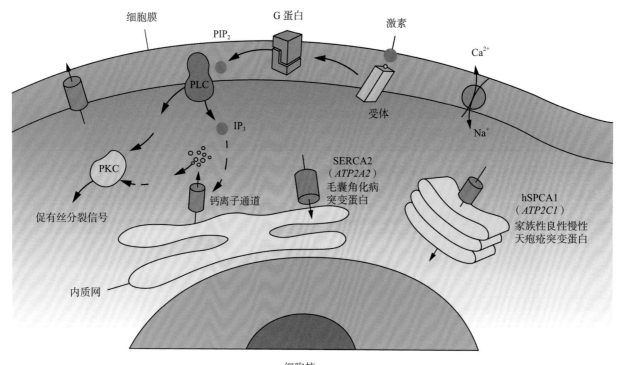

图 18-1-13 毛囊角化病发病机制

PKC：蛋白激酶 C；PLC：磷脂酶 C；PIP$_2$：磷脂酰肌醇 4,5- 二磷酸；IP$_3$：肌醇 -1,4,5- 三磷酸酯；SERCA2：肌质 / 内质网，
ATP 酶 2 型蛋白；hSPCA1：人源性分泌途径钙 ATP 酶 1。

毛囊角化病常从儿童时期发病，持续到青春期。特征皮疹为皮脂溢出部位出现的棕色或皮色角化性丘疹，从针头至粟粒大小不等，后期逐渐有油腻性黑色痂皮覆盖，去除后可见漏斗状凹陷，皮疹逐渐增大聚集形成疣状病变斑块。在间擦部位的丘疹病变浸渍明显，常融合成乳头瘤状及增殖性损害，常伴有瘙痒及恶臭。高温、潮湿、出汗、妊娠、分娩、手术、日晒和机械刺激均可诱发或加重上述症状。此外，该病常与疣状肢端角化病并发，即掌跖出现点状凹陷。累及甲表现为甲下角化过度、碎屑堆积、甲脆弱、甲纵纹及不完全性甲缺损。本病累及黏膜时可在口腔、肛门或外阴黏膜观察到白色颗粒状或乳头状凸起。此外，毛囊角化病可能伴有精神障碍、癫痫或双相情感障碍等。组织病理学表现为角化过度伴角化不良，表皮内可见角化不良细胞如圆体、谷粒，棘层增厚，真皮乳头瘤样增生，基底层上方可见闪电样裂隙及隐窝，内有棘层松解细胞，被覆有单层基底细胞的乳头向上延伸进入裂隙内。

（二）诊断与鉴别诊断

1. 诊断　根据特征性临床表现，必要时结合皮肤活检进行组织病理学确诊。当怀疑微生物二重感染时，Tzanck 涂片或细菌、真菌和病毒培养有助于确定合适的治疗。

2. 鉴别诊断

（1）脂溢性皮炎：毛囊角化病可有脂溢性皮炎样表现，但发病更早、范围更广、皮疹疣状增生更加明显，常有皮肤外表现，组织病理学较有特征性。

（2）黑棘皮病：好发于皮肤皱褶部位，为黑褐色乳头样或天鹅绒样柔软皮疹，多与肥胖、库欣综合征相关，不累及黏膜。

（3）家族性良性慢性天疱疮：突变基因为 *ATP2C1*，临床特征为皮肤皱褶部位复发性水疱、糜烂，尼科利斯基征阳性，无全身症状，组织病理学可见表皮内水疱形成，内可见到特征性的倒塌墙砖样细胞。

（4）疣状表皮发育不良：由于对人类乳头状瘤病毒易感性增加导致的常与癌症相关的遗传性皮肤病，临床表现与扁平疣相似，好发于面颈部及手背，比扁平疣发病更早、面积更加广泛，病理有助于诊断。

（5）融合性网状乳头瘤病：常于青春期发病，好发部位为双乳间及肩胛间区，为黄棕色扁平丘疹，融合成网状。

（三）治疗方法

毛囊角化病是一种遗传性皮肤病，其慢性复发特点需要患者和医师相当大的耐心去对待，目前还没有针对这种疾病病因的特异性治疗方法。

1. 药物治疗　可选择的口服药物为维生素 A 及其衍生物［阿维 A 10～25mg/d、异维 A 酸 0.5～1.0mg/（kg·d）］，外用药物包括糖皮质激素类制剂、维 A 酸类药物、钙调磷酸酶抑制剂等。

2. 其他治疗　当皮疹顽固或使用传统治疗无效时，可考虑光动力疗法、手术切除、磨削术或激光治疗。

目前可用于毛囊角化病治疗的激光器类型分五种：CO_2 激光、Er:YAG 激光、脉冲染料激光（PDL）、二极管激光、铒光纤激光，其中 CO_2 激光和 PDL 最为常用。

（1）PDL：PDL 治疗毛囊角化病的机制尚不清楚，有学者推测血红蛋白吸收能量后造成的

损伤可能产生并释放细胞因子和生长因子，最终刺激新的胶原蛋白形成，诱导皮肤免疫反应。一项研究对 9 例传统治疗失败的毛囊角化病患者均进行 595nm PDL 治疗（脉宽 0.5ms，光斑直径 10～12mm，能量密度 6.5～7.0J/cm^2），共 2 次，每次间隔 8 周，最后一次治疗后 3 个月进行临床评估，结果显示仅有 2 例患者复发，2 例患者出现了一些持续性病变，其他 4 例患者表现出良好而持久的改善，没有出现任何新的病变。其中 2 例病例出现了单纯疱疹病毒（herpes simplex virus，HSV）暴发的不良反应，可考虑局部使用抗病毒药物预防。由于这种治疗是适度疼痛、非消融的，几乎没有潜在的并发症，PDL 被认为是毛囊角化病其他治疗方法的安全有效的替代方案。

（2）CO_2 激光和 Er:YAG 激光：有研究对 2017 年 7 月至 2018 年 5 月接受激光治疗的毛囊角化病病例报道进行纳入和排除，最终对 24 例患者进行回顾，发现临床症状改善最常见于第 1 次治疗后 4 周内，CO_2 激光（反应时间从术后即刻到 2.5 个月不等）和 PDL（4 周时均报道临床症状改善）起效最快，CO_2 激光和 Er:YAG 激光最常见的不良反应均为色素沉着、瘢痕、疼痛以及激光后红斑和水肿（表 18-1-4）。

表 18-1-4　CO_2 激光和 Er:YAG 激光治疗毛囊角化病文献汇总

作者	激光仪器	例数	结果	不良反应	复发情况
McElroy 等	连续波 CO_2 激光（功率 10～20W，2～3 次重复）	2	客观及症状均改善	无	7 个月后 1 例复发
Beier 和 Kaufmann	Er:YAG 激光（脉宽：350ms，能量密度：5.0～7.1J/cm^2，频率：5～10Hz，6～7 次重复）	2	完全缓解	色素减退	无（11 个月及 20 个月）
Minsue Chen 等	连续波 CO_2 激光（3mm 散焦光斑，功率：10～40W，每个治疗区域 2 次重复）	1	色素减退性瘢痕	色素减退性瘢痕	无（随访 2 年）
Brown 等	连续波 CO_2 激光（260mm 手具，光斑直径 12mm，功率：34W，12 次重复），部分皮损联合 1 450nm 波长的二极管治疗	1	显著改善	疼痛	下背部部分复发
Benmousley 等	CO_2 点阵激光（密度 0.8～1.0mm、脉宽 2ms、功率 6～8W，共 3 次，每次间隔 6 周）	2	明显改善	即刻红斑和轻微水肿	2 例均有小面积复发（随访至 15 个月）

（四）标准化治疗流程

标准化治疗流程详见图 18-1-14。

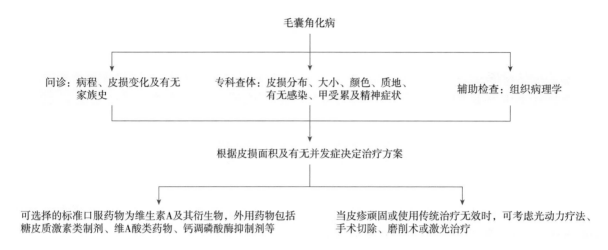

图 18-1-14 毛囊角化病标准化治疗流程

（晋 亮）

第二节 真皮受累为主的良性增生性损容性皮肤病

一、色素痣

色素痣（pigmented nevus）又称黑色素细胞痣、痣细胞痣，是人类最常见的良性皮肤肿瘤。从婴幼儿到年老者都可发生，通常随着年龄增长数目增多，在青春发育期明显增多。

（一）发病机制与临床表现

色素痣是黑色素细胞从神经棘到表皮的移动过程中，偶然异常造成黑色素细胞的局部聚集，属于发育畸形。

根据出现时间，色素痣可分为先天性和后天性。先天性色素痣大小不定，小的数毫米，大的可覆盖身体大部分皮肤，后天性色素痣一般均较小。色素痣可发生于身体任何部位的皮肤和黏膜。皮损表现为扁平或微隆起的斑疹或丘疹，也可表现为乳头瘤状、疣状、结节或有蒂的损害，日晒可增加暴露部位色素痣的数量。本病进展缓慢，多无明显自觉症状。

色素痣根据痣细胞位置不同进行组织病理学分类，可分为交界痣、混合痣和皮内痣三种。①交界痣：通常较小，扁平或略高出皮面，为淡褐色至深褐色斑疹。任何部位均可发生，掌跖及外阴部更为常见；②混合痣：外观类似交界痣，但可能更高起，可有毛发穿出。多见于儿童和少年；③皮内痣：呈半球状隆起的丘疹或结节，表面光滑或呈乳头状、疣状，可含有毛发，多见于成人，常分布在头、颈部，不发生于掌跖或外生殖器部位。

（二）诊断与鉴别诊断

根据典型临床表现，结合皮肤镜诊断不难，如果皮损表现不典型，可结合组织病理学检查明确诊断。需与以下疾病鉴别。

1. 雀斑 多发于面部，表现为淡褐色、深褐色斑点，边缘不规则，境界清楚，孤立不融合，皮损直径 3～5mm，呈圆形、椭圆形及多角形。常于幼儿期发病，随着年龄增长逐渐增多，日晒可促发和加重，有家族发病倾向，是常染色体显性遗传病。

2. 脂溢性角化病 又称老年斑、基底细胞乳头瘤，多发生于40岁以后，好发于面部、手背及背部，亦见于四肢等其他部位。皮损表现为淡黄色、浅褐色、褐色甚至黑色的斑疹、扁平丘疹、疣状丘疹或斑块，表面略呈乳头瘤状。偶有痒感，无自愈倾向，随着日晒及年龄增长可逐步增多变大。

3. 色素性基底细胞癌 为基底细胞癌的一种类型，通常呈结节状或浅表扩散型生长，一般为单发，瘤体中央可破溃、基底部出血、结痂。好发于中年以后，常见于鼻部、前额、颞部等经常暴露于日光照射的部位。

4. 皮肤纤维瘤 部分发病前有轻微外伤或者蚊虫叮咬等，典型皮损为缓慢生长的圆形或卵圆形坚实结节，表面平滑或粗糙，直径数毫米至 1~2cm，颜色棕红色、黄褐色至黑褐色不等。好发于成年女性四肢，特别是小腿伸侧。

5. 恶性黑色素瘤 是一种来源于黑色素细胞的高度恶性的肿瘤，多发生于皮肤，与长期日光照射密切相关。该病在中国肢端发生率也较高，可能与外伤等有关系。早期表现是在正常皮肤上出现黑色损害或原有的色素痣突然增大、色素加深。随着病情进展，损害逐渐隆起呈斑块或结节状，也可呈蕈状或菜花状，表面易破溃、出血，周围可有不规则的色素晕或色素脱失晕。

（三）治疗方法

色素痣是常见的皮肤良性肿瘤，发生率高，一般不需要治疗。若出现恶性变表现，如体积突然增大、颜色加深、表面出现糜烂、溃疡、肿胀、反复感染、自觉疼痛或瘙痒、周围出现卫星病灶，则必须手术治疗。若色素痣位于肢端（掌跖）和易受摩擦部位、直径 >0.5cm 或者为特殊类型色素痣，建议积极治疗。此外，色素痣的存在可能影响美观，甚至还有部分患者占卜学方面的考虑，需要治疗。在色素痣治疗前需要仔细鉴别，避免误诊。色素痣的治疗，根据大小、形态

的不同，选择合适的治疗方式，力求一次彻底，避免反复激惹。直径较大（根据笔者的经验直径 >2mm）、边缘不清晰、形态不规则、色素不均匀、皮损浸润感较强、突出皮面、位于承重、摩擦或受压部位的色素痣通常推荐手术治疗。

1. 非手术治疗 最常见的方法为激光治疗，此外微波、高频电灼治疗亦有应用。曾有冷冻、化学剥脱等治疗方式，但随着时间推移及对色素痣认识的提高，这些方法已经逐渐淘汰。

（1）激光疗法：基于选择性光热作用原理，某特定波长的激光被靶组织吸收后转变为热能，破坏靶组织，达到治疗目的；同时，激光的脉宽小于靶组织的热弛豫时间，使靶组织产生的热能没有足够的时间弥散至周围正常组织，从而保护正常组织不受损伤。

1）超脉冲 CO_2 激光：利用高温，作用于细胞内外水分，使水分子呈气化状态，细胞吸收较高能量而导致细胞爆裂，组织蛋白变性及热凝固，对病变组织控制精确度较高，CO_2 激光在治疗上的优势是其允许一层一层地消融薄层皮肤，避免了对深层结构的损伤，美容效果是目前最明显的。该治疗缺点是 CO_2 激光的热效应本质是造成组织破坏，因此尽管脉冲式较连续式有较大进步，但仍可能会破坏真皮，有遗留瘢痕的可能。

2）CO_2 点阵激光：点阵激光是基于局灶性光热作用的原理，将一束光分成若干规律排列的微光束作用于皮肤形成微治疗区，微治疗区之间保留完整的皮肤，从而导致非常有限的坏死区域，同时通过基底细胞的横向修复，缩短恢复时间及减少并发症。CO_2 点阵激光具有高效能、穿透深的优点，而且可以促进胶原纤维、弹力纤维的生长，治疗后能使新胶原纤维的合成显著增加，促进胶原蛋白再生和真皮细胞外基质重塑，改善皮肤表面质地，其穿透比 Er:YAG 激光更深。

3）点阵 Er:YAG 激光：作用机制与超脉冲 CO_2 激光相似，均以组织中水为作用靶点，Er:YAG 激光的波长为 2 940nm，当能量达到剥脱阈值时，水以超声的速度气化，同时局部组织以声波爆炸的形式被去除。因其波长正好位于水

的吸收峰值，所以 Er:YAG 激光能够更有针对性地被水吸收，能在热损伤最小的情况下引起皮肤剥脱，能在提高治疗精准度的同时尽可能减少对周围正常组织的损伤。

4）其他：此外，还有 Q 开关 1 064nm 激光、Q 开关 694nm 激光、Q 开关 755nm 激光、2 940nm Er:YAG 激光治疗色素痣的文献。也有研究表明，超脉冲 CO_2 点阵激光联合 Q 开关 1 064nm 激光治疗效果更好。

（2）微波疗法：波长介于红外线及无线电波之间的电磁波，因波长较长，可作用较深的组织。其作用原理是利用电磁波的辐射使皮损局部迅速达到高温，造成组织凝固坏死从而起治疗作用，通过对功率和时间的控制能精确控制治疗深度，并且无出血、肿胀，能有效防止治疗后瘢痕形成及持续性色素沉着的发生。治疗时，小的皮损，探针头由浅入深，同点多次，直至肉眼观察无异常色素组织。大的皮损，则需多点多次进针治疗，接触时间也相应延长（1~3 秒），直至见到皮损完全凝固为止。

（3）高频电灼治疗：是一种高频电刀。其原理是利用笔式触头与组织间的极小间隙形成极高电场强度使气体分子电离产生等离子，当选择强输出时，瞬间产生 3 000℃ 的高温，使病变组织气化消失，从而达到治疗目的。治疗时根据色素痣大小调节高频治疗仪频率，一般控制在 3 000~5 000kHz，由浅入深，直至肉眼观察色素组织完全被清除为止。该治疗方法术野清晰，能够比较准确地除去病灶，破坏只局限于皮损，损伤轻微。具有操作简单、反应轻、恢复快、患者痛苦小、治疗费用少等优点。

一次非手术治疗不能清除或者清除后复发的色素痣，均不推荐再次使用非手术方法进行二次或多次治疗。如果仍有祛除需求，应采取手术治疗。

2. 手术治疗　目前，手术治疗是色素痣治疗最安全的手段。有疼痛、瘙痒、感染等症状，或位于发生摩擦、易受伤部位的有恶性变倾向的色素痣均应考虑手术切除。根据色素痣的形态、大小设计切除方案，包括切口线的方向及缺损闭合方式等。术后可以通过涂抹抗瘢痕药物、拉力胶抗张力、激光的方式治疗瘢痕，以获得更好的疗效。

面积较小的色素痣，比较常用的手术设计是梭形切除，即沿皮纹方向或张力线设计手术切口，完整切除病变组织后给予皮下减张缝合，该方法操作简单，创伤小，费用少。面积较大的色素痣，可以行分次切除术，先在色素痣的中央做梭形或者近圆形切除，范围以切除后能够拉拢缝合为基础，切除后予以线性缝合或者荷包缝合，以后每隔 3~6 个月再次进行手术，给予皮肤充分的时间恢复弹性，局部的瘢痕也趋于稳定，每次手术都从中央区开始，直至完全切除。此方式在解决小面积色素痣方面，尤其是皮损有明显长轴，且长轴与皮纹平行的皮损，优于皮瓣转移，但是该方法需要 2 次或 2 次以上的手术，治疗过程较长。

面积更大或者皮损跨越多个面部美学单位的色素痣，可以采用皮瓣转移术。利用色素痣周围皮肤的弹性和可移动性，经切开、剥离掀起后向色素痣切除后的缺损区推进滑行或旋转封闭创面。局部皮瓣转移术所修复创面较大，术后效果较好，但是会有继发创面，术后切口线较长，恢复过程中可能有皮瓣部分或全部坏死的风险。术后皮瓣的颜色、色泽及质地均可能存在轻微差异。此外，面积较大不能直接闭合创面的色素痣，可以通过植皮术、简易外扩张切除术、一期扩张器置入术＋二期扩张器取出皮瓣转移术等进行闭合。此外，有文献报道了脱细胞异体真皮基质＋刃厚皮片移植术、真皮下血管网移植术、米克植皮术、自体微粒皮移植术、邮票皮移植术、胸科钢丝内固定＋植皮术等闭合创面的方法。近年来随着组织工程研究的深入，出现了色素痣削除＋自体表皮细胞修复术、ReCell 细胞再生术或组织皮肤工程应用，但远期效果仍需进一步临床研究。

目前治疗色素痣的外科方法很多，不同手术方式有其各自的优缺点及适应证，具体应根据色素痣的大小、部位，患者对功能、美容的要求，以及色素痣周围的皮肤条件等综合考虑选择不同的手术方法。临床有时需要多种治疗方法联合，才能取得更好的治疗效果。

（四）治疗经验

1. **激光操作要点**　激光首选超脉冲 CO_2 激光。激光治疗前需仔细查看皮损形态，判断是否适合激光治疗，治疗时不盲目扩大治疗范围，不定点持续剥脱，由上往下逐层烧灼，边烧灼边用消毒棉签生理盐水清洗气化不尽的炭化组织以协助清除病灶，直至将肉眼可见的色素组织完全清除。在治疗过程中需随时观察皮损剥脱情况，避免治疗过深遗留瘢痕。

2. **术后护理要点**　激光治疗术后有糜烂面、灼热感、偶有肿胀。术后需要防水 7 天，保持创面清洁干燥。恢复期间观察，如果有感染迹象，可适当外用抗生素如夫西地酸乳膏等。创面结痂后自行脱落，不要抠抓，避免形成新的瘢痕。为了防止术后遗留色素沉着，恢复期间需加强防晒，同时可外用含有氨甲环酸、烟酰胺等有淡斑功效的护肤品。如果术后红斑明显，可于术后行强脉冲光治疗。如果术后皮损处凹陷，可行非剥脱性点阵激光治疗。手术治疗后根据部位严格防水，按时换药拆线，术后可外用抗瘢痕药物，行非剥脱性点阵激光改善瘢痕。

（五）病例展示

患者女性，28 岁，面部黑色斑疹、丘疹自幼即有。皮损逐渐增多，未行药物烧灼、激光等治疗（图 18-2-1）。

【病情分析】①该患者面部多发黑色斑疹、丘疹，部分皮损较小，且色素均匀，无明显浸润感，可考虑激光治疗。②该患者激光术后创面需要严格防水。如果后期红斑明显，可考虑强脉冲光治疗、脉冲染料激光治疗。如果后期发生轻微凹陷，可行点阵激光改善。最终达到较好的美容效果。

【治疗方案】超脉冲 CO_2 激光，波长 10 600nm，功率 0.5W。终点反应为肉眼可见的色素组织完全清除。

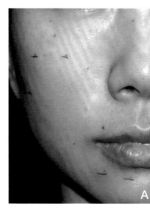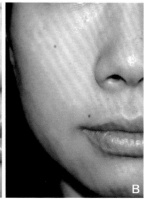

图 18-2-1　面部色素痣激光治疗前后
A. 治疗前；B. 超脉冲 CO_2 激光治疗 1 年后。

（六）标准化治疗流程

标准化治疗流程详见图 18-2-2。

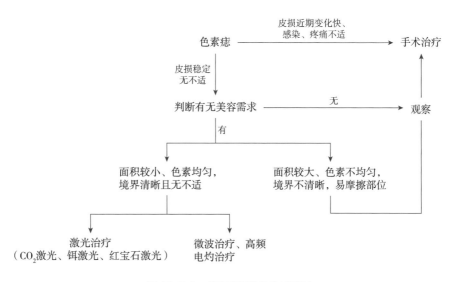

图 18-2-2　色素痣标准化治疗流程

二、汗管瘤

汗管瘤（syringoma）又称汗管囊瘤或汗管囊肿腺瘤，是一种向汗管分化的局泌汗腺肿瘤，其位于真皮上部，是末端汗管、真皮局泌汗腺导管的腺瘤，由散布于纤维基质中相互连接的汗腺条索和导管组成。有家族遗传倾向，好发于女性，青春期可加重。

（一）发病机制与临床表现

汗管瘤在妊娠期、月经前期或使用雌孕激素药物时皮损会增大、肿胀，考虑可能与内分泌有关。

常对称分布于眼睑周围，亦见于前额、两颊、颈部、腹部及外阴等部位。皮损为单发或多发的肤色、淡黄色或黄褐色半球形或扁平丘疹，直径 1 ~ 3mm，密集而不融合。常无自觉症状，处于热环境、出汗或日晒时偶有烧灼感或痒感，病程慢性，很少自行消退。根据皮损分布特点可分为眼睑型、发疹型及局限型三型，其中以眼睑型最常见。①眼睑型：常发生于女性，多在青春期后出现，皮损分布于双眼睑周围，尤多见于下眼睑；②发疹型：常见于年轻人，表现在颈部、躯干、腋窝或四肢突发大量肤色、棕色或粉红色小丘疹；③局限型：常见于外阴、阴蒂或肢端，多无自觉症状，但女性会阴汗管瘤常伴剧烈瘙痒。

（二）诊断与鉴别诊断

根据典型皮损表现诊断容易，必要时可结合组织病理学检查明确诊断。需与以下疾病鉴别。

1. **皮脂腺异位症** 又称 Fordyce 病，是由皮脂腺发育的生理性变性和皮脂腺增生导致的，损害常发生于口腔与唇部黏膜，也可见于阴茎、包皮、阴茎头、阴唇黏膜等部位。多于青春期前后发生，男性多见，表现为粟粒大小扁平丘疹，群集分布，呈淡黄色或淡白色，易与局限型汗管瘤混淆。

2. **粟丘疹** 是表皮或附属器上皮的良性肿物或潴留性囊肿，呈乳白色或黄色，针头至米粒大小的坚实丘疹，顶尖圆，上覆以极薄表皮。发展缓慢，可持续多年，偶可自然脱落消失。

3. **扁平疣** 由人乳头瘤病毒感染导致的，以头面部及四肢肤色或棕色扁平丘疹为典型表现的皮肤浅表赘生物。

4. **毛发上皮瘤** 是一种皮肤附属器肿瘤，起源于多分化潜能的基底细胞，并有向毛发分化的趋势，分为单发和多发两型。表现为肤色半球形丘疹，质地硬，直径 2 ~ 5mm，有透明感，有时可见毛细血管扩张，常无自觉症状。

5. **发疹性毳毛囊肿** 一种以真皮内囊肿含有毳毛为特征的丘疹性皮肤病，各个年龄段均可发病，为常染色体显性遗传病。皮损常见于胸腹部和四肢，典型皮损为散在分布直径 1 ~ 4mm 孤立的褐色、青紫或肤色丘疹，表面光滑，多无自觉症状。

（三）治疗方法

汗管瘤为发生在真皮浅中层的局泌汗腺肿瘤，治疗目标为保护周围真皮不受损的情况下尽量去除瘤体。

1. **光电治疗** 目前主要依赖于物理治疗，应用较为广泛的治疗方法为光电治疗，主要包括激光疗法、射频疗法、高频电灼治疗、微波疗法，同色素痣治疗。

2. **联合治疗** 近年来开发了联合治疗手段。

（1）光电联合治疗：先用超脉冲 CO_2 激光气化汗管瘤的表皮，然后用离子导入法使黑墨汁进入真皮，再用 Q 开关 755nm 激光治疗此人工文身，治疗后 8 周未见明显复发。

（2）光电联合剥脱治疗：Kang 等对 20 例汗管瘤患者运用超脉冲 CO_2 激光联合 50% 三氯乙酸治疗，术后未发生感染、瘢痕等现象。

（3）光电联合药物治疗：Seo 团队提出 CO_2 激光（功率 4 ~ 5W，光斑直径 80mm，5 ~ 10 次）联合 A 型肉毒毒素治疗汗管瘤，每次治疗间隔 4 ~ 6 个月，有效率达 87.5%，认为联合治疗比单纯运用 CO_2 激光治疗效果更好。

（四）治疗经验

1. **治疗终点的选择** 汗管瘤的光电治疗终点应是创面基底无出血、组织颜色由淡黄色变为浅红色。无论采用哪种方法，术中应将汗管瘤病灶中的油蜡样光泽的物质取尽。

2. 治疗操作要点　以最常使用的超脉冲 CO_2 激光为例：①治疗头对准病变部位行多点操作，不能定点持续剥脱；②表浅的皮损用小功率将其轻轻灼至与正常皮肤相平即可；③单发散在未连成片者，病损可一次全部治疗，但已经融合成片状，建议分次去除，以保证病损间的正常组织作为上皮岛，有利于创面的爬行修复；④治疗后恢复期应积极防晒，尤其是面积较大者，以预防色素沉着。

（五）病例展示

患者女性，38 岁，双睑丘疹 5 年。双睑近肤色丘疹，逐渐增多，无不适，未治疗（图 18-2-3）。

【病情分析】患者病程较长，皮损较多，融合不明显，激光治疗。

【治疗方案】超脉冲 CO_2 激光，波长 10600nm，

功率 0.5W。终点反应为创面基底无出血、组织颜色由淡黄色变为浅红色。

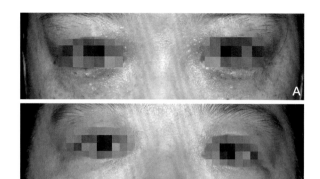

图 18-2-3　眼周汗管瘤激光治疗前后
A. 治疗前；B. 超脉冲 CO_2 激光治疗 1 次后。

（六）标准化治疗流程

标准化治疗流程详见图 18-2-4。

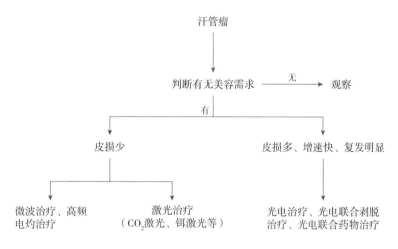

图 18-2-4　汗管瘤标准化治疗流程

三、睑黄瘤

睑黄瘤（xanthelasma）又称睑黄疣，是分布于双上眼睑和内眦周围，由真皮中含脂质的组织细胞 - 泡沫细胞聚集而形成的棕黄或橘黄色丘疹或斑块，患者多伴有高脂血症。

（一）发病机制与临床表现

发病机制还不十分明确，血浆脂质如胆固醇、甘油三酯或磷脂升高可能是其最主要的原因。真皮中组织细胞吞噬沉积过多的脂质从而形成黄瘤细胞，众多黄瘤细胞聚集形成黄瘤。

本病多发生于高脂血症的患者，但也有部分患者血脂水平正常。常见于中年女性，表现为双上眼睑和内眦周围对称分布的黄色或橘黄色多角形丘疹或斑块。发展较为缓慢，多无自觉症状，常无法自行消退。

（二）诊断与鉴别诊断

根据典型临床表现双睑、内眦部位淡黄色柔软扁平疣状隆起，多对称分布，一般诊断不难。需与以下疾病鉴别。

1. 扁平疣　由人乳头瘤病毒感染导致，以

头面部及四肢肤色或棕色扁平丘疹为典型表现的皮肤浅表赘生物。

2. **幼年黄色肉芽肿** 又称幼年性黄瘤，为黄红色或棕色的圆形、卵圆形丘疹、结节，境界清楚，一个到数百个不等，成批出现，不规则分布于头面、躯干部，少数患者可伴有内脏损害。

3. **汗管瘤** 是局泌汗腺末端导管分化的一种腺瘤，常对称分布于眼睑周围，皮损呈肤色、淡黄色或褐黄色半球形或扁平丘疹，直径1~3mm，密集而不融合。常无自觉症状，好发于女性，部分患者有家族史。

（三）治疗方法

睑黄瘤一般不需要治疗。皮损病变位于真皮，在治疗过程中注意深度，避免遗留明显瘢痕。血脂较高的患者，需要进行血脂控制。

1. 激光治疗

（1）超脉冲CO_2激光：Delgado等采用超脉冲CO_2激光治疗了12例睑黄瘤患者，所有患者均得到治愈。1例患者出现短暂性眼睑水肿，1例黑人男性患者出现轻微色素减退，作者认为色素减退的发生与患者肤色有关。此外，超脉冲CO_2激光对巨大睑黄瘤（双侧上下眼睑均存在黄瘤组织）也有良好的治疗效果。

（2）CO_2点阵激光：一项自身随机对照试验分别用CO_2点阵激光与超脉冲CO_2激光治疗20例双侧睑黄瘤患者。结果发现两种方法均能有效治疗睑黄瘤，CO_2点阵激光在缩短恢复时间和减少瘢痕形成上更具优势。

（3）Er:YAG激光：Abdelkader和Alashry在一项随机对照试验中用Er:YAG激光治疗了20例睑黄瘤患者（30处皮损）。结果显示所有患者仅需1次治疗，术后66.7%的患者外观完全恢复正常，有2例患者出现色素减退，随访6个月无复发者。林川等分别应用点阵Er:YAG激光和超脉冲CO_2激光各治疗了39例睑黄瘤患者，结果发现点阵Er:YAG激光在治疗效果、术后美容效果及复发率上均优于超脉冲CO_2激光。

（4）Q开关1 064nm激光：主要用于色素性皮肤病和文身的治疗，约10ns的脉宽远小于由黑色素小体及含碳微粒组成的靶组织的热弛豫时

间，最大限度地减少对周围正常组织的损伤。近期有研究认为Q开关1 064nm激光可直接作用于皮下脂肪组织，利用该原理，Fusade治疗了11例患者（38处皮损），经过1次治疗后，6例患者（20处皮损）的皮损清除率达75%以上，术后创面愈合迅速，无瘢痕形成。

（5）氩激光：氩激光波长较短，为488nm及514.5nm，输出功率为0.5~2.5W。主要用于血管性疾病的治疗。其治疗睑黄瘤的原理可能是血红蛋白吸收光能后转化为热能，导致血管凝固，同时热能传导至管周的泡沫细胞，当温度升高至50~60℃时可将其熔化。氩激光穿透能力较差，治疗时容易控制深度，因此可以有效防止瘢痕形成，但复发率较高。

此外，也有脉冲染料激光、二极管激光成功治疗睑黄瘤的文献报道，这可能是因为两者可能通过不同的途径破坏泡沫细胞。

2. 注射药物

（1）代谢拮抗剂：常用的有平阳霉素及氟尿嘧啶。两者都能抑制DNA合成，影响细胞代谢，最终导致细胞变性坏死，从而达到治疗目的。Wang等对12例（21处皮损）睑黄瘤患者采用了皮损内注射平阳霉素的治疗方法，其中9例患者经过1次治疗，3例患者经过2次治疗，术后9例患者的皮损清除率达75%以上，有4例出现局部肿胀和轻微紫癜，1例出现色素沉着，1例在术后12个月随访时出现复发。倪华英采用皮损内注射氟尿嘧啶的方法治疗了50例睑黄瘤患者，其中35例经1次治疗后痊愈，13例患者经2~3次治疗后痊愈，术后可出现一过性的毛细血管扩张和局部红肿。

（2）肝素类药物：主要为肝素钠及藻酸双酯钠。肝素钠具有抗凝作用，能促进脂蛋白酶释放，催化甘油三酯水解，从而改善睑黄瘤局部血液黏滞度及微血管通透性，清除局部组织内脂类物质，从而使黄瘤细胞得到清除。藻酸双酯钠是具有类肝素样生理活性的一种物质，其作用机制与肝素钠相似。值得注意的是，本类物质具有抗凝作用，所以要求患者的血小板及凝血功能在正常范围内，使用抗凝药物者需停用1周以上。叶庭路等观察了肝素钠对睑黄瘤的治疗效

果，在排除肝素钠禁忌证后，他们采用皮损内注射的方式治疗了 108 例患者（259 处皮损），每周治疗 1 次。在平均 6.67 次的治疗后总有效率达 82.63%，23 例患者出现注射部位皮下出血，32 例出现不同程度的色素沉着，3 个月的随访中发现 8 例患者复发。

有研究对比了肝素钠和平阳霉素对睑黄瘤的治疗效果，认为两者治疗效果相当，但使用肝素钠治疗需要更多治疗次数。肝素类药物注射推荐用于皮损面积大或年龄较大等不适合手术或激光患者。

（3）化学剥脱药物：主要有三氯乙酸及苯酚。这类腐蚀性药物可将疣体剥脱，深度可达真皮网状层，使局部组织坏死、结痂并脱落。操作者使用棉签蘸取治疗浓度的药液均匀点涂在皮损上，直至皮损表面发白，间隔 2～3 周可再次治疗，多数需治疗 1～4 次，术后不良反应有轻度烧灼感、局部皮肤轻微肿胀和暂时性色素减退或色素沉着。Cannon 等回顾性分析了 102 例采用 95% 三氯乙酸治疗的患者，总有效率为 61%。化学剥脱治疗深度不易控制，遗留瘢痕的风险较高，目前使用较少。

3. 冷冻治疗　是利用制冷物质如液氮接触皮损后引起局部组织的变性坏死而达到治疗目的。操作者使用棉签蘸取液氮接触皮损，或者使用冷冻器喷射，冻融时间约 5 秒，每个皮损冻融 2～3 次。治疗终点为皮损发白。冷冻治疗在治愈率上并不优于其他的治疗方法，且不良反应发生率较高，因此本方法并不是睑黄瘤的一线治疗方法。

4. 手术治疗　根据睑黄瘤的大小和部位，可以选择不同的手术方法，有单纯切除、单纯切除联合睑皮肤松弛矫正术、眼睑皮瓣联合眼睑成形术等。较大的黄瘤，需要采用分次切除的方法。睑黄瘤多见于中老年患者，联合眼睑成形术能够同时改善皮肤松弛。

（四）病例展示

病例 1　患者女性，40 岁，双上睑淡黄色斑块 2 年，无不适（图 18-2-5）。

【病情分析】患者病程较短，皮损较小，皮损较薄，选择激光治疗。

【治疗方案】超脉冲 CO_2 激光，波长 10 600nm，功率 0.5W。终点反应为创面基底无出血、组织颜色由淡黄色变为浅红色。

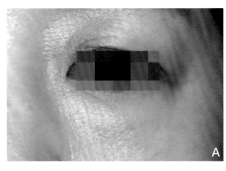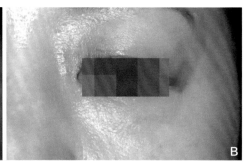

图 18-2-5　睑黄瘤激光治疗前后
A. 治疗前；B. 超脉冲 CO_2 激光治疗 1 次后。

病例 2　患者女性，38 岁，双上睑淡黄色斑块 10 年余，逐渐增多，无瘙痒、疼痛等不适（图 18-2-6）。

【病情分析】患者皮损较大，激光治疗需要次数较多，容易遗留瘢痕，选择肝素钠注射液局部封闭注射。

【治疗方案】肝素钠注射液：利多卡因注射液 =1：1，每次 0.5～0.8ml。

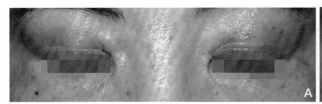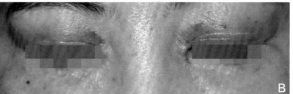

图 18-2-6　睑黄瘤注射治疗前后

A. 治疗前；B. 肝素钠注射 4 次后。

（五）标准化治疗流程

标准化治疗流程详见图 18-2-7。

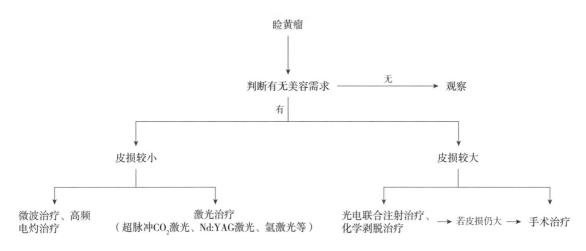

图 18-2-7　睑黄瘤标准化治疗流程

四、结节性硬化症

结节性硬化症（tuberous sclerosis）常在幼年发病，是以多器官如脑、心、肾、肺和皮肤等发生错构瘤为特征，可导致局灶性癫痫发作、精神发育迟缓和皮肤损害的一种常染色体显性遗传病。

（一）发病机制与临床表现

本病有遗传异质性，目前发现存在 2 个基因突变，一个是位于染色体 9q34 上的 *TSC1* 基因，其表达的产物是错构瘤蛋白；另一个是位于染色体 16p13 上的 *TSC2* 基因，该基因表达的产物是马铃薯蛋白。2 个基因突变缺陷引起的临床表现十分类似，*TSC2* 突变高于 *TSC1*，且其临床表现更为严重。*TSC2* 基因突变者癫痫发病更早，更易合并智力低下及严重的神经精神障碍，同时易合并室管膜下巨细胞星形细胞瘤和血管平滑肌脂

肪瘤等。*TSC1* 和 *TSC2* 的产物错构瘤蛋白和马铃薯蛋白形成蛋白复合物，其作用为负性调节 PI3K/AKT/mTOR 信号通路。当 *TSC1* 或 *TSC2* 其中任何一个基因发生突变时，造成 TSC1 和 TSC2 蛋白复合物异常，使 mTOR 受体信号通路持续激活，从而导致细胞生长和分化失调，使身体各部位出现错构瘤。

本病三联征为面部血管纤维瘤、癫痫及智力减退。常在 5 岁前发病，出现皮损或伴有癫痫，但也可到青春期或成年后仍可呈隐性状态。

1. **皮肤损害**　约 90% 的患者会出现，有四种特征性损害。

（1）面部血管纤维瘤：约见于 75% 的患者，表现为散在的毛细血管扩张性丘疹，较为坚韧，直径 1~10mm，从鼻唇沟延伸至颊下颈部，数量多而明显。常于 3~10 岁时出现，青春期逐步增多。

（2）甲周纤维瘤：见于15%~20%的患者，表现为甲周多发的鲜红色光滑、坚韧的赘生物，直径5~10mm，常在青春期后出现。

（3）鲨革样斑：见于20%~30%的患者，表现为腰、骶部单个或多发，直径1~10cm大小的皮色或淡黄色不规则增厚的软斑块，表面可呈橘皮样外观。

（4）条叶状白斑：见于90%的患者，是本病最常见的皮肤表现。常在出生时或婴儿期出现，多分布在躯干尤其是臀部，数个或数十个散在分布，直径1~3cm，滤过紫外线下检查易被发现。

2．皮肤外损害 神经系统方面主要表现为癫痫和智力障碍，是导致患者就诊的主要原因。其他还有精神行为障碍、室管膜下巨细胞星形细胞瘤、肢体瘫痪、共济失调以及运动障碍等。最特征的眼部病变是视网膜星形细胞错构瘤（或视网膜晶体瘤），较少影响视力，很少有症状，可有盲点或黑内障，有诊断意义。在心脏方面，约2/3的患者存在心脏横纹肌瘤，可于宫内或出生后不久发生，多数没有临床症状，部分患者心脏横纹肌瘤早期可自行消退。囊性变和淋巴管血管平滑肌脂肪瘤是累及肺部的两种病变，可出现进行性呼吸困难、咳嗽、自发性气胸等。40%~80%的患者有肾脏病变，肾囊肿和肾血管平滑肌脂肪瘤是常见的肾损害，肾囊肿常见于儿童，肾血管平滑肌脂肪瘤以成人多见，是脂肪、平滑肌和结缔组织构成的良性错构瘤，多发者有诊断意义。其他累及消化系统、骨骼、脾脏、肾上腺等均有报道。

本病的预后取决于器官的受累情况及其病变程度。在婴儿期即发病较重者，预后较差。患者常死于癫痫、继发性感染、肿瘤、心力衰竭或肺部纤维化。

（二）诊断与鉴别诊断

诊断主要分为临床诊断和基因诊断。1998年国际结节性硬化症协会制订了结节性硬化症的临床诊断标准，其中主要特征有11项，次要特征有9项。

11个主要特征为：①面部血管纤维瘤或前额斑块；②甲或甲周纤维瘤；③色素减退斑（≥3处）；④鲨革样斑；⑤多发性视网膜结节性错构瘤；⑥大脑皮质结节；⑦室管膜结节；⑧室管膜下星形细胞瘤；⑨心脏横纹肌瘤；⑩淋巴管肌瘤病；⑪肾血管平滑肌脂肪瘤。

9个次要特征为：①随机分布的牙釉质多发性凹陷；②错构瘤性直肠息肉；③骨囊肿；④脑白质放射状迁移束；⑤牙龈纤维瘤；⑥非肾性错构瘤；⑦视网膜色素缺失斑；⑧皮肤碎纸屑样白斑；⑨多发性肾囊肿。2个主要特征或1个主要特征加2个次要特征即可临床确诊，1个主要特征或2个次要特征可拟诊为结节性硬化症。

1．毛发上皮瘤 是一种皮肤附属器肿瘤，起源于多分化潜能的基底细胞，并有向毛发分化的趋势，分为单发和多发两型。表现为肤色半球形丘疹，质地硬，直径2~5mm，有透明感，有时可见毛细血管扩张，常无自觉症状。

2．寻常痤疮 是一种累及毛囊皮脂腺的慢性炎症性皮肤病，好发于面部及前胸、后背，临床上主要表现为粉刺、丘疹、脓疱、囊肿或结节，常伴有毛孔粗大和皮脂溢出。

3．玫瑰痤疮 是一种主要累及面中部毛囊皮脂腺及血管的慢性炎症性皮肤病。多发生于中年女性，主要表现为以鼻部为中心的持续性红斑、毛细血管扩张，伴或不伴丘疹、脓疱，无原发粉刺，可有灼热、刺痛感。

4．面部播散性粟粒性狼疮 是一种少见的慢性炎症性肉芽肿性皮肤病。好发于中青年男女，临床主要表现为面中部，特别是眼睑周围散在或成簇分布的粟粒至绿豆大小丘疹、结节，无原发粉刺及脓疱，无瘙痒及疼痛等自觉症状。

（三）治疗方法

已报道面部血管纤维瘤的治疗方法包括液氮冷冻、磨削术、光动力疗法、手术治疗、激光治疗（包括CO_2激光、脉冲染料激光和磷酸氧钛钾激光）以及mTOR抑制剂等。

1．激光治疗

（1）氩激光和连续性激光：这两种激光治疗均有效，且连续性激光的效果较氩激光要好，但是它们在治疗过程中均会产生过多的热量，通过热传导损伤周围组织，从而导致遗留瘢痕。

（2）磷酸氧钛钾（KTP）激光：波长为532nm，可对不同直径的血管起作用，其治疗面部血管纤维瘤的机制在于通过破坏其中的血管成分而起作用，优势在于伤口愈合时间快、疼痛轻微等。

（3）脉冲染料激光：波长为585nm、595nm。原理为氧合血红蛋白吸收能量后，通过热效应，使血红蛋白及血管壁凝固，从而封闭血管。Papadived等认为CO_2激光（连续性或超脉冲）对纤维型或隆起型血管纤维瘤效果更佳，而脉冲染料激光对血管型血管纤维瘤疗效更好。混合型的面部血管纤维瘤患者联合两种激光治疗可取得更满意的疗效。

不同的作用机制提示联合不同的激光治疗面部血管纤维瘤可能会有更好的效果。

2. 光动力疗法（PDT）　主要包括氨基酮戊酸光动力法和海姆泊芬光动力法。通过光敏剂与特定波长的光源发生光化学反应。特定光敏剂选择性浓集于生长异常、增生活跃的组织，在光源及氧的参与下，作用并破坏靶组织以发挥治疗效果。与传统治疗方法相比，PDT具有创伤小、毒性低、选择性高、适用范围广及不易产生耐药等优点。

3. mTOR抑制剂　mTOR抑制剂治疗面部血管纤维瘤是安全、有效的。有研究表明0.003%～0.015%西罗莫司治疗结节性硬化症伴面部血管纤维瘤，好转率接近安慰剂组2倍，且无西罗莫司相关严重不良反应的发生。mTOR抑制剂的不良反应较多，但严重不良反应较少见。常见的西罗莫司和依维莫司不良反应有呼吸道及尿路感染、消化道症状、口腔炎、皮肤损害、高脂血症、蛋白尿等。但多数药物不良反应可通过停药、减少药物剂量或对症支持治疗控制，并不影响mTOR抑制剂的使用。

（四）病例展示

病例1　患者男性，35岁，面部丘疹10年余，逐渐增多（图18-2-8）。

【病情分析】患者皮损较多，为避免遗留瘢痕，考虑分次治疗。

【治疗方案】超脉冲CO_2激光，波长10 600nm，功率0.5W。终点反应为创面基底无出血、组织颜色变为浅红色。

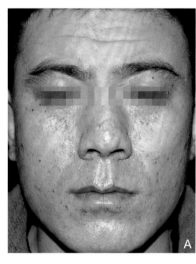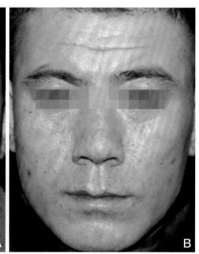

图18-2-8　面部结节性硬化症治疗前后
A 治疗前；B. 超脉冲CO_2激光1次治疗后。

病例2　患者女性，35岁，面部丘疹5年余，逐渐增多（图18-2-9）。

【病情分析】患者皮损较多，为避免遗留瘢痕，考虑分次治疗。

【治疗方案】超脉冲CO_2激光，波长10 600nm，功率0.5W。终点反应为创面基底无出血、组织颜色变为浅红色。

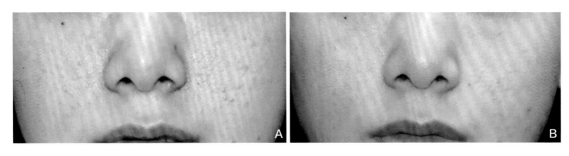

图 18-2-9　面部结节性硬化症治疗前后
A. 治疗前；B. 超脉冲 CO_2 激光 3 次治疗后。

（五）标准化治疗流程

标准化治疗流程详见图 18-2-10。

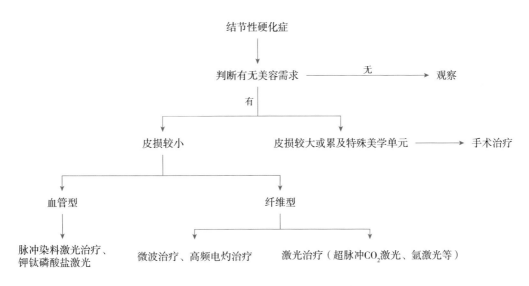

图 18-2-10　结节性硬化症标准化治疗流程

五、毛发上皮瘤

毛发上皮瘤（trichoepithelioma）又称囊性腺样上皮瘤、多发性良性囊性上皮瘤。是一种较少见的来源于毛囊的多功能基底细胞，并有向毛发结构分化的良性皮肤附属器肿瘤。

（一）发病机制与临床表现

毛发上皮瘤来自毛囊和毛基质的外壁。起源于原发性上皮胚芽或多能胚胎细胞。与毛囊的过度增殖及异常分化有关。最初认为本病基因定位于 9 号染色体 p21，然而，研究发现约 40% 患者的 16q12-q13 存在 CYLD 基因突变。

临床表现为肤色半球形丘疹，直径 2 ~ 5mm，常无自觉症状，有时有轻度烧灼感或痒感。组织病理表现为基底样细胞组成小叶状，周围有结缔组织鞘，细胞核嗜碱性，周边形成栅栏状排列，可见角囊肿。临床上有 3 个亚型。

1. 多发性家族性毛发上皮瘤（multiple familial trichoepithelioma，MFT）　为常染色体显性遗传病，青春期女性常见，通常于 20 岁前发病，临床表现为沿鼻唇沟对称性分布的肤色半球形质硬半透明丘疹，偶见毛细血管扩张，可互相融合甚至呈狮面状。多发型毛发上皮瘤并发粟丘疹、螺旋腺瘤、多发圆柱瘤称为 Brooke-Spiegler 综合征。

2. 单发性遗传性毛发上皮瘤　常在 20 ~ 30 岁发病，80% 皮损发生于面部，其他可出现在头皮、颈部、背部等，为单个直径约 0.5cm 的肤色丘疹。

3. 结缔组织增生性毛发上皮瘤（desmoplastic

trichoepithelioma，DTE）年轻女性好发，发病年龄为 8～81 岁，DTE 皮损好发于面部，尤其是面颊，其次为鼻部、下颌、额部、眶周和唇部，少见于躯干上部、颈部和头皮等部位，发生在头皮时可伴有皮脂腺增生。典型皮损表现为边界清楚的淡黄色或肤色硬化性丘疹或斑块，边缘隆起，中央凹陷或萎缩呈环状，无溃疡，直径常为 0.2～1.8cm。此外，皮损上出现乳白色或黄白色粟丘疹样齿状突起也是 DTE 的临床特征之一。皮损处无自觉症状，缓慢生长到一定程度后趋于稳定，常单发，罕见有多发的报道，本病无明显遗传倾向，不伴有系统疾病。

（二）诊断与鉴别诊断

MFT 在临床上特点较明显，结合病理学检查，诊断不难。单发性遗传性毛发上皮瘤临床无明显特征，需要组织病理学检查才能确诊。需与以下疾病鉴别。

1. 皮脂腺增生　多见于老年人面部，是由于皮脂腺增大所致的皮肤附属器错构瘤，表现为孤立分布的淡黄色或肤色丘疹，直径 2～3mm，散在分布，皮损中央可见脐状凹陷。组织病理为围绕导管的皮脂腺小叶增生。

2. 汗管瘤　是局泌汗腺末端导管分化的一种腺瘤，常对称分布于眼睑周围，皮损呈肤色、淡黄色或褐黄色半球形或扁平丘疹，直径 1～3mm，密集而不融合。常无自觉症状，好发于女性，青春期可加重，部分患者有家族史。

3. 结节性硬化症　是一种侵袭皮肤、神经等系统，以条叶状色素减退斑、面部血管纤维瘤、癫痫、智力障碍为主要表现的常染色体显性遗传病。其面部血管纤维瘤需与毛发上皮瘤鉴别，前者表现为淡黄色、淡红色或正常肤色，隆起质韧的丘疹和小结节，直径不超过 5mm，孤立不融合，无自觉症状，从鼻唇沟延伸至颊下颈部，多数患者损害仅局限于鼻或下颌的两侧。皮肤组织病理学特征是真皮毛细血管扩张和纤维化。

（三）治疗方法

1. 单发性非遗传性毛发上皮瘤　可行激光治疗（同色素痣）。毛发上皮瘤大多位于真皮内，位置较深，术后多有瘢痕形成，亦可有复发现象。也有报道通过射频微针进行治疗。

2. DTE　首选手术治疗。

3. MET　常为良性，但据报道 5%～10% 的良性肿瘤有转化为恶性的可能性，其可能与基底细胞癌、头颈部肿瘤、唾液腺恶性肿瘤和滤泡状皮肤鳞状细胞癌的发生存在相关性。溃疡、出血、瘤体快速增大时需高度警惕恶性转化可能。主要采用手术或激光治疗，局部外用 mTOR 抑制剂 1% 西罗莫司乳膏有助于改善病情、减少复发。

（四）病例展示

患者女性，23 岁，面部丘疹 5 年余，逐渐增多，无瘙痒、疼痛等不适（图 18-2-11）。

【病情分析】患者皮损较多，为避免遗留瘢痕，考虑分次治疗。

【治疗方案】超脉冲 CO_2 激光，波长 10 600nm，功率 0.5W。终点反应为创面基底无出血、组织颜色由淡黄色变为浅红色。

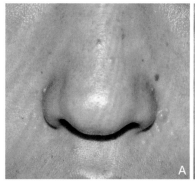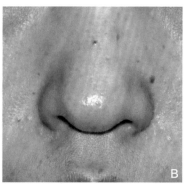

图 18-2-11　毛发上皮瘤激光治疗前后
A. 治疗前；B. 超脉冲 CO_2 激光治疗后。

（五）标准化治疗流程

标准化治疗流程详见图 18-2-12。

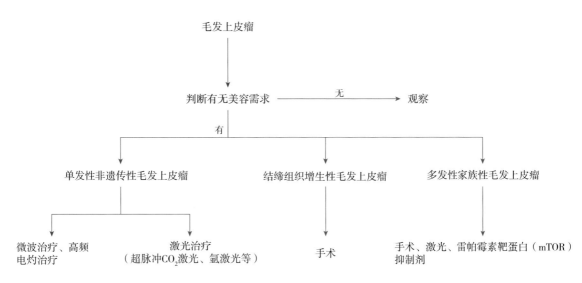

图 18-2-12 毛发上皮瘤标准化治疗流程

六、皮脂腺痣

皮脂腺痣（sebaceous nevus）又称先天性皮脂腺增生、皮脂腺错构瘤，是一种以皮脂腺增生为主的发育异常。10%～40% 皮脂腺痣并发其他肿瘤，最常见的为毛母细胞瘤和乳头状汗管囊腺瘤。

（一）发病机制与临床表现

本病好发于头面部，常为单个，偶有多发，皮损呈圆形、卵圆形或带状分布，边缘不规整。常在出生后不久或出生时即发生，发病率无明显性别差异。儿童期皮损为黄色或褐色有蜡样光泽的斑块，青春期因皮脂腺发育，皮损增厚呈疣状、结节状，老年期皮损常呈棕褐色质地坚实的疣状斑块。头皮处皮损可影响毛发生长。

皮脂腺痣综合征是一种罕见的、先天性的皮神经综合征，以面部线状皮脂腺痣、眼部症状、癫痫和智力缺陷为特征，还可出现骨骼系统、心血管系统和泌尿系统等多个系统的异常。

（二）诊断与鉴别诊断

根据发病年龄，皮损好发部位，黄褐色斑片、斑块典型表现，诊断不难。表现不典型者需结合组织病理学检查确诊。需与以下疾病进行鉴别。

1. **疣状表皮痣** 常在出生时或出生后不久发病，部分患者皮损在学龄期、青春期或妊娠期加速生长。临床表现为密集的乳头瘤样或角化过度性的丘疹，颜色可为正常肤色、红色、棕褐色至黑色，境界清楚，皮疹触之较硬，是一种皮肤良性肿瘤。

2. **结缔组织痣** 是一种胶原纤维错构瘤，表现为肤色、黄色或棕黄色丘疹、结节或斑块，大小不等。皮损多位于躯干，呈片状分布，一般无自觉症状，多于出生时或幼年发病，进展缓慢，至成年后逐渐稳定，不能自行消退。

3. **幼年黄色肉芽肿** 又称幼年性黄瘤，为黄红色或棕色的圆形、卵圆形丘疹、结节，境界清楚，一个到数百个不等，成批出现，不规则分布于头面、躯干部，少数患者可伴有内脏损害。

（三）治疗方法

皮脂腺病变较深，为保证治疗彻底，常通过手术方法治疗。面积小、较薄的皮损，可以尝试通过激光治疗、光动力疗法、冷冻疗法等进行治疗和改善，但是遗留瘢痕的风险较高。治疗方法及注意事项同色素痣部分。

（四）病例展示

患者男性，14岁，右面颊淡黄斑，出生即有（图18-2-13）。

【病情分析】皮脂腺痣诊断明确，皮损较散

在，与家属沟通后尝试激光治疗。

【治疗方案】超脉冲CO_2激光，波长10 600nm，功率0.5W。

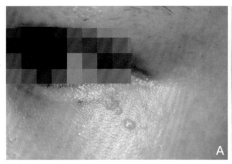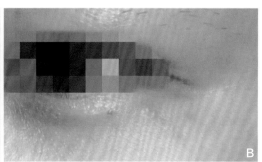

图18-2-13　皮脂腺痣激光治疗前后
A. 治疗前；B. 超脉冲CO_2激光治疗2次后。

七、皮肤软纤维瘤

软纤维瘤（soft fibroma）又称纤维上皮性息肉、皮赘，是一种有蒂的良性肿瘤，常见于中老年围绝经期后女性，也多发于妊娠期。其发生无明显性别差异，发病率随年龄增长而增加。

（一）发病机制与临床表现

内分泌可能影响其发生，因此作为代谢异常的早期信号。软纤维瘤呈肤色或棕色、质软多有蒂，数目不等，是由正常皮肤覆盖的体表赘生物。常见于腋下、颈部、腹股沟区，背部、腹部、乳房下部、眼睑等部位也可出现。常和脂溢性角化病同时出现，偶有皮损长期感染、炎症继发癌变的报道。软纤维瘤根据外观可分为小丘疹型、丝状型及单发有蒂型三型。①小丘疹型：多见于颈部，直径1~2mm，常多发，质地较软；②丝状型：呈丝状增生的软突起，单个或多发，长约5mm；③单发有蒂型：呈肤色或棕色，单个有蒂的息肉样突起，表面光滑，质地柔软，直径常＞1cm，发生于面部、胸背乃至腋窝，多见于躯干下部、腹股沟等。

（二）诊断与鉴别诊断

根据典型发病部位及典型皮损表现诊断不难，需与以下疾病鉴别。

1. **皮肤纤维瘤**　典型皮损为缓慢生长的圆形或卵圆形坚实结节，表面平滑或粗糙，直径数

毫米至1~2cm，颜色棕红、黄褐至黑褐色不等。好发于成年女性四肢，特别是小腿伸侧。

2. **神经纤维瘤病**　又称多发性神经纤维瘤，属常染色体显性遗传病。主要表现为神经纤维瘤、咖啡斑、虹膜黑色素错构瘤以及神经系统发育异常。其中神经系统异常多见为癫痫发作、学习和智力障碍等。

3. **脂溢性角化病**　又称老年斑、基底细胞乳头瘤，多发生于40岁以后，好发于面部、手背及背部，亦见于四肢等其他部位。皮损表现为淡黄色、浅褐色、褐色甚至黑色的斑疹、扁平丘疹、疣状丘疹或斑块，表面略呈乳头瘤状。偶有痒感，无自愈倾向，随着日晒及年龄增长可逐步增多变大。

（三）治疗方法

皮肤软纤维瘤是由正常皮肤覆盖的体表赘生物，一般不需要治疗。如有治疗需求，可通过激光、冷冻及手术切除等治疗。治疗方法及注意事项同色素痣。

（四）病例展示

患者女性，44岁，颈部丘疹10年（图18-2-14）。

【病情分析】多发皮损，可激光治疗。

【治疗方案】CO_2激光，波长10 600nm，功率0.5W。

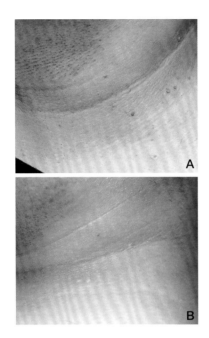

图 18-2-14　皮肤软纤维瘤激光治疗
A. 治疗前；B. 超脉冲 CO_2 激光治疗后 3 个月。

八、粟丘疹

粟丘疹（milium）是起源于表皮或附属器上皮的潴留性囊肿，可分为原发性与继发性。原发性是由未发育的皮脂腺或毳毛漏斗部下端的上皮所形成，可自然消退；继发性常发生在炎症或皮肤损伤后，与汗管受损有关。

（一）发病机制与临床表现

本病多见于女性，表现为白色或黄白色坚实性球状丘疹，表面光滑，数目常较多，无融合，直径 1 ~ 2mm，无自觉症状。原发性粟丘疹好发于眼睑、颊及额部，亦可发生于成年人的生殖器，婴儿通常限于眼睑及颞部。继发性粟丘疹多位于耳郭、手背、前臂及外伤皮损处。本病发展

缓慢，可持续多年，偶可自然脱落消失。

（二）诊断与鉴别诊断

根据典型临床表现诊断不难。需与以下疾病鉴别。

1. 汗管瘤　是局泌汗腺末端导管分化的一种腺瘤，常对称分布于眼睑周围，皮损呈肤色、淡黄色或褐黄色半球形或扁平丘疹，直径 1 ~ 3mm，密集而不融合。常无自觉症状，好发于女性，部分患者有家族史。

2. 皮脂腺增生　多见于老年人面部，通常散在分布，直径 2 ~ 3mm，为淡黄色或黄色半球状隆起或呈分叶状，中央有脐凹，可单发或多发，组织病理为围绕导管的皮脂腺小叶增生。

3. 毛发上皮瘤　是一种皮肤附属器肿瘤，起源于多分化潜能的基底细胞，并有向毛发分化的趋势，分为单发性和多发性。表现为正常肤色、质硬丘疹，直径 2 ~ 5mm，呈半球形或圆锥形，质地坚实，有透明感，有时可见毛细血管扩张。

（三）治疗方法

通常不需要治疗，如出于美观要求需要治疗，以物理手段及激光治疗为主。

1. 物理治疗　可以采用"挤 + 挑"的方法进行治疗，缺点是可能造成局部部位感染，遗留瘢痕。

2. 激光治疗　同色素痣治疗。

（四）病例展示

患者女性，32 岁，面部丘疹 1 年余。略增多，未治疗（图 18-2-15）。

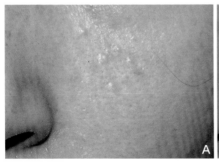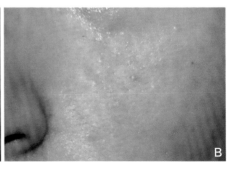

图 18-2-15　粟丘疹激光治疗前后
A. 治疗前；B. 超脉冲 CO_2 激光治疗 1 年后。

【病情分析】面部散在近肤色丘疹，中央发白，以双面颊为著。

【治疗方案】超脉冲 CO_2 激光，波长 10 600nm，功率 0.5W。终点反应为挤出白色内容物。

（高美艳）

第三节　癌前或恶性增生性损容性皮肤病

一、基底细胞癌

基底细胞癌（basal cell carcinoma，BCC）又称基底细胞上皮瘤（basal cell epithelioma）、侵蚀性溃疡（rodent ulcer）等，为最常见的皮肤恶性肿瘤。BCC 多数生长缓慢，分化较好，虽有局部破坏性，但极少转移。但部分病例可浸润破坏组织和器官，引起器官功能障碍，甚至危及患者生命。

（一）发病机制

发病因素方面，BCC 的发病与长期日光暴晒有关，好发于头皮、面部等暴露部位。好发于户外工作及浅肤色人群。男性发病率普遍高于女性，（1.5~2）∶1；BCC 可继发于慢性放射性皮炎（如在长期 X 线接触的部位）、烧伤瘢痕及错构瘤（如皮脂腺痣、疣状表皮痣）的基础上；此外，长期摄入无机砷或含砷较高的饮水、食物等也有引发 BCC 的风险。同时，遗传易感性也是 BCC 发病的重要风险因素。在发病机制方面，BCC 常见于面部尤其是鼻部，提示含有较多目标祖细胞的特殊解剖结构对于 BCC 的发病尤其重要。Hedgehog 细胞内信号通路的改变在 BCC 的发病中发挥重要作用。Hedgehog 信号通路是胚胎发育中调节细胞生长和分化的关键因素，大多数 BCC 的发生与 Hedgehog 抑制信号丧失有关，其中 90% 为 PTCH1 突变，10% 为 SMO 突变。另外，至少有 50% 的 BCC 有 TP53 基因突变。绝大多数的 TP53 基因突变是错义突变，具有紫外线损伤的特征。尽管有上述发现，但由于不能成功体外培养肿瘤组织中的 BCC 细胞，BCC 的肿瘤生物学研究较为困难。

（二）临床表现

BCC 主要发生于 50 岁以上中老年人，且发病率随着年龄增长而增加；很少发生于 30 岁以下者，但在任何年龄段的间歇性强烈紫外线（UV）暴露和晒伤均会增加疾病风险，早年日光暴露比晚年暴露对以后的皮肤癌发生有更大的影响。BCC 好发于身体的暴露部位，特别是面部，主要在眼眦、鼻部、鼻唇沟和颊部多见，而非暴露部位少见。皮损常单发，但亦有散发或多发。可伴发光化性角化病、黑子及毛细血管扩张。其损害多为浅表性皮疹。从微小丘疹开始，早期为一表面光亮的具有珍珠样隆起边缘的圆形斑片，表皮较薄，常可见少数扩张的毛细血管，仔细观察尚可见雀斑状小黑点。也可表现为淡红色珍珠样苔藓丘疹或斑块。表面稍有角化，或伴有小而浅表的糜烂、结痂或浅表溃疡，可经数年缓慢生长而不表现出任何侵袭性。发育成熟的 BCC 通常分为以下几型。注意常见 BCC 有高度多态性，有时很难明确归类到标准亚型中。

1. 溃疡结节型　此型最为常见，约占 BCC 的 80%。皮损一般为单个，黄豆大小，浅褐色或淡灰白色半透明状，质硬，表面有光泽，常有少数扩张的毛细血管，轻微外伤后易出血。结节通常缓慢增大，中央凹陷，常形成糜烂或溃疡。溃疡基底部呈颗粒状或肉芽状，覆以浆液性分泌物或棕色结痂，故典型的皮损为缓慢扩大的溃疡周边绕以珍珠样隆起边缘，呈蜡样或珍珠样外观的小结节，参差不齐并向内卷起，称为侵蚀性溃疡。溃疡向周围或深部侵袭，边缘可继续扩大造成毁形，或向深部生长，破坏眼、鼻，甚至穿通颅骨，侵袭硬脑膜，造成患者死亡。溃疡结节型

BCC可出现在任何有毛部位皮肤，但罕见于无毛皮肤，如生殖器黏膜。

2. **色素型** 色素型BCC是溃疡结节型BCC的一个变异型，是BCC中第二常见的亚型。发展缓慢，可在十几年内处于较稳定状态，一般不发生转移。皮损有黑褐色色素沉着，但不均匀，边缘部分较深，中央部分呈点状或网状分布，易误诊为黑色素瘤。

3. **表浅型** 较少见，多见于青年男性，好发于躯干等非暴露部位，特别是背部，也见于面部和四肢，皮损为一个或数个、甚至上百个轻度浸润性红色鳞屑性斑片，边界清楚。生长缓慢，可向周围慢慢扩大，斑片周围至少有一部分绕以细小珍珠样边缘或连续成线条样，呈线形、匐行性蜡样堤状边缘。斑片表面通常可见小的浅表糜烂、溃疡和结痂。愈后留有光滑萎缩性瘢痕。偶尔可向深部侵袭性生长，形成硬化、溃疡和结节。

4. **硬斑病型** 罕见，多见于青年人，好发于头面部，尤其是前额、鼻部、眼睑、颊部、颧部等，在颈部或胸部也可发生。常发生于外观正常皮肤或不适当治疗的基础上，表现为单发的、大小不等、数厘米至整个面额，呈扁平或稍隆起或轻度萎缩的局限性蜡样硬化斑块，边缘可不清，呈不规则形或匐行性浸润，灰白色至淡黄色，生长缓慢。表面平滑且长期保持完整，似局限性硬皮病，少有破溃，最后才发生溃疡。侵袭性较强，伴有广泛的局部损害。

5. **Pinkus纤维上皮瘤型** 罕见，好发于背部。为肤色或粉红色斑块或有蒂的丘疹结节，表面光滑。此型BCC常发生于有多个表浅型BCC的个体中。

除此之外，基底鳞状细胞癌（变异型BCC）是一种同时具有BCC和鳞状细胞癌组织病理学特点的肿瘤，侵袭性更强，易转移，治疗后更易复发。微结节型BCC表现为小的基底样细胞团块在真皮内浸润性生长。其破坏性强，可出现亚临床扩散，有高复发率。另外，还有其他三种特殊类型BCC容易漏诊误诊。①阴囊BCC：少见，位于非光暴露部位，易被忽视，一般就诊时皮损较大。此型BCC转移风险高，确诊患者

2~3年发生转移的概率为13%~20%，主要转移至区域淋巴结或肺部。②红点BCC：临床表现类似于毛细血管扩张或血管瘤，可利用皮肤镜进行鉴别诊断。③儿童BCC：少见，可见于戈林综合征、着色性干皮病、Bazex综合征、龙博综合征、白化病和既往因皮脂腺痣而接受皮肤放疗的患儿。

（三）诊断与鉴别诊断

根据临床特征和组织病理，本病不难诊断。主要特点包括临床上损害发展缓慢，边缘呈珍珠状或堤状隆起，一般没有炎症反应，多发生于面部和颈部。具体而言，组织病理方面，BCC的共同特点有以下几个：①不对称，瘤细胞团位于真皮内与表皮相连；②瘤细胞似表皮基底细胞，但不同之处是瘤细胞核大、卵圆形或长形，胞质相对少，细胞境界不清，无细胞间桥，周边细胞呈栅栏状排列，边界清楚，中央无一定排列方式；③瘤细胞的核与表皮基底细胞相似，大小、形态及染色均较一致，无间变；④瘤细胞团周围结缔组织增生，围绕瘤团排列成平行束，其中有许多幼稚成纤维细胞，并可见黏蛋白变性。由于黏蛋白在标本固定与脱水过程中发生收缩，因此瘤细胞团周围出现裂隙，此虽为人工现象，但为本病的典型表现而有助于与其他肿瘤鉴别。进一步，BCC可分为未分化型和分化型两大类，未分化型又分为实体型（病理改变同上）、色素型（有较多色素）、表浅型（瘤细胞团呈花蕾状或不规则团块状附着于表皮）和硬化型（结缔组织增生明显，瘤细胞被挤压呈束条状排列）四种，分化型又分为角化型（瘤细胞团块中央可见角化性区域）、囊肿型（瘤细胞团中央大片坏死出现囊腔）、腺样型（瘤细胞排列成细长索条，互相交织呈腺样或花边样）和Pinkus纤维上皮瘤型（瘤细胞排列成细长分支的束条状，互相吻合，交织成网，周围结缔组织基质明显增生）等。

通常早期BCC需与老年性皮脂腺增生、角化棘皮瘤、日光角化病、脂溢性角化病、鳞状细胞癌、寻常疣和传染性软疣等鉴别；仅凭临床表现很难区分色素型BCC与黑色素瘤；表浅型BCC有时类似湿疹、扁平苔藓、鲍恩病、佩吉

特病等，硬化型 BCC 的质地类似局限性硬皮病，最后主要依靠组织病理学检查进行鉴别诊断。

（四）治疗方法

BCC 的治疗应根据年龄、皮损大小和部位综合考虑。考虑 BCC 的患者在活检前不宜予以任何有创性治疗。标准外科切除术对大部分原发性 BCC 有效，而手术边缘可能遗留病灶或者复发风险较高的患者，以及要求最大限度保留正常组织的患者，建议应用 Mohs 外科切除术。不能手术的患者可应用光动力疗法、放射疗法、电烧灼、激光、冷冻等治疗。局部外用维 A 酸、咪喹莫特、1% ~ 5% 氟尿嘧啶等有一定疗效。具体而言，BCC 治疗方式选择应依赖于病变风险等级评估。《皮肤基底细胞癌诊疗专家共识（2021）》将 BCC 分为低危型和高危型。低危型 BCC 推荐标准手术切除治疗；高危型 BCC 适合 Mohs 显微描记手术、慢 Mohs 显微描记手术 / 整体切除加环周切缘评估。不适合或拒绝手术者，则考虑非手术治疗，包括局部治疗、放射治疗、靶向治疗或免疫治疗。

1. **手术治疗** 手术治疗包括标准手术切除、Mohs 显微描记手术、整体切除加环周切缘评估 / 慢 Mohs 微描记手术。复发性 BCC、红点 BCC 适合手术的患者应首选 Mohs 显微描记手术治疗。标准手术推荐 4mm 的外科切缘，而 Mohs 显微描记手术可对边缘组织进行 100% 的病理学检查，从而提高治疗率并尽可能保留组织。手术在局部麻醉下进行，患者耐受性好，Mohs 显微描记手术需要处理冷冻切片的专业设备和人员，慢 Mohs 微描记手术因需病理制片会导致手术切口延迟愈合，且花费较大。值得注意的是，氟尿嘧啶乳膏和 5% 咪喹莫特乳膏均可在行 Mohs 显微描记手术前外用作为 BCC 预处理以缩小手术切口。

2. **局部治疗** 包括电干燥、刮除、外用药、皮损内注射、冷冻治疗、光动力治疗、激光治疗等。电干燥适合低危型 BCC，但不适用于毛发旺盛部位或病变累及皮下者。局部外用药包括咪喹莫特和氟尿嘧啶，咪喹莫特适用于表浅型 BCC，效果好于光动力疗法；氟尿嘧啶的使用

限于非高危区的表浅型 BCC。皮损内注射的长期疗效证据有限，通常仅用于不能进行手术治疗特别是存在高复发风险的患者。冷冻治疗可用于低危型 BCC，但易遗留永久性色素沉着和瘢痕。中国《氨基酮戊酸光动力疗法皮肤科临床应用指南（2021 版）》推荐光动力疗法作为表浅型 BCC 及侵袭深度 < 2mm 结节型 BCC 的临床治疗方法。部位特殊、肿瘤多发、无法耐受手术或对美容要求高的 BCC 患者推荐尝试使用光动力疗法。激光治疗目前尚无随机对照试验证明其有效性，但《美国皮肤病学会杂志》（*Journal of the American Academy of Dermatology*）BCC 治疗指南（2018 年）中明确提出不推荐激光用于表浅型或结节型 BCC 的治疗。另外，皮损内注射干扰素 α-2b 可用于治疗 BCC，作为手术等创伤性治疗的替代疗法，该疗法主要的优点是有较好的美容效果，但成本较高。

3. **放射治疗** 初发或手术复发的 BCC 以及不愿或不能耐受手术的高危 BCC 患者，放射治疗是较为有效的治疗方法，但 BCC 清除不完全，治疗后复发率较高，美观性也略差。面部 BCC 的老年患者，放疗可有效替代手术。即使如此，单纯放疗在 BCC 中的研究仍然相对偏少，尤其在放疗剂量和放疗有效率方面仍然存在较大的不确定性，需要进一步研究予以确定。

4. **靶向治疗** 如前所述，Hedgehog 信号通路在 BCC 的发病中发挥重要作用。目前，美国 FDA 批准了两种靶向 Hedgehog 信号通路的药物［维莫德吉（vismodegib）、索立德吉（sonidegib）］，用于无法手术或放射治疗的复发、转移或局部晚期 BCC 的治疗。目前，美国 FDA 还没有批准对局部晚期或转移性 BCC 进行一线免疫治疗的药物。然而，BCC 突变负荷较高，故免疫检查点抑制剂治疗很可能有效。利用 PD-1 抗体对 BCC 进行免疫治疗是一种很有希望的疗法，目前正在临床试验中。

5. **联合治疗** 目前尚缺乏循证医学证据作为支撑。

（五）标准化治疗流程

标准化治疗流程详见图 18-3-1。

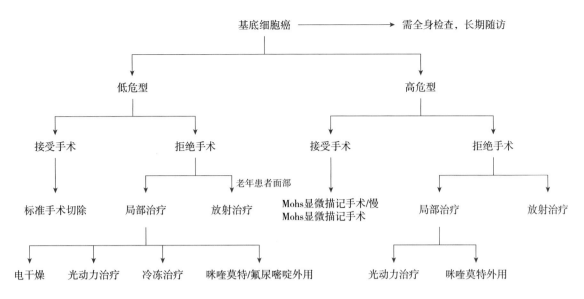

基底细胞癌 ——————→ 需全身检查，长期随访

低危型

高危型

接受手术　　　拒绝手术

接受手术　　　拒绝手术

老年患者面部

标准手术切除　局部治疗　　放射治疗

Mohs显微描记手术/慢
Mohs显微描记手术

局部治疗　　　放射治疗

电干燥　光动力治疗　冷冻治疗　咪喹莫特/氟尿嘧啶外用

光动力治疗　咪喹莫特外用

图 18-3-1　基底细胞癌标准化治疗流程

二、皮肤鳞状细胞癌

皮肤鳞状细胞癌（cutaneous squamous cell carcinoma，cSCC），又称表皮样癌（epidermoid carcinoma）、棘细胞癌，是发生于上皮细胞的肿瘤，起源于表皮或附属器角质形成细胞。中国 60 岁以上人群中 cSCC 患者近 30 万人，中位发病年龄为 57 岁，男女比约为 2.08∶1。

（一）发病机制与临床表现

cSCC 发生于皮肤或者黏膜，通常发生于皮肤病的癌前病变（如日光角化病、砷剂角化病、放射性皮炎或黏膜白斑等）基础上，或由各种癌前期疾病演变而来，少数亦可为原发性。cSCC 的发病与以下因素明显相关：①紫外线。不同种族皮肤对日光照射的敏感性不同，另外，紫外线照射受多种因素（如纬度、湿度和烟尘等）影响，总体看来，浅肤色人群中紫外线暴露程度与 cSCC 发生有关。②化学因素。某些化学品如砷、多环碳氢化合物（如焦油）和沥青等引起的职业暴露均可导致 cSCC。③瘢痕、外伤和其他慢性皮肤病。cSCC 易继发于瘢痕和外伤，尤其是烧伤瘢痕。很多慢性皮肤病（如寻常狼疮、红斑狼疮、慢性溃疡和扁平苔藓等）皮损处也可发生 cSCC。④免疫抑制剂。使用免疫抑制剂的肾移植患者患 cSCC 的风险比普通人群高 18 倍。

cSCC 发病机制复杂。多达 90% 的 cSCC 可发生 TP53 突变，一般认为此为紫外线照射引起，表现为 C > T 转换或 CC > TT 串联突变。约 75% 的 cSCC 早期可见 NOTCH1 或 NOTCH2 突变。cSCC 中的多数 NOTCH 突变是由 TP53 纯合丢失后紫外线诱导的 G > A 转换引起的，这与其在肿瘤进展中所起作用的证据一致。后续仍需通过多组学和分子生物学研究揭示更多 cSCC 风险基因及其致癌机制。

本病主要发生于老年人，50~60 岁为发病高峰，40 岁以下较少见，男性多于女性（男女比例为 3∶1），好发于头部、颈部和上肢或小腿伸侧，耳、唇和外阴 cSCC 死亡风险更高。多继发于上述原有皮疹的基础上，很少发生于正常皮肤。最早表现是浸润性硬斑，以后可为斑块、结节或疣状损害，质地坚实，境界不清，损害迅速增大，表面菜花状增生，可有鳞屑或中央破溃形成溃疡，基底部有浸润，边界不清，触之有坚实感。肿瘤周围组织常充血，边缘呈污秽暗黄红色。分化较好的肿瘤呈乳头瘤状，早期表现通常有结痂，以后可脱落而形成溃疡，呈火山口样，有宽而高起的边缘，外翻如菜花状，溃疡底面高低不平，易出血，上覆污灰色痂，有腥臭的脓性分泌物和坏死组织，发展较快，向深层组织浸润。

软组织处的肿瘤自觉症状常轻微，若侵及深部组织（尤其是骨膜及骨质时）则有剧痛。浸润神经时，可出现感觉异常、麻木、疼痛或局部运动神经功能障碍。如果生长在活动部位，如口唇或生殖器，常表现为反复出现不易治愈的小溃疡。cSCC 易于转移，尤其是沿淋巴转移，故局部淋巴结常肿大，晚期常有全身症状，如发热、消瘦、恶病质等。继发于放射性皮炎、焦油角化病、瘢痕者转移性远高于继发于日光损伤者；发生于口唇、耳郭、阴茎、女阴和肛门处的皮损也易发生转移；同时，存在免疫抑制及淋巴细胞增生性疾病的患者更易发生转移。cSCC 临床分型如下。

1. **原位皮肤鳞状细胞癌** 又称鲍恩病（Bowen disease），表现为红色鳞屑性斑片或斑块，多发生于光暴露部位，也可发生于躯干、四肢。发生于肛门生殖器黏膜处的原位 cSCC 可表现为糜烂性红斑样损害，此时称为增殖性红斑。

2. **侵袭性皮肤鳞状细胞癌** 常表现为红色角化性斑块或结节，可有溃疡，常发生于光暴露部位，肿瘤呈侵袭性生长。临床需与基底细胞癌、无色素性黑色素瘤、附属器肿瘤等鉴别。

3. **特殊亚型 - 角化棘皮瘤** 可分为单发型、多发型、巨大型、甲下型、掌跖型、口内型、边缘离心型和综合征相关型（Ferguson-Smith 综合征、Grzybowski 综合征、Witten-Zak 综合征）。以多发型角化棘皮瘤为表现的患者应注意排查潜在肿瘤及相关综合征。

4. **特殊亚型 - 疣状癌** 最常见于足跖、外阴、口腔黏膜等处，亦可发生于全身各处。疣状癌的病因尚不清楚，HPV（特别是 HPV 11 型和16 型）可能与其发病有关。表现为疣状增生性斑块、结节、溃疡，临床生长缓慢，常引起局部破坏，但一般不发生转移，预后较好。足跖处疣状癌可出现骨质破坏，发生于外阴部位的疣状癌易局部侵袭和复发。本型需注意避免过度治疗。

（二）诊断与鉴别诊断

1. **诊断** 临床上若在原先皮损处，如瘢痕、慢性溃疡、角化病等，或外表正常皮肤上发生质地较硬的结节或斑块，边缘似隆起并向四周扩展，增长迅速，应考虑为 cSCC。本病根据临床表现，结合组织病理学检查可作出诊断。具体而言，组织病理学可见癌组织向下生长，突破基底膜带并侵入真皮，呈不规则的团块状或束条

状，由不同比例的正常鳞状细胞和非典型（间变）鳞状细胞组成。前者分化好，有的形成角质细胞，而后者分化不好，即所谓癌细胞。已分化的鳞状细胞胞体较大，呈多边形或不规则形，胞质丰富，部分胞质透明呈空泡化，有细胞间桥，胞核大小及染色深浅不相同，并见巨核、多核和有丝分裂象。由于癌细胞是向角化方向分化的，故常见角珠及较多角化不良细胞。未分化或低分化的鳞状细胞胞体较小，无细胞间桥，呈梭形，胞质很少，核深染，有较多不典型有丝分裂象，其中无角化不良细胞。通常采用 Broders 提出的未分化癌细胞所占的百分比将 cSCC 分为 4 级，但需结合癌细胞的非典型程度与损害的侵袭程度进行分级。

（1）Ⅰ级 cSCC：所含的非典型鳞状细胞低于 25%，癌组织向真皮侵犯，不超过汗腺水平，癌细胞团块边缘在一些部位可见基底细胞排列尚完整，而在另一些部位则排列紊乱，甚至没有基底细胞。此时，癌细胞与周围的间质无明显分界，癌组织的细胞排列不规则，大小不等，有角珠。有的中心部位已完全角化，有的仅部分角化。在癌组织周围的真皮内有明显的炎症反应。特别在形成溃疡时更为明显。Ⅰ级 cSCC 一般不发生转移。

（2）Ⅱ级 cSCC：癌组织向下侵袭，达到真皮深层。癌细胞团块与周围间质的境界不清，非典型鳞状细胞较Ⅰ级为多，为 25% ~ 50%，角化情况轻，仅有少数角珠，其中心多见角化不全。周围的炎症反应较Ⅰ级为轻。

（3）Ⅲ级 cSCC：有大量的非典型鳞状细胞，为 50% ~ 70%，角化情况不明显。可见个别角化不良细胞。胞核不典型，有丝分裂象显著，周围炎症不明显，说明组织对癌细胞的反应较弱。

（4）Ⅳ级 cSCC：几乎整个癌组织的细胞均为非典型鳞状细胞，且无细胞间桥。有丝分裂象多，已完全看不到角化情况。此时 cSCC 已很难与肉瘤鉴别。

2. **鉴别诊断** 临床上通常应与角化棘皮瘤区别。后者生长迅速，并可自愈。但偶然也有临床很像角化棘皮瘤而实际上进展为 cSCC 的情况，故病理检查十分必要。做活检时，最好包括

病变的边缘及中央以及病变周围的结缔组织。另外，还需与其他良性、恶性皮肤肿瘤和伴假上皮瘤样增生的感染性、炎症性疾病鉴别。病理上，高分化 cSCC 需与各种原因所致假上皮瘤样增生及附属器来源或分化的肿瘤等鉴别。低分化 cSCC 需与黑色素瘤、纤维肉瘤、淋巴瘤等鉴别。肿瘤组织的结构模式、异形细胞识别对诊断最为重要。病理学报告应包括肿瘤类型、分化程度、肿瘤厚度、侵袭程度、神经侵袭、淋巴管侵袭、切缘和病理分期。

（三）治疗方法

临床疑似 cSCC 的患者均建议组织病理检查，不建议在明确诊断前给予有创性治疗。依据 cSCC 的风险评估等级，并结合治疗可行性、功能与美观需求和患者意愿等综合考虑治疗方式。高危型 cSCC 或极高危型 cSCC 建议多学科会诊。

1. 手术治疗

（1）标准切除加术后切缘评估：为 cSCC 的常规治疗方法。建议对直径 ≤ 2cm 的原发性低危型 cSCC 扩大 4mm 切除，直径 > 2cm 者扩大 6mm 切除，95% 的病例可达肿瘤组织病理学清除。原发性高危型以上 cSCC，随风险因素的增多和皮损直径的增大，其安全切缘应逐渐扩大，直径 < 1cm 的皮损至少扩大 4mm 切除，1.0 ~ 1.9cm 者至少扩大 6mm，≥ 2cm 者至少扩大 9mm，切除后需进行切缘组织病理学检查以确定肿瘤组织病理学清除。14% ~ 15% 的原发性和 23% ~ 50% 的复发性 cSCC 有亚临床浸润，且复发性 cSCC 的亚临床浸润范围大于原发性 cSCC，故应重视复发性 cSCC 的切缘检查。若术后切缘阳性，在患者能够耐受的情况下，应再次进行标准切除加术后切缘评估。

（2）Mohs 显微描记手术：为局灶性高危型、极高危型以及特殊功能部位 cSCC 的首选手术方式。与标准切除加术后切缘评估相比，Mohs 显微描记手术虽然耗时，但其治愈率更高，复发率和转移率更低。值得注意的是，cSCC 冷冻切片结果显示为切缘阴性的高危型病例中，冷冻切片剩余组织再经石蜡包埋切片显示切缘阳性率为 10% ~ 20%，切缘阳性的病例通常复发率较高。

因此，建议 Mohs 显微描记手术后将边缘及肿瘤中央组织经石蜡包埋切片后再评估，对阳性者进行适当的临床干预。

（3）慢 Mohs 显微描记手术：适合高危型及极高危型 cSCC 的手术治疗。该方法的优势是不需要冷冻切片的专业设备及人员，但缺点是石蜡包埋切片制片时间较长，使手术切口延迟闭合。部分情况下慢 Mohs 显微描记手术可作为 Mohs 显微描记手术的替代。

（4）前哨淋巴结活检及清扫：前哨淋巴结活检阳性的危险因素包括肿瘤直径和厚度增加、血管或淋巴管浸润、神经周围浸润、多个高风险因素并存。另外，头颈部 cSCC 最常转移至腮腺和颈部淋巴结，转移的发生与低存活率相关，常需积极进行局部手术、淋巴结清扫和术后放疗，其中治疗性区域淋巴结清扫是淋巴结转移患者首选的外科治疗方法。手术的可行性及范围应该由有区域淋巴结清扫经验的临床医师评估。

2. 非手术治疗

（1）局部药物：原位 cSCC 可选用。局部药物治疗对侵袭性 cSCC 应谨慎使用。氟尿嘧啶和咪喹莫特乳膏可联合外用。咪喹莫特外用治疗原位 cSCC 清除率为 70% ~ 100%，复发率较低，其标准方案为每晚 1 次，每周 5 天，连用 6 ~ 16 周，外用时应注意皮肤的炎症性反应（红斑、瘙痒）和疼痛等不良反应。已报道的氟尿嘧啶乳膏清除率差异较大（27% ~ 93%），常低于咪喹莫特，不良反应与咪喹莫特相似，主要为皮肤炎症反应，如严重的湿疹、溃疡和糜烂。

（2）冷冻疗法和电干燥刮除术：主要用于局灶性低危型 cSCC，特别是原位 cSCC 以及直径 < 2cm、界限清楚的皮损。应用以上疗法时应注意不用于毛发旺盛区域。病变累及皮下脂肪层的高危型 cSCC，应转为手术切除。

（3）光动力疗法（PDT）：可用于原位 cSCC 的局部治疗，对侵袭性 cSCC 应谨慎使用。PDT 中常用的光敏剂包括氨基乙酰丙酸甲酯和氨基酮戊酸（ALA）。应用氨基乙酰丙酸甲酯或 ALA 的 PDT 治疗原位 cSCC，皮损清除率为 52% ~ 98%，有复发可能，长期缓解率为 48% ~ 89%，高于冷冻疗法。国内一项回顾性研究显示，单一

ALA-PDT 4～6 次后评估，治疗低分化 cSCC 的有效率为 40%，关于光动力疗法的有效性有待更多数据验证。

（4）放射治疗：通常用于不能手术治疗的患者，或者联合手术及其他辅助方案进行综合治疗。主要应用于以下情况。①神经周围浸润或骨转移，以及 T_3、T_4 期 cSCC；②手术可能会导致功能丧失或存在毁容风险的部位，如眼睑、鼻梁等处的较大皮损；③存在手术禁忌证；④淋巴结清扫不完全或手术切缘阳性且不能耐受手术者；⑤晚期或多发转移患者的姑息性治疗；⑥出于美观或其他考虑拒绝手术者。放射治疗继发肿瘤的风险较高，对年轻患者要谨慎应用，通常用于 60 岁以上的患者。禁忌证为易感皮肤癌的遗传病，如痣样基底细胞癌综合征、利 - 弗劳梅尼综合征（*TP53* 基因致病性突变所致的遗传性肿瘤综合征），相对禁忌证为结缔组织相关疾病，如红斑狼疮、硬皮病等。放射治疗可导致色素沉着 / 减退、慢性溃疡以及非黑色素瘤性皮肤癌发生率增加等不良事件。

（5）系统治疗：针对晚期或转移 cSCC 患者，主要包括化疗、维 A 酸类药物、免疫治疗、靶向治疗等。①化学治疗。适用于切除或放射治疗不能充分控制的局部晚期 cSCC 患者，或者转移性 cSCC 患者。铂类药物（顺铂或卡铂）、氟尿嘧啶、博来霉素、甲氨蝶呤、多柔比星、紫杉醇、卡培他滨、吉西他滨和异环磷酰胺均为晚期 cSCC 的化疗药物。以铂类药物为基础的治疗已被用作晚期 cSCC 的标准化疗方案之一，但化疗的研究数据较少，且治疗方案不一致，限制了其疗效的评估，目前尚无针对晚期 cSCC 患者统一的系统化疗方案。②维 A 酸类药物。可作为治疗、预防 cSCC 用药，口服维 A 酸可降低器官移植受者 cSCC 的发生率。随机对照研究证实，阿维 A 可预防器官移植受者发生 cSCC，亦有阿维 A 成功治疗 cSCC、疣状癌、角化棘皮瘤、鲍恩病的多篇病例报道。③免疫治疗。纳武利尤单抗（nivolumab）亦为 PD-1 抑制剂类药物，是目前唯一在中国获批治疗头颈部 cSCC 的二线用药。④靶向治疗。主要为表皮生长因子受体抑制剂，如西妥昔单抗（cetuximab）。西妥昔单抗单独使用或联合放射治疗或铂类化疗药等对晚期 cSCC 有一定疗效，可作为系统治疗的二线用药。

（四）标准化治疗流程

标准化治疗流程详见图 18-3-2。

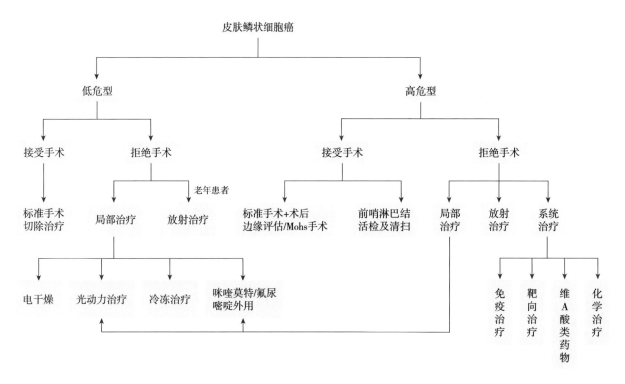

图 18-3-2　皮肤鳞状细胞癌标准化治疗流程

三、鲍恩病

鲍恩病为一种表皮内鳞状细胞癌，故又称原位鳞状细胞癌、皮肤原位癌、表皮内鳞癌。其特征是持续的、非隆起性的、红色鳞屑性斑片或斑块，侵袭性小。可逐渐增大，也可部分自行缓解。

（一）发病机制与临床表现

发病机制：①接触砷剂。部分病例有用砷剂病史，皮损处含砷量较高，且砷的摄入可比疾病发病早几十年。②病毒感染。可在 HPV 5 型引起的疣状表皮发育不良的基础上发生，但其与病毒的关系尚需进一步研究。③外界刺激。部分损害可在外伤或虫咬处发生。④色痣。因许多病损发生于原有色痣或痣细胞痣的基础上，故有色痣素质学说。⑤日光。在光暴露部位好发生皮损。⑥遗传因素。

本病多见于中年以上的人群，30~60岁，平均发病年龄为48岁。常发生于老年人光暴露部位皮肤。但是，年轻人明显光损伤或避光部位也会发生。鲍恩病早期为淡红或暗红色丘疹和小斑片，表面有少许鳞屑或结痂，一般无自觉症状，逐渐扩大后则常融合成大小不一、形状不规则的斑块，直径可达10cm以上，呈圆形、多环形、匍匐形或不规则形，皮损表面平坦，以角化过度和结痂多见，可见白色和淡黄色鳞屑，或棕色、灰色厚的结痂。强行将痂剥离，则显露湿润的糜烂面，潮红，呈红色颗粒状或肉芽状，高低不平，一般不易出血。损害边缘清楚，稍隆起。触诊时其边缘和底部较硬，边界明显。表面呈扁平或不规则高起，或呈结节状，底部少有浸润。虽然发生于手掌的持久性浅表溃疡可为本病的早期表现，但溃疡常为侵袭性生长的标志，故出现溃疡的病例更应提高警惕。在黏膜部位的损害可表现为点状、线状或不规则形，呈白色、红色或棕色斑片，表面粗糙不平，可呈息肉样增厚，若有糜烂和破溃，则有出现恶性变的可能性。

本病多为单发，但也有多发甚至广泛分布者。病程缓慢，出现后可迁延数年至数十年。绝大多数患者终身保持其原位癌状态，3%~5%的患者演变为浸润癌。此外，值得注意的是，有许多报道本病发生后若干年常并发内脏或皮肤肿瘤，其中包括呼吸道、消化道、泌尿生殖系统、淋巴网状组织系统、皮肤以及乳腺等肿瘤，故应定期随访。

（二）诊断与鉴别诊断

皮损表面为有鳞屑和结痂、边缘清楚并略高起的暗红色持久性斑片，则应考虑本病。主要通过活检发现特异性组织病理学病变才能确诊。鲍恩病组织病理主要表现为表皮角化过度、角化不全或伴有浅表结痂。通常表皮突延长增宽，基底细胞层仍完整，表皮与真皮界限清楚，肿瘤位于表皮内且几乎累及表皮全层，导致表皮各层细胞排列紊乱，大部分细胞不典型，表现为细胞的形态与大小不一致，胞核大而深染，可形成瘤巨细胞，核仁常较明显，胞质在核周可呈空泡状。角化不良、核异型性和细胞凋亡较为明显。常出现弥漫性融合性角化不全。附属器表皮细胞常出现不典型增生。本病的基底膜带是完整的，若有一小部分基底层有破溃，结果形成真正侵袭性生长的鳞状细胞癌。当癌变限于表皮时，一般不发生转移，而一旦发生侵袭性生长，则可能迅速发生转移，预后差。

早期皮损呈局限性红斑鳞屑性损害，故需要与局限性神经性皮炎、银屑病以及其他丘疹鳞屑性病变鉴别。特别是面部应用糖皮质激素制剂治疗不见好转者要考虑本病的可能性，但上述皮肤病无肿瘤性病变，故通过活检可以鉴别。

此外，还应与光线性角化病、砷角化病及佩吉特病相区别。光线性角化病皮损较小，而且基底层内有异形细胞（此两点同样也适用于对砷角化病的鉴别）；鲍恩病的角化不良、核异型性和细胞凋亡比光线性角化病更为明显；光线性角化病少见附属器表皮细胞不典型增生。佩吉特病虽然也有空泡化细胞，但角化不良少见，而且基底细胞通常被大的佩吉特细胞挤压得很扁。此外，佩吉特细胞与本病的空泡化细胞不同，其中含有过碘酸希夫染色（periodic acid-Schiff staining, PAS）阳性并且耐淀粉酶的物质。浅表型基底细胞癌也能出现类似本病的临床外观，但其边缘隆起呈荷叶边状是其特点，病理检查时两者鉴别无困难。

（三）治疗方法

本病患者的皮损可能发生侵袭性生长，而且一旦发生后转移率可达37%，故早期诊断、及时治疗十分重要。皮损不大时，最好通过外科手术切除。一般损害可采用冷冻、电灼、激光和光动力疗法（PDT）等治疗。其中，PDT在鲍恩病治疗中的疗效和美容性均较为满意，尤其是当皮损位于面部等难以手术的部位时，PDT可展现极佳的优势；PDT对鲍恩病皮损的清除率比冷冻或外用药物方案疗效更好；另外，移植术后出现鲍恩病的高危患者，PDT是一种起效迅速且疗效优异的治疗方案。

存在手术禁忌证、不能耐受或不愿进行手术的患者，可采用境界线、X线、镭和钴等放射治疗。但即使用浅层X线，也能发生放射性坏死，通常形成明显瘢痕。此外，本病并发或以后发生恶性肿瘤的可能性较大，故对这类患者确诊后应做全身检查并且需长期随访，以观察有无发生其他肿瘤的可能。

（四）病例展示

患者女性，62岁。10余年前无明显诱因枕部出现暗红色斑块，伴疼痛及瘙痒，外院诊断为"皮肤感染、脂溢性皮炎"等，给予外用药物（不详），瘙痒略好转，皮损逐渐增大，近期有局部渗出脓性分泌物（图18-3-3）。

【病情分析】①患者诊断为鲍恩病；②皮损面积较小，故先采取手术切除，再联合光动力疗法确保皮损完全清除；③皮损不肥厚，故不需要采用刮匙、CO_2激光等物理方法进行强化预处理。

【治疗方案】治疗前采用碘伏和生理氯化钠溶液清洁并消毒皮损及周边5cm区域。采用635nm红光照射，首次治疗能量密度为80J/cm^2，照射20分钟，治疗间隔10～14天，共治疗4次，能量密度逐次提升10J/cm^2，照射时间不变（视患者耐受情况可酌情调整治疗功率密度和照射时间，保证达到相应能量密度即可）。多次治疗后通过皮肤镜评估治疗效果，若6次治疗后皮损清除率未超过50%，则需更换治疗方法。

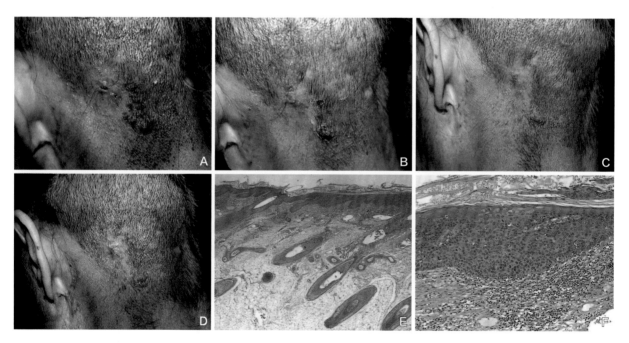

图18-3-3 鲍恩病病例

患者女性，62岁。A. 光动力治疗前；B. 治疗1次后；C. 治疗2次后；D. 治疗3次后；E、F. 病理图片。

（五）标准化治疗流程

标准化治疗流程详见图 18-3-4。

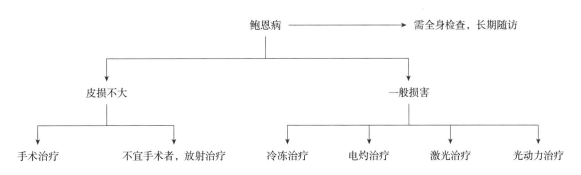

图 18-3-4　鲍恩病标准化治疗流程

四、光线性角化病

光线性角化病（actinic keratosis，AK）又称日光角化病（solar keratosis）、老年性角化病（keratosis senilis），是日光长期暴晒损伤皮肤所引起的一种癌前期损害。中老年皮色白皙者容易发病。皮疹多见于面、耳、手背和前臂等部位。有时可发展成皮肤鳞状细胞癌（cSCC），但风险较低。

（一）发病机制与临床表现

发病因素方面，分为环境及个体因素。环境因素主要指紫外线暴露，紫外线可引起细胞基因突变、皮肤慢性炎症、免疫抑制等，最终导致角质形成细胞异常增殖。皮肤吸收紫外线越多，AK 患病风险越高。AK 的 5 个独立个体危险因素为年龄、性别、皮肤类型、皮肤肿瘤病史及户外工作史。皮肤白皙的人群（Fitzpatrick Ⅰ型和Ⅱ型皮肤）更易患 AK，Fitzpatrick Ⅲ型和Ⅴ型皮肤 AK 的发病率无显著性差异。免疫抑制人群，如器官移植或长期服用细胞毒性药物患者，更易患 AK，且更易进展为 cSCC。有 AK 病史者也更易患 AK。发病机制方面，老年人 DNA 损伤积累和 DNA 修复功能低下，导致 AK 好发于老年人。既往研究表明，与正常皮肤相比，AK 组织细胞表现出更少的增殖抑制与凋亡，这可能与其中抑癌基因 TP53 表达下调有关。此外，紫外线可能通过上调基底膜及细胞外基质降解相关的基质金属蛋白酶 2（MMP2）和 MMP9 表达，促进 AK 进展。

AK 是临床最常见的皮损之一，呈慢性经过。日晒皮肤上开始发生散在的正常皮色或淡红色扁平丘疹或小结节；也有界限不清的红斑、色素斑或毛细血管扩张；仅有轻微界限不清的鳞屑而无可见红斑的病例，诊断线索是有日光损伤的背景。皮疹轻微隆起，米粒至蚕豆大，圆形或不规则形，边缘正常或有炎症现象，表面疣状增殖，质硬，可呈斑块，表面多覆盖黏着性痂屑。不久后皮疹转变为黄褐色或黑褐色，表面干燥，角化显著，有固着于基底的硬痂，不易剥离。若强行除去，可见轻度出血。皮疹常单发，有时多发，多发性 AK 患者皮肤光老化程度通常比较严重，进展为 cSCC 风险升高。超过 80% 的 AK 发生于紫外线累积量最多的部位，如头皮秃发区、耳郭上部、面部、手背和前臂伸侧。一般无自觉症状或有轻痒，皲裂时有感痛。常与老年性皮肤萎缩、干燥和色素沉着伴发。AK 可能会自发消退，但随后会再次出现在相同位置。少数病例炎症显著，或形成糜烂、溃疡而继发皮角或鳞状细胞癌，转变为鳞状细胞癌的概率为 0.01% ~ 16.00%。

根据临床形态不同，AK 可分为角化过度型、色素型、苔藓样型、萎缩型、皮角型及光线性唇炎型。其中光线性唇炎是特殊类型 AK，表现为口唇脱皮、裂隙、溃疡和 / 或局灶性角化过度，95% 的患者皮损发生于下唇，进展为 cSCC 的概率为 10% ~ 30%，高于其他部位。国外报道约 95% 的口唇部 cSCC 由光线性唇炎进展而来。色素型 AK 常缺乏红斑，有过度色素沉着或网状外观。苔藓样型 AK 皮损与典型 AK 相似，但皮损基底部周围红斑更加明显。萎缩型AK表面改变通常轻微，但可见到粉色至红色有轻微鳞屑的斑疹或斑片。

（二）诊断与鉴别诊断

1. 诊断　根据临床特征和组织病理，本病不难诊断。进行病理检查的主要指征：临床诊断不明，直径＞1cm的病变，出血、溃疡或硬结，皮损快速生长；次要指征：皮损伴有剧烈瘙痒、疼痛和明显角化过度等表现。某些特殊部位（如口唇）的皮损由于发生侵袭危险性高，需要进行组织病理学检查。

病理分型有助于指导AK的治疗和判断预后。虽然AK的组织病理学亚型各有特点，但多数情况下表现为异型角质形成细胞从轻度基底层排列紊乱到全层表皮结构紊乱呈原位鳞状细胞癌的连续谱系结构，并常伴角化过度和角化不全。常见的AK病理亚型如下。

（1）角化过度型：表现为角化过度，间有角化不全，颗粒层灶性增厚或消失。棘层肥厚，所有棘细胞排列紊乱，有的细胞呈多形性，其胞核有间变。表皮中部有一些角化不良的细胞。基底细胞的胞核常紧密聚集。尚有不典型基底细胞群不规则分枝延伸至真皮上部。表皮嵴不规则向下延伸。真皮乳头增粗的胶原纤维和扩张的毛细血管垂直于皮肤表面。

（2）萎缩型：表皮萎缩，轻度角化过度，不典型细胞主要在基底层，核大、深染，排列紧密。有时不典型细胞可向真皮内呈带状或管状增生或围绕毛囊和汗管导管上部，状如管套，其与正常上皮有明显划分。

（3）棘层松解型：在紧接表皮基底层中不典型细胞上方，见裂隙或腔隙，其中有少数棘突松解细胞。裂隙上方有不同程度不典型细胞，较基底层少。间变细胞常向基底层呈芽状或管状扩张至真皮上部。在真皮上部毛囊和汗腺导管的基底层内可见棘突松解现象。

（4）苔藓样型：可出现真皮-表皮交界处及真皮乳头致密的带状淋巴细胞浸润。

（5）色素型：表皮内色素显著增多，尤见于基底层。黑色素可见于不典型细胞内，或只见于黑色素细胞及其树突内。真皮上部有多量噬黑色素细胞。

（6）鲍恩样型：与表皮原位癌相似，但不侵袭末端毛囊和汗腺导管。

（7）光线性唇炎型：发生在皮肤黏膜交界处，伴或不伴炎症反应。

2. 鉴别诊断　AK临床表现呈谱系，需与鲍恩病及cSCC、基底细胞癌、脂溢性角化病、盘状红斑狼疮、恶性雀斑样痣等相鉴别，通过上述辅助检查以及组织病理学检查可以鉴别。值得注意的是，皮肤光老化相关疾病常与AK伴发。

（三）治疗方法

现有治疗方法主要包括局部治疗和系统治疗。局部治疗包括光动力疗法、外用药物治疗、物理治疗和局部手术切除。系统治疗以口服维A酸类药物为主。多发性AK存在区域性癌变，因此除针对已有皮损进行治疗外，对整个光老化显著的皮肤进行区域化治疗非常重要，有利于减少AK的新发和再发。物理治疗和局部手术切除仅针对已有皮损治疗。光动力疗法、局部外用药物治疗可直接去除皮损，亦可用于区域化治疗。系统治疗适用于多发性AK区域癌变或高危患者的区域化治疗。

1. 局部治疗

（1）光动力疗法（PDT）：目前国内适合用于AK的光敏剂仅有氨基酮戊酸（ALA）。ALA-PDT可作为AK的首选治疗方法之一，尤其适用于头面部、多发性或大面积AK的治疗，对AK的复发以及其他光老化性皮肤病有一定预防作用。唇部、眼睑及耳部等部位皮损，美容需求较高可首选ALA-PDT。ALA-PDT前，可采用刮匙刮除痂皮，微针、梅花针及CO_2点阵激光做预处理，以促进药物渗透吸收，尤其是角化过度明显或肥厚的皮损更需要预处理。

（2）外用药物治疗：①咪喹莫特。推荐用于多发的头面部AK皮损。5%咪喹莫特乳膏使用方法为每周3次，连续使用4周，最多不能超过16周，每次使用面积＜25cm²。②氟尿嘧啶。目前报道的使用浓度包括0.5%、1%、2%和5%氟尿嘧啶乳膏。0.5%氟尿嘧啶推荐用于头面部

AK 的治疗。1%、2%、5% 氟尿嘧啶推荐用于头部、背部及前臂 AK 的治疗。免疫能力强的患者，建议使用 0.5% 氟尿嘧啶；免疫功能低下的患者，建议使用 5% 氟尿嘧啶。③双氯芬酸。治疗方案为含 3% 双氯芬酸的 2.5% 透明质酸凝胶，每天 2 次，至少使用 60～90 天。④维 A 酸类。临床多用于预防性治疗 AK。外用维 A 酸类包括 0.1% 及 0.3% 阿达帕林、0.1% 及 0.05% 维 A 酸、0.1% 异维 A 酸。

（3）物理疗法：①冷冻疗法。是单发或少量皮损且未发生区域癌变患者的首选治疗方法之一，或者用于区域化治疗后仍未消退的皮损。冷冻治疗操作快捷，同时也是那些希望避免侵入性手术患者的首选。并发症包括肥厚性瘢痕和炎症后色素改变。纤维瘢痕组织可能掩盖其下方复发的癌灶，造成肿瘤广泛浸润。②CO_2 激光 / 电干燥术。可用于去除皮肤浅表损害，角化过度型、单发皮损或者局部治疗抵抗的皮损可以选择使用。

（4）手术切除：手术切除主要适用于皮损较少、面积小的 AK 患者，特别是角化过度型、临床可疑 cSCC 癌变皮损及其他治疗抵抗的 AK 皮损。手术方式包括扩大切除、Mohs 显微描记手术等。

2. 系统治疗　口服维 A 酸类药物可以有效清除并预防皮肤肿瘤的发生，适用于多发性 AK 区域癌变或高危患者，如免疫抑制或遗传疾病、移植、着色性干皮病或痣样基底细胞癌综合征患者。

（四）病例展示

患者男性，36 岁，右颞部红斑 3 年余，无自觉症状（图 18-3-5）。

【病情分析】①患者诊断为 AK；②面部单发 AK，可首选光动力疗法以彻底消除皮损、减少复发，但相应部位皮肤薄嫩，故能量密度不宜过大；③皮损不肥厚，故不需要采用刮匙、CO_2 激光等物理方法进行强化预处理。

【治疗方案】治疗前采用碘伏和生理氯化钠溶液清洁并消毒皮损及周边 5cm 区域。采用 635nm 红光照射，首次治疗能量密度为 80J/cm^2，照射 20 分钟，治疗间隔 10～14 天，共治疗 4 次，能量密度逐次提升 10J/cm^2，照射时间不变（该患者年龄较轻，耐受性较好，故实际操作时可适当提高功率密度，缩短照射时间）。多次治疗后通过皮肤镜评估治疗效果，若 6 次治疗后皮损清除率未超过 50%，则需更换治疗方法。

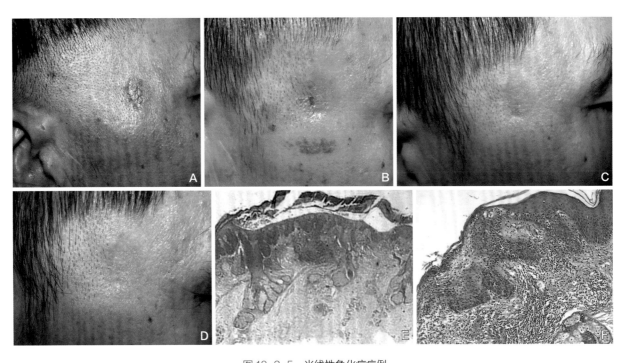

图 18-3-5　光线性角化病病例

患者男性，36 岁。A. 光动力治疗前；B. 治疗 1 次后；C. 治疗 2 次后；D. 治疗 3 次后；E、F. 病理图片。

（五）标准化治疗流程

标准化治疗流程详见图 18-3-6。

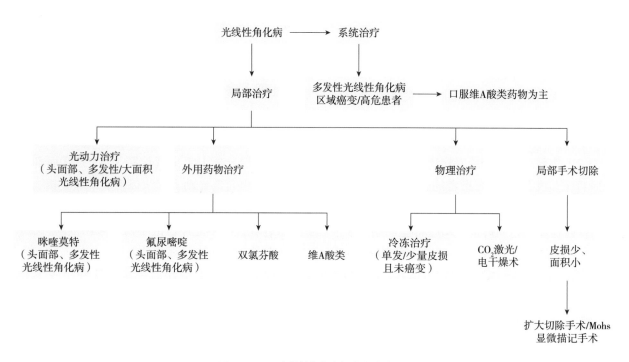

图 18-3-6　光线性角化病标准化治疗流程

（陈健儒）

▎参考文献

[1]　GORAI S, AHMAD S, RAZA S S M, et al. Update of pathophysiology and treatment options of seborrheic keratosis[J]. Dermatol Ther, 2022, 35(12): e15934.

[2]　余海，张佳丽，王丽丽，等. 脂溢性角化病临床皮肤镜及病理特点分析 [J]. 承德医学院学报，2021，38（3）：199-203.

[3]　高天文，李春英，黄慧. 脂溢性角化病 231 例临床及病理分析 [J]. 临床皮肤科杂志，2002，31（5）：279-281.

[4]　郑俏丽，王永东，朱可建. 色素性基底细胞癌 [J]. 临床皮肤科杂志，2020，49（3）：157-159.

[5]　KIM Y K, KIM D Y, LEE S J, et al. Therapeutic efficacy of long-pulsed 755-nm alexandrite laser for seborrheic keratoses[J]. J Eur Acad Dermatol Venereol, 2014, 28(8): 1007-1011.

[6]　郭琴，刘聪，刘佳. 超皮秒 532nm 激光治疗脂溢性角化病的疗效观察 [J]. 临床皮肤科杂志，2023，52（4）：237-239.

[7]　MCBRIDE A A. Human papillomaviruses: DIVersity, infection and host interactions[J]. Nat Rev Microbiol, 2022, 20(2): 95-108.

[8]　ZHU P Y, QI R Q, YANG Y, et al. Clinical guideline for the diagnosis and treatment of cutaneous warts[J]. J Evid Based Med, 2022, 15(3): 284-301.

[9]　OSMAN M A R, KASSAB A N. Carbon dioxide laser versus erbium:YAG laser in treatment of epidermal verrucous nevus: a comparative randomized clinical study[J]. J Dermatolog Treat, 2017, 28(5): 452-457.

[10]　ZHENG X Y, HE S J, LI Q, et al. Successful treatment of verrucous epidermal nevus with fractional micro-plasma radio-frequency technology and photodynamic therapy[J]. J Cosmet Laser Ther, 2018, 20(6): 357-359.

[11]　CANNAROZZO G, BONCIANI D, SANNINO M, et al. Dye laser treatment for darier disease: results of a case series[J]. Photomed Laser Surg, 2016, 34(7): 305-307.

[12]　O'BRIEN K F, FRICKE M A, KENT R A, et al. Laser treatment of darier disease: report of two cases and systematic

review of the literature[J]. J Lasers Med Sci, 2020, 11(4): 395-404.

[13] 周子芙，霍然. 色素痣的不同治疗方法及其研究进展 [J]. 中国美容医学，2022，31（5）：169-172.

[14] 张金凤，康晨曦，蒋巧娜，等. 汗管瘤的发病机制及治疗研究进展 [J]. 中国医疗美容，2020，10（6）：143-148.

[15] 陆晓逸，王枫荻，陈斌. 睑黄瘤的治疗现状及进展 [J]. 临床皮肤科杂志，2018, 47(12): 831-834.

[16] NORTHRUP H, ARONOW M E, BEBIN E M, et al. Updated international tuberous sclerosis complex diagnostic criteria and surveillance and management recommendations[J]. Pediatr Neurol, 2021, 123: 50-66.

[17] KOENIG M K, HEBERT A A, ROBERSON J, et al. Topical rapamycin therapy to alleviate the cutaneous manifestations of tuberous sclerosis complex: a double-blind,randomized,controlled trial to evaluate the safety and efficacy of topically applied rapamycin[J]. Drugs R D, 2012, 12(3): 121-126.

[18] CHRISTOPHER G, JONATHAN B, TANYA B, et al. Rock's textbook of dermatology[M]. 9th ed. New Jersey: Wiley Blackwell, 2016.

[19] 中华医学会皮肤性病学分会光动力治疗研究中心，中国康复医学会皮肤病康复专业委员会，中国医学装备协会皮肤病与皮肤美容分会光医学治疗装备学组. 氨基酮戊酸光动力疗法皮肤科临床应用指南（2021 版）[J]. 中华皮肤科杂志，2021，54（1）：1-9.

[20] 付阳雪，朱今巾，黄春艳，等. 光动力疗法在非黑色素瘤性皮肤肿瘤中的临床应用 [J]. 皮肤科学通报，2023，40（2）：213-220.

[21] 方姗，石磊，张国龙，等. 鲍恩病的光动力治疗 [J]. 临床皮肤科杂志，2023，52（5）：308-312.

[22] 王宏兵，王满香，万立，等. 基于多学科诊疗的《皮肤基底细胞癌诊疗专家共识（2021）》解读 [J]. 肿瘤防治研究，2023，50（4）：427-432.

[23] 陈虹颖，顾恒. 皮肤科光动力疗法共识指南比较与解读 [J]. 皮肤科学通报，2023，40（2）：174-179.

[24] 中华医学会皮肤性病学分会皮肤肿瘤研究中心，中国医师协会皮肤科医师分会皮肤肿瘤学组. 皮肤鳞状细胞癌诊疗专家共识（2021）[J]. 中华皮肤科杂志，2021，54（8）：653-664.

[25] SHALHOUT S Z, EMERICK K S, KAUFMAN H L, et al. Immunotherapy for non-melanoma skin cancer[J]. Curr Oncol Rep, 2021, 23(11): 125.

第十九章

瘢痕

瘢痕是皮肤科、整形科和烧伤科常见的皮肤疾病。创伤是瘢痕形成最常见的因素。但是在皮肤科，毛囊炎、痤疮、水痘、化脓性汗腺炎等感染性或慢性炎症性皮肤病愈后也常留有程度不等的瘢痕。瘢痕不仅影响皮肤美观，还会影响体表器官和功能及患者身心健康。瘢痕的发生机制尚未完全阐明，无痕愈合是瘢痕研究的最高追求，并于近年来在动物模型研究中取得了一定进展。瘢痕分类复杂，包括依据瘢痕形态分类、生长模式分类、形成时间分类等。瘢痕治疗方法多种，包括外用药物、物理治疗、口服药物治疗、光电治疗、手术治疗等。因此，理解瘢痕的发生机制，合理进行瘢痕分类，并采用个体化的治疗方案，才能有效治疗瘢痕。

第一节 瘢痕形成机制

瘢痕是由于外伤、烧伤、手术、痤疮、毛囊炎等因素导致的，累及深达真皮，甚至皮下组织损伤后不完全修复形成的产物。其主要的病理表现为成纤维细胞增殖和产生异常细胞外胶原。瘢痕形成是整个创伤修复过程中组成部分之一。当皮肤损伤达到一定深度和一定范围时，组织修复的必然结局就是瘢痕。但是外伤、烧伤和手术等创伤介导的瘢痕与痤疮、毛囊炎介导瘢痕形成的机制存在差异。

一、创伤愈合生理学过程和瘢痕形成

目前认为创伤愈合过程主要分为炎症期、增殖期和重塑期三个时期。①炎症期：大致为创伤后 1~3 天，主要表现为局部出血和渗出，血小板在伤口局部聚集，产生组胺、5- 羟色胺、激肽等血管活性物质引起血管收缩，发挥止血作用；此外，局部产生大量生长因子、趋化因子、纤

连蛋白等，包括血小板源性生长因子（PDGF）、转化生长因子（TGF）、表皮生长因子（EGF）和血管内皮生长因子（VEGF）等，主要诱导中性粒细胞和巨噬细胞，也包括肥大细胞、淋巴细胞在内的多种细胞参与炎症反应，并诱导伤口进入增殖期。②增殖期：大致为创伤后 3~14 天，早期为表皮角质形成细胞增殖、迁移和分化；真皮成纤维细胞迁移并转化成为肌成纤维细胞，收缩伤口。此外，成纤维细胞增殖并产生细胞外胶原、蛋白聚糖、弹力纤维，同时伴随真皮血管再生。③重塑期：大致为创伤后 1 周至 1 年，主要包括血管重塑和胶原重塑。早期，创伤部位产生大量的Ⅲ型胶原、纤连蛋白和血管形成肉芽组织，产生大量糖胺聚糖和蛋白聚糖，为成纤维细胞迁移、增殖提供良好环境。后期，局部产生基质金属蛋白酶、间质溶解素等，介导Ⅲ型胶原纤维逐渐被降解，Ⅰ型胶原比例逐渐增多，局部抗

张能力逐渐增加。术后 1 个月，由于胶原重塑抗张能力达到正常皮肤的 40%；术后 1 年，抗张能力较为稳定，最多达正常皮肤的 80%。此外，血管也通过蛋白酶的方式逐渐减少，接近正常皮肤（图 19-1-1）。

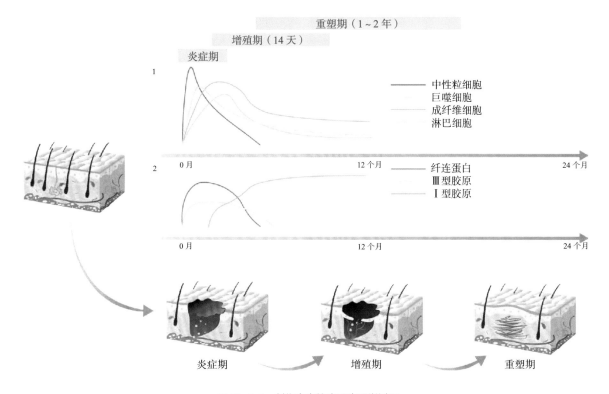

图 19-1-1　创伤愈合的病理生理学过程

1：中性粒细胞、巨噬细胞、成纤维细胞、淋巴细胞在创伤愈合的炎症期、增殖期及重塑期的变化趋势；
2：纤连蛋白、Ⅲ型胶原、Ⅰ型胶原在创伤愈合的炎症期、增殖期的变化趋势。

二、成纤维细胞机制

瘢痕形成与创伤愈合过程密切相关。成纤维细胞不仅是创伤愈合过程中构成肉芽组织的主要成分，也是瘢痕形成的主要效应细胞。在创伤愈合过程中，成纤维细胞首先增殖、迁移至创伤部位。在局部缺氧、炎症因子、细胞因子等作用下促进成纤维细胞向肌成纤维细胞转化，通过持续性表达 α- 平滑肌动蛋白，发挥收缩创面的作用。在创伤后第 4 周，创面部位的成纤维细胞发生凋亡，数量逐渐减少。此外，最新研究表明，在创伤愈合过程中，成纤维细胞通过表达不同的炎症介质谱，介导不同免疫细胞亚群的趋化，调控瘢痕形成过程。当成纤维细胞的特定亚群趋化中性粒细胞时，倾向于无痕愈合；当成纤维细胞的特定亚群趋化巨噬细胞时，倾向于瘢痕愈合。此外，随着成纤维细胞亚群研究认识，研究发现 Engrailed-1- 成纤维细胞在创伤愈合过程中发挥抑制瘢痕形成的作用，而 Engrailed-1+ 成纤维细胞发挥促进瘢痕形成作用，抑制 Engrailed-1 表达能够抑制瘢痕形成。因此，以 Engrailed-1 为靶点，有望成为无痕愈合的治疗新策略。

三、张力机制

临床研究和现象表明，瘢痕的发生发展情况与其出现在身体的具体部位密切相关，如前胸部、上臂三角肌部、肩部、上背部、双下颌、耳垂、腹部和关节伸侧是容易发生瘢痕增生或者增宽的部位；而头皮、眼睑、唇红、乳头、生殖器、掌跖部位不容易发生瘢痕。目前认为，这种解剖部位的瘢痕形成差异可能与不同部位的成纤维细胞的异质性密切相关。此外，不同部位上的机械张力差异也在瘢痕的发生和发展中发挥极其重要的作用。

目前学者普遍认为，张力与瘢痕的发生和发

展密切相关。1973 年，Borges 详细绘制出皮纹线，又称 Blaschko 线，其形成与皮肤张力密切相关。临床实践证明，当切口或伤口与皮纹线平行时，创缘张力最小，不容易发生瘢痕或瘢痕不明显；反之，则瘢痕明显。近年来，相关机制研究也获得突破性进展，成为瘢痕形成机制研究的热点。这些研究包括机械张力通过整合素信号通路、离子通道、与张力相关转录因子等机制调控成纤维细胞的活性，从而参与瘢痕形成。具体如下：①张力通过整合素信号诱导其受体胞内蛋白折叠构象变化，进而激活黏着斑激酶（focal adhesion kinase，FAK）- 细胞外信号调控的蛋白激酶（extracellular signal-regulated kinase，ERK）信号通路，导致成纤维细胞增殖和胶原的产生；②张力还可以通过机械牵拉直接介导细胞膜表面离子通道开放，包括瞬时受体电位通道 / 受体（Transient receptor potential，TRPC、TRPV、TRPM、TRPA、TRPP、TRPML）、机械门控阳离子通道（piezo-type mechanosensitive ion channel component，PIEZO）等，进而促进成纤维细胞增殖和产生细胞外胶原；③张力可通过整合素、生长因子等通路介导张力相关转录因子 Yes 相关蛋白（Yes-associated protein，YAP）/ 转录共激活因子（transcriptional co-activator with PDZ-binding motif，TAZ）等活化，诱导 Engrailed-1 表达，促进成纤维细胞增殖和产生细胞外胶原。而利用维替泊芬（verteporfin）靶向抑制转录因子 YAP 的活性，能够抑制 Engrailed-1 表达，促进无痕愈合。

四、血管内皮细胞机制

血管内皮细胞在瘢痕发生中也发挥重要作用。血管内皮细胞是创伤后肉芽组织的主要组成成分。在创伤后 8 小时，碱性成纤维细胞生长因子（bFGF）促进血管内皮细胞迁移至创伤局部。随后 VEGF 促进血管内皮细胞增殖，PDGF、FGF 等生长因子促进新生血管生成。当瘢痕进入重塑期，血管逐渐消退，形成白色成熟性瘢痕。在瘢痕形成早期，靶向血管进行光电治疗，能够明显抑制瘢痕增生，促进瘢痕成熟。因此，血管再生和消退在瘢痕的发生、发展中发挥重要作用。

五、免疫学机制

炎症也是瘢痕发生发展的重要因素。目前认为巨噬细胞、中性粒细胞、肥大细胞、嗜酸性粒细胞、淋巴细胞等都参与调控瘢痕形成，其中巨噬细胞发挥最关键的作用。巨噬细胞可分为 M1 型、M2 型、M1-M2 间变型以及 M1-M2 共表达型，其中 M2 型是介导瘢痕发生发展的主要亚型。M2 型巨噬细胞具有促进成纤维细胞增殖，促进胶原合成，诱导基质金属蛋白酶表达，促进成纤维细胞向肌成纤维细胞转化，促进血管再生等多种作用。近期研究表明，M2 型巨噬细胞主要参与瘢痕疙瘩和增生性瘢痕的发生发展，而 M1-M2 共表达型巨噬细胞主要诱导生理性瘢痕形成。

六、关键细胞因子及信号通路机制

在创伤愈合和瘢痕形成的过程中，以成纤维细胞增殖和产生细胞外胶原为主的病理生理学过程，受多种细胞因子和炎症因子的调控，包括 TGF-β、PDGF、FGF、CTGF 结缔组织生长因子（connective tissue growth factor，CTGF）等。其中 TGF-β 被认为是最关键的与纤维化相关的因子。TGF-β 家族细胞因子主要包括 3 个亚型：TGF-β1、TGF-β2 和 TGF-β3。TGF-β 受体包括 I 型和 II 型。目前认为 TGF-β1 是瘢痕发生发展的最重要的亚型，TGF-β2 也具有促进纤维化作用，而 TGF-β3 可能具有抑制纤维化作用。TGF-β 受体活化后主要激活成纤维细胞内的 Smad 信号通路来促纤维化过程。Smad2/Smad3/Smad4 复合体和 Smad1/Smad5/Smad8 是促纤维化信号通路，而 Smad7 和 Smad6 分别通过抑制 Smad2/Smad3/Smad4 复合体和 Smad1/Smad5/Smad8 活性发挥抗纤维化作用。此外 Smad 还可以与 ERK、AKT、mTOR 等信号通路存在相互作用，共同调控瘢痕的成纤维细胞功能。近年来，研究人员以 TGF-β-TGF-β 受体 -Smad 信号通路为核心，进行了大量的表观遗传学研究，包括微 RNA（microRNA）、DNA 甲基化、组蛋白乙酰化等机制，也衍生出了可能用于瘢痕治疗的潜在靶点。

总之，瘢痕的形成是多种细胞和多种介质因

子参与的复杂的生物学过程，最终导致真皮成纤维细胞增殖和产生细胞胶原能力的水平不同，形成不同类型以及程度不等的瘢痕（图19-1-2）。在胚胎、婴儿及成人黏膜部位外伤后常表现为无痕愈合，而成人皮肤损伤常出现程度不等的瘢痕。近年来研究认为，不同部位和人群的瘢痕程度不同可能与真皮成纤维细胞类型，以及其介导的炎症类型和炎症因子不同关系密切。无痕愈合是人们的理想，但仍需要更多的研究探索关键的细胞分子学机制。

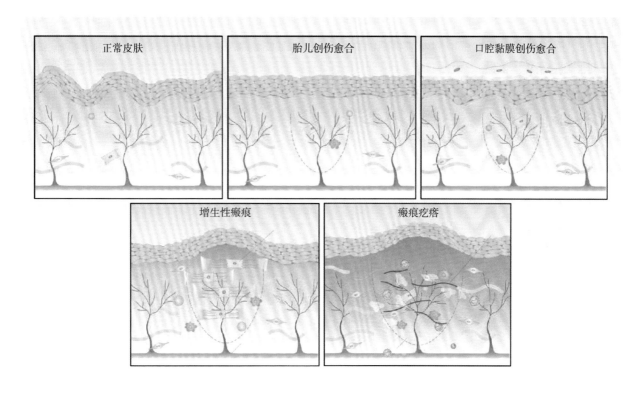

图 19-1-2　瘢痕病理学模式

七、痤疮瘢痕形成机制

痤疮、毛囊炎等介导的真皮损伤修复也会导致瘢痕形成。其中最常见的类型包括凹陷性萎缩性瘢痕和瘢痕疙瘩。有少量文献报道发现，痤疮患者在皮损局部毛囊周围炎持续时间越长，对真皮皮脂腺、毛囊及胶原纤维破坏性也越严重，从而更容易形成凹陷性瘢痕。在不容易发生痤疮后凹陷性萎缩性瘢痕患者的皮损丘疹中，其中性粒细胞、基质金属蛋白酶、促炎性细胞因子在1~3天达到高峰，3~7天基本恢复正常水平；而易于发生痤疮后凹陷性萎缩性瘢痕患者的皮损丘疹中，其中性粒细胞、基质金属蛋白酶、促炎性细胞因子等表达持续升高，在第7天仍处于较高水平，即使在丘疹形成3周内，肉眼可见的丘疹已经明显消退，但局部仍然可检测出浆细胞、淋巴细胞等炎症细胞的浸润。这些研究结果表明，痤疮、毛囊炎引发的持续性局部炎症反应可能导致真皮正常组织的持续性破坏，从而成为凹陷性萎缩性瘢痕形成的重要机制。

瘢痕不仅影响正常皮肤外观，还可引发局部瘙痒、疼痛等不适自觉症状。部分瘢痕可发生挛缩，导致局部畸形，甚至功能障碍。当瘢痕局部因为血液循环和神经营养不良等因素反复出现破溃时，继发瘢痕癌的危险系数也明显增大。

第二节　瘢痕分期、分型

一、瘢痕分期

瘢痕的形成过程通常与创伤愈合过程相辅相成，可分为增生期、消退期和稳定期。其中增生期主要包括创伤愈合的增殖期和重塑早期，而消退期包括创伤愈合的重塑中晚期，重塑期完成后瘢痕进入稳定期，最终形成扁平与正常皮肤平面接近，外观不平整的瘢痕。这种瘢痕形成是创伤修复过程的必然结果，因此称为生理性瘢痕。

二、创伤瘢痕分型

在生理性瘢痕形成的过程中，早期瘢痕表现为色红、增生、隆起外观，称为未成熟瘢痕；晚期瘢痕表现为色素减退、与正常皮肤高度基本一致，外观与正常皮肤接近，称为成熟性瘢痕。

当损伤皮肤在修复过程中受到内在因素和外在因素干扰时，如遗传因素、感染、延迟愈合等，导致修复过程出现异常，包括修复不良形成慢性、难愈性创面或凹陷性、萎缩性、挛缩性瘢痕，以及修复过度形成增生性瘢痕或者瘢痕疙瘩（图 19-2-1）。萎缩性瘢痕是一种最不稳定的瘢痕组织，通常发生于面积较大的Ⅲ度烧伤患者。萎缩性瘢痕极易发生在损伤深达脂肪层的大面积创面，尤其是未进行植皮治疗，而仅依靠创面边缘上皮生长完成创面愈合的患者。萎缩性瘢痕组织较薄，表面平坦，甚至低于正常皮肤表面，常伴色素减退，质地较硬，局部血液循环差，极易受到外力作用出现破溃和溃疡，反复发生溃疡极容易发生瘢痕癌。此外，由于其缺乏弹性，可能会对周围正常组织产生牵拉，导致局部畸形和功能障碍，进一步形成挛缩性瘢痕。

增生性瘢痕和瘢痕疙瘩是常见的病理性瘢痕。目前认为，创伤修复愈合过程中，内外因素导致局部持续的炎症状态，刺激真皮成纤维细胞持续增生，并产生大量的细胞外胶原，同时胶原降解水平降低，血管持续再生，最终形成增生性

瘢痕。增生性瘢痕通常与创伤严重程度密切相关，Ⅱ度以上的烧伤，深度烧伤后邮票状植皮后最易出现增生性瘢痕。总体而言，创伤深度越深、创面越大，越易引发增生性瘢痕。增生性瘢痕通常也经历增生期、消退期和稳定期，但是其增生期较未成熟瘢痕持续时间长，一般长达 6 个月，部分患者也可长达 1~2 年，甚至更长时间，但是增生性瘢痕最终转归主要是进入消退期和稳定期，逐渐形成较为扁平的成熟性瘢痕。增生性瘢痕的病理表现为局部肌成纤维细胞数量增多，增殖明显，产生大量的排列较规律的胶原纤维。

瘢痕疙瘩表现为瘢痕持续增生，超出创伤皮肤的表面，明显隆起，伴随明显的瘙痒和疼痛等不适症状。瘢痕疙瘩的形成与遗传因素和创伤因素均有关，其中遗传因素起主要作用。患者常因为轻微损伤，如蚊虫叮咬、局部注射疫苗、毛囊炎等导致瘢痕疙瘩发生。瘢痕疙瘩治疗难度大，易复发。其病理表现为间充质成纤维细胞数量增多，增殖明显，以及产生大量粗大、排列紊乱的胶原纤维。因此，瘢痕疙瘩常被称为良性增生性皮肤肿瘤。不同类型瘢痕鉴别要点总结见表 19-2-1。

挛缩性瘢痕是由于瘢痕引起局部功能障碍而命名的特殊瘢痕类型，其常因为瘢痕收缩导致局部外观改变和明显功能障碍。当瘢痕发生在四肢屈侧或者器官聚集的面部时，瘢痕由于挛缩对外观和功能的影响就更大。常见的临床表现包括睑外翻、唇外翻、张口受限、颏胸粘连、四肢关节挛缩畸形、运动功能障碍等。

此外，依据瘢痕的外观形态将瘢痕分为线状扁平瘢痕、片状扁平瘢痕、线状增生性瘢痕，片状增生性瘢痕、瘢痕疙瘩、凹陷性瘢痕、萎缩性瘢痕、挛缩性瘢痕、瘢痕癌。而仅依据瘢痕形状不同，瘢痕可分为凹陷性、凸起性、线状、碟状、桥状、蹼状、椭圆形、圆形、不规则片状等。此外，瘢痕常表现为形状、大小不等、薄厚

表 19-2-1　不同类型瘢痕鉴别要点

鉴别要点	生理性瘢痕	增生性瘢痕	瘢痕疙瘩
外伤史	有	有	不总是
起病	立即	立即	延迟
红斑	短暂	明显	多样性
外形	扁平	隆起	明显隆起
症状	无	有	有
范围	限于损伤皮肤内	限于损伤皮肤内	超出损伤范围
自发消退或好转	是	是	否
治疗反应	好	好	不好

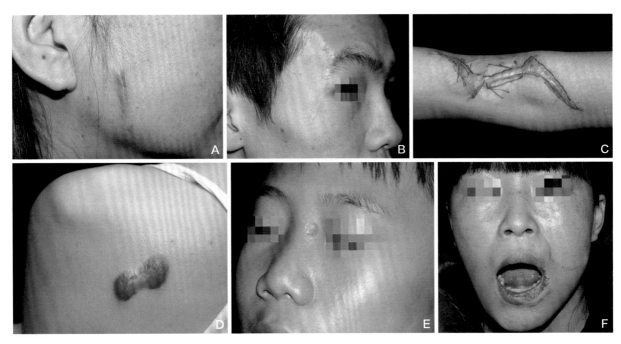

图 19-2-1　各种创伤瘢痕类型的临床表现
A. 未成熟性瘢痕；B. 成熟性瘢痕；C. 增生性瘢痕；D. 瘢痕疙瘩；E. 萎缩性瘢痕；F. 挛缩性瘢痕。

不一、色泽不定等特点，伴色素沉着、色素减退、充血等改变，其质地、弹性和韧性也具有极大差别。这些不同的分类标准和临床表现的复杂性提示，瘢痕的发生和发展与损伤原因、程度、范围、部位等因素密切相关。此外，这些不同类型的瘢痕对治疗方法的选择也有重要的临床指导意义。

三、痤疮瘢痕分型

痤疮、毛囊炎导致的瘢痕发生机制明显不同于创伤引发的瘢痕，因此在创伤修复领域，该类型瘢痕被称为特殊类型瘢痕，常表现为散在和多发性，因此患者主要就诊于皮肤科。痤疮、毛囊炎引发的瘢痕也常具有独特的特点和分布。临床研究发现，面部痤疮导致的瘢痕常为凹陷性萎缩性瘢痕，具体依据瘢痕形态，可分为冰锥型、车厢型和滚轮型（图 19-2-2）。

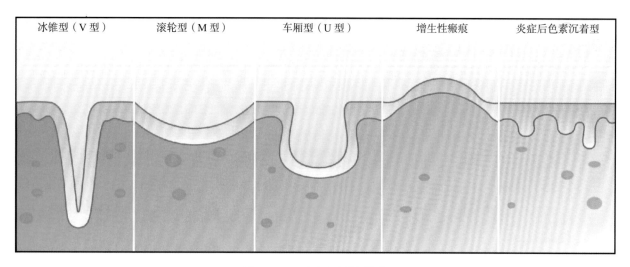

| 冰锥型（V型） | 滚轮型（M型） | 车厢型（U型） | 增生性瘢痕 | 炎症后色素沉着型 |

图 19-2-2　痤疮瘢痕分型模式

第三节　瘢痕治疗方法

瘢痕治疗的目标和原则：缩短瘢痕增生期时间，促进早期瘢痕成熟和稳定；改善晚期瘢痕的外观。瘢痕形成与创伤愈合过程密切相关，因此瘢痕治疗包括预防和治疗两个阶段。

一、切口选择和缝合技术

在选择切口时，应尽量与皮纹一致，确保皮肤各层次缝合能够对合良好，同时选择低免疫原性的缝线是减少瘢痕形成的重要条件。针对创面和张力较大的创面，适当采用减张缝合技术也能够显著减少瘢痕的形成。

二、压力疗法

可选择弹力绷带、弹力套等方式进行局部加压，减少瘢痕局部血供，预防瘢痕增生和挛缩，主要适用于增生性瘢痕的早期治疗，以及瘢痕疙瘩术后的辅助治疗。使用原则包括：①尽早应用，在创面愈合后可立即开始治疗；②压力适当且足够，在不影响肢体远端血供及患者可以耐受的情况下，压力越大越好，一般建议 24～30mmHg 为有效的治疗压力；③持续长期治疗，连续加压时间越长、效果越好，一般建议每天使

用时长超过 18 小时，每次解压时间不超过 30 分钟，疗程不少于 3 个月，坚持持续治疗半年以上，效果更佳。

三、外用药物治疗

硅酮类药物是广泛用于治疗瘢痕的外用药物，包括凝胶、敷贴、软膏、喷雾等不同剂型。这些药物有助于软化瘢痕，减轻瘢痕增宽等，尽管具体机制尚不完全清楚，在使用这些药物时需注意以下事项：伤口完全愈合后开始使用，涂抹时避免出现间断和空隙，每天使用 8～24 小时，使用时间越长效果越好，疗程至少在创伤修复后 3 个月。其他用于治疗瘢痕的外用药物包括复方肝素钠尿囊素凝胶，其中含有洋葱提取物和肝素成分，可以软化和缓解瘢痕。积雪苷和多磺酸黏多糖也可有效抑制瘢痕的形成。使用时，需要涂抹后充分按摩促进药物吸收，疗程同样建议在创伤修复后维持 3 个月以上。

糖皮质激素通过促进瘢痕成纤维细胞的凋亡抑制瘢痕增生，起治疗增生性瘢痕和瘢痕疙瘩的作用。《日本增生性瘢痕和瘢痕疙瘩治疗共识》提出，推荐糖皮质激素贴膜作为治疗增生性瘢痕

和瘢痕疙瘩的一线用药。此外，也可以使用糖皮质激素乳膏或软膏外用治疗，建议使用频率为每天 4 次。需要特别注意，发生在躯干部位由毛囊炎或痤疮诱发的瘢痕疙瘩，在使用糖皮质激素进行外用治疗时，避免涂抹至正常皮肤表面，以免导致继发性毛囊炎。

四、局部封闭治疗

局部封闭是治疗增生性瘢痕和瘢痕疙瘩见效快、疗效确切的方法。目前使用最多的局部封闭药物是糖皮质激素注射液，具有缓释作用，主要以局部药物作用为主。常用的药物包括曲安奈德混悬液和复方倍他米松注射液。此外，氟尿嘧啶、博来霉素等抗肿瘤药物也可以用于局部注射治疗瘢痕增生。在临床实践中，通常将糖皮质激素和抗肿瘤药物联合使用进行治疗。近年来，临床研究证实维拉帕米可以通过抑制成纤维细胞的细胞周期抑制瘢痕增生，也可作为瘢痕局部封闭治疗的联合用药。临床研究数据显示，单纯使用糖皮质激素局部封闭治疗的复发率高达 50%，联合抗肿瘤药物可有效降低复发率。局部封闭药物的具体浓度和配比以及治疗频率可以依据瘢痕增生的程度和治疗反应进行相应调整。总体原则是氟尿嘧啶的浓度需要低于 5mg/ml。维拉帕米单次最大剂量为 2ml（2.5mg/ml），每 3 周进行 1 次治疗。常见局部封闭药物具体原则见表 19-3-1。

表 19-3-1　氟尿嘧啶和糖皮质激素局部封闭药物
浓度和频率推荐

治疗药物	术后辅助治疗
氟尿嘧啶 0.6ml+2% 利多卡因 5ml，4 周 1 次	氟尿嘧啶 0.6ml+2% 利多卡因 5ml，4 周 1 次
氟尿嘧啶 0.6ml+ 曲安奈德 5ml+2% 利多卡因 1ml，间隔 2～3 周	氟尿嘧啶 0.3ml+ 曲安奈德 2～3ml+2% 利多卡因 2～3ml，间隔 2～3 周
氟尿嘧啶 0.1ml+ 复方倍他米松 1ml+2% 利多卡因 0.5ml，间隔 1 个月	氟尿嘧啶 0.1ml+ 复方倍他米松 0.5～1.0ml+2% 利多卡因 1～2ml，间隔 1 个月

注：氟尿嘧啶浓度为 25mg/ml；曲安奈德浓度为 10mg/ml；复方倍他米松浓度为 7mg/ml。

单纯局部封闭治疗的适应证为直径＜ 2cm

的瘢痕疙瘩、增生性瘢痕以及散在多发的瘢痕疙瘩，如果瘢痕疙瘩合并局部感染，首选手术切除，随后进行术后辅助治疗。局部封闭治疗也可以作为瘢痕疙瘩手术切除后的辅助治疗方法。糖皮质激素局部封闭治疗的不良反应主要包括注射疼痛、局部萎缩、坏死、痤疮毛囊炎加重、骨质疏松、水钠潴留、月经失调、免疫力降低以及库欣综合征等。抗肿瘤药局部封闭治疗不良包括白细胞减少、造血障碍、脱发、胃肠道反应、肝肾损伤等。此外，儿童、未成年人、妊娠期和哺乳期女性避免使用氟尿嘧啶进行局封治疗。使用氟尿嘧啶期间，男性和女性均不得备孕和生育，停药后 6 个月可考虑妊娠，治疗期间如果出现意外妊娠，不建议继续妊娠。

注射方法的注意事项是在瘢痕体部进行注射（图 19-3-1）。当瘢痕疙瘩质地较硬时，瘢痕体中央注射药物可能由于压力较大，无法达到有效药物浓度浸润，同时会增加注射疼痛，此时可以在瘢痕体的底部边缘进行首次注射，待组织明显变软时，再进行体部注射。治疗有效的标准为：经过 3～6 次治疗后，瘢痕体积缩小 30%～50%、症状减少＞ 50% 和患者充分满意。

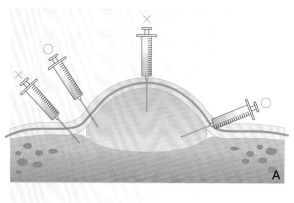

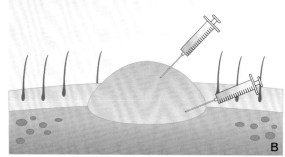

图 19-3-1　瘢痕疙瘩局部封闭治疗示意

A. 进针方向；B. 注射位置：当瘢痕疙瘩组织质地很硬时，首次选择瘢痕基底部边缘注射，之后可进行瘢痕体注射。

近年来研究发现，肉毒毒素可以有效缓解瘢痕局部的张力，抑制成纤维细胞合成胶原的过程。因此，肉毒毒素注射方式主要包括两种：①瘢痕两侧注射法（距离瘢痕两侧 0.3~0.5cm，间距 0.5~1.0cm，1~2U/点），该方法主要通过松解瘢痕两侧肌肉张力，改善瘢痕张力，抑制瘢痕增生和增宽，面颈部的肌肉是皮肌，而四肢没有皮肌，因此该方法适用于面颈部瘢痕的治疗；②瘢痕体部注射方法（2.5U/cm²，每月 1 次，3~5 次），肉毒毒素能够抑制成纤维细胞增殖和胶原的合成，因此该方法适用于增生性瘢痕和瘢痕疙瘩。一些研究发现，肉毒毒素皮损内注射联合糖皮质激素局部封闭治疗瘢痕疙瘩疗效优于糖皮质激素联合氟尿嘧啶。当进行联合治疗时，切勿将肉毒毒素和糖皮质激素进行混合，需要分别注射。一般建议先进行肉毒毒素微滴注射，注射后局部进行轻微加压按摩，以促进药物在组织内均匀分布，再进行局部封闭治疗。

五、口服药物治疗

《日本增生性瘢痕和瘢痕疙瘩治疗共识》推荐口服曲尼司特（100mg/次，每天 3 次）作为治疗增生性瘢痕和瘢痕疙瘩的有效口服药物，尤其适用于散在多发性瘢痕疙瘩的治疗，文献推荐的治疗疗程至少为 3 个月，甚至可长达 2 年以上。曲尼司特的主要不良反应包括肝损伤和膀胱炎，一般停药后可恢复。妊娠期女性禁止口服曲尼司特。

六、光电治疗

基于选择性光热作用原理，瘢痕的光电治疗主要分为两大类：以水吸收为主和以血红蛋白吸收为主的激光治疗。瘢痕病变主要以真皮胶原组成的结构排列异常为主，而真皮中基质和胶原中含有大量的水分，因此水吸收激光可以促进胶原的重塑和再生，改善瘢痕外观。此外，增生性瘢痕、瘢痕疙瘩和未成熟瘢痕中常伴随大量血管再生和扩张，因此靶向血红蛋白的激光治疗，可有效封闭血管、介导内皮细胞坏死，从而减少瘢痕组织的血供，有效地抑制瘢痕增生并促进瘢痕成熟。

靶向真皮基质胶原的激光类型主要包括剥脱性点阵激光、非剥脱性点阵激光、点阵射频、皮秒激光、等离子体等。其中剥脱性光电治疗是应用最早，使用最为广泛，疗效最确切的治疗方法，具体包括 CO_2 点阵激光、2 940nm Er:YAG 点阵激光、等离子体。剥脱性点阵激光和等离子体作用于皮肤组织后可引起组织气化作用，以及气化带周围组织受热后发生胶原的收缩和变性，最终促进 I 型胶原和弹力纤维的增加，促进瘢痕组织的重塑。2 940nm Er:YAG 点阵激光的水吸收明显高于 CO_2 点阵激光，因此，Er:YAG 点阵激光引起的剥脱更精准，周围组织热损伤更小，恢复时间短，色素沉着发生率较低。然而 2 940nm Er:YAG 点阵激光的穿透能力较 CO_2 点阵激光弱，其刺激胶原再生的能力也稍弱，因此更适用于浅表瘢痕的治疗。与此同时，CO_2 点阵激光穿透较深，易出现明显的结痂，治疗后色素沉着的发生率也明显升高。

等离子体是利用射频激发空气中氮气为等离子体，作用于皮肤后发挥热效应，导致局部皮肤组织气化剥脱和热损伤。点阵微等离子体射频技术（FMRT）是一种可以调控剥脱效应和热损伤比值的治疗手段，这种技术对表皮损伤较轻，产生中度的气化剥脱作用，具有较强的穿透深度，形成的热凝固带较窄，能够显著刺激胶原的再生。因此与 CO_2 点阵激光相比，FMRT 治疗后色素沉着的风险较低，其缺点是治疗疼痛较为明显。

非剥脱性点阵激光主要包括 1 440nm、1 540nm、1 550nm Er:Glass 激光、1 565nm、1 927nm 点阵激光。这些波长激光的水吸收系数明显弱于剥脱性点阵激光。同时表皮角质层含水量较真皮少，治疗时需配合皮肤冷却系统，因此非剥脱性点阵激光治疗后，表皮细胞和结构基本完整，真皮可出现凝固坏死、变性，胶原收缩等病理改变，无明显热损伤和气化作用。因此，非剥脱性点阵激光对胶原刺激重塑作用明显弱于剥脱性点阵激光，但是其治疗后修复时间较短，无明显结痂，误工期较短。非剥脱性点阵激光穿透深度与激光的水吸收系数相关，水吸收系数越大，穿透深度越浅；水吸收系数越小，穿透深度越深。

点阵射频治疗瘢痕也是通过射频加热真皮胶原，诱导胶原变性，促进胶原重塑，发挥治疗瘢痕的作用。黄金微针是目前临床应用最多的点阵射频设备，通过将射频治疗针的底端进行绝缘层包裹处理，进而减少射频热能对表皮的损伤。射频治疗无气化带和热损伤带，因此对胶原的重塑能力和非剥脱性点阵激光的疗效相似。

近年来研究发现皮秒激光也具有瘢痕治疗的作用。与传统的纳秒激光不同，皮秒激光的脉宽非常短，因此，其光声效应更强，非特异性光热效应就更小。组织病理学显示，皮秒点阵模式治疗瘢痕是通过光声效应，在真皮深部产生光压导致真皮出现空泡化改变，进而促进真皮胶原的再生和重塑。治疗后 3 个月组织病理可观察到局部弹力纤维、Ⅲ 型胶原、Ⅰ 型胶原和黏蛋白沉积，因此具有确切的瘢痕治疗作用。此外，泰国学者首次进行随机对照试验对比 1 064nm 皮秒点阵激光和 1 550nm Er:Glass 非剥脱性点阵激光治疗面部凹陷性痤疮瘢痕，结果发现两种方式治疗效果无明显差别。尽管 1 064nm 皮秒点阵激光治疗后局部可出现瘀点或点状出血，但两者在红斑和炎症后色素沉着的发生率差异无统计学意义。

综上所述，以靶向胶原为主的光电激光主要作用机制是促进真皮胶原、弹力纤维等组织的新生和重塑，因此该类光电治疗主要适用于生理性瘢痕、凹陷萎缩性瘢痕的治疗。光电干预治疗越早，疗效越好，外观改善越明显。治疗的主要终点反应是局部水肿、剥脱性点阵激光可出现局部结痂。在临床实践中，需要根据瘢痕的分期、解剖部位、患者皮肤类型、瘢痕形态等多方面综合考虑治疗方案和具体参数，同时应注意避免能量密度过大刺激成纤维细胞的过度增殖，促使瘢痕加重。

靶向血红蛋白、封闭血管的光电治疗主要包括 585nm 或 595nm 脉冲染料激光（PDL）、长脉冲 1 064nm 激光、强脉冲光。该类激光主要适用于合并红斑或毛细血管扩张的未成熟瘢痕、增生性瘢痕和瘢痕疙瘩。585nm 或 595nm PDL 接近血红蛋白的吸收峰值，研究发现使用中低能量 595nm PDL 不仅能够明显改善瘢痕红斑，还

可以改善瘢痕厚度和柔韧度，但是高能量易导致瘢痕增生加重，推荐治疗间隔为 1～2 个月。长脉冲 1 064nm 激光也在血红蛋白吸收峰值附近，其治疗深度明显大于 595nm PDL，但是由于该波长非特异性较强，更容易引起表皮损伤进而加重瘢痕。需要注意的是，利用该类激光治疗瘢痕疙瘩仅作为辅助治疗方式，建议联合外用药物或局部封闭进行治疗，或者作为术后切除预防复发的治疗策略。

强脉冲光是一种连续的、多波长的、非相干性光，其波长范围为 400～1 200nm 的强脉冲光（IPL）或者 500～600nm 的窄谱强脉冲光（DPL）。其治疗瘢痕的机制也是通过选择性光热作用原理，利用不同滤光片选择血红蛋白吸收峰附近的波长进行靶向瘢痕血管封闭的治疗，强脉冲光的长波段还可作用于真皮胶原，促进胶原重塑。其优势在于波段可选择、脉宽可调节，对表皮损伤较小。该类激光治疗主要适用于合并红斑或者血管扩张的未成熟瘢痕和增生性瘢痕，对瘢痕疙瘩治疗作用较差。建议治疗间隔 1～2 个月，多次重复治疗。

综上所述，靶向血管的光电治疗主要适用于合并红斑或者毛细血管扩张的瘢痕。然而在治疗时，仍需要对瘢痕进行整体评估，选择合适治疗参数，并采用联合、序贯的治疗方案。临床研究已经证实，在治疗早期未成熟瘢痕中，595nm PDL 和非剥脱性点阵激光在改善瘢痕总体评分上无显著性差异，但是 595nm PDL 对瘢痕红斑改善效果更为明显，而非剥脱性点阵激光在改善瘢痕的平整度和柔韧度方面效果更佳。此外，利用点阵激光联合强脉冲光治疗未成熟瘢痕疗效优于单独点阵激光治疗。谭军教授研究发现，在治疗烧伤引发的大面积增生性瘢痕时，使用 595nm PDL 联合 CO_2 点阵激光进行序贯治疗能够明显抑制瘢痕增生，改善瘢痕红斑、硬度、厚度等。此外，在治疗瘢痕疙瘩时，局部封闭与 595nm PDL 的联合治疗效果明显优于单独局部封闭治疗，复发率也显著降低。需要注意的是，当两者联合时，建议首先进行 595nm PDL 治疗，随后立即进行局部封闭治疗。

七、放射治疗

浅层 X 线、电子线和近距离放疗均可以通过抑制成纤维细胞增殖，促进其凋亡，抑制其产生细胞外胶原的机制，发挥抑制瘢痕增生的作用。因此放射治疗在瘢痕疙瘩的治疗中逐渐被重视，并已经成为瘢痕疙瘩手术后首选辅助治疗方式。根据荟萃分析结果显示，术后联合不同放疗方案治疗瘢痕疙瘩 1 年后复发率为：近距离放疗＜电子线＜浅层 X 线。

手术联合放射治疗的适应证包括直径＞2cm 的瘢痕疙瘩，合并感染或反复溃疡的瘢痕疙瘩，以及中大型瘢痕疙瘩可以手术切除并进行同期创面修复的患者。有日本学者认为，如果患者年龄超过 60 岁，无法耐受手术和局部封闭治疗，也可以选择单纯的放射治疗。

瘢痕疙瘩手术后最佳的放疗时机是术后 24～48 小时，最晚不超过 72 小时。放射治疗范围是创面周围扩大 0.5～1.0cm。不同部位瘢痕疙瘩的复发率和反应率不同，因此，不同部位的放疗剂量也不同。总体原则是总剂量不超过 30Gy。《日本增生性瘢痕和瘢痕疙瘩治疗共识》建议方案为：胸背部、肩胛部、上肢和耻骨联合上区建议 20Gy、4 次、4 天；耳垂建议 10Gy、2 次、2 天；其他部位 15Gy、3 次、3 天。近年来，有基础研究发现减少剂量分割和总剂量，增加单次照射剂量对成纤维细胞的抑制作用和促进凋亡作用更强。日本学者也发现，高发部位 18Gy、3 次、3 天；耳垂 8Gy、1 次、1 天；其他部位 15Gy、2 次、2 天的放疗方案治疗瘢痕疙瘩，其复发率低于传统方案。术后成纤维细胞增殖和功能在术后 3 天内最为活跃，此时放疗对成纤维细胞增殖和功能的抑制效果也最佳，因此不推荐单纯的放射治疗。如果老年患者不能耐受手术可以考虑单纯放疗，方案为 24～30Gy、4～5 次、2～5 周或者 37.5Gy、5 次、5 周。

目前文献报道放射治疗瘢痕疙瘩的主要不良反应主要包括局部红斑、瘙痒和放射性皮炎。有个别病例报告，术后数年出现局部皮肤肿瘤，但是由于皮肤肿瘤发生因素复杂，因此瘢痕疙瘩放射治疗与肿瘤发生之间的相关性尚无大数据的论证支持。但是放疗科医师建议，瘢痕疙瘩放射治疗在乳腺、甲状腺和性腺等部位禁忌；在关节部位和腮腺应该尽量避免；育龄期女性在下腹部和耻骨联合上区部位应该慎用放射治疗。此外，临床研究显示儿童接受 20Gy 照射治疗后，甲状腺癌和乳腺癌的发生风险分别增加 5.92 和 3.25 倍。因此，《日本增生性瘢痕和瘢痕疙瘩治疗共识》提出 16 岁以下的未成年人和儿童禁忌放射治疗。

八、手术治疗

不同类型的瘢痕手术治疗原则和时机不同。增生性瘢痕处于进展期不建议手术治疗，但若伴有严重的功能障碍和影响生长发育时，如睑外翻、张口受限、运动障碍等，应该尽早进行手术治疗。挛缩性瘢痕应该尽早进行手术治疗。瘢痕表面反复溃疡也需尽早手术治疗，不需要等待创面愈合。瘢痕疙瘩直径＞2cm 的较大皮损尽量选择手术治疗；同时合并局部感染，牵拉畸形也建议首选手术治疗。直径＜2cm 瘢痕疙瘩反复多次规律局部封闭治疗疗效不满意者也可以选择手术治疗。

此外，根据瘢痕的形态、部位和大小等不同特点，可选择不同的手术治疗方式。然而，总体原则包括选择切口顺应皮纹、最大限度降低局部张力、彻底止血、分层缝合，并适当加压包扎。瘢痕疙瘩患者，术后需要联合辅助治疗以预防复发。具体手术方法包括直接切除缝合（Z 成形术和 W 形切口缝合等）、瘢痕内核切除术、局部皮瓣转移术、皮肤软组织扩张术、远位皮瓣转移术、皮片移植术、瘢痕皮回植术、凹陷性瘢痕注射填充术等多种选择。

第四节 瘢痕评估方法

瘢痕分类较多，同时也有较多的评分方法。在实际临床和研究工作中，我们可以采用不同评分方式进行评估。

一、外伤瘢痕评分方法

温哥华瘢痕评分（Vancouver scar scale，VSS）是使用最早的瘢痕评分量表（表 19-4-1）。主要对单个瘢痕皮损的临床表现进行评估。患者与观察者瘢痕评估量表（patient and observer scar assessment scale，POSAS）瘢痕评分在温哥华量表基础上进行了改良完善，分别从医师和患者本人两个角度进行评估，增加了粗糙度和表面积两个皮损评估参数、患者自觉症状和瘢痕变化情况，增大了评分的跨度。目前 POSAS 瘢痕评分是临床研究较公认的瘢痕的评估方法（表 19-4-2）。以上两个评分量表较适用于各类型瘢痕非手术治疗前后的评估。但是其仍存在一定的局限性，不适用手术切除患者的评估。

表 19-4-1 温哥华瘢痕评分量表

色素情况	血供情况	瘢痕柔韧度	瘢痕高度
接近正常肤色：0 分	接近正常皮肤：0 分	正常：0 分	接近正常皮肤：0 分
色素减退：1 分	呈粉红色：1 分	柔软，稍有阻力：1 分	与正常皮肤差距 ≤ 2mm：1 分
混合色素：2 分	呈红色：2 分	较柔软，不能抵抗压力：2 分	与正常皮肤差距 > 2mm 且 ≤ 5mm：2 分
色素加深：3 分	呈紫红色：3 分	较坚硬，能抵抗压力：3 分	与正常皮肤差距 > 5mm：3 分
		瘢痕呈条索状，但不限制关节运动：4 分	
		挛缩变性，限制关节行动：5 分	

表 19-4-2 患者与观察者瘢痕评估量表

观察者评估量表

参数	①	②	③	④	⑤	⑥	⑦	⑧	⑨	⑩
血管分布	○	○	○	○	○	○	○	○	○	○
色泽	○	○	○	○	○	○	○	○	○	○
厚度	○	○	○	○	○	○	○	○	○	○
粗糙度	○	○	○	○	○	○	○	○	○	○
柔软度	○	○	○	○	○	○	○	○	○	○
表面积	○	○	○	○	○	○	○	○	○	○
总体评价	○	○	○	○	○	○	○	○	○	○

注：① = 正常皮肤，⑩ = 最差情况。

患者评估量表

参数	①	②	③	④	⑤	⑥	⑦	⑧	⑨	⑩
过去几周，瘢痕是否疼痛？	○	○	○	○	○	○	○	○	○	○
过去几周，瘢痕是否瘙痒？	○	○	○	○	○	○	○	○	○	○
瘢痕的颜色是否与你的正常皮肤存在差异？	○	○	○	○	○	○	○	○	○	○

参数	①	②	③	④	⑤	⑥	⑦	⑧	⑨	⑩
瘢痕硬度是否与你的正常皮肤存在差异？	○	○	○	○	○	○	○	○	○	○
瘢痕的厚度与你的正常皮肤存在差异？	○	○	○	○	○	○	○	○	○	○
瘢痕是否较你的正常皮肤更为不规则？	○	○	○	○	○	○	○	○	○	○
相比于正常皮肤，你对瘢痕的总体评价	○	○	○	○	○	○	○	○	○	○

注：① = 否，完全没有，⑩ = 是，完全如此。

2018 年《日本增生性瘢痕和瘢痕疙瘩治疗共识》提出了增生性瘢痕和瘢痕疙瘩评估量表（classification and evaluation of keloids and hypertrophic scars，JSS）（表 19-4-3）。该量表主要包括三个板块，分别是危险因素、皮损评估以及治疗前后评估。更适合瘢痕疙瘩和增生性瘢痕的病程变化和预后转归的评估，为瘢痕的个体化治疗奠定了基础。

表 19-4-3　日本增生性瘢痕和瘢痕疙瘩评估量表评分标准

危险因素			治疗前后评估			
人种	黑人	2分	瘢痕硬度			
	其他	1分	0分：无	1分：轻度	2分：中度	3分：重度
	白人	0分	瘢痕高度			
家族遗传倾向	明确	1分	0分：无	1分：轻度	2分：中度	3分：重度
	不明确	0分	瘢痕红斑			
数量	多发	2分	0分：无	1分：轻度	2分：中度	3分：重度
	单发	0分	瘢痕周围红晕			
部位	上胸、肩背、耻骨上	2分	0分：无	1分：轻度	2分：中度	3分：重度
	其他	0分	疼痛和压痛			
发病年龄	0~30岁	2分	0分：无	1分：轻度	2分：中度	3分：重度
	31~60岁	1分	瘙痒			
	>60岁	0分	0分：无	1分：轻度	2分：中度	3分：重度
发病诱因	不明确	3分	总分：0~18分			
	创伤史	0分				
症状						
面积	>20cm²	1分				
	<20cm²	0分	备注： 轻度：症状存在，累及皮损面积< 1/3，或者偶尔出现 重度：症状存在，累及全面皮损面积，或者持续存在 中度：介于轻度和重度之间			
垂直生长	明确存在	2分				
	不明确	0分				
水平生长	明确存在	3分				
	不明确	0分				
形状	典型（哑铃形）	3分				
	其他	0分				

危险因素			治疗前后评估
周围红斑	明确存在	2分	
	不明确	0分	
自觉症状	经常出现	2分	
	偶尔出现	1分	
	无	0分	
总分 0～25 分			
备注： 0～5分：成熟瘢痕：低风险 6～15分：增生性瘢痕：中风险 16～25分：瘢痕疙瘩：高风险			

二、痤疮瘢痕评分方法

与外伤瘢痕不同，痤疮和毛囊炎常可导致面部凹陷性萎缩性瘢痕。因此痤疮凹陷性萎缩性瘢痕的评估方法具有独特的表现模式，以下主要介绍两种痤疮瘢痕的评分标准。整体痤疮瘢痕严重等级（global acne scaring grading）评分标准更适合在门诊进行评估，评价模式简单便捷，可以对痤疮瘢痕的严重程度进行直接分度（表 19-4-4）。痤疮瘢痕临床评分量表（echelle d'evaluation clinique des cicatrices d'acne，ECCA）评分是根据痤疮的类型、数量进行评分，更适合治疗前后的有效性评估（表 19-4-5）。

表 19-4-4　整体痤疮瘢痕严重等级评分标准

级别	严重程度	临床表现
1 级	斑片	红斑、色素沉着斑或色素减退斑（色素性问题）
2 级	轻度	增生性或者萎缩性瘢痕，≥50cm 距离看不清，化妆后、剃须后或者正常剃毛可以遮盖
3 级	中度	增生性或者萎缩性瘢痕，≥50cm 距离可看到，化妆后、剃须后或者正常剃毛不能遮盖，萎缩性瘢痕通过人工牵拉皮肤可以变平
4 级	重度	增生性或者萎缩性瘢痕，≥50cm 距离可明显看到，化妆后、剃须后或者正常剃毛不能遮盖，萎缩性瘢痕通过人工牵拉皮肤不能变平

表 19-4-5　痤疮瘢痕临床评分量表评分

皮损类型	加权指数（a）	定量评分（b）	等级（a×b）
V 型萎缩性瘢痕，直径＜2mm，点状	15	0 分＝无；1 分＝少量； 2 分＝中等量；3 分＝大量	——————
U 型萎缩性瘢痕，直径 2～4mm，边缘陡峭	20	0 分＝无；1 分＝少量； 2 分＝中等量；3 分＝大量	——————
M 型萎缩性瘢痕，直径＞4mm，不规则	25	0 分＝无；1 分＝少量； 2 分＝中等量；3 分＝大量	——————
表面弹力纤维断裂	30	0 分＝无；1 分＝少量； 2 分＝中等量；3 分＝大量	——————
总计 1			
增生性炎症性瘢痕，病程＜2 年	40	0 分＝无；1 分＝少量； 2 分＝中等量；3 分＝大量	——————
瘢痕疙瘩，增生性瘢痕，病程＞2 年	50	0 分＝无；1 分＝少量； 2 分＝中等量；3 分＝大量	——————
总计 2			
总计 1+2			

第五节　不同瘢痕的治疗策略

一、生理性瘢痕

生理性瘢痕可分为成熟性瘢痕和未成熟瘢痕。总的治疗原则和目标是早期抑制瘢痕过度增生，促进瘢痕成熟，改善晚期瘢痕外观。因此，建议创面修复后，尽早进行瘢痕干预治疗。国内外瘢痕治疗的专家共识均将硅酮类外用药物治疗作为早期未成熟瘢痕治疗首选方法。此外，积雪苷、复方肝素钠尿素凝胶和多磺酸黏多糖乳膏也可以用于早期瘢痕治疗。然而，需要特别注意的是，外用药物一定要坚持长期治疗，疗程不少于3个月。另外，外用药物治疗仅仅适用未成熟瘢痕治疗，对于成熟性瘢痕，任何外用药物均无效。

1．未成熟瘢痕的治疗　早期光电干预是改善瘢痕疗效最为确切的治疗方法，但需要根据瘢痕的临床表现选择不同的治疗策略。建议未成熟瘢痕合并明显红斑的皮损，首选595nmPDL、非剥脱性点阵激光（视频19-5-1）、点阵射频或者皮秒激光进行治疗，或者其中两者的联合序贯治疗方案，治疗频率建议间隔1个月。在评估未成熟性瘢痕无增生趋势时，也可进行剥脱性点阵激光或者等离子体治疗。早期瘢痕治疗的总原则是，确保能量密度不要过高，尽量避免或者减少表皮损伤，以防止瘢痕增生加重。

视频19-5-1
非剥脱性点阵激光治疗瘢痕

瘢痕的病理生理学过程和张力密切相关，因此，尽早进行减张治疗可以有效预防瘢痕增宽和过度增生。在伤口愈合后，及早使用医用拉力胶布治疗，可有效抵制张力，推荐拉力胶布每天使用14小时以上，连续使用至少3个月，方可有效改善瘢痕外观。该方法方便、经济，但是部分患者存在胶布过敏，因此需要谨慎使用。另外，面颈部的瘢痕可以在早期进行瘢痕两侧的肉毒毒素注射治疗，以降低瘢痕张力，有效改善瘢痕外观。外用药物、光电治疗和抗张治疗可以联合使用，能够更有效改善瘢痕外观。

2．成熟性瘢痕的治疗　晚期成熟性瘢痕通常呈现为色素减退或者色素沉着外观，无红斑，略高或略低，或者基本与正常皮肤表面平齐，质地较正常皮肤稍硬。此时瘢痕内成纤维细胞活性较低且整体稳定，因此治疗的目标是促进瘢痕的持续性重塑。针对该类瘢痕首选光电治疗，其中剥脱性点阵激光或者等离子体是优选的治疗方式。治疗原则是依据患者皮肤类型、瘢痕厚度、外观平整度选择不同治疗设备和参数。明显高出正常皮肤表面、较厚的成熟性瘢痕，可以采用UltraPulse CO_2 点阵激光或者等离子体，其治疗深度较深，软化瘢痕作用较强（视频19-5-2）。当瘢痕和正常皮肤表面平齐或者低于皮肤表面时，可以采用 AcuPulse CO_2 点阵激光、2 940nm Er:YAG 点阵激光或者等离子体进行治疗。治疗频率建议间隔2个月。另外，在治疗时，deep 和 superficial 模式需要相互结合，deep模式主要促进真皮深层胶原重塑，superficial 模式主要对表皮和真皮浅层进行磨削，以改善瘢痕高度和平整度，起"削峰填谷"的作用。需要注意的是，不可以将高能量密度的 Deep 模式和高能量密度的 superficial 模式进行联合，以免导致瘢痕增生加重。同时肤色较深的患者，能量密度过度会增加炎症后色素沉着的风险。因此，根据瘢痕的不同临床表现和患者皮肤类型，可选择高能量密度的 deep 模式联合中低能量密度的 superficial 模式，或者中低能量密度的 deep 模式联合高能量密度的 superficial 模式。

视频19-5-2
等离子体治疗烧伤瘢痕

瘢痕光电治疗后常出现不同程度的皮损，术后护理特别重要。建议治疗后即刻进行局部冷敷20~30分钟，以减轻局部肿胀和炎症反应。另外，出现明显表皮损伤、出血、结痂的患者，需要进行防水处理，预防继发皮肤感染。此外，术后严格防晒可以降低术后炎症后色素沉着的发生率。

二、萎缩性瘢痕

1. **外伤性萎缩性瘢痕的治疗**　当外伤导致皮肤深层损伤时，常出现凹陷性萎缩性瘢痕。凹陷性萎缩性瘢痕的形成主要有两种因素：真皮组织容量缺失、局部瘢痕牵拉粘连或者两者合并。可通过判断瘢痕形成性因素，采用不同的治疗方法和策略。光电治疗具有刺激真皮组织再生、胶原重塑等特点，因此是治疗凹陷性萎缩性瘢痕的有效方式。当局部真皮组织缺损较明显，光电治疗修复不满意时，可以进行真皮微创填充治疗，包括脂肪填充、玻尿酸或者类似人工材料填充等。当真皮缺陷明显，出现挛缩性瘢痕时，优选手术治疗，进行皮瓣转移术，改善局部真皮组织缺损、粘连等挛缩外观。当局部存在明显粘连和牵拉时，建议进行局部皮下剥离，缓解粘连，再联合光电治疗，粘连牵拉严重时可以进行手术切除重新缝合或者手术成形治疗。

需要格外注意：①萎缩性瘢痕光电治疗，建议优先选择剥脱性光电治疗，能够明显促进胶原新生，deep 模式治疗时，建议适当增加能量密度，superficial 模式建议针对瘢痕边缘进行"削峰填谷"治疗模式，钝化瘢痕边缘，改善瘢痕外观；②萎缩性瘢痕在进行填充时，建议组织深层和浅层联合治疗，尤其是进行脂肪填充时，深层填充能够明显补充容量缺失，浅层填充能够改善瘢痕表面外观，尤其是基质血管成分胶（stromal vascular fraction gel，SVF gel）填充浅层既能够改善瘢痕表面质地和不平整，也能够有效改善瘢痕表面色素减退或色素沉着的外观；③在进行手术操作改型时，一定要做到逐层缝合，真皮表皮分别对合，同时综合考虑手术切口方向与皮纹尽量平行问题，必要时进行 Z 成形术或者 W 成形术，改变张力方向，尽量充分减张，同时术后应尽早联合进行光电治疗或外用药物治疗等。

2. **凹陷性萎缩性痤疮瘢痕的治疗**　面部痤疮瘢痕也常表现为凹陷性萎缩性瘢痕。痤疮瘢痕根据瘢痕形态不同可分为：冰锥型（V 型）、车厢型（U 型）和滚轮型（M 型）。尽管目前认为，光电治疗是痤疮瘢痕治疗"金标准"。但是针对不同的形态、皮肤类型，瘢痕形成时间等综合因素，需要制订个体化治疗方案。

（1）冰锥型（V 型）痤疮瘢痕：表现为瘢痕直径小（< 0.5mm），深度较深（> 0.5mm），外观和毛孔粗大类似，尽管其对容貌影响较小，但是光电治疗效果通常不满意，改善有限。针对此类型痤疮瘢痕，笔者团队创新性使用环钻微小组织提取术，充分分离瘢痕周围的组织粘连，促进瘢痕组织的提升，愈合后形成部分环状瘢痕，再联合光电治疗，改善效果满意。

（2）车厢型（U 型）痤疮瘢痕：表现为瘢痕直径较大（4 ~ 5mm），凹陷明显，且瘢痕边缘锐利，对外观影响较大。该类型瘢痕光电治疗效果满意度较高。利用 deep 模式进行全面治疗，针对瘢痕边缘进行 superficial 模式的"削峰填谷"法治疗，疗效满意（视频 19-5-3）。但是如果凹陷瘢痕组织缺失过多，光电治疗不满意，可以进行环钻微小组织提取术联合光电进行治疗。针对边缘锐利的瘢痕，直径 > 3mm 的深车厢型凹陷性瘢痕，笔者以环钻理论为基础，利用手术刀对瘢痕边缘进行切开松解，促进组织提升，若提升效果不满意，可以进行切除后 6-0 缝线美容缝合。此外，微小组织提升术或者微小组织提取术后美容缝合的瘢痕，都建议早期进行光电治疗，瘢痕修复效果更佳。有文献报道针对深车厢型的痤疮瘢痕，采用针剥离联合光电治疗也能取得较好的治疗效果。

视频 19-5-3
点阵激光治疗痤疮瘢痕

（3）滚轮型（M 型）痤疮瘢痕：表现为瘢痕较浅（< 2mm），边缘柔和，不锐利。该类型瘢痕数量通常较多，特殊角度或者光线下，瘢痕更为明显。针对此类型瘢痕，可以进行光电治疗，deep 模式和 superficial 模式的参数之间需要进行个体化选择，避免皮肤损伤过大导致皮肤屏障修复不良、炎症后色素沉着或者红斑期延长等不良反应。另外，文献报道，针对此类型瘢痕可以进行玻尿酸或者聚甲基丙烯酸甲酯（polymethyl methacrylate，PMMA）胶原凝胶填充治疗，术后随访 6 ~ 7 个月，患者疗效满意。但是其远期效果如何，目前尚不清楚。此外，笔者团队创新性地使用 SVF gel 进行填充治疗，术后患者疗效满意且稳定。填充层次为真皮层，较

严重患者，可以利用深浅结合的填充方式进行治疗。另外，SVF胶填充不仅能够改善痤疮瘢痕，还具有改善肤质、收缩毛孔和嫩肤等作用。

此外，化学剥脱、滚针、磨削、水光注射等多种治疗方式也可用于改善痤疮瘢痕。尽管痤疮瘢痕治疗方法多样，但是临床工作中，仍需要根据瘢痕的形态、分期、患者的皮肤类型，以及是否合并炎性丘疹、是否合并黄褐斑等色素性疾病等综合因素，制订个体化治疗方案。

三、增生性瘢痕

1. **增生性瘢痕的转归和治疗目标**　增生性瘢痕通常是由创伤严重或面积过大导致真皮成纤维细胞的过度增殖及分泌细胞外胶原，进而引起创面过度愈合。增生性瘢痕与遗传无显著相关性，其主要受到多种外界因素影响，包括创伤深度、面积、伤口愈合时间、感染、张力等。随着时间推移，增生性瘢痕可出现三种转归：①成熟软化。多数增生性瘢痕随着重塑期的推移，逐渐成熟，成纤维细胞活性降低，血管成分逐渐减少，表现为瘢痕红斑充血逐渐消退，高度逐渐平整，质地逐渐变软，痛痒感逐渐减轻并消退。但是增生性瘢痕进入退行期的时间存在明显的个体差异，可历经数月到数年不等。②发生在关节部位或者重要腔口器官周围时，常因瘢痕挛缩引起局部畸形，如睑外翻、唇外翻、关节活动受限等。③恶性变。当增生性瘢痕因摩擦、牵拉等原因反复发生破溃时，可能会诱导其恶性变，形成瘢痕癌。增生性瘢痕向成熟软化的方向转归是我们的目标和期望，因此增生性瘢痕的治疗目的是缩短瘢痕的增生期，促进瘢痕成熟，如果后期发生瘢痕挛缩导致局部畸形或者继发瘢痕癌，应及时手术治疗。

2. **无创保守治疗方法**　增生性瘢痕的发生与张力、创伤严重程度以及面积等密切相关，早期进行预防干预，可以缩短增生期时间。主要方法包括压力治疗、物理减张治疗、外用硅酮凝胶等药物、物理康复治疗、放射治疗等。一般建议2~3种方法联合治疗，其疗效优于单一治疗方法。

创面愈合后的压力治疗是预防增生性瘢痕形成的最有效的治疗方法，尤其适用于面积较大的烧伤瘢痕。压力治疗的具体使用原则可见本章第三节。一般情况下，压力治疗2周后可见效，表现为增生性瘢痕的痛痒症状减轻，1个月时瘢痕出现变平趋势，1年后瘢痕软化明显，瘢痕外观可得到明显改善。因此，压力治疗在增生性瘢痕治疗中的关键是提高患者依从性，早期、持续、坚持治疗。

物理减张和外用药物均可作为增生性瘢痕的治疗和预防手段。外用减张医用拉力胶带、含硅酮制剂的贴膜均具有减张的作用，外用硅酮涂剂或凝胶、喷雾、糖皮质激素、积雪苷、复方肝素钠尿囊素凝胶、多磺酸黏多糖等药物均具有抑制瘢痕增生、促进瘢痕软化成熟的作用。使用这些药物时，适当按摩可以促进其吸收。同时，需要严格遵守用药频率，坚持足够疗程，以确保药物在瘢痕局部持续发挥作用，保证治疗效果。

当瘢痕发生在关节或腔口部位时，为了预防挛缩性瘢痕形成导致局部功能障碍，需要在创面愈合后尽早开始进行物理康复治疗。具体方法包括超声疗法、石蜡疗法、直流电疗法、水疗、药浴、运动疗法等。其中，超声波、石蜡、直流电疗法等主要通过热作用，直接对细胞产生的机械作用，促进血液循环，改善新陈代谢等机制，促进瘢痕软化成熟。运动疗法是目前我国预防瘢痕挛缩导致功能障碍的常见方法。包括主动康复训练和被动康复训练，需要在康复医师的指导下，进行循序渐进的运动训练，定期评估治疗效果，并根据需要调整治疗方案，以促进功能恢复。

3. **局部封闭治疗**　局部封闭治疗也是治疗增生性瘢痕的有效治疗方法之一。但是增生性瘢痕的转归主要是瘢痕的成熟软化，因此局部封闭治疗主要适用于增殖期的增生性瘢痕的治疗。局封治疗的药物种类、浓度、频次应尽量保守，及时评估治疗效果，避免因治疗过度导致凹陷性萎缩性瘢痕或者挛缩性瘢痕的形成。近年来研究发现，肉毒毒素也具有抑制瘢痕增生的作用，且其与抗肿瘤药和糖皮质激素相比，发生局部凹陷萎缩的风险更低。

4. **光电治疗**　当增生性瘢痕处于增生旺盛期时，可以进行595nm PDL进行血管封闭治疗

（视频19-5-4）。当瘢痕增生得到有效抑制时，可以进行595nm PDL和点阵激光交替序贯联合治疗，不仅能够抑制瘢痕的过度增生，还能促进瘢痕的软化成熟。谭军教授利用595nm PDL交替联合CO_2点阵激光治疗大面积烧伤的增生性瘢痕，其治疗疗效显著。值得注意的是，CO_2点阵激光治疗模式应以deep模式为主，避免使用superficial模式。

视频19-5-4
脉冲染料激光治疗
增生性瘢痕

针对增生期的瘢痕，还可以选择点阵激光联合曲安奈德或者复方倍他米松导入治疗。与局部糖皮质激素封闭治疗相比，导入治疗发生局部萎缩凹陷的不良反应风险较低。因此，当瘢痕增生厚度不明显时，考虑局部封闭治疗可能导致瘢痕局部萎缩凹陷，可以选择点阵激光联合糖皮质激素导入的方式进行治疗。其治疗的原理是点阵激光通过在瘢痕表面形成微创伤，促进药物渗透和吸收。另外，有研究显示，CO_2点阵激光导入药物治疗的疗效优于2 940nm Er:YAG点阵激光的疗效，其原因可能是CO_2点阵激光形成的热损伤带更有利于药物在组织局部存留，并长期发挥作用。治疗时的注意事项包括根据瘢痕厚度选择合适的点阵激光治疗能量参数，如果能量较大，需要相应减少治疗密度。点阵激光后，先利用曲安奈德或者复方倍他米松注射液涂抹在瘢痕表面，充分按摩促进药物吸收，然后利用曲安奈德或者复方倍他米松注射液将3~4层纱布浸湿覆盖在瘢痕表面，最后覆盖一层保鲜膜，周围用胶布封包。封包2~4小时后拆除表面敷料，一般建议3~4周治疗1次。

5. 手术治疗 当增生性瘢痕逐渐稳定，进入消退期，表现为红斑逐渐消退，增生不显著，质地明显软化时，为了恢复局部功能，改善外观，可以考虑手术治疗。具体手术方式需要依据瘢痕形态、大小和解剖部位等因素制订。包括Z成形术、W成形术、V-Y成形术、皮瓣修复、皮肤软组织扩张器、植皮等治疗方法。

四、瘢痕疙瘩

瘢痕疙瘩是由真皮成纤维细胞功能亢进，持续增殖及产生细胞外胶原导致的良性真皮组织肿瘤样增生性疾病。目前瘢痕疙瘩的治疗方法很多，疗效尚可，但复发率较高。关于瘢痕疙瘩的诊疗指南主要是2014年《瘢痕治疗的国际共识》、2018年《日本增生性瘢痕和瘢痕疙瘩治疗共识》和2018年《中国瘢痕疙瘩临床治疗推荐指南》。瘢痕疙瘩诊疗方案的制订及预后的个体差异性较大，这也是限制诊疗指南书写和进步的重要因素。

总体而言，瘢痕疙瘩的诊疗指南是以治疗方法的不同作为分类依据，总结不同治疗方法的适应证和注意事项。但是在实际临床实践中，首先需要评估疾病情况，再选择治疗方法，以此思维为引导，国内学者将瘢痕疙瘩进行了进一步的分类评估并制订诊疗路径。依据瘢痕疙瘩的部位和数量分类：单部位单发、多部位单发、单部位多发、多部位多发。单个瘢痕疙瘩依据临床特点分类：小面积薄型（厚度<5mm），小面积厚型（厚度≥5mm），大面积薄型（厚度<5mm），大面积厚型（厚度≥5mm）。依据瘢痕疙瘩大小分类：小型（直径<2cm），中大型（长2~10cm，宽<5cm），超大型（长>10cm）。

1. 非手术治疗 对瘢痕疙瘩进行分类是为了更好地指导治疗和评估预后，具体原则如下。

（1）小面积薄型或者小型瘢痕疙瘩：建议首选非手术治疗，其中局部封闭治疗是临床选择最多、最有效的治疗方式。局部封闭治疗的原则、具体药物、方法及疗程、疗效评估详见本章第三节。此外，还可以选择局部封闭联合光电治疗，疗效更佳。需要注意的是瘢痕疙瘩首选595nm PDL封闭血管抑制瘢痕增殖，也可适当选择其他靶向血管的激光类型，避免使用点阵激光或者类似导致瘢痕损伤的光电类型，因为该类光电治疗易进一步加重瘢痕疙瘩增生。另外，局部封闭治疗还可以联合外用硅酮凝胶、压力治疗等方法。非手术治疗的疗程一般较长，坚持规范治疗是保证治疗的效果的重要因素。

（2）小面积厚型瘢痕疙瘩：非手术治疗复发率较高，如果在进行3个月非手术治疗后，瘢痕体积缩小不到30%，建议手术切除联合辅助治疗。

（3）中大型瘢痕疙瘩：建议手术切除，直接缝合，术后联合辅助治疗。

（4）巨大型瘢痕疙瘩：建议皮瓣转移，皮肤软组扩张器或植皮治疗，术后联合辅助治疗。另外，若瘢痕疙瘩合并局部反复感染，不论病灶大小，均建议手术治疗联合术后辅助治疗。

（5）单部位多发或者多部位单发的瘢痕疙瘩：需要依据瘢痕疙瘩分布、解剖学位置和相邻瘢痕疙瘩的位置关系等特点，选择不同治疗方法。进行充分评估后，无法手术切除的患者，积极给予非手术治疗，推荐口服曲尼司特、积雪苷等联合局部封闭、压力治疗、光电治疗等 2 ~ 3 种方法联合序贯持续治疗。

2．术后辅助治疗　2018 年《日本增生性瘢痕和瘢痕疙瘩治疗共识》全面总结了不同解剖部位瘢痕疙瘩的特点，以及手术治疗、术后辅助治疗方案及预后。目前国内外指南均推荐放射治疗作为瘢痕疙瘩术后首选的辅助治疗方案，不同部位由于疗效和复发率不同，推荐不同的放射治疗方案，详见本章第三节。其中，耳部位瘢痕疙瘩复发率最低，明显影响外观的隆起的瘢痕疙瘩，尽管直径＜ 2cm，也可以积极选择手术联合放射治疗。根据国内外文献报道，瘢痕疙瘩手术切除联合放疗的 1 年后复发率为电子线 15% ~ 30%，X 线 26% ~ 43%，近距离放疗 13% ~ 22%。手术切除联合放疗可以极大地降低瘢痕的复发率。既往曾使用同位素治疗瘢痕疙瘩，但是由于该治疗方法容易导致局部放射性皮炎，且治疗后由于同位素处理不规范易导致放射性污染等问题，因此目前国内外指南均已不推荐瘢痕疙瘩进行同位素治疗。另外，针对特殊部位或者特殊人群有放射治疗禁忌症的患者，可以选择手术治疗后联合局部压力治疗。压力治疗患者依从性较差，因此术前的沟通谈话，以及强调压力治疗的重要性，对于提高患者依从性都有很大帮助。

3．手术治疗　手术治疗是瘢痕疙瘩重要的治疗方法。具体的手术方式包括直接切除缝合、瘢痕疙瘩内核切除术（简称核切术）、植皮、瘢痕皮回植、皮瓣修复、皮肤软组织扩张器等。具体应根据瘢痕疙瘩的大小、解剖部位、皮肤松弛程度等选择不同的治疗方法。

综上所述，瘢痕疙瘩治疗难度大，复发率较高，因此瘢痕疙瘩的长期管理极为重要，非手术治疗需要强调长期、坚持、按时、规范治疗，定期复诊随诊；手术联合辅助治疗仍需要定期进行随访，评估瘢痕恢复情况，及时做出可能复发的预警并进行积极处理。

五、瘢痕癌

瘢痕癌是在瘢痕的基础上恶性变形成的。常因瘢痕局部不适，反复搔抓、摩擦或其他刺激，导致瘢痕反复破溃，溃疡形成后经久不愈，最终形成瘢痕癌。病理上，瘢痕癌多数是分化较好的鳞状细胞癌，少数是基底细胞癌，个别是黑色素瘤或者其他恶性肿瘤。

瘢痕癌多见于老年人，好发于小腿、足部、四肢等暴露或摩擦部位。瘢痕癌常表现为早期皮损瘙痒、破溃，经久不愈形成慢性溃疡。溃疡局部可继发出血、感染、组织坏死等，临床需要和慢性难愈性创面相鉴别。瘢痕癌多由不稳定的萎缩性瘢痕形成，瘢痕疙瘩很少发生恶性变。瘢痕癌主要在局部浸润生长，总体恶性程度较低，发生转移的概率较低。临床治疗方法主要是手术切除。

六、病例展示

病例1　患儿男性，6 岁，左面部手术后拆线即刻（图 19-5-1）。

【病情分析】①患者瘢痕与皮纹大致一致。②手术缝合组织对合良好，拆线即刻伤口愈合良好，瘢痕表面可见明显红斑，稍低于正常皮肤表面，诊断为未成熟瘢痕。③可给予非剥脱性点阵激光或者 PDL 治疗。考虑瘢痕刚刚拆线，尚处于增生活跃期，建议点阵治疗能量和密度不宜偏大，以防出现瘢痕增生加重。因此，给予 1 565nm 非剥脱性点阵激光治疗 1 次后，瘢痕表面明显平整，接近正常皮肤，表面轻度红斑，后期随诊瘢痕自然重塑，红斑自然消退后，能够基本接近正常皮肤。

【治疗方案】非剥脱性点阵激光，波长 1565nm，能量密度 35mJ/cm²，光斑密度 200spots/cm²，1 遍 / 次。终点反应为治疗 1 ~ 3 分钟后局部水肿、风团，无结痂和渗出。

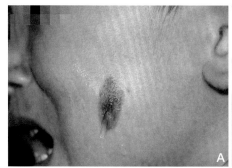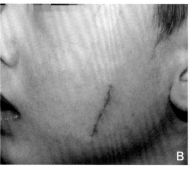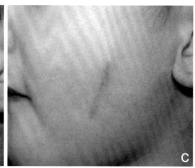

图 19-5-1　6 岁男童左面部术后瘢痕治疗前后
A. 治疗前；B. 手术切除后；C. 1 565nm 非剥脱性点阵激光治疗 1 次后。

病例 2　患者男性，25 岁，右面部手术后线状瘢痕 10 月余（图 19-5-2）。

【病情分析】①患者瘢痕与皮纹大致一致，无增生，无牵拉，无增宽，说明瘢痕局部无明显张力。②虽然瘢痕形成时间超过 10 个月，但是表面仍见明显红斑，且明显低于正常皮肤表面，质地稍硬，诊断为未成熟瘢痕。③首选非剥脱性点阵激光治疗。由于瘢痕形成时间较长，治疗能量和密度可适当增大。给予 1 565nm 非剥脱性点阵激光治疗 2 次，后瘢痕颜色明显变淡，真皮容量明显增加，质地明显变软，说明通过点阵激光明显促进了瘢痕成熟。然后进行 AcuPulse CO₂ 点阵激光治疗 2 次，瘢痕表面明显平整，容量基本恢复，社交距离瘢痕外观基本接近正常皮肤。

【治疗方案】非剥脱性点阵激光，波长 1 565nm，能量密度 40 ~ 45mJ/cm²，光斑密度 150spots/cm²，2 遍 / 次；CO₂ 点阵激光（AcuPulse），波长 10 600nm，deep 模式，17.5 ~ 22.5mJ/cm²，光斑密度 5%，superficial 模式，能量密度 80 ~ 100mJ/cm²，光斑密度 40% ~ 60%，1 遍 / 次。终点反应为非剥脱性点阵激光治疗 1 ~ 3 分钟后局部水肿、风团，无结痂；剥脱性点阵激光治疗局部即刻见点状结痂，1 ~ 3 分钟后出现水肿、风团，5 ~ 10 分钟表面可出现轻度渗出。

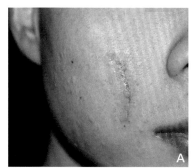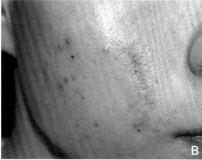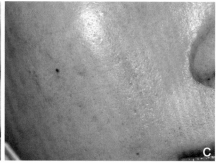

图 19-5-2　男性，25 岁，左面部线状瘢痕 10 月余
A. 治疗前；B. 1 565nm 非剥脱性点阵激光治疗 2 次后；C. AcuPulse CO₂ 点阵激光治疗 2 次后。

病例 3　患者女性，29 岁，左侧鼻唇沟瘢痕 3 月余（图 19-5-3）。

【病情分析】①患者瘢痕 3 月余，是未成熟瘢痕，外院曾激光治疗 2 次，无明显改善。②瘢痕方向与鼻唇沟存在 30° 左右夹角，局部稍牵拉，影响鼻唇沟自然形态。③进行 Z 成形术，松解局部牵拉，调整瘢痕张力方向。④术后拆线即刻伤口愈合良好，可给予 1 565nm 非剥脱性点阵激光治疗，治疗参数选择原则同病例 1。治疗 1 次后，瘢痕表面明显平整，局部无牵拉，社交距离基本接近正常皮肤。

【治疗方案】非剥脱性点阵激光，波长 1 565nm，能量密度 40mJ/cm²，光斑密度 200spots/cm²，1 遍 / 次。终点反应为治疗 1 ~ 3 分钟后局部水肿、风团，无结痂和渗出。

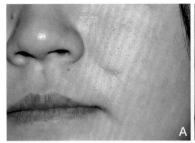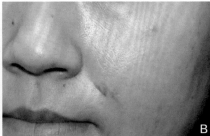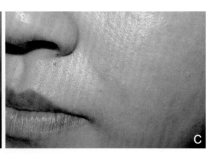

图 19-5-3　女性，29 岁，左侧鼻唇沟瘢痕 3 月余
A. 治疗前；B. Z 成形术后；C. 1 565nm 非剥脱性点阵激光治疗 1 次后。

病例 4　患者女性，44 岁，额部外伤后瘢痕 6 月余（图 19-5-4）。

【病情分析】①患者瘢痕方向与额纹垂直，瘢痕明显凹陷，质地稍硬，明显牵拉左眉。②进行连续性 Z 成形术，松解局部牵拉，部分调整瘢痕张力方向。③术后 2 个月，伤口愈合良好，表面轻度红斑，评估瘢痕增生风险较小，给予 AcuPulse CO$_2$ 点阵激光治疗。为了促进真皮深层容量恢复，给予 deep 模式能量密度偏大，同时为了避免炎症后色素沉着发生，降低 superficial 模式的能量密度。治疗 3 次后，瘢痕表面明显平整，局部无牵拉，社交距离基本接近正常皮肤。

【治疗方案】CO$_2$ 点阵激光（AcuPulse），波长 10 600nm，deep 模式，能量密度 17.5 ~ 25.0mJ/cm^2，光斑密度 5%，superficial 模式，能量密度 60 ~ 80mJ/cm^2，光斑密度 40% ~ 60%，1 遍 / 次。终点反应为即刻见点状结痂，1 ~ 3 分钟后出现水肿、风团，5 ~ 10 分钟表面可出现轻度渗出。

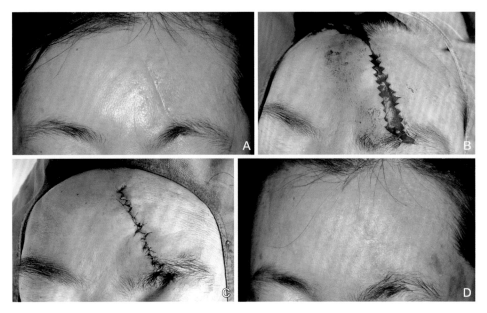

图 19-5-4　女性，44 岁，额部外伤后瘢痕 6 月余
A. 治疗前；B. 连续性 Z 成形术切口；C. 连续 Z 成形术缝合；D. AcuPulse CO$_2$ 点阵激光治疗 3 次后。

病例 5　患者女性，38 岁，前胸部手术后瘢痕 1 年余，增生 10 月余（图 19-5-5）。

【病情分析】①患者前胸部瘢痕术后 2 个月开始出现缓慢增生，瘢痕隆起，未超过手术伤口范围，表面明显红斑，质地稍硬，诊断增生性瘢痕。②给予患者局部封闭治疗联合 PDL 治疗。治疗时先进行激光治疗，后即刻进行局部封闭治疗可明显减轻激光治疗导致的局部肿胀和炎症反应。治疗 2 次后，瘢痕基本平整，红斑明显消退。治疗后 1 年，电话随访，患者自诉瘢痕外观进一步好转，红斑基本消退，无增生。

【治疗方案】先进行 PDL 治疗，波长 595nm，能量密度 8mJ/cm²，脉宽 1.5ms，DCD30/20ms；再进行局部封闭治疗，醋酸曲安奈德注射液（10mg/ml）和盐酸利多卡因注射液（20mg/ml）

按照 1∶1 比例配制混悬液，瘢痕体部位均匀注射。终点反应为 PDL 治疗后局部轻度颜色变紫、肿胀，无明显紫癜反应；即刻局部封闭治疗，瘢痕即刻隆起变白。

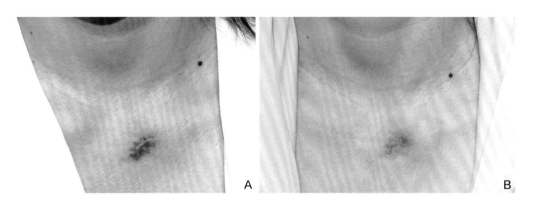

图 19-5-5　女性，38 岁，前胸部手术后瘢痕 1 年余，增生 10 月余
A. 治疗前；B. 脉冲染料激光联合局部封闭治疗 2 次后。

病例6　患者女性，45 岁，颈部增生性瘢痕 5 月余（图 19-5-6）。

【病情分析】①瘢痕方向与颈纹部分一致，瘢痕部分隆起，表面红斑，分布增宽，该表现可能和张力较大相关，诊断为增生性瘢痕。②考虑局部封闭治疗可能会导致局部凹陷萎缩，因此给予点阵激光联合曲安奈德注射液导入的方法进行

治疗，治疗间隔 1 个月，2 次治疗后瘢痕明显平软，红斑基本消退，形成成熟型瘢痕。

【治疗方案】CO₂ 点阵激光（AcuPulse），波长 10 600nm，deep 模式，能量密度 20mJ/cm²，光斑密度 5%；曲安奈德注射液局部封包 2～4 小时。终点反应为即刻见点状结痂，1～3 分钟后出现水肿、风团。

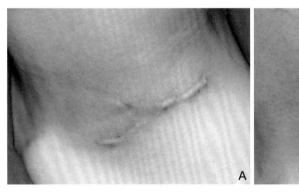
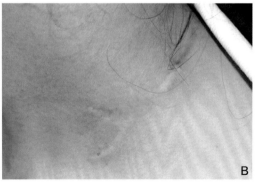

图 19-5-6　女性，45 岁，颈部增生性瘢痕 5 月余
A. 治疗前；B. AcuPulse CO₂ 点阵激光联合曲安奈德注射液导入治疗 2 次后。

病例7　患者女性，33 岁，右耳垂瘢痕疙瘩 8 年（图 19-5-7）。

【病情分析】①打耳洞局部感染后形成瘢痕疙瘩，明显隆起，质硬，突出生长，1.0cm×1.2cm 大小，表面无明显红斑，明显影响耳垂正

常形态和美观；②优先考虑核切手术，恢复耳垂外观，联合放射治疗，复发率较低。

【治疗方案】拟行核切术，加压包扎，术后第 2 天进行电子线放射治疗 2 次。术后 8 天拆线，伤口恢复良好。术后 3 年，电话随访，未复发。

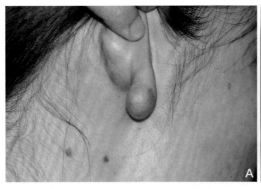
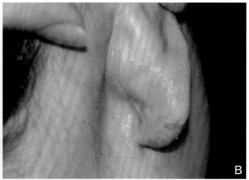

图 19-5-7　女性，33 岁，右耳垂瘢痕疙瘩 8 年
A. 治疗前；B. 核切术联合电子线放射治疗后。

病例 8　患者女性，59 岁，上腹部瘢痕疙瘩 5 年余（图 19-5-8）。

【病情分析】①腹腔镜术后出现上腹部瘢痕疙瘩，外院既往局部封闭治疗 10 余次，复发 2 次，逐渐增大，0.8cm×3.0cm 大小，近期出现明显瘙痒，表面可见明显红斑，隆起生长；②考

虑患者多次局部封闭治疗，效果不佳，给予手术切除联合放射治疗。

【治疗方案】手术切除后直接减张缝合伤口，术后第 2 天进行电子线放射治疗 4 次，术后 12 天拆线，伤口愈合良好，术后 1 年，电话随访，未复发。

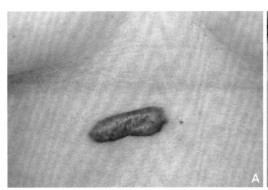
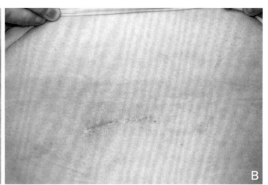

图 19-5-8　女性，59 岁，上腹部瘢痕疙瘩 5 年余
A. 治疗前；B. 手术切除后直接缝合联合电子线放射治疗后。

病例 9　患者男性，24 岁，前胸部瘢痕疙瘩 3 年（图 19-5-9）。

【病情分析】①毛囊炎后留有瘢痕疙瘩，曾经局部封闭治疗 10 余次，复发并逐渐增大，1.5cm×4.0cm 大小，表面明显红斑，隆起生长；②由于局部切除后无法直接缝合，给予切除后植皮修复创面，联合放射治疗。

【治疗方案】手术切除，大腿作为供皮区，刃厚皮植皮修复创面，打包并加压包扎。术后第 3 天（48 小时）进行电子线放射治疗，术后 12 天拆线，伤口愈合良好。术后 10 个月，电话随访，未复发，部分表面可见色素沉着、红斑和

毛细血管扩张。

病例 10　患者男性，26 岁，面部红色丘疹、粉刺，囊肿反复 7 年，凹陷性瘢痕、红斑 1 年（图 19-5-10）。

【病情分析】①患者痤疮瘢痕与炎症性丘疹同时存在，目前以炎性丘疹为主，且部分丘疹、粉刺已经持续 2 周以上，外用药物无明显好转。②给予剥脱性点阵激光治疗，deep 模式可明显缓解由于毛囊口堵塞导致丘疹内炎症和压力过度，为了减轻治疗后炎症反应，避免使用 superficial 模式。治疗 1 次后，患者炎性丘疹明显消退，残留皮损主要为滚轮型和浅车厢型痤疮

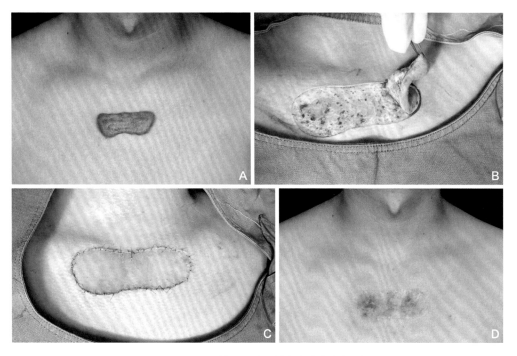

图19-5-9 男性，24岁，前胸部瘢痕疙瘩3年

A. 治疗前；B. 手术切除创面；C. 植皮修复创面；D. 联合电子线放射治疗术后1年。

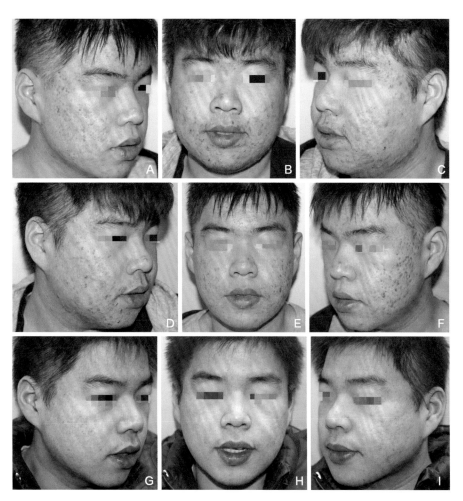

图19-5-10 男性，26岁，痤疮7年，凹陷性瘢痕、红斑1年

A~C. 治疗前；D~F. AcuPulse CO$_2$点阵激光治疗1次后；G~I. AcuPulse CO$_2$点阵激光治疗2次后。

瘢痕，合并明显红斑。③再次给予剥脱性点阵激光治疗 1 次，瘢痕表面的红斑基本消退，凹陷性萎缩性痤疮瘢痕也明显改善。

【治疗方案】CO₂ 点阵激光（AcuPulse），波长 10 600nm，deep 模式，能量密度 15.0 ~ 17.5mJ/cm²，光斑密度 5%，1 遍 / 次。终点反应为即刻见点状结痂，1 ~ 3 分钟后出现水肿、风团。

病例 11　患者女性，27 岁，面部凹陷性萎缩性痤疮瘢痕 7 个月（图 19-5-11）。

【病情分析】①患者痤疮瘢痕以车厢型和滚轮型为主，表现明显红斑。②给予非剥脱性点阵激光治疗，患者误工期仅 3 天，恢复期短。另外，由于非剥脱点阵对皮损伤较小，为了提高疗效，可适当增加能量密度。治疗 2 次，术后 2 个月回访，瘢痕明显好转。

【治疗方案】非剥脱性点阵激光，波长 1 565nm，能量密度 40mJ/cm²，光斑密度 150 ~ 200spots/cm²，1 ~ 2 遍 / 次。终点反应为术后 1 ~ 3 分钟后出现水肿、风团。

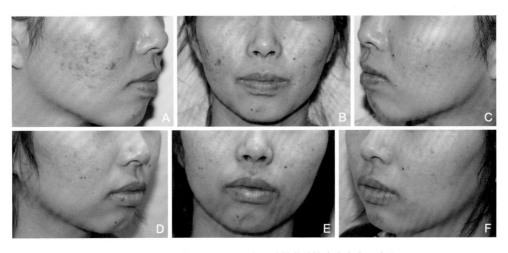

图 19-5-11　女性，27 岁，面部凹陷性萎缩性痤疮瘢痕 7 个月
A ~ C. 治疗前；D ~ F. 1 565nm 非剥脱性点阵激光治疗 2 次后。

病例 12　患者女性，30 岁，面部凹陷性萎缩性痤疮瘢痕 2 年（图 19-5-12）。

【病情分析】①患者痤疮瘢痕以车厢型为主，边缘比较锐利，无明显红斑。②给予 Plasma 离子束治疗 2 次，术后 3 个月随访，患者瘢痕明显改善，无明显色素沉着斑。

【治疗方案】Plasma 等离子体，in-motion 模式，能量密度 65 ~ 70mJ/cm²，3 遍 / 次，瘢痕密

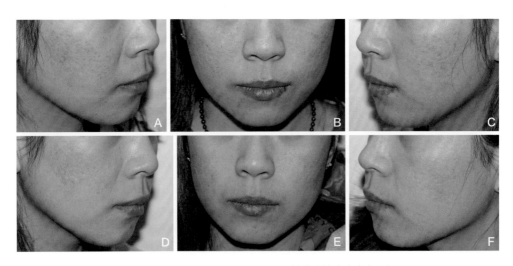

图 19-5-12　女性，30 岁，面部凹陷性萎缩性痤疮瘢痕 2 年
A ~ C. 治疗前；D ~ F. Plasma 离子束治疗 2 次后。

集区域5遍/次。终点反应为表面点状黄色结痂,术后1~3分钟后红斑、水肿、风团,部分区域轻度渗出。

七、标准化治疗流程

不同瘢痕的标准化治疗流程详见图19-5-13、图19-5-14,视频19-5-1~视频19-5-4。

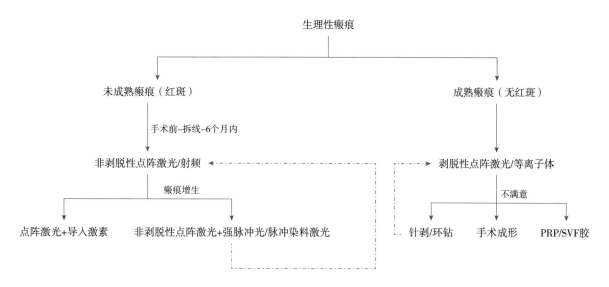

图 19-5-13 生理性瘢痕标准化治疗流程
PRP:富血小板血浆;SVF 胶:基质血管成分胶。

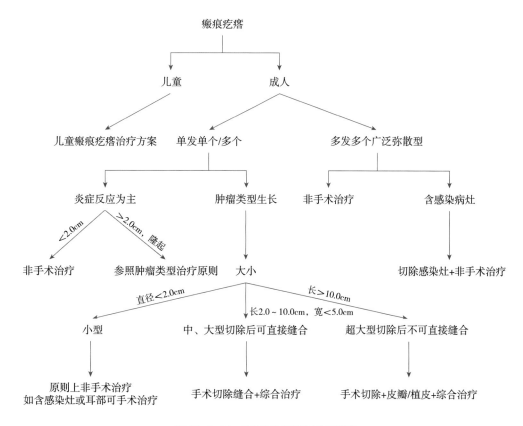

图 19-5-14 瘢痕疙瘩标准化治疗流程

(李 冰 赵 涛)

参考文献

[1] 中国整形美容协会瘢痕医学分会常务委员会专家组. 中国瘢痕疙瘩临床治疗推荐指南 [J]. 中国美容整形外科杂志，2018，29（5）：245-256.

[2] OGAWA R, AKITA S, AKAISHI S, et al. Diagnosis and treatment of keloids and hypertrophic scars—Japan Scar Workshop Consensus Document 2018[J]. Burns Trauma, 2019, 7: 39.

[3] OGAWA R. The most current algorithms for the treatment and prevention of hypertrophic scars and keloids: a 2020 update of the algorithms published 10 years ago[J]. Plast Reconstr Surg, 2022, 149(1): 79e-94e.

[4] AUSTIN E, KOO E, JAGDEO J. The cellular response of keloids and hypertrophic scars to botulinum toxin A: a comprehensive literature review[J]. Dermatol Surg, 2018, 44(2): 149-157.

[5] XIAO H T, DENG K, LIU X X, et al. Modified injection technique for improving the treatment of keloids[J]. Chin Med J, 2020, 133(11): 1378-1379.

[6] WAIBEL J S, WULKAN A J, RUDNICK A, et al. Treatment of hypertrophic scars using laser-assisted corticosteroid versus laser-assisted 5-fluorouracil delivery[J]. Dermatol Surg, 2019, 45(3): 423-430.

[7] LIU X J, LEI Y, GOLD M H, et al. Efficacy of pulsed dye laser combined with fractional CO_2 laser in the treatment of pediatric burn scars[J]. Lasers Surg Med, 2023, 55(5): 464-470.

[8] BHARGAVA S, CUNHA P R, LEE J, et al. Acne scarring management: systematic review and evaluation of the evidence[J]. Am J Clin Dermatol, 2018, 19(4): 459-477.

[9] HESSELER M J, SHYAM N. Platelet-rich plasma and its utility in the treatment of acne scars: a systematic review[J]. J Am Acad Dermatol, 2019, 80(6): 1730-1745.

[10] RABELLO F B, SOUZA C D, FARINA JÚNIOR J A. Update on hypertrophic scar treatment[J]. Clinics, 2014, 69(8): 565-573.

[11] BARONE N, SAFRAN T, VORSTENBOSCH J, et al. Current advances in hypertrophic scar and keloid management[J]. Semin Plast Surg, 2021, 35(3): 145-152.

[12] CARLAVAN I, BERTINO B, RIVIER M, et al. Atrophic scar formation in patients with acne involves long-acting immune responses with plasma cells and alteration of sebaceous glands[J]. Br J Dermatol, 2018, 179(4): 906-917.

[13] DENG C C, HU Y F, ZHU D H, et al. Single-cell RNA-seq reveals fibroblast heterogeneity and increased mesenchymal fibroblasts in human fibrotic skin diseases[J]. Nat Commun, 2021, 12(1): 3709.

[14] MASCHARAK S, DESJARDINS-PARK H E, DAVITT M F, et al. Preventing Engrailed-1 activation in fibroblasts yields wound regeneration without scarring[J]. Science, 2021, 372(6540): eaba2374.

[15] YIN J Y, ZHANG S M, YANG C, et al. Mechanotransduction in skin wound healing and scar formation: Potential therapeutic targets for controlling hypertrophic scarring[J]. Front Immunol, 2022, 13: 1028410.

[16] KIM S W, IM G B, JEONG G E, et al. Delivery of a spheroids-incorporated human dermal fibroblast sheet increases angiogenesis and M_2 polarization for wound healing[J]. Biomaterials, 2021, 275: 120954.

[17] SHOOK B A, WASKO R R, RIVERA-GONZALEZ G C, et al. Myofibroblast proliferation and heterogeneity is supported by macrophages during skin repair[J]. Science, 2018, 362(6417): eaar2971.

第二十章

皮肤老化与松弛

皮肤老化最显著的特征是皮肤松弛、皱纹产生、皮肤组织容量变化等。针对上述问题，如何从皮肤松弛、老化后的解剖学特点及美学角度出发，应用光电治疗、综合注射、填充、手术等方法制订合理的年轻化治疗方案与策略成为人们关注的焦点。不同的求美者存在肌肉、脂肪、血管、神经等个体差异，同时其心理预期和审美标准也存在差异，故对治疗医师的综合分析及临床操作水平提出了很高的要求。错误的注射层次、剂量或不恰当的注射技术都有可能会导致预期的疗效不达标，甚至会发生血管栓塞等严重不良事件。因此，每一位医师应在充分学习和了解肌肉、血管、神经等重要解剖知识的同时，仔细观察和分析每位求美者的特点，严格按照操作规范进行医疗行为。同时，本章也增加了部分笔者的临床治疗经验分享，供各位临床医师参考和思考。

第一节　面部皮肤老化

面部皮肤老化是一个动态而复杂的过程，包括皱纹、肤色肤质变差以及软组织分布不平衡等，这可能对人的心理、情感和社会交际产生不利影响。面部衰老不仅会影响他人评价、降低个人吸引力，还会改变自我认知、影响自尊自信。并且，随着年龄增长，面部和谐、平衡能力的破坏，会错误地表达和传达非内心真实的外观和表情，投射出不合时宜的负面情绪（如愤怒、疲倦或悲伤）等，进而影响人际社会关系。相反，一张年轻美好的脸庞，因为通常兼备和谐、对称和平衡的特征，能够给自己和他人传递更多积极向上、阳光的正能量。因此，成功的面部抗衰治疗让求美者重获年轻，不仅对个人的身心和自我认知，还对社会关系的维系有重要的积极作用。

最早的针对面部老化的研究只是简单聚焦在重力方面。近年来，随着对面部老化长期深入的认识和研究，国内外学者们逐渐认识到皮肤衰老是一个动态、综合的复杂过程，涉及包括皮肤、脂肪、肌肉和骨骼在内的所有面部解剖学层面。这些层面随着年龄的增加，发生众多细微改变，经过成年累月积累，逐渐引发质变，导致肤质进行性变差、脂肪和骨质流失、肌张力进行性下降。这些衰老的变化在面部各区域以不同速度和时间发生，导致面部凹陷和/或肥大、面部表情肌运动时不和谐。

无论何种性别或种族，面部老化的顺序都是相似的，但面部特征变化的程度和速度因人而异。面部衰老会引起皮肤皱纹和下垂、脂肪垫萎缩位移以及面部骨骼重塑。光老化、皱纹形成、软组织重新分布和骨骼重塑的情况因性别、地域和种族而异，有色人种可能有更明显的色素沉着问题。然而，所有人群都会受到与年龄相关的皮肤纹理、色素和骨骼结构变化的影响。

一、面部松弛、老化机制、表现

（一）面部皮肤老化相关机制

1. 内源性老化　又称时程老化，是由遗传因素决定，存在个体、性别和人种差异，随年龄增长出现一系列皮肤改变，如干燥、皱纹、松弛、良性肿瘤等一系列改变（老年性血管瘤、脂溢性角化病等）。皱纹的形成是肌肉收缩和组织缺损的双重结果，且皮肤柔软性与水分含量对于皮肤皱纹的形成和形态起重要作用，因此相对干燥的皮肤在同等程度的肌肉收缩下会呈现更深的皱纹。

皮肤衰老下垂的机制涉及地心引力对皮肤的渐进性拉伸导致的皮肤变形（力学）、真皮及皮下脂肪组织萎缩、脂肪肌肉支持力的削弱及弹性纤维受损失去弹性等。衰老皮肤的色素沉着异常与黑色素的合成、转移和降解过程失衡有关，受到多种内源性因素的调控，衰老相关氧化应激、线粒体 DNA 突变、DNA 损伤、自噬损伤、端粒缩短和激素变化等都被认为与色素沉着异常有关，但具体机制尚不完全明确。

虽然衰老的迹象和变化方向一致，但不同种族、性别、所处环境、生活方式的人群，皮肤衰老迹象的进展速度和规律有所差异。亚洲人群与高加索人群相比，随着年龄增长前者眶上角和颧骨角变化较小，而鼻孔角变化更为明显，后者中重度额头皱纹、眉间皱纹比前者更早发生。一部分人天生拥有更立体的脸部轮廓和强壮的骨骼结构，如突出的眉弓、强壮的颧骨和突出的下颌线等，因骨骼支撑曲线起点较高，使骨质流失的老化过程需要更长时间才能在临床上表现。相反，一部分人因面部骨骼支撑不足，如后缩的眶上弓、中颜面发育不良、颧骨发育不良和微小下颌，更难抵抗岁月侵蚀。全基因组关联研究指出，*STXBP5L*、*FBXO40* 和黑素皮质素 -1 受体（melanocortin-1 receptor，*MC1R*）基因的遗传变异与光老化密切相关，而角质形成细胞中野生型 *MC1R* 的活性可能减轻紫外线 A（UVA）诱导的氧化应激反应。

2. 外源性老化　外源性老化是因紫外线、重力、睡眠姿势、表情肌活动、环境污染、吸烟、熬夜、精神压力等因素刺激造成的皮肤老化，最常见的刺激因素为紫外线。外界因素在皮肤衰老中起核心作用，而紫外线又是核心因素中的关键，所以很大程度上可以把外源性老化看作光老化。光老化是皮肤因紫外线（UVB、UVA）照射后产生的一系列变化，其中 UVA 是诱发光老化的主要因素，且光老化的程度与紫外线照射的强度和时间呈正相关。

基质金属蛋白酶（MMP）在光老化形成的过程中扮演着至关重要的角色。具体机制如下，皮肤经紫外线照射后可诱导产生活性氧（ROS），ROS 作用于角质形成细胞（keratinocyte，KC）和成纤维细胞（fibroblast，FB），致使细胞内多种转录因子（AP-1 和 NF-κB）活化，通过 AP-1 信号上调使 KC 和 FB 分泌 MMP。MMP 可以使完整的胶原分解断裂，胶原断裂使成纤维细胞和真皮细胞外基质间的机械性张力减小，进而使胶原产生减少。MMP 破坏原有胶原和抑制新胶原合成，是紫外线导致光老化的"罪魁祸首"。

中性粒细胞来源的蛋白酶也是引起光老化重要分子，蛋白酶能够降解弹性纤维和胶原纤维，肥大细胞也可能参与其中，但是具体机制还有待研究。紫外线还可以导致朗格汉斯细胞减少，使皮肤的免疫调节受到抑制，这可能是紫外线导致皮肤肿瘤的重要因素。紫外线引起的黑色素细胞密度成倍增加，导致比较明显的色素沉着。

3. 病理性皮肤老化　某些皮肤疾病可以表现为皮肤松弛、起褶皱等衰老征象，例如皮肤松弛症、泛发性弹性组织离解、厚皮性骨膜病、回状头皮、皮肤黑变病、进行性特发性皮肤萎缩、光线性弹力纤维病、皮肤弹性过度。

（二）面部皮肤老化组织病理学改变

面部是由五个不同的层次组成的，从颈部到头皮连续延伸。"scalp"这个单词可以代表这五个不同的层次：第一层是皮肤，用 S 代表；第二层是结缔组织，也就是皮下脂肪层，用 C 代表；第三层是腱膜，也是肌腱膜层，用 A 代表；第四层是松散的结缔组织，也是网状结缔组织，用 L

代表；第五层是骨膜，也是深筋膜，用 P 代表。然而，这种层次排列只是面部结构的总体排列，在某些区域排列会朝着少于五层或多于五层的方向变化，如眼眶下方只有三层，颞区则有九层。

1. 面部松弛老化过程中"皮肤" 皮肤的弹性主要源自真皮层，真皮层拥有维持皮肤体积及强度的胶原蛋白、保持面部弹性的弹性蛋白，以及在皮肤水合作用中起关键作用的糖胺聚糖。健康年轻的皮肤，由弹力蛋白和微原纤维构成的弹力纤维在细胞外基质中相互交织成网络状，波浪状缠绕在胶原纤维束之间，使皮肤具有良好的柔韧性，能够自主地伸展和快速回弹。

在内在和外在因素影响下，表皮角化过度，可修复性增厚（损伤轻微时）或萎缩（损伤严重时）。表皮朗格汉斯细胞减少，导致皮肤对抗原和肿瘤细胞的免疫反应受损。靠近基底膜带的角质形成细胞受损，可见部分角化不良细胞，基底膜反应性增厚。黑色素细胞的功能活跃，色素颗粒增加。而真皮相关成分减少、萎缩、退化，皮肤逐渐变薄且脆弱，逐渐出现一系列病理生理变化。胶原蛋白分解速率增加、合成速率降低，尤其是到了 40～50 岁，弹性蛋白的生物合成显著减少，弹性蛋白通过自然降解而流失，随着弹性纤维网络的分解，皮肤失去原有弹性，同时吸湿性的糖胺聚糖降解，皮肤水合能力大大减弱，致使皮肤真皮萎缩而变得薄弱、失去弹性。

在外源性皮肤老化中，以上真皮成分同样受到影响，其方式略有不同，但影响程度可能更大。真皮中的胶原纤维在外在因素刺激下，变得更加杂乱无章，与此同时糖胺聚糖的含量会增加而非降低，但它们会以无序的聚集形式堆积，无法调节正常的水合作用，导致皮肤看起来像皮革一样，外在因素如紫外线在面部老化中，对弹力纤维的影响最大且深远，最初紫外线使弹性纤维的数量和厚度异常、无序地增加，称为光线性弹性纤维病。随后弹性纤维网络开始损耗破坏，最终导致弹性纤维功能退化引起组织顺应性和弹性的丧失，逐渐表现为面部动态皱褶和静态皱纹（图 20-1-1）。

2. 面部松弛老化过程中"脂肪层" 面部的脂肪层被浅表肌腱膜系统（SMAS，第三层）划分为浅层和深层，具体就是"scalp"中的第二层和第四层。浅层和深层脂肪都是以特定的筋膜、韧带或肌肉为边界的，每个隔间内的脂肪维持体积和空间稳定性，从而影响面部的整体外观。浅层和深层脂肪的脂肪细胞大小、形态特征以及功能都不相同，浅层脂肪的脂肪小叶很小，密集均匀地分布，脂肪室更具移动性，并受到下层肌肉的静态和动态张力的影响。浅层脂肪室包括额中央脂肪室、颞额外侧脂肪室、眶上脂肪室、眶下脂肪室、眶外侧脂肪室、鼻唇沟外侧脂肪室、颊内侧脂肪室、颊中间脂肪

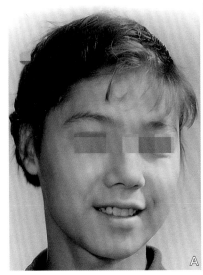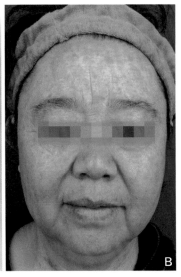

图 20-1-1　面部皮肤松弛老化
A. 女性 20 岁时面部皮肤饱满、润泽、紧致；B. 女性 60 岁时面部皮肤下垂、暗沉、粗糙。

室、前下颌脂肪室、后下颌脂肪室、颏部脂肪室以及鼻部脂肪室。脂肪室不覆盖泪沟区域、眶外侧增厚区、颧弓、鼻唇沟下侧或内侧以及唇下颌沟内侧。这些脂肪室之间被筋膜组织高度分离，筋膜组织起自浅筋膜，筋膜内携带穿支血管进入真皮层（图20-1-2A）。深层脂肪室的脂肪小叶较大，主要在SMAS深面，排列较松散。深层脂肪室包括深层的深层额中央脂肪室、深层额外侧脂肪室、内侧眼轮匝肌下脂肪室、外侧眼轮匝肌下脂肪室、深层颊内侧脂肪室、颊脂肪垫以及颞深筋膜浅层和深层的脂肪室。部分深层脂肪牢固地固定在深层骨骼上，有助于提供轮廓、支撑浅层脂肪室，并为肌肉运动提供滑动平面（图20-1-2B）。

随着年龄的增长，深层脂肪会萎缩，而浅层脂肪则倾向于重新定位或肥大，但是在额部、眼周和口周的浅层脂肪室中也常观察到脂肪萎缩。由于面部脂肪高度分隔，这些变化不会以连续的肿块形式出现。传统上认为，脂肪垫的重新定位倾向于发生在眼周、中面部和下颌区域。由于面部骨骼老化、韧带疲劳、皮肤松弛、肌肉生理变化和重力的影响，使皮下脂肪室失去了稳定性，逐渐出现向下移动趋势，使面部各个角度平坦，增加脸颊的凹陷老化。然而有一个需要注意的位置，面部表情肌（颧大肌、颊肌、口轮匝肌）沿着鼻唇脂肪隔的下方及SMAS的终止部分形成紧密的联系边界，使脂肪无法向下移动，而是被迫向上，因此在沟上方出现了脂肪隆起。脂肪的重新定位主要发生在下颌、鼻唇沟外侧和下唇外侧褶皱处（图20-1-3）。

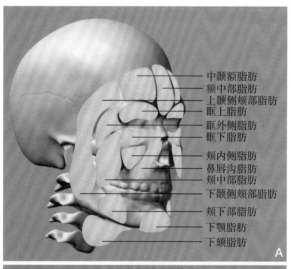

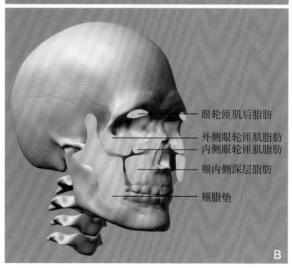

图 20-1-2　面部脂肪分布
A. 面部浅层脂肪室；B. 面部深层脂肪室。

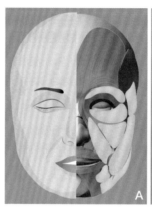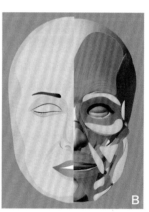

图 20-1-3　面部脂肪老化位移
A. 年轻时面部脂肪分布；B. 衰老后面部脂肪萎缩、下移。

3. 面部松弛老化过程中"肌肉"　面部肌肉与真皮层交错镶接，面部肌肉在减轻真皮软组织包膜等的悬垂，以及保持整体结构完整性上发挥重要作用，并影响该区域的体积和轮廓。随着年龄的增长，面部松弛老化同样可以见到肌肉组织病理学层面的变化，具体原因可能与长期的肌肉收缩、重力原因、表情运动引起的肌肉变长，肌肉张力增加，运动振幅变短有关。

面部肌肉衰老过程中的一个典型现象是重复性肌肉收缩导致面部浅层和深层动态皱纹的形成。这与最近比较流行的概念"动态不和谐与衰老"相似，涉及面部表情肌和上覆老化皮肤包膜之间的相互作用，即随着年龄增长可能导致面部动态的多度表达，产生并不符合内心真实想法的负面表情（如愤怒、疲倦或悲伤等），进而影响人际关系并加重自身精神负担。这些表现可能是由于年龄增长，面部肌肉普遍收紧，表情幅度有限，永久性收缩导致脂肪移位，从而形成皮肤静态皱纹，此外还有面部相关骨骼及韧带老化的影响。

4. 面部松弛老化过程中"骨膜及骨" 面部骨骼是附着在其上软组织的重要框架，提供稳定性、结构和清晰度。骨骼随着年龄增长而退化重塑，其支撑性降低进而导致上覆软组织包括肌肉及脂肪垫等后退和位移。随着年龄的增长，额头下部开始变平，眉间角度减小；鼻翼和上颌骨后缩会导致鼻尖下垂，鼻中隔和翼基扩大；上颌骨后缩，导致面颊变平和凹陷，鼻唇沟加深，上唇变长形成皱纹；上颌角的减小导致下眼眶缘眶隔前移，促进眶隔后1/4眼眶内脂垫的假性脱垂，而加重眼袋；下颌骨的下部会吸收骨质，可能导致下颌角度增加，下颌高度降低，最终导致下颌突出和下颌线的变化，尤其是女性的"L至I现象"（图20-1-4，图20-1-5）。

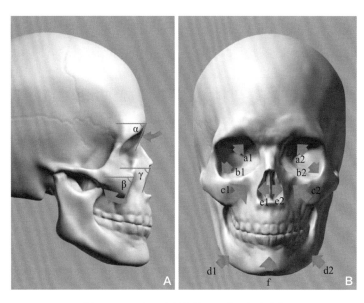

图20-1-4　颅面老龄化的骨吸收及角度改变

A. 眉间角、上颌骨角、梨状孔角的测量及老龄化改变，∠α、∠β、∠γ 分别为眉间角、上颌骨角及梨状孔角，其中眉间角和上颌骨角随年龄衰老而减小，而梨状孔角变化则与年龄无明显对应关系，箭头指示角度变化的主要方向；B. 骨吸收和骨移动的部位及方向，箭头指示骨吸收及移动的方向，箭头大小表示骨吸收及移动的程度（a1，a2：眶上缘内侧1/3骨吸收，骨体向内上移动；b1，b2：眶下缘外侧1/3骨吸收，骨体向外下移动；c1，c2：上颌骨吸收，骨体向中央缩小并往后移动；d1，d2：下颌骨吸收，两侧骨体缩小，前中部骨体向内凹陷；e1，e2：梨状孔缘骨吸收，骨体向外移动；f：唇额沟骨吸收，骨体向后凹陷）。

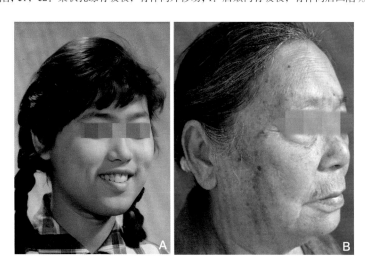

图20-1-5　面部松弛老化中下颌线的"L至I现象"

A. 女性20岁时下颌线为L形状；B. 女性75岁时下颌线变为I形状。

目前普遍认为，面部骨骼会终身持续发生变化，这些变化会影响面部外观和表情。尽管在面部解剖最深层发生的骨骼变化幅度很小（毫米级），但影响往往是巨大的。Lambros理论提出，随着年龄的增长颅面骨呈顺时针旋转（从右侧看）。具体表现为：眼眶的侧向平移；眉间隆起；眉弓的扩张；颧骨深度和侧向扩张的增加；鼻子长度、宽度和垂直尺寸的增加；咬合区域垂直高度的增加。

（三）面部松弛老化在各个细分区域的临床表现

为了利于理解面部衰老的变化，越来越多的学者认可面部水平分成三等份，这三部分的组成如下：①发际线至额骨下缘；②眶上缘至鼻底；③鼻底至下颌。笔者将从这上中下三个区域分别叙述面部松弛老化的外观变化。

1. 上三分之一区域——额部、眉间区域、颞部区域及眉毛位置　在额部、眉间及颞部区域，衰老的主要迹象包括毛发稀疏和发际线后退、额纹、眉间纹、颞部皱纹和上睑及眉毛下垂。颞部的浅层脂肪垫会随着年龄增长而逐渐变薄移位，导致双颞宽度减小并可呈锯齿状外观。太阳穴处的脂肪损失可能是由于颞部浅层脂肪组织中脂肪位置的下移，而非整体脂肪组织的老化减少。

年龄对眉毛位置的影响因人而异，有些人会出现眉下垂，而有些则出现眉上扬。上眶缘后退导致眉下垂，因为骨质支撑损失会导致眉毛下垂到后退的眶缘以下。前额肌（眉上提肌）的作用减弱，并伴随着眼轮匝肌（眉毛下压肌）正常或增强的张力，引起强烈的向下力量，导致眉毛下垂。眉毛下垂可能会不成比例，眼眶前脂肪垫和眶筋膜脂肪垫向下移动会产生下拉力，导致侧部眉毛下垂。随着年龄的增长，男女眉毛的侧部高度都会下降，但女性的下垂程度要高于男性。

2. 中三分之一区域——眶周区、鼻、中脸及鼻唇沟　面部中三分之一区域衰老的主要迹象包括外眦皱纹、鼻根皱纹、下眼睑松垂和皱纹、睑脂肪假性疝出、颧袋形成、颧颊皱纹、耳前皱纹、鼻尖下垂、颊袋和脂肪萎缩、加深的鼻唇沟。鱼尾纹是在眼角外侧形成的皱纹，因侧面眼轮匝肌的重复收缩而产生，随着脂肪流失和上方皮肤变薄，鱼尾纹的突出程度会增加。上眼睑下垂的原因是上睑提肌的腱膜松弛，也可能是上眼睑皮肤过度松弛和皮下组织细胞水分及蛋白流失导致。上眼睑弧线峰值从内侧移动到更中心的位置（A型畸形，高加索人常见），上眼睑体积损失（凹陷的眼睛，亚洲人常见）。睑脂肪假性疝出，眶下脂肪向前疝出（脂肪堆积），因下眼眶缘后退和骨骼支撑不足无法维持软组织在其正确位置上。

眼袋形成的原因除脂肪膨出、皮肤松弛、中面部组织的下垂外，还有上颌骨萎缩、眶隔膜松弛等诸多因素。由于眼球在眶内的位移推动脂肪向前，眼周区域的维持韧带减弱，不能再充分支撑软组织。深层颧骨脂肪室的容积减少会导致对下眼睑的过度牵拉，从而导致巩膜外露。泪沟明显，随着深层眼周脂肪的萎缩，特别是眶隔筋膜下脂肪的萎缩，泪沟的肌肉和骨骼解剖学就会显露。颧袋、颧部皱纹主要是颧部深层脂肪垫的缩小，颧骨韧带的支撑减弱，随之而来的是上层浅层脂肪垫的下移，使颧骨隆起减少，S形曲线变平，颧下区域凹陷加深。鼻尖下垂、更加突出和变长，因支撑结构的衰退，与鼻尖下垂有关的骨变化包括鼻翼沟后退，引起鼻翼基底上移和上颌骨吸收，导致鼻唇角变窄，鼻尖下垂会导致鼻子变长。鼻唇沟，由于提上唇肌的收缩导致覆盖其上方的浅表鼻唇脂肪垫内组织压力升高。鼻唇脂肪垫下降失去支撑，可能由于上颌骨和下颌骨后退和深部中央颊脂肪垫发生萎缩（图20-1-6）。

3. 下三分之一区域——口周区、下颌、下颌线　面部下三分之一区域衰老的主要改变包括颌前皱纹和囊袋、口周皱纹、上唇变薄和变长、唇红变薄和萎缩、颏垫下垂和后退、颊颌皱纹、颈部皱纹、颏下脂肪堆积、颈阔肌囊状、颈部正中皱纹、颌下腺下垂。下颌骨萎缩，导致下颌骨的结构基础从L形变成更细更倾斜的I形。下颌区域基础结构的变化导致支撑力下降，皮肤松弛，进而形成口周纹和褶皱。竖向唇纹（条形码纹）是皮肤上垂直于口轮匝肌收缩方向的皱纹，

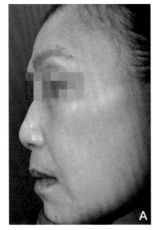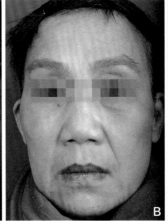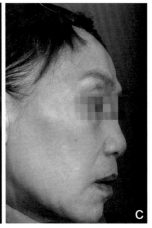

图 20-1-6　面部松弛老化中眶周 A 型畸形和眼球凹陷外观
A. 左侧观；B. 正面观；C. 右侧观。

反复噘嘴、吸烟者容易出现。口角下垂和口角到下颌的皱纹，又称"木偶线"。嘴角周围的皱纹与下颌角肌和颈肌的过度活跃有关。

下颌老化的迹象主要包括下颌形状和突出度的改变。女性由于下颌骨向下后方旋转，更倾向于下颌突出度减少，而男性由于下颌骨向前旋转更多，多倾向于下颌突出度增加。此外，口颏沟（下唇和下颌隆起之间的水平沟槽）因为下颌肌肉的反复收缩而变得更为明显，下颌皮肤由于皱眉肌状的下颌肌肉的皮肤附着而出现橘皮样外观（下颌上可见的皱褶凹陷）。

随着年龄增长，下颌线丧失有时候尤为明显，主要的骨质变化是由于下颌骨后退，下颌体积减小，前下颌沟形成（下颌骨在下颌孔下方的骨吸收），皮肤松弛伴随着上下颌脂肪室的萎缩，从鼻唇沟向下延伸并削弱了承托这些脂肪室的下颌中隔，导致下颌部的脂肪下垂并变得更加突出，加重面部的松弛老化表现（图 20-1-7）。

4. 皮肤松弛老化的治疗分享　随着生活水平的提高，人们对美的追求更高，延缓皮肤衰老是每个爱美人士追求的目标。以往皮肤松弛的治疗主要采用拉皮等手术治疗，由于术后疼痛、瘢痕、表情不自然、恢复时间长等因素，让众多求美者望而却步，近年来无创及微创技术越来越受到重视，目前治疗皮肤光老化的方法众多，包括射频、点阵激光、物理磨皮、化学剥脱、肉毒毒素注射、软组织填充等非手术疗法。随着生活节奏的加快，如何以不需要停工的方式进行紧肤除皱是当前皮肤美容领域研究的热点。其中射频紧肤除皱以其无创、有效的优势越来越受到青睐，

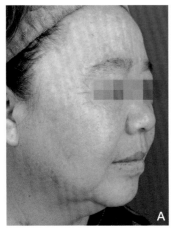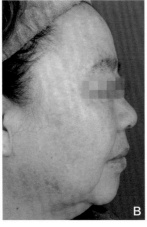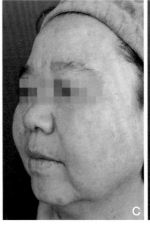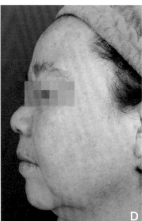

图 20-1-7　面部下三分之一区域明显松弛老化外观
A. 右侧 45° 观；B. 右侧 90° 观；C. 左侧 45° 观；D. 左侧 90° 观。

迅速在国内外普及。越来越多的报道证实射频技术具有祛皱、改善皮肤松弛和老化、改善肤质等效果，通过重塑和收紧皮肤深层发挥其作用，并可弥补激光治疗、光子嫩肤、化学剥脱难以改善皮肤深层的不足，为皮肤年轻化美容技术的发展提供一个新的平台。

（葛　兰）

二、面部抗老化美学设计

美是客观物质所具有的特性，它存在于客观事物中，又与人们的主观感受密切相关，它是感性和理性的结合，需要人们运用自己的感知、认知和想象力去理解和领悟。世界著名文豪列夫·托尔斯泰说"人并不是因为美丽才可爱，而是因为可爱而美丽"。从古至今人们从未停止对于美的标准的探求，在东方艺术中，元末明初肖像画宗师王绎的著作《写像秘诀》中写道："写真之法先观八格，次看三庭，眼横五配"，将"三庭五眼"这一中式美学概念运用到面部美学中，迄今已有近千年的历史。

（一）面部美学评价标准

1. **面部美的标准** "三庭五眼"和"四高三低"是现代描写人物面部特征的一个总结性美学概念。三庭五眼是指面部长度和宽度的比例，在面部长度上，从发际线到眉线、从眉线到鼻底线、从鼻底线到下颏线，这三部分的长度应该大致相等，整体上给人一种平衡和谐的感觉。在面部宽度上，以眼型的长度为单位，脸的宽度分成五个等分：左太阳穴到左眼外侧、左眼睛、两眼间距、右眼睛、右眼外侧到右太阳穴的距离。四高三低则是指面部的四个高点和三个低点。四个高点分别是额部、鼻尖、唇珠和下颌尖。三个低点分别为双目连线与鼻额交界处的凹陷，唇珠上方的人中沟，下唇下方的凹陷。这样的面部轮廓常常给人一种柔和优雅的感觉。

2. **面部美的和谐美** 在美学中，和谐美被广泛认为是一种自然的美。在数学中，和谐美体现在推理论证的严谨性和矛盾性及一定意义上的不变性。面相学上，和谐美是指面部特征之间的配合与协调，包括面部轮廓、眼、鼻、口等部位

的相互关系。每个人的面部特征和审美观念都不同，对于面部和谐美的理解也会有所不同。

3. **面部美的个性美** 《红楼梦》中用"眼如秋水、色若明镜、顾盼流光、笑靥生辉"形象地描绘出贾宝玉清澈的眼睛、清秀的脸庞和顾盼之间的神采飞扬的神态。面部美的个性美即为面部各个特征所呈现出的独特美感，通常因人而异。但面部整体美绝不是它们中的每一个、每一部分美的直接相加，而是将个性特征有机地组合起来，通过多样统一关系的组合才能构成和谐的整体美。个性美感突出的客体，要求医学主体深切感受到客体的各种个性特征，并能加以修复、塑造，使客体被创造之后达到更加愉悦的审美感受。

4. **面部美的综合美** 美既是自然的，又是社会的，而且具有艺术性。具有包容性的综合美，不仅是人体美的一个特点，也体现在面部美中。面部美除比例、特征之美外，还涵盖了表情、神态、气质等综合之美。是否存在"理想的美学标准"是一个有争议的问题。在人类文明进程中，人们曾从不同角度为理想的美确立种种标准，但却没有一个能放之四海而皆准的。理想化或完美化的美学标准并不存在，但是人体美的比例关系却是共性的，这是美容医师工作的美学基础。

（二）面部美学标准

1. **面型** 通常使用形态观察与指数分型两种方法对面型进行分类。形态观察法中常用到波契分类法（图20-1-8），波契分类法依据面型轮廓将常见面型分为十种：椭圆形、卵圆形、倒卵圆形、圆形、方形、长方形、菱形、梯形、倒梯形及正方形。人的美貌是具有共性的，椭圆形脸是世界各国公认的最美观的脸型。测量发现椭圆形脸型面高与面宽的比例恰好符合黄金分割比例（图20-1-9），即颅顶点至颏下点的距离与两颧点间的距离之比为1∶0.618，从视觉上更为和谐均匀。

Farkas将常见面型分为六种，依次为团形脸、方形脸、长形脸、圆形脸、瓜子形脸和梯形脸。指数法是依据形态面高（鼻根点至颏下点之间的距离）与形态面宽（两颧点间的距离）的比值，即形态面指数，把面型分成五类：超阔面型、阔面型、中面型、狭面型和超狭面型（表20-1-1）。

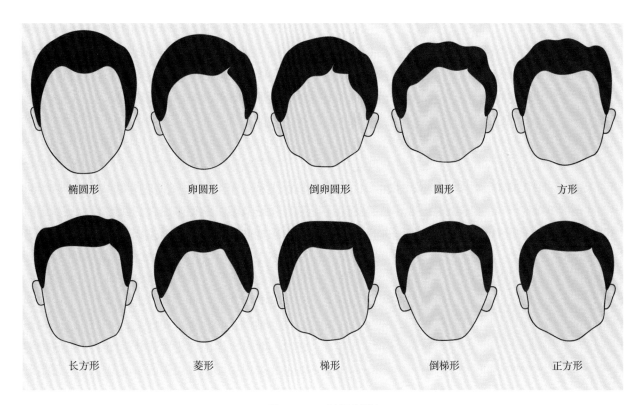

| 椭圆形 | 卵圆形 | 倒卵圆形 | 圆形 | 方形 |

| 长方形 | 菱形 | 梯形 | 倒梯形 | 正方形 |

图 20-1-8 波契分类法

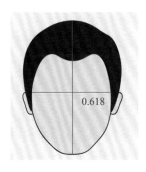

图 20-1-9 面部黄金分割比例

表 20-1-1 形态面指数分型

面型	形态面指数
超阔面型	<79.0
阔面型	79.0～83.9
中面型	84.0～87.9
狭面型	88.0～93.0
超狭面型	>93.0

2. 对称性　评价面部美观的重要内容之一就是对称性，面部以面中线为轴左右高度对称。然而人群中颅颌面不对称的现象非常普遍。病理、创伤、功能或发育不全所致面部不对称（图 20-1-10）。此外，常见的偏侧咀嚼，长期单侧睡眠等不良口腔习惯使单侧骨骼肌肉的功能强化，而对侧功能相对弱化，久而久之会导致面部不和谐。

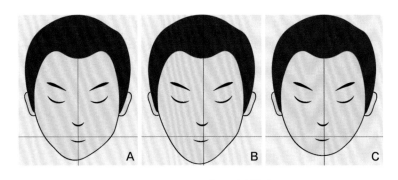

图 20-1-10 面部不对称类型
A. 中心线正常，但左右两侧下颌不一致；B. 中心线歪斜，脸长且伴反殆；C. 中心线歪斜，凸嘴或无下颌。

（三）眼部美学

眼睛是重要的表情器官，也是面部最具吸引力的部位。美眼的睑裂水平长度在30.0mm以上，睑裂高度在10.0~12.5mm以上，与面部成一定比例，眼睑的长度约为面宽的1/5，两内眦间距离与一睑裂水平长度相等。美眼的内眦角48°~55°，外眦角60°~70°，重睑线与上眼睑间距6~8mm，瞳孔间距女性约51mm（图20-1-11）。眼部线条优美流畅，与眉距离适中，无内眦赘皮且脂肪少，这样的双眼看起来炯炯有神、美丽明亮。

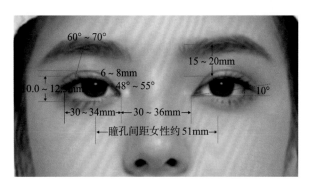

图20-1-11　眼部最佳比例示意

余若晖应用Photoshop像素法对美貌女性角膜暴露率进行测量，发现左侧角膜暴露率约为87.34%，右侧约87.22%，提示美貌人群角膜暴露率较高。内眦赘皮又称蒙古褶，以蒙古人种出现率最高。孟庆兰对200例汉族青年学生眼部外形进行观测，发现受试者均存在内眦赘皮，无性别差异，只是显现的程度不同。因此，国内爱美人士寻求眼部美容多以重睑成形术和内眦开大术为主。

（四）颧骨区美学

面中部作为全面部的中心位置，是面部轮廓整形的重点区域。颧骨颧弓是构成面中部外形的重要骨性支撑结构，同时，也为种族特征鉴别标准之一。周文莲对中国与欧洲现代人颧骨进行研究，发现颧骨的种族差异主要体现在颧骨高度、曲度和颊面凸度等方面，同一地区同一人种不同性别颧骨的差异主要是颧骨弧长和弦长，男性大于女性。胡贤汉发现颧骨主要表现为额蝶突宽而发达，下缘多向外翻，外面向前优于向外，颧结节多显著突出，这些骨性结构造成面部较宽，成为中国人宽面型特征的因素之一。

颧骨是男性和女性在面部比例上差异性明显的区域，北方正常人群男性较女性的颧骨更加宽阔。这些研究提示在颌面外科及整形外科领域中，对男性和女性的颧骨设计需要差异性对待。在颧骨体的前外侧面有一骨性凸起，称为颧结节，颧结节的高低、大小及凸度直接影响面中部外形。

曹雪秋依据颧结节形态大致将其划分为三种基本类型：第一种类型表现为颧结节高大突出，称为强结节型。此型多出现两颧隆起，从而导致面中部宽度增加，面部整体偏平缺乏立体感，男性约占39.5%，女性约占36.9%。第二种类型表现为颧结节虽然外形仍较明显，但突起的高度不如强结节，称为弱结节型。表现为此类面中部特征型男性约占41.6%，女性约占43.5%，即两颧突出不明显，面中部轮廓又较为模糊。第三种类型主要表现为颧结节消失或不明显，称为无结节型。男性约占19.4%，女性约占19.6%。这类型的颧骨从前向后外转折平缓过渡，形成的面中部较为平滑，面宽较小从而呈现出面中部立体感强，面型偏瘦。高加索人种面中部多呈此型，但中国人中有此类型颧骨形态仅占20%，且亚洲人五官小巧精致，过分突出的颧骨及宽大的下颌角会削弱面部整体协调感，这或许解释了为何亚洲人热衷于瘦脸术。而欧洲女性则认为高挺的颧骨极具女性魅力。错𬌗畸形患者若伴有上下颌骨不调，如上颌骨发育不足，面型偏扁平甚至呈现凹面型，通过颧骨磨削术瘦脸多难达到目的，需配合正颌手术。

（五）鼻部美学

鼻居面部正中，其形态对整个面貌影响很大，特别是鼻梁，一个挺拔的鼻形能够增加面部饱满度，提升个人气质。鼻部突出于面部表面，由此头面部损伤最容易受累。国内外学者的研究显示鼻骨骨折是颌面部骨折中最常见的骨折类型，男性多于女性，这也许与男性的社会属性有关。

理想的鼻部形态饱满挺立，鼻长为面部长度的1/3，符合"三庭五眼"的比例关系。

理想的鼻宽为鼻长的1/3，鼻额角在男性约为131.95°，女性约为135.52°；鼻面角在男性约为36.10°，女性约为33.20°。亚洲人具有独特的鼻部形态，其解剖结构、大小及突度区别于其他人种。东方人鼻形态与白种人明显不同，主要表现为鼻基部更为宽大，鼻翼更加突出，鼻尖突出程度较小。中国人的形态学鼻宽、鼻尖角、鼻前角和鼻翼倾斜角的标准平均值均超过北美高加索人。鼻形态的性别差异主要体现在男性外鼻轮廓更为明显，女性更加小巧，鼻尖上翘。健康成年男性鼻宽、鼻长、鼻高及鼻翼基底宽均大于女性，鼻尖角要比女性更加尖锐（图20-1-12）。

发育良好的鼻部对构成和谐美丽的侧貌至关重要。侧貌评价在正畸科、整形科及正颌外科的诊断及方案设定上具有重要参考意义。鼻唇角是面部最常用的审美指标之一，通常认为90°~120°的鼻唇角呈现的侧貌较协调。国内学者认为男性鼻唇角为90°~105°，女性鼻唇角为90°~110°时侧貌最佳（图20-1-13）。

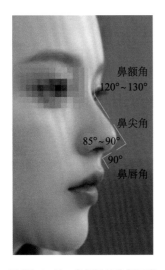

图20-1-12　鼻部最佳比例示意

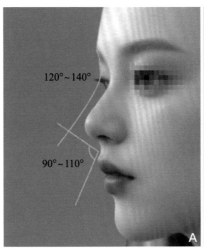

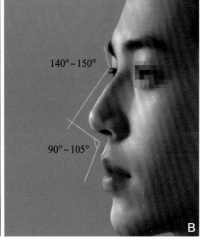

图20-1-13　鼻唇角示意
A. 女性鼻唇角；B. 男性鼻唇角。

（六）理想微笑

微笑是评价面部动态美学的重要组成内容，对增加个人魅力有着举足轻重的作用。蒙娜丽莎式微笑是公认的美观微笑，即微笑时，口角在颧大肌牵拉下向外向上翘、上唇上抬，又称口角式微笑。微笑线是指上颌前牙切缘弧线与下唇上缘弧度的关系（图20-1-14）。

在此基础上，微笑线被划定为三种类型：正向笑弧、平坦笑弧和反向笑弧。其中正向笑弧是指上颌前牙切缘弧线与下唇上缘弧度平行，是理想的微笑线。当笑容美观迷人时，男、女颊旁间隙与微笑宽度的理想比值分别为9.48%和11.96%（图20-1-15）。

Geron研究发现最吸引人的微笑是上唇覆

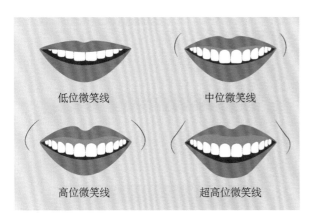

图20-1-14　微笑线

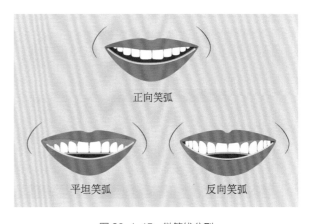

图20-1-15　微笑线分型

盖上中切牙牙冠0~2mm，下唇覆盖下切牙1.0~2.6mm。露出下颌牙龈或微笑线超过上中切牙1mm的微笑是不美观的，迷人的微笑是存在黄金分割比例的。当一侧尖牙到另一侧尖牙所有牙横径之和与微笑时两口角之比接近黄金分割比，同时上颌前牙横径比例也符合黄金分割比，即上中切牙与上侧切牙、上侧切牙与尖牙、上尖牙与上第一前磨牙的比例均接近1:0.618，所呈现出的微笑最为迷人。

（七）唇颏部美学

颏部在面下部审美中扮演重要角色，男性若拥有形态良好的颏结节，常会给人以坚定阳刚的感觉，女性有一个柔和协调的颏部会让人感到分外温柔婉约。以12°面型角为基准，4°为一个单位依次递增或递减，通过数字化合成技术将下颌前移至24°或后退至0°，制作成不同图片，同时邀请正畸医师，整形医师及普通人群评估下颌突出程度对面部美观度的影响，研究发现不论男女，侧貌接近直面型时面部最有吸引力，下颌过于突出或后缩均影响面部美观（图20-1-16）。

中国人较为偏爱直面型，尤其均角（指下颌骨平面与眶耳平面的角度适中，22°~33°）及高角（下颌骨相对于眶耳平面过于靠后，面部显得较长，>32°）的直面型最为吸引人。

总体来说，东西方人对于颏部的审美差异主要体现在东方人对于下颌后缩接受度更高，更青睐轻度安氏Ⅱ类错殆面型，即颏部略微后缩；西方人更喜欢颏部略微前突的面型。容貌美人群下颌角角度约为123.91°，下颌骨倾度平均值为27.03°，下颌骨体部长度和升支高度比值约为2:1。

正面观时，理想口角间距大约相当两眼平视前方时两瞳孔的中央线之间的距离，鼻宽与口裂宽长度比约为1:1.49，上唇厚度为5~8mm，下唇厚度为10~13mm，下唇一般比上唇厚，男性比女性厚2~3mm，双侧唇峰对称，其上接人中嵴，唇谷上接人中凹，人中高与全上唇高比0.68:1，唇红红润，唇珠微突在评价侧面是否协调时，临床最常用的指标就是E线，又称审美线，指鼻尖点与软组织颏前点的连线（图20-1-17）。

容貌协调美观者双唇均位于E线后方，美貌女性上唇突点与下唇突点距离E线的距离分

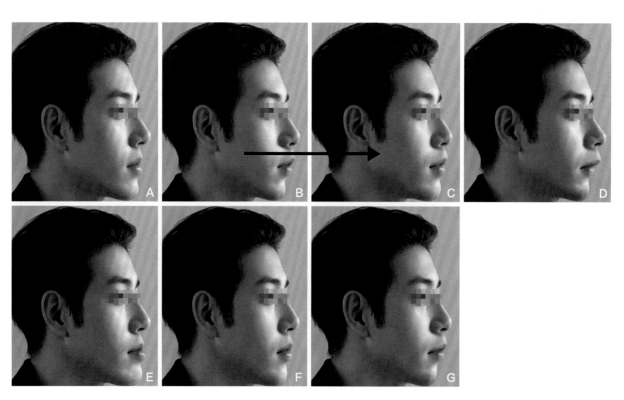

图20-1-16　下颌突出程度

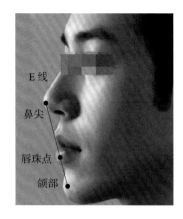

图 20-1-17　E 线

别是 2.46mm 和 1.19mm，下唇在上唇稍前方约 1.27mm。研究发现貌美男性上唇突点与下唇突点距离 E 线的距离分别为 3.17mm 和 3.02mm，下唇在上唇稍前方约 0.15mm，男性颏部较女性更为直立时面部吸引力大。鼻颏唇之间存在微妙的相互关系，尤其是面下部颏唇间关系在正畸领域中占有重要地位，侧貌观下鼻、唇、颏三者的轮廓曲线很大程度上决定了整个侧貌的协调平衡。

面部美学设计涉及多个方面，旨在通过优化面部比例、对称性，以及改善面部特征来创造更加美丽和协调的面容。以下是一些常见的面部美学设计方法：①面部轮廓塑造：通过注射填充物或植入物，可以改善面部轮廓，如增加颧骨高度、塑造下颌线条、平衡五官比例等；②皮肤质地改善：通过皮肤护理和治疗方法，如激光、化学剥脱、微针等，可以改善面部皮肤质地，减少皱纹、痘疤、色素沉着等问题；③眼部美学设计：通过眼睑手术、眼部填充、开内眦等方法，可以改善眼部的形态和年轻感，包括消除眼袋、提拉眼皮、填充泪沟等；④唇部美学设计：通过填充物注射、唇线调整等方法，可以改善唇形、增加唇部丰满度、修饰唇线等，创造有吸引力且自然的唇部形态；⑤鼻部美学设计：通过隆鼻手术、鼻部填充等方法，可以改善鼻部形态，调整鼻梁高度和宽度，修饰鼻尖等；⑥下颌和下颏美学设计：通过下颌手术、下颏填充等方法，可以改善下颌和下颏的形态和线条，增加下颏轮廓的骨量、修饰下颌角等。

面部极具辨识度，一个人的面容通常给人留下深刻印象且独具个性。面部特征在美容整形、正畸正颌及法医学领域是一项重要研究内容，人们对于面容美观的评价极具主观性，评价标准受地域、种族、年龄及性别等因素影响，从而呈现多样性。需要强调的是，在进行面部美学设计之前，个人需仔细考虑自己的期望和目标，并与专业医师进行充分的讨论和评估（视频 20-1-1）。此外，选择经验丰富、资质合格的医师也是确保安全和满意结果的重要因素。

视频 20-1-1 面部评估及美学设计

（李　凯　周晨曦）

三、面部皮肤老化光声电治疗

光声电治疗（photoacoustic electric therapy）是指应用超声、激光及射频等光声电技术于皮肤美容治疗，以达到淡化皱纹、缩小毛孔、紧致皮肤、改善松弛及肤质目的的物理治疗手段。随着社会对美容与抗衰老的关注不断升高，光声电作为一种非侵入性和广泛应用的皮肤美容治疗方法正逐渐成为主流。对于面部皮肤老化而言，其凭借独特的治疗机制和显著优势为患者提供了有效的治疗方案，具备显著的疗效和较小的副作用，展现出了巨大的潜力。

（一）声治疗

超声是一种频率>20 000Hz 的声波，其特性是频率高、穿透力强、方向性好以及张力大，可通过机械作用、温热作用和化学作用，促进皮肤新陈代谢，改善血液循环，增强皮肤渗透性，有利于药物和各种营养及活性物质的渗透和吸收，从而达到改善肤质、美白及减肥塑身的目的。

聚焦超声在解决皮肤松弛老化中的效果明确，包括高强度聚焦超声（highintensity focused ultrasound，HIFU）与微聚焦超声（microfocused ultrasound，MFU）。由于 HIFU 可以在极短的时间内产生高能量，被广泛应用于微创下切割肿瘤和溶脂塑形等领域。

MFU 则采用微点聚焦和大焦域的方式，其特点在于可将超声能量通过特殊的探头汇聚于皮下，从而形成微小聚焦点，快速将皮下组织加热到60℃及以上，导致皮下组织发生热凝固而收缩，达到即刻提拉的效果。同时，超声能量定位在真皮及皮下组织，使特定区域内的皮下组织产生离散的热凝固点，同时避免对邻近的非靶向组织造成损伤。胶原纤维也因此发生变性和收缩，进行再生和重新排列，从而增加肌肤弹性、整体改善皱纹。

多项研究显示，使用单次超声刀治疗后面颈部松弛、鼻唇沟和下颌轮廓均有改善。有研究应用MFU治疗50例面部老化患者，治疗方法为先选择经典超声治疗头，移动距离为1mm左右，初始挡位选择为Ⅲ挡，根据患者的耐受程度，逐渐降低或提高挡位，然后选择超声炮治疗头，治疗手法为自上而下、由外向内进行横向打圈治疗，治疗后3个月，50例患者中治疗显效29例，有效21例，总有效率100%，且面部皱纹评分显著高于治疗后1个月。

MFU治疗结束后，需对治疗区域进行舒缓修复护理，可用医用面膜进行冷敷，术后应严格防晒，家居护理以镇静舒缓为主，每天补充维生素C，清淡饮食。

（二）光治疗

激光应用于皮肤松弛老化治疗的机制主要为选择性光热作用，通过以水为靶基在特定区域内产生热损伤区，启动继发性创伤愈合级联反应，热损伤区周围未受损害的正常皮肤组织中的角质形成细胞快速迁移到受损区域，促进损伤区域快速上皮化，在此过程中产生的能量进一步刺激真皮胶原蛋白、弹力纤维的新生，促进真皮重塑。

目前使用较多的有剥脱性点阵激光、非剥脱性点阵激光、Q开关1064nm激光、强脉冲光等。通过针对不同类型的皮肤老化问题，激光治疗可以实现非剥脱性或剥脱性的治疗效果，为患者提供个性化的抗老化解决方案。

1．剥脱性点阵激光 剥脱性点阵激光（ablative fractional laser）的作用原理是点阵光热作用，利用激光在皮肤上均匀地打出细小的微孔，将能量传递给皮肤组织，剥脱表皮及部分真

皮，导致邻近上皮和附属器结构迁移生长，激活成纤维细胞，形成新的胶原蛋白和弹性蛋白纤维，重塑皮肤。

有研究对30例光老化患者采用能量90~150mJ/cm^2、密度3%~5%的超脉冲CO_2激光治疗，经过单次治疗后，患者面部皱纹明显减少，皮肤弹性增加，且皮肤质地较以前更光滑、细致。罗倩等采用超脉冲CO_2激光治疗对30例老化患者进行治疗，选用deep治疗模式，波长选择为10600nm，眼周等皮肤薄弱部位，能量选择为20.0~22.5mJ/cm^2，而面部其余部位，能量选择为25.0~27.5mJ/cm^2，密度4%~5%。所有患者随访3个月，有效率达86.6%。

2．非剥脱性点阵激光 与传统的剥脱性激光相比，非剥脱性点阵激光（nonablative fractional laser）的优点在于不会产生表皮汽化剥脱，减少了治疗过程中的创伤，缩短了恢复时间。其作用机制主要包括选择性光热作用和刺激生物活性分子的产生，适用于更广泛的患者人群，特别是希望在不影响正常社交和工作生活的情况下改善皮肤老化问题的患者。非剥脱性点阵激光通常需要多次治疗才能达到最佳效果，但治疗过程相对舒适，并且可以根据患者的个体需求和皮肤老化状况进行个性化调整。

有研究采用1565nm非剥脱性点阵激光治疗40例面部光老化患者，能量30mJ，能量密度300spots/cm^2，光斑图形为正方形，边长12mm，经治疗后患者满意率达95.0%（19/20）。另有研究比较1540nm非剥脱性点阵激光和2940nm Er:YAG激光治疗面部皮肤光老化的效果，前者使用15mm方形光斑头，脉冲宽度15ms，频率0.5~1.0Hz可调节，传输能量为20~70mJ/mb，结果表明1540nm非剥脱性点阵激光改善光老化效果更明显，安全性更高（视频20-1-2）。

视频20-1-2
双波长（1550nm和1927nm）非剥脱性点阵激光治疗面部光老化

3．Q开关1064mn激光 Q开关1064nm激光是一种利用钕掺杂的氧化钇铝（Nd:YAG）晶体作为激光介质，通过Q开关技术控制激光的输出的非剥脱性激光技术。它的波长通常为

1 064nm，能够穿透皮肤较深层的组织，达到更深的治疗效果。这种激光能够选择性地吸收黑色素，如黑色素斑点和色素沉着，在不损伤周围组织的情况下进行治疗。同时，它也能够刺激胶原蛋白的合成和重新排列，从而改善皮肤的弹性和紧致度。

在面部皮肤老化治疗中，Q开关1 064nm激光可用于减少皱纹、改善色素沉着、淡化痤疮瘢痕、收缩毛孔和提亮肤色。激光的能量和脉宽可以根据患者的具体情况和治疗需求进行调整，以实现最佳的治疗效果。

Piccolo等对30例皱纹和皮肤松弛的患者进行长脉冲1 064nm Nd:YAG激光治疗，治疗区域为脸颊、口周、眼周和前额，治疗间隔为1个月，连续治疗3次，结果发现患者肤质得到改善，皱纹减少，安全性高。在治疗过程中，患者可能会感受到一些轻微的不适或刺痛，通常会在短时间内消退。

4. 强脉冲光治疗　强脉冲光（intensive pulsed light，IPL）的原理是利用皮肤中血红蛋白、黑色素和水分对不同波长激光的吸收率不同，使皮肤组织对不同波长的光进行选择性吸收和光热解，当IPL作用于皮肤组织后，可以有效地促进胶原纤维和弹性纤维增生和重排，同时使皮肤修复机制启动，促进皮肤新陈代谢和色素代谢，目前一般采用宽波长范围为400~1 200nm的IPL。经过多次温和的治疗，可以达到减少色素沉着和色斑、收缩毛孔以及改善肌肤质地的效果。但是IPL在改善皮肤松弛方面的能力较弱，通常需要进行2~3次才能有较好的效果，想要更理想的效果则需要长期坚持治疗。

参数的选择主要根据患者皱纹松弛皮损的程度和分布、肤色、自身的耐受程度等进行调整组合。针对皮肤皱纹松弛的治疗，一般选择640nm的手具，因其波长穿透相对其他的手具较深一些，对深层次的病变能达到更好的效果。敏感性肌肤还可以选择590nm的手具，因为590nm是黄光，对皮肤有光调作用，同时590nm的光还可以抑制血管、神经的高反应性，使皮肤的抵抗能力和耐受力增强，尤其适合敏感性肌肤。

有研究采用第七代强脉冲光——先进优化脉冲技术（advanced optimal pulsed technology，AOPT）治疗面部轻度皮肤松弛。研究中选择的治疗参数：光斑大小为3.5cm×1.5cm。治疗过程中使用两种滤光片：①640nm滤光片，能量选择为15~19J/cm²，脉宽为15~18ms，三脉冲，时间延迟为30~35ms；②血管滤光片，能量选择为13~17J/cm²，脉宽为12~15ms，双脉冲，时间延迟为30~35ms。治疗过程中先采用640nm滤光片进行第一次治疗，治疗完成后重新涂抹冷凝胶，再使用血管滤光片进行第二次治疗，治疗后使用医用冷敷贴及冰袋对治疗区域进行修复降温处理，结果发现治疗后患者皮肤松弛均有所改善，同时皮肤弹性、色泽得到明显改善。

（三）电治疗

电治疗是一种常用的皮肤美容治疗方法，利用电能对皮肤组织进行治疗和改善。主要的电治疗方法包括射频治疗和微电流治疗。

1. 射频治疗　射频是一种常见的高频交流变化电磁波，其频率范围为300kHz~300GHz。射频通过发出无线电波进入皮下组织，能够选择性地加热含水量更高的真皮层，刺激真皮和皮下组织纤维隔膜收缩，促进胶原纤维合成，从而达到改善皮肤松弛效果。射频治疗技术因电极的布置和能量传递方式的不同可分为单极射频、双极射频、多极射频和3DEEP相控射频。

（1）单极射频：使用单个磁头作为治疗电极，将高频电能传递到皮肤组织中，相较于其他射频明显的优势就是作用层次深，效果明显，维持时间长，同时存在能量不可控，表皮疼痛，需要强制冷却的不足，这种治疗方法适用于较小的治疗区域，如面部和局部皱纹的处理（视频20-1-3，视频20-1-4）。

视频20-1-3　　　　　视频20-1-4
单极射频治疗面部　　单极射频治疗眶周
光老化　　　　　　　光老化

（2）双极射频：使用两个电极同时作用于治疗区域，从而提供更均匀和深入的能量传输。但能量表浅，治疗效果有限，双极射频适用于较大的治疗区域，如脸颊、颈部和身体的皮肤松弛区域。

（3）多极射频：相当于多个双极技术，能够覆盖更广泛的治疗区域，提供更均匀和一致的热能分布。适用于大面积的松弛皮肤或身体轮廓的处理。

（4）3DEEP相控射频：具有作用深、舒适度高以及效果持久等优点，通过多源相控射频技术可以将射频能量从表皮直接穿透到真皮深层1~6mm。

无论是单极射频、双极射频、多极射频还是3DEEP相控射频，治疗的具体参数和操作方式都需要根据患者的需求和病情进行个性化调整。射频治疗的适应证包括但不限于皮肤松弛、皱纹和细纹、瘢痕修复、肤色不均等。

有研究采用相控3DEEP多源射频治疗仪治疗20例面部肌肤自然老化患者，选择Intensif方式，Cheeks模式，调深度2.5mm，能量14W，脉宽110ms，经过2次治疗后，患者皮肤紧致提升，皱纹毛孔明显改善，有效率达100%。

2. 微电流治疗　微电流治疗是一种广泛应用于皮肤美容领域的非侵入性治疗方法。它利用微弱的电流刺激皮肤细胞，以促进细胞功能和皮肤组织的再生和修复，在改善面部和身体多种皮肤问题方面取得了显著的成效。

微电流治疗的机制主要涉及细胞生物学和电生理学。微弱的电流刺激可以增加细胞内的腺苷三磷酸（adenosine triphosphate，ATP）生成，促进细胞新陈代谢和能量产生。此外，微电流还能够刺激胶原蛋白和弹性纤维的合成，增加皮肤的弹性和紧致度。通过这些生物化学反应，微电流治疗能够改善面部皮肤的松弛、细纹和皱纹、肤色不均和瘢痕等问题。

3. 黄金微针射频　黄金微针射频（microneedle fractional radiofrequency，MFR）是一种微侵入式的射频点阵技术，通过微针矩阵的机械作用，刺破表皮后可控地直达真皮及皮下组织，射频能量从针尖释放，对更深层组织进行

加热，有效地避免了表皮的热损伤，均匀地把射频能量传达至皮肤深层，使胶原蛋白、弹力纤维合成增加，同时启动机体自身创伤修复机制，此外，微针的机械作用可使角质层和真皮乳头层产生诸多微通道，还可以增加透皮给药率（视频20-1-5）。

视频20-1-5
黄金微针射频治疗
面部光老化

MFR设备通常采用两种类型的微针：一是绝缘微针，大部分微针针体被绝缘材料所包裹，仅有针尖为非绝缘部分。微针尖端在治疗时发射的能量直接递送到真皮或皮下脂肪，最大限度地减少射频能量对表皮造成的热损伤，因此使用这种微针需要以不同深度进行多次治疗，从而达到射频能量覆盖不同的组织层次的作用效果。二是非绝缘微针，全针针体均为非绝缘材料，射频能量可沿整个针体进行传递，对全层组织进行加热，从而形成热凝固带，优点在于可以刺激更多胶原新生，同时减少出血及疼痛等不良反应。目前绝大多数MFR设备可使用双极射频能量与不同材料的微针组合，术者可以针对患者病情及需求进行选择。

一项研究采用负压黄金微针射频治疗72例有眶周年轻化需求的患者，参数选择：治疗深度为1.2~1.5mm、治疗时间为200~400ms、功率为4W，治疗2次，时间间隔1个月，结果显示治疗后患者眶周皱纹和眼睑松弛明显改善，患者满意度为93.06%，其中有2例患者发生色素沉着，这可能是治疗时能量过高导致。另有研究证实绝缘黄金射频微针治疗对面部光老化患者的皮肤紧致度、肤色、皱纹均有明显改善，且治疗效果能够维持至治疗后6个月。

（四）治疗经验

1. 微聚焦超声技术操作技巧　微聚焦超声技术治疗皮肤松弛老化时，皮下组织，如表浅肌肉腱膜系统（SMAS）、浅脂肪层、真皮层，迅速被加热，温度可达60℃以上，使皮下组织发生热凝固而收缩，达到即刻提拉的效果。同时，其热效应促进新胶原蛋白和弹力纤维的再生与合成，从而达到整体改善面部轮廓和皱纹的效果。

以半岛超声炮为例，首先在治疗部位根据使用的治疗头在治疗区域画线标记（图20-1-18），选择相应的治疗头安装并测试（表20-1-2），M4.5/M3.0采用盖章式操作，D4.5/D3.0采用滑动的操作手法，操作顺序为由深层到浅层，先使用超声刀头，再使用同层次的超声炮头，在操作过程中可一手提拉皮肤另一手进行操作，避开神经敏感区域，超声刀头操作过程中保持治疗头垂直紧贴皮肤，特别松弛的皮肤，可一手稍微撑平皱褶部位皮肤，另一手手持手具将治疗头贴紧皮肤，超声炮头采用滑动的操作手法，按照面部所画的每格区域内均匀滑动操作，单次滑动范围为一元硬币大小，逆时针滑动，注意匀速紧贴，使治疗部位均匀接受治疗，在皮肤松弛或下垂严重问题的区域进行治疗时，在患者能承受的情况下可进行加强治疗，在锚定韧带区域内（图20-1-19），根据患者面部情况，给予相应层次的超声炮头加强治疗，韧带区域的加强治疗时间建议为0.5～1.0分钟。

表 20-1-2　微聚焦超声手具

手具类型	特点
经典超声刀手具	1. 在治疗区域均匀涂抹超声耦合剂，线性固定发射操作，间隔1mm，发射一发再移动至下一发 2. 根据患者面部情况确定治疗发数
超声炮手具	1. 在治疗区域均匀涂抹超声耦合剂，滑动式操作，在推荐操作区域内每格以1元硬币大小同向（顺时针或逆时针方向）匀速滑动操作 2. 根据患者面部情况确定治疗时间

2. 选择剥脱性点阵激光还是非剥脱性点阵激光　患者治疗的选择，需要考虑多种因素：①患者是否合并其他皮肤问题，如毛孔粗大、痘坑痘印、痤疮瘢痕，是否也有相应的治疗需求。②患者是否能接受术后反应及恢复期。剥脱性点阵激光治疗后，治疗区域会结痂明显，恢复时间较长，对工作生活会有一定的影响。③患者近期皮肤状态是否稳定，是否有皮肤敏感或急性期皮肤炎症反应。④患者对疼痛的耐受程度，非剥脱

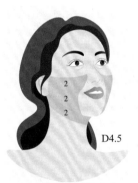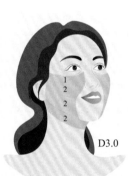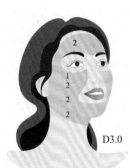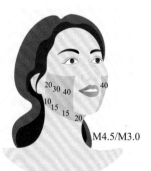

图 20-1-18　超声炮划线区域及操作手法及时长
图中数字表示时长，单位：分钟。

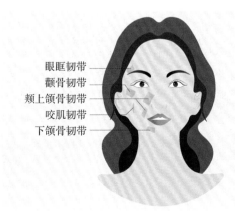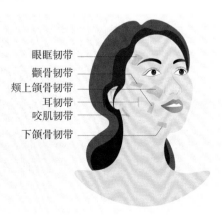

图 20-1-19　超声炮治疗时韧带加强区域

性点阵激光疼痛感较剥脱性点阵激光更轻微（视频 20-1-2）。

3. **强脉冲光滤光片选择及操作技巧** 强脉冲光治疗皮肤松弛老化主要通过选择性光吸收原理，针对不同的皮肤问题，可以通过选择不同的滤光片，过滤出合适波长的光。例如，治疗血管类及色素类的皮损常选择较短波长的滤光片，波长范围为 515～590nm。而较长波长的滤光片（640nm）适用于改善肤质、淡化细小皱纹。若以脱毛为主，由于毛囊黑色素的波长范围为 590～900nm，宜选择较长波长的滤光片。

治疗前，术者会在治疗区域范围外涂光耦合凝胶（厚度为 1～2mm），术者在治疗开始时会先在患者耳前区进行试验性光斑治疗，观察患者的即刻反应，术者会根据患者皮肤状态和治疗反应制订个性化的治疗方案，鼻部可适当调高能量，而额部、颞部、下眼睑等部位则应适当调低能量。肤色偏浅者选较大能量、较短脉宽、少脉冲，肤色偏深者则相反。治疗时应以较小的力量将治疗手具放置于治疗区域皮肤上，要做到治疗头在皮肤表面平行移动，全程要保持治疗头贴合皮肤。在治疗过程中，患者需要佩戴专用的眼部保护装置，以保护眼睛免受光能的伤害，终点反应为患者感觉温热即可。虽然强脉冲光可以改善多种面部皮肤老化问题，但它并不适用于所有

Fitzpatrick 皮肤分型和条件，对于较深的皮肤色素沉着、较深的血管病变以及严重的皮肤松弛的治疗效果有限。

4. **微针射频操作技巧及参数选择** 微针射频针型主要有绝缘针型和非绝缘针型，绝缘针型主要应用于皱纹（鱼尾纹、抬头纹、法令纹、川字纹、颈纹等）和皮肤年轻化（面部年轻化、紧致提升），非绝缘针型主要应用于毛孔粗大、肤色暗淡、痤疮及痤疮瘢痕等。同时，考虑治疗部位的特点，临床上可见无负压与带负压吸附的多款治疗头（表 20-1-3，图 20-1-20，图 20-1-21）。

表 20-1-3　微针射频不同治疗手具及其适应证

手具类型	适应证
经典手具	可应用于面部年轻化，改善肤质；眼周、唇周皮肤松弛；各类型皱纹；毛孔粗大，痤疮及痤疮瘢痕
负压手具	可应用于眼周、颈部年轻化；腹部皮肤松弛、萎缩纹；臭汗症、多汗

以半岛黄金微针射频治疗仪为例，治疗能量、脉宽及治疗深度依据患者的治疗部位、皮肤厚度、需解决的问题及患者的耐受性而定。额部、眼睑等皮肤较薄的部位，治疗深度通常为 1.0～1.2mm，而面颊部等皮肤较厚的部位，治疗

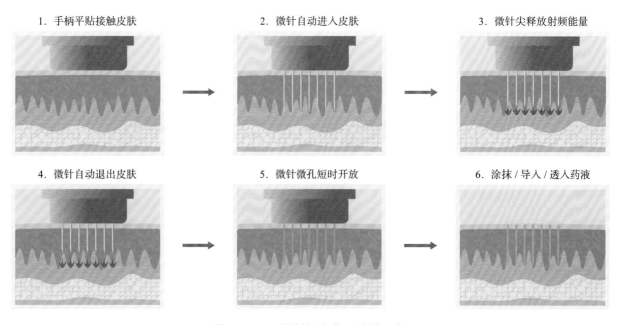

1. 手柄平贴接触皮肤　　2. 微针自动进入皮肤　　3. 微针尖释放射频能量
4. 微针自动退出皮肤　　5. 微针微孔短时开放　　6. 涂抹／导入／透入药液

图 20-1-20　微针射频经典手具操作示意

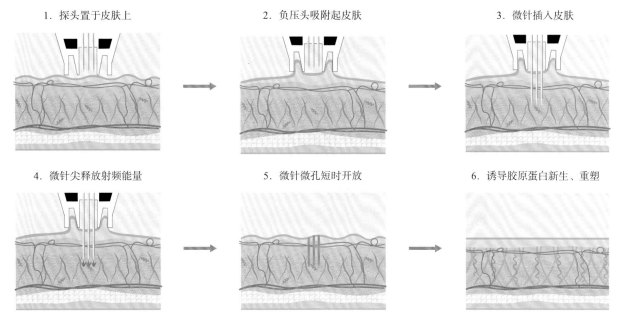

1. 探头置于皮肤上　　2. 负压头吸附起皮肤　　3. 微针插入皮肤

4. 微针尖释放射频能量　　5. 微针微孔短时开放　　6. 诱导胶原蛋白新生、重塑

图 20-1-21　微针射频负压手具操作示意

深度可以达到 1.6～1.8mm，根据患者的耐受性可以选择能量大小 3～8W，脉宽 200～600ms。

微针射频治疗疼痛较明显，治疗区域需要局部表面麻醉，麻醉时间应为 60 分钟左右，注意患者有无麻醉药过敏现象。操作时可分额头—右侧面部—左侧面部—右侧颈部—左侧颈部五个区依次治疗，治疗期间分区卸除表面麻醉药物，提高患者舒适度。面部操作可选择使用连发模式进行治疗，重叠率一般为 30% 左右，局部重点区域可重复操作加强治疗。松弛明显区域需适当拉平皮肤后操作，治疗头需垂直皮肤且贴平压紧操作。操作完一个区域后即刻涂抹修复产品。

5. 光声电联合治疗策略　总原则是，优先安排无创性治疗，在短暂而且合理的间隔时间之后，再进行有创性治疗。在一些特殊情况下，治疗根据实际情况予以调整。

（1）黄金微针射频与其他有创性激光设备进行联合应用，一般根据治疗需求安排先后顺序，不同治疗之间间隔 1～3 个月。如果均为刺激胶原增生类的有创治疗，间隔时间应延长至 3 个月以上。

（2）射频与手术进行联合应用时，一般先进行有创的手术治疗。术后应给予手术治疗充分的恢复时间，一般需要等待 1～2 个月，手术创伤愈合以后再进行射频治疗。

（3）微针进行联合治疗时，根据患者的不同情况进行选择，若与射频（除外点阵微针射频）联合治疗，可采取先进行滚轮微针治疗，2 周后再进行射频治疗；也可先进行无创射频治疗，当天无创射频治疗后待皮肤温度恢复正常后再行滚轮微针治疗。

（4）聚焦超声联合治疗时，可进行不同顺序方案选择，若先行射频治疗，待皮肤温度降至正常即可在同一天进行聚焦超声治疗；而若先进行聚焦超声治疗，建议至少间隔 2 周后再进行射频治疗。但考虑避免热凝固区堆积，热效应过高而易引发不良反应的可能，两者间隔一定时间的治疗要比无间断序贯治疗更安全。

（五）病例展示

病例1　患者女性，33 岁，面部松弛下垂 5 年余（图 20-1-22）。

【病情分析】①患者面部皮肤轻度松弛、下垂，平素皮肤状态稳定，无敏感、瘙痒等不适，可采用微聚焦超声、射频、黄金微针射频治疗等，结合患者经济情况及自身意愿，予以微聚焦超声进行治疗；②微聚焦超声的热效应刺激胶原收缩，起即刻提拉紧致的作用，远期还可导致胶原蛋白新生；③治疗后可能会有暂时性红斑水肿反应，外

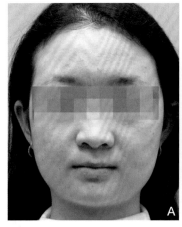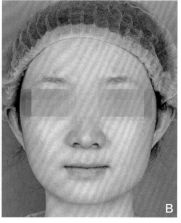

图 20-1-22　女性，33 岁，面部松弛下垂 5 年余
A. 治疗前；B. 治疗后 3 个月。

用医用面膜即可，若有过度红斑可冷敷 15 分钟。

【治疗参数】先使用 M3.0、M4.5 治疗头定位盖章，能量设置为 Ⅲ ~ Ⅴ 级，移动距离为 1mm；然后在相应的皮肤治疗区域使用 D4.5、D3.0 以及治疗头进行滑动式操作。

病例 2　患者女性，36 岁，面部松弛、毛孔粗大伴痤疮瘢痕 10 余年（图 20-1-23）。

【病情分析】①患者面部轻度松弛，可见明显毛孔粗大及痤疮瘢痕，平素皮肤状态稳定，治疗可选择 CO_2 点阵激光、黄金微针射频等，结合患者经济情况选择 CO_2 点阵激光进行治疗；②根据患者皮肤情况予以调整合适参数，患者痤疮瘢痕可予以磨削治疗；③治疗后会出现暂时性的红肿、灼热反应及短期内结痂，是治疗后的正常反应，可自行冷敷，治疗后局部要禁水，避免用力按摩及出汗等。

【治疗参数】频率 10 ~ 50Hz，功率 1 ~ 30W，波长 10 600nm，脉宽 <1ms，点阵覆盖率 2% ~ 9%，能量密度 15 ~ 25J/cm^2，连续治疗 3 次，治疗间隔 1 个月。

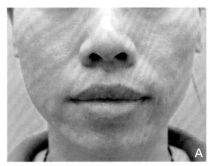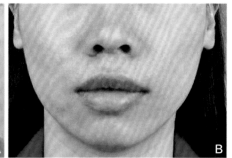

图 20-1-23　女性，36 岁，面部松弛、毛孔粗大伴痤疮瘢痕 10 余年
A. 治疗前；B. 3 次治疗后。

病例 3　患者女性，38 岁，面部皮肤松弛、暗沉 5 年余（图 20-1-24）。

【病情分析】①患者皮肤轻度松弛，暗沉泛黄，患者改善皮肤松弛及肤色愿望强烈，为兼顾对肤色的改善效果，予以强脉冲光治疗；②强脉冲光通过采用不同的滤光片针对不同的皮肤问题，可用 590nm 滤光片改善肤色，640nm 滤光片改善肤质及细小皱纹；③治疗后可能会有暂时性红斑反应，采用医用护肤品即可，术后注意防晒，正常护肤。

【治疗参数】590nm 滤光片，三脉冲，每个子脉冲的脉宽为 4.0ms，脉冲延迟 30ms，能量密度 15J/cm^2；640nm 的滤光片，三脉冲，第一个子脉冲脉宽为 8.0ms，第二个和第三个子脉

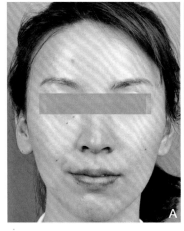
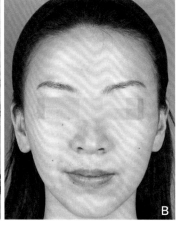

图20-1-24　女性，38岁，皮肤松弛、暗沉5年余
A. 治疗前；B. 治疗后3个月。

冲脉宽均为6.0ms，脉冲延迟30ms，能量密度16J/cm²，终点反应为皮肤轻度潮红、无明显疼痛感。

病例4　患者女性，32岁，面部松弛5年余（图20-1-25）。

【病情分析】①患者皮肤松弛下垂，下颌轮廓欠清晰，患者有强烈改善面部松弛的愿望，结合患者皮肤情况及个人意愿，选择射频进行治疗；②射频可快速将皮肤及皮下组织加热至60℃以上，起明显即刻提拉紧致的效果；③治疗后有暂时的红斑水肿，属于正常反应，使用医用敷料镇静舒缓即可。

【治疗参数】Intensif，Cheeks模式，深度2.5mm，能量14W，脉宽110ms。

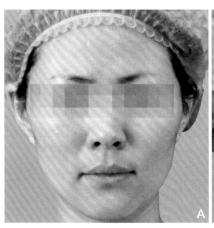
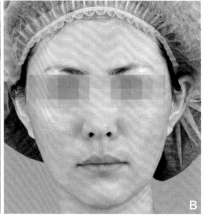

图20-1-25　女性，32岁，面部松弛5年余
A. 治疗前；B. 治疗后即刻。

病例5　患者女性，36岁，面部皮肤松弛、暗沉伴中面部油腻5年余，平素皮肤状态稳定（图20-1-26）。

【病情分析】①患者双颊部皮肤松弛，法令纹明显，且皮肤暗沉油腻，结合患者经济情况及强烈改善皮肤松弛暗沉的需求，予以黄金微针射频治疗；②黄金微针射频可以通过微针的机械作用及射频能量的刺激，诱导胶原蛋白的收缩与再生，同时改善皮脂分泌，改善肤质；③患者皮肤状态稳定，在能耐受的范围内根据治疗部位特点予以适当调整治疗参数；④治疗后会出现暂时性的红斑、水肿反应，应及时予以医用敷料进行冷敷镇静舒缓。

【治疗参数】第一次：功率10W，脉宽100ms，

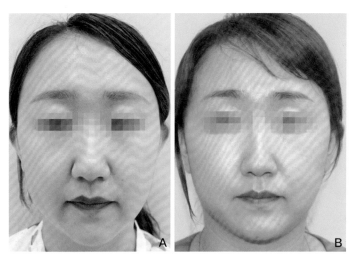

图 20-1-26　女性，36岁，面部皮肤松弛、暗沉伴中面部油腻5年余
A. 术前；B. 两次术后4个月。

针长0.8～1.8mm；3个月后第二次：功率12W，脉宽100ms，针深0.8～1.8mm。

病例6　患者男性，45岁，眶周细纹、松弛10余年（图20-1-27）。

【病情分析】①患者眶周可见明显细纹及松弛，有强烈改善眶周皮肤状态的愿望，平素皮肤状态稳定，结合患者经济情况予以眶周黄金微针射频治疗；②眶周皮肤较薄，结合眶周骨性结构特点，采用眶周专用黄金负压治疗头进行治疗；③治疗后会出现暂时性的红斑、水肿反应，及时予以医用敷料进行冷敷镇静舒缓。

【治疗参数】功率4W，脉宽300ms，针长1.2mm。

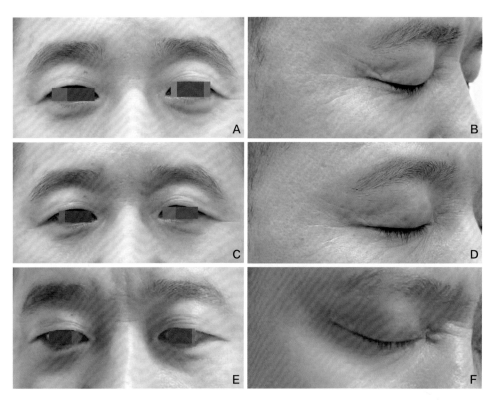

图 20-1-27　男性，45岁，眶周细纹、松弛10余年
A、B. 术前；C、D. 术后1天；E、F. 术后1个月。

（葛　兰）

四、面部老化肉毒毒素治疗

A型肉毒毒素（type A botulinum toxin，BoNT-A）是从肉毒梭状芽孢杆菌中得到的一种天然的纯化蛋白质，可通过阻止乙酰胆碱的释放使肌肉去神经化，局部注射可减弱收缩或松弛肌肉，进而消除肌肉过度运动导致的动态皱纹。主要包括水平的额纹（由额肌产生），鼻根横纹（由降眉间肌产生），鼻背斜纹（由鼻固有肌和提上唇鼻翼肌产生），垂直的眉间纹（眉间复合体共同作用产生，皱眉肌收缩发挥主要作用产生），鱼尾纹、口周纹（由口轮匝肌收缩产生），手风琴样的颊纹（由颈阔肌及笑肌产生），以及鹅卵石样的颏部皱纹（由颏肌产生）。肉毒毒素局部注射改善皱纹的方式具有易于临床使用、微创、耐受性好、安全性高等特点，极大程度地使求美者面容更年轻和赏心悦目。但某些面部皱纹如睑下纹，它是由颧大肌、颧小肌、眼轮匝肌、提上唇肌等面中部提肌共同作用后，导致面中部软组织上移，在下眼睑缘（即卧蚕下方）挤压形成的皱纹，虽然属于动态的表情纹，但通常肉毒毒素注射只能起辅助作用，多需联合或以填充治疗改善。

（一）作用机制

皱纹是面部衰老的重要标志。国内外大量临床观察研究显示，随着年龄的增长，面部肌肉的重复运动是影响皱纹产生的最重要因素之一。按 Glogau 国际皱纹分级，由于与皱纹垂直的面颈部肌肉反复收缩运动，将导致Ⅱ型动态皱纹的产生，英文名称为"dynamic"，即做表情时出现的皱纹。若未进行治疗干预，进一步会发展为Ⅲ型静息皱纹，英文名称为"static"，即面部肌肉保持不动，也能看到皱纹，甚至是Ⅳ型满布皱纹的发生。严重影响求美者的外观容貌、心理甚至社交。

不同种的肉毒梭状芽孢杆菌目前公认可以产生七种肉毒毒素——A、B、C1、D、E、F和G型（有部分文献认为还有第八种C2或H型）。虽然所有的肉毒毒素均可以通过与神经肌肉接头连接的突触前胆碱神经终端结合，抑制乙酰胆碱的释放而使肌肉去神经化达到肌肉松弛或萎缩的

临床疗效，但其胞内作用机制及临床作用时间等各不相同。其中，可溶性 N-乙基马来酰亚胺敏感因子附着蛋白受体（soluble NSF attachment protein receptor，SNARE）是肉毒毒素作用的关键受体，由位于囊泡的小突触小泡蛋白（vesicle-associated membrane protein，VAMP）、突触融合蛋白 Syntaxin 和突触小体相关蛋白 -25（synaptosome-associated protein-25，SNAP-25）三个成分组成。A型和E型肉毒毒素通过催化裂解 25kD 大小的 SNAP-25 发挥作用；B型、D型和F型肉毒毒素通过裂解 VAMP 发挥作用；C型同时作用 VAMP 和 SNAP-25 两种受体。A型肉毒毒素的药效最强、持续时间最长，因此成为目前国内外公认的有效治疗Ⅱ型动态皱纹以达到美容目的的主要方法，并分别于 2002 年美国 FDA批准和 2009 年国家食品药品监督管理局（State Food and Drug Administration，SFDA）批准用于面部眉间纹治疗。

1. A型肉毒毒素的作用时间　由于神经连接处于动态平衡状态，因此随着新生的神经末梢和神经肌肉连接的产生，A型肉毒毒素导致的肌肉去神经化效果有一定的作用时间。一般横纹肌功能即肌肉力量会在 1~4 个月逐渐恢复，也就是对应临床中治疗后对动态性皱纹有控制作用的有效期。在这个周期内部分求美者可能会出现面部的相对僵硬或不自然，但如果注射方法和剂量得当，一般僵硬的表现常发生于注射后的 2~4周，4周后表情趋于自然。按药物代谢周期计算，治疗后 3~4 个月随着肌肉麻痹的恢复需进行重复治疗，但由于皮肤的皱纹并不需要完全消除，因此通常在临床 6 个月后甚至更长周期需进行一次重复治疗即可。

2. A型肉毒毒素的产品对比　目前市面上大部分A型肉毒毒素都是由美国 Wisconsin大学研制的"Hall株"发酵制备而成。中国批准的肉毒毒素包括保妥适（艾尔建制药有限公司，爱尔兰），衡力（兰州生物制品研究所，中国）等。衡力（治疗用A型肉毒毒素，国药准字 S109770037），50~100U/瓶，主要组成成分为A型肉毒结晶毒素，辅料为蔗糖、右旋糖酐、明胶。保妥适（注射用A型肉毒梭菌毒素，进

口药品注册证号 S20070023），100U/瓶，主要组成成分为 A 型肉毒梭菌毒素，辅料为人血白蛋白和氯化钠。

（二）治疗方法

1. 额纹注射 2004 年美国共识以女性求美者为例推荐治疗剂量为 10~20U，2008 年减少为 6~15U，反映了人们追求更加自然的面部表情的倾向。有研究发现高加索人的额头普遍宽于亚洲人，且高加索人使用上面部表情肌是亚洲人的 130%，因此亚洲女性求美者治疗额纹的临床剂量更小。

【解剖结构特点】额肌是影响提眉动作的最主要的表情肌，在面部表情中扮演非常重要的角色。如图 20-1-28A 所示，导致额部横纹的额肌从冠状缝旁的帽状腱膜发出，进入额骨的眉脊和降眉间肌、皱眉肌、眼轮匝肌的肌纤维中。额肌存在不同的变异。典型的额肌并不是均一纵行分布的肌肉，从帽状腱膜起向下内侧走行，在两侧眉上缘约 3cm 处呈 V 形分叉，分叉区由于只有较浅薄的肌纤维甚至为腱膜组成，因此该区域只需要小剂量的肉毒毒素注射。

年龄越高的患者，眼睑皮肤松弛、组织容量缺失，眉毛逐渐下垂，出现眼睛变窄、变小的老化表现，此时额肌会代偿性地承担提升眉毛，对抗松垂的作用。当使用肉毒毒素时，如果剂量过大、治疗范围较广，导致额肌完全麻痹，则可能进一步加重上睑的下垂和压迫感，使患者面容看起来疲惫，这也是临床最常见的肉毒毒素治疗额纹的不良反应。

【注射剂量及方法】根据个体不同，初始总剂量为 9~30U，一般推荐额肌注射剂量为 10~20U，间隔 1.0~2.0cm 一个点位，每个位点 1~3U。近年来，临床肉毒毒素额肌注射的总剂量趋于减少，这是由于保留一部分皱纹及额肌的运动会给求美者带来更自然和理想的效果。特别是对于额肌力量相对女性更大的男性，偏大剂量的肉毒毒素注射短期可能会导致加重眼睑下垂等不良反应的发生。

除此之外，也有学者根据额头的宽度（眉部到发际线的距离）选择注射的剂量。额头宽度 <6cm 的标准宽度额头求美者，一般如图 20-1-28B 所示，通常使用 2 条水平线将额部分为三个区域，再使用穿过瞳孔中点的两条纵线作为纵向参照线，另外在这条线左右约 1.5cm 处画出另外两条纵线——内眦线、外眦线。合计共 2 条横向参照线和 6 条纵向参照线一共形成 12 个交点。治疗时在这 12 个交叉点处分别注射 1U 的 A 型肉毒毒素，总剂量 12U。额头较窄的求美者，每个交叉点注射量可以减少一半，总剂量约 6U。额头宽度 >6cm 的求美者，可以增加一条横向参照线，将额部分为 4 个部分，纵向参照线不变，即 18 个不同交叉点分别注射 1U 肉毒毒素，总剂量 18U。但笔者认为额部宽度和额肌的肌腹发达程度没有必然相关性，额部宽度还可能受到遗传、年龄等因素影响。因此治疗医师应在注射过程中通过求美者反复抬眉的动作决定肉毒毒素的治疗量。

【注射技巧与经验】注射前的术前评估，首先应考虑求美者的性别及年龄。例如，男性肌肉通常比女性更为发达，因此男性求美者的注射剂量通常比女性大，但这不是绝对的，应仔细观察

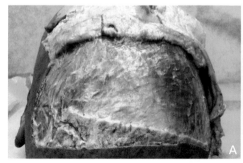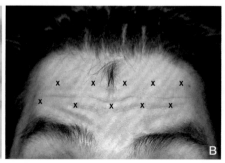

图 20-1-28 额肌的解剖结构（A），额纹的临床表现及注射位点（B）

个体额部肌肉的运动。表情丰富者额肌相对发达，应适当加大注射剂量。其次还需要特别注意求美者是否存在上睑下垂的问题。先天性上睑下垂在各年龄段均可出现，而假性上睑下垂通常在40岁以上求美者中开始出现，在更高年龄的求美者中还会合并因衰老而导致的眉下垂。上睑下垂为额纹治疗的相对禁忌证。首先额部肉毒毒素注射区和非注射区之间，在治疗后出现的高活跃区（不平整现象）并非为上睑下垂和眉下垂患者特有的现象。其次，特别显著或严重的病例，如果把代偿区再补充注射后，会导致额肌全肌腹彻底无力，对上睑下垂将发生完全失去代偿作用。因此应注意治疗前的评估和治疗后观察，不平整现象一般持续2~3天，2周内可自行恢复，切记不要盲目补充注射。

如果在额头中部注射的肉毒毒素剂量过高，同时两侧注射量不足（瞳孔中线外侧不注射），两侧的额肌纤维会向外上方拉扯眉毛，形成"武士眉（墨菲斯眉）"，使求美者看起来表情怪异。除此之外，皱眉肌注射的位置过高，导致内侧额肌靠下的肌腹麻痹、外侧额肌肌腹代偿性收缩增强，也是"武士眉"形成的重要机制。因此，在额肌肉毒毒素注射时，应注意将适量的肉毒毒素在额区进行均一、多点、对称分布。但是，部分求美者两侧额肌的肌力有时并不相同，肌腹作用的范围左右两侧也不一定对称，这时可以将额中线两侧的注射位点和剂量进行针对性的调整。如果眉尾上抬较为严重，可以在额肌的上外侧补充注射0.5~1.0U的肉毒毒素。相反年龄较大、本身存在眼睑皮肤松弛、下垂的求美者，应注意减少额部的注射剂量10%~30%，同时通过对负责

降眉的眼轮匝肌、降眉间肌、皱眉肌注射小剂量肉毒毒素缓解眉毛下垂症状，如可以在眼轮匝肌外侧眉峰处注射2U肉毒毒素。

有研究统计发现10%~30%的求美者在使用14U及以上较高剂量肉毒毒素治疗额纹后会出现上睑臃肿样外观。导致上睑臃肿的主要原因可能是眉毛下降后眼睑处的软组织位置相应下降堆积，除此之外，眉下垂和眼轮匝肌麻痹还有可能导致局部淋巴循环障碍，引起真性的眼睑水肿。新型冠状病毒感染后的求美者，也有注射肉毒毒素后出现不同程度的眼睑水肿的病例系列报道。目前水肿没有有效的补救措施，有研究总结发现求美者年龄越大，接受较高剂量治疗时，发生眼睑水肿的发生概率相对越高。因此，50岁以上的求美者首次治疗剂量尽可能不超过9U，以减少不良反应的发生。轻微的眼睑水肿一般在2~4周后消退，严重者可能需要2个月。如果出现水肿，可对症每天按摩眼睑和额头。

2. 眉间纹注射 眉间纹是肉毒毒素运用于除皱治疗领域获批的第一个适应证。通过肉毒毒素的化学性去神经作用暂时性麻痹皱眉肌，使非自主的习惯性皱眉动作减轻或消失，重复的注射可有效地预防求美者的静态性眉间纹的形成，因此也是实际临床应用最广的除皱治疗部位。

【解剖结构特点】降眉肌、降眉间肌和皱眉肌构成眉间复合体，收缩后产生皱眉的动作。如图20-1-29A所示降眉肌约在内眦韧带上方1cm处起自额骨的鼻突，终止于眉头内侧皮肤，收缩时引起眉头向下，产生眉头下方的斜纹。降眉间肌（图20-1-29B）是一块小而薄的三角形肌肉，长2~8cm，起自鼻横肌的腱膜、鼻骨的骨

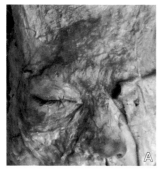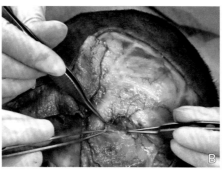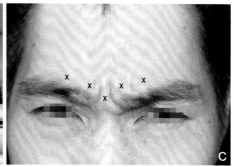

图20-1-29　眉间肌肉的解剖结构，眉间皱纹的临床表现及注射位点
A. 降眉间肌和降眉肌解剖结构；B. 皱眉肌解剖结构；C. 眉间皱纹临床表现及注射位点。

膜、鼻上外侧软骨的软骨膜，止于眉间皮肤，收缩使鼻根部产生横纹。皱眉肌呈长条形，起自额骨鼻突的骨面，内侧起点处较宽，向外走行逐渐变窄，止于眉中部皮肤。皱眉肌收缩将眉头拉向内下方，在眉中部会产生小的"笑靥样"凹陷，并在眉间产生典型的"川"字皱纹（图20-1-29C）。皱眉肌麻痹后眉间纹会消失，眉毛间距变宽。皱眉肌的位置较深，在内侧起点处肉毒毒素注射时可以进针触及骨膜后稍退针，再进行注射。

【注射剂量及方法】亚洲人标准的眉间纹注射方法为，在内眦外眶缘上方1cm、皱眉肌的起点处注射A型肉毒毒素3~4U，在内眦连线中点与皱眉肌嵌入中点处（降眉间肌）注射2~4U，以此麻痹两侧降眉肌和降眉间肌（图20-1-29C）。推荐剂量：12~20U。

已形成较深静态纹的求美者，在术前评估时仔细观察，在瞳孔中线与眶缘交点上方的皱眉肌运动是否伴随有明显的皮肤凹陷。如果皱眉运动时有明显凹陷，可以在眶缘上方与瞳孔中线交点处注射1U的肉毒毒素，同时与求美者做好沟通，告知可能单一肉毒毒素治疗不能完全达到皱纹的消除，需要联合填充剂或其他光电治疗达到更好的疗效。

【注射技巧与经验】在眉间区域注射肉毒毒素，药物可能会在一定范围内向下弥散，进而影响上睑提肌，导致上睑下垂。上睑下垂会给求美者容貌带来很大的影响，甚至会遮盖视野，影响生活，导致头痛、恶心的症状出现，属于较为严重的不良反应。Ⅲ期临床试验的发生率约为5.4%，持续1个月以上缓慢恢复。为了避免上睑下垂的发生，治疗医师应考虑诸多因素，如注射的位置、药物剂量（浓度）、进针的方向和角度等。

注射的位置应在眶缘上方，皱眉肌的发出点位于内眦上方的眶缘，针头应位于眶缘上1cm处可有效避免药物向下弥散。但需要注意的是肉毒毒素的弥散范围与注射剂量和浓度呈正相关，即并不是所有肉毒毒素的弥散均为1cm，大剂量和高浓度的肉毒毒素可能会导致药物弥散增强。因此单点注射剂量一般不超过4U，浓度以

4U/0.1ml较为适宜。注射时应触诊确认眶缘位置，以此为参照设计注射位点，而不要将眉作为参照。为避免肉毒毒素弥散入眶内，针头应与皮肤成30°、向外、向上方缓慢注射。未持注射器的手可辅助在眶缘下方按压。

当注射皱眉肌的位点过高、剂量过大出现"武士眉"时，可在额肌外侧注射0.5~1.0U的肉毒毒素。

3. 外眦皱纹注射　外眦皱纹俗称"鱼尾纹"，微笑时发生。为消除动态性外眦皱纹，通常需要在外眦眶部眼轮匝肌的肌纤维中注射肉毒毒素。

【解剖结构特点】眼睛的闭合运动主要受到眶周眼轮匝肌的支配，眼轮匝肌分为眶部、睑部，睑部进一步分为睑板前部和眶隔前部（图20-1-30A）。眶部肌纤维起于眶缘骨膜和内眦韧带，并与额肌、降眉间肌、皱眉肌相交织。从外眦到眼轮匝肌外侧缘，亚洲人眼轮匝肌的平均宽度为3.1cm。其中眶部肌纤维支配眼睑闭合，收缩时降低眉毛，同时导致眼周表情纹的出现。睑部肌纤维主要支配无意识眨眼，导致眼角中部皱纹的出现，主要由睑板前部和眶隔前部组成，覆盖在整个眶隔和睑板的浅层。

眼轮匝肌是围绕眼眶一周分布，因此眶周的表情纹垂直于肌纤维呈放射状分布在各个方向。眶下和外侧横纹下方的肌肉呈纵向在外下侧区域和外上侧区域呈30°~60°分布，在肌纤维水平分布的眶下区域和上睑中部呈垂直状分布。

外眦的皱纹形状可分为4型：Ⅰ型，即完全型或扇形，起点于境线的上、下、水平三个方向，归点位于外眦的上、下、正中三个方向，整体呈扇形分布，皱纹涉及的相对范围最大；Ⅱ型，即下睑上颊型，起点于境线上方，归点位于上睑的外侧，皱纹位于境线上方，相对皱纹的范围较小；Ⅲ型，即上睑型，起点位于境线上方，归点位于上睑外侧，皱纹位于境线上方；Ⅳ型，即正中心型，起点位于界限周围，归点位于外眦角处。亚洲人Ⅰ型扇形最为常见，其次是Ⅲ型上睑型。

【注射剂量及方法】扇形鱼尾纹的注射剂量通常需要4~9U；上睑型鱼尾纹则需要3~5U。

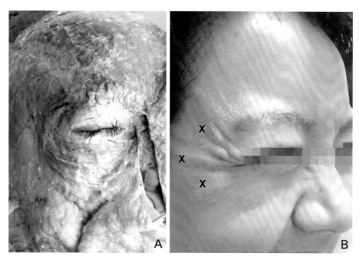

图 20-1-30　眼轮匝肌的解剖结构（A），外眦皱纹及眶下皱纹的临床表现及注射位点（B）

在治疗时，如图 20-1-30B 所示，首先确定外眦外侧 1.5 ~ 2.0cm 的参照点，在参照点处注射 2U 肉毒毒素后，于眶缘处分别做以下 3 个位点的注射：在参照点上方 1cm，向内 0.5cm 处注射 2U；在参照点上方 2cm，向内 1cm 处注射 2U；在参照点下方 1cm，向内 0.5cm 处注射 2U 肉毒毒素，最大剂量为 12U。

为避免肉毒毒素向眼内弥散，注射时针尖的方向应向眶外侧进行。可以用拇指按压眶缘区域以防止药物向眼部的弥散。剂量过高、注射部位太靠近眼眶时，药物可能通过弥散作用导致上睑提肌麻痹，引起眼睑下垂；或麻痹眼外肌，引起复视。眼轮匝肌属于 SMAS 的一部分，位于皮下浅层，如果注射深度过深可能导致药物进入颧肌。

【注射技巧与经验】注射时应根据皱纹的形状、严重程度、颧部脂肪垫的厚度以及皮肤弹性情况进行调整。例如，如果皱纹形状属于上睑型，皱纹的受累范围较小，则不需要在最下方的注射点注射，仅在包括参照点在内的 3 个点进行注射即可。当求美者的颧部脂肪垫较厚且皱纹为上睑型时，可以将注射的总剂量减少至 3 ~ 4U，可以避免颧骨过于突出。这是由于微笑时，眼轮匝肌外侧的肌纤维可以通过向上牵扯颧脂肪垫使面部轮廓光滑，当肉毒毒素抵消了这一效果后则会导致颧骨突出。除此之外不适当眶下注射可能会导致眼袋加重。

由于眼周分布有眶周静脉、哨兵静脉等血管，注射时注意观察和避开，注射后注意即刻纱布轻压 3 ~ 5 分钟。眶周静脉沿眶缘内部水平分布，处于上睑、下睑的连接处，连接内眦静脉和哨兵静脉。当眶周静脉位于眶缘内部时，由于鱼尾纹注射位点集中在眶缘外侧则不会有所影响。但哨兵静脉是将眶周静脉引流到深面颞中静脉的交通支，部分年龄较大的求美者，在外眦部位可能观察到其呈纵向分布的体表投影。

如果 A 型肉毒毒素注射后，外眦皱纹完全消失，则可能会出现面部的表情僵硬，即所谓的"皮笑肉不笑"现象。亚洲人通常为单眼皮、小眼睛，如果表情过分僵硬，可能会非常不自然（严肃感）。所以在注射前应和求美者沟通，充分了解其对皱纹改善程度的要求。为防止这种情况的发生，需减少注射剂量，如仅在参照点注射 1U 肉毒毒素。当眼轮匝肌的运动减少后还可能造成淋巴循环障碍和淋巴水肿，这也是造成颧骨突出、表情异常的原因之一。为避免发生，同样可以通过减少注射剂量来实现，如减少参照点注射剂量至 0.5 ~ 1.0U，或者可以选择不在眶下注射点注射。

当肉毒毒素弥散至眼外肌肉时可能会引起复视的发生。当任意一侧眼外直肌发生麻痹后，双眼不能同时向中间聚焦，求美者会出现重影、头痛或恶心症状，无法开车或阅读。如果眼内直肌代偿性活跃，还会导致瞳孔向内眦方向移动。一般可能会在 1 个月内消失，也有个例报道需要 2~3 个月。当发生这种情况时需要眼科医师通过棱镜测试确诊。

另外，使用肉毒毒素治疗外眦皱纹时需要问诊是否患有眼干燥症。因为肉毒毒素注射后非自主眨眼减少，可能会加剧眼干燥症的症状。注射位置应适当靠近眶部，远离睑部，必要时配合人工泪液缓解症状。

4. 眶下皱纹注射　使用肉毒毒素治疗外眦皱纹（眼轮匝肌外侧部）后，由于肉毒毒素对局部肌肉运动的抑制作用平衡现象，其他协同肌代偿性增强使皱纹被推向眶下区域，在眶下区域出现横行细纹，即眶下皱纹。

【解剖结构特点】眶下皱纹可以分为眶下横纹、内眦下纹、外眦下纹三类。负责提升口角和上唇的颧大肌和颧小肌收缩产生笑容，同时上提颧部软组织，形成眶下横纹（图 20-1-31A）。因

此肉毒毒素注射到下睑区域并不能改善眶下横纹，由眼轮匝肌收缩形成的内眦下纹和外眦下纹对肉毒毒素的治疗效果更好。

【注射剂量及方法】初次眶下皱纹肉毒毒素治疗时，在眼轮匝肌的睑部及眶部交界处从内眦向外眦沿眶缘注射 0.5~1.0U 的肉毒毒素，可缓解眶下皱纹的产生（图 20-1-31B）。

【注射技巧与经验】在治疗眶下皱纹时，剂量过大或深度过深都可能会影响提上唇肌，导致上唇下垂或微笑表情的异常。过大剂量可使下睑眼轮匝肌过度松弛，导致巩膜过多暴露，尤其是眼睑皮肤松弛的患者甚至出现睑外翻或眶下脂肪垫膨出（眼袋加重）的现象，治疗时应减少剂量。内眦下纹浅表注射时应避免损伤内眦静脉，由于组织松弛，如果损伤血管不会自动止血，可能出现血肿，注射时应注意深度及观察皮肤反应，如果发生出血适当按压 3~5 分钟。

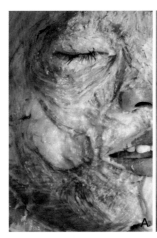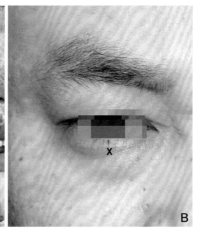

图 20-1-31　颧大、小肌的解剖结构（A），眶下皱纹的临床表现及注射位点（B）

5. 鼻背纹及鼻根横纹注射　皱眉或做厌恶表情时，一些求美者的鼻背两侧会出现斜向皱纹。

【解剖结构特点】鼻肌包含横部、翼部两部分（图 20-1-32A）。横部的部分肌束来自上唇鼻翼提肌的表浅部分，当横部肌肉收缩时会使鼻部变窄。翼部是起于上颌侧切牙上方的上颌骨，止于鼻翼、鼻唇沟皮肤，当翼部肌肉收缩时使鼻部变宽。

【注射剂量及方法】在鼻背两侧和中点处分

别注射 2U 肉毒毒素（图 20-1-32B）。

【注射技巧与经验】注意肉毒毒素不能完全麻痹提上唇鼻翼肌，注射后仍然会有一些细纹。提上唇鼻翼肌和降眉间肌属于鼻外肌。降眉间肌收缩产生鼻根横纹。提上唇鼻翼肌收缩产生的鼻背纹与鼻固有肌（横部）产生的鼻背纹方向不同，有时两者均需要治疗。上唇较长的求美者，应避免治疗提上唇鼻翼肌。

内眦之间的鼻根横纹主要是由降眉间肌的运动产生。同时皱眉肌将鼻根从上向下推挤参与鼻

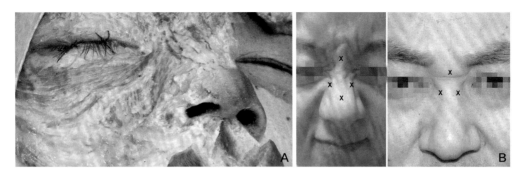

图 20-1-32 鼻固有肌的解剖结构（A），鼻背纹的临床表现及注射位点（B）

根横纹的形成。在注射皱眉肌同时，可在降眉间肌局部注射 2U 肉毒毒素改善该皱纹。

6. 鼻唇沟注射 鼻唇沟属于皮肤形成的皱襞深静态纹，一般不采用肉毒毒素进行治疗。但当大笑加深鼻唇沟或产生不对称时可以选择性采用肉毒毒素治疗。

【解剖结构特点】导致鼻唇沟出现动态加重的因素是说话及做表情时提上唇鼻翼肌、提上唇肌、颧大肌和颧小肌共同运动。这些肌肉的纤维和皮肤组织连接，是鼻唇沟形成的因素之一。如果考虑肌肉的起点、止点和每条肌肉的矢量，鼻唇沟内侧约 1/3 应由提上唇鼻翼肌和提上唇肌组成，中部由颧小肌组成，下外侧 1/3 由颧大肌形成。

【注射剂量及方法】根据肌肉的活跃模式进行个性化治疗，弱化上唇鼻翼提肌的肌力以防止出现面部表情改变，可在鼻翼的上外侧缘缓慢注射 1~2U 肉毒毒素（图 20-1-33）。

【注射技巧与经验】治疗颧大肌型鼻唇沟时，建议将肉毒毒素直接注射到颧大肌处。根据国外的文献，在鼻翼基底水平线与外眦垂直线交叉点进行较深层次的注射可治疗颧大肌引起的面部痉挛。亚洲人的口角蜗轴位置较高加索人稍低，因此注射位置也可以相对降低，可在人中的中点水平线与外眦垂直线的交叉点进行注射。

尽管笑容不对称的求美者治疗时需要进行个体化的评估后注射，但颧大肌仍然是首要选择注射的目标肌肉，常用的方法是将肉毒毒素注射到功能异常活跃的一侧颧大肌肌腹中。如果注射后出现面瘫症状，可以将肉毒毒素注射到正常侧面部来达到两侧面部的对称。治疗上颌骨畸形造成的笑容不对称时，可通过将肉毒毒素注射至牙龈暴露更多的一侧达到左右两边对称。如果两侧不对称由颧小肌引起时，可以将肉毒毒素注射于鼻翼基底水平线与外眦至口角连接线的交会点处，一般注射深度要略深。

7. 口周纹注射

【解剖结构特点】如图 20-1-34A 所示，口轮匝肌是环绕口周的括约肌，负责收缩唇部和闭合口裂。口轮匝肌的内侧纤维束起自切牙上方的上颌牙槽骨，组成口轮匝肌的大多数肌纤维紧密与口唇皮肤和黏膜相连。上唇与提上唇鼻翼肌、提上唇肌、提口角肌、颧大肌、颧小肌相连；下唇与降口角肌、降下唇肌、笑肌、颏肌、颈阔肌和颊肌相连。

【注射剂量及方法】在上唇唇红缘上方 1~2mm 处的两点进行浅表注射 1U 的肉毒毒素，这两点分别将上唇左右两侧划分为三等份。如果皱纹严重，可在上述两点的中点处增加一个注射点（图 20-1-34B）。下唇唇纹严重者，可用相同的方法注射。

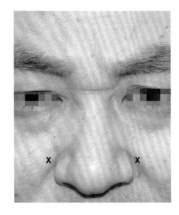

图 20-1-33 鼻唇沟的临床表现及注射位点

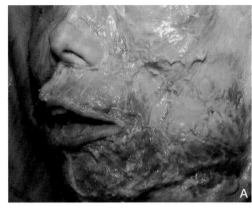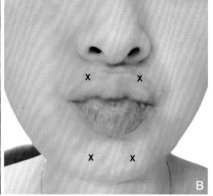

图 20-1-34　口轮匝肌的解剖结构（A），口周纹的临床表现及注射位点（B）

【注射技巧与经验】为避免注射位置太靠近口角导致的微笑或说话时面部表情异常，注射点应在上唇长度 2/3 以内。剂量使用过高可能会导致求美者在刷牙时流涎，食物残渣也容易卡在牙龈和上唇之间，因此治疗时，尤其是初期治疗时应谨慎选择剂量。皱纹较为严重者，也可以考虑联合真皮填充剂进行治疗。在拍照时注意观察求美者静态和噘嘴（吹口哨）的表情。

8. 颏肌松解注射　颏肌过度活跃会导致下颌区域呈现鹅卵石样的皱缩，影响面部比例和衰老的面容。当面部容积进一步流失，下颏的后缩及皱缩更为明显。肉毒毒素可以使颏肌放松，修饰面部下颏 V 形线条，也使下颏稍向外突起。

【解剖结构特点】颏肌是提升下唇和下颏区域的唯一肌肉，并为下唇提供纵向支撑。颏肌起自侧切牙下方的下颌骨骨面，向下、前、内侧走行，终于颏部皮肤，与降下唇肌和口轮匝肌形成连续的结构（图 20-1-35）。亚洲人每侧颏肌的平均长度和宽度分别为 2.0cm 和 1.0cm。

【注射剂量及方法】如图 20-1-34B 示，沿颏下缘、距离正中线 1cm 处左右两个点分别注射 3 ~ 4U 肉毒毒素。注射位置过高可能弥散到降下唇肌导致下唇偏斜。

【注射技巧与经验】亚洲人颏肌在下颌下缘的平均宽度为 2.3cm，因此仅在距离面中线 1cm 处左右两点注射肉毒毒素足以麻痹颏肌下部达到肌肉松解的目的。需要注意颏肌上部的注射深度过深或注射位置太靠外侧可能会影响降下唇肌，从而导致说话或微笑时面部表情不对称。如果出

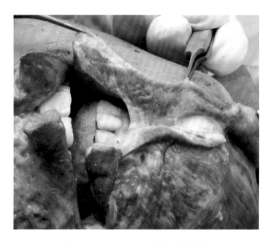

图 20-1-35　颏肌的解剖结构

现这种情况，应在距下唇 1.5 ~ 2.0cm 处给仍处于高度活跃状态的降下唇肌浅表注射 0.5 ~ 2.0U 的肉毒毒素，达到改善不对称的目的。

（宋　璞）

五、面部老化填充治疗

面部注射填充是一种常见的美容微创技术，将不同的填充材料，如胶原蛋白、透明质酸等，通过注射的方式填充到面部需要改善的部位，以达到改善面部轮廓和减少皱纹的目的。

面部注射填充具有治疗时间短、创伤小、恢复快、效果显著等优点。术后不需要恢复期，不影响日常生活。同时，填充物能够刺激自身组织的再生与修复，使面部轮廓更加自然和紧致。

（一）发病机制与临床表现

面部是一个复杂的多层结构，由皮肤、皮下

脂肪、肌肉、深层脂肪室、支持韧带与骨骼等组成。衰老时，面部各层结构均会发生变化，是自骨骼向皮肤的多层衰老。目前，普遍接受的观点认为面部大部分区域分为经典的五层结构，自深层向浅层分别为：骨膜、间隙、深层脂肪、浅层脂肪和皮肤。

各部分的衰老特点如下。

1. 骨膜　衰老后，骨质可发生萎缩。这一特点提示在深层注射时应补充部分缺失的骨质容量。

2. 间隙　目前已证实，发生衰老时，咬肌前间隙和梨状孔周边间隙会扩大。鉴于其扩大的趋势以及极为疏松的特性，不建议于此层次过度注射透明质酸，应选择内聚力和弹性模量恰当的透明质酸，以减少透明质酸远期移位及加重间隙扩大的可能。

3. 深层脂肪　衰老时深层脂肪以萎缩为主、下垂为辅。与面部透明质酸注射密切相关的深层脂肪室包括眼轮匝肌后脂肪垫（retro-obicularis oculi fat，ROOF），眼轮匝肌下脂肪垫（suborbicularis oculi fat，SOOF），颊内侧深层脂肪室，口轮匝肌下脂肪室等。

4. 浅层脂肪　浅层脂肪分布于面部的多数区域，将面部常见的浅层脂肪室分为额中央、额外侧、颞上部、颞下部、鼻唇侧、颊内侧、颊中间、颞颊外侧和下颌脂肪室，衰老后，面部的鼻唇侧、颊内侧和下颌脂肪室出现明显下垂，而其余脂肪室则变化不明显。

5. 皮肤　衰老后，皮肤可出现静态皱纹、色斑和肤质变差等改变。

（二）注射填充材料的特性与选择

填充材料介绍详见第九章第二节。

1. 透明质酸　透明质酸（hyaluronic acid，HA），又称玻尿酸，是一种体内天然存在的线性糖胺聚糖。临床上，需要根据不同部位及美学需求选择适宜的 HA 填充物（视频 20-1-6），其核心依据为 HA 理化特性的差异，包括受到平行于皮肤表面的剪切应力、扭转力（如肌肉运动等）以及皮肤垂直方向受到的压缩力、拉伸力（如睡眠、脂肪重量、皮肤张力等）的综合作用。最终

的填充效果及持续时间还受到支撑力、组织融合度及填充材料的吸水性等因素的影响。因此，额部与颞部建议选择中 - 高弹性模量、低 - 中内聚力的 HA 进行平铺以获得流畅平滑的外观；泪沟与鼻唇沟建议使用低硬度、低内

视频 20-1-6 不同部位治疗时透明质酸（HA）填充物的选择

聚力的微交联或非交联 HA；面颊部适合高弹性模量、中 - 高内聚力的 HA 进行填充与塑形。鼻部可选择高硬度、中 - 高内聚力、吸水性小者以提供支撑和稳定性；唇部与口周则选择中等弹性模量、低内聚力的 HA 有效填充和塑形。下颏及下颌缘需选择高弹性模量、中 - 高内聚力交联 HA 填充剂进行塑造。

2. 聚左旋乳酸　聚左旋乳酸（poly-L-lactic acid，PLLA）类填充剂的化学结构一致，但形态不一，常见的为类球状及类晶片状。PLLA 通过降解缓控技术，其微球 2 年内匀速降解，可促进成纤维细胞活性增加和Ⅰ型、Ⅲ型胶原的再生。PLLA 为新型可降解材料，在人体内无毒，组织相容性好，炎症反应低，终被人体吸收。因此，PLLA 是一种安全有效的活性胶原再生激活剂。复配透明质酸可同时结合其生物学优势，具有即刻填充、提升的效果，同时减少 PLLA 移位，推荐用于额骨区、面颊、耳郭前区、口角囊袋沟、颏唇沟、下颏等部位的注射填充。

3. 聚己内酯　聚己内酯（polycaprolactone，PCL）的结构重复单元上有 5 个非极性亚甲基和一个极性酯基，因此具有良好的柔韧性和加工性，其制品则具有形状记忆性。PCL 微球植入人体后，持续刺激胶原新生，新生胶原蛋白与微球形成支架，具有一定的体积效应，并可长期改善皮肤质量，PCL 最终降解产物为二氧化碳和水。推荐应用于除唇部、眉间和眶周区以外的面部凹陷部位注射。

4. 胶原蛋白　皮肤中的胶原蛋白主要为结构蛋白，占其干重的 70%～80%。真皮 80% 以上以Ⅰ型胶原蛋白为主，呈粗壮、排列紧密的束状结构，为皮肤提供较强的支撑结构和支撑力；Ⅲ型胶原呈疏松的丝网状，比较细小，主要散布于表皮与真皮连接处的Ⅰ型胶原周围，不成熟、

不稳定且张力较低，为皮肤提供弹性和抗应力性。Ⅲ型胶原具有很好的促修复愈合能力，主要起营养及表皮管理的作用。

目前，国内已上市的胶原产品以Ⅰ型胶原和Ⅲ型胶原为主。以混合型胶原类制剂爱贝芙为例，其内含80%牛胶原和20%聚甲基丙烯酸甲酯（PMMA）微球，注射后牛胶原可以降解，PMMA微球会持续停留于体内，属于永久性填充剂。推荐用于眼睑、面颊部、下颌缘等皮肤松弛部位填充注射。

（三）治疗方法

1. 额部

【解剖结构特点】额部饱满度对上面部年轻化的呈现非常重要。理想额部外观应为轮廓平坦或微凸、容量饱满、有光泽、弹性好，无明显静态性皱纹及容量缺失且对称性好。额部老化主要表现为容量缺失与静态性皱纹的形成。

按照额头饱满度与解剖部位，将额部分为四种状态，即额部饱满、额颞三角区容量缺失、额颞三角区与额中部容量缺失、全额容量缺失。

【注射方法及剂量】（以透明质酸为例）

（1）注射方法

1）锐针注射：骨膜上注射，因额部组织层次较薄，建议针尖勿垂直进针，而是保持一定倾角进针，确保更多产品注入额肌下与骨膜上层。

2）钝针注射：常用23G或25G钝针。根据医美需求者凹陷区（注射区）选择合适的钝针，并设计开孔点位置。钝针开孔点并无标准要求，但应尽量避免额正中设计开孔点，因此处血管集中，出血率较高。

（2）注射剂量：根据额部凹陷范围与程度不同，以1ml/支的产品标定，一般需要1～8支的注射剂量。

【注射技巧、经验及病例展示】

（1）注射技巧、经验：钝针走行至额颞交界处时，因存在韧带样结构颞上隔，阻力较大，穿行时应谨慎用力，以免穿破走行在颞浅筋膜内的动静脉血管，引发出血。使用钝针进行额部填充的适宜层次是额肌下间隙层，此层内没有大的血管，注射较为安全（视频20-1-7）。额部的皮肤、皮下脂肪和额肌层三者连接较为致密，使用钝针在皮下脂肪层填充比较困难，不应填充平坦，容易出血，痛感强烈。

视频20-1-7
额部填充注射

需注意眶上神经深支的走行，防止注射时出现电击样头皮痛。于眶上缘2cm以上注射时，建议贴骨膜进行，但仍要注意眼动脉系统血管的骨膜支变异，注射前有效回抽，明确针尖有无刺入血管内。笔者通常在注射时会更换新针头或者将针头内残留的透明质酸用盐水或者利多卡因排净，进而刺入皮肤至所需层次，一手固定注射器，一手回抽，回抽时间不小于9秒，若针尖刺入血管，会有明显的回血，若未刺入血管，即存在负压真空，此时进行注射相对安全有效。进针时应注意针尖斜面位置。额部解剖层次相对简单，宜选取内聚力、黏弹性中等、容易平铺及吸水性小的HA产品，平铺塑形为注射关键点。

（2）病例展示详见图20-1-36。

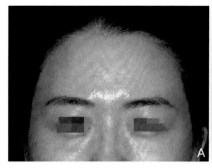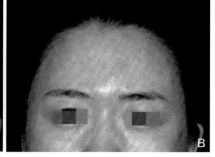

图20-1-36　女性，28岁，额部容积缺失
A. 治疗前；B. 治疗后（25G钝针额头填充2ml平铺）

2．颞部

【解剖结构特点】颞部是容易呈现衰老征象的区域，主要表现为饱满度的降低，因颞部深浅脂肪垫的萎缩，颞部容易发生凹陷，与周围美学亚单位，如额部、眶部和颧部出现明显的分界。除前颞区外，凹陷的区域可能涉及发际线后更广泛的区域。

颞部衰老分级采用 Merz 颞部凹陷分级系统（图 20-1-37）。

【注射方法】

（1）透明质酸

1）锐针注射：锐针深层骨面注射。锐针注射时，通常选用 27G 标准针头，垂直抵骨膜后有效回抽，无回血后注射。

2）钝针注射：颞部凹陷较深且面积较大时，可考虑配合锐针，联合钝针注射改善。尤其是颧弓上方 2cm 范围内的区域，使用常规 27G 锐针常不能触达骨面，此时宜结合钝针修饰注射。钝针注射层次较锐针浅，安全的注射层次是颞深筋膜和颞浅筋膜之间的间隙层，此层内没有大的神经和血管分支，是理想的注射层次。由于钝针注射层次较浅，若局部注射量过多，可使局部出现可移动的软性鼓包，尤其要避免在皮下脂肪层进行大量注射。

（2）PLLA：钝针注射，注射层次为颞深筋膜和颞浅筋膜之间的间隙层，扇形平铺注射。

【注射技巧、经验及病例展示】

（1）注射技巧、经验：根据颞部凹陷程度不同，以 1ml/ 支的产品标定，每侧需要注射 0.5 ~ 4.0 支的剂量。颞部重度凹陷者，根据耐受程度可灵活沟通单次治疗的注射剂量与改善程度。不耐受者可分次注射改善。

颞部注射存在危险性，因解剖上颞深动脉通过泪腺动脉与眼动脉相连通，存在致盲风险。此处填充以锐针为主，尤其是颞下隔上区的部位，钝针为辅，用于修饰锐针注射高危区或与颧弓周围区（视频 20-1-8 ~ 视频 20-1-11）。颞中动静脉位于颞深浅筋膜之间，有较粗的血管，

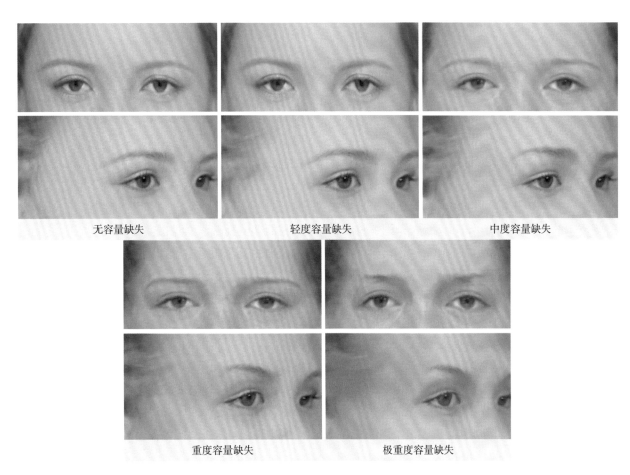

无容量缺失　　　　　　　轻度容量缺失　　　　　　　中度容量缺失

重度容量缺失　　　　　　极重度容量缺失

图 20-1-37　Merz 颞部凹陷分级系统

视频 20-1-8　　　　视频 20-1-9　　　　视频 20-1-10　　　　视频 20-1-11
颞区填充注射遵循　颞区锐针深层注射　颞区钝针衔接注射　颞部填充注射
原则及术前准备

尤其是颞中静脉，注射时需注意其体表投影位置，尽量避开。同时注意观察浅表静脉（如哨兵静脉）并触及颞浅动脉额支搏动，若有，则避开。颞嵴下 1cm、眶上缘上 1cm（即上、下各 1cm）的区域被称为 Swift 点，抵住骨膜注射。该点对改善颞部前上凹陷及抬升眉尾有重要作用。

HA 产品在颞部选择空间大。需注意的是，硬度过高的产品注射后，医美需求者胀痛感较为明显，恢复期长。建议选择均质性佳、低 - 中内聚力的产品为优。

（2）病例展示详见图 20-1-38。

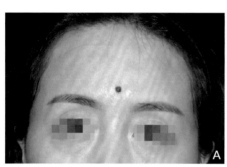 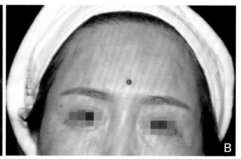

图 20-1-38　女性，25 岁，颞部凹陷
A. 治疗前；B. 治疗后（眉尾 1cm 处 30G 锐针各注射 1ml）。

3. 眉弓

【解剖结构特点】眉弓低平、眉尾低垂为眶上外侧老化表现，会显得老态，眼周无神。通过恰当注射透明质酸产品可以矫治改善。解剖层次：从外到内依次为皮肤、皮下脂肪、眼轮匝肌、眼轮匝肌后筋膜、ROOF、帽状腱膜、骨膜。需要预警的血管结构有滑车上动脉、眶上动脉以及哨兵静脉丛。

【注射方法及剂量】（以透明质酸为例）

（1）注射方法

1）锐针注射：骨膜上、眉弓中线外 1/3 及眉尾的位置可用锐针注射，回抽后定点注射。

2）钝针注射：治疗目的为改善整个眉弓的立体度或突出度。眉尾外侧注射开孔，钝针缓慢进针，注射层次可为皮下脂肪层或眼轮匝肌下的眉脂肪垫层。皮下脂肪层注射易选择低 G 值（即剪切弹性模量，弹性值越大，产品支撑力越好，形变越少，更适合塑形）、延展性较好的产

品，注射量不宜过多；眼轮匝肌下的眉脂肪垫内可能存在上睑眶缘动脉弓和眶上深静脉，注射时要缓慢，动作轻柔，小心观察。

（2）注射剂量：整体眉弓塑形的用量以 1ml/ 支的产品标定，两侧总体建议不超过 2 支。

【注射技巧与经验】眉弓塑形应充分考虑与上侧额部的衔接。女性医美需求者若眉弓过于立体突出，其男性化特性势必增加。眉弓内侧 1/3 及眉头深处为眶上、滑车上动静脉所在位置，即使用钝针注射也应轻柔，切勿粗暴操作（视频 20-1-12）。眉弓区微表情丰富，运动频繁且组织结构薄，切勿过量注射，否则向下移位易导致上睑水肿。应选用中 - 高内聚力、支撑性好的产品，以便抗移位和保留微表情。

视频 20-1-12
眉弓填充注射

4. 泪沟

【解剖结构特点】Jean Carruthers 等将泪沟分

为 5 个等级：0 级，无凹陷；1 级，轻度凹陷；2 级，中度凹陷；3 级，重度凹陷；4 级，极重度凹陷（图 20-1-39）。

【注射方法及剂量】（以透明质酸为例）

（1）注射方法

1）锐针注射：锐针注射主要补充内外侧 SOOF 脂肪，锐针抵骨膜注射。

2）钝针注射：以补充整体 SOOF 层为目标，一般常取外眦外下方或经外眦垂线与经鼻翼下缘水平线的交叉点为进针位置。注射时先注射外侧 SOOF，再行内侧 SOOF 注射。

（2）注射剂量：轻中度泪沟用量为 0.2 ~ 0.5ml/ 侧，中重度泪沟用量为 0.5 ~ 1.0ml/ 侧（治疗泪沟时，尤其中重度泪沟，注意眶颧区同步注射补充）。

【注射技巧与经验】注射时根据个体差异与泪沟不同情况，建议采用钝、锐针相结合的注射方式（视频 20-1-13）。因眼周为正面较显眼位置，刺破血管致淤青后影响较大。若评估钝针能够解决，则尽量少用锐针注射，或钝针注射后仍

有局部凹陷（瞳孔中线或外侧），可酌情用锐针补量，注意有效回抽。

视频 20-1-13
泪沟填充注射

泪沟治疗必须综合考虑眼袋膨出、眶颧区凹陷等因素，上述均影响泪沟治疗效果。需结合临床情况，治疗前充分沟通，如眶隔脂肪膨出严重，建议先行手术，再考虑泪沟注射填充治疗。眶颧区凹陷者，常因颊内侧深脂肪间隔（deep medical cheek compartment fat，DMCF）在衰老过程中萎缩，使眼眶脂肪间隔和面颊脂肪间隔之间的分界更为明显，继而加深泪沟，可先用填充物填充 DMCF，部分泪沟即可间接改善；若改善不足，再考虑泪沟注射治疗。

笔者认为无论用何种填充剂治疗，泪沟区因其独特解剖特点（皮肤薄、层次少、组织活动度大等），均是全面部满意度最低或者容易发生医患纠纷的部位。HA 在泪沟治疗时应慎重选品，特别是浅层注射时，建议使用低 G 值、延展性优良的微交联、非交联或 PLLA 产品。

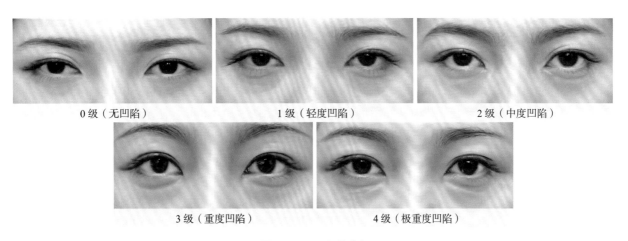

0 级（无凹陷）　　　　1 级（轻度凹陷）　　　　2 级（中度凹陷）

3 级（重度凹陷）　　　　4 级（极重度凹陷）

图 20-1-39　泪沟分级

5. 眶颧区

【解剖结构特点】眶颧区包括颧区与眶下的中颊部。其组成主要包括从皮肤至骨膜层的各层脂肪、肌肉、韧带、间隙等结构。Jean Carruthers 等把眶颧区凹陷分为 5 个等级：0 级，饱满、无凹陷；1 级，轻度凹陷；2 级，中度凹陷；3 级，重度凹陷；4 级，极重度凹陷（图 20-1-40）。

【注射方法及剂量】（以透明质酸为例）

（1）注射方法

1）锐针注射：锐针注射主要补充颊深层脂肪室内外叶（DMCF+DLCF），对整个眶颧区有良好的支撑作用。注射时用手指保护好眶下孔，抵骨膜回抽后注射。

2）钝针注射：注射层次以深层脂肪室为主，辅助少量浅层颧脂肪垫的修饰注射，扇形平铺操作。

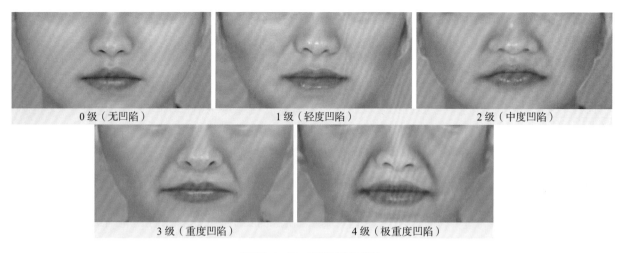

| 0级（无凹陷） | 1级（轻度凹陷） | 2级（中度凹陷） |

| 3级（重度凹陷） | 4级（极重度凹陷） |

图 20-1-40　眶颧区凹陷分级

（2）注射剂量：建议单侧的注射量为 0.5～1.0ml。某些骨性发育较差或容积缺失严重者，单侧可用到 2.0ml。

【注射技巧、经验及病例展示】

（1）注射技巧、经验：眶颧区为面部表情区，肌肉运动挤压时，形态会有较大变化。因此该区注射量不宜过大，需注射同时嘱医美需求者做表情动作，以精准判定剂量。眶颧区注射时，应考虑其相邻结构，如上缘泪沟的改善是否明显，是否需要同步注射泪沟。此外，"苹果肌"注射隆起时，有些医美需求者原本存在的内侧面颊（颧突内下侧）凹陷可能会更加凸显，术前需充分沟通，尽量同步改善。最终使"苹果肌"与上下结构良好衔接，面部线条（Ogee 线）流畅、美观（视频 20-1-13）。眶颧区注射的产品选择，深层尽量选择支撑性好的产品，浅层可用吸水性小、易平铺延展的产品。

（2）病例展示详见图 20-1-41。

6. 侧颊部

【解剖结构特点】颊部的解剖上界为颧弓下缘，后界为耳屏，前界可延伸至鼻唇沟口角区，下界为下颌骨下缘。通常颊部凹陷以咬肌前缘为界可分为后侧与前侧。Jean Carruthers 等将颊部凹陷分为 5 个等级：0 级，无凹陷；1 级，轻度凹陷；2 级，中度凹陷；3 级，重度凹陷；4 级，极重度凹陷（图 20-1-42）。

【注射方法及剂量】（以透明质酸为例）

（1）注射方法：钝针注射是侧颊部常用的注射方法，注射层次为皮下脂肪层，扇形平铺注射。

（2）注射剂量：颊部为用量较多区，笔者两侧总用量为 1～6ml（前后面颊）。

【注射技巧、经验及病例展示】

（1）注射技巧、经验：面颊区的浅层注射层次在咬肌筋膜表面的皮下层，对鼻唇脂肪间隔有提拉作用，可一定程度改善鼻唇沟中段及下段。

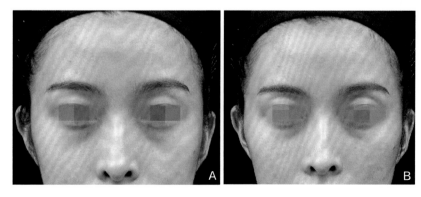

图 20-1-41　女性，26 岁，面中部扁平
A. 治疗前；B. 治疗后（眶颧区注射，眶下孔旁 1cm，30G 锐针骨膜注射各 0.3ml）。

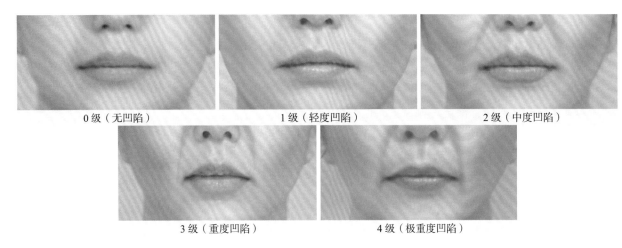

0级（无凹陷）　　　　　　　1级（轻度凹陷）　　　　　　　2级（中度凹陷）

3级（重度凹陷）　　　　　　　4级（极重度凹陷）

图 20-1-42　颊部凹陷分级

面颊区的注射上界不建议超过面横动脉，后界不得超过颞浅动脉。注射时若有凹陷超过此范围，务必操作轻柔，以免误入或误伤血管。此外，腮腺导管常伴行面横动脉，注射时应避开。咬肌表面筋膜层可向皮肤移行形成致密的咬肌韧带，使钝针较难在这个层次注射，故注射时阻力感强，且医美需求者常反馈可以听到声音，均为正常现象，缓慢轻柔穿过且注射即可。

某些医美需求者颊部严重凹陷区极度致密，尽管注射剂量大且均匀，但仍无法完全填平；反之注射剂量越多，触感越坚硬。这种情况需事先评估，充分沟通，以免期望值过高，注射后不满意。

颊部建议选用易铺平、内聚力及黏弹性中等的 HA 产品。

（2）病例展示详见图 20-1-43。

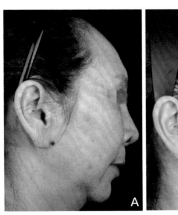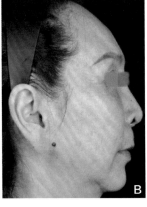

图 20-1-43　女性，55 岁，颊部凹陷
A. 治疗前；B. 治疗后（侧颊部注射，25G 钝针皮下脸颊凹陷处注射 1ml 透明质酸）。

7. 鼻部

【解剖结构特点】鼻部占据了整个中庭的中轴，由印堂与鼻两部分构成，在面部美学中起很重要的作用。鼻形态复杂，所有部分由骨骼或者软骨支撑，软组织较薄，不太会出现下垂问题。在鼻部的造型设计中，需要考虑流畅度，锐利度和清晰度。流畅度主要包括眉和鼻梁衔接不清晰，鼻梁结节，外突鼻背等类型。锐利度和清晰度由鼻子的转折决定，从印堂到鼻梁、鼻梁到鼻尖、鼻背到背侧、鼻尖到鼻底，转折越清晰鼻部越硬朗，转折越少，鼻部越丰润。

鼻部层次包括皮肤、皮下脂肪、SMAS（鼻肌）、鼻背筋膜后间隙、骨/软骨组成，第五层由上而下分别为鼻骨、上外侧软骨、下外侧软骨的骨膜。

【注射方法及剂量】（以透明质酸为例）

（1）注射方法

1）锐针注射：锐针注射通常注射鼻背处，进针点为骨性鼻背凹陷中线处 1~3 点，注射层次为骨膜上和软骨膜上，总剂量 0.1~0.6ml 透明质酸。

2）钝针注射：钝针注射包括鼻尖、鼻小柱等部位，进针点为鼻尖下方，注射层次为皮下脂肪层或软骨膜上，总剂量 0.1~0.3ml 透明质酸。

（2）注射剂量：建议单次鼻部注射总剂量不要超过 1ml 透明质酸。

【注射技巧、经验及病例展示】

（1）注射技巧、经验：鼻背筋膜后间隙/鼻骨（软骨）浅面，下外侧软骨内侧脚间。鼻根处面动脉与眼动脉分支相交通，鼻背动脉是眼动脉的终末支。注射过程中要小心栓子进入鼻背动脉或面动脉。鼻正中轴为相对乏血管区，血管多走行于鼻背筋膜内。

鼻根及鼻背部以锐针深层注射为主，也可由鼻尖进针（钝针），沿软骨表面注射，穿过驼峰区域隆起处，需将针尾抬起，尽量抵硬骨注射。注射过程中可用左手提捏鼻背筋膜，增加与危险层次的距离。鼻尖及鼻小柱区域以钝针退针注射为主。此区域注射剂量过大，易导致鼻尖血管压迫、缺血坏死可能。注射应行多点、多隧道、少量注射的方法。鼻部重要血管见图 20-1-44。

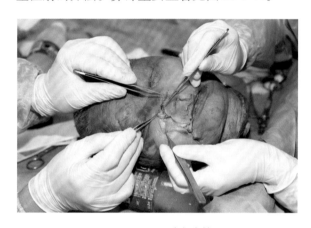

图 20-1-44　鼻部血管

（2）病例展示详见图 20-1-45。

8．唇部

【解剖结构特点】亚洲人中上下唇 1∶1.6 的黄金比例是较为符合审美的，随着衰老，口周会出现唇红缘不清晰、唇珠和唇弓的形态塌陷、唇凸度降低、人中嵴变得扁平等变化。尤其是随着骨质的退缩，上唇的支持减弱，加上已存在的上唇容量丢失，出现明显的唇纹、人中拉长等，唇部整体呈下垂外观（表 20-1-4）。

表 20-1-4　亚洲人唇部注射的审美标准

项目	审美标准
唇轮廓	唇峰是否清晰（平缓的唇弓显得厚重没有生气） 上下唇的形态、线条 下唇高光点 唇 - 口角的过渡
唇体积	上下唇比例是否协调，符合黄金分割 上下唇是否饱满
唇左右对称性	唇珠偏斜——透明质酸填充结合手术 左右厚度是否一致——填充调整 口角高度是否一致——口角提升
唇纹	唇部滋润度

同时，与下颌和鼻部的角度、流畅度、容积等也有参考比例（图 20-1-46）。

【注射方法及剂量】

（1）注射方法：锐针注射。上下唇线分别单次 0.1 ~ 0.2ml，紧贴真皮下脂肪注射，该线在上唇人中处即上唇线内侧 2/3 较明显，外侧 1/3 较模糊，下唇也不明显，故多用于上唇内侧注射；唇体注射上唇 0.2 ~ 0.5ml，下唇 0.2 ~ 0.8ml，注射于口轮匝肌内或黏膜下，上下唇比例应符合 2∶3，注射时应自黏膜看到针尖和针体，看到透明质酸逐渐隆起；唇珠注射上唇珠 0.1 ~ 0.3ml，下唇珠

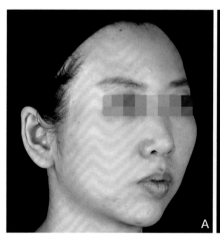
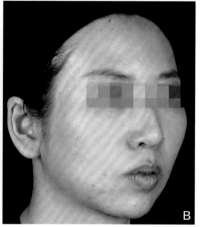

图 20-1-45　女性，35 岁，鼻背扁平
A. 治疗前；B. 治疗后（钝针鼻尖进针，自鼻根部注射 1ml 透明质酸）。

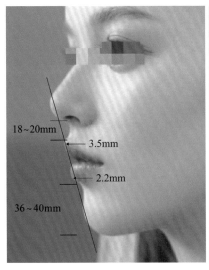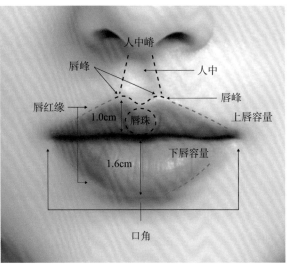

图 20-1-46　唇部注射参考比例

0.1～0.3ml，上唇珠注射在口轮匝肌中间层较安全，下唇珠口轮匝肌深层比较安全。唇部重要动脉见图 20-1-47，注射时应尽量避免血管内注射。

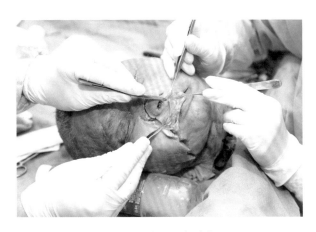

图 20-1-47　唇部动脉

（2）注射剂量：建议单次唇部注射 1ml 为宜。

【注射技巧、经验及病例展示】

（1）注射技巧、经验：由唇缘处进针，于唇红行锐针多点注射（视频 20-1-14）。唇缘丰满以 30G 锐针退针少量注射。唇部疼痛敏感且容易淤青，可通过术前冷敷和神经阻滞缓解疼痛。

视频 20-1-14
唇部填充注射

（2）病例展示：术前诊断为唇容积不足（图 20-1-48）。注射材料为透明质酸（1ml），注射方式为 30g 锐针注射，上唇容积 0.2ml，下唇容积 0.4ml，上唇唇珠 0.1ml，下唇唇珠 0.2ml，口角 0.1ml。

9. 鼻唇沟

【解剖结构特点】从美学角度看，早期的鼻唇沟是位于面颊和上唇之间的一条可以接受的浅沟，随着年龄的增大开始加深并形成一条异常阴影时，就可以进行注射填充治疗。治疗目的是使其恢复变浅，而非完全去除面颊和上唇之间的分界。曾接受过面中上部提升手术的患者，法令纹填充注射亦是一种很有效的补充治疗。

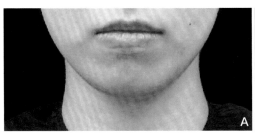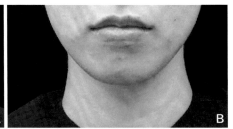

图 20-1-48　女性，25 岁，唇容积不足
A. 治疗前；B. 治疗后（34G 锐针唇部注射）

通过对中面部静态和动态的评估，可将鼻唇沟分为6型。

（1）动力型：与鼻唇沟区域的表情肌高张力有关。典型表现为鼻唇沟在静息状态下不显著，当微笑时明显加重。治疗方法首选肉毒毒素注射。但是，肉毒毒素可能加重已有的中下面部松垂，对于面部老化明显的患者需慎重使用。

（2）中面部松垂型：主要由面部支持韧带及SMAS松垂造成。中面部注射支撑颧韧带、颧皮韧带可改善松垂，可间接减轻鼻唇沟。

（3）脂肪堆积型：先天因素。

（4）骨后缩型：上颌骨下部后缩可因衰老或先天发育不良导致。尖牙窝区域的骨膜上填充可直接改善骨后缩引起的鼻唇沟加深。

（5）面中部深层脂肪室容量缺失型：面中部深层脂肪室容量缺失导致浅层皮肤软组织相对松弛而加深鼻唇沟。其容量补充可使浅层皮肤软组织相对紧致，间接改善鼻唇沟外观。

（6）鼻唇沟沿线内下方皮下容量缺失型：此分型很少单独存在，应在其他原因纠正之后实施该部位皮下脂肪的填充。

【注射方法及剂量】（以透明质酸为例）

（1）注射方法

1）锐针注射：锐针注射进针点为鼻唇沟顶点5mm以下位置，采用多点微量注射，注射至骨膜上，单侧剂量不超过0.5ml。

2）钝针注射：钝针注射进针口建议选自瞳孔中线下方眶下神经出孔投影点和颧颊沟外下方约1cm处，注射层次为皮下脂肪层。

（2）注射剂量：双侧1~2ml为宜。

【注射技巧、经验及病例展示】

（1）注射技巧、经验：鼻唇沟按照严重程度不同分为轻度、中度、重度、极重度（图20-1-49）。鼻唇沟层次分为皮肤、皮下脂肪、SMAS层（面中部表情肌）、梨状孔间隙、骨膜。根据面动脉的走行，鼻唇沟上1/3段更适合骨膜浅层的注射，下2/3段更推荐皮下层的注射。于鼻唇沟上1/3段骨膜浅层注射时，可用左手按压住眶下孔，短暂阻断眶下动脉的血流，防止栓子进入。鼻唇沟区域填充动脉见图20-1-50，注射时应注意避免血管内注射。注射量不宜过大，避免注射材料向外上方移位，加重鼻唇沟（视频20-1-15~视频20-1-17）。

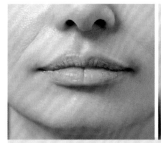 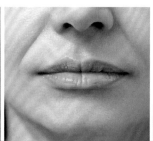 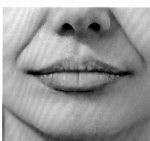 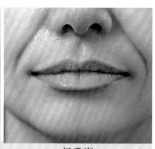

| 轻度 | 中度 | 重度 | 极重度 |

图20-1-49　鼻唇沟分级

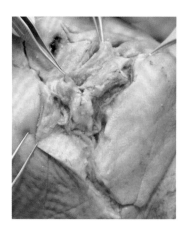

图20-1-50　鼻唇沟区域动脉

视频20-1-15　鼻唇沟评估　　视频20-1-16　鼻唇沟填充注射　　视频20-1-17　鼻唇沟周围补充注射

鼻唇沟 SMAS 层有面动脉分支，深层有眶下动、静脉走行，故皮下层和骨膜浅层注射都有较大风险。

（2）病例展示：术前诊断为重度鼻唇沟。该患者合并提上唇鼻翼肌肌力较大，可左右各 2U 肉毒毒素改善提上唇鼻翼肌，同时透明质酸填充鼻唇沟（图 20-1-51）。

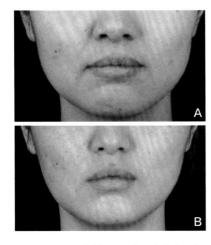

图 20-1-51　女性，28 岁，中度鼻唇沟
A. 治疗前；B. 治疗后（1ml 透明质酸鼻唇沟注射）

注射方式：鼻基底锐针各 0.3ml，颧弓锐针部 0.2ml，鼻唇沟 25G 钝针凹陷处各 0.5ml 透明质酸。

10．木偶纹

【解剖结构特点】木偶纹又称口角纹或流涎纹。是表情肌、重力和遗传因素等几方面因素综合形成的，严重的口角纹在外观上表现出口角外侧或下方的深深的弧形凹陷，称为唇颌沟。木偶纹并非单纯的表面凹陷性皱纹，而是由内侧软组织体积萎缩、丧失支撑、真皮弹性下降等多种因素造成的褶皱，其治疗应以注射填充剂为首选，联合肉毒毒素的注射。填充剂常用可选用透明质酸、聚左旋乳酸、胶原蛋白等。木偶纹按照严重程度有不同分级（图 20-1-52）。

【注射方法及剂量】（以透明质酸为例）

（1）注射方法

1）锐针注射：锐针自口角向下方入针注射，呈楔形注射，注射入口轮匝肌内，单侧 0.2 ~ 0.5ml。

2）钝针注射：钝针入口为下唇珠垂线与下颌线交点，注射层次为皮下脂肪层，单侧 0.2 ~ 0.5ml。

（2）注射剂量：双侧 1ml。

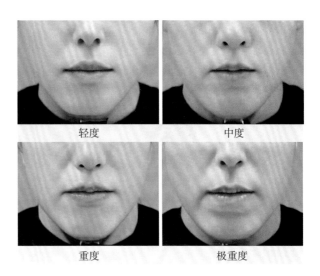

图 20-1-52　木偶纹分级

【注射技巧、经验及病例展示】

（1）注射技巧、经验：于口角外侧进针，用 25G 及以上钝针向口下颌沟方向皮下层扇形平铺，过渡内下侧及外上侧的高度差。于下颌缘与口下颌沟交界最凹陷处骨膜浅面，以锐针抵骨膜圆锥形注射填充作支撑（视频 20-1-18）。该操作的注射危险区为第一、二前磨牙间垂线，下颌缘上方 1cm 颏孔处，有颏动、静脉穿出。口周动脉如图 20-1-53 所示。

视频 20-1-18
木偶纹填充注射

（2）病例展示：术前诊断为中度木偶纹（图 20-1-54）。

注射方式：木偶纹处 25G 钝针各 0.5ml 透明质酸填充，脸颊处各 0.9ml，鼻基底 0.3ml，颧弓各 0.3ml 透明脂酸。

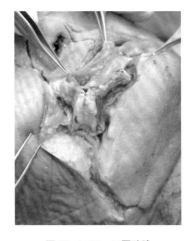

图 20-1-53　口周动脉

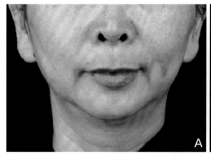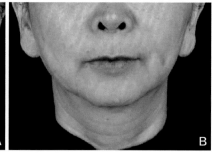

图 20-1-54　女性，56 岁，中度木偶纹
A. 术前；B. 治疗后（1ml 透明质酸改善）

11. 颏部

【解剖与美学特点】优美的下颌缘线条，对男性和女性来说都是一个令人赏心悦目的特征。同时颏部是力量感的重要来源。颏部填充可以分为 2 个区域。一个区域为下颌缘过渡区，一个区域为颏部正中区。

【注射方法及剂量】

（1）锐针注射：锐针自颏部垂直入针，抵骨膜注射 0.5～1.0ml。优势为注射药物固定且支撑强，但需要在下颏两侧 1～2cm 处注意填充药物塑形后的自然过渡。危险区：第一前磨牙和第二前磨牙之间的垂线上，距离下颌缘约 1cm 处，有颏动脉从颏孔穿出。此区是颏部注射出现舌栓塞的原因。

（2）钝针注射：较少使用，可于颏部开口用钝针扇形铺注。优势为较少刺破血管或产生淤青。缺点为稳定性较差。通常注射 0.5～1.0ml。

【注射技巧、经验】颏部正中线以锐针抵骨膜退针圆锥形注射。颏部长度增加后，两侧衔接凹陷处骨膜浅面或皮下层少量填充，使下颌缘线条更自然。颏肌明显紧张者，先行肉毒毒素注射，放松肌肉后再填充注射材料，颏部形态更佳（视频 20-1-19，视频 20-1-20）。

视频 20-1-19　　　　视频 20-1-20
颏部填充注射　　　　下颌修饰治疗

12. 其他

【解剖与美学特点】MDcodes 是由世界著名整形外科专家 Mauricio de Maio 提出的情绪美学治疗方案。主要是通过创造或加强支撑点，来达到提升的作用目的，在面部注射八个点（L1～L8）可以起面部提升的作用。

【注射方法】

（1）L1 注射位点：提升外侧颞部及眉部，为下睑部提供支撑，眼角提升。锐针注射，垂直进针达骨膜。注射 3 个点位，每 2 点间隔 0.5cm（颧弓外扩且颧骨较高，该点位谨慎注射，或低剂量注射）（图 20-1-55）。

（2）L2 注射位点：增强颧骨立体度，中面部提升，眼角提升。锐针注射，进针达骨膜（东方美学不提倡高颧骨，实际操作中，这个点位很少用到）（图 20-1-56）。

（3）L3 注射位点：深层注射支撑结构，补充容量；浅层注射充盈下睑内侧与颊部内侧皮肤，改善及柔化泪沟。锐针注射，进针达骨膜，钝针填充浅层脂肪垫（图 20-1-57）。

（4）L4 注射位点（NL1）、L5 注射位点（NL1+NL2+NL2）：支撑鼻唇沟（法令纹）深层结构，改善鼻唇沟内外侧容量差异，修饰鼻唇沟褶皱。L4（NL1）锐针注射，进针达骨膜，L5（NL1+NL2+NL2）钝针浅层平铺（图 20-1-58）。

（5）L6 注射位点、L7 注射位点：浅层脂肪垫注射，提升下颌轮廓。L6，分 6 个小点，钝针浅层注射。L7 这个点位很少用到，东方美学提倡下颌内收，L7 注射后会显得下颌较宽（图 20-1-59）。

（6）L8 注射位点：提升颊部以及鼻唇沟下段，充盈凹陷部位，改善颧骨下及耳前体积缺失。钝针浅层扇形平铺（图 20-1-60）。

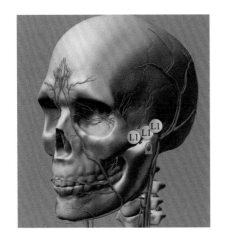
图 20-1-55 L1 注射点位

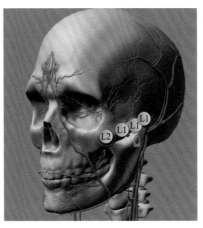
图 20-1-56 L2 注射点位

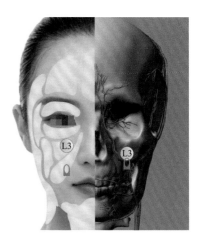
图 20-1-57 L3 注射点位

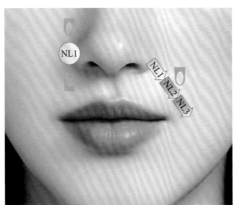
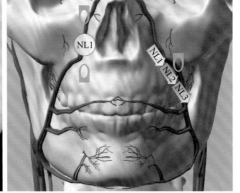
图 20-1-58 L4、L5 注射点位

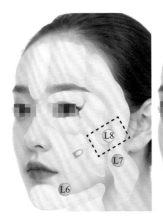
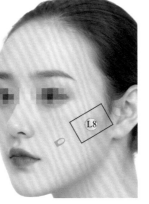
图 20-1-59 L6、L7 注射点位

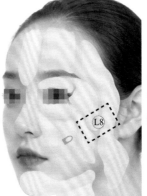
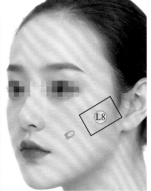
图 20-1-60 L8 注射点位

（李　凯　周晨曦）

第二节 颈部皮肤老化

颈部皮肤老化是指皮肤功能的衰老性损伤，随着年龄的增长，颈部皮肤老化表现为该区域软组织的一系列变化，包括皮肤色素沉着、松弛、皱纹、下颌轮廓消失、颏颈角变大、颏下脂肪堆积或萎缩以及颈阔肌轮廓的突显；其中颈纹最能反映人体的衰老状态。

（一）发病机制与临床表现

颈部分为固有颈部和项部，其中固有颈部以胸锁乳突肌为界分为颈前区、胸锁乳突肌区和颈外侧区。颈部皮肤由浅入深依次由表皮、真皮、皮下组织、脂肪、肌肉（胸锁乳突肌和颈阔肌）、筋膜、腱膜等构成。

颈部皮肤老化产生的机制复杂，涉及遗传、年龄、环境、生活习惯等多种因素。病理变化主要表现为表皮细胞逐渐扁平，角质层水合能力下降，造成水分含量明显减少，皮肤变薄；真皮成

纤维细胞合成胶原纤维能力下降，胶原含量逐渐下降，Ⅰ型胶原逐渐减少，Ⅲ型胶原逐渐增加，使皮肤弹性下降；真皮内弹力纤维变性，失去弹性，真皮乳突层的弹力纤维网逐渐减少甚至消失，使皮肤软组织萎缩，深层软组织松弛塌陷下垂，肌肉及其附着结构进行性萎缩、松垂。临床上主要表现为不同程度的皮肤松弛、下颌脂肪的突出程度、颈阔肌条索的严重程度、颈部水平横纹的程度。

颈部皮肤老化目前常用的分级有以下几种：①颈部水平横纹分级。0级为无皱纹；1级为轻微皱纹；2级为轻度浅皱纹；3级为中度深皱纹；4级为深皱纹，边界清晰；5级为非常深的皱纹，皱褶（图20-2-1）。②Brandt颈部衰老程度分级。Ⅰ型为只有颈部收缩才出现颈阔肌条索，轻微水平颈纹，皮肤无松弛，无下颌脂肪堆积；Ⅱ型为平静状态下薄薄的颈阔肌条索，轻度水平颈纹，

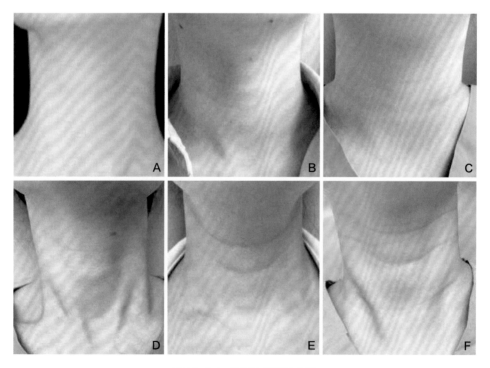

图 20-2-1 颈部水平横纹分级

A. 0级（无皱纹）；B. 1级（轻微皱纹）；C. 2级（轻度浅皱纹）；D. 3级（中度深皱纹）；

E. 4级（深皱纹，边界清晰）；F. 5级（非常深的皱纹，皱褶）。

轻度皮肤松弛，轻度下颌松弛；Ⅲ型为平静状态下中度颈阔肌条索，中度水平颈纹，中度皮肤松弛，中度下颌脂肪松弛，下颌脂肪堆积；Ⅳ型为重度颈阔肌条索，重度水平颈纹，重度皮肤松弛，明显的下颌松弛，下颌轮廓不清晰，明显的下颌脂肪堆积（双下巴）。③Dedo颈部分类法。Ⅰ类，明显的颏颈角，颏下脂肪少，皮肤和颈阔肌纹理良好；Ⅱ类，颈部皮肤早期松弛，没有颏下脂肪堆积或颈阔肌纹理下降；Ⅲ类，出现颏下脂肪堆积；Ⅳ类，以出现颈阔肌束为主，可能存在脂肪堆积；Ⅴ类，下颌后缩；Ⅵ类，异常低位舌骨，这种类型患者表现为"短颈"，可能被多余脂肪掩盖舌骨位置。

（二）诊断与鉴别诊断

1. 皮肤松弛症（cutis laxa） 又称泛发性弹力纤维松解症（generalized elastolysis），可呈常染色体显性、隐性或X连锁隐性遗传，皮肤表现为松弛、下垂、多褶皱、无弹性，拉伸后不能自动恢复，但无明显脆性增加，容貌衰老；皮肤外表现有肺气肿、主动脉瘤、肺动脉狭窄、疝、尿道和胃肠道憩室、关节松弛和血浆铜蓝蛋白水平下降。组织病理学表现为弹力纤维断裂和消失。

2. 早老症（progeria） 又称 Hutchinson-Gilford 早老症综合征，由 LAMA 基因突变导致，临床特征为提示正常老化的征象如秃发、皮肤皱纹和骨质疏松，最具破坏性的影响是加速提前出现心血管疾病，导致平均在 13 岁前发生致死性心肌梗死或脑卒中。

（三）治疗方法及进展

颈部皮肤老化是一个综合而复杂的问题，颈部年轻化日益受到关注，颈部年轻化治疗的目标包括恢复或创造一个清晰的下颌轮廓，理想的颏颈角，光滑紧致的皮肤。当颈部软组织量和骨性结构的三维位置关系发生改变时，需要针对颈部软组织的体积减小、皮肤松弛、颈部皮肤纹理和清晰度弱化、皱纹的出现或增加等每一个因素进行分析，并给予综合的改善治疗，通过注射、光电以及手术等治疗手段达到颈部年轻化的目的。

1. 微创治疗方法 早期的颈部皮肤老化表现，尤其是颈纹，可选择无创和微创的治疗方式进行改善。注射类或光电等微创治疗创伤小、恢复快、不良反应小，能有效改善颈部衰老外观，提升皮肤质地，减轻色素沉着等问题，近年来在临床上得到广泛应用。目前针对颈部皮肤老化的微创治疗包括注射填充、间充质疗法、肉毒毒素以及光电治疗等。根据颈部衰老的严重程度，选择单一或联合的治疗方式。

（1）注射填充：补充组织容量为主的注射填充是治疗颈部横纹的方法之一。真皮填充剂透明质酸是人体中的一种酸性糖胺聚糖，具有较强的吸水能力，可起体积支撑、维持皮肤组织弹性及稳定性的作用。但透明质酸治疗持续时间短、吸收快、需反复注射。除透明质酸外，某些填充剂可刺激自身胶原产生，如由 80% 的胶原蛋白溶液、20% 聚甲基丙烯酸甲酯（PMMA）微球和 0.3% 的利多卡因组成的填充剂，当注射到深部真皮中后，胶原蛋白在注射部位迅速起到支撑作用，PMMA 不被吸收并刺激纤维细胞合成和分泌胶原蛋白，以此修复并维持胶原蛋白的动态平衡。羟基磷灰石钙（CaHA）是目前已获得美国 FDA 批准用于矫正中至重度面部皱纹、皮肤褶皱以及修复手背体积丧失的填充剂。CaHA 真皮填充剂包含 30% 的 CaHA 微球和 70% 的水凝胶载体。当注射到目标层次后，水凝胶可以起即时填充的作用，CaHA 能够刺激成纤维细胞，促进新胶原蛋白和弹性蛋白的生成，进而改善颈部皮肤的弹性、水平横纹程度。

（2）间充质疗法：改善颈部肤质的间充质疗法，是指将治疗药物、维生素、生物活性物质注射入皮下脂肪或真皮内的一种治疗方法。主要有透明质酸复合溶液、富血小板血浆（platelet rich plasma，PRP）等。

透明质酸复合溶液主要成分为透明质酸钠、多种氨基酸（脯氨酸、甘氨酸、丙氨酸）、L- 肌肽及维生素 B_2。通过真皮层透明质酸的注射填充，短期内直接补充颈部皱纹凹陷容积、增强皮肤弹性；而针剂中富含的氨基酸、维生素等成分起到间充质治疗的作用，可营养成纤维细胞、刺激成纤维细胞再生以及促进胶原产生。PRP 是一种利用自体血中的血小板和生长因子来促进组织修复和再生的生物治疗方法，近年来在整形美容等领域得到了广泛的应用。PRP 在颈部皮肤老化中的应用，主要是通过注射 PRP 到颈部皮肤的真皮和皮下，刺激胶原蛋白和弹力纤维的生成，增加皮肤的厚度、弹性和水分，改善颈部皮肤的松弛、皱纹、色斑等问题。

（3）A 型肉毒毒素：肉毒杆菌毒素是由肉毒杆菌产生的一种神经调节剂，它可以阻滞神经肌肉连接处的突触前囊泡释放乙酰胆碱，从而放松靶肌肉。肉毒毒素注射不仅可以改善颈阔肌静态，也可以改善动态颈阔肌和轻微皮肤松弛。

有垂直颈阔肌条索且不愿意或不适合手术治疗（颈阔肌成形术），或在颈部年轻化手术后仍残留颈阔肌条索，以及颈部横纹的患者，通过肉毒毒素治疗可减弱颈阔肌的力量，减轻颈阔肌条索及颈横纹，提升下颌缘轮廓。此外，有学者建议轻度的颈部松弛与下颌缘松弛、颈部皮肤纹理粗糙伴水平颈纹与颈阔肌条索而又不愿接受手术的求美者，可采用肉毒毒素微滴注射的方法改善颈部衰老。最新的临床试验显示，微滴注射的治疗方法安全有效，在改善颈部皮肤、下面部组织松垂及颈阔肌条索方面比条索内注射疗效更佳。

（4）光电治疗：促进皮肤新陈代谢的光电治疗主要包括激光、射频、高强度聚焦超声、等离子体等。根据皮肤是否损伤分为无创类治疗与有创类治疗。无创治疗有射频、微聚焦超声、高强度聚焦超声等，治疗不良反应少，但治疗次数较多，疗效有限。有创治疗包括 CO_2 点阵激光、黄金射频、射频溶脂平台、1 440nm 激光溶脂等，可刺激颈部胶原产生、紧致皮肤，同时改善颏颈角度、减轻颈部横纹，但治疗时疼痛明显需配合麻醉，并防止热损伤及色素沉着。

1）射频（radiofrequency，RF）：是一种高频交流变化电磁波，作用于真皮甚至皮下组织，产生柱状的热损伤带，引起胶原纤维的即刻收缩，继而产生创伤后修复反应。射频类如热玛吉、热拉提等，其产生的电流穿过皮肤和皮下组织，产生电阻热效应，刺激胶原蛋白的初始收缩和伤口愈合反应，从而诱发真皮胶原的重塑，刺激胶原蛋白的再生，达到除皱的目的。因为射频能量不会导致色素沉着，适用于所有的皮肤类型，停工期短。

2）微针射频（microneedle radiofrequency，MRF）：是利用多根阵列排列的微针在预先设定的组织深度提供射频能量，通过微针的机械性损伤与射频的热损伤作用共同发挥作用，能够精确控制治疗深度，停工期短、无色素性依赖。黄金射频微针通过绝缘涂层的微针，结合微针、点阵激光及射频等多种技术，精准作用于不同深度的靶组织，使真皮中的胶原蛋白快速新生及重组，从而有效解决颈部皱纹及下垂问题。Clementoni 等用绝缘型 MRF 治疗 33 例下面部及颈部皮肤松弛患者，治疗 3 次，间隔 1 个月，随访 6 个月后，所有患者颈部皮肤均有不同程度的紧致，颈颏角和下颌角平均减少 28.5° 和 16.6°，满意度达 87%。

3）超脉冲 CO_2 激光剥脱和剥脱性 Er:YAG 激光均可以用作颈部年轻化治疗，这些治疗对于恢复颈部皱纹、皮肤质地和松弛有效且安全，改善皮肤质地和松弛有效率达 59.3%。

（5）高强度聚焦超声（high-intensity focused ultrasound，HIFU）：适用于不符合侵入性颈部治疗（如颈面部提升术）适应证的颈部年轻化求美者。在 HIFU 中，超声聚焦产生选择性热凝固点，热凝固点可选择性定位于真皮浅层或深层、皮下组织、SMAS 层或颈阔肌层。聚焦的超声产生 60℃ 的热损伤但不会损伤表皮和周围其他组织，进而增加皮肤紧致度。最近一项关于联合应用微聚焦超声、透明质酸和 A 型肉毒毒素治疗颈部年轻化的研究显示其疗效满意度高达 100%。

（6）冷冻溶脂：已被证明可以通过将皮肤和脂肪冷却到导致脂肪分解但不会损害皮肤的温度来安全有效地减少皮下脂肪。冷冻溶脂需要重复治疗，间隔 6 周。

（7）新型治疗：近年来，填充移植物的研究越来越倾向于采用自体成分，如自体角蛋白组织、脂肪来源干细胞基质胶等。自体组织具有同源性，不存在排异性，组织相融性好，未来值得更多的研究去实践验证。

2. 手术治疗　当无创和微创治疗无法有效解决颈部衰老问题时，需要进行手术治疗。颈部年轻化手术治疗主要有两个基本目标：创建比原解剖结构更美观的颈部轮廓；恢复因衰老而改变的原始解剖结构。

颈部年轻化手术的成败取决于对潜在问题的诊断和手术方案的合理选择，并根据患者颈部实际存在的问题和解剖基础制订合理的手术计划，尚无一种方法适合所有患者。有学者建议选择渐进性年轻化方案，在具体实施过程中不断调整，以达到最佳的效果。目前，研究显示导致颈部轮廓问题的常见原因是颈阔肌下脂肪过多、颌下腺脱垂（肿大）和胸锁乳突肌肥大等，针对这些突显问题采用的术式包括颈部的埋线悬吊术、颈颌部吸脂塑形术及隆颏术、传统的颈部除皱术、颈阔肌成形术，以及联合颈深部结构处理的颈部年轻化手术等。由于手术治疗创口大、术后并发症多、恢复时间长、手术方式众多，尚未有统一标准，对于亚洲人群颈部年轻化手术治疗选择仍需要展开更深入的探究。

（四）治疗经验

1. 颈部非手术年轻化治疗思路　理想的颈部年轻化治疗方案是最大限度地恢复年轻的颈部外观，同时将并发症和创伤降至最低。临床上，颈部非手术年轻化治疗思路包括以下7点：①注意治疗部位的选择，了解个体解剖差异，了解颈部与面部各个部位的互动。例如，后颞部注射影响外侧面部、颧弓与下颌，进而影响上颈部。②注意选择张力矢量，随着年龄的增长，骨骼、脂肪和皮肤厚度的减少都会影响面部和颈部的张力矢量。例如，颈部垂直向上提升，可以抬高下颌，缩短下颌至锁骨的SMAS。③确定需要治疗的层次，如骨骼、脂肪、肌肉、筋膜或者皮肤。

④根据注射物质及部位确定治疗方法，如在下颌下缘注射透明质酸会增强垂直矢量。⑤根据材料确定注射层次；其次不同的注射手法会有不同的凸显效果。⑥根据衰老程度选择材料及注射量，如肉毒毒素、透明质酸等。⑦术后注意随访观察。

2. 透明质酸在颈部年轻化中的应用　真皮注射交联透明质酸主要用于填充颈部水平横纹。颈部皮肤薄而松弛，皮肤与肌肉间脂肪层较薄，易导致透明质酸注射不均匀，引起条索，因此在注射的时候宜选用低弹性、低黏度的透明质酸。注射时注意血管分布和层次，采用直线法、扇形法、点阵法等不同的方法，根据颈部的形态和皱纹的分布进行调整。多点微量注射是常用的注射方式，选择30~32G的锐针，注射深度为真皮深层，每点注射10~50μl，注射点之间间隔0.5~1.0cm，每侧注射剂量0.5~1.0ml。

3. 肉毒毒素在颈部年轻化中的应用　针对明显的颈阔肌条索，建议每1.0~1.5cm注射肉毒毒素3~10U，一般总剂量为50~100U（图20-2-2）。颈部水平横纹采用每间隔1.0~1.5cm注射1~2U的方式，总剂量为15~30U（图20-2-3），治疗间隔为4~6个月，该方法疗效确切，患者满意度高。针对轻度的颈部松弛与下颌缘松弛、颈部皮肤纹理粗糙伴水平颈纹与颈阔肌条索，不愿接受手术的求美者，可采用肉毒毒素微滴注射；A型肉毒毒素100U，加入2.5ml的0.9%氯化钠注射液进行溶解，浓度为40U/ml，再取部分所配药液稀释1倍至20U/ml作为注射浓度，根据面颈部面积决定实际注射量；注射范围以耳垂口角连线为上界，以两侧降口角肌为前界，两

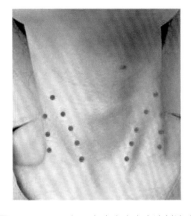

图20-2-2　颈阔肌条索肉毒毒素注射治疗

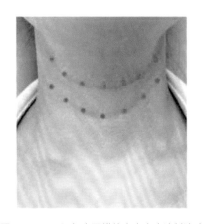

图20-2-3　颈部水平横纹肉毒毒素注射治疗

侧胸锁乳突肌前缘为后界，颈静脉切迹为下界，包括整个颈前区；注射层次为真皮层，以1cm为间隔，均匀皮丘注射，每1ml注射100~120次（图20-2-4）。肉毒毒素微滴注射可提升下颌脂肪堆积者下颌轮廓，改善臃肿松垂外观，修饰颈颏角，同时改善皮肤质地和颈部皱纹。

4. 能量设备在颈部年轻化中的应用 微针射频治疗深度可以通过微针调控，精准地治疗不同层次的皮肤问题，是面颈部皮肤年轻化及痤疮瘢痕治疗的新选择。其治疗表皮创伤较小，皮肤屏障恢复快，可降低感染、炎症后色素沉着或色素脱失以及瘢痕的风险；无色素依赖性，在不同肤色的人种均可以获得相同的治疗效果，适合深肤色的人种。

OPUS超离子新型能量源可淡化颈纹，紧致肌肤，均匀肤色，恢复期短。超离子在颈部肌肤产生非气化剥脱，启动皮肤修复重建功能，改善颈部皮肤色素沉着，细腻颈部肌肤。同时，超离子是非色基依赖能量源，能量穿透不受组织影响，有效热作用更强，促进真皮胶原纤维及弹性纤维重塑能力强，可收紧颈部皮肤，提高颈部紧实度及弹性，淡化颈纹和细纹。

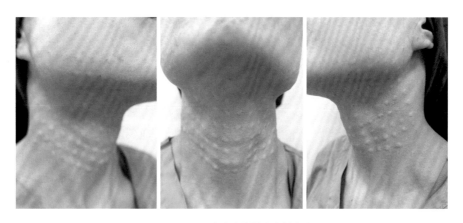

图 20-2-4　肉毒毒素微滴注射治疗

（五）病例展示

病例1 患者女性，34岁，颈横纹4余年，颈横纹为主，希望改善（图20-2-5）。

【病情分析】①患者颈部颈横纹为主，折纹清晰，伸展时消失，轻度皮肤松弛；②患者改善需求迫切，希望起效迅速，治疗过程短，有一定

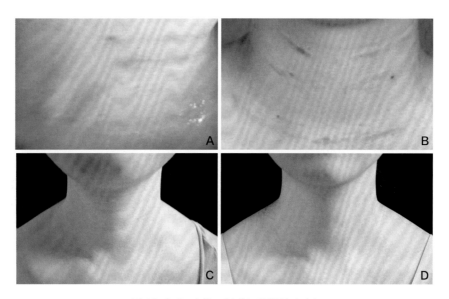

图 20-2-5　女性，34岁，颈横纹4余年
A. 颈纹填充即刻；B. 术后2小时；C. 治疗前；D. 治疗后。

经济实力；③颈横纹在 20 岁初即开始逐渐生成，在 30 岁时就可能比较明显，通过注射透明质酸复合溶液，直接作用于颈部真皮层，激活纤维细胞胶原分泌能力，提升胶原纤维合成能力，注射后软硬适中无硬结，是目前有效的填充颈纹的方式。

【治疗方案】1.5ml 透明质酸复合溶液颈纹凹陷线状填充；治疗终点为微量注射填充至满意为主，注射部位皮肤轻度红斑、肿胀。

病例 2 患者女性，56 岁，颈部衰老 10 余年，颈部皮肤松弛，水平颈纹较深，皱褶明显，希望改善（图 20-2-6）。

【病情分析】①患者平静状态下中度颈阔肌条索，中度水平颈纹，轻度皮肤松弛。②患者要求改善，希望起效迅速、创伤小、不良反应小。③肉毒毒素能够显著改善颈阔肌条索，重新塑造和锐化下颌线；并且微量肉毒杆菌毒素技术已被证明可以改善皮肤质地和光泽。肉毒毒素治疗 2 周后，颈部水平横纹和颈阔肌条索减轻，颈部轮廓改善，皮肤光泽度提升。

【治疗方案】肉毒毒素对颈阔肌条索、颈部水平横纹进行注射，共 60U。

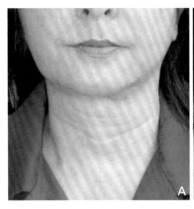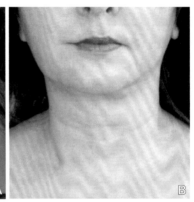

图 20-2-6　女性，56 岁，颈部衰老 10 余年
A. 治疗前；B. 治疗后 2 周。

病例 3 患者女性，33 岁，颈横纹 3 余年，颈横纹为主，希望改善（图 20-2-7）。

【病情分析】①患者颈部颈横纹为主，折纹清晰，轻度皮肤松弛；②患者要求改善，希望创伤小、恢复快、不良反应小，起效迅速，有一定经济实力；③黄金微针射频用于颈纹的治疗有以下优点：a. 适用于范围广，适用于各种肤色、肤质；b. 超细针体，疼痛感及不适感小；c. 射频能量精准，能作用于靶向组织，疗效确切同时并不会引起结痂与色素沉着，安全性较高；d. 术后反应较轻，无停工期。

【治疗方案】黄金微针，功率 6W，脉宽 200 ~ 400ms，针长 2.0 ~ 2.2mm，治疗范围为下颌缘 - 锁骨，全区域覆盖，发数 400 ~ 600 发。

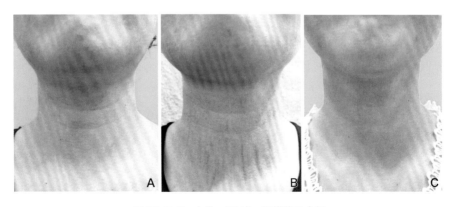

图 20-2-7　女性，33 岁，颈横纹 3 余年
A. 治疗前；B. 治疗后 2 小时；C. 治疗后 1 个月。

病例4 患者女性，55岁，颈部皮肤老化10余年。颈部皮肤松弛，颈横纹，下颌脂肪堆积，下颌松弛，希望改善（图20-2-8）。

【病情分析】①患者颈部颈横纹明显，折纹清晰，中重度皮肤松弛，下颌轮廓不清晰，明显的下颌脂肪堆积。②患者希望改善，要求治疗有效，无创，起效迅速，有一定经济实力。③ OPUS 超离子新型能量源治疗作用于颈部皮肤表皮层，精准微剥脱，形成生物辅料，肤质肤色改善同时，大大缩短了修复期，非色基依赖源，无色素沉着风险效应；超离子联合单极射频双重热效应，激发真皮层中胶原纤维新生重塑，全面紧致颈部肌肤。淡化颈纹治疗方案为：3~4 周/次，4~6 次/疗程；治疗1个疗程结束后可联合注射产品沿颈纹凹陷线状填充，1次/月，连续3个月为1个疗程。

【治疗方案】单纯 OPUS 超离子新型能量源治疗，3~4 周/次，4~6 次/疗程。治疗即刻表现为轻中度红斑、水肿，1~3小时消退。主观感受为热烫感、轻微刺痛，转头有牵拉感。

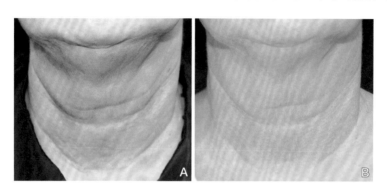

图20-2-8 女性，55岁，颈部皮肤老化10余年
A. 治疗前；B. 治疗6次后。

病例5 患者男性，50岁，颈部皮肤老化10余年。颈部皮肤松弛，重度水平横纹，下颌脂肪堆积，下颌松弛，希望改善（图20-2-9）。

【病情分析】①患者颈部颈横纹明显，明显皱褶，颈阔肌条索，皮肤松弛，下颌松弛，下颌轮廓不清晰，下颌脂肪堆积。②患者希望改善，要求治疗效果明显，起效迅速，微创，有一定经济实力。③较为严重的颈部衰老问题，综合治疗可以达到整体改善的效果。埋植线提升术进行面部或颈部提升具有创伤小、围手术期并发症少等特点。非交联透明质酸可即刻填充颈部皱纹，同时 L- 肌肽能够通过减少紫外线相关损伤和促进胶原蛋白再生来延长疗效持续时间。因此，非交联透明质酸注射和聚对二氧环己酮（polydioxanone, PPDO）平滑可吸收埋植线植入的联合使用，可以有效预防治疗相关的并发症，并通过提高局部组织保护和修复的功能，有效延长填充物的功效，对颈部横纹进行联合治疗，可收获良好的治疗效果。

【治疗方案】总计 5.5ml 透明质酸注射和 5-0 PPDO 埋植线提升术。

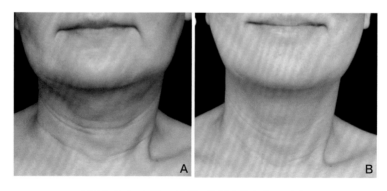

图20-2-9 男性，55岁，颈部皮肤老化10余年
A. 治疗前；B. 治疗后。

（葛 兰）

第三节　萎缩纹

萎缩纹，是一种特殊类型的皮肤瘢痕，常继发于妊娠、青春期快速发育、糖皮质激素使用等生理、病理情况。

临床上，萎缩纹早期时，毛细血管过度构筑，外观呈红或紫红色，称为红色萎缩纹（striae rubrae，SR）。SR一般凹陷或者突起，常伴有瘙痒甚至疼痛等症状。随着时间的延长，SR逐渐成熟，表皮变薄，毛细血管大部分被吸收，胶原稀疏，颜色变白，此时称为白色萎缩纹（striae albae，SA）。SA凹陷及宽度程度较SR有不同程度改善，但不能自行消失。

（一）发病机制

萎缩纹的发病机制尚不明确，当前观点涉及激素、物理拉伸以及真皮胶原蛋白和弹性组织的结构改变、促肾上腺皮质激素促进成纤维细胞活性和增加蛋白质分解代谢、妊娠相关激素等，遗传因素尚未被发现。皮肤受到较大机械力牵拉时，如体重迅速增加或青春期生长高峰，或激素水平变化如长期系统使用糖皮质激素药物或库欣综合征。

萎缩纹的发生与细胞外基质（extracellular matrix，ECM）成分的变化有关，包括原纤维蛋白、弹性蛋白和胶原蛋白。这些结构提供皮肤对张力和弹性的抵抗力。与正常皮肤相比，萎缩纹患者的糖胺聚糖含量增加，真皮-表皮连接处和弹性纤维真皮下的垂直原纤维蛋白纤维显著减少。真皮深层弹性蛋白和原纤维蛋白纤维的方向被重新调整。萎缩纹早期，弹性纤维网络明显中断，新合成的富含原弹性蛋白的原纤维薄而杂乱无章，不像标准弹性纤维那样起作用，产生萎缩纹的皮肤松弛。再加上胶原蛋白束的显著分离，由于强烈的皮肤拉伸，新杂乱的胶原纤维无法修复胶原蛋白束，这共同导致萎缩纹萎缩。

（二）临床表现

萎缩纹好发于胸部、腹部、臀部和大腿，是一种真皮瘢痕化的形式，它呈现多发性、条索状、淡色的萎缩凹陷。萎缩纹的发生在一定程度上取决于皮肤受牵拉的部位。如举重运动员好发于腋窝和手臂，而孕产妇好发于腹部和胸部。早期为暗红色或紫红色，这个阶段称为SR（图20-3-1），然后色素脱失、萎缩。稳定后便呈现出一种白色或浅白色的皮肤损害，这个阶段称为SA（图20-3-2），沿着长度的方向萎缩，这个阶段通常被认为是永久存在的（表20-3-1）。

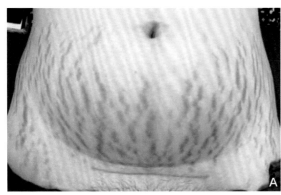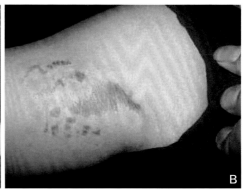

图20-3-1　红色萎缩纹
A. 腹部红色萎缩纹；B. 腋窝红色萎缩纹。

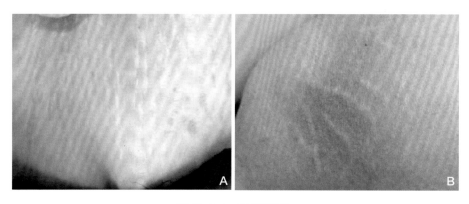

图 20-3-2　白色萎缩纹
A. 腹部白色萎缩纹；B. 腿部白色萎缩纹。

（三）好发人群

萎缩纹通常见于肥胖人群、孕产妇、体重快速增长者，正常人群尤其是运动员也可发生，也可见于某些病理状态，如库欣综合征、感染、马方综合征、长期使用促肾上腺皮质激素（adrenocorticotropic hormone，ACTH）或肾上腺皮质激素，以及长期封包使用糖皮质激素的患者。

（四）诊断与鉴别诊断

本病易于诊断，根据皮损部位、临床表现，既往史，若皮肤出现条纹状萎缩，初期为淡红色，久后转为淡白色，无其他不适症状，则可诊断。

库欣综合征造成的萎缩纹上，可观察到由肥胖引起的纹路较浅较窄，且萎缩的程度较轻。虽说萎缩纹在肥胖者或体重曾迅速增加的患者身上较常见，萎缩纹亦可在少数神经性厌食症的患者身上发现。目前，临床上无法区分神经性厌食症和其他原因造成的萎缩纹；另外，在肺结核或伤寒等恶病质状态的患者身上也可能有萎缩纹。

皮肤上过多皮质醇也可能出现萎缩纹，包括青春痘、多毛症、皮肤萎缩、黑色素棘皮症等。高皮质醇导致的萎缩纹大致上是紫红色，较粗大且大范围分布于腹部、弯曲处及皮肤皱褶处（如腋下、腹股沟、臀沟、乳房下）。

（五）组织病理学表现

早期真皮浅层弹性纤维断裂并变稀少，胶原纤维分离并呈均质化变性，血管壁增厚、管腔扩张、血管周围血肿及淋巴细胞轻度浸润。晚期表现为表皮变薄、棘细胞层萎缩、表皮嵴变平、真皮变薄、真皮浅层见有与皮肤平行排列的直而细的胶原束，细胞核稀少，毛囊、汗腺及皮脂腺也随之萎缩，镜下观察细纹处与周围正常皮肤相比有较松散的基质，较多的糖胺聚糖，较少的胶原质和弹性纤维，表皮发生了萎缩、表皮突减少，这种表现与瘢痕很相似（图 20-3-3、表 20-3-1）。

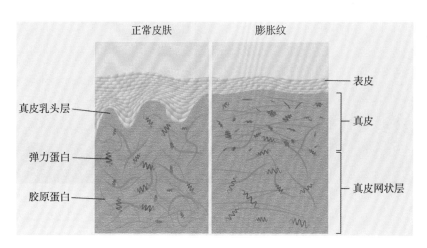

图 20-3-3　萎缩纹的组织病理学

表 20-3-1　萎缩纹不同时期表现

		红色萎缩纹（SR）	白色萎缩纹（SA）
临床表现		常于妊娠6、7个月开始出现，突出，紫红色或红色线性皮损	产后半年后逐渐变为苍白、细微皱褶皮损，与瘢痕类似
组织病理学	真皮	黑色素细胞与角质细胞水肿，黑色素合成增多	真皮缺失、网状缺失、毛囊减少、黑色素细胞减少导致变白
	乳头真皮层	血管扩张，新生血管	缺乏血管刺激
	网状真皮层	胶原纤维结构改变、弹性纤维减少、密集曲折的纤维向外延伸，弹性纤维分布真皮全层，真皮表皮连接处胶原纤维蛋白减少	与皮肤表皮平行排布的密集胶原蛋白，真皮层密集的弹性纤维、外缘轮廓不清
	炎症细胞	真皮水肿，血管周围淋巴细胞聚集，肥大细胞和成纤维细胞减少，糖胺聚糖增加	嗜酸性细胞分布在胶原纤维之间

（六）治疗方法及进展

萎缩纹的发生是不可逆的。目前，萎缩纹的治疗在医学界上还没有统一的标准。早期红色萎缩纹的炎症反应存在毛细血管扩张，可有瘙痒感，可选择外用维A酸、乙醇酸等药物，联合染料激光封闭扩张的毛细血管，白色萎缩纹可选择微针射频、点阵激光等治疗。

1. **药物治疗**　外用药物如乙醇酸、维A酸霜、积雪苷霜等，能够为皮肤补充营养，还可以软化角质，抑制色素沉着，维持皮肤一定的弹性。口服肾上腺皮质激素等药物的患者，可以早期外涂在腹部或臀部等部位，改善萎缩纹的外观，但对陈旧性的萎缩纹效果不理想。临床发现，妊娠期女性可遵医嘱使用药物治疗或预防萎缩纹的发生。但对胎儿是否产生负面影响尚待进一步研究。

2. **光电治疗**

（1）脉冲染料激光（PDL）：使用现代的脉冲技术，靶基为血红蛋白，通过发射出595nm或585nm波长的激光，使毛细血管中的氧合血红蛋白吸收大量的热量，进而产生破坏作用，将异常扩张的毛细血管"关闭"，可以促进红色萎缩纹过度构筑的血管消退，能够有效改善红色萎缩纹。Jimenez等学者进行了用PDL治疗包括红色萎缩纹及白色萎缩纹的疗效研究，结果显示PDL可以改善红色萎缩纹外观，对白色萎缩纹效果微弱。

（2）308nm准分子激光：白色萎缩纹的表皮变薄且色素脱失。因此白色萎缩纹的治疗可以针对黑色素环节进行。目前增加黑色素的激光主要有准分子308nm激光，需多次治疗。萎缩纹边缘正常皮肤色素加深是最常见的并发症。此外，紫外线A/紫外线B对色素的增加也有较好的疗效，一般能获得50%以上的改善，但准分子308nm和紫外线的疗效经过2~3个月后都会不同程度地下降。

（3）点阵激光：点阵激光的作用原理是通过局灶性光热作用诱发真皮层内的创伤愈合反应，使真皮层胶原纤维和弹力纤维增生并重新排列，胶原蛋白有序沉积，增加真皮层厚度和密度，提高皮肤的弹性。点阵激光可分为剥脱性和非剥脱性，常见的剥脱性点阵分为CO_2点阵激光、点阵 Er:YAG 激光和剥脱性点阵射频。常见的非剥脱性点阵激光波长为 1 410~1 927nm，目前主要有 1 410nm 半导体激光、1 440nm Nd:YAG 激光、1 540nm/1 550nm/1 565nm Er:YAG 激光以及 1 927nm 掺铥光纤激光。

点阵激光治疗萎缩纹的疗效确切。MaLekzad 等学者分别对 1 540nm 非剥脱式点阵激光治疗萎缩纹疗效进行了研究，结果显示所有患者的萎缩纹均有不同程度的改善，约50%以上有较为明显的改善，不良反应包括短暂的红斑、水肿及炎性色素沉着。Alexiades 等研究结果显示 CO_2 点阵激光治疗萎缩纹的疗效中等，但治疗过程痛苦，患者的耐受性较差。CO_2 点阵激光和非剥脱性点阵激光在萎缩纹的弹性、宽度等指标的改善上差异无统计学意义（$P>0.05$），术后炎性反应及色素沉着降低了患者的满意度，一定程度上限制了点阵激光的临床应用。

（4）微针射频（MRF）：是利用多根阵列排列的微针在预先设定的组织深度提供射频能量，很好地集合了微针的机械性损伤与射频的热损伤作用，能够精确控制治疗深度、无色素性依赖、停工期短。将微针与射频结合的 MRF 技术可以达到非侵入性射频无法到达的治疗深度，其安全性和有效性均得到了提高，是极具有发展潜力的治疗方式。

MRF 的主要特点有：①表皮创伤较小，保留的皮肤屏障可加速皮肤的恢复，可降低感染发生、炎症后色素沉着或色素不足以及瘢痕的风险；②无色素依赖性，在不同肤色的人种均可以获得相同的治疗效果，尤其适合深肤色的人种；③治疗深度可以通过微针调控，从而精准地治疗不同皮肤层次所存在的问题。目前，MRF 在面部年轻化、痤疮瘢痕、寻常痤疮、脱发、原发性腋窝多汗、萎缩纹、皮肤橘样变等多种皮肤问题中得到了广泛应用。少见不良反应有局部淤青、丘疹、瘙痒等。

3. 超声疗法　该疗法能量通过表层皮肤到达真皮层，为病变组织提供再生环境而起治疗作用。陈霁等报告，应用普林格尔 RZ 超声隔天治疗 1 次萎缩纹，每次治疗 60 分钟，1 个疗程 15 次，有效率达 89.5%。该技术可能因操作时间长、疗程长、见效慢而被日新月异的新技术取代，之后未见有相关文献进一步报道。

4. 微针治疗　微针治疗系统由布满微针的滚轮组成。治疗时微针滚轮在皮肤表面来回滚动，使针刺部位胶原蛋白和弹性蛋白沉积，刺激新的胶原蛋白的产生。余婷等报道，微针技术治疗腹部萎缩纹，10 分钟完成 1 次治疗，间隔 4 周治疗 1 次，一个疗程 3 次，效果明显，治疗后没有表皮损伤，局部红斑 24 小时后消失，未出现局部感染、色素沉着、皮疹等不良反应。

5. 注射治疗　该技术是射频治疗后在真皮内注射富血小板血浆，促使局部产生大量的生长因子及各种生物活性因子，从而促进受损皮肤的修复。In Su Kim 等利用真皮内射频联合注射富含血小板的血浆对 19 例萎缩纹患者进行了治疗，患者对疗效满意度达 63.2%。2015 年，Zeinab Abd El 等联合注射富血小板血浆和微晶磨皮术，2 周治疗 1 次，1 个疗程 6 次，疗效肯定。

（七）治疗经验

1. 脉冲染料激光的参数选择　PDL 治疗萎缩纹参数推荐大光斑、低能量模式，尤其适合于 Ⅳ 型及以上皮肤类型者。宽大红色的萎缩纹选择长脉冲 Nd:YAG 激光（1 064nm）治疗，也具有较好的疗效，高能量和低能量效果无明显差异，高能量对 SA 深度变化可能更有利一些。

2. 射频微针治疗萎缩纹时机、注意事项及术后护理

（1）治疗时机：射频微针适合所有时期的萎缩纹治疗，由于误工期短，综合了射频和微针的共同优势，成了目前治疗萎缩纹的首选项目。早期治疗效果较晚期好，萎缩纹在产后 40 天即可开始治疗，联合治疗优于单一治疗。

（2）注意事项及术后护理

1）注意患者有无麻醉药过敏现象（皮肤敏感者可预涂少量丁酸氢化可的松乳膏，皮肤干燥者可先用润肤霜滋润皮肤后再敷涂表面麻醉膏）。

2）射频微针做完即刻，可能会有泛红和水肿现象，只需正常敷医用面膜和涂抹生长因子凝胶即可，泛红水肿现象一般 2 天左右即可消退。

3）术后 24 小时内不要清洗治疗区域，如需清洁，请用无菌生理盐水擦洗。

4）术后 3 天内患者每天使用 1 次医用面膜，每天 2 次涂抹生长因子凝胶于治疗部位，1 周以内不泡温泉，不做腹部按摩。1 个月嘱患者复查。

5）术后如有不适，及时复查，遵医嘱使用药物。

6）术后 1 个月以后，可进行游泳、温泉等项目。每个治疗周期建议间隔 2~3 个月。

（八）病例展示

病例1　患者女性，31 岁，产后 42 天，哺乳期，妊娠期 7 个月至生产体重增加 8.5kg，妊娠期定期产检，无并发症，心理状态良好。查体：腹部脐两侧见条索状不规则淡红色至红色萎缩纹，轻微瘙痒（图 20-3-4）。

【病情分析】①萎缩纹与孕晚期体重增加迅

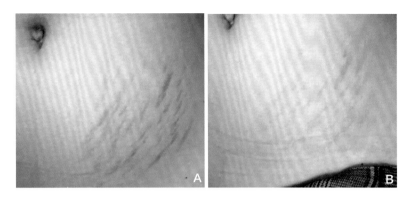

图 20-3-4　女性，31岁，产后20天，萎缩纹
A. 治疗前；B. 治疗5次后。

速有关，患者腹部皮肤无红斑丘疹等不适症状，无外用药物史；②患者目前处于哺乳期，拒绝使用表面麻醉和肿胀麻醉；③患者改善需求迫切，希望早期治疗，误工期短，有一定经济实力；④脉冲染料激光，间隔时间1个月/次，嘱患者加强腹部锻炼，待哺乳期结束后进行微针射频治疗。

【治疗方案】PDL，波长585nm，光斑直径10mm，脉宽0.5ms，能量密度5J/cm²。终点反应为萎缩纹轻微紫癜，轻度肿胀，疼痛可耐受。

病例2 患者女性，28岁，产后1年，腹部较松弛，脐周围及腰部两侧见长条纹不规则白色萎缩纹，下腹部见宽大波浪状萎缩纹，色素沉着明显，下腹部较上腹部肤色暗沉，目前无不适（图20-3-5）。

【病情分析】①患者为陈旧性萎缩纹，白色条纹为主，主要在下腹部；②患者萎缩纹面积较大，皮肤肤色不均匀；③患者改善需求迫切，经济实力一般；④ CO_2 点阵激光，多次治疗，间隔时间2个月/次。

【治疗方案】 CO_2 点阵激光，能量密度（16±2）J/cm²，像素间距（0.8±0.1）mm，脉宽3ms。终点反应为淡褐色点状矩形结痂，明显红肿，无渗出，明显灼烧感。

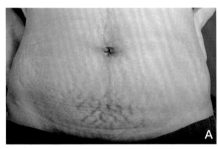
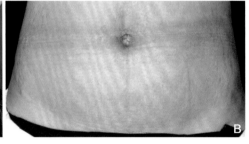

图 20-3-5　女性，28岁，产后1年，萎缩纹
A. 治疗前；B. 治疗3次后。

病例3 患者女性，35岁，产后6年，全腹部、腰部两侧见白色条纹状萎缩纹，条纹细长不规则，腹部皮肤较松弛。患者无其他严重疾病（图20-3-6）。

【病情分析】①患者为陈旧性萎缩纹，全部为白色条纹，分布在上、下腹部及两侧腰部；②患者萎缩纹面积较大，不建议进行损伤太重的治疗；③患者希望不良反应轻，舒适度较高的治疗，经济情况好；④黄金微针治疗，3~5次，间隔时间2~3个月/次。

【治疗方案】黄金微针，功率14W，脉宽第一遍1 400ms，第二遍1 200ms，第三遍1 000ms，深度第一遍3.0mm，第二遍2.5mm，第三遍2.0mm。终点反应为明显红斑反应，见密集红色针眼，无出血，渗液。

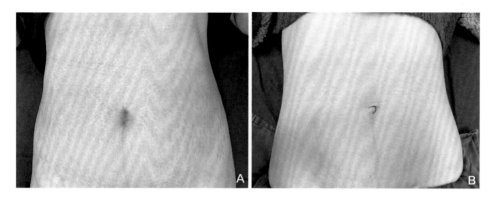

图 20-3-6　女性，35 岁，产后 6 年，萎缩纹
A. 治疗前；B. 治疗 4 次后。

（葛　兰）

参考文献

[1] FEDOK F G, LIGHTHALL J G. Evaluation and treatment planning for the aging face patient[J]. Facial Plast Surg Clin North Am, 2022, 30(3): 277-290.

[2] COTOFANA S, FRATILA A A, SCHENCK T L, et al. The anatomy of the aging face: a review[J]. Facial Plast Surg, 2016, 32(3): 253-260.

[3] SWIFT A, LIEW S, WEINKLE S, et al. The facial aging process from the "inside out"[J]. Aesthet Surg J, 2020, 41(10): 1107-1119.

[4] SCHENCK T L, KOBAN K C, SCHLATTAU A, et al. The functional anatomy of the superficial fat compartments of the face: a detailed imaging study[J]. Plast Reconstr Surg, 2018, 141(6): 1351-1359.

[5] PLOWES-HERNÁNDEZ O, MONTES-BRACCHINI J J. Management of the heavy brows: long-term surgical options[J]. Facial Plast Surg, 2018, 34(1): 36-42.

[6] 程新宇. 当代医学美容与人体美的文化差异和时代变迁 [J]. 中国医学伦理学，2008，21（1）：84-86.

[7] 张华坤，郑之峻，罗开，等. 角度侧貌三庭的验证 [J]. 解剖学杂志，2018，41（2）：212-216.

[8] 傅美容. 葛洪美学思想及其对中医美容的影响 [J]. 郑州牧业工程高等专科学校学报，2013，33（4）：46-47.

[9] F ARKAS L G, CHEUNG G. Facial asymmetry in healthy North American Caucasians: an anthropometrical study[J]. Angle Orthod, 1981, 51(1): 70-77.

[10] 唐梦遥，程丽英，张余光. 面部对称性的量化研究和临床应用 [J]. 组织工程与重建外科杂志，2011，7（6）：326-329.

[11] 余若晖，杨欣，李健宁，等. Photoshop 像素法测量角膜暴露率的初步探讨 [J]. 中华整形外科杂志，2016，32（3）：170-174.

[12] GERON S, ATALIA W. Influence of sex on the perception of oral and smile esthetics with different gingival display and incisal plane inclination[J]. Angle Orthod, 2005, 75(5): 778-784.

[13] 李彩，吕运成，范松青. 正常成人唇外形的测量观察与美学研究 [J]. 中国美容整形外科杂志，2014，25（1）：54-56.

[14] 李天成，彭诚，张爽. 中国美貌人群软组织侧貌美学研究 [J]. 天津医药，2011，39（8）：723-726.

[15] 曹雪秋，杜昌连. 颧骨在美容中的应用解剖 [J]. 数理医药学杂志，2008，21（4）：481-483.

[16] 刘文国，郑燕汶，黄洁，等. 面部美容角的形态学观测 [J]. 佛山科学技术学院学报（自然科学版），2016，34（5）：81-83.

[17] 罗倩，严妮娜，刘位玮，等. 超脉冲 CO_2 点阵激光治疗面部皮肤光老化的临床应用 [J]. 中国中西医结合皮肤性病学杂志，2018，17（1）：21-24.

[18] 吴烈霞，吴珊珊，李洪. 1 540nm 非剥脱点阵激光与 2 940nm 铒像素激光治疗面部皮肤光老化疗效对比研究 [J]. 中国美容医学，2023，32（2）：101-104.

[19] PICCOLO D, CRISMAN G, GALLO G, et al. Long pulsed 1 064 nm Nd:YAG laser treatment for skin laxity and wrinkle reduction: evaluation of new handpiece and "in motion" setting technique-a case series study[J]. Photobiomodul Photomed Laser Surg, 2023, 41(6): 297-299.

[20] 李牧桑，祁薇，周沁，等. AOPT 强脉冲光在轻度面部皮肤松弛中的应用 [J]. 中国医疗美容，2022，12（1）：40-44.

[21] 焦泽龙，吴强，杨崇华. 负压黄金微针在眼周年轻化的临床应用 [J]. 中国医疗美容，2022，12（2）：18-21.

[22] HÜGÜL H, ÖZKOCA D, KUTLUBAY Z. A retrospective analysis of the uses of BoNT-A in daily dermatological practice[J]. J Cosmet Dermatol, 2022, 21(5): 1948-1952.

[23] CAMARGO C P, XIA J, COSTA C S, et al. Botulinum toxin type A for facial wrinkles[J]. Cochrane Database Syst Rev, 2021, 7(7): CD011301.

[24] FUNDARÒ S P, SALTI G, MALGAPO D M H, et al. The rheology and physicochemical characteristics of hyaluronic acid fillers: their clinical implications[J]. Int J Mol Sci, 2022, 23(18): 10518.

[25] DE MAIO M. MD Codes™: a methodological approach to facial aesthetic treatment with injectable hyaluronic acid fillers[J]. Aesthet Plast Surg, 2021, 45(2): 690-709.

[26] DE MAIO M. The 7-point shape and the 9-point shape: An innovative nonsurgical approach to improve the facial shape[J]. Facial Plast Surg, 2022, 38(2): 102-110.

[27] DE MAIO M, CHATRATH V, HART S, et al. Multi - Dimensional Aesthetic Scan Assessment (MD ASA™): initial experience with a novel consultation, facial assessment, and treatment planning tool[J]. J Cosmet Dermatol, 2021, 20(7): 2069-2082.

[28] LIGHTHALL J G. Injectables and minimally invasive rejuvenation of the face and neck[J]. Clin Plast Surg, 2023, 50(3): 11-12.

[29] WU W T L. Microbotox of the lower face and neck: evolution of a personal technique and its clinical effects[J]. Plast Reconstr Surg, 2015, 136(5 Suppl): 92S-100S.

[30] CHARAFEDDINE A H, COUTO R A, ZINS J E. Neck rejuvenation: anatomy and technique[J]. Clin Plast Surg, 2019, 46(4): 573-586.

[31] BORRELLI M R, GRIFFIN M, NGAAGE L M, et al. Striae distensae: scars without wounds[J]. Plast Reconstr Surg, 2021, 148(1): 77-87.

[32] HUANG Q, XU L L, WU T, et al. New progress in therapeutic modalities of striae distensae[J]. Clin Cosmet Investig Dermatol, 2022, 15: 2101-2115.

第二十一章
损容性皮肤附属器疾病

损容性附属器疾病是一类主要累及毛发、顶泌汗腺、局泌汗腺、皮脂腺和指（趾）甲的慢性炎症性疾病，病因相对明确，但发病机制较为复杂。临床常见疾病主要包括与毛囊皮脂腺单位相关的痤疮、与面部神经血管调节异常有关的玫瑰痤疮以及与汗腺相关的臭汗症等，因其严重影响患者的容貌和社交，给患者带来极大的心理压力，也是临床非常棘手的一类疾病。

本章将总结损容性皮肤附属器疾病的发病机制、临床特征、诊断和鉴别诊断、治疗，综合目前国内外指南和共识，聚焦最新、最前沿的治疗方法和策略，以期为广大临床医师提供更全面更细致的治疗方案。

第一节　痤疮

痤疮是一种好发于青春期并主要累及面部的毛囊皮脂腺单位慢性炎症性皮肤病，中国人群截面统计痤疮发病率为 8.1%。但研究发现超过 95% 的人会有不同程度痤疮发生，3%~7% 的痤疮患者会遗留瘢痕，给患者身心健康带来较大影响。

（一）发病机制

目前认为寻常痤疮发病主要与雄激素诱导皮脂腺肥大过度分泌皮脂、毛囊导管口异常角化、痤疮丙酸杆菌等微生物增殖及免疫炎症反应有关。

雄激素是皮脂腺增生和皮脂大量分泌的启动因素，雄激素诱导毛囊口过度角化变窄，过量的皮脂及脱落的角质细胞淤积在毛囊口内，形成白头粉刺；皮脂被氧化，混合皮肤表面的污垢，则形成黑头粉刺。皮脂大量聚集，为毛囊皮脂腺的微生物如痤疮丙酸杆菌、金黄色葡萄球菌、马拉色菌等提供了丰富营养，促进微生物繁殖，细菌

产生的酶将甘油三酯分解成大量游离脂肪酸，进一步刺激真皮浅层毛囊产生炎症，形成丘疹、脓疱。不断加重的炎症诱发毛囊壁破裂，脂质、微生物等进入真皮深层，引起毛囊及毛囊周围炎，形成深在的囊肿、结节。遗传因素在重度痤疮发生中起重要作用。肥胖、高糖、高脂或乳制品饮食、不正确皮肤护理、彩妆、日晒、不良情绪、熬夜等均是寻常痤疮的诱发因素。高糖饮食诱发或加重痤疮的机制与机体产生胰岛素抵抗后刺激游离胰岛素样生长因子 -1 分泌增加有关。

（二）临床表现

痤疮在临床上表现为粉刺、丘疹、脓疱、结节、囊肿等多种类型的皮疹，多伴有皮脂溢出，痤疮病变部位伴有瘙痒或疼痛感。

痤疮根据皮损性质可以分为 I~IV 级，我国痤疮治疗指南将痤疮分为三度、四级。轻度

（Ⅰ级）：轻度通常表现为微粉刺、白头粉刺；中度（Ⅱ级）：除粉刺外，还会伴随红色的炎性丘疹；中度（Ⅲ级）：除粉刺、炎性丘疹外，还会出现脓疱；重度（Ⅳ级）：除粉刺、炎性丘疹、脓疱外，还有结节和囊肿。

除上述4种表现外，痤疮还有许多特殊类型。其中，聚合性痤疮较严重，表现为严重结节、囊肿、丘疹及瘢痕，多发于青年男性。化学诱导性痤疮包括药物和非药物因素。糖皮质激素、精神类药物、卤素等药物易导致炎性皮损型的痤疮；还有矿物油类、化妆品、香烟等容易诱导以粉刺为主的痤疮。

（三）诊断与鉴别诊断

1. 诊断　根据青年男女发病，皮损主要发生在面颊、额部、下颌，也可累及前胸和后背，表现为粉刺、丘疹、脓疱、囊肿及结节，可以确诊。依据皮损性质进行分级及分度。

2. 鉴别诊断

（1）玫瑰痤疮：是一种主要累及面中部毛囊皮脂腺及血管的慢性炎症性皮肤病。此病多发生于中年女性，主要表现为以鼻部为中心的持续性红斑、毛细血管扩张，伴或不伴丘疹、脓疱，无原发粉刺，可有灼热、刺痛感。

（2）颜面播散性粟粒性狼疮：是一种少见的慢性炎症性肉芽肿性皮肤病。好发于中青年男女，临床主要表现为面中部，特别是眼睑周围散在或成簇分布的粟粒至绿豆大小丘疹、结节，无原发粉刺及脓疱，无瘙痒及疼痛等自觉症状。

此外，需注意与特殊类型痤疮鉴别，如反常性痤疮、反应性痤疮、化学诱导性痤疮等。

（四）治疗方法

痤疮的干预措施包括外用药物治疗、口服药物治疗和操作性治疗等多种方法，目的是作用于痤疮发病机制中的关键因素，纠正异常的毛囊角化；抑制皮脂腺的增加；减少毛囊内细菌（特别是痤疮丙酸杆菌）的数量；控制炎症反应。此外，用于辅助治疗痤疮的操作性治疗也可针对性作用于一种或多种促发因素。

1. 外用药物治疗　外用药物是痤疮的基础

治疗用药，Ⅰ、Ⅱ级痤疮以外用药物治疗为主，Ⅲ、Ⅳ级痤疮在系统治疗的同时辅以外用药物治疗。

（1）维A酸类药物：外用维A酸类药物具有改善毛囊导管口角化作用，达到溶解粉刺的效果，可作为Ⅰ级痤疮的单独一线用药。常用药物包括第一代的全反式维A酸和异维A酸，第三代的阿达帕林、他扎罗汀及第四代的曲法罗汀。阿达帕林耐受性好，可作为首选。

（2）过氧苯甲酰：为外用抗微生物药物，有抗炎作用。因其不具有外用抗生素的耐药性，可以作为抗微生物药物的首选。临床上会出现一些刺激性反应，建议从低浓度及小范围开始试用。

（3）抗生素类药物：常用的外用抗生素包括红霉素、林可霉素、氯霉素、夫西地酸乳膏等，具有抗菌和抗炎的作用。由于外用抗生素易诱导痤疮丙酸杆菌耐药，建议和过氧苯甲酰或外用维A酸类药物联合应用。

（4）其他：不同浓度与剂型的壬二酸、氨苯砜、二硫化硒、硫黄和水杨酸等药物具有抑制痤疮丙酸杆菌、抗炎或者轻微剥脱作用，临床上也可作为痤疮外用药物治疗的备选。

2. 系统药物治疗

（1）抗菌药物：作为中重度痤疮患者首选及中度痤疮外用治疗效果不佳的备选治疗方法；炎症反应严重的重度痤疮患者早期可先口服抗菌药物，临床上首选四环素类，如多西环素、米诺环素。疗程建议不超过8周。少数患者在口服米诺环素时可出现前庭受累（如头晕、眩晕），罕见狼疮样综合征和良性颅内压增高（如头痛等），发生后应及时停药。四环素类药物不宜与口服维A酸类药物联用，以免诱发或加重良性颅内压增高。此时可考虑用大环内酯类抗生素代替。

（2）维A酸类：口服维A酸类药物具有显著抑制皮脂腺脂质分泌、调节毛囊皮脂腺导管异常角化、改善毛囊厌氧环境从而减少痤疮丙酸杆菌繁殖以及抗炎和预防瘢痕形成等作用。适应证如下。①结节囊肿型重度痤疮的一线治疗效果不佳的备选治疗方法；②有瘢痕形成倾向的患者。

（3）抗雄激素药物：通过抑制雄激素前体生成或作用于皮肤内雄激素代谢酶和受体，减少或拮抗雄激素活性作用，从而减少皮脂腺分泌皮脂，达到改善痤疮的目的。适用于伴高雄激素表现的女性痤疮患者。可选择避孕药、螺内酯、丹参酮。

（4）糖皮质激素类药物：小剂量糖皮质激素有反馈性抑制肾上腺源性雄激素前体分泌及非特异性抗炎的作用。适用于Ⅲ、Ⅳ级痤疮及反应性痤疮。避免长期大剂量使用，以免诱导药物性痤疮及其他不良反应；使用过程中遵循递减治疗原则，避免反跳现象。

3. 物理化学治疗

（1）光电治疗

1）蓝光（波长415nm）：通过热效应可激活痤疮丙酸杆菌产生的内源性卟啉，与三态氧结合形成结构不稳定的单态氧，杀灭痤疮丙酸杆菌；影响痤疮丙酸杆菌的跨膜质子的流入，改变细胞内pH，影响细胞内环境，使细胞死亡。蓝光照射不会损伤面部正常组织，长期坚持治疗，痤疮丙酸杆菌会逐渐被杀灭。

2）红光（波长630nm）：具有抗炎效应，作用于皮脂腺或真皮深层而抑制痤疮丙酸杆菌的生长；调节免疫，促使机体血液循环；红光可刺激成纤维细胞的产生，增加组织修复，减少痤疮瘢痕形成。

3）红光+蓝光：两者联合的效果有一定叠加作用，目前应用广泛，优势在于不会产生色素沉着，可以减少红斑期痤疮的红斑及毛细血管扩张，偶有出现疼痛等不良反应，调整好光源与患者距离可避免该情况发生，是一种安全有效的治疗手段。

4）蓝极光：蓝极光能够产生低温等离子体，而低温等离子体通过活性氧及活性氮活化NF-κB能够促进信号转导，上调细胞周期调控蛋白cyclin D1表达，从而使细胞S期合成增加，促进成纤维细胞增殖，进而有效促进术后创面的修复。另外，研究发现蓝极光能修复炎性痤疮老化肌肤，促进细胞再生。

5）强脉冲光：强脉冲光是经滤过的宽光谱光，靶基为黑色素、血红蛋白、胶原蛋白，可以同时祛红祛黑修复瘢痕，治疗炎性丘疹。强脉冲光治疗损伤小，误工期短，偶有结痂、色素沉着

等不良反应，一般根据患者皮肤类型及皮损情况选择适合能量，术后给予冷敷可减少不良反应产生。报道中提到强脉冲光治疗痤疮的作用机制，研究者认为，强脉冲光直接作用于皮脂腺，在光热作用下将炎症所致扩张、增生的毛细血管破坏，有效杀菌、杀螨，进而减少皮脂腺分泌。强脉冲光抗炎效果良好，且能在短时间内快速修复皮肤屏障，避免痤疮反复发作。

6）光电协同技术：即ELOS（electro-optical synergy）技术，是指强脉冲光与射频的联合，原理同强脉冲光，优势是加入射频，射频热效应的产生与皮肤阻抗有关，而与皮肤各靶基无关，因此可以减少表皮的损伤，增强真皮靶组织的热吸收，增加患者舒适度。ELOS技术常见两种治疗手具包括AC（acne applicator handpiece）治疗手具和SRA（skin rejuvenation advanced handpiece）、SR（skin rejuvenation handpiece）治疗手具。AC治疗手具中强脉冲光波长为400～980nm，含有蓝光和红光波段，卟啉可以吸收波长为400～700nm的光，且对波长在410nm左右（在吸收光谱的蓝光区）的光吸收效率最高，因此具有杀灭痤疮丙酸杆菌的作用。而其他波段的光可以被水吸收，作用于皮脂腺，抑制皮脂腺的分泌，增加胶原合成，促使炎性皮疹消退。研究证实使用AC手具治疗痤疮后炎性皮疹明显减少，组织病理发现治疗部位毛囊密度减少，皮脂腺萎缩变小，热激蛋白和Ⅰ型前胶原表达增加。SRA治疗手具和SR治疗手具中强脉冲光波长为470～980nm及580～980nm，其光谱为连续的可见光和近红外光，靶基主要为黑色素颗粒、血红蛋白、水，因此具有祛红祛黑减少瘢痕形成作用。与AC治疗手具不同，SRA和SR缺少蓝光波段，因此没有杀灭痤疮丙酸杆菌功效。光电协同技术治疗过程中无明显疼痛，患者舒适度高，治疗后偶有轻度结痂、水疱、色素沉着等不良反应，根据患者皮肤类型及皮疹情况调整好能量，予冷敷后多能避免，术后需注意防晒。

7）脉冲染料激光：常用波长为595nm、585nm等，靶基主要为血红蛋白，使内皮细胞变性、坏死，毛细血管数量明显减少，因此能治疗痤疮炎性反应相关的血管扩张；另外，脉冲染

料激光能被痤疮丙酸杆菌新陈代谢产生的内源性卟啉吸收，具有杀灭痤疮丙酸杆菌功效。坚持治疗能促使胶原重塑，并抑制血管内部异常细胞的增殖分化。适用于痤疮愈后遗留的炎性红斑以及早期的红色瘢痕。染料激光治疗起效快、疗效明显，术后常见的不良反应为一过性红斑水肿、紫癜、水疱及炎症后色素沉着，冷敷可减少水疱的发生，紫癜常需要持续数天至1周。脉冲染料激光因治疗费用高，临床实际应用较少。

8）其他：多种近红外波长激光如1 320nm激光、1 450nm激光和1 550nm激光有助于抑制皮脂腺分泌及抗炎作用；Q开关1 064nm激光也是后遗色素沉着的有效治疗方法。非剥脱性点阵激光（1 440nm激光、1 540nm激光和1 550nm激光）和剥脱性点阵激光（2 940nm激光、10 600nm激光）对痤疮瘢痕有一定改善。临床应用时建议选择小光斑、较低能量及低密度多次治疗，有助于炎症性红斑的消退或者瘢痕色素的改善，通常不建议治疗丘疹、脓疱或炎症性疾病。

（2）光动力疗法：外用氨基酮戊酸可富集于毛囊皮脂腺单位，并代谢生成光敏物质原卟啉Ⅸ，经红光（630nm）或蓝光（415nm）照射后发生光化学反应，具有抑制皮脂分泌、杀灭痤疮丙酸杆菌、免疫调节、改善皮脂腺导管角化及预防或减少痤疮瘢痕的作用，光动力疗法可作为中重度或重度痤疮在系统药物治疗失败或患者不耐受情况下的替代选择方法。

（3）化学疗法：浅表化学剥脱术主要包括果酸、水杨酸及复合酸等，具有降低角质形成细胞的黏着性、加速表皮细胞脱落与更新、刺激真皮胶原合成、组织修复和轻度抗炎作用，减少痤疮皮损同时改善皮肤质地，临床上可用于轻中度痤疮及痤疮后色素沉着的辅助治疗。

4. 联合与分级治疗 任何一种痤疮治疗方法都难以全面有效覆盖痤疮发病机制的所有环节，多种治疗方法的联合至关重要。轻中度痤疮可以采用外用药物联合，单独外用药物通常只作用于痤疮4个主要发病环节的1~2个，而联合使用可以将其作用环节增加到2~3个，目前有外用维A酸类、抗生素类和过氧苯甲酰等多种

药物联合的外用复方制剂可供选择；中重度痤疮考虑系统药物与外用药物的联合及药物与物理化学治疗方法的联合使用等。联合治疗可以显著增加药物疗效和减少不良反应，增加患者依从性。

5. 患者教育

（1）健康教育

1）饮食：限制可能诱发或加重痤疮的辛辣甜腻等食物，多食蔬菜、水果。

2）日常生活：避免熬夜、长期接触电脑、暴晒等，保持排便通畅。

3）心理辅导：痤疮患者，特别是重度痤疮患者较易引起焦虑、抑郁等心理问题，因此，这类患者还需配合必要的心理辅导。

（2）局部清洁：应选择清水或合适的洁面产品，去除皮肤表面多余油脂、皮屑和细菌的混合物，但不能过分清洗。忌用手挤压、搔抓粉刺和炎性丘疹等皮损，以免产生炎症性红斑、色素沉着或造成炎性的加重。

（3）日常护理：部分痤疮患者皮肤屏障受损，且长期口服或外用抗痤疮药物如维A酸，通常会加重皮肤屏障的破坏，导致皮肤敏感。因此，除药物治疗、物理治疗、化学剥脱外，有时也需要配合使用功效性护肤品，以维持和修复皮肤屏障功能。例如，伴皮肤敏感者应外用舒敏、控油的保湿霜，局部皮损处可使用有抗痤疮作用的护肤品；皮肤油腻、毛孔粗大者，应主要选用控油保湿凝胶。

（五）治疗经验

1. 痤疮的光电治疗选择 痤疮的光电治疗主要针对稳定期或轻度的痤疮，治疗原则仍然要根据患者的皮损分级和皮肤类型来选择，强脉冲光是在临床中治疗痤疮最常用的光电项目，患者的诉求多以去除红斑和色素沉着为主。炎症较重，颜色偏红的痤疮，可以选择滤光片590nm，脉宽延长，脉冲延迟时间中等，足够高的能量密度照射，利用强脉冲光的热效应使炎症性的血管受热收缩，血管闭锁，达到去红的目的；同时，足够高的能量使其皮内温度升高时可促进细菌凋亡，炎症消退。此外，Acne滤光片（400~600nm和800~1 200nm）可通过短波段

杀死痤疮丙酸杆菌，长波段可以作用于病变的皮脂腺，可兼具控油和嫩肤的功效。ELOS 技术的 AC 手具（400～980nm）通过蓝光波段和红光波段杀灭痤疮丙酸杆菌。非炎症期的痤疮，肤色 Ⅱ 型、Ⅲ 型，可选择 560nm 滤光片，靶基为黑色素颗粒，中等脉宽和脉冲延迟时间即可，可改善炎症后色素沉着，此外可以使用 640nm 滤光片，通过对深层皮肤加热，达到收缩毛孔、抑制皮脂腺、改善皮肤质地的目的。

2. 强脉冲光治疗操作技巧及合适能量参数

（1）强脉冲光治疗需结合患者肤色、痤疮皮损情况及皮肤敏感情况综合考虑。以 M22 为例，Fitzpatrick Ⅰ～Ⅲ型皮肤者，可选择滤光片 560nm 改善浅层色素沉着；Fitzpatrick Ⅳ～Ⅴ型皮肤者，建议选择 590nm 以上波段，在改善色素的同时可以淡化痤疮后红斑，可适当延长脉宽（如 4.5-30-4.5ms），总能量 13～16mJ/cm^2，同时使用 Acne 滤光片抑制痤疮丙酸杆菌，总能量 12～14mJ/cm^2，使用 640nm 滤光片对深层病变进行治疗，同时能够缩小毛孔、淡化细纹。笔者一般在治疗痤疮的过程中，会选择 2～3 个滤光片进行治疗，尽量有针对性地全面解决患者的问题。

（2）脉宽的调整：由于脉宽的长短决定了单位时间内表皮吸收光子能量的速度，短脉宽时能量过于集中在表皮，表皮将会吸收过多的能量，易导致色素沉着，因此对于亚洲人来说，以 M22 为例，每个子脉冲的脉宽一般不应低于 3ms。

（3）脉冲延迟时间和脉冲数的选择：脉冲延迟时间是给表皮冷却的时间，对于皮损较多、颜色较深的痤疮，需要适当延长脉冲延迟时间。以 M22 的 OPT 技术为例，当选择 2 个或 3 个子脉冲时，其平均子脉冲能量就是总能量的 1/2 或 1/3，为了表皮能得到最大限度的保护，可选择 3 个脉冲，且多个脉冲有利于能量的蓄积，同时，笔者也建议 Fitzpatrick Ⅱ 型、Ⅲ 型皮肤给予 2 个子脉冲数，Fitzpatrick Ⅳ 型以上皮肤给予 3 个子脉冲治疗。

（4）能量密度的选择：恰当的能量密度是保证疗效的关键。能量密度的选择需考虑能量密度的总和、平均子脉冲的能量以及每个子脉冲不同脉宽下的能量密度。可根据患者肤色，在下颌角区测试光斑，如果患者皮肤微微泛红，轻至中度疼痛，则该能量可作为合适的治疗参数。此外，额头的能量应较脸颊低 2～3J/cm^2。

3. 术后护理要点　强脉冲光治疗术后有轻微的灼热感，一般患者耐受性好，无其他不适，可外用修复类的贴敷料或者冷敷缓解不适感，无需防水，可进行日常护肤。此外，痤疮类患者出油较多，不需要每天外用贴敷料，避免粉刺和丘疹的反复。如果色素沉着较重，嘱患者加强防晒，可外用氨甲环酸精华液淡化色素沉着。

（六）病例分析

病例 1　患者女性，26 岁，面部痤疮病史 4 年余，遗留炎症后色素沉着及凹陷性瘢痕等（图 21-1-1）。

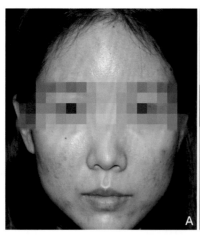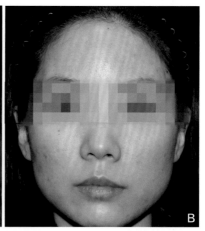

图 21-1-1　面部痤疮强脉冲光治疗前后
A. 治疗前；B. 治疗后。

【病情分析】①考虑患者无皮肤屏障损伤所致敏感问题，近期无新发皮疹，无暴晒史，行皮肤 Visia 检测显示无黄褐斑；②患者改善需求迫切，希望起效迅速，治疗总过程短，有一定经济实力；③患者皮损以痤疮后色素沉着为主，Fitzpatrick Ⅳ 型皮肤，要求无停工期，故建议选择强脉冲光治疗；④治疗时，可使用 590nm 滤光片改善红斑及色素沉着，Acne 滤光片抑制痤疮丙酸杆菌，640nm 滤光片抑制皮脂腺分泌，改善深层炎症。

【治疗方案】详见表 21-1-1。

表 21-1-1　强脉冲光治疗痤疮及炎症后色素沉着参数

滤光片类型	脉宽及脉冲延迟	能量密度 /J·cm⁻²	终点反应
590nm	双脉冲，每个子脉冲脉宽 4.5ms，脉冲延迟 30ms	12 ~ 15	皮肤轻微潮红
Acne	双脉冲，每个子脉冲脉宽 4.5ms，脉冲延迟 30ms	14	皮肤轻微潮红
640nm	三脉冲，每个子脉冲脉宽 6.0ms，脉冲延迟 30ms	18 ~ 20	皮肤轻微潮红、轻中度疼痛

病例 2　患者女性，21 岁，面部痤疮病史 1 年余，加重 3 个月（图 21-1-2）。

【病情分析】①患者近期有新发皮疹；②患者改善需求迫切，希望起效迅速，治疗总过程短，有一定经济实力；③患者皮损以丘疹、脓疱为主，Fitzpatrick Ⅳ 型皮肤，要求无停工期，故建议选择蓝极光联合火针治疗；④待皮损稳定后可选择强脉冲光去除色素沉着。

【治疗方案】①蓝极光 5W，10 分钟，联合火针治疗，每周 1 次，连续 4 次治疗。②强脉冲光治疗方案详见表 21-1-2。

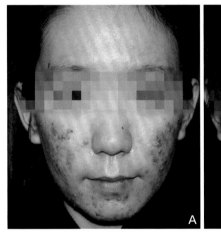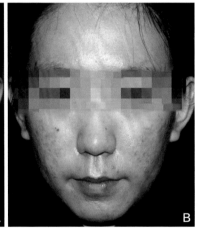

图 21-1-2　面部痤疮蓝极光联合强脉冲光治疗前后
A. 治疗前；B. 治疗后。

表 21-1-2　强脉冲光治疗痤疮参数

滤光片类型	脉宽及脉冲延迟	能量密度 /J·cm⁻²	终点反应
590nm	双脉冲，每个子脉冲脉宽 4.5ms，脉冲延迟 30ms	12 ~ 15	皮肤轻微潮红
Acne	双脉冲，每个子脉冲脉宽 4.5ms，脉冲延迟 30ms	12	轻度疼痛、能耐受即可
640nm	三脉冲，每个子脉冲脉宽 6.0ms，脉冲延迟 30ms	18 ~ 20	皮肤轻微潮红、轻中度疼痛

（七）标准化治疗流程

标准化治疗流程详见图21-1-3及视频21-1-1。

视频 21-1-1
强脉冲光治疗痤疮

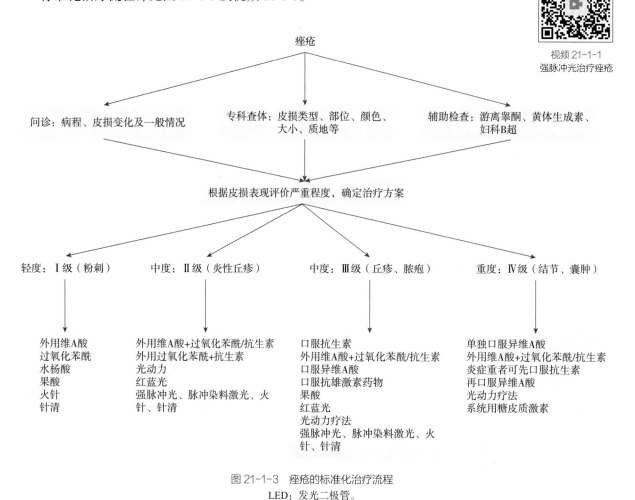

图 21-1-3 痤疮的标准化治疗流程
LED：发光二极管。

第二节 玫瑰痤疮

玫瑰痤疮是一种好发于面中部，主要累及面部血管及毛囊皮脂腺单位的慢性复发性炎症性疾病，女性多见。临床表现为以面中部隆突部位为主要发病区域的阵发性潮红、持续性红斑和毛细血管扩张，可伴有丘疹和脓疱，或出现增生肥大改变，也可伴发眼部症状。

（一）发病机制

通常认为玫瑰痤疮可能是在一定遗传背景基础上，由多种因素诱导的以天然免疫和神经血管调节功能异常为主导的慢性炎症性疾病。发生机制主要有以下几个方面。

1. **免疫功能异常** 天然免疫系统在皮肤对微生物及损伤（如紫外线辐射、物理/化学损伤）的免疫应答中起关键作用。天然免疫系统功能障碍可能导致玫瑰痤疮的慢性炎症和血管功能异常的发生。在玫瑰痤疮中，Toll样受体2、LL-37抗菌肽等多种天然免疫相关分子表达升高，研究显示，LL-37通过激活NLRP3炎症小体引发皮肤炎症。同时，肥大细胞、巨噬细胞以及中性粒细胞数量在玫瑰痤疮中显著增多。

2. **神经、血管调节功能异常** 神经、血管功能调节异常被认为在玫瑰痤疮发病中起重要作用。外界各种理化因素（如极端温度、香料等）可通过激活瞬时受体电位香草酸受体（transient receptor potential vanilloid，TRPV）1～4（TRPV 1～4）和瞬时受体电位锚定蛋白亚家族成员（如 TRPA1）等促进神经肽的释放。这些神经肽包括 P 物质、降钙素基因相关肽、血管活性肠肽等，不仅可引起神经源性炎症，还可诱发脉管舒缩调节紊乱，从而引起潮红、红斑等症状。精神因素如抑郁、焦虑及 A 型人格在一定程度上参与玫瑰痤疮的发生发展，与神经源性炎症的机制关系密切。

3. **皮肤屏障功能障碍** 有研究表明，玫瑰痤疮患者面颊部皮损处角质层含水量减少，多数患者皮脂含量减少，经皮水分丢失增加；皮损处乳酸刺激反应的阳性率显著高于正常人，提示皮肤敏感性增高。有研究者发现，玫瑰痤疮患者表皮密封蛋白（claudin，CLDN），特别是 CLDN1、CLDN3、CLDN4 和 CLDN5 表达明显下降。玫瑰痤疮皮肤屏障功能障碍多源于疾病本身的炎症损害以及环境因素、不恰当的外用药物、护肤品或光电治疗等的影响。

4. **微生态紊乱** 大量毛囊蠕形螨可通过天然或获得性免疫加重炎症过程，特别是在丘疹、脓疱及肉芽肿为主要表现的玫瑰痤疮发病过程中起重要作用。研究表明，玫瑰痤疮患者的蠕形螨密度增加。毛囊蠕形螨减少与玫瑰痤疮症状改善存在相关性，但蠕形螨与玫瑰痤疮是否存在明确因果关系仍然存在争议。其他微生物如痤疮丙酸杆菌、表皮葡萄球菌、马拉色菌、肺炎衣原体以及消化道幽门螺杆菌都可能在一定程度上参与发病过程。另有研究显示，玫瑰痤疮并非源自单一的致病微生物，而是与微生物群组整体紊乱有关。

5. **遗传因素** 部分玫瑰痤疮患者存在家族聚集性。研究显示，在双胞胎患者中，遗传因素与后天环境因素共同导致其发病，两者在风险因素占比中各占 50%。

（二）临床表现

玫瑰痤疮好发于面中部隆突部位，如颧部、颊部、眉间、颏部及鼻部等，部分可累及眼和眼周，少数可发于面部以外部位。根据全球玫瑰痤疮共识以及《中国玫瑰痤疮诊疗指南（2021 版）》建议，将根据玫瑰痤疮的不同皮损表现对疾病进行分类，分为主要表现和次要表现。

1. **主要表现**

（1）阵发性潮红：可在数秒至数分钟内发生，以响应触发因素（如温度变化、日晒、情绪改变或辛辣刺激食物等）对神经、血管的刺激。研究表明，面颊部玫瑰痤疮患者中阵发性潮红较为常见，特别在中国人群，可高达 99.6%，而鼻部或口周潮红的发生率较低，深肤色人群可能不易察觉潮红。阵发性潮红发作时，患者可能会感到灼热、刺痛等不适。有些情况下，特别是深肤色患者，可以主观感受到潮红发作的灼热感，但看不到明显的红斑。

（2）持续性红斑：指面部皮肤持续性发红，可随外界刺激因素周期性加重或减轻，但不会完全自行消退，这是玫瑰痤疮最常见的表现。中国人群研究表明，玫瑰痤疮患者均有持续性红斑，是诊断的必需条件。但轻度的持续性红斑在深肤色人种中可能不明显，如与患者自身耳前、耳后正常皮肤进行对比则更易发现，必要时可配合皮肤镜等辅助检查。

（3）丘疹、脓疱：典型的表现是圆顶状的红色丘疹，针头大小的浅表脓疱，也可能会出现结节。

（4）毛细血管扩张：在浅肤色患者中较多见，在肤色较深的患者中可能不易察觉。使用皮肤镜等检查可以帮助判断。

（5）增生肥大：主要表现为皮肤增厚、腺体增生和球状外观。鼻部是最常出现增生肥大的部位，但这一改变也可发生于其他面中部隆突部位。

2. **次要表现**

（1）皮肤敏感症状：灼热感或刺痛感等自觉症状在玫瑰痤疮患者中较为常见，特别是在阵发性潮红发作时，可能会更加明显。部分患者还可出现紧绷和瘙痒感，但程度一般较轻。

（2）水肿：面部水肿可能伴发或继发于红斑或潮红，是长期皮肤炎症引起毛细血管或淋巴管通透性增加、组织液外渗所致。有时，软性水肿可能会持续数天或因炎症改变而加重。玫瑰痤疮可出现实体性面部肿胀（持续坚硬，非凹陷性水肿），通常是淋巴水肿的表现。单纯性水肿和淋巴水肿可同时发生，也可独立出现。

（3）皮肤干燥：大部分玫瑰痤疮患者面部皮肤干燥、经皮失水率增加，少部分表现为皮肤油腻。

（4）眼部表现：眼部症状通常是伴随症状，病变多累及眼睑、睫毛毛囊及眼睑相关腺体，包括睑板腺、皮脂腺和汗腺等。提示玫瑰痤疮的眼部表现包括：眼周丘疹脓疱，睑缘丘疹、脓疱、毛细血管扩张，眼睑结膜充血，局部角膜基质浸润或溃疡，巩膜炎和角膜巩膜炎。另外，还可表现为眼睛异物感、光敏、视物模糊以及灼热、刺痛、干燥或瘙痒等自觉不适症状。

（三）诊断与鉴别诊断

1. **诊断要点** 美国国家玫瑰痤疮专家委员会提出的 2017 版诊断标准提出，面中部可能周期性加重的持续性红斑及增生肥大改变为玫瑰痤疮的 2 个诊断性特征，符合 1 条及以上，就可以诊断玫瑰痤疮；阵发性潮红、丘疹和 / 或脓疱、毛细血管扩张和部分眼部表现（睑缘毛细血管扩张、睑缘炎、角膜炎、结膜炎和角膜巩膜炎等）为玫瑰痤疮的主要特征，2 条及以上的主要特征可提示玫瑰痤疮诊断。

2. **鉴别诊断** 玫瑰痤疮的临床表现多样，主要表现为持续性红斑的患者，需要与面部湿疹 / 特应性皮炎、接触性皮炎 / 光敏性接触性皮炎、面部脂溢性皮炎、激素依赖性皮炎、系统性红斑狼疮、红斑型天疱疮、银屑病等鉴别。主要表现为丘疹脓疱的患者，需要与寻常痤疮、嗜酸性脓疱性毛囊炎、面部播散性粟粒性狼疮等鉴别。主要表现为增生肥大的患者需要与鼻部结节病、皮肤肿瘤引起的皮肤增生肥大等鉴别。主要表现为阵发性潮红的患者，则需要与类癌综合征、月经期或围绝经期症状、系统性肥大细胞增生症等鉴别。特别要注意的是玫瑰痤疮常与寻常痤疮、脂溢性皮炎及面部湿疹 / 特应性皮炎合并存在。

（1）脂溢性皮炎：皮损累及鼻周围、头皮、耳后和眉部，可见红色斑疹及油腻性鳞屑，脂溢性皮炎与玫瑰痤疮可合并存在。

（2）寻常痤疮：寻常痤疮与玫瑰痤疮关键的区分特征是玫瑰痤疮没有粉刺形成。分布以面中部为主也提示玫瑰痤疮诊断。某些患者兼有寻常痤疮与玫瑰痤疮。

（3）激素依赖性皮炎：患者病史对诊断有价值。外用糖皮质激素可导致面部皮肤出现形态单一的炎性丘疹。过度外用糖皮质激素也可引起皮肤发红和烧灼感。

（4）急性皮肤红斑狼疮：皮损常呈紫罗兰色，可能出现更加明显的边界，尤其在其外侧边缘（像蝴蝶的翅膀）。可结合实验室检查、活检和其他全身性临床表现排除诊断。

（四）治疗方法

1. **疾病管理与患者教育** 玫瑰痤疮是一种慢性反复发作的疾病，医师应告诉患者一般经过 3 个月的治疗可以得到基本控制或明显好转；多数患者在数年或数十年内有反复发作，需反复间断治疗。玫瑰痤疮常见的刺激因素包括紫外线暴露、情绪压力、高强度运动、饮酒、冷热刺激、辛辣食物、环境湿度过高或过低、某些护肤产品、低质量睡眠、某些药物等。患者教育能让部分患者降低反复发作的频率。

此外，皮肤护理在玫瑰痤疮的防治中非常重要，应告诉患者注意防晒，以打遮阳伞、戴墨镜、戴帽子等物理防晒措施为主，皮损基本控制后可考虑试用配方精简、以无机性遮光剂为主的防晒霜，尽量不用过热或过冷的水洗脸，采用手指而非洗脸巾等清洁面部，尽量减少面部局部按摩及摩擦动作，避免过度清洁。患者应避免使用"三无"护肤品，慎用隔离霜及彩妆。在选择护肤品时也应尽量咨询医师，选择刺激性低、适合自己的护肤品。中重度患者建议护肤简化，如面部干燥者，仅外用保湿护肤品。

2. **局部治疗**

（1）修复和维持皮肤屏障功能：皮肤屏障受

损既是玫瑰痤疮的重要诱发因素之一，也是引起皮肤敏感症状的原因之一，因此修复皮肤屏障是玫瑰痤疮的基础治疗。经过临床验证，含神经酰胺、透明质酸、Ca^{2+} 等对皮肤屏障具有修复作用的功效性护肤品，可缓解干燥、刺痛、灼热等敏感症状，减轻阵发性潮红等临床表现，各种类型的患者均可使用。

（2）外用药物治疗

1）抗微生物类外用制剂：包括甲硝唑、克林霉素或红霉素、伊维菌素。

①甲硝唑：具有杀灭毛囊蠕形螨及抗炎抗氧化的作用，外用甲硝唑对丘疹、脓疱有较好疗效，对红斑也有一定治疗效果，对血管扩张无效。常用浓度为 0.75% 乳膏或凝胶，每天 1～2 次，一般需要使用数周才能起效。②克林霉素或红霉素：克林霉素常用剂型为乳膏或凝胶，常用浓度为 0.3% 和 1%；红霉素为乳膏剂型，常用浓度为 2%。两种药物均对丘疹、脓疱有一定的疗效，对红斑和毛细血管扩张效果欠佳，每天 1～2 次，可用于丘疹、脓疱的二线治疗。③伊维菌素：1% 伊维菌素乳膏是较新的治疗玫瑰痤疮的药物，具有抗毛囊蠕形螨作用，研究发现其对丘疹、脓疱有较好疗效，但对毛细血管扩张无效。国内暂无此药上市，缺乏相关临床数据。

2）壬二酸：能够减少激肽释放酶 5（kallikrein 5，KLK5）和抗菌肽的表达以及抑制紫外线诱导的细胞因子释放，改善玫瑰痤疮丘疹、脓疱。常用浓度为 10%、15% 或 20% 的乳膏或凝胶，每天 2 次，少部分患者用药初期有瘙痒、灼热和刺痛感，但一般较轻微且短暂。国内暂无此药上市，缺乏相关临床数据。

3）过氧苯甲酰：具有抗微生物作用而用于玫瑰痤疮治疗，但有红斑、鳞屑及局部瘙痒等常见不良反应。由于玫瑰痤疮患者皮肤敏感性增加，该药仅用于鼻部或口周丘疹脓疱型患者，点涂于皮损处。

4）外用血管收缩药物：α 受体激动剂能特异性地作用于面部皮肤血管周围平滑肌，收缩血管，从而减少面中部持续性红斑，但对已扩张的毛细血管及丘疹、脓疱无效。目前认为该药对红斑的改善可能只是暂时性抑制，且当存在丘疹脓疱时，用溴莫尼定治疗红斑可能无效。国外常用 0.5% 酒石酸溴莫尼定凝胶，每天 1 次。不良反应包括反弹性红斑/潮红加重、瘙痒和皮肤刺激等。考虑个体受体水平差异大，出现反跳的轻重程度不一，对其风险性仍需大样本观察，临床上应谨慎使用。另一种 $α_1$ 受体激动剂盐酸羟甲唑啉可通过收缩血管周围平滑肌而起收缩血管的作用，并有一定抗炎作用，2017 年美国 FDA 批准 1% 盐酸羟甲唑啉乳膏用于成人玫瑰痤疮持续性红斑的治疗。目前国内无 0.5% 酒石酸溴莫尼定凝胶及 1% 盐酸羟甲唑啉乳膏上市。

5）水杨酸：水杨酸具有角质促成、角质溶解、杀菌和抑菌等作用，对玫瑰痤疮的丘疹和脓疱有效。由于不同浓度水杨酸的作用和不良反应存在差异，需要在专业医师指导下使用。

（3）眼部局部用药：包括抗生素眼膏/滴眼液（如四环素类滴眼液或阿奇霉素滴眼液），必要时可予以免疫抑制剂滴眼液（如环孢素滴眼液）；蠕形螨感染性睑缘炎同时需抗螨治疗，包括局部外用甲硝唑等；并发眼干燥症时，需给予人工泪液及抗炎治疗。症状严重者需转眼科诊治。

3. 系统治疗

（1）抗微生物制剂

1）抗生素：是玫瑰痤疮丘疹脓疱的一线系统治疗。美国 FDA 批准了 40mg/d 多西环素缓释剂用于治疗玫瑰痤疮，该剂量具有抗炎作用而无抗菌作用，最大限度避免了使用抗生素导致的菌群失调和细菌耐药。少数患者可能有胃肠道反应、头晕及嗜睡等不良反应。国内没有 40mg 的多西环素剂型，故推荐多西环素 50mg 或 100mg 每晚 1 次，或米诺环素 50mg 或 100mg 每晚 1 次，疗程 8～12 周。8 岁以下及四环素类抗生素不耐受或者有用药禁忌者，可选用大环内酯类抗生素如克拉霉素每次 0.5g，每天 1～2 次，或阿奇霉素每次 0.25g，每天 1 次。

2）抗厌氧菌类药物：甲硝唑具有抗毛囊蠕形螨及抗炎作用，可作为玫瑰痤疮的二线用药。常用每次 200mg，每天 2～3 次，疗程 4 周左右。可有胃肠道反应，偶见头痛、失眠、皮疹、白细胞减少等。

（2）异维 A 酸：具有抗基质金属蛋白酶及抑制炎症细胞因子的作用，可作为增生肥大型患者的首选系统治疗以及丘疹脓疱型患者在其他治疗效果不佳情况下的二线选择。常用每天 10 ~ 20mg，疗程一般 12 ~ 16 周。可能会出现皮肤、口唇干燥、引起红斑、阵发性潮红加重等不良反应，需配合使用保湿润肤剂及润唇膏等，以减少皮肤干燥、唇炎等不良反应。还要注意致畸以及对肝功能和血脂的影响。异维 A 酸不可与四环素类药物同时使用。

（3）羟氯喹：具有抗炎、抗免疫、抗紫外线损伤等多种作用，有研究表明，羟氯喹可通过抑制 LL-37 诱导激活的肥大细胞，减少炎症因子的释放，对于阵发性潮红或红斑的改善优于丘疹和脓疱。每次 0.1 ~ 0.2g，每天 2 次，疗程一般 8 ~ 16 周，可视病情酌情延长疗程。如果连续使用超过 3 ~ 6 个月，建议行眼底检查，以排除视网膜病变。

（4）β 受体抑制剂：卡维地洛兼有 α_1 受体和非选择性 β 受体阻断作用，可作用于心肌 β_1 受体而减慢心率，减轻患者的紧张情绪，主要用于难治性阵发性潮红和持续性红斑明显的患者。剂量为每次 3.125 ~ 6.250mg，每天 1 ~ 3 次，疗程 6 ~ 28 个月。尽管患者耐受性良好，但需警惕低血压和心动过缓，注意监测心率和血压。部分患者在停药时存在一定程度的反跳，需注意缓慢减量，逐渐停药。

（5）抗焦虑类药物：适用于长期精神紧张、焦虑过度的患者。有报道抗抑郁药米氮平和帕罗西汀等均可通过调节血管功能治疗围绝经期潮热，并可通过多种机制发挥抗炎作用，因此，面部潮红、灼热、瘙痒等自觉症状较明显的玫瑰痤疮患者可选用。

4. 光电等物理治疗　在玫瑰痤疮患者病情稳定状态下，可以采用适当的光电治疗改善炎症状态，减少扩张的毛细血管及增生肥大皮损。建议在给予一定疗程药物治疗后，明确患者是否处于稳定状态，再由皮肤科医师进行相关治疗操作。

（1）强脉冲光（IPL）：IPL 治疗时可选择不同的滤光片并调节脉宽和延时及能量密度，通过作用于皮脂腺减少皮脂分泌、热效应杀灭蠕形

螨、光生物调节作用抗炎并且促进皮肤屏障功能修复，对比激光而言，治疗手具光斑大，治疗速度较快，是临床上最常用于玫瑰痤疮的光电治疗选择。Osman 等用 IPL 治疗 32 例玫瑰痤疮，83% 的患者局部红斑减轻，75% 的患者潮红减少、皮肤质地改善，64% 的患者痤疮样皮损减少；不良反应包括紫癜 1 例，脱皮 1 例，色素沉着 1 例。Feaster 等采用 510nm IPL 治疗 102 例玫瑰痤疮，结果与前大致相符，80% 的患者红肿减少，78% 的患者潮红改善，72% 的患者痤疮样病变减轻，且在治疗 6 个月后的远期疗效观察中，毛细血管扩张和红斑均显著和持续减少。一项 IPL（560nm）和 PDL（6ms）的随机对照试验显示，两种疗法在改善红斑和毛细血管扩张方面疗效相似。而另一项对照研究表明，两种方法对毛细血管扩张均有良好治疗效果，但 PDL 的治愈率更高。IPL 的另一潜在缺点是其发射波段的光被表皮黑色素大量吸收，可能导致色素性不良反应。需要在 IPL 治疗中使用皮肤冷却技术，以降低此类风险。

（2）脉冲染料激光（pulesed dye laser，PDL，585nm/595nm）：红斑及毛细血管扩张是玫瑰痤疮常见的表现之一，根据选择性光热作用，治疗血管性病变时应选择对血红蛋白吸收较高，对黑色素吸收相对少的波峰，含氧血红蛋白主吸收峰值在 418nm、542nm 和 577nm。含氧血红蛋白的光吸收较低峰值位于近红外光波段。考虑到激光的穿透深度，585nm 或 595nm PDL 通常更适合用于治疗血管性病变。同时，PDL 对于增生肥大型患者可以通过抑制血管增生，间接抑制赘生物的形成和增长。Bernstein 等采用波长 595nm 的 PDL 治疗 20 例毛细血管扩张型玫瑰痤疮，首先使用能量密度 15J/cm²，脉宽 40ms 治疗线性血管，然后用 15mm 的圆形大光斑治疗整个面部的弥漫性潮红，脉宽为 3ms，能量密度从 6.25J/cm² 增加，治疗 4 次，平均能量密度为 6.97J/cm²。所有患者均接受了 3 ~ 4 次，每次治疗间隔 1 个月，最终 19 例患者完成了试验，平均改善率为 53.9%，随访发现仅有红斑、治疗后水肿和紫癜这些自限性的不良反应。此外，Alam 等、Campos 等、Jasim 等通过不同的染料

激光设备及激光参数设置对红斑毛细血管扩张型玫瑰痤疮患者进行治疗后均取得了良好的治疗效果，且均未发现明显不良反应，患者满意度较高。

（3）倍频 Nd:YAG 激光：倍频 Nd:YAG 激光又称磷酸钛氧钾（potassium titanyl phosphate，KTP）激光，是光从 Nd:YAG 激光器发出后通过 KTP 晶体形成的。此激光波长是 532nm，接近含氧血红蛋白的吸收峰 542nm。倍频 Nd:YAG 激光器的脉宽为毫秒级，可以治疗血管性病变而不形成紫癜。然而，与 PDL 相比，其激光波长短、穿透的皮肤深度更浅。倍频 Nd:YAG 激光器发射的光也会较大程度地被黑色素吸收，从而增加色素沉着的风险，尤其在深色皮肤的患者中，不推荐作为该病的光电治疗首选。

（4）1 064nm Nd:YAG 激光：红外波段的激光（1 064nm Nd:YAG、翠绿宝石或二极管激光），以色素、血红蛋白和水为主要靶组织，因其穿透深度较深，对丘疹脓疱具有较好的治疗效果。这些近红外激光的脉宽是毫秒级，有利于治疗较大血管。因此，靶血管位于皮肤深部时一般利用这类激光。但各种血红蛋白对这个波段光的吸收程度较低，因此在治疗血管性病变时需要使用更高的能量密度。出现组织损伤和溃疡的风险高于 PDL。

（5）CO_2 激光或铒激光：主要作用靶组织为水，通过气化剥脱作用去除皮肤增生组织，软化瘢痕组织，适合轻中度增生肥大表现的玫瑰痤疮患者。主要不良反应为红斑期较长、炎症后色素沉着、瘢痕等。可采用点阵模式，缩小治疗区域，分次治疗。

（6）可见光：发光二极管光源（light-emitting diode，LED），靶目标为原卟啉Ⅸ、血红蛋白等。红光对炎症性丘疹、脓疱有显著的改善作用，黄光可改善红斑和毛细血管扩张。适用于伴有明显肿胀、灼热的玫瑰痤疮。

（7）射频（radiofrequency，RF）：射频修复治疗仪通过涡流电场的物理特性，利用热能的抗炎、真皮重建、抗微生物等作用治疗玫瑰痤疮。一项射频与 PDL 的半脸研究显示，射频治疗玫瑰痤疮的疗效不低于 PDL。部分射频治疗仪结合修复性护肤品，可有效改善玫瑰痤疮患者的皮肤干燥症状，修复皮肤屏障，改善红斑，但玫瑰痤疮的丘疹、脓疱等需谨慎使用。肿胀期玫瑰痤疮，射频治疗可能会一过性加重肿胀，需要早期与患者沟通。

（8）光动力疗法（PDT）：临床疗效并不确切，相关研究文献也较少。有限的几项研究显示，PDT 对玫瑰痤疮丘疹脓疱的疗效优于红斑和毛细血管扩张，以 PDL 为光源的 PDT 在近期疗效上优于单纯的 PDL 治疗，但远期疗效两者并无差异。主要不良反应是有加重玫瑰痤疮红斑的风险。

5. 手术治疗　单纯以毛细血管扩张或赘生物损害为主的玫瑰痤疮，药物治疗很难奏效，需酌情选用手术治疗。

（1）划痕及切割术：适用于毛细血管扩张及较小的赘生物损害。手术时需根据鼻部毛细血管扩张程度、局部皮损增生肥大程度调节三锋刀或五锋刀露出的刀刃长短。左手示指、拇指固定鼻部，右手持刀在鼻部皮肤做十字形划破，每划10～15次，用纱布压迫止血1次，当创面出现无数个丝状乳头宛如杨梅时，划破即停止，术毕加压包扎1周。术后疗效不满意，间隔3～6个月可行第二次手术。

（2）切削术及切除术：单一或数个较大的赘生物，需采用切削术或切除术治疗。术前需参考病前鼻部形态照片，或根据患者鼻孔的大小、形状，粗略估计出患者大致正常的鼻部形态。手术方法如下。①电刀或普通手术刀大致切除增生的鼻赘，然后采用切割术修形；②电刀或普通手术刀切除孤立的增生鼻赘，局部缝合处理，其他无明显增生皮损采用切割术处理；③对于有较多且体积较大的赘生物，则先用电刀切削，创面止血后再行切割术修形；④手术切除后植皮。

近年来有专家采用超声手术刀进行切除、切割，其切割速度快，止血好，没有过热现象，并且不影响切口组织的愈合。

6. 注射疗法　A 型肉毒毒素是一种神经毒性蛋白，可通过抑制神经末梢释放乙酰胆碱、神经肽，减轻玫瑰痤疮的红斑、阵发性潮红等症状。

注射时依据红斑的部位确定治疗范围，标记

注射点（每个注射点相距 0.5 ~ 1.0cm），尽量保持双侧脸颊对称。应用 1ml 胰岛素注射器将配制好的 A 型肉毒毒素溶液按标记点进行皮内微滴注射，每个点注射剂量 0.25 ~ 0.50U，主要不良反应为轻微的疼痛和局部淤血，可自行恢复。A 型肉毒毒素治疗玫瑰痤疮的方案目前缺乏统一标准，各报道的剂量、疗程、注射方式都不尽相同。疗效维持时长因人而异，一般根据患者意愿与期望值决定疗程长短。

7. 中医中药治疗　详见第十四章。

（五）治疗经验

1. 玫瑰痤疮早期是否可做光电治疗　早期玫瑰痤疮多以阵发性潮红和持久性红斑为主要表现，多伴有皮肤瘙痒、烧灼、刺痛等敏感症状，这一阶段需要以修复皮肤屏障，改善患者敏感状态为主要目的，通常在系统用药基础上加入中医放血和中药湿敷疗法，同时在患者教育方面，也要嘱患者外用修复类的医学护肤促进皮肤屏障的修复。此外，A 型肉毒毒素微滴注射也可以有效改善患者的烧灼、刺痛、阵发性潮红等不适，缓解患者焦虑情绪。患者的敏感症状逐渐缓解后，可以采用小面积光电治疗试做，在患者耐受的情况下，可以进行全面部治疗。

2. 强脉冲光治疗操作技巧及合适能量参数　玫瑰痤疮早期比较敏感的状态下，IPL 的能量不能太高，主要目的为利用光生物调节作用修复皮肤屏障，脉宽应选择相对宽一些，三脉冲治疗，如滤光片 590nm，三脉冲，每个子脉冲脉宽 5.0ms，脉冲延迟 30ms，能量密度 16J/cm²，终点反应为轻度的温热感，无疼痛感，避免出现血管紫癜、灰白等。待玫瑰痤疮皮损稳定后可以针对毛细血管和潮红选择滤光片 590nm 双脉宽，或者 Vascular AOPT 模式（双脉冲，第一个子脉冲脉宽 6.0ms，能量密度 8J/cm²，第二个子脉冲脉宽 4.5ms，能量密度 7J/cm²，脉宽延时 30ms）。具体原则参见第十五章第一节。

（六）病例展示

病例 1　患者女性，38 岁，面部潮红伴烧灼 2 年余，自诉遇冷热后加重，偶有瘙痒等（图 21-2-1）。

【病情分析】①患者有皮肤屏障损伤导致的敏感问题；②患者改善需求迫切，希望起效迅速，治疗总过程短，有一定经济实力；③M22 可通过光生物调节作用改善皮肤敏感，修复皮肤屏障功能，同时肉毒毒素微滴注射可以缓解患者烧灼感，减轻潮红，故建议治疗方案为：M22+肉毒毒素微滴注射。

【治疗方案】M22，滤光片 590nm，三脉冲，第一个子脉冲脉宽 5.0ms，第二个子脉冲脉宽 6.0ms，第三个子脉冲脉宽 5.0ms，脉宽延时 30ms，能量密度 16J/cm² 联合肉毒毒素皮内微滴注射，每点 0.5U/0.025ml，间隔 0.5cm，双侧共 50U。M22 终点反应为皮肤温热。肉毒毒素终点反应为白色皮丘。

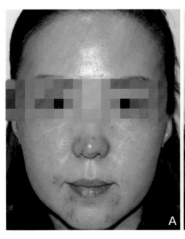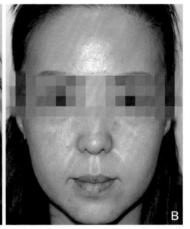

图 21-2-1　女性，38 岁，玫瑰痤疮强脉冲光联合肉毒素注射治疗前后
A. 治疗前；B. 治疗后。

病例2 患者女性，40岁，毛细血管扩张型玫瑰痤疮病史1年余，自诉偶有烧灼感（图21-2-2）。

【病情分析】①患者以毛细血管扩张为主要表现。②治疗意愿迫切，希望起效迅速，有一定经济实力。③PDL 595nm激光可根据选择性光热作用，选择性吸收血红蛋白，能够快速有效地解决毛细血管扩张等血管问题。M22可通过光生物调节作用改善皮肤敏感，修复皮肤屏障功能，故建议治疗方案为：PDL+M22。

【治疗方案】① PDL，波长595nm，脉宽20ms，能量密度14mJ/cm²；每月1次，共2次。终点反应为血管消失。② M22，滤光片640nm，脉宽及延迟6.0-30-6.0-30-6.0ms，能量密度16J/cm²；每月1次，共3次；终点反应为温热。

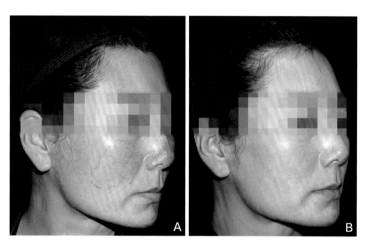

图21-2-2 玫瑰痤疮脉冲染料激光（PDL）及强脉冲光治疗前后
A. 治疗前；B. PDL及强脉冲光治疗后。

（七）标准化治疗流程

标准化治疗流程详见图21-2-3。

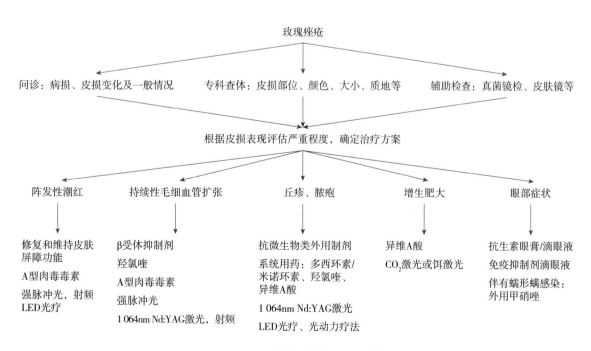

图21-2-3 玫瑰痤疮标准化治疗流程
LED：发光二极管。

第三节 臭汗症

臭汗症俗称狐臭，是一种临床常见疾病，临床表现为双侧腋部气味难闻。患者多有家族史。一般认为特殊异味来自腋窝部的顶泌汗腺，其分泌物经表皮细菌作用产生多种具有难闻气味的不饱和脂肪酸。尤其是年轻女性，发病率达 6.41%，严重影响患者的日常社交并造成心理压力。

（一）发病机制

目前，广泛认可的臭汗症发生机制是在遗传背景下，臭汗症前体物质 E-3- 甲基 -2- 己烯酸（E-3-methyl-2-hexenoic acid，E-3M2H）被顶泌汗腺分泌结合蛋白（apocrine secretion odor binding protein，ASOB）运输至体外，在皮肤表面的细菌作用下，分解为多种不饱和脂肪酸，从而产生特殊的气味。

多种细菌都可降解顶泌汗腺分泌的汗液。棒状杆菌（Corynebacterium）为腋窝的常见定植菌，其含有一种与臭汗症有关的锌依赖性 N-α-酰基谷氨酰胺氨基酰化酶。此外，葡萄球菌（Staphylococcus）和丙酸杆菌（Propionibacterium）等其他细菌可将脂肪酸分解为硫醇和其他有臭味的化合物。在 1 例臭汗症患者中，治疗少动鞘氨醇单胞菌（Sphingomonas paucimobilis）腋窝定植后臭味消除。

顶泌汗腺分泌的信息素也会促发臭汗症。信息素雄甾烯酮（5α- 雄甾 -16- 烯 -3- 酮）和雄甾烯醇（5α- 雄甾 -16- 烯 -3α- 醇）在被细菌降解前就有臭味。同时神经因素、饮食因素均与臭汗症的发生密切相关。

（二）临床表现

臭汗症的臭味局限于腋窝部，高温或运动可能加重这种臭味，洗澡可暂时缓解。受累区域的皮肤看起来与正常皮肤无差别。但多汗症部位的皮肤可能有浸渍外观（皮肤发白、潮湿脱屑）。

（三）诊断与鉴别诊断

1. 诊断 通过嗅闻受累部位以及采集患者和他人闻到臭味的病史，常可诊断臭汗症。其特征为在高温或运动等因素刺激出汗的情况下臭味加重。

2. 鉴别诊断

（1）局泌汗腺臭汗症：局限性局泌汗腺臭汗症的原因为出汗导致皮肤浸渍，进而引起细菌过度生长和角蛋白降解。而全身性局泌汗腺臭汗症通常由摄入产生臭味的物质或患全身性疾病引起。

（2）代谢性疾病：如果患者的呼吸、尿液、汗液、唾液或耵聍气味异常，应考虑有机酸血症、氨基酸代谢障碍、尿素循环缺陷和脂肪酸氧化障碍。

（3）红癣：是一种由微细棒状杆菌引起的皮肤浅表感染，该菌是一种革兰氏阳性的无芽孢形成杆菌。该病的典型表现是趾间浸渍的鳞屑性斑块，或者间擦部位红色至褐色的斑片或薄斑块，伴有多汗时需与臭汗症鉴别。

（4）神经系统疾病：导致患者认为身体有臭味但他人闻不到。如精神分裂症、癫痫或中枢神经系统肿瘤引起的幻嗅。

（四）治疗方法

针对臭汗症的治疗，包括无创治疗和有创治疗，无创治疗主要以抑制腋下顶泌汗腺分泌、保持腋下干燥、清洁并辅以外用药物为主。虽有一定疗效，但作用时间短，需要患者有较强的依从性。目前临床上还是以破坏腋部顶泌汗腺的有创治疗为主，包括微创手术（腔镜下顶泌汗腺精准切除术、小切口可视下顶泌汗腺切除术、小切口搔刮术等），腋毛区梭状皮肤切除术，激光治疗与注射治疗等。外科部分参见第十一章第四节，本章主要介绍光电和注射治疗。

1. 一般处理方法

（1）注意卫生状况和减少细菌：应每日清洗受累部位。但不要过度清洗，以免刺激皮肤。应立即治疗可能导致臭味的皮肤病，如褶烂、红癣和窝状角质松解症。

减少细菌在受累区域定植的产品有望帮助消

除臭味。抗菌清洗剂和皂类都很普及。也有报道称影响受累区域 pH 的其他制剂能改善臭汗症，酸类（如 α- 羟基酸和 β- 羟基酸）和碱类（如小苏打）都可能有帮助，但可刺激皮肤。还有各种草本除臭剂和其他产品，可能有抗菌或减少臭味的其他特性。基于活性炭的外用品也有助于吸收引起臭味的化学物质。

穿着吸汗的衣服可能有用，尤其是棉或吸湿材料，应尽快脱掉汗湿的衣物，至少每天更换一次衣服。

（2）减少出汗：减少受累部位出汗可能改善症状，尤其是局泌汗腺臭汗症患者或顶泌汗腺臭汗症伴多汗症的患者。大部分市售的非处方止汗剂含低剂量的金属盐（通常为铝盐），这些金属盐可通过在汗腺管内形成暂时性栓子减少出汗，是减少局部出汗的首选初始疗法。

（3）脱毛：毛发可通过吸附细菌和臭味促发臭汗症。通过剃毛、化学脱毛或电解术去除受累部位的毛发可能减轻臭味。激光脱毛可能有用，但有研究发现激光脱毛的不良反应包括臭汗症。

2. **外科手术**　所用方法包括手术切除、抽脂等，具体见第十一章第四节。手术切除似乎非常有效，但可能导致并发症和瘢痕。一项系统评价与荟萃分析发现，手术加刮除术的复发率最低，激光治疗的复发率最高，抽脂并发症的发生风险最低。但所纳入试验使用的方法各不相同，需要进行高质量对比试验来证实其相对疗效和安全性。胸交感神经切除术可能对难治性腋窝臭汗症有效，但可能最适合伴有多汗症的患者。

3. **肉毒毒素治疗**　肉毒毒素阻断神经元乙酰胆碱从神经肌肉和胆碱能自主神经元的突触前连接处释放。通过阻断乙酰胆碱的释放，可暂时减少汗液产生。美国 FDA 已批准肉毒毒素用于多汗症的治疗。几项研究支持 A 型肉毒毒素在治疗腋窝多汗症中的疗效。

（1）一项纳入 320 例双侧原发性腋窝多汗症患者的随机试验中，治疗组在腋窝给予 A 型肉毒毒素，每侧给予 50U，持续 4 周后发现治疗组患者的反应率显著高于安慰剂组（94% *vs.* 36%）。16周后，治疗组中 82% 的患者仍存在有效性反应，而安慰剂组只有 21% 的患者存在有效性反应。

（2）一项纳入 145 例原发性腋窝多汗症患者的随机试验中，给予患者一侧腋下注射 200U 的 A型肉毒毒素，另一侧腋下给予安慰剂；2 周后，对治疗揭盲，对原来进行安慰剂治疗的一侧腋下注射 100U 的 A 型肉毒毒素。初次注射后 2 周，注射 A 型肉毒毒素的一侧腋下汗液产生速率显著减慢（24mg/min *vs.* 144mg/min）。注射 100U 后 2 周，初始给予安慰剂治疗的那侧腋下汗液产生速率从144mg/min 降至 32mg/min。接受 200U 注射治疗的腋下，平均出汗减少更明显（81.4% *vs.* 76.5%）。

治疗反应通常在 2 ~ 4 天显现，而出汗的改善通常持续 3 ~ 9 个月或更长时间。其疗效的持续时间可能随着后续注射而延长。一项回顾性研究中，83 例患者平均接受 4 次 A 型肉毒毒素注射（范围为 2 ~ 17 次）来治疗腋窝多汗症，平均随访 2.7 年（范围为 3 个月至 9 年），根据患者报告，在第 1 次注射后疗效的中位持续时间为5.5 个月，最后 1 次注射后为 8.5 个月。肉毒毒素的疗效持续时间延长可能原因是轴突末梢再生长所需时间的延长。

4. **等离子激光术**　等离子激光术结合了等离子体与激光，通过加热皮下组织及真皮来达到减少或消除顶泌汗腺组织的目的。在治疗过程中，等离子体激光波长 980nm 被传输至光纤内部，使用 He-Ne 激光器输出的红光进行方位指示。光纤末端光热成 360° 向各个方向扩散出去，溶解接触的脂肪组织。注意事项：使用等离子激光术治疗臭汗症时需要双手配合、精细操作，即拿光纤的穿刺手控制好光纤的穿刺深度、移动速度和方向，控制皮肤的手及时感知皮肤温度变化，适时冷敷降温。与传统的小切口吸刮术治疗臭汗症相比，等离子激光术更加简便易行且不需要开放手术切口及缝合、拆线，患者满意度更高。

有学者对 68 例臭汗症患者分别行等离子激光术治疗和小切口吸刮术，结果显示与小切口吸刮术相比，等离子激光术治疗臭汗症效果相当（有效率分别为 97.06% 和 94.12%）。

5. **黄金微针**　通过调节微针穿透深度和射频能量，在电子系统操控下，数十根绝缘微针同时快速穿透表皮，直接到达皮下汗腺组织，瞬时定向定量发射射频能量，通过热效应破坏顶泌、局泌汗腺组织而不损伤周围的正常组织，阻断臭汗症患者异常排汗的过程从而达到治疗效果。与传统微创手术比较，黄金微针具有安全快速、效果佳、痛苦小、不留瘢痕等优点，可降低色素沉着、感染的风险，但一次性治疗个别患者远期仍有复发，需多次治疗。

6. **微波热解**　可用微波能量来破坏局泌汗腺，减轻腋窝多汗症。目前有一种商业设备采用的设计可以将微波能量集中于真皮-脂肪交界处，该设备已获得美国FDA批准使用，且已市售。但费用昂贵、可用性有限等因素可能限制了该治疗的推广。

一项对120例原发性腋窝多汗症成人患者应用微波疗法的随机试验支持将微波能量用于治疗腋下多汗症。在该试验中，治疗组患者（$n=81$）被给予1~3次的微波能量仪器治疗，对照组（$n=39$）使用假仪器。治疗后30天，相比对照组患者，治疗组患者更能出现腋窝多汗症严重程度主观性降低（54% *vs.* 89%）。活性治疗相比对照治疗的优势差异有统计学意义可持续多达6个月。此外，在治疗后6个月的随访中，治疗组中有更多患者的汗液产生重量分析测量值至少减少50%或75%。然而，仅术后30天时重量分析测量值改善≥75%，两组的差异有统计学意义（治疗组62%，对照组39%）。微波热解疗法通常治疗2次，每次20~30分钟，两次间隔时间为3个月。该治疗最常见的副作用是皮肤感觉改变（中位持续时间25天，范围为4~225天）、不适及其他局部反应。也有报道称1例腋窝多汗症患者在接受微波热解治疗后出现一过性正中神经及尺神经病变。

7. **系统治疗药物**　系统治疗（抗胆碱药、可乐定、β受体阻断剂、苯二氮䓬类）对原发性局灶性多汗症有效。针对原发性局灶性多汗症最常开具的抗胆碱能药是口服格隆溴铵和口服奥昔布宁，格隆溴铵比奥昔布宁更常用，但只有奥昔布宁已经过随机试验评估。

（五）治疗经验

1. **臭汗症治疗方式的选择**　臭汗症的治疗方式较多，需根据患者的意愿和年龄，选择微创或有创手术治疗。通常18岁以下者，由于其术后残留的顶泌汗腺在生长激素的刺激下会再次快速大量增生，因此不建议手术，可以选择肉毒毒素注射治疗；18岁以上者，可选择手术、微波和等离子体等。

2. **肉毒毒素治疗臭汗症的经验分享**　适用于年龄<18岁，或臭汗症程度较轻，或拒绝有创治疗者。注射流程如下。

（1）使用生理盐水配制肉毒毒素，建议使用2.5ml的生理盐水稀释100U肉毒毒素，浓度为40U/ml，配制时切忌震荡以避免产生大量气泡。

（2）碘淀粉试验对于确定多汗症的治疗区域是有帮助的，该试验适用于备皮或未备皮的皮肤，测试前应将受试皮肤彻底擦干，将2%~5%的碘溶液涂于受试皮肤，自然干燥，待溶液彻底干燥后，使用薄纱布、刷子或面粉筛等工具，在受试皮肤表面均匀撒上一层淀粉（如食用玉米淀粉），淀粉量切忌过多，经汗液溶解后，淀粉和碘溶液发生化学反应，变为紫色到黑色，阳性结果：可观察到紫黑色颗粒状斑点状的外观，碘过敏的患者，可用茜素红或胭脂红染料替代。若出现阴性或模棱两可的结果，可选择在毛发部位进行治疗。

（3）通过淀粉的颜色改变，确定出汗的面积和范围，使用记号笔标定碘淀粉试验阳性的区域边界，在阳性区域每隔1~2cm标定1个注射点，使用75%乙醇或碘伏消毒治疗区域。

（4）使用30G的针皮内注射，间隔1~2cm，每侧10~25个注射点。常用的单点注射剂量为2~5U（0.050~0.125ml），每个注射区域（如单侧腋窝、单侧手掌）使用50U肉毒毒素，每次治疗的总用量不超过200U。

（5）注射后2~4天出汗减少、腋下异味减轻，疗效可维持6~9个月甚至更长。

3. **等离子体治疗的经验**　术野常规消毒铺巾，用2%利多卡因20ml加生理盐水200ml，再加1：20万单位肾上腺素配成利多卡因肿胀麻醉液，按画线范围内肿胀麻醉，使皮下软组织肿胀扩大，能减少手术操作对腋下深部组织的误伤，且麻醉效果满意。尖刀片沿标记点切开0.5cm切口。通过较小的金属导管，将光纤导入腋窝皮下顶泌汗腺区域，激发激光素，在画线范围内往复式呈扇形操作，通过激光的机械效应、光热效应、光刺激效应，选择性地破坏皮下顶泌汗腺组织及部分毛囊组织，能有效破坏顶泌汗腺。术中通过拔毛试验辅助判断治疗程度，如果用常力能轻松拔除，证明已经完全破坏毛囊，反之还要继续操作。治疗结束时用生理盐水庆大霉素溶液冲洗手术腔隙，挤出皮下腔隙内已破坏的组织和积液。术毕用5-0丝线缝合伤口，加压包扎创面区。治疗结束前可以通过拔毛试验来判断顶泌汗腺的破坏程度。腋窝区域顶泌汗腺的分布范围与腋区腋毛分布区域基本一致，而且等离子体治疗的实际治疗区域超出腋毛区边界1.0cm。如果毛囊已经破坏，顶泌汗腺也相应被破坏。

4. 黄金微针治疗的经验　安装一次性无菌黄金微针治疗头，根据患者腋下皮肤弹性及皮下脂肪厚度，设定不同参数。治疗参数选择范围：治疗深度4.0~5.0mm，功率18~20W，脉宽1 600~2 000ms，预设温度为70~80℃。操作时一手将皮肤绷紧展平，使治疗头紧贴皮肤，右足轻踩足踏，一手将黄金微针矩阵状排列刺入皮肤深层，针尖瞬间释放射频能量，待能量完全释放针头完全回缩后，提起手具离开皮肤表面，以免灼伤表皮，依次不重叠以盖章式覆盖整个射频治疗区域，若操作过程中出现皮肤发白，立即用冰袋冷敷，治疗时尽量避开此区域。操作时注意避开血管神经走行区、皮下硬结及皮肤破损处。操作完毕后治疗区垫干净纱布冰袋冷敷30分钟，可局部涂抹表皮生长因子凝胶，术后3天注意保持创面干燥，避免局部摩擦及上肢剧烈运动。

笔者在治疗过程中有以下几点体会。第一，表皮损伤主要是因为针体未完全进入皮肤或者未完全自然回弹术者就进行放电操作，因此操作过程中治疗头要紧贴皮肤，手具与治疗部位要呈垂直状态，适当用力按压进针，待安全放电结束方可提起手具，否则易引起表面皮肤的灼伤。笔者认为如果微针能够改进为负压吸引，待安全放电后，才能拿起治疗头，安全性应该会更高一些。第二，治疗操作时应尽量避开神经走行区，或控制进针深度以免损伤血管、神经，减少神经损伤导致的术后上肢麻木等情况。第三，若在治疗过程中出现皮肤发白或者皮温过高，应立即冷敷降温，操作时避开此区域，能有效减少并发症的发生。

5. 微波治疗的经验　使用转印纸标卡对腋毛分布区域外侧1cm长轴上下两边界进行标记，选择相对应的转印纸标记治疗区域，根据标记的腋窝大小选择相对应的麻醉剂量，尽量在标记范围的边缘扇形进针均匀平铺麻醉药。治疗区域涂抹润滑剂，利用微波仪的治疗头按照提前标记好的治疗区域，选择5级能量后进行治疗，并利用陶瓷循环水冷却系统保护表皮及真皮上方不受热能烫伤。治疗后立即给予冷敷。

（六）病例展示

病例1　患者男性，17岁，臭汗症病史5年，要求治疗（图21-3-1）。

【病情分析】患者为青少年，其每年夏季出汗较多，异味显著，治疗意愿强烈。因此，建议

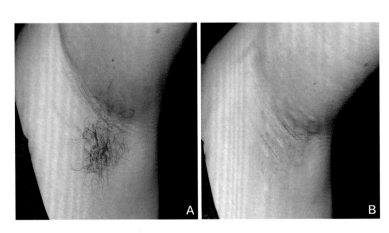

图21-3-1　臭汗症患者A型肉毒毒素治疗前后
A. 治疗前；B. 治疗后。

给予肉毒毒素微滴注射。

【治疗方案】A 型肉毒毒素，100U，每个点 2~4U。终点反应为出现白色皮丘。

病例2　患者男性，28 岁，臭汗症病史 10 年，要求治疗（图 21-3-2）。

【病情分析】患者年龄＞18 岁，异味显著，要求手术治疗，意愿强烈。因此，建议外科手术治疗。

【治疗方案】微创手术治疗。

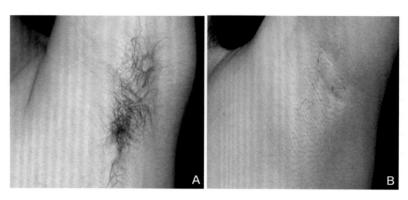

图 21-3-2　臭汗症患者微创手术治疗前后
A. 术前；B. 术后。

（七）标准化治疗流程

标准化治疗流程详见图 21-3-3。

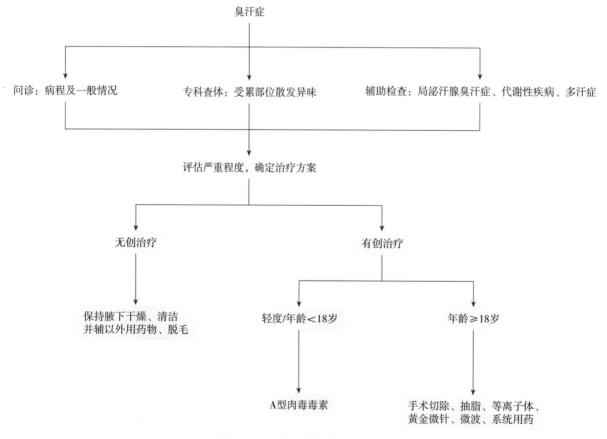

图 21-3-3　臭汗症标准化治疗流程

（田阳子）

参考文献

[1] 中国痤疮治疗指南专家组. 中国痤疮治疗指南（2014修订版）[J]. 临床皮肤科杂志，2015，44（1）：52-57.

[2] 中华医学会，中华医学会杂志社，中华医学会皮肤性病学分会，等. 寻常痤疮基层诊疗指南（2023年）[J]. 中华全科医师杂志，2023，22（2）：138-145.

[3] THIBOUTOT D M, DRÉNO B, ABANMI A, et al. Practical management of acne for clinicians: an international consensus from the Global Alliance to Improve Outcomes in Acne[J]. J Am Acad Dermatol, 2018, 78(2 Suppl 1): S1-S23.

[4] CHIEN A. Retinoids in acne management: review of current understanding, future considerations, and focus on topical treatments[J]. J Drugs Dermatol, 2018, 17(12): s51-s55.

[5] GALLO R L, GRANSTEIN R D, KANG S, et al. Standard classification and pathophysiology of rosacea: The 2017 update by the National Rosacea Society Expert Committee[J]. J Am Acad Dermatol, 2018, 78(1): 148-155.

[6] YOON S H, HWANG I, LEE E, et al. Antimicrobial peptide LL-37 drives rosacea-like skin inflammation in an NLRP3-dependent manner[J]. J Invest Dermatol, 2021, 141(12): 2885-2894.

[7] LIU T X, DENG Z L, XIE H F, et al. ADAMDEC1 promotes skin inflammation in rosacea via modulating the polarization of M_1 macrophages[J]. Biochem Biophys Res Commun, 2020, 521(1): 64-71.

[8] NATSCH A, EMTER R. The specific biochemistry of human axilla odour formation viewed in an evolutionary context[J]. Philos Trans R Soc Lond B Biol Sci 2020, 375(1800): 20190269.

[9] MANCINI M, PANASITI V, DEVIRGILIIS V, et al. Bromhidrosis induced by sphingomonas paucimobilis: a case report[J]. Int J Immunopathol Pharmacol, 2009, 22(3): 845-848.

[10] GLASER D A, GALPERIN T A. Local procedural approaches for axillary hyperhidrosis[J]. Dermatol Clin, 2014, 32(4): 533-540.

[11] SUH D H, LEE S J, KIM K, et al. Transient median and ulnar neuropathy associated with a microwave device for treating axillary hyperhidrosis[J]. Dermatol Surg, 2014, 40(4): 482-485.

[12] 高美艳，郭伟楠，李冰，等. 等离子激光术和小切口吸刮术治疗腋臭的疗效及安全性比较[J]. 中国皮肤性病学杂志，2021，35（1）：106-109.

第二十二章

损容性毛发疾病

　　毛发具有重要的生理和社交心理功能，正常毛发发挥保护体表、调节体温、触觉感知、塑造个人形象等作用。近年来民众对"脱发"关注度逐年上升，尤其经济发达地区尤为突出，毛发相关疾病成为皮肤科医师的研究重点之一。

　　毛囊是人体唯一能永久再生的器官，正常成人皮肤约500万个毛囊，头皮约10万个毛囊。生命发育早期，毛囊发育类似"望远镜"模式（图22-0-1）：早期基板结构中，毛囊干细胞组成箭靶样同心圆形状，细胞增殖和运动使毛囊从基板向下生长，逐步形成完全发育的毛囊。毛发为周期性生长（图22-0-2）：包括生长期、退行期、休止期和外生期，不同部位生长期不同，头皮处可达数年。毛囊本身是激素/神经肽合成及代谢工厂，生长周期受雄激素、雌激素、甲状腺素等多种激素影响。在急性应激状态下，交感神经高度激活短期释放大量去甲肾上腺素，造成毛囊处黑素干细胞异常增殖分化并很快耗竭，导致白发。

　　毛囊免疫系统（hair follicle immune system，HIS）是皮肤免疫系统组成部分，但与其他皮肤单元相反，生长期毛囊抗原提呈功能减弱且表达免疫抑制细胞因子，为相对免疫豁免区域；当机体异常免疫应答时，免疫豁免被打破造成毛囊破坏或无法进入生长期，从而导致脱发。

　　本章主要介绍常见的三类非瘢痕性脱发（雄激素性脱发、休止期脱发、斑秃）及皮肤美容领域更多关注的多毛症。

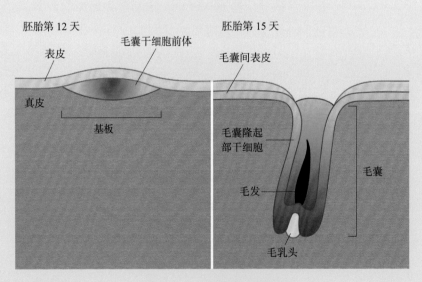

图 22-0-1　毛囊早期发育模式

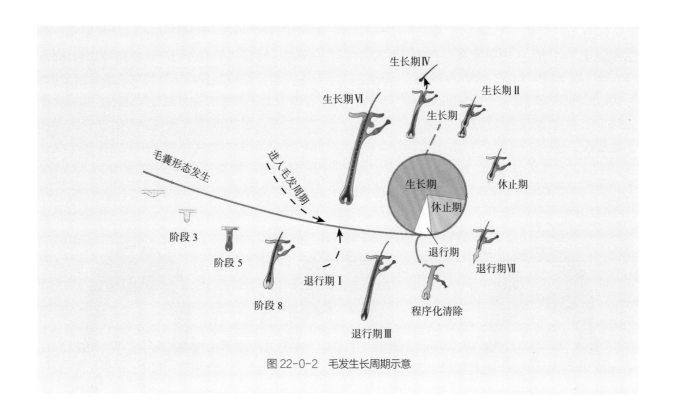

图 22-0-2　毛发生长周期示意

第一节　雄激素性脱发

雄激素性脱发（androgenetic alopecia，AGA）是临床最为常见脱发类型，以头皮终毛毛囊渐进性微小化为临床特征，发病率和严重程度与年龄增长呈正相关。近年来针对 AGA 发病机制的研究表明，除雄激素外，AGA 还受到其他诸多因素影响，因此国际上倾向用男性型脱发（male pattern hair loss，MPHL）和女性型脱发（female pattern hair loss，FPHL）逐步替代。基于国内现行的两部指南/共识，《中国雄激素性秃发诊疗指南（2014 版）》和《女性雄激素性脱发诊断与治疗中国专家共识（2022 版）》，沿袭"雄激素性脱发"的临床诊断。

（一）发病机制与临床表现

AGA 发病的重要因子为 5α- 还原酶，包括三种同工酶，与脱发相关的主要为 I 型和 II 型。5α-还原酶主要介导睾酮和雄烯二酮转化为双氢睾酮（dihydrotestosterone，DHT），当 5α- 还原酶活性异常或雄激素受体数量/敏感性异常时，促进毛囊微小化。研究显示，遗传性 5α- 还原酶缺乏（II 型 5α- 还原酶缺乏）的男性不发生 AGA，因此男性 AGA 患者发病与 DHT 密切相关。雄激素在女性 AGA 发病中的作用并不明确，可能涉及非雄激素依赖途径。除雄激素代谢影响外，多基因易感性、机体糖脂代谢紊乱、慢性应激、头皮慢性低度炎症、皮肤微生物群、环境温度等多种因素也参与 AGA 发病。

AGA 具有相对特征性的脱发模式，其中男性 AGA 早期以前额和双侧鬓角发际线后移为主要特征，或首先出现顶部头发厚度变薄，对称性、渐进性发量减少，最终整体发量减少，头皮外显。女性 AGA 常见的 3 种脱发模式：①前发际线保留，顶区毛发弥漫性稀疏（图 22-1-1A）；②前额中部发际线后退，中央发缝增宽（图 22-1-1B）；③双侧额颞角后退伴顶部稀疏，与男性 AGA 类似（图 22-1-1C）。既往常用 Hamilton-Norwood 分级对男性 AGA 进行分类分级，Ludwig 分级对女性 AGA 分类分级，《中国雄激素性秃发诊疗指南（2014 版）》中选择了 2007 年韩国学者建立的 BASP（basic and specific classification）分型法（图 22-1-2），根据发际线形态、前额与顶部头发密度分级，包括 4 种基本型（L、M、C、U 型）和 2 种特定型（V、F 型），其中 L 型代表发际线正常，M 型关注两鬓角区发际线，C 型为前额中部发际线，U 型为前额发际线严重后移，呈马蹄形，V 型和 F 型分别关注顶枕部、头顶部，基本型和特定型综合评估后得到患者最终分级。BASP 分型不受患者种族或性别影响，临床操作方便实用，但实践中发现部分患者存在颞部和枕部脱发，因此 2017 年对 BASP 分型做了改良（图 22-1-3），增加了颞部和枕部的评估，女性型脱发也更为细化。

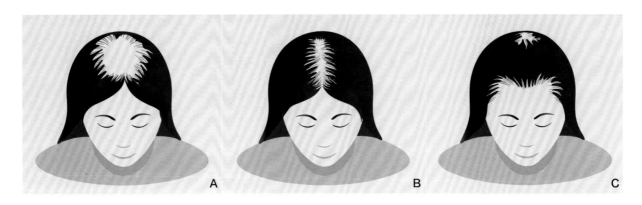

图 22-1-1　女性脱发常见模式

A. 前发际线保留，顶区毛发弥漫性稀疏；B. 前额中部发际线后退，中央发缝增宽；C. 双侧额颞角后退伴顶部稀疏。

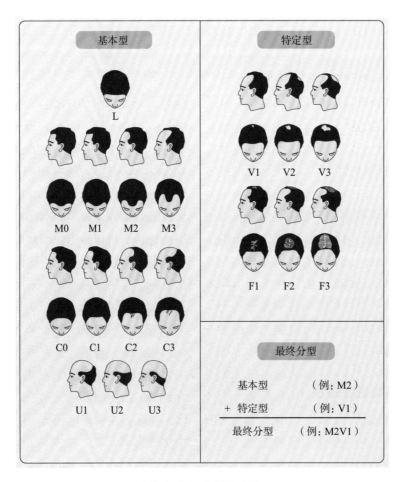

图 22-1-2　BASP 分型

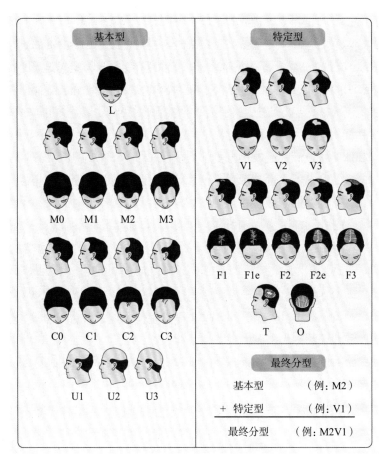

基本型

L

M0　M1　M2　M3

C0　C1　C2　C3

U1　U2　U3

特定型

V1　V2　V3

F1　F1e　F2　F2e　F3

T　O

最终分型	
基本型	（例：M2）
＋ 特定型	（例：V1）
最终分型	（例：M2V1）

图 22-1-3　改良 BASP 分型

（二）诊断与鉴别诊断

AGA 诊断相对简单，非瘢痕性脱发可根据临床模式初步诊断，但建议确诊补充相关检查、检验，如皮肤镜（或毛发镜）、皮肤组织病理学、心理评估、血清学指标（血常规、铁蛋白、维生素 D_3、甲状腺功能八项、性激素检查等）。皮肤镜在辅助诊断中有重要意义，毛干直径差异 ≥ 20% 是诊断 AGA 早期病程的重要依据，还可见到单一毛囊单位增多、褐色毛周征、蜂窝状色素沉着、毳毛增多等。如果无创性皮肤镜无法判断，可借助皮肤组织病理学检查，AGA 表现为终毛毛囊微小化，毛囊峡部出现毳毛，极少或不伴炎症浸润。早发或严重女性 AGA 提示可能存在多囊卵巢综合征等病理性高雄激素性血症，应筛查性激素水平和卵巢 B 超。需要与 AGA 鉴别的其他常见脱发疾病包括弥漫型斑秃、休止期脱发、模式分布纤维化脱发、前额纤维化脱发等。

1. 弥漫型斑秃　斑秃较罕见亚型，表现为头皮广泛稀疏或顶部为主发量减少，白发或灰发受影响较少。弥漫型斑秃病程短，拉发试验阳性；皮肤镜提示毛发弥漫变细、毛干直径差异 <20%、营养不良发；脱发区组织病理可见毛囊周围淋巴细胞浸润；激素、免疫抑制剂或小分子靶向药治疗可缓解。

2. 休止期脱发　急性休止期脱发在很短时间内大量头发脱失，根据病程特点较易诊断。慢性休止期脱发诱因复杂，或难以确定明显诱因，可呈现类似 AGA 的缓慢进行性脱发，部分患者可能同时合并 AGA，为鉴别诊断带来困难，应综合患者年龄、病程变化、试验性治疗效果等评定。

3. 模式分布纤维化脱发　模式分布纤维化脱发（fibrosing alopecia in a pattern distribution, FAPD）是近年新报道的一种瘢痕性脱发，被认为是毛发扁平苔藓的特殊亚型，具有 AGA 和扁平苔藓的共同特征。FAPD 临床类似 AGA，表现为顶部弥漫变薄伴中央发缝增宽；皮肤镜提示毛干直径差异性，但有较明显的毛囊开口消失和融合性白点征；组织病理同时出现毛发扁平苔藓和 AGA 的特征，包括毛球周围淋巴细胞浸润、同心圆性纤维化和毛囊微小化。

4. 前额纤维化脱发 前额纤维化脱发（frontal fibrosing alopecia，FFA）既往多见于绝经期前后女性，后来在男性甚至儿童中也有报道，表现为额颞部发际线对称性、进行性后移，伴有毛囊周围红斑等局部炎症，最终脱发区皮肤光滑萎缩，残存孤立的细小毛发。大部分患者伴有眉毛稀疏或脱落，个别患者类似四肢体毛。组织病理学表现为板层状或同心圆样毛囊周围纤维化，毛囊的漏斗部和峡部为主的淋巴细胞浸润，毛球不受累。

（三）治疗方法

治疗目的是延缓病程进展，根据 BASP 分型评估 AGA 严重程度选择治疗方案。但 AGA 为进行性加重病程，强调早发现、早诊断及联合治疗，注意系统药物选择上男性与女性存在差异

（图 22-1-4）。

1. 男性 AGA 系统治疗 5α- 还原酶抑制剂是治疗男性 AGA 的系统药物首选。目前常用 II 型 5α- 还原酶抑制剂非那雄胺每天 1mg，通常连续服用 3 个月后毛发脱失减少，6~9 个月后头发开始生长，连续用药 1 年约 90% 的患者可停止脱发，65% 的患者出现毛发再生，顶枕部效果优于前额部。停用非那雄胺后，脱发可能再次发生，建议较长时间维持治疗。

非那雄胺耐受性较好，潜在副作用包括性欲丧失、射精量减少及勃起功能障碍，发生率约 2%，均为可逆性，停药数天或数周后消退。非那雄胺可缩小前列腺体积，系统应用时降低血清前列腺特异性抗原（prostate-specific antigen，PSA）水平，因此口服非那雄胺的中老年患者筛查前列腺癌时应将测得的 PSA 数值上调 40%~50%。

5α- 还原酶 I 型和 II 型同工酶竞争抑制剂度

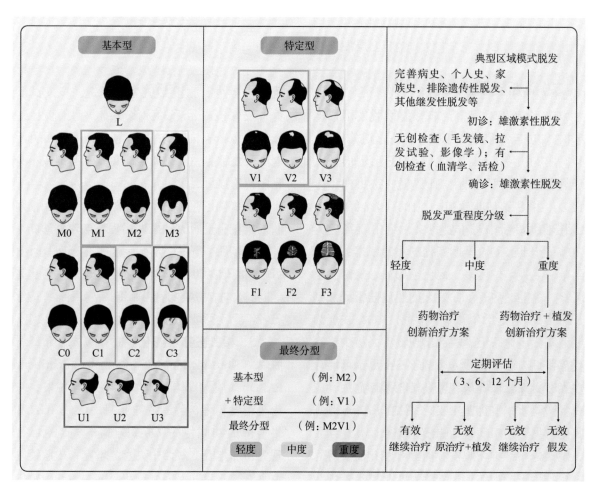

图 22-1-4　雄激素性脱发治疗选择原则

他雄胺也可用于治疗 AGA，每天 0.5mg 度他雄胺可导致血清和头皮 DHT 水平降低，从疗效比较，每天 0.5mg 度他雄胺＞每天 5mg 非那雄胺＞每天 1mg 非那雄胺，但目前在我国尚未获得批准度他雄胺用于治疗 AGA。

2. 女性 AGA 系统治疗 根据《女性雄激素性脱发诊断与治疗中国专家共识（2022 版）》推荐意见，目前女性 AGA 口服药也是从拮抗雄激素角度出发，包括螺内酯和醋酸环丙孕酮，但均为超适应证用药，且育龄期女性使用时，注意采取避孕措施，防止男性胎儿女性化风险。

螺内酯为保钾利尿剂，通过竞争性阻断雄激素受体拮抗雄激素、降低睾酮水平。初始剂量建议每天 40～60mg，逐渐增加剂量，最高每天 100～200mg，建议连续服用 3 个月后评估疗效，与非那雄胺类似，同样需要长期治疗。螺内酯不良反应包括直立性低血压、高钾血症、月经紊乱、乳房胀痛、胃肠道反应等，血钾及血压变化可在用药早期出现，注意监测血压及电解质。

醋酸环丙孕酮发挥竞争性雄激素受体阻滞作用，减少睾酮和 DHT 在细胞内活性，是较强的抗雄激素药物。用法用量可参考：炔雌醇环丙孕酮片（醋酸环丙孕酮 2mg+ 炔雌醇 0.035mg），月经第 1～5 天开始服用，每天 1 片，连续 21 天为 1 个疗程，停药 7 天后继续下一疗程。值得注意的是，醋酸环丙孕酮与炔雌醇配伍使用，静脉血栓风险增加，其他不良反应还包括月经紊乱、黄褐斑、抑郁等，建议在其他方法疗效欠佳时使用，用药前与患者充分沟通。

国外研究有应用口服米诺地尔或非那雄胺（每天 2.5mg）治疗女性 AGA，均为小样本临床观察，适用绝经后女性，尚未获批临床应用。

3. 外用米诺地尔治疗 外用米诺地尔是目前唯一获批用于治疗 AGA 的外用药物，作用机制可能与调节毛囊周围血液循环、刺激毛囊增殖分化有关。外用米诺地尔剂型包括 2% 溶液、5% 溶液和 5% 泡沫剂，男性 AGA 推荐使用 5% 溶液或泡沫剂，每天 2 次，女性 AGA 推荐 2% 溶液或 5% 泡沫剂，每天 2 次，或 5% 溶液每天 1 次。单纯外用米诺地尔有效率约为 65%，有明显改善约 30%。高浓度米诺地尔效果优于低浓

度米诺地尔，但应注意高于 5% 可能抑制毛发生长。外用米诺地尔 4～6 周会有短暂性脱发增加，考虑与毛囊生长周期改善、即将进入休止期的毛发加快脱落有关，随着继续外用药物，脱发加重情况可改善。其他不良反应还包括头皮刺激、局部接触性皮炎、非治疗区域多毛等，均为轻度可耐受性反应。

4. 低强度激光治疗 低强度激光（low level laser，LLL）又称冷激光或软激光，为低功率密度或低能量辐射激光。低强度激光治疗（low level laser therapy，LLLT）已获美国 FDA 批准用于 AGA。目前常用 LLLT 波长范围 650～900nm，能量密度 5mW 或 2～4J/cm^2，可促进局部血液循环、释放生长因子、刺激毛囊重新进入并延长生长期，从而增加生长期毛囊数量。不同 LLLT 产品波长、能量密度、治疗频次存在差异，出现明显疗效也需使用较长时间。

5. 自体毛发移植 中重度 AGA 或药物治疗疗效较差患者可考虑植发。自体毛发移植的理论基础为"供区优势理论"，即枕部不受雄激素及其代谢产物影响，可作为优势供区，提供毛发移植到脱发部位。国际认可的主流植发术式有两种（图 22-1-5）：头皮条切取毛囊单位移植（follicular unit transplantation，FUT）和毛囊单位提取（follicular unit extraction，FUE）。FUT 自枕部切取条状头皮，体外分离提取毛囊后移植至脱发区，使用脱发面积较大的患者，但对供区发量要求较高，并可能遗留瘢痕。FUE 应用 0.6～1.0mm 口径的毛囊提取器直接钻取单个毛囊，移植到脱发区，创伤较小，基本不遗留瘢痕。枕部供区无法达到移植要求的患者，可考虑体毛联合枕部头皮毛发移植，应注意兼顾毛发长度、硬度及生长方向等细节。

自体毛发移植后 2～4 周出现不同程度毛发脱失，术后 3～6 个月出现新生发，多在术后 6～9 个月效果较明显，部分女性可能在术后出现休止期脱发。其他不良反应包括局部头皮刺激、疼痛、感觉异常或感染。毛发移植术并不能阻止 AGA 病程或增加毛囊绝对数量，因此术后应教育患者继续 AGA 原有药物治疗，维持脱发区非移植毛发生长状态。

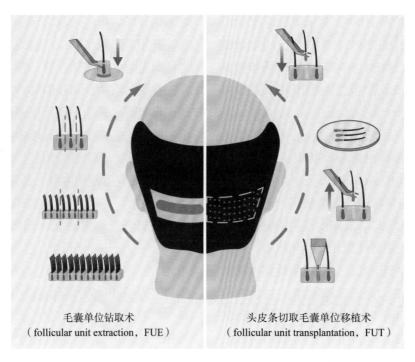

毛囊单位钻取术
（follicular unit extraction，FUE）

头皮条切取毛囊单位移植术
（follicular unit transplantation，FUT）

图 22-1-5　自体毛发移植术式比较

6. **富血小板血浆（PRP）治疗**　PRP 是自体全血离心后浓缩的含血小板血浆，富含多种血小板衍生生长因子、胰岛素样生长因子、表皮生长因子、血管内皮生长因子等多种不同生长因子，可以促进细胞增殖分化和血管生成，应用于 AGA 治疗可改善局部头皮胶原纤维和毛囊周围血管。PRP 治疗可采用皮下注射、真皮内注射或毛囊间注射，剂量为 0.1ml/cm²，每月 1 次，建议至少注射 3 次，疗效与注射次数成正比，与治疗间隔时间成反比。PRP 治疗耐受性较好，常见不良反应包括注射部位局部暂时疼痛、瘀斑、红肿或瘙痒，程度均较轻微，无严重不良反应。

7. **浓缩生长因子治疗**　浓缩生长因子（concentrated growth factor，CGF）与 PRP 类似，也为自体全血离心后浓缩产物，相较 PRP，还含有 CD34⁺ 干细胞等细胞成分，在血管再生及组织修复方面具有优势。CGF 治疗频次及剂量可参考 PRP 治疗，疗效及不良反应也与 PRP 类似，需要进一步临床试验评估两种治疗方案差异。

8. **肉毒毒素注射治疗**　肉毒毒素注射可松解局部头皮肌肉，改善血管循环及供氧。有国内研究表明，与口服非那雄胺相比，肉毒毒素注射起效更快，应答率较好，3 个月可见明显效果。治疗方法可参考除皱治疗，采取头皮多点注射，

每个注射点 5 个单位，3~4 个月治疗 1 次，建议连续治疗 3 次。

9. **微针治疗**　微针治疗又称经皮胶原诱导疗法，是相对安全的微创治疗方法。目前应用的微针种类包括滚轮微针、电动微针、射频类微针及可溶性微针，长度 0.5~3.0mm，利用针刺损伤皮肤浅层，刺激局部修复再生，可诱发分泌多种生长因子，促进毛囊重新进入生长期；微针还可以形成大量均匀的微孔通道，促进药物渗透，与其他外用治疗联用，可增加疗效。

10. **其他治疗**　传统中医中药、口服营养补剂等临床应用较多，但大多证据等级不高，受医师个人经验影响较大。严重 AGA 患者或无法坚持治疗的患者，可考虑假发、发片等遮挡。

（四）病例展示

病例1　患者男性，29 岁，额顶部发量减少 6 年。日常头皮较油，父亲有类似情况（图 22-1-6）。

【病情分析】患者有家族史，脱发模式为典型雄激素性脱发，治疗方案应首选经典一线方案，口服非那雄胺 + 外用米诺地尔。

【治疗方案】非那雄胺片，每天 1mg 口服联合 5% 米诺地尔搽剂，每天 2 次外用；治疗 3 个月后发量增加。

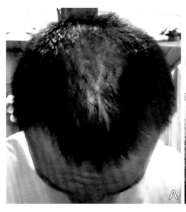
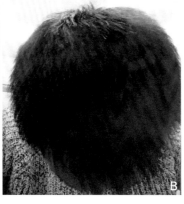

图 22-1-6　雄激素性脱发男性患者药物治疗前后
A. 治疗前；B. 治疗 3 个月后。

病例2　患者女性，48 岁，进行性脱发 10 余年，曾间断不规律外用米诺地尔，效果不佳（图 22-1-7）。

【病情分析】女性雄激素性脱发患者，通常对外形要求更高，对治疗起效时间更迫切；该患者无法坚持外用米诺地尔，治疗上选择肉毒毒素注射，痛苦小，起效较快。

【治疗方案】发量稀疏区域肉毒毒素多点注射，每个注射点 5U，每 3 个月注射 1 次，连续 2 次治疗。

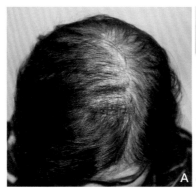
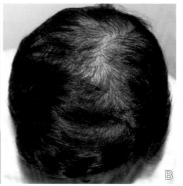

图 22-1-7　雄激素性脱发女性患者肉毒毒素注射治疗前后
A. 治疗前；B. 治疗后。

病例3　患者男性，35 岁，进行性脱发 7 年。患者服用非那雄胺后不良反应较明显，无法耐受继续用药（图 22-1-8）。

【病情分析】1mg 非那雄胺片系统应用的不良反应较少，但仍有部分患者无法耐受，影响治疗效果。类似患者发病年龄较轻，整体进展较明

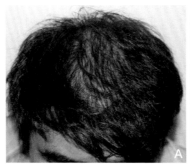
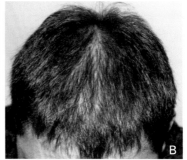

图 22-1-8　头顶部雄激素性脱发患者肉毒毒素注射治疗前后
A. 治疗前；B. 治疗后。

显，外用米诺地尔的同时给予肉毒毒素治疗，可更好改善外观。

【治疗方案】顶部发量稀疏区域肉毒毒素多点注射，每个注射点5U，每3个月注射1次，连续3次治疗。

病例4 患者男性，27岁，前额发际线后移2年余。

【病情分析】患者青年男性，拒绝口服非那雄胺，且要求在最短时间改善额部发际线外观，首选毛发移植（图22-1-9）。

【治疗方案】取枕部毛囊行FUE，同时配合5%米诺地尔搽剂，每天2次外用；治疗后2周、治疗后1年复诊毛发生长良好。

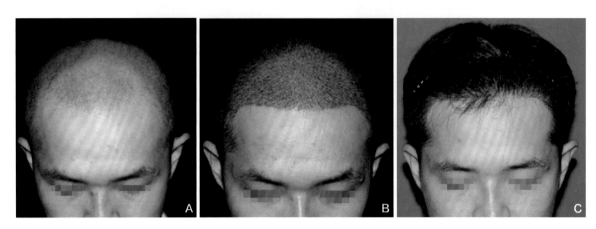

图 22-1-9　雄激素性脱发患者药物联合毛发移植前后
A. 移植前；B. 移植后 2 周；C. 移植后 1 年。

（五）标准化治疗流程

标准化治疗流程详见图 22-1-10。

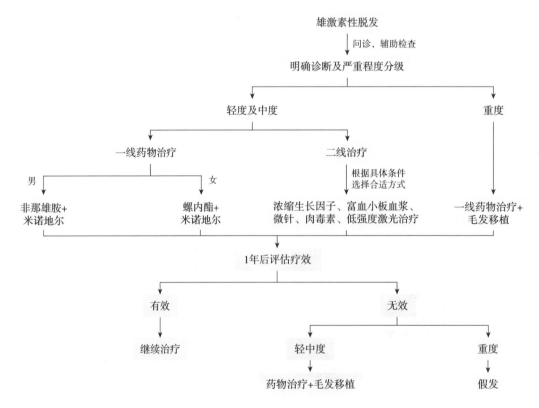

图 22-1-10　雄激素性脱发标准化治疗流程

第二节　休止期脱发

休止期脱发（telogen effluvium）是由于毛囊生长周期异常引起头发过早脱落，表现为短期或慢性弥漫性非瘢痕性脱发。正常头皮仅有10%处于休止期，休止期通常持续3个月。人类毛囊周期不同步，相邻毛囊的脱落相互独立，保持了较为均匀的头发密度，多种内源性或外源性因素可能影响毛囊生长周期，导致大量毛囊同时进入休止期。休止期脱发可见于各个年龄段，男女均可受累，女性相对较多。

（一）发病机制与临床表现

休止期脱发的发病机制与诱因有关。生理性休止期脱发见于新生儿或女性激素水平变化（产后或绝经）。病理性休止期脱发多见于药物、系统性疾病或生理应激。常见诱发休止期脱发的药物包括维A酸类（阿维A、异维A酸）、抗凝药（肝素）、抗甲状腺药（甲巯咪唑）、抗惊厥药（卡马西平、丙戊酸、苯妥英钠）、干扰素、重金属等。情绪剧烈波动、节食减肥、严重创伤、大型手术等急性应激可导致短期休止期脱发，多发生于应激事件3个月之后。慢性感染、代谢性疾病、结缔组织病、不规律饮食等可导致慢性休止期脱发。部分女性无明显诱因出现持续性休止期脱发，多见于30~60岁女性。

临床表现为短期内毛发脱落增加或长期毛发稀疏、变细，不会出现毛发完全脱失或片状脱发

斑（图22-2-1）。休止期脱发除了头发，也可能累及腋毛、阴毛等体毛。

（二）诊断与鉴别诊断

1. **诊断**　病史对诊断休止期脱发有重要帮助，详细了解用药史、感染史、既往病史有助于明确脱发诱因。拉发试验可见毛干末梢棒状毛球的休止期毛发。毛发镜提示生长期和休止期混合毛发，其中休止期毛发15%~20%时即提示异常脱落，>20%可诊断，但休止期毛发>80%应考虑其他脱发疾病；还可见无毛干的毛囊开口，大量锥形短毛或短新生毛发。组织病理学无特异性改变，主要用于鉴别诊断。临床中很多休止期脱发还需要进行系统检查，如血常规、铁蛋白、生化全套、红细胞沉降率、甲状腺功能等，评估患者全身健康状况。

2. **鉴别诊断**　需要与休止期脱发鉴别的常见脱发疾病包括弥漫型斑秃、雄激素性脱发、瘢痕性脱发。

（1）弥漫型斑秃：弥漫型斑秃也表现为短期内头皮广泛稀疏，拉发试验阳性。但皮肤镜可见斑秃的特征性改变，如毛发弥漫变细、伴随感叹号发、黑点征、黄点征等。鉴别困难时可行脱发区组织病理学检查，毛囊周围显著淋巴细胞浸润。

（2）雄激素性脱发：部分女性雄激素性脱发

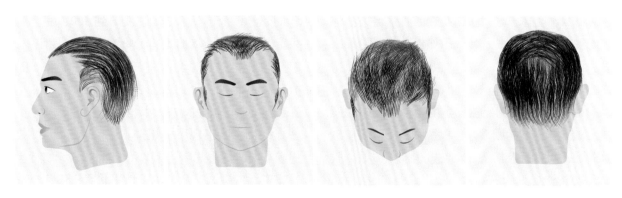

图22-2-1　休止期脱发模式

类似女性慢性休止期脱发，典型毛发镜和组织病理学检查有助于鉴别诊断。

（3）瘢痕性脱发：瘢痕性脱发一般特征为头皮瘢痕伴永久性脱发。毛发镜可见毛囊开口消失、头皮萎缩变薄，下方毛细血管结构显露。组织病理学见原发疾病特征性改变、毛囊被异常增生的纤维结构替代。

（三）治疗方法及进展

休止期脱发主要通过纠正诱因治疗，多数患者可在 6~12 个月停止脱发。药物诱发的休止期脱发至少停用药物 3 个月，感染或慢性系统性疾病诱发的应积极治疗原发病。休止期脱发患者应避免手术或局部皮肤美容治疗，避免诱导脱发加重。

第三节　斑秃

斑秃（alopecia areata，AA）以突然发生的境界清楚脱发斑为特征。遗传因素和复杂环境因素共同诱发针对毛囊的异常免疫应答，是器官特异性自身免疫病。AA 可见于任何年龄、无明显性别差异，中国 AA 患病率约 0.27%。

（一）发病机制与临床表现

遗传因素在 AA 发病中有重要作用，AA 患者约 30% 家族史阳性，同卵双生共同患病率可高达 55%，全基因组关联分析（genome wide association study，GWAS）确定了 14 个与 AA 相关的基因位点，与 T 细胞增殖活化、HLA 等位基因、毛囊生长、氧化应激等相关。正常生长期毛囊为免疫豁免部位，遗传易感性患者在情绪应激、感染或药物影响下，局部前炎症因子释放，并暴露毛囊处屏蔽的自身抗原，T 细胞呈"蜂群"状浸润于毛球周围或毛囊内，其中 $CD8^+$ $NKG2D^+$ T 细胞释放 IFN-γ，结合滤泡上皮细胞表面 IFN-γ 受体，通过 JAK/STAT 通路促进滤泡上皮细胞产生 IL-15 及其分子伴侣 IL-15 受体 α，进一步正反馈促进 $CD8^+$ T 细胞产生 IFN-γ，持续破坏毛囊，阻止其进入生长期。

AA 典型表现为突然发生的境界清楚的脱发斑，多呈圆形或椭圆形，可单发或多发，头皮最为常见，也可累及眉毛、睫毛、胡须和体毛，脱发区皮肤外观无明显异常。根据病情变化，AA 分进展期、稳定期和恢复期：进展期脱发区边缘拉发试验阳性，脱发斑持续扩展或数量增加；稳定期拉发试验阴性，毛发脱落停止，大部分局限性 AA 患者 3~4 个月后进入恢复期；恢复期长出细软新生毛发，颜色较浅，逐渐转变为黑色毛发。根据脱发形态分型：①斑片型，单发或多发，圆形或椭圆形；②网状型，密集多发脱发斑，呈网状外观；③匐行型（alopecia serpiginosa）或带状型，枕部或颞部发际线部位潜行性带状脱发；④中央型或反匐行型，中央脱发，周围区域不受累，与匐行型相反；⑤弥漫型，全头皮头发密度降低，弥漫稀疏，但与全秃不同的是，旧发完全脱落前有新发生长；⑥全秃（alopecia totalis），头发全部脱落；⑦普秃（alopecia universalis），头皮、面部和体表毛发全部脱落。

脱发严重度评分工具（severity of alopecia tool，SALT）是目前最常用的评分系统，用于评估脱发严重程度及治疗效果。是将头皮分成 4 个象限（左侧、右侧、头顶和后面）计算脱发百分比的总和，范围从 0（无脱发）到 100（完全脱发）（图 22-3-1）。SALT 得分 <25 分为轻度脱发；25~49 分为中度脱发；≥50 分为重度脱发；100 分视为无毛发生长（图 22-3-1）。

AA 患者除毛发外，甲也可能受累。多见甲凹点，还可能出现甲板粗糙、甲分离、匙状甲、甲缺如等。部分患者可能伴有其他疾病，如特应性皮炎、白癜风、自身免疫性甲状腺疾病、炎性肠病等。

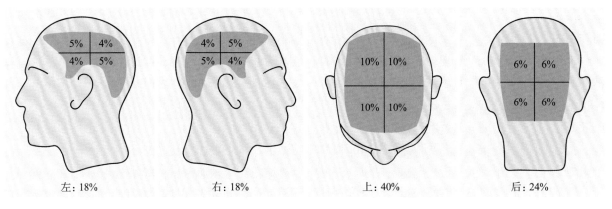

左：18%　　　　　　右：18%　　　　　　上：40%　　　　　　后：24%

图 22-3-1　斑秃严重程度评分工具（SALT）

（二）诊断与鉴别诊断

典型 AA 依据临床表现和皮肤镜可诊断。皮肤镜显示 AA 脱发区感叹号样发、毛发粗细不均匀、黑点征、黄点征、锥形发、断发等，毛囊开口无异常，黄点征多提示稳定期，出现黑点征、感叹号样发、锥形发、毛干粗细不均提示活动期。不典型 AA 可行组织病理学检查，急性期毛球周围"蜂群"状淋巴细胞浸润具有特征性，慢性期炎症不明显，生长期毛囊显著减少，退行期和休止期毛囊增多。怀疑感染或其他系统疾病诱发的还需完善实验室检查，如梅毒系列、甲状腺功能、总 IgE、结缔组织病自身抗体等。

需要与 AA 鉴别的脱发疾病包括梅毒性脱发、拔毛癖、雄激素性脱发、局灶性真皮发育不良、脑脊膜异位、皮脂腺痣、头癣、瘢痕性脱发等。

1. 梅毒性脱发　临床表现为虫蚀状多发小脱发斑，境界不清楚，有时不易与网状型 AA 鉴别，但血清梅毒特异性抗体阳性，并可能伴有二期梅毒皮肤表现。

2. 拔毛癖　儿童多见，类似斑秃样脱发斑，但边缘多不整齐，形态不规则，中央大量断发，拉发试验阴性。皮肤镜提示长短不一断发，断发末端卷曲分叉，缺少 AA 特征性改变。

3. 雄激素性脱发　弥漫型 AA 临床表现类似雄激素性脱发，鉴别要点参考本章第一节。

4. 局灶性真皮发育不良　出生时发病，毛发稀疏易断裂，可有斑片状脱发区。但本病为 X 连锁显性遗传病，表现为中胚叶和外胚叶发育障碍，有进行性皮肤、毛发、甲、骨骼等多组织发育缺陷。

5. 脑脊膜异位　头皮或腰骶部纤维性斑块，局部无毛发生长，出生即有，随着年龄增长同比例扩展。组织病理学表现为砂砾小体和脑膜上皮细胞，免疫组织化学有上皮膜抗原（epithelial membrane antigen，EMA）、波形蛋白、神经元特异性烯醇化酶（neuron specific enolase，NSE）阳性。

6. 皮脂腺痣　出生或出生后不久发生，表现为淡黄色斑片或斑块，表面光滑或颗粒状，无毛发生长，可随着年龄增长出现丘疹、斑块。组织病理学表现为真皮浅层不成熟皮脂腺结构。

7. 头癣　儿童多见，疾病早期不容易与斑片型 AA 鉴别。头癣除脱发外，多有红斑、脱屑、结痂等表现，真菌检查可见菌丝或孢子。

（三）治疗方法

AA 病程因人而异，轻度 AA 患者大部分可自愈或短期治疗后痊愈，部分患者可能进展到全秃或普秃。根据《中国斑秃诊疗指南（2019）》，AA 治疗目的是控制病情进展，促使毛发再生，预防或减少复发，提高患者生活质量，因此建议早期、联合治疗。AA 预后不佳因素包括儿童期发病、病程长、SALT 评分高、匍行型 AA、病情反复、伴有甲损害、伴发其他疾病。

1. 系统治疗

（1）糖皮质激素：急性进展期或中重度 AA 患者，推荐系统使用糖皮质激素。建议中小剂量治疗，起始量泼尼松 0.2～0.5mg/（kg·d），1～2 个月起效后维持起始量 2～4 周，逐渐规律减量至停用，如果口服激素 3～6 个月无明显疗效，应考虑更换其他治疗。用药期间注意监测预防激素不良反应，根据临床反应或患者情况及时调整治疗剂量。

（2）免疫抑制剂：激素应答不佳或存在激素治疗禁忌的患者可以更换免疫抑制剂治疗。常用环孢素，初始剂量2～3mg/（kg·d），连续用药不超过2年。治疗期间注意监测环孢素血药浓度、血压和肾功能等指标，2岁以下或70岁以上患者不推荐使用。

（3）JAK抑制剂：JAK通路参与AA发病，因此JAK抑制剂可以用于中重度AA系统治疗，除中国国家药品监督管理局（NMPA）批准的巴瑞替尼外，还有多种JAK抑制剂处于Ⅱ期或Ⅲ期临床试验阶段，并取得较好疗效。建议巴瑞替尼，每天2～4mg，服用2～3个月可见毛发生长，通常需连续服用9个月以上。治疗前注意筛查是否有感染（结核、肝炎等）、高脂血症、肌酶异常、血栓风险等，用药期间注意监测肝功能、血脂、胸部CT。

2. 局部治疗

（1）外用糖皮质激素：各型AA均可外用激素治疗，通常选择用强效或超强效激素，每天1～2次，对剂型无特殊要求。不良反应主要为局部皮肤萎缩变薄、毛细血管扩张、局部软组织感染等，大部分停药后缓解。

（2）皮损内注射糖皮质激素：适用于脱发面积较小的AA患者。常用药物包括复方倍他米松注射液（稀释至2.33～3.50g/L）和曲安奈德注射液（稀释至2.5～10.0g/L），皮损内间隔约1cm多点注射，每点注射量约0.1ml（注意每次皮损内注射剂量复方倍他米松≤7mg，曲安奈德≤40mg），达真皮深层或皮下脂肪浅层。如果连续3个月无毛发生长，应选择其他治疗方案。

（3）外用米诺地尔：适用于脱发面积较小或非急性进展期患者，药物浓度及注意事项可参考雄激素性脱发。

（4）接触免疫治疗：接触致敏剂常用二苯基环丙烯酮（diphenylcyclopropenone，DPCP）或方酸二丁酯（squaric acid dibutyl ester，SADBE），诱导非特异性抑制T细胞增殖或炎症因子，促进毛发生长。应注意接触致敏剂尚未获批，且存在瘙痒、局部淋巴结肿大、色素沉着或减退等不良反应，治疗前应与患者充分沟通。

（5）外用JAK抑制剂：2%托法替布或0.6%～2.0%芦可替尼外用可治疗AA，儿童患者优于成人患者，但患者整体应答率低于口服JAK抑制剂，可能与毛囊位置较深、外用JAK抑制剂作用层次较浅有关。

（6）梅花针治疗：传统中医针灸中常用梅花针治疗AA，患者坐位或卧位，常规消毒后，局部梅花针叩刺治疗，一般每分钟叩打70～90次，叩打的强度根据病情、体质、部位选择不同手法，以叩刺局部均匀点状出血为度，4～6小时后外用中药酊剂，每天1次。

3. 其他治疗　文献中报道其他多种方法可治疗AA，如地蒽酚、前列腺素类似物、辣椒碱、壬二酸、抗抑郁药、钙泊三醇、光化学疗法（PUVA）、IL-12/IL-23p40抑制剂等，但相对证据等级偏低，疗效存在争议。

（四）病例展示

病例1　患儿女性，6岁，头皮多处片状脱发2年余，自发际线处开始，逐渐扩展。既往间断不规律外用激素，脱发缓解与复发交替。体重20kg（图22-3-2）。

【病情分析】患儿3岁发病，自发际线处开始，病程长，均是预后不佳因素。治疗上首先选择系统使用激素，纠正异常免疫，同时做好患者家属教育，纠正不规律用药。

【治疗方案】醋酸泼尼松片，每天5mg，口服联合中强效激素药膏外用。

病例2　患者女性，20岁，脱发10余年，曾局部激素治疗，脱发有缓解，但停药后不久再次脱落，逐渐加重，就诊时为全秃，SALT 100分。伴发代谢综合征，体重110kg（图22-3-3）。

【病情分析】患者脱发病程长，表现为普秃，且伴发代谢综合征，激素并非最优选择。尽管JAK抑制剂可能造成血脂升高，但与激素对血糖、血脂等的影响相比，仍具有优势。

【治疗方案】巴瑞替尼，每天2mg，口服1年后脱发区较多细软新生发，血脂较治疗前明显升高，肝功能、胸部CT等无异常，未发生血栓等严重不良事件，经口服调血脂药及减重手术后，血脂恢复正常。

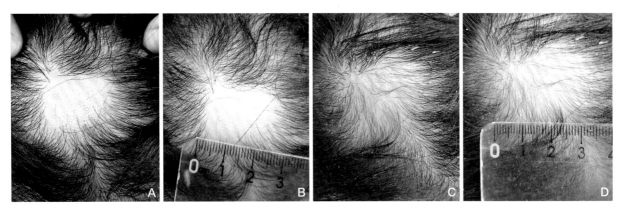

图 22-3-2　儿童斑秃患者药物治疗前后

A. 治疗前脱发斑；B. 治疗 1 个月后复诊，脱发区少许新生发；C、D. 治疗 3 个月后复诊情况。

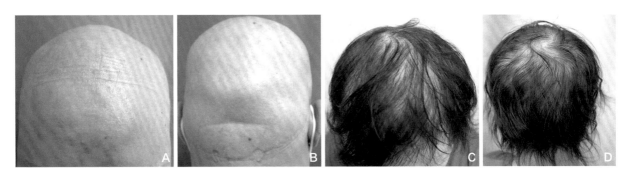

图 22-3-3　斑秃患者药物治疗前后

A. 治疗前头顶部；B. 治疗前枕后部；C. 口服巴瑞替尼 1 年后头顶部；D. 口服巴瑞替尼 1 年后枕后部。

（五）标准化治疗流程

标准化治疗流程详见图 22-3-4。

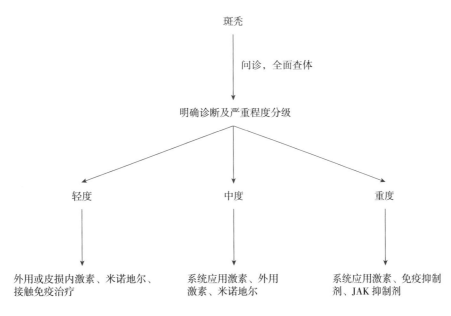

图 22-3-4　斑秃标准化治疗流程

第四节　毛增多症和多毛症

毛发数量增加见于毛增多症（hypertrichosis）和多毛症（hirsutism）。毛增多症指体表任何部位毛发数量增多，而多毛症特指高雄激素血症或终末器官对雄激素敏感性过高时女性患者毛发以男性模式过度增长，注意避免混淆。

（一）发病机制与临床表现

多种原因可导致毛增多症，根据过度增长毛发分布区域分为泛发性毛增多症和局限性毛增多症。泛发性毛增多症可以是终毛或毳毛数量增多，包括先天性泛发性毛增多症（可单独毛发增多，或伴其他外胚叶及中胚叶发育异常），青春期前毛增多症，获得性泛发性毛增多症（多与药物/肿瘤有关）或获得性毳毛增多症（副肿瘤性综合征毛发改变）。局限性毛增多症多指无终毛生长部位的毳毛生长为终毛，包括先天性局限性毛增多症（错构瘤或特殊解剖部位），获得性局限性毛增多症（反复外伤、局部刺激、药物等诱发）。临床实践中，先天性局限性毛增多症患者接受美容治疗的比例较高，是本节主要介绍类型。

先天性局限性毛增多症常见疾病：①先天性色素痣，可在出生时或随年龄增长逐渐出现局部毛发增多；②色素性毛表皮痣，又称贝克痣，多见于胸壁或肩背部，也可发生于面部或下肢，表现为褐色或深褐色斑片，边界不规则，部分患者伴局部黑色终毛浓密生长；③局泌汗腺血管瘤样错构瘤，皮色或暗红色斑块，表面有较细软终毛生长，伴或不伴局部多汗；④痣样毛增多症，表现为局部终毛过度增生，可见于肘部、骶尾部、颈前等区域。

多毛症分为8类，包括垂体源性多毛症、肾上腺源性多毛症、卵巢源性多毛症、体制性多毛症、肝源性多毛症、异位激素源性多毛症、医源性多毛症、外周雄激素向雌激素转化衰竭导致的多毛症，分类名称反映了发病机制的不同。

多毛症临床表现为女性患者"男性模式"毛发生长，如Ferriman-Gallwey多毛症评分系统（图22-4-1），根据9个区域评分，从左至右，评分1～4分，总和9～14分视为功能性多毛，＞15分视为器质性多毛。不同类型多毛症除毛发异常增多，可能伴随其他系统症状。如体质性多毛症，伴有脂溢性皮炎、雄激素性脱发和痤疮等高雄激素血症的表现，可诊断SAHA（seborrhea，acne，hirsutism，androgenetic alopecia）综合征。

（二）诊断与鉴别诊断

毛增多症诊断较简单，毛发异常增多可诊断，获得性毛增多症注意寻找诱因或原发疾病。多毛症应评估致病性雄激素来源，突然出现并迅速加重的多毛症，应首先考虑卵巢、肾上腺或垂体肿瘤，并积极与妇产科或内分泌科医师会诊；如果毛发仅在侧面部和背部，多考虑医源性。

（三）治疗方法

无论毛增多症还是多毛症，如有原发肿瘤或明确诱因，应首先去除诱因，解决原发病。针对毛发增多的情况，可采取多种脱毛方式：①传统霜剂脱毛，患者可自行处理，但仅去除毛干，对毛囊没有影响，且可能造成局部刺激；②强脉冲光，因波长为广谱，不具有选择性，常用于面部，多个滤光片联合减少面部毳毛，并能解决面部其他问题；③755nm翠绿宝石激光，兼顾了黑色素吸收及足够的穿透深度，脱毛效果好，对毳毛、浅色毛发有其不可替代的作用，但光斑较小，不适合大面积脱毛；④800nm半导体激光，黑色素吸收少于755nm，但比1 064nm黑色素吸收高，主要用于毛发多，面积大的患者，疗效确切；⑤1 064nm Nd:YAG激光，黑色素吸收较低，但穿透深度较深，为治疗深色皮肤的首选方案。

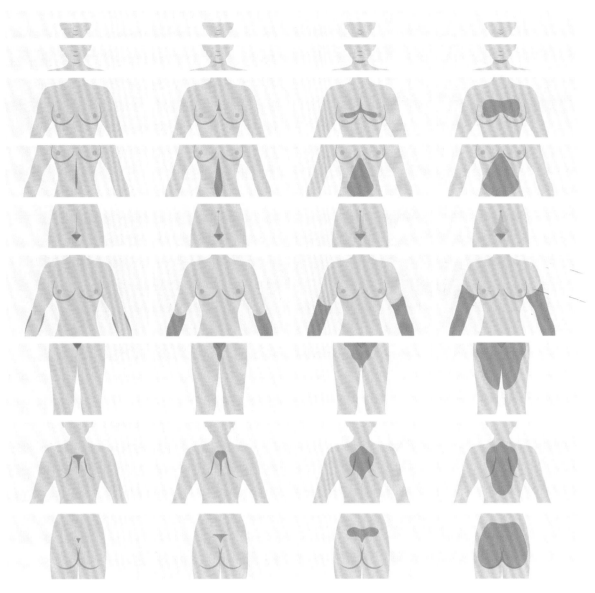

图 22-4-1　Ferriman-Gallwey 多毛症评分系统

（四）病例展示

病例1　患者女性，20 岁。患者诉求：去除部分发际线处毳毛，同时改善肤色暗沉（图22-4-2）。

【病情分析】患者较关注发际线处毳毛，同时想改善肤色，因此选择广谱强脉冲光，可以同时满足患者两方面需求。

【治疗方案】强脉冲光，滤光片 640nm，双

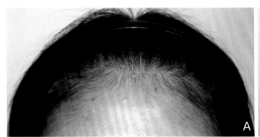
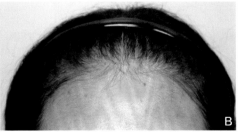

图 22-4-2　女性毛增多症患者强脉冲光治疗前后
A. 治疗前；B. 强光治疗 3 次后。

脉冲脉宽 3.5 ~ 5.5ms、脉冲延迟 60 ~ 80ms、能量密度 16 ~ 22J/cm²、光斑大小 15mm × 35mm。连续治疗 3 次。终点反应为轻度毛囊周围红斑、水肿，毛干炭化。

适时调整波长和能量。

【治疗方案】半导体激光 3 次联合翠绿宝石激光治疗 2 次。半导体激光，Lightheer ET 手具，波长 800nm，能量密度 18 ~ 23J/cm²，脉宽 auto。翠绿宝石激光，Elite，波长 755nm，能量密度 14J/cm²，脉宽 20ms，光斑直径 12mm，4 级风。终点反应为轻度毛囊周围红斑、水肿，毛干炭化。

病例 2　患者女性，20 岁，上唇多毛（图 22-4-3）。

【病情分析】唇部上方毛发颜色较浅，发质细软，单一参数治疗无法达到满意效果，治疗中

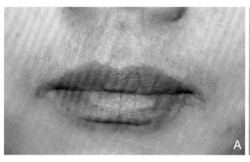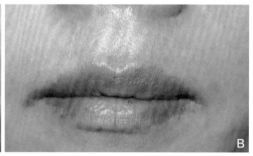

图 22-4-3　女性上唇多毛症患者激光治疗前后
A. 治疗前；B. 激光治疗 5 次术后。

病例 3　患者女性，21 岁，双小腿多毛（图 22-4-4）。

【病情分析】胫前毛发多、面积较大，治疗中应充分考虑患者耐受度和最终疗效。

【治疗方案】半导体激光及 LightSheer HS 真空负压手具治疗 4 次。波长 800nm，能量密度 7.0 ~ 8.5J/cm²，脉宽 customer。终点反应为轻度毛囊周围红斑、水肿，毛干炭化。

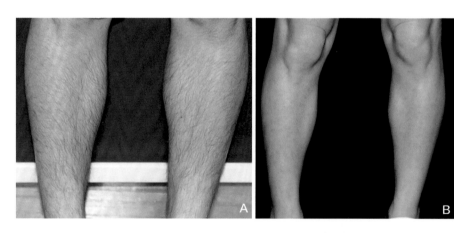

图 22-4-4　女性胫前多毛症患者激光治疗前后
A. 治疗前；B. 激光治疗 4 次后。

（刘　玲）

参考文献

[1] SAXENA N, RENDL M. A 4D road map for the formation of hair follicles[J]. Nature, 2021, 594(7864): 500-501.

[2] LEE W S, RO B I, HONG S P, et al. A new classification of pattern hair loss that is universal for men and women: basic and specific(BASP) classification[J]. J Am Acad Dermatol, 2007, 57(1): 37-46.

[3] KIM B J, CHOI J, CHOE S J, et al. Modified basic and specific(BASP) classification for pattern hair loss[J]. Int J Dermatol, 2020, 59(1): 60-65.

[4] 中华医学会皮肤性病学分会毛发学组. 中国雄激素性秃发诊疗指南 [J]. 临床皮肤科杂志，2014，43（3）：182-186.

[5] 中华医学会整形外科学分会女性雄激素性脱发诊断与治疗专家共识编写组，中国女医师协会整形美容专业委员会. 女性雄激素性脱发诊断与治疗中国专家共识（2022 版）[J]. 中华整形外科杂志，2022，38（5）：481-492.

[6] MARTINEZ-LOPEZ A, MONTERO-VILCHEZ T, SIERRA-SÁNCHEZÁ, et al. Advanced medical therapies in the management of non-scarring alopecia: areata and androgenic alopecia[J]. Int J Mol Sci, 2020, 21(21): 8390.

[7] 中华医学会皮肤性病学分会毛发学组. 中国斑秃诊疗指南（2019）[J]. 临床皮肤科杂志，2020，49（2）：69-72.

[8] MEAH N, WALL D, YORK K, et al. The Alopecia Areata Consensus of Experts(ACE) study part Ⅱ: results of an international expert opinion on diagnosis and laboratory evaluation for alopecia areata[J]. J Am Acad Dermatol, 2021, 84(6): 1594-1601.

第二十三章

美容心理学与沟通技巧

　　美容医学的目的是获取自我及他人心中的美感，与心理学有着密切的关系，在很大程度上包含着各种心理和社会活动，单纯从医者角度解决求美者面容外观问题可能并不能满足其心理需求或期待。因此，医师对求美者心理状态的把握显得极为重要。

　　作为一名皮肤美容医师，专业的技术、优良的仪器设备及注射类药物是手中的利器，但在临床实践中同样需要充分了解每一位求美者的心理特点及需求，才能为其设计最为合适的医疗美容项目及个体化医疗美容方案。

第一节　求美者心理特点

　　近年来新媒体行业的盛行，越来越多"高颜值"群体涌现各大网络平台，美容行业也推广了许多通过照片编辑软件美颜后的宣传照，在大众媒体上的广泛宣传导致求美者不切实际的求美需求或"美丽标准"。数据显示，过去 15 年里美国的美容手术和微创手术的开支增长了 113.85%，年均增长 7.59%；求美者群体从以往的 35～45 岁扩展至 20～55 岁。2019 年中国医美消费者平均年龄为 24.45 岁，90 后消费者占比超过 60%；虽然主要的求美者仍以女性为主，但是男性求美者较前明显增多。

　　求美者常有如下六种常见的心理状态。

　　1. **单纯美容型**　最为常见，主要诉求为改善或维持皮肤状态及体态，审美观正常，要求符合实际，性格一般随和、开朗。主要是青年男士、女士，尤其青年女士居多。求美目标是让自己更有魅力，同时也增强自信感。另一类人群为中老年求美者，因年龄增长身体各部位器官功能表现出衰老状态，尤以面部表现更受关注，如皮肤弹性降低、下垂，上眼睑皮肤松弛、下睑眼袋、面部出现皱纹等。这类求美者会因衰老表现寻求相关的医美治疗以减轻或消除外表衰老现象。

　　2. **要求过高型**　这类求美者通常对医学美容治疗抱有不切实际的期望，性格偏执，通常要求改善身体某一单独部分，而忽略机体的和谐统一；脱离实际，不听取医师的建议，要求医师按照他们的意见去做；寄希望于通过美容手术在短期内按照个人的需求极大程度地改变自己容貌及体型，从而解决生活中的困难及烦恼。

　　3. **敏感多疑型**　这类求美者大多有容貌焦虑，对自己的容貌不自信，与他人见面时感到紧张、焦虑不安、注意力难以集中、易受干扰，但若是通过文字、语言等"看不见脸"的方式进行社交时，则通常不会产生不适感。严重者在与他人面对面交谈时，容易出现不敢直视他人、低头、局促、手指不自觉地挠抓、出汗、脸红或苍白、身体和声音颤抖等症状，甚至产生回避行为。并且有自卑心理，自我评价系统大多偏向于外部评价，非常在乎别人的眼光，缺乏自己的判断。该类求美者通常就诊时配合度极佳，而在术后因身边人意见对疗效产生不切实际的期待。

4. 强迫意识型　这类求美者对自己某一部位通常特别关注，坚持觉得自己存在容貌缺陷，固执己见，容易发怒，手术要求十分强烈。

5. 缺陷障碍型　这类求美者的身体存在明显的生理缺陷，常因先天缺陷或后天基因所致的外表畸形。畸形可能仅影响外表美观，也可能伴有功能障碍。在学习、工作及日常生活中常受他人嘲笑、讥讽，使他们的精神、情绪与生活均陷入困境，失去平衡。这些人大多数性格内向、自卑、胆小多疑，甚至轻生厌世。这类人格类型多属于依赖型或忧虑型，通常缺乏主见，需要医师详细介绍医疗美容方案及治疗后预期等。

6. 缺陷恐惧型　这类求美者除存在明显缺陷外，对美容治疗恐惧，并存在相当程度的心理疾病，对于治疗过程中产生的疼痛、创伤及术后疗效等产生害怕心理，不宜轻易进行治疗，应做好系统的术前、术中、术后心理治疗。

事实上，并不存在一个标准来衡量哪种心理状态好或不好。将求美者的心理状态分型，是为了更好地鉴别出谁更适合美容治疗，谁不建议治疗。皮肤美容医师应该认识到自己的局限性，保护自身医疗的安全，有严重强迫意识等心理问题的患者，在转诊至心理医师就诊之前，应与患者建立信任关系，并强调精神医疗保健对其治疗的重要性。如果在治疗前没有鉴别出某位求美者患有上述所提及的不良心理状态，那么外在的医疗美容手段，可能会使其症状表现恶化，并且无法协助他们抛弃旧的审美观，从客观的角度看待自己的外貌。

第二节　激光、注射美容沟通技巧

美容消费是一种感性大于理性的心理消费，不是一种普通日常消费。求美者对相关医学美容治疗的认知更多的是感性认识，而非专业知识方面的了解。因此，熟练掌握沟通技巧，了解求美者心理需求及皮肤现实状态，结合专业知识给出合理化建议是每位从事美容行业医师的必修课。如何提高沟通能力，以下为一些技巧。

1. 永远微笑　面带笑容，眼看对方的眼睛，笑容是打破人与人之间隔阂的最有力武器，像春天的阳光一样能化解严冬的冰雪，使人与人相处更加和蔼。这就要求医师不要带情绪上岗，永远保持微笑。

2. 赞美　求美者来到诊室是为求美而来的，医师一句恰当的赞美可以拉近与求美者的距离。每个人都希望被赞美、尊重，但赞美必须恰如其分才能收到好的效果，给人舒适的感觉。如一位有钱的求美者你如果称赞她富有，她可能会因为听得太多而感到厌烦，但你若夸奖她在某些方面有品位，谈吐有气质等，她会感到很高兴，觉得这才是我的知己。要善于发现对方引以为荣的事并由衷赞叹，引发对方回忆或谈论。当求美者与我们谈论她的往事时，说明医患之间的信任度已经有所提高。

3. 倾听　倾听是有效沟通的重要手段：①通过听可以发现求美者的需求；②听到求美者的拒绝，可让诊疗医师及时修正和改变治疗方案；③听可以让求美者觉得医师十分重视他们的看法，愿意与我们进一步交流；④可以利用听的时间进行思考。不间断地、积极地倾听是建立求美者与医师关系的基础。医师应该在治疗开始前投入时间了解患者的观点，并确定潜在的不现实的期望。相关文献支持以患者为中心的护理和沟通与更高的患者满意度存在正相关性。事实上，"被倾听"通常被认为是影响患者满意度的最重要因素之一。因此，重要的不仅是要倾听，而且要积极地倾听患者的关注。

4. 点头认可 在遇到拒绝时，不要直接反驳，首先要对求美者的拒绝认可、理解，这样能使求美者心中暂时平衡，给自己一个时间进行思考和分析。当听到求美者说"不"时，我们不需要认为这是对我们的"拒绝"。仔细聆听那个"不"背后所隐藏的信息，能帮助我们理解对方的需要。当他们说"不"时，是出于什么样的需要而无法同意医师的治疗方案，是因为美容方

案的效果、安全性，还是费用的原因等。如果医师能听见"不"背后的需要，即使求美者不同意医师提出的方案，医师依然能继续进行调整，将注意力聚焦在找寻办法以满足求美者的需求。

5. 谦虚 推销自我不能过分自夸，但也不能随意贬低自己，要学会谦虚地夸耀自己。如果求美者夸医师技术好、温和耐心，可以回答"谢谢您的认可，能够圆满地解决你的问题也是我的荣幸"，这样可以给求美者留下深刻的印象。

第三节 医疗美容纠纷预防

对于任何一位医美从业者来说，医患纠纷处理费时费力，同时影响医者的心态。因此，通过一系列必要的信息沟通，及时准确把握求美者的各种诉求是预防美容纠纷发生的必要手段。积极提高专业技术能力可有效减少或避免不合规操作造成的纠纷。一旦出现不良术后反应，积极干预治疗以避免严重后果均是预防或减少纠纷的重要手段。

1. 求美者心理状态的评估 爱美是人的天性，在美容心理学里称这种天性为"美欲"。美欲是人的审美需要，是人们追求美的原动力。一般来说，单纯美容型、敏感多疑型及缺陷障碍型三类求美者在接受医疗美容手术前后，心理状态都较为平稳，对进行医美的要求程度适中，治疗过程大多能够为他们带来心理补偿，因此他们会对医美的效果评价良好，心理状态恢复较快。然而，要求过高型、强迫意识型和缺陷恐惧型三类求美者治疗前后的心理状态都处于非常态，审美观或偏激或不成熟，对治疗效果多不满意，单纯靠医美治疗解决不了他们的心理问题，因此术前术后都需要专业的心理干预和心理治疗。要准确把握求美者的心理状态，一方面，医师应该不断学习，提高自身业务能力和各相关学科素养，恪守职业道德，充分尊重求美者；另一方面要仔细

鉴别求美者的心理状态，积极帮助求美者调整好情绪和心态，降低他们的期望值，对美容手术进行必要的说明，让求美者做好充分的心理准备。

英国整形外科专家曼彻斯特曾经说过："整形美容与心理学有着密切的关系，因为整形美容外科是要处理人们的情感、心理、社会需要以及渴望，整形美容在很大程度上是一个心理和社会的过程。"因此，不论医师遇到处在什么心理状态的求美者，在术前需对每位求美者进行系统和专业的心理诊断和引导。应整合皮肤美容科、精神科以及心理学三方面的专家团队，协同工作，提高术后满意度，以避免将"成人之美、锦上添花"的手术，变成医患关系的"地雷"。

2. 提升专业技术能力 提高自身专业水平及技术能力无疑可以降低医疗事故的发生，从而降低医患纠纷。医美医师必须有接受新东西的能力，不断学习取其精华，把学习到的技术转化为自己的知识运用到临床工作之中，丰富自己的经验，把更加先进的技术带给求美者，给求美者带来最大的保障。

3. 皮肤美容医师的沟通能力 从求美者内心决定要寻求医美方式改善自己面容的那一刻起，将面对的信息是纷繁复杂的。一项调研了将近900例求美者会根据哪些评价标准选择整形医

师的信息显示，技术过硬、审美好、沟通顺畅、懂得聆听、为求美者考虑、给人安全感、不回避不良反应、自身形象干净得体、系出名校、业界影响力大、不夸大整形效果及真诚客观不诱导消费是求美者眼里的好医师。不难看出，一位皮肤美容医师的沟通非常重要，医师通过保持和颜悦色的脸及温和清晰的声音、保持情绪稳定、学会倾听、同频沟通及拥有一颗坚定强大的内心等方面不断提升与求美者的沟通能力。

4. 合法经营医疗美容，遵守流程　不管是医院还是医疗美容机构，必须遵守相应的法律合法经营。以下是对医疗机构资质风险进行的简要分析。

（1）医疗美容机构资质：在实践案例中，很多美容机构未取得《医疗机构执业许可证》，却在实际营业过程中有注射透明质酸、美白针和使用大型美容医疗器械的诊疗行为，如果在国家卫生健康委员会、国家食品药品监督管理总局或工商部门的执法过程中发现或被消费者举报，将会面临严厉的行政处罚。

（2）诊疗科目范围：诊疗科目范围风险是指医疗机构超出医疗美容科目范围开展执业。根据《医疗美容服务管理办法》，医疗美容科为一级科目，美容外科、美容牙科、美容皮肤科和美容中医科为二级科目。医疗机构增设医疗美容科目的，必须具备《医疗美容服务管理办法》规定的条件，按照《医疗机构管理条例》及其实施细则规定的程序，向登记注册机关申请变更登记。目前实践中存在部分医疗美容机构超出诊疗范围提供医疗美容服务的现象。有些医疗美容机构仅有美容牙科和美容皮肤科科目，在执业过程中对患者施行美容外科手术，属于严重超出诊疗科目的范围。

（3）美容项目级别：美容项目级别风险是指医疗美容机构的级别及条件不满足法定要求的情况下，施行高级别医疗美容项目。2009年12月，卫生部办公厅印发了《医疗美容项目分级管理目录》，对诊疗科目、诊疗项目进行了区分，依据手术难度和复杂程度以及可能出现的医疗意外和风险大小，将美容外科项目分为四级，并明确可开展相应项目所对应的机构级别。其中，美容牙科、美容皮肤科、美容中医科不进行项目分级。

（4）医务人员资质：医务人员资质风险是指医疗美容服务人员未取得执业资格，包括医师未获得"医师执业许可证"、护士未获得"护士执业许可证"就开展医疗美容服务。医疗美容的从业人员中的实施医疗美容项目的主诊医师除满足《中华人民共和国医师法》的相关规定外，还需要具备《医疗美容服务管理办法》中第十一条规定的主诊医师条件。例如，负责实施美容外科项目的应具有6年以上美容外科或整形外科等相关专业临床工作经历。从事医疗美容服务的护士在满足《护士条例》中相应的监管规定基础上，同时需满足《医疗美容服务管理办法》第十三条要求的具有2年以上护理工作经历和经过医疗美容护理专业培训或进修并合格，或已从事医疗美容临床护理工作6个月以上。

（5）医疗用品资质：医疗美容服务作为医疗诊疗活动，在提供服务过程中所使用的医疗器械、药品必须满足《医疗器械监督管理条例》或《中华人民共和国药品管理法》的规定，医疗器械和药品的供应商必须依法持有医疗器械或药品生产企业许可证、医疗器械或药品经营许可证、准字号的医疗器械或药品注册证。如果是国内的代理商，还需要提供国外生产企业的授权书。

（6）麻醉药品使用资质：医疗机构应当按照有关规定，对本机构执业医师和药师进行麻醉药品和精神药品使用知识和规范化管理的培训。执业医师经考核合格后取得麻醉药品和第一类精神药品的处方权，方可在本机构开具麻醉药品和第一类精神药品处方，但不得为自己开具该类药品处方。根据《麻醉药品和精神药品管理条例》第七十三条第二款的规定，未取得麻醉药品和第一类精神药品处方资格的执业医师擅自开具麻醉药品和第一类精神药品处方，由县级以上人民政府卫生主管部门给予警告，暂停其执业活动；造成严重后果的，吊销其执业证书；构成犯罪的，依法追究刑事责任。很多医疗美容机构的麻醉师都是未经培训和考核的，除资质风险外，由于缺乏对麻醉用量的把控，很容易引发医疗事故。

（7）医疗质量管理法律风险：医疗质量风险是指在现有医疗技术水平及能力、条件下，医疗机构及其医务人员在临床诊断及治疗过程中，未按照职业道德及诊疗规范要求，给予患者相应的医疗照顾。根据2016年9月25日国家卫生和计划生育委员会发布的《医疗质量管理办法》，如果有医疗机构执业的医师、护士在执业活动中，违反医疗质量管理的，由县级以上地方卫生计生行政部门依据《中华人民共和国医师法》等有关法律法规的规定进行处理；构成犯罪的，依法追究刑事责任。同时，医疗机构也需要建立医疗质量安全核心制度，如首诊负责制度、会诊制度、分级护理制度、术前讨论制度、查对制度、手术安全核查制度、手术分级管理制度、病历管理制度和信息安全管理制度等医疗质量安全核心制度，如果未按照国家规定建立相应的医疗质量安全制度，将给予警告、罚款、行政处分等行政处罚。

（8）医疗美容机构经营风险：医疗美容项目未进行备案、收费项目未进行公示或价格欺诈，由于存在医疗美容科目类别区分和项目级别区分，医疗美容服务项目需要及时向卫生行政部门备案。同时，根据《中华人民共和国价格法》等相关法律规定，医疗美容收费项目应当到当地价格管理部门进行备案，并就项目价格进行公示。

同时，医疗美容机构在获得"医疗广告证明"后，广告的内容应该与申请备案的内容相一致。医疗美容机构的官方网站、官方微博、微信公众号等平台随意刊登、下载艺人照片引发侵权诉讼，促使明星肖像和名誉侵权频发。根据《中华人民共和国民法典》第一百二十条规定，个人肖像和名誉权受到侵害的，有权要求停止侵害，恢复名誉，消除影响，赔礼道歉，并可以要求赔偿损失。美容行业是一个新兴的朝阳产业，产品和技术的发展日新月异。供应商提供的美容仪器、设备或产品有可能涉及商标或专利问题。美容行业的商标为了吸引求美者，设计上很大程度上具有趋同性。同时，美容医院在采购相关仪器、设备或产品时，若未严格审查，都可能会侵犯第三人的知识产权，引发诉讼纠纷。此外，随着《最高人民法院、最高人民检察院关于办理侵犯公民个人信息刑事案件适用法律若干问题的解释》和《中华人民共和国网络安全法》的出台，国家层面进一步加强了对患者的个人信息及隐私保护。侵犯患者的隐私，轻则承担侵权赔偿民事责任，或相关医疗行政人员将接受行政处分、吊销执业医师许可证等行政责任，重则涉嫌侵犯公民个人信息罪。

第四节　医疗美容纠纷处理原则

医疗美容纠纷，根据不同诉求的法律关系划分为医疗损害责任纠纷、医疗服务合同纠纷和健康权纠纷。要引起高度关注的是，近年来的法院判例已确定医美纠纷可适用《中华人民共和国消费者权益保护法》。但是，国家下重拳整治医美行业，督促全行业合规，是帮助这个行业长期向好发展，政策、执法部门、医美机构、市场（消费者）正处于胶着磨合阶段，道路虽曲折，前途很光明。

纠纷处理是医美机构面临的一大难题，消耗的时间精力非常规事务可比，而且很多时候制度

法规在纠纷处理中是苍白无用的，如果真的都能好好说话依法处理，纠纷就不是难题了。在问题出现后，医院、机构及医师应该积极处理问题，不能逃避。事情是要面对的，人是要在事上磨的。在处理医疗美容纠纷时可以遵循以下原则。

1. 安抚　发生纠纷时，争吵是大忌。首先是情绪，让求美者冷静下来。可以将他请到比较偏远的处理纠纷的办公室，尽量远离大厅或人多的地方。其次医师自己也要冷静下来，管理好自己的情绪，不指责、不攻击、不抱怨。保持镇定宁静的心态，用和颜悦色的脸及温和清晰的声音

安抚求美者。

2. 接待环境要舒适 处理纠纷的办公室里面的布置很重要。一般情况下处理纠纷的办公室肯定是远离大厅中心的位置。求美者要坐在比较柔软的沙发上，坐下去越柔软效果越好。因为当一个人情绪非常激动的时候，会站起来，双手叉腰来争，理直气壮的样子。但是当她就座时，心情会自然好一些。因此改变一个体态会改变一种心情。

3. 倾听 可以给求美者倒一杯水，然后认真听求美者诉说和表达情绪。让他充分发泄，无论他说得对不对，讲出来他心里就舒服一些。在讲的过程中间倾听者不能面无表情或紧皱眉头，会导致求美者的不适；但相反如果你赞同他，说他是对的，他会更嚣张，所以在倾听的时候也讲究技巧。不论他用什么样的言辞来表达自己，我们都只是聆听他们的观察、感受、需要和请求。接着，我们可以选择反馈他们的意思、复述我们的理解，可以点头示意、身体前倾后仰，配合他肢体语言，因为你别的话不能说。要在眼神、肢体语言这些方面配合他呼应他。

此外，求美者这个时候是不满意的，我们需要同理让他有机会充分表达自己，当求美者感到被充分理解后，再来关注解决方案或提出请求。

4. 禁忌 处理医疗美容纠纷时，在一个愤怒的人面前，绝不要说"可是""但是"。愤怒是疏离生命、引发暴力的思维方式造成的。所有的怒气背后，都有一个没有被满足的需要。因此，与其沉浸在"义愤填膺"中，不如带着同理心将自己和他人的需要联结。

不要一开始就直接指出对方的错误，这样就会形成敌对的局面。尽量不要跟求美者发生争执，哪怕求美者说再难听的话。在处理问题过程中的节奏把握也是非常重要的，因为医师与求美者的想法是不一样的，通常医师认为自己没问题，是求美者要求太苛刻、难伺候。而求美者则认为医师没有做好，预期美容效果没有达到自己的理想状态。因此把求美者的情况、需要搞清楚了，才能对症下药。

无论何种情况，化解冲突应用到观察、识别和表达感受。化解冲突时，最重要的是建立医患之间的联结。人与人之间只有建立了联结，才会发自内心地想要了解彼此的感受和需要。此外，从一开始就要让求美者明白，调解纠纷的目的并非求美者服从于医师、医院。不去要求求美者按照我们的意愿行事，而是学习有意识地克制自己，努力创造对求美者的关爱与尊重，将感受和需要相连，并且用清晰、具体、正向的行动语言向求美者提出可行的方案，解决问题。

（张　晓）

参考文献

[1] 何伦. 美容临床心理学 [M]. 北京：人民卫生出版社，2021：1-14.

[2] RIBEIRO R V E. Prevalence of body dysmorphic disorder in plastic surgery and dermatology patients: a systematic review with meta-analysis[J]. Aesthetic Plast Surg, 2017, 41(4): 964-970.

[3] MOON J, HA J, KANG D. Relationship between total expendiure on cosmetic procedures in the United States and NASDAQ 100 index[J]. Plast Reconstr Surg Glob Open, 2023, 11(5): e4981.

[4] SUN M D, RIEDER E A. How we do it: body dysmorphic disorder for the cosmetic dermatologist[J]. Dermatol Surg, 2021, 47(4): 585-586.

[5] RATHERT C, WYRWICH M D, BOREN S A. Patient-centered catre and outcomes: a systematic review of the literature[J]. Med Care Res Rev, 2013, 70(4): 351-379.

[6] WANZER M B, BOOTH-BUTTERFIELD M, GRUBER K. Perceptions of health care providers' communication: relationships between patient-centered communication and satisfaction[J]. Health Commun, 2004, 16(3): 363-383.

[7] WOLF J A. The consumer has spoken: patient experience is now healthcare's core differentiator[J]. Patient Exp J, 2018, 5(1): 1-4.

[8] 马歇尔·卢森堡. 非暴力沟通 [M]. 刘铁，译. 北京：华夏出版社，2021：174-192.

第二十四章

皮肤无创性检测技术

随着光声电等美容技术和信息科学的发展，研发出无创性地观察皮肤结构和功能的一些仪器设备。最先的仪器设备主要用于化妆品保湿、美白等临床功效的评价。随着技术的不断发展，皮肤无创检测技术逐渐完善和系统化，涉及皮肤衰老与抗衰老、皮肤药代动力学、皮肤疾病的研究等方面。现将临床上常用的皮肤无创检测技术进行简要介绍。

第一节　皮肤镜

皮肤镜，又称表皮透光显微镜，是利用光学放大原理，借助偏振或浸润方法，反映皮肤表皮和真皮乳头层颜色和结构特点的设备。1655 年德国 Peter Borrelus 首次提出了皮肤显微镜技术。1893 年 Unna 发现用油浸法处理皮损表面，可以减少散射光干扰，使皮损更清楚。1990 年 Kreusch 和 Rassner 发明了便携式双目立体显微镜，随后研制出手持式皮肤镜，便于临床携带使用。1991 年 Friedman 等首次引用了"dermoscopy"这一术语，至今沿用。1999 年孟如松教授在国内首次提出多光谱皮肤镜图像分析技术并应用于皮肤色素观察和研究，取得满意效果。近年来，皮肤镜技术在国内外飞速发展，不仅广泛应用于黑素细胞肿瘤，还在其他色素性皮肤病、血管性皮肤病、皮炎湿疹类疾病以及美容治疗方面具有良好的诊断和治疗效果评估应用。

一、基本原理

皮肤镜是一种常用的皮肤无创性检测设备，通过光学原理观察皮肤表面和更深层次的结构和颜色信息。光在不同介质的界面上会发生反射和折射现象。在观察皮肤时，由于角质层中空气和角蛋白的折射率不匹配，会产生反向散射，形成大量的"眩光"，这些反向散射光会掩盖更深层皮肤的反射（图 24-1-1）。因此，仅凭肉眼观察只能看到皮肤表层（角质层）的特征，无法观察到表皮深层和真皮层的特征。

为了观察到表皮深层和真皮层的颜色及结构，皮肤镜需要过滤掉来自皮肤表层的大量反射光。根据实现原理，皮肤镜可以分为非偏振光皮肤镜（non-polarized light dermoscope，NPD）和偏振光皮肤镜（polarized light dermoscope，PD）。

（一）非偏振光皮肤镜原理

非偏振光皮肤镜无法自行过滤皮肤表面的反射光，因此需要使用折射率匹配材料来消除反射眩光。在光学中，折射率匹配材料是指其折射率接近于另一物体（如透镜、材料、光纤等）的物质，通常是液体或凝胶。当两种具有相近折射率的物质接触时，光不会发生反射或折射。常见物质的折射率如下：空气为 1.0，水为 1.33，玻璃为 1.5，浸润液为 1.55，角蛋白为 1.6。通过使用与皮肤镜镜片和皮肤表面折射率相近的折射率匹配材料，如浸润液，即可以有效减少皮肤表面的反射光干扰，从而观察到皮肤深层检颜色和结构（图 24-1-2）。

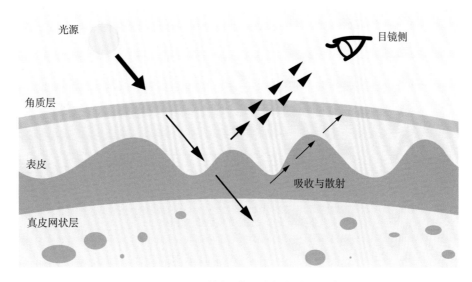

图 24-1-1　反射光干扰影响皮肤结构的观察

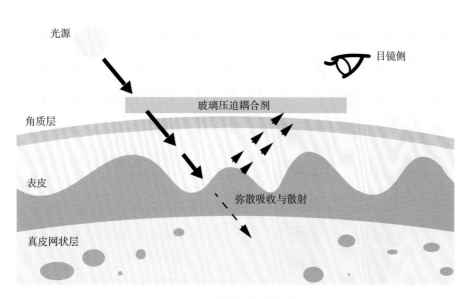

图 24-1-2　非偏振光皮肤镜的原理

（二）偏振光皮肤镜原理

偏振光皮肤镜与非偏振光皮肤镜在光学原理上有所不同。偏振光皮肤镜引入了互相正交的起偏器和检偏器。光源首先通过起偏器后成为线性偏振光。当偏振光进入皮肤组织后，光子会在不同折射率的物质表面间发生散射。每次散射相互作用都会改变光子偏振的角度。经过多次散射后，光子能够达到皮肤深度（60~100μm）。深入皮肤组织的大部分光子由于偏振角度的多次改变，反射后与入射光的偏振方向不同，可以被与起偏器正交的检偏器检测到，从而观察到皮肤深层的清晰图像。而皮肤浅层的大部分光子反射后仍然与入射光的偏振方向相同，无法通过与起偏器正交的检偏器。通过使用正交的偏振片有效地过滤掉浅层散射光的干扰，可以观察到表皮和表皮下的清晰图像（图 24-1-3）。

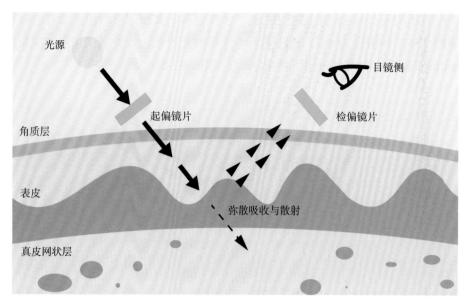

图 24-1-3　偏振光皮肤镜的原理

二、常用设备

（一）便携式皮肤镜

便携式皮肤镜通常由光学镜头和光源组成，可以直接通过肉眼观察皮肤，也可以通过连接手机或相机来采集数字化图像（图 24-1-4）。部分

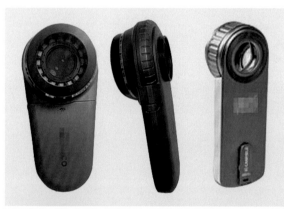

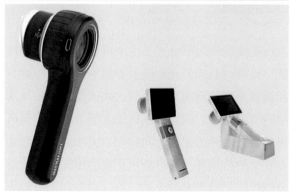

图 24-1-4　便携式皮肤镜

便携式皮肤镜支持连接数码相机或手机，但需要明确指出适用于哪种型号的相机或手机，并提供相应的连接设备。

这种便携式皮肤镜的要求包括目标靶面直径不小于 15mm，能够有效拍摄直径不小于 10mm 的靶面，视场中心分辨率不低于 1 200 × NA LP/ mm，放大倍数不低于 10，并且放大倍数误差应在 ±10% 以内。偏振光型皮肤镜的有效偏振度应为 0～90。

（二）台式皮肤镜

台式皮肤镜，又称皮肤镜图像分析系统，实质上是将皮肤镜与图像获取设备［如照相机、互补金属氧化物半导体（complementary metal oxide semiconductor，CMOS）/电荷耦合器件（charge coupled device，CCD）］连接，并借助计算机和相关软件系统，实现皮肤镜图像的获取、存储、比对、输出、病例管理、远程会诊等功能（图 24-1-5）。台式皮肤镜可以实现多倍率和多功能镜头的选择，并且除符合便携式皮肤镜的参数标准外，其成像功能还需要满足以下条件。

1. 有效像素不少于 150 万。

2. 分辨率不低于 1 024 × 1 536 像素。

3. 图像均匀度不低于 70%。

4. 白平衡满足 "$0.8 \leqslant R/G \leqslant 1.2$，$0.8 \leqslant B/G \leqslant 1.2$"。

化萎缩性苔藓、黏膜白斑、炎症后色素减退等。

2. **色素增加性皮肤病** 黄褐斑、咖啡斑、雀斑、雀斑样痣、蒙古斑、太田痣、颧部褐青色痣、黑变病、色素性紫癜性皮肤病、黑棘皮病、炎症后色素沉着等。

（三）其他皮肤病的辅助诊断

银屑病、皮炎湿疹类、扁平苔藓、玫瑰痤疮、扁平疣、粟丘疹、小棘苔藓、疥疮、汗孔角化病、红斑狼疮、皮肌炎、紫癜、荨麻疹、感染性皮肤病等。

（四）在体、实时及动态靶目标图像观察

为疾病的诊断、治疗、复诊及疗效评价提供参考依据。

四、操作流程

皮肤镜操作流程详见视频24-1-1。

视频 24-1-1
皮肤镜操作流程

五、使用注意事项

（一）硬件参数设定

在使用皮肤镜时，硬件参数通常由制造商预设完成，但操作者在实际使用过程中需要注意一些关键事项，如白平衡设置和解决色差校准，以确保图像的准确性。以下是一些使用皮肤镜时的建议。

1. **便携式皮肤镜** 建议使用单一镜头和自动对焦功能，以获得清晰的皮肤血管结构，并减少中心暗区的影响。

2. **台式皮肤镜** 白平衡设置的方法因厂家而异，操作者需要仔细阅读产品说明书，并熟练掌握白平衡设定方法。

3. 一些皮肤镜可以通过软件自动进行白平衡校正。在软件界面下，选择"白平衡"菜单，确保皮肤镜采集单元的光照亮度调至最大，并将镜头贴近标准色度白板。然后在采集界面上点击"白平衡"图标，完成白平衡设定。

总体而言，使用皮肤镜时，操作者需要留意白平衡的设置和色差校准，以确保图像的准确

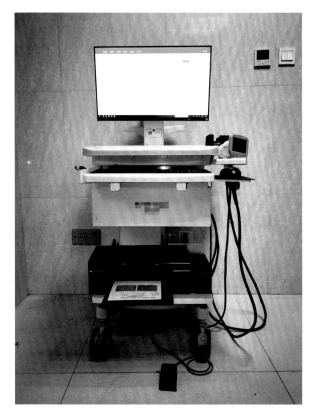

图 24-1-5 台式皮肤镜

5. 图像缺陷像素不超过 2 个，并且图像中央 1/4 面积范围内没有缺陷像素。

6. 图像畸变率不超过 ±5%。

7. 图像色彩真实性使用颜色模型 LAB（ΔEab），其中 ΔEab 值不超过 35。

三、主要适应证

（一）皮肤肿瘤的辅助诊断

1. **良恶性色素性疾病** 各种类型色素痣、先天性色素痣、非典型色素痣、色素痣恶性变、皮肤恶性黑色素瘤等。

2. **非黑色素源性良恶性肿瘤** 皮肤纤维瘤、汗管瘤、皮角、角化棘皮瘤、血管瘤、粟丘疹、血管角皮瘤、黑甲、皮脂腺痣、毛发上皮瘤、毛母质瘤、光线性角化病、基底细胞癌、鳞状细胞癌、鲍恩病、蕈样肉芽肿、佩吉特病等。

（二）色素性皮肤病的辅助诊断

1. **色素减退性皮肤病** 白癜风、脱色素痣、贫血痣、特发性点状白斑、老年性白斑、硬

性。同时，根据不同类型的皮肤镜（便携式或台式），注意相应的操作要点和设定方法。

（二）操作模式选择

在实际操作中，根据不同的皮损特点和所需观察的结构，可以选择合适的操作模式，或者在需要时进行互相切换。偏振法适用于观察深层结构和颜色变化，浸润法则适用于观察表皮层和表皮下的病变。综合应用偏振法和浸润法，可以提高皮肤病变的诊断敏感度，并获取更全面的信息，有助于医师作出准确的诊断和治疗决策（表24-1-1）。

表 24-1-1　皮肤镜操作模式选择

颜色与结构	偏振法	浸润法
颜色		
黑色	**	*
红色	***	*
蓝白色（正角化过度）	*	***
蓝白色（退化）	**	***
结构		
蝶蛹	***	*
胡椒粉样	**	***
血管	***	*
粟粒样囊肿	*	***

注：* 表示一般推荐；** 表示比较推荐；*** 表示非常推荐。

（三）图像采集

1．皮肤镜准备　使用前可用无水乙醇棉球轻轻擦拭皮肤镜镜头，保持清洁、干燥，同时检查镜头光源是否正常。

2．皮损准备　75% 乙醇清洁皮损表面，避免杂质干扰；应尽量选择未经器械或药物治疗皮损进行拍摄；尽量选择发病时间短的皮损进行拍摄；如皮损上有鳞屑，先采集几张，再去除鳞屑采集，确保诊断指征明确；若皮损时间过长、经过器械或者药物治疗，可再次采集，观察治疗效果及恢复情况。

3．图像采集注意事项　完整填写患者信息，包括年龄、性别、患病部位、诊断等；若皮损面积较大，多处皮损拍照后整合成完整皮损；首先对皮损进行宏观图像采集，再采用偏振光法、浸润法采集；采集图像需结构清晰、色彩度真实、背景干净、无污垢。

六、在常规皮肤美容治疗中的应用

（一）血管相关损容性皮肤病

1．鲜红斑痣　临床表现为局部红色斑片，部分血管样结构，压之部分褪色。皮肤镜显示：可见在粉红色背景中可见弥散性分布的点状、球状、短棒状或连接呈线状血管，或边界清晰的红色小腔隙，皮肤镜镜头挤压试验可见充盈扩张的血管（×20）（图 24-1-6）。

2．婴儿血管瘤　临床表现为局部红色斑块或斑片，界清，局部见少量正常肤色，压之部分褪色。皮肤镜显示：粉红色背景，扭曲状及

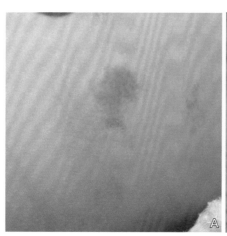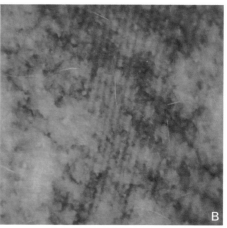

图 24-1-6　鲜红斑痣临床表现（A）与皮肤镜表现（B）

球状血管聚集成多个块状或腔隙状结构（×20）（图24-1-7）。

3. 蜘蛛痣 临床表现为局部毛细血管扩张，中间见一红色斑疹或丘疹，压之毛细血管可消失。皮肤镜显示：多个不规则的线性血管聚集形成血管网，中央的血管更为粗大，形态类似"蜘蛛"（×20）（图24-1-8）。

4. 化脓性肉芽肿 临床表现为局部红色丘疹，界清，表面光滑，压之不褪色。皮肤镜显示：①红色或白色均质区；②外周环绕类似"白色领圈"样结构；③皮损内可见粗大迂曲血管（×20）（图24-1-9）。

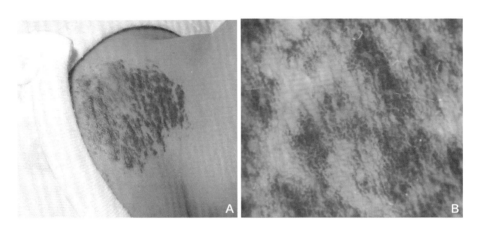

图 24-1-7　婴儿血管瘤临床表现（A）与皮肤镜表现（B）

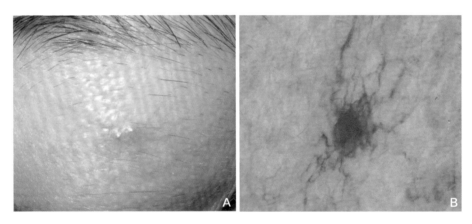

图 24-1-8　蜘蛛痣临床表现（A）与皮肤镜表现（B）

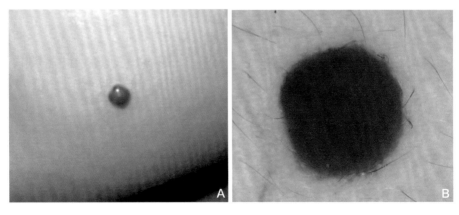

图 24-1-9　化脓性肉芽肿临床表现（A）与皮肤镜表现（B）

5. **血管角皮瘤** 临床表现为局部暗红色或紫色斑疹、丘疹，界清，表面略粗糙，压之不褪色。皮肤镜显示：可见群集或团块分布的黑色至暗红或紫蓝色腔隙及白幕，呈圆形至椭圆结构，多数境界清晰（×20）（图24-1-10）。

6. **淋巴管瘤** 临床表现为局部密集红色丘疹，界清，压之不褪色。皮肤镜显示：①橘色的液平面腔样结构；②在腔样结构内伴有出血，可呈现"双腔"征（×20）（图24-1-11）。

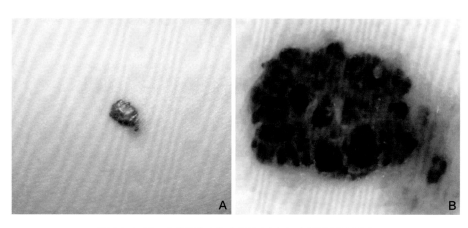

图24-1-10 血管角皮瘤临床表现（A）与皮肤镜表现（B）

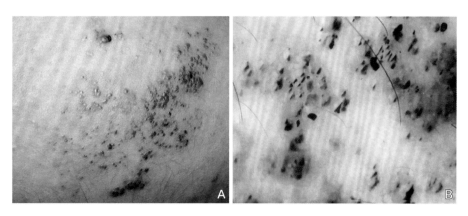

图24-1-11 淋巴管瘤临床表现（A）与皮肤镜表现（B）

（二）色素减少性损容性皮肤病

1. **白癜风** 临床表现为局部白色斑片，界清，周围可见色素加深。皮肤镜显示：①毛囊周围色素残留，多见于进展期，亦可见于治疗后恢复期，皮损周边较皮损中央更多见；②皮损区域色素减退或脱失，或中央瓷白色，可呈网状或星爆样分布，进展期通常边界不清，稳定期常境界清楚；③可伴有皮损周围色素加深，多见于稳定期；④有时可见tapioca sago征、Koebner征或毛囊周围色素脱失；⑤毛细血管扩张，见点状、线状或网状毛细血管扩张，多见于治疗后或颈部；⑥皮损区域内可见毛发色素脱失

（图24-1-12）。

2. **老年性白斑** 临床表现为局部散在多发白色斑疹、斑片，界清，周围无色素加深。皮肤镜显示：①点状或圆形境界清晰的色素减退性白斑；②白斑内可见血管结构（点状、线状、不规则血管）；③与皮周对比白斑区可见表皮萎缩或变薄（图24-1-13）。

3. **伊藤痣** 临床表现为局部青色或灰色斑片，界清，正常皮纹结构。皮肤镜显示：皮损在浅蓝色基础上形成杂色模式，通常是多种颜色的色素沉着混杂分布（棕黄色、青灰色、蓝灰色、灰褐色等）（图24-1-14）。

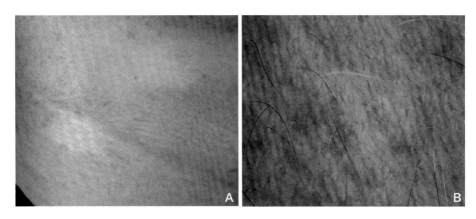

图 24-1-12　白癜风临床表现（A）与皮肤镜表现（B）

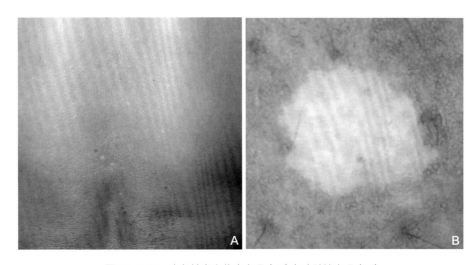

图 24-1-13　老年性白斑临床表现（A）与皮肤镜表现（B）

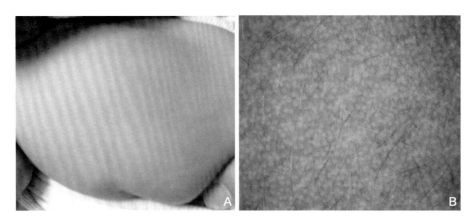

图 24-1-14　伊藤痣临床表现（A）与皮肤镜表现（B）

（三）色素增加性损容性皮肤病

1. 雀斑　临床表现为局部密集褐色斑疹，部分融合，界清。皮肤镜显示：呈均匀一致的淡褐色或棕褐色网状色素沉着，境界清楚（图 24-1-15）。

2. 单纯性雀斑样痣　临床表现为局部密集分布褐色斑疹，成簇出现。皮肤镜显示：①棕褐或棕黑色规则网状色素沉着，常见为相对颜色较浅的规则网状色素沉着线；②境界清楚；③尚需结合临床（图 24-1-16）。

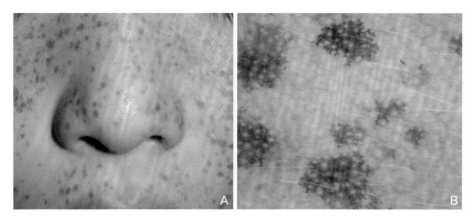

图 24-1-15　雀斑临床表现（A）与皮肤镜表现（B）

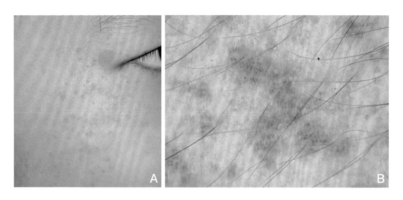

图 24-1-16　单纯性雀斑样痣临床表现（A）与皮肤镜表现（B）

3．咖啡斑　临床表现为局部褐色斑片，界清。皮肤镜显示：皮沟、皮峰、汗毛孔间组成浅棕褐色色素网，解剖部位的不同其色素网格大小和形状有差异（图 24-1-17）。

4．脂溢性角化病　临床表现为局部浅褐色或深褐色斑片，界清，部分可突出于皮面。皮肤镜显示：①脑回状结构；②粉刺样开口；③粟粒样囊肿；④沟嵴结构；⑤指纹样结构；⑥虫蚀样边缘；⑦境界清晰；⑧发夹样血管；⑨环绕发夹状血管周围的白色晕；⑩皮损颜色（淡棕色、深褐色、蓝灰色或黑色等）；⑪假网络结构；⑫多元模式（图 24-1-18）。

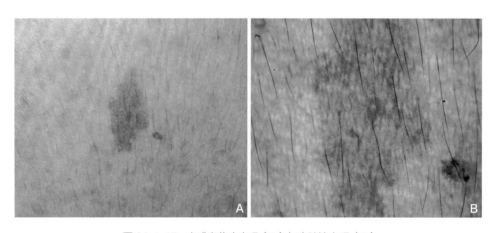

图 24-1-17　咖啡斑临床表现（A）与皮肤镜表现（B）

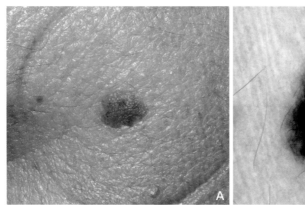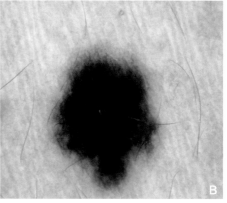

图 24-1-18 脂溢性角化病临床表现（A）与皮肤镜表现（B）

5. 面颈部毛囊红斑黑变病 临床表现为双下颌、颈部弥漫暗红色斑片，毛囊性褐色丘疹。皮肤镜显示：①弥漫性毛囊白晕；②毛囊周围与毛囊之间伴有毛细血管扩张和少许棕褐色色素沉着；③可呈棕红色网状结构（图 24-1-19）。

6. 斑痣 临床表现为淡褐色斑片，其上见黑色斑疹或丘疹，界清，色均。皮肤镜显示：①均质的褐色或浅色网状结构；②褐色背景上出现的斑疹和丘疹；③常伴有网状模式、球状模式或均质模式，或同时存在（图 24-1-20）。

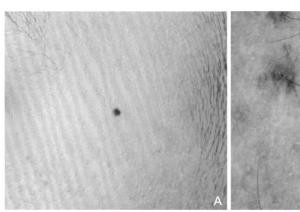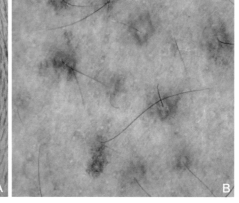

图 24-1-19 面颈部毛囊红斑黑变病临床表现（A）与皮肤镜表现（B）

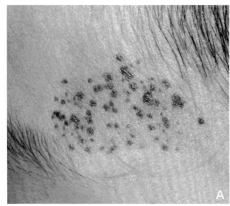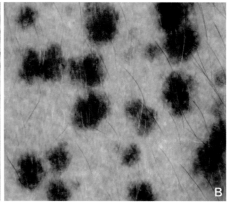

图 24-1-20 斑痣临床表现（A）与皮肤镜表现（B）

7．**黄褐斑** 临床表现为面部对称性褐色斑片，界略清。皮肤镜显示：①淡黄褐色均匀一致的斑片；②有时可见深褐色斑片、斑点或呈局灶性网状分布；③毛细血管扩张或呈网状分布；④有时可见毳毛增粗或变黑（图 24-1-21）。

8．**太田痣** 临床表现为局部青灰色斑片，界清，常沿神经节段分布。皮肤镜显示：①杂色模式，呈灰白色背景伴形状不规则的棕黄色、青灰色、蓝灰色、灰褐色混杂色素沉着，呈弥漫分布；②毛囊周围可见青灰色晕（图 24-1-22）。

9．**蒙古斑** 临床表现为局部类圆形青灰色斑片，边缘不规则。皮肤镜显示：①浅蓝灰色均质结构；②皮损和皮周境界不清；③皮表纹理清晰（图 24-1-23）。

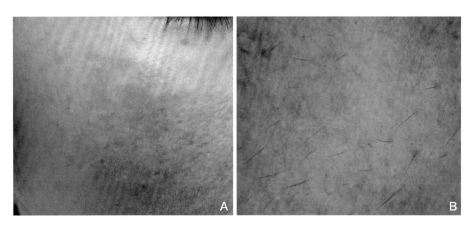

图 24-1-21 黄褐斑临床表现（A）与皮肤镜表现（B）

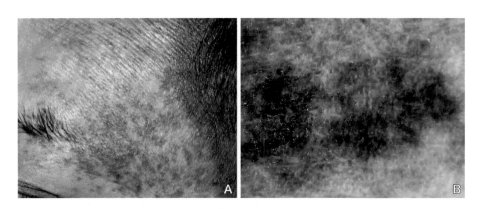

图 24-1-22 太田痣临床表现（A）与皮肤镜表现（B）

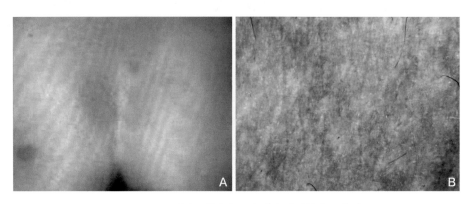

图 24-1-23 蒙古斑临床表现（A）与皮肤镜表现（B）

10. 颧部褐青色痣 临床表现为全部对称性青褐色斑疹、斑片，界清，常不融合。皮肤镜显示：浅棕褐色或浅蓝灰色片状色素沉着斑，主要分布在皮嵴和汗毛孔周围（图24-1-24）。

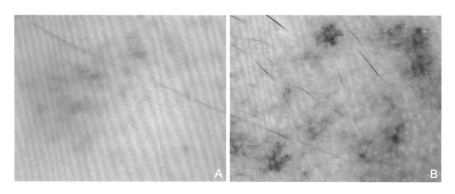

图24-1-24 颧部褐青色痣临床表现（A）与皮肤镜表现（B）

（四）增生性损容性皮肤病

1. 寻常疣 临床表现为单发或多发皮色丘疹，表面粗糙，界清。皮肤镜显示：①蛙卵样模式（乳头瘤样结构）；②皮损中央可见红色或红褐色点状、线状、袢状，或不规则性出血或血痂；③点状、线状出血周围可见晕周，少量不规则分布的红色/褐色/黑色点状、环状或线状出血（图24-1-25）。

2. 扁平疣 临床表现为多发淡褐色斑疹、丘疹，界清，表面欠光泽。皮肤镜显示：①浅褐色至黄色或肤色背景；②皮损内规则分布的点状血管，点状血管周围可见到褐色微小环状结构，随着病程延长，皮损中央血管逐渐不可见，仅剩皮损周边血管，有时可伴有少量血痂及夹杂白色条纹；③偶然可见蛙卵样结构或小叶状结构；④面部皮损可见汗孔和毛孔扩张（图24-1-26）。

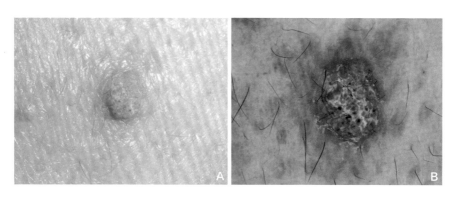

图24-1-25 寻常疣临床表现（A）与皮肤镜表现（B）

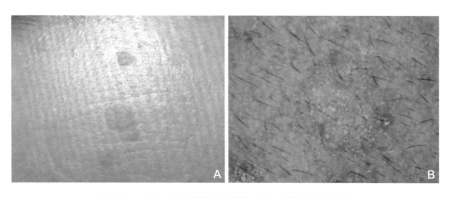

图24-1-26 扁平疣临床表现（A）与皮肤镜表现（B）

3. 疣状痣 临床表现为局部褐色角化性丘疹，成簇出现，常呈线状分布，界清。皮肤镜显示：①常见皮损呈肤色、棕黄色、棕褐色或棕黑色脑回样结构、玉米粒样结构或皮沟加深、皮嵴增宽；②可有少许点状或线状血管（图 24-1-27）。

4. 色素痣 临床表现为局部黑色或褐色丘疹、斑疹，界清，色均。皮肤镜显示：①网络模式。斑片状网状结构、中央色素减退外周网状结构、中央色素沉着外周网状结构、弥漫性网状结构。②球状模式。③均质模式。

色素痣分类：①皮内痣。均质模式；球状模式；皮损可见毛发；部分可见逗号样血管或线状血管；多数镜像摇摆征阳性；可有脑回样结构、黑头粉刺样开口、粟粒样囊肿或鹅卵石样结构，注意与脂溢性角化病的鉴别。②复合痣。网络模式；弥散性分布色素；球状模式。③交界痣：网络模式（除外特殊部位）（图 24-1-28）。

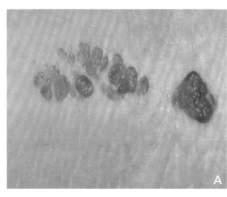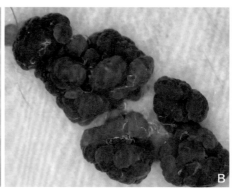

图 24-1-27 疣状痣临床表现（A）与皮肤镜表现（B）

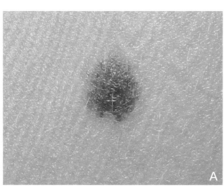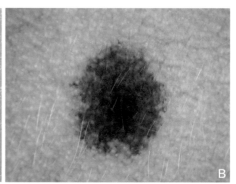

图 24-1-28 色素痣临床表现（A）与皮肤镜表现（B）

5. 粟丘疹 临床表现为局部白色丘疹，表面光滑，界清，质硬。皮肤镜显示：圆形或卵圆形白色、青黄色或黄白色均质性无结构区（图 24-1-29）。

6. 汗管瘤 临床表现为双眼周密集皮色丘疹，部分可融合，界清。皮肤镜显示：①背景呈黄白色、肤色或淡褐色均质模式；②多发性粟粒大小的丘疹，其周边可围绕纤细的浅褐色色素网（图 24-1-30）。

7. 皮脂腺痣 临床表现为局部皮色或淡褐色斑块，界清，表面呈脑回样突起。皮肤镜显示：①圆形或卵圆形黄色、黄白色、乳白色或灰褐色结构，单独或聚集分布；②黄色小叶样结构（多见于面部）；③可伴有黄色点、棕褐色点或粉刺状开口结构；④皮损周边可围绕毛细血管结构；⑤可伴有裂沟；⑥小叶样结构、圆形黄白色结构、黄点、乳白色点或灰褐色点状结构，对应于组织病理真皮内皮脂腺聚集（图 24-1-31）。

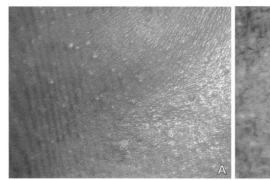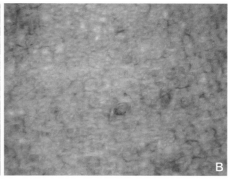

图 24-1-29 粟丘疹临床表现（A）与皮肤镜表现（B）

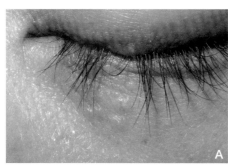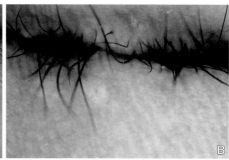

图 24-1-30 汗管瘤临床表现（A）与皮肤镜表现（B）

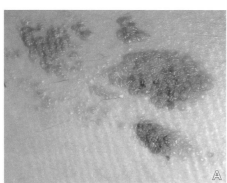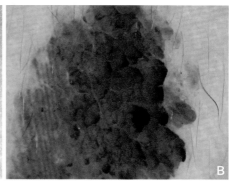

图 24-1-31 皮脂腺痣临床表现（A）与皮肤镜表现（B）

8. 皮脂腺增生　临床表现为单发或多发皮色、淡褐色丘疹，界清，表面见乳白色斑疹。皮肤镜显示：①境界清楚的圆形或卵圆形黄白色结构呈分叶样出现，或呈乳白色或黄白色云团样结构，这些结构向皮损中央聚集；②皮损周围环绕细小、短线状或树枝状排列有序的血管，这些血管自皮损边缘向中央延伸但不跨过皮损中央，形成皇冠状血管分布，又称"皇冠样血管"模式（图 24-1-32）。

9. 睑黄瘤　临床表现为单侧或双侧上眼睑黄色斑片、斑块，界清，可单发，可多发。皮肤镜显示：①皮损呈浅黄色或橘黄色背景；②可见皮损内界限不清和不规则的黄色均质化色素沉着，典型表现可称"黄瘤云"；③可见毛细血管扩张，多呈散在树枝状或其他形状（图 24-1-33）。

10. 光线性角化病　临床表现为局部淡褐色或深褐色斑疹、丘疹，局部见淡红色斑疹，表面见鳞屑，界清。皮肤镜显示：①红色或粉红色背景，红色假网络；或红褐色或灰褐色背景，假网络；②白色或黄色表面鳞屑；③靶样外形；④毛囊周围纤细波浪状血管；⑤毛囊周围灰褐色色素颗粒（图 24-1-34）。

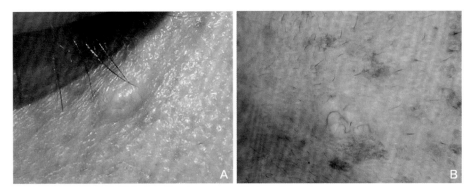

图 24-1-32　皮脂腺增生临床表现（A）与皮肤镜表现（B）

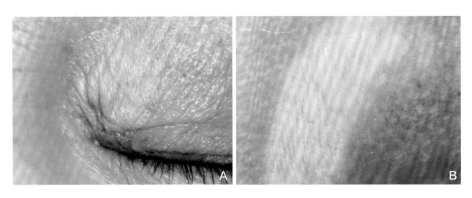

图 24-1-33　睑黄瘤临床表现（A）与皮肤镜表现（B）

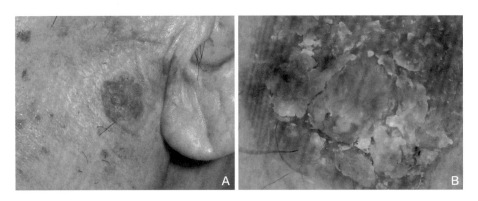

图 24-1-34　光线性角化病临床表现（A）与皮肤镜表现（B）

（五）瘢痕

临床表现为局部单发或多发红色斑块，界清，质韧，表面光滑。皮肤镜显示：①皮损中央可有乳白或肤色结构；②可伴有蜂窝样、波纹样或网状色素沉着；③点状、粗细不一的线状、树枝状或网状血管结构；④皮损周边可有红晕或均质性棕褐色色素沉着；⑤可见扩大的毛囊口中央伴束状毳毛或黑头粉刺（图 24-1-35）。

（六）损容性附属器疾病

玫瑰痤疮临床表现为面部弥漫潮红，局部见红色丘疹、毛细血管扩张。皮肤镜显示：①紫红或深红色背景；②弥漫性的多角形血管网；③可见玫瑰花瓣征、毛囊角质栓、黄 / 白色鳞屑、橙黄色区域；④部分患者可见毛囊口扩张和毛囊性脓疱（图 24-1-36）。

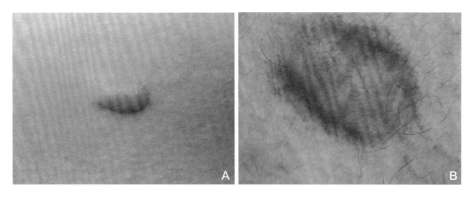

图 24-1-35　瘢痕临床表现（A）与皮肤镜表现（B）

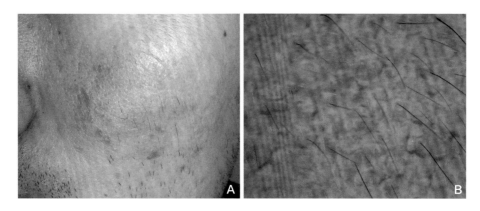

图 24-1-36　玫瑰痤疮临床表现（A）与皮肤镜表现（B）

（七）毛发相关损容性皮肤病

1. 雄激素性脱发　临床表现为额顶部弥漫性发量稀疏，发际线上移。

皮肤镜显示如下。

（1）主要标准：①在额部，放大率超过70倍的图片中可经常见到大于 4 个的黄点征；②与枕部相比，额部毛发厚度下降；③额部毛发变细

（＜0.03mm）的比例超过 10%。

（2）次要标准：①毛囊皮脂腺单位中单根毛发的额 / 枕比增加；②毫毛；③毛囊周围褪色。

（3）2 项主要标准或 1 项主要标准 +2 项次要标准，这一诊断标准的特异度为 98%，若前额变细毛发超过 10%，更支持诊断（图 24-1-37）。

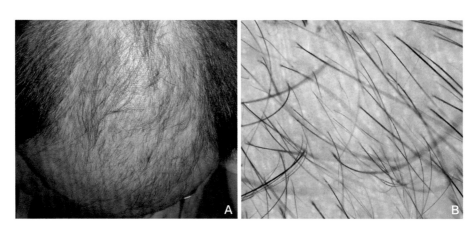

图 24-1-37　雄激素性脱发临床表现（A）与皮肤镜表现（B）

2. **斑秃** 临床表现为头皮局部类圆形脱发区。皮肤镜显示：①感叹号发，表现为毛发近皮肤处逐渐变细，色素减少，形成上粗下细的感叹号形态，是斑秃的特征性改变，具有诊断意义；②可伴有黑点征、黄点征、断发和新生毛发等；③恢复期可有新生毛发、圈状发或螺旋状发（图24-1-38）。

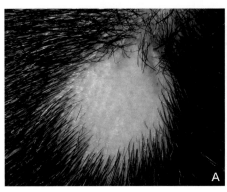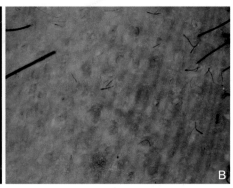

图24-1-38 斑秃临床表现（A）与皮肤镜表现（B）

（姚　婷）

第二节 皮肤检测分析仪

皮肤检测分析仪使用封闭型面部照相室为统一光源，通过软件和前次拍摄的影像对比，辅助定位，便于治疗前后比较，已经发展为成熟、客观的人体皮肤量化分析评估技术，在临床被广泛应用。市面上有多种皮肤检测分析仪，使用广泛的设备是 VISIA，目前也有类似设备推出，如 CSKIN，CBS。下文以 VISIA 为例讲解皮肤检测分析仪的基本原理、功能、在皮肤科的应用及操作流程等。

一、基本原理

VISIA 是采用 RBX 技术（即颜色转换计算机分析技术）把红绿蓝（red/green/blue，RGB）图像转换成红棕X（red/brown/X，RBX）的色彩空间，由装载半导体传感器和高分辨率相机的面部成像室共同组合而成的面部分析系统（图24-2-1）。VISIA 的 RBX 技术让皮肤深层的色素及血红蛋白以更加直观的棕色与红色展示出来，清晰简便，

可精确观察斑点、皱纹、纹理、毛孔、紫外线色斑、棕色斑、红色区及紫质共八项皮肤指标。

二、功能

（一）图像采集技术

VISIA 皮肤检测分析仪采用多光谱成像技术，用标准白光、紫外光、偏振光三种光源分别测量皮肤的表层及深层。标准白光即正常光线，探测同肉眼观察到的皮肤表皮层情况；偏振光则因自动过滤了外界色差阴影、面部油脂及反射光等带来的干扰，准确显示了皮肤表面和皮下的细节；紫外线光（ultraviolet，UV）利用系统发出的微量紫外线光束探测皮肤深层结构。通过以上三种光源，将人体皮肤准确清晰地反馈收集，可调氙气灯相机，像素高达 2 800 万左右，可在几秒钟内生成一系列高分辨率图像，迅速确定皮肤整体状况。VISIA 用发光二极管（LED）照亮皮

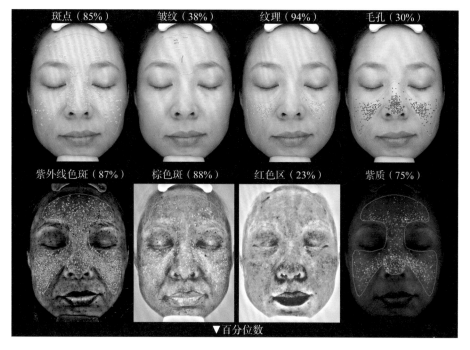

斑点（85%）　　皱纹（38%）　　纹理（94%）　　毛孔（30%）

紫外线色斑（87%）　棕色斑（88%）　红色区（23%）　　紫质（75%）

▼百分位数

图 24-2-1　皮肤检测分析仪（VISIA）

肤，只使用三种颜色通道（红色、绿色和蓝色）反射出整个可见光光谱不同方向的波长。对人体的面部进行全方位拍摄与图像分析，得出精确参数值，并对所采集影像的多项特性进行存储和量化。过程中使用封闭型照相室，面部光源统一，额头与下颏两组固定器固定，经过精确对焦，从正、左和右三视图角度全面捕捉高清图像，使同一患者面部检测位置位于同一水平，避免了因为位置偏差导致的误差。

（二）定量分析功能

VISIA 拥有强大的图像采集功能，它通过

Mirror 医学成像软件可得到 8 个皮肤指标，即斑点、皱纹、纹理、毛孔、紫外线色斑、棕色斑、红色区及紫质；用特征计数、分值、百分位数等数值定量显示皮肤表面和皮下的真实状况，作为分析评估和数据统计临床常用的定量检测分析的仪器。其中区域中皮肤指标数量的绝对分值代表了所选定区域里皮肤指标的面积和强度。

1. 斑点　斑点是指棕色或红色的皮损，包括色斑、色素沉着及血管性病变等。通过其独特的颜色可以识别出来，与皮肤底色有着明显的区别。斑点大小不等，肉眼观察可以看到。表面斑点在 VISIA 的标准白光图像中显示蓝色（图 24-2-2）。

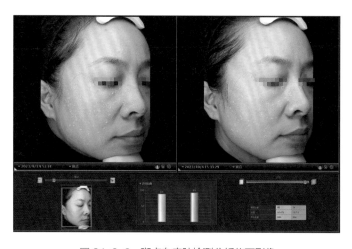

图 24-2-2　斑点在皮肤检测分析仪下影像

2．**皱纹** 皱纹是指皮肤上的皱褶和深在纹路，与皮肤弹性降低有关，过度暴晒会使其增多（图24-2-3）。

3．**纹理** 纹理主要是分析皮肤的平滑度。纹理是衡量肤色均匀度和平滑度的指标。依据肤色的渐变以及皮肤表面的峰（显示为黄色）和谷（显示为蓝色）作出判断（图24-2-4）。

4．**毛孔** 毛孔是汗腺导管在皮表的圆形开口。由于阴影，毛孔的颜色看起来比周围的肤色深，根据它们较深的颜色和圆形的形状而进行识别。VISIA系统依据面积的大小和平滑度区分开毛孔与斑点（图24-2-5）。

5．**紫外线色斑** 黑色素在表皮下的聚集就会出现紫外线色斑，是皮肤过度受阳光照射的结果。紫外线色斑在普通光照条件下可能是不可见的。表皮黑色素选择性吸收紫外线，紫外线会增强其显现从而被VISIA检测到（图24-2-6）。

6．**棕色斑** 棕色斑点反映皮肤表层和深层的色素分布，如色素沉着、雀斑、雀斑样痣、黄褐斑等皮损。黑色素是由皮肤基底层黑色素细胞产生，当黑色素过量分泌时会出现棕色斑点。棕色斑点在皮肤上表现为不均匀的分布，被使用RBX技术的VISIA检测到（图24-2-7）。

7．**红色区** 皮肤的血管和真皮内的血红蛋白会呈现红色，红色区域代表一种潜在的多变状态，如痤疮、酒渣鼻或蜘蛛痣。痤疮瘢痕和炎症一般都呈圆形，红斑痤疮通常更大、更分散，静脉曲张通常短且细，并以稠密的网状联结（图24-2-8）。

8．**紫质** 又称卟啉油脂，卟啉是细菌的代谢物，会堵塞毛孔导致痤疮。卟啉在紫外线下会发出荧光，表现为蓝色圆点的特征，因此可以使用VISIA检测，观察卟啉变化评价痤疮疗效（图24-2-9）。

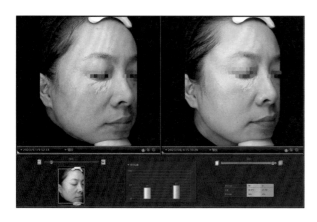

图24-2-3 皱纹在皮肤检测分析仪下影像

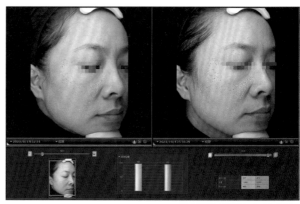

图24-2-4 纹理在皮肤检测分析仪下影像

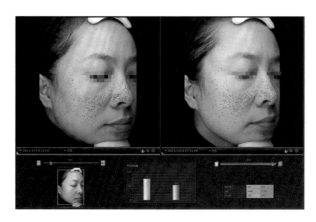

图24-2-5 毛孔在皮肤检测分析仪下影像

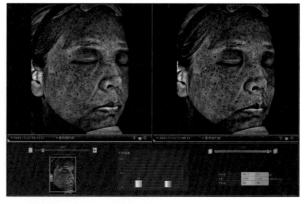

图24-2-6 紫外线色斑在皮肤检测分析仪下影像

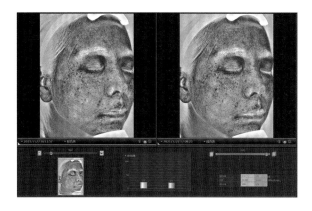

图 24-2-7　棕色斑在皮肤检测分析仪下影像

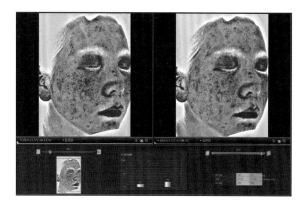

图 24-2-8　红色区在皮肤检测分析仪下影像

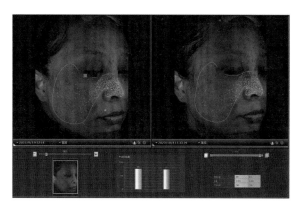

图 24-2-9　紫质在皮肤检测分析仪下影像

（三）量化分析功能

1. 百分位数　百分位数是以同类型人群作为参考基础得出的百分位占比，数值越高，表示皮肤状态在同类型人群中越好。而不是治疗前后患者皮肤状态的比较，所以百分位数最适合用于皮肤的基线评估，不建议直接用于治疗效果的评价。

2. 特征计数　特征计数多用于跟踪治疗进展，数值越低，代表皮肤状态越好。常用于临床对毛孔的定量评估，可有效地监测治疗前后毛孔的客观数量变化。

3. 绝对分数　绝对分数又称分值，是一个综合考察指标，是将皮肤特征的总面积、密度以及强度作为考察因素，对被测者皮肤特征进行全面的衡量。数值越低，代表皮肤状态越好。因此，绝对分数被用来跟踪和观察治疗前后皮肤性质的改善情况，也适用于学术研究。

（四）三维观察比对功能

VISIA 拥有三维镜查看功能。三维镜可立体显示患者肌肤质地，如皱纹、瘢痕、色素痣、清洁状况、干或油等，可方便对注射填充、抗衰除皱前后的效果进行检测对比。还可以直观分析一些疾病，如色素痣、凹陷性瘢痕等的深度。对判断处理难度，指导治疗方法，预期术后是否容易留下瘢痕或坑洞等情况均有辅助作用。

（五）判断肌肤年龄与模拟肌肤状况

VISIA 测量的色斑、紫外线斑、褐色斑、红色区、纹理数值与年龄呈正相关，可以通过检测患者面部肌肤的质地，判断测试者的肌肤年龄，了解肌肤状况与实际岁数是否相符合。在评估光损伤时能减少观察者内部和观察者之间的差异，有助于开展对面部衰老和面部皮肤年轻化治疗方案的研究。

三、在皮肤科的应用

VISIA 在提高临床观察的可视化效果方面，不仅能够检测已经暴露在皮肤表面的问题，还能通过偏振光以及紫外光检测出皮下潜在的问题，将表皮下、真皮的皮肤病变直观展现在受测者面前，甚至对未来可能出现的皮肤问题提出警示，有利于医师选择适宜的医疗美容项目进行干预。斑点、紫外线色斑、棕色斑和红色区反映皮肤色素沉着的严重程度，是医疗美容的重点治疗项目之一。VISIA 通过测量面部皮肤生理特性和成像特征，分析相关参数及其关系，提高临床观察的可视化效果，能同时检测皮肤表面和皮下潜在的问题，记录肉眼难以区分的皮肤性质的细微变化，能够客观地评估皮肤年轻化、衰老速度及敏感程度。有关研究显示，VISIA 在黄褐斑、痤疮、酒渣鼻等项目中具有良好的应用效果。此外，还可对护肤品、化妆品安全性和功效进行科学性和直观性评价。如紫外线色斑数值是评价美白疗效的最佳指标，皱纹、纹理反映皮肤的光滑度与饱满感，从而间接反映护肤品的补水保湿能力，紫质还可用于检测面部荧光剂，评估护肤品化妆品的优劣。以上均证明了 VASIA 皮肤检测评估在医疗美容中的巨大潜力。

四、操作流程

皮肤检测分析仪的操作流程详见视频 24-2-1。

视频 24-2-1 皮肤检测分析仪操作流程

五、使用注意事项

皮肤检测分析仪的检测结果是与库内皮肤状态对比所得，只是提示在人群中的百分率，无法得出精确数值，因此目前只能检测面部皮肤状态。尽量避免年龄过小患者检测，因其自主活动性强，无法听从指令保持静止，结果误差较大。检测前，必须严格清洁皮肤，化妆品、防晒、保湿霜等的残留会影响检测结果。使用温水清洁皮肤，避免水温过高或过低，导致皮肤血管扩张或收缩，影响检测结果。

六、在常规皮肤美容治疗中的应用

（一）血管性皮肤病

1. **鲜红斑痣** VISIA 检测红色区见界限清楚的红斑（图 24-2-10）。

2. **毛细血管扩张症** VISIA 检测红色区见界限清楚的红色血管结构（图 24-2-11）。

3. **蜘蛛痣** VISIA 检测红色区见界限清楚的局限性红色斑疹（图 24-2-12）。

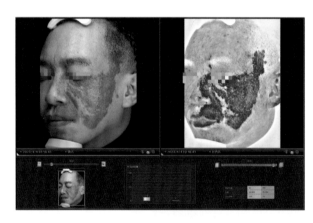

图 24-2-10 鲜红斑痣在皮肤检测分析仪下影像

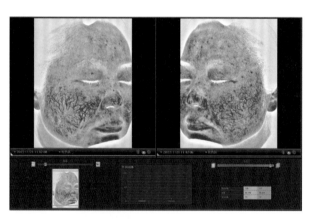

图 24-2-11 毛细血管扩张症在皮肤检测分析仪下影像

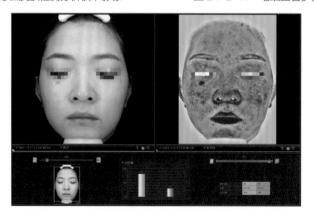

图 24-2-12 蜘蛛痣在皮肤检测分析仪下影像

（二）色素增加性皮肤病

1. **雀斑** VISIA 检测棕色斑及紫外线色斑区见多发密集的斑点（图 24-2-13）。

2. **黄褐斑** VISIA 检测棕色斑及紫外线色斑区对称性分布的斑片（图 24-2-14）。

3. **脂溢性角化病** VISIA 检测棕色斑区见局部加深的斑片（图 24-2-15）。

4. **太田痣** VISIA 检测棕色斑区见沿神经节段分布的色素加深斑片（图 24-2-16）。

5. **颧部褐青色痣** VISIA 检测棕色斑区见颧部对称性色素加深斑片，部分可融合（图 24-2-17）。

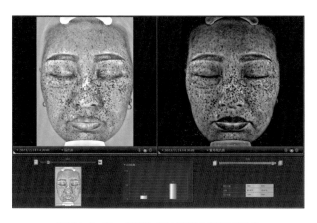

图 24-2-13 雀斑在皮肤检测分析仪下影像

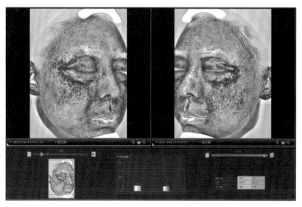

图 24-2-14 黄褐斑在皮肤检测分析仪下影像

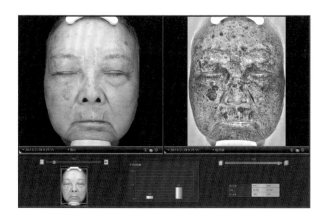

图 24-2-15 脂溢性角化病在皮肤检测分析仪下影像

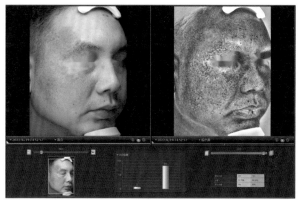

图 24-2-16 太田痣在皮肤检测分析仪下影像

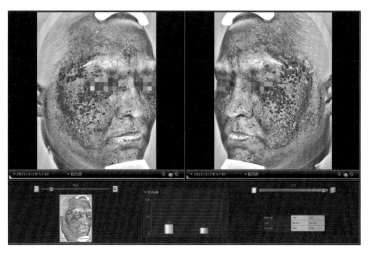

图 24-2-17 颧部褐青色痣在皮肤检测分析仪下影像

（三）色素减少性皮肤病

1. 炎症后色素减退斑　VISIA 检测棕色斑区见散在白色斑疹（图 24-2-18）。

2. 白癜风　VISIA 检测紫外线色斑区见界限清楚的白色斑片（图 24-2-19）。

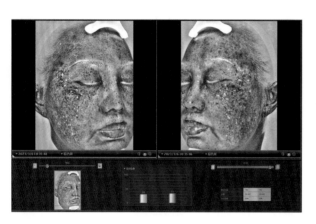

图 24-2-18　炎症后色素减退斑在皮肤检测分析仪下影像

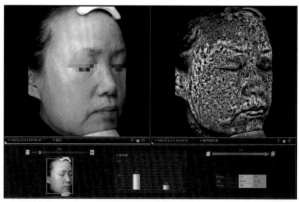

图 24-2-19　白癜风在皮肤检测分析仪下影像

（四）损容性附属器疾病

1. 玫瑰痤疮　VISIA 检测红色区见鼻部、双颊弥漫红色斑片、血管结构（图 24-2-20）。

2. 酒渣鼻　VISIA 检测红色区见鼻部弥漫红色斑片（图 24-2-21）。

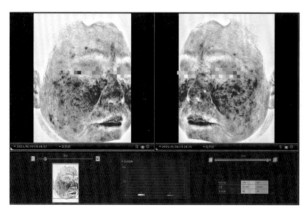

图 24-2-20　玫瑰痤疮在皮肤检测分析仪下影像

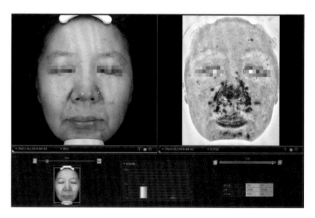

图 24-2-21　酒渣鼻在皮肤检测分析仪下影像

（姚　婷）

第三节　3D 皮肤检测仪

3D 皮肤检测仪是一种对皮肤进行图像采集和分析的仪器。其可以拍摄人体的任何部位，通过对获取的图像数据进行空间和光谱分析，得出皮肤的细微结构和生色团浓度，利用电脑分析这些图像之间的差异，并在二维和三维空间重建图像，进行数据信息存储。

一、基本原理

3D 照相机部分使用多个发光二极管和偏振光源，紫外分辨率可达 1 500 万像素，可自动追踪；照相范围为 56mm×56mm 的区域，记录该光源覆盖反光区域。不同于传统的三色（红、绿、蓝）成像技术，3D 皮肤测试仪通过反射率描绘来自不同方向的七种光波，而这七种光波覆盖了整个可见光谱范围。标准白炽灯可用于识别斑点、皱纹、纹理、毛孔，紫外光源用于分析紫外线斑和卟啉，正交偏振闪光灯用于观察棕色斑点和红色区域。利用光反射率对皮肤表面进行三维重建，并对获取的图像进行空间和光谱分析，可视化显示皮肤表面形态和黑色素、血红素的浓度和分布，可选择部分区域进行皮肤粗糙度、毛孔、凹陷、突起、皱纹等皮肤表面形态进行数据测量，同时可对黑色素和血红素的浓度、变异度进行测量。

二、功能

3D 皮肤检测仪在室温 21～23℃、相对湿度 40%～50% 的条件下休息 15 分钟后接受仪器检测。以检测者部位为面部为例：用 3D 皮肤检测仪拍摄闭目安静状态下受试者额部（含眉间区）、左眼周、左颊部及鼻部四部位图像。

测得每个受试者额纹、眉间纹、鱼尾纹的最大深度，以及额部、左眼周、左颊部三部位黑色素、血红素、纹理的定量数据和额部、左颊部、鼻部三部位毛孔的定量数据。分析区域应尽量避

免反光区域、黑痣和头发的干扰。所有皮肤指标检测均由经专业培训的工作人员操作（图 24-3-1）。各项定量指标的意义如下。

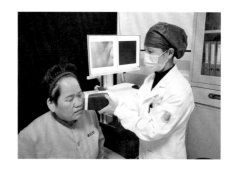

图 24-3-1　皮肤检测分析仪操作

1. **额纹**　即额部上的横向皱纹，为发际线与眉线之间的区域。对皱纹的数量和长度不予考虑，测量皱纹的最大深度（图 24-3-2）。

2. **鱼尾纹**　即外眦区域呈放射状的皱纹，测量时从外眼角外约 5mm 处开始，对皱纹的数量和长度不予考虑，测量皱纹的最大深度（图 24-3-3）。

3. **黑色素**　黑色素模式可检测皮肤中黑色素的平均水平和变异度，其中黑色素平均水平指单位面积黑色素浓度的平均值，黑色素变异度描述的是选定区域黑色素的变异情况，即黑色素均一性信息。变异度与均一性呈负相关，即变异度越小，均一性越大，变异度越接近 0，黑色素分布越均匀。为评估皮肤肤色时，变异度提供了非常重要的信息（图 24-3-4）。

皱纹：小型（0.1～1.0mm）

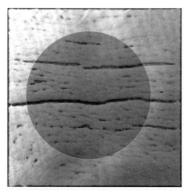

额头
- 凹陷评分 = 10.259
- 最大深度 = 0.137mm

图 24-3-2　额纹在 3D 皮肤检测仪
下影像

皱纹：小型（0.1～1.0mm）

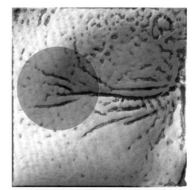

右眶周
- 凹陷评分 = 11.962
- 最大深度 = 0.146mm

图 24-3-3　鱼尾纹在 3D 皮肤检测仪
下影像

黑色素：水平与变化

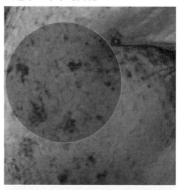

右黑
- 影响区域 = 0.660
- 差异 = 0.037 6

图 24-3-4　黑色素在 3D 皮肤检测仪
下影像

4．血红素 皮肤内层的血管和真皮内的血红蛋白呈现红色，同时红色区域代表一种潜在的多变状态，如炎症或毛细血管扩张等。血红素模式可检测受试部位皮肤中血红素的平均水平和变异度，其中血红素平均水平指单位面积血红素浓度的平均值，血红素变异度反映选定区域血红素的变异情况，即血红素的均一性信息（图24-3-5）。

5．毛孔 毛孔模式下可分析所选区域单个毛孔的平均体积和单位面积内毛孔的平均密度，其中毛孔体积反映皮脂腺开口的扩张情况（图24-3-6）。

6．纹理 反映皮肤的粗糙情况，其数值越小，皮肤越光滑（图24-3-7）。

血红素：水平与变化

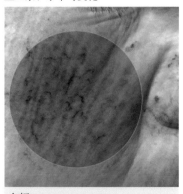

右颊
- 影响区域 = 1.308
- 差异 = 0.197
- 相对差异 = 15.1%

图24-3-5 血红素在3D皮肤检测仪下影像

毛孔：小（0.1～0.5mm）

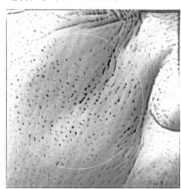

右颊
- 体积 = 0.581mm³
- 索引 = 0.41
- 计算 = 273
- 密度 = 19.3/cm²
- 平均毛孔量 = 0.002 1mm³
- 平均毛孔面积 = 0.152mm²
- 影响区域 = 41.5mm²
- 最大深度 = 0.025mm

图24-3-6 毛孔在3D皮肤检测仪下影像

纹理：小型（0.1～1.0mm）

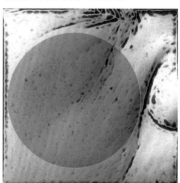

右颊
- 粗糙程度 Ra = 6.606
- 粗糙程度 Rq = 8.602
- 高低差 = 0.100mm

图24-3-7 纹理在3D皮肤检测仪下影像

三、在皮肤科的应用

3D所获得的照片是在独立照明条件下，通过偏光滤光片和专有技术的组合来实现的，从而保证了再现条件和结果的准确性，使其在分析皱纹方面更精准，与其他类型的皮肤色度分析仪对比，有较高的灵敏度和特异度。使用3D测得毛孔的体积和指数都与年龄呈正相关，其在评估毛孔方面更为敏感，可用于评估毛孔粗大相关的问题。

近年来，3D在皮肤科等领域的应用得到快速发展，对于衡量各种治疗对面部皱纹、皮肤粗糙程度、凹陷、日光角化病及瘢痕等的疗效具有客观、准确的效果。有研究表明，通过3D皮肤检测仪的颜色图像、粗糙度、黑色素、血红素水平四项指标，可直接反映瘢痕治疗前后的微小变化，避免了研究者和患者的主观判断偏差，结果客观准确，可有效评价瘢痕治疗效果。3D皮肤检测仪可对治疗疗效进行评估，其操作简单且无创，可精确地反映皮肤表面形态和血红素水平变化情况，有助于患者树立长期治疗的信心，提高患者的依从性，且适用于全身各个部位，检测结果具有客观、准确、可重复的特点，在皮肤科医学美容领域有良好的前景。

四、操作流程

3D皮肤检测仪的操作流程（以爱尔兰Miravex科技公司研发的Antera 3D皮肤检测仪为例）详见视频24-3-1。

视频24-3-1 Antera 3D皮肤检测仪操作流程

五、使用注意事项

3D 皮肤检测仪使用时需注意避免过度用力深压，压力会使纹理、凹陷出现测量误差；每次检测时需提前调出上一次检测图像，尽量使两次检测角度保持一致，避免后期数据分析误差。

六、在常规皮肤美容治疗中的应用

1. 皱纹　3D 皮肤检测显示眶周放射状多处线状凹陷，凹陷深度不一（图 24-3-8）。

2. 瘢痕　3D 皮肤检测显示额中部凹陷区，边缘隆起，中间凹陷深度不一（图 24-3-9）。

3. 毛孔　3D 皮肤检测显示额中部凹陷区，边缘隆起，中间凹陷深度不一（图 24-3-10）。

皱纹：小型（0.1~1.0mm）

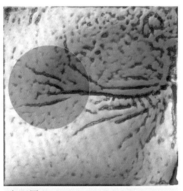

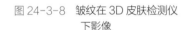

右眶周

- 凹陷评分 = 11.962
- 最大深度 = 0.146mm

图 24-3-8　皱纹在 3D 皮肤检测仪下影像

凹陷：小型（0.1~1.0mm）

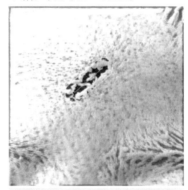

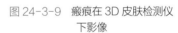

额部

- 体积 = 1.67mm³
- 影响区域 = 33.6mm²
- 最大深度 = 0.134mm

图 24-3-9　瘢痕在 3D 皮肤检测仪下影像

毛孔：小（0.1~0.5mm）

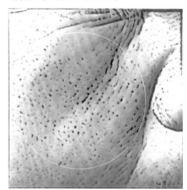

右颊

- 体积 = 0.581mm³
- 索引 = 0.41
- 计算 = 273
- 密度 = 19.3/cm²
- 平均毛孔量 = 0.002 1mm³
- 平均毛孔面积 = 0.152mm²
- 影响区域 = 41.5mm²
- 最大深度 = 0.025mm

图 24-3-10　毛孔在 3D 皮肤检测仪下影像

（姚　婷）

第四节　多功能皮肤测试仪

多功能皮肤测试仪是一个多功能测试平台，可连接多个相同或不同的皮肤测试探头。是一种先进的皮肤检测分析仪器，主要用于美容和医疗领域。它通过检测皮肤的含水量、经皮失水量、皮脂含量等信息，帮助评估皮肤的状态和功能，为皮肤问题的解决提供科学依据。

一、基本原理

（一）皮肤水分含量工作原理

采用的是世界公认的 Corneometer 法——电容法，按照含水量的不同，适当形状的测量用电容器会随着皮肤电容量的变化而变化，而皮肤电容量又是在测量的范围内，这样就可以测量出皮肤的水分含量。电容量的测量方法比其他方法更优越，被测试皮肤和测试探头没有不自然的接触，几乎没有电流通过被测试皮肤，因此测试结果实际上不受极化效应和离子导电率的影响。仪器探头和皮肤中水分建立平衡过程中没有惯性，可以实现快速测量，这样同时也消除了活性皮肤对测量结果的影响。

（二）皮肤水分散失工作原理

来源于菲克扩散定律：

$$dm/dt=-D \times A \times dp/dx$$

式中：A —— 面积（m^2）

m —— 水分的扩散量（g）

t —— 时间（h）

D —— 扩散系数（0.087 7cm^2/s）

p —— 蒸汽压力（mmHg）

x —— 皮肤表面测量点的距离（m）

扩散流量 dm/dt 表示的是在一定时间内每平方米面积上所传输的量，扩散流量与扩散面积和每单位长度上的浓度变化 dc/dx（压力变化）成正比。D 是水蒸气在空气中的扩散系数。这个定律只有在由空心圆柱腔体所构成的均匀扩散区域内才有效。浓度梯度是由两对温度、湿度传感器间接测试出来的，数据通过微处理器进行分析。

（三）皮肤油脂含量工作原理

皮肤油脂测试采用的是世界公认的 Sebumeter 法。它是基于光度计原理，一种 0.1mm 厚的特殊消光胶带吸收人体皮肤上的油脂后，就会变成一种半透明的胶带，它的透光量就会发生变化，吸收的油脂越多，透光量就会越大，这样就可以测量出皮肤油脂的含量。

（四）皮肤弹性测试工作原理

基于吸力和拉伸原理，在被测试的皮肤表面产生一个负压将皮肤吸进一个特定测试探头内，皮肤被吸进测试探头内的深度是通过一个非接触式的光学测试系统测得的。测试探头内包括光的发射器和接收器，光的比例（发射光和接收光之比）同被吸入皮肤的深度成正比，这样就得到了一条皮肤被拉伸的长度和时间的关系曲线，然后通过 MPA 软件分析来确定皮肤的弹性性能。

（五）皮肤黑色素和红色素测试原理

基于光谱吸收的原理（RGB），通过测定特定波长的光照在人体皮肤上后的反射量确定皮肤中黑色素和血红素的含量。色素检测仪的测试探头由光源发射器和接收器组成，另有弹簧以保持检测时对皮肤的压力恒定。探头的发射器发出波长分别为 568nm、660nm、和 880nm 三种波长的光照射在皮肤表面，接收器测得皮肤反射的光。发射光的量是一定的，因此就可以测出被皮肤吸收的光的量，测出皮肤黑色素和血红素的含量。

（六）皮肤 pH 测试原理

pH 的测试原理 pH=-log［H^+］

pH 的测试原理是通过一个玻璃电极和参比电极做成一体的特殊测试探头，顶端由一个半透膜构成，该半透膜将探头内部的缓冲液和外部被测皮肤表面所形成的被测溶液分开，但外部被测溶液中的氢离子（H^+）却可以通过该半透膜，从而进行 pH 测定。

二、设备组成

多功能皮肤测试仪一般配备六种测试探头，包括皮肤水分含量探头、检测皮肤水分散失探头、皮肤油脂含量探头、皮肤弹性探头、皮肤黑色素和红色素探头、皮肤 pH 探头（图 24-4-1）。

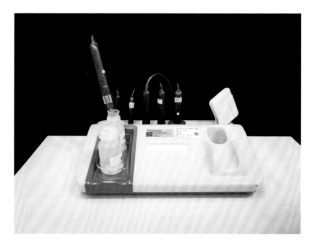

图 24-4-1 MC960 多功能皮肤测试仪

三、主要适应证

皮肤多功能测试仪可以检测皮肤的电导率、温度、湿度、油腻程度等指标，这些指标可以反映个体的健康状况，如温度异常则可能表明个体存在某些炎症性疾病，如玫瑰痤疮、酒渣鼻、脂溢性皮炎等，为皮肤疾病的诊断和治疗提供科学依据。因此，该设备可以为临床医师提供更多的信息，帮助他们作出更准确的诊断，这可以帮助临床医师评估疾病的进展情况，指导个体化治疗，制订个体化的治疗方案，同时也可以提高患者的依从性。

四、使用注意事项

皮肤多功能测试仪仅对皮肤当前状态进行检测，对环境温湿度敏感，因此测量需保持环境相对稳定的温湿度，同时保持皮肤表面干燥、清洁，避免测量误差。必要时需多次测量后求平均值，保证测量数据客观。

五、在常见美容治疗中的应用

1. 脂溢性皮炎　皮肤多功能测试显示轻度缺水、红区增加、皮肤油性高（图24-4-2）。

2. 玫瑰痤疮　皮肤多功能测试显示缺水、红区增加、温度高、弹性低、皮肤油性低（图24-4-3）。

3. 光老化　皮肤多功能测试显示缺水、红区增加、温度高、弹性低、皮肤油性低（图24-4-4）。

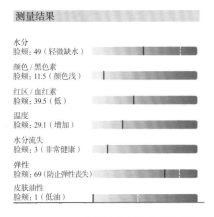

图 24-4-2　脂溢性皮炎的多功能皮肤测试仪检测结果

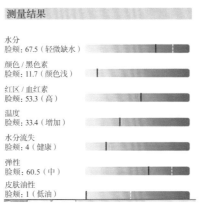

图 24-4-3　玫瑰痤疮的多功能皮肤测试仪检测结果

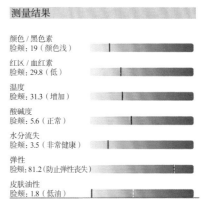

图 24-4-4　光老化的多功能皮肤测试仪检测结果

（姚　婷）

第五节　高频多普勒超声

皮肤高频多普勒超声（皮肤超声）是一种无创性影像学技术，利用高频超声设备和技术对皮肤及皮下组织进行观察和检查。早在1979年，Alexander等首次将超声应用于人体皮肤厚度测量，标志着超声在皮肤科领域的应用开始。然而，传统的高频超声（探头频率<15MHz）由于成像原理的限制，其分辨力较低，难以获得人体皮肤极浅区域（深度<10mm）的清晰图像。

因此，传统高频超声主要用于皮肤厚度测量或较深结节的观察，无法分辨皮肤各层的细微结构，限制了其在皮肤疾病诊断中的应用。

近年来，随着超声探头频率的进一步提高（探头频率≥20MHz），超声检查的范围逐渐精确到浅表的皮肤组织。从原本只能观察骨骼肌、筋膜和皮下软组织，发展到现在可以观察到真皮层和表皮层。因此，对于临床医师来说，了解皮肤高频超声影像技术的基础知识，掌握皮肤与皮下组织高频超声检查的基本技能非常重要。

皮肤高频超声技术可辅助提高皮肤良恶性肿瘤和皮肤炎症性、硬化萎缩性疾病的诊断和鉴别诊断的比例。同时为肌肤健康状态的观察、皮肤慢性疾病的动态监测和疗效判断、手术切口愈合和医疗美容的功效评价等方面提供帮助。因此，医师需要掌握相关的技能，合理应用皮肤高频超声技术。

一、基本原理

高频超声在医学领域中具有较好的方向性和穿透性，其基本原理是利用人体各种器官和组织之间声阻抗特性的差异。当高频超声传播到人体时，不同组织将会产生不同的反射波信号。这些反射波信号经过接收和一系列生物工程处理，如波束成形等，将以明暗不同的光点显示在屏幕上，从而生成可供医学观察和诊断使用的超声影像。

在皮肤超声成像中，常用的成像方式包括灰阶超声成像和多普勒超声成像。灰阶超声成像是一种常用的超声成像技术，常见的多普勒超声成像方式包括彩色多普勒血流成像、脉冲多普勒成像和能量多普勒成像。彩色多普勒血流成像可以显示血流方向和速度，通过将血流显示为彩色图像，可以帮助医师评估皮肤血管的血流状态。脉冲多普勒成像主要用于测量血流速度和检测异常血流。能量多普勒成像则可以提供更精确的血流信息。

总的来说，高频超声在皮肤超声成像中具有广泛的应用，对医学观察和诊断具有重要价值。

（一）灰阶超声成像

灰阶超声成像（B型超声）是一种医学成像技术，其基本原理是利用快速扫描的单声束或同时扫描的多声束在人体组织中遇到的不同界面所产生的回声。这些回声通过以光点的辉度（亮度）的方式显示在示波器屏幕上，形成所检查组织断面回声的二维图像。辉度的变化范围从无到强（饱和），并分为若干等级，即灰阶（图 24-5-1）。

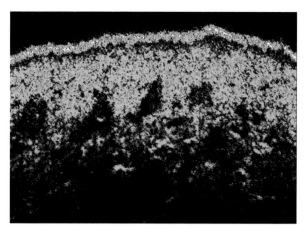

图 24-5-1　灰阶超声成像 [正常皮肤（胸部），75MHz]

在灰阶超声成像中，回声信号的强度用于表示辉度。较强的回声信号对应较亮的灰阶，而较弱的回声信号则对应较暗的灰阶。这种灰阶变化方式使医师能够观察到组织内部的密度和反射特性，从而对组织的形态和结构进行评估和诊断。

需要注意的是，不同组织在超声成像中具有不同的回声特性，这取决于它们的声阻抗差异。例如，液体（如囊肿）通常显示为黑色或暗灰色，因为其对超声的回声较弱；而固体组织（如肌肉或骨骼）则通常显示为较亮的灰阶，因为其对超声的回声较强。

总而言之，灰阶超声成像通过以灰阶的形式显示回声信号的强度差异，可以为医师提供对组织形态和结构的直观观察。这项技术在医学诊断和评估中具有重要的应用价值。

（二）彩色多普勒血流成像

彩色多普勒血流成像是一种常用于皮肤血流信号检测的技术（图 24-5-2）。它基于多普勒原

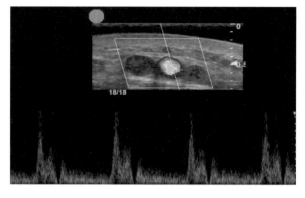

图 24-5-2　彩色多普勒血流成像（桡动脉、桡静脉，33MHz）

理，通过多声束的快速采样获取血流信息，并通过相位检测、自相关处理和彩色灰阶编码等步骤，将血流方向以不同的颜色标识，并叠加在 B 型声像图上显示出来。在临床工作中，通常用红色表示朝向探头的血流，蓝色表示背离探头的血流，而彩色的亮度则显示血流速度的高低。

彩色多普勒血流成像仅能定性描述血流速度的大小，无法进行定量的血流速度分析。在图像中，层流一般呈现纯红色或纯蓝色，而绿色表示存在湍流。当存在湍流时，正向血流呈红色中带有黄色（红色与绿色混合），而负向血流呈蓝色中带有紫色（蓝色与绿色混合）。但需要注意与混叠现象进行区分。

彩色多普勒血流成像在皮肤血流检测中起重要作用，它能够提供直观的血流方向和速度信息，帮助医师进行初步的定性分析和评估。然而，定量分析和精确测量血流速度，通常需要使用其他血流成像技术或结合其他方法进行进一步的处理和分析。

（三）脉冲多普勒

脉冲多普勒是一种常用于血流定量检测的技术。它利用脉冲采样的方式分析血流信号的多普勒频移，并通过超声诊断仪进行信号处理，以频谱图的形式在显示器上显示（图 24-5-3）。

脉冲多普勒检测血流的原理基于多普勒频移现象。当超声探头向体内发射脉冲超声时，超声在流动的红细胞处产生散射，而超声探头接收到红细胞背向散射信号。由于红细胞处于运动状态，探头接收到的红细胞背向散射信号的频率与探头发射脉冲超声的频率之间会产生多普勒频移。

当多普勒频移超过脉冲重复频率的一半时，出现混叠现象。混叠现象表现为彩色多普勒血流速度峰值处的颜色倒错，即红色变为蓝色或蓝色

变为红色。此外，频谱多普勒曲线在峰值处出现折断，并将折断部分移到基线的另一侧。

通过对多普勒频移的分析，脉冲多普勒可以提供血流速度的定量信息。医师可以观察彩色多普勒血流图中的颜色编码，以确定血流方向和速度。这种定量信息对于诊断和评估血流异常非常有帮助。

需要注意的是，在脉冲多普勒中存在混叠现象，当多普勒频移超过一定阈值时会发生。为了避免混叠现象对测量结果的影响，通常需要调整脉冲重复频率或使用其他技术来解决这个问题。

（四）能量多普勒成像

为了更敏感地显示细小血管的分布，能量多普勒成像在皮肤超声中也得到了应用。能量多普勒成像利用红细胞散射能量形成的信号检测慢速血流，避免了多普勒频移信号的使用。它的主要原理是提取返回多普勒信号的能量强度，以显示血流运动的存在，但不显示其相对速度和血流方向。能量多普勒成像可以获取全方位的血流信号，不受入射角度的影响，并具有较高的信噪比，提高了血流检测的敏感性，尤其对于低速血流的检测非常敏感。

此外，能量多普勒成像能够显示平均速度为零的血液灌注区域，它不受频率极限问题的限制，因此不会出现彩色混叠现象。然而，能量多普勒成像可能会出现闪烁伪像，这是信号处理过程中的特定算法所引起的。闪烁伪像可能对图像质量和解释产生一定的影响，因此在解释结果时需要注意这一问题。

总的来说，能量多普勒成像在皮肤超声中的应用能够提高对细小血管分布的敏感性，并显示血流运动的存在。它不受频移限制，具有较高的信噪比，适用于检测低速血流。需要注意的是闪烁伪像可能存在，在结果解释时予以考虑。

二、常用设备

（一）皮肤超声检查仪器

皮肤超声检查的仪器主要有两种类型，分别是常规超声仪器和超声生物显微镜（图 24-5-4）。

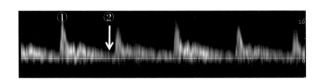

图 24-5-3　脉冲多普勒示意
①-收缩期峰值流速（PSV）；②-舒张末期最低血流速度（EDV）。

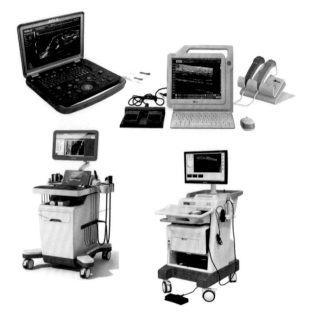

图 24-5-4　皮肤超声检查仪器

常规超声仪器是临床上常用的超声设备，用于皮肤超声检查。它通过加载频率不超过50MHz的超声探头进行成像。常规超声仪器具备多种成像模式，包括灰阶成像、彩色多普勒、能量多普勒和弹性成像等。这些模式可以提供详细的解剖信息、血流信息和组织的弹性特性等。

超声生物显微镜则支持频率≥50MHz的超声探头。它目前主要具备单一的灰阶成像功能，但对于极浅表结构，尤其是表皮和真皮浅层的层次显示更加清晰。超声生物显微镜在皮肤病学和皮肤美容领域具有一定的应用潜力，可以提供高分辨率的皮肤结构图像。

此外，为了满足床旁的需求，笔记本式和手持式超声仪器也越来越常见。这些便携式设备具有灵活性和便捷性，可以在临床现场进行快速的皮肤超声检查。

（二）超声探头选择

超声探头在皮肤超声检查中根据频率范围的不同，可以分为低频超声探头（1~8MHz）、普通高频超声探头（9~20MHz）、超高超声频探头（21~50MHz）和超声生物显微镜（＞50MHz）。

1. **低频超声探头**　频率范围为1~8MHz，多为凸阵探头。在皮肤超声中很少应用，主要在腹部超声检查中使用。当病灶较大、位置较深或

怀疑有深部脏器或腹腔淋巴结转移时可能会选择低频超声探头。

2. **普通高频超声探头**　频率范围为9~21MHz，多为线阵探头。常应用于浅表器官、血管及小儿腹部等部位的超声检查。当缺乏更高频率的超声探头时，也可用于皮肤超声。

3. **超高频超声探头**　频率范围为20~50MHz，多为线阵探头。主要应用于位置浅表处皮肤病灶的超声检查，可以清晰观察病灶的内部细节。

4. **超声生物显微镜**　频率＞50MHz的超声探头，称为超声生物显微镜（ultrasound biomicroscopy，UBM）。它具有亚毫米级别的空间分辨率，可以显示表皮及皮肤附属器等精细结构。在使用超声生物显微镜进行皮肤检查时，需要准备探头换能器、硅胶防水囊和防水PU膜等材料，并注意探头的安装和保养。

总体而言，在皮肤超声检查中，推荐优先选择频率为20~25MHz的超声探头进行初步评估，根据成像情况再决定是否需要更换其他频率的探头。不同频率超声探头在皮肤超声检查中有不同的适用范围和成像能力（图24-5-5）。

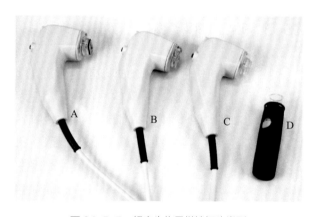

图 24-5-5　超声生物显微镜探头类型
A. 22MHz探头；B. 50MHz探头；C. 75MHz超声探头；
D. 选配皮肤镜图像采集装置。

三、主要适应证

（一）皮肤肿瘤的辅助诊断

各种类型色素痣、原位鳞状细胞癌、基底细胞癌、脂溢性角化病、鲍恩病、血管瘤及血管畸形、血管球瘤、肉芽肿、淋巴管瘤、毛母质瘤、

毛发上皮瘤、表皮囊肿、脂囊瘤、皮肤纤维瘤、神经纤维瘤、瘢痕疙瘩、平滑肌瘤等。

（二）其他皮肤病的辅助诊断

皮肤萎缩、脂肪萎缩、硬皮病、银屑病、硬肿病、皮肤急慢性炎症及苔藓化疾病等。

（三）皮肤外科应用

皮肤各层厚度和毛细血管观察、测量，皮肤断层和表皮深部图像观察与测量，整形美容术前后测量；皮肤肿瘤与皮周关系观察与测量或确定手术切缘，为手术方案提供参考依据；动态图像监测伤口愈合或随诊等。

（四）皮肤监测

1. **皮肤 Breslow 厚度观察与测量**　近期、远期疗效及相关指标测量，尤其是黑色素瘤浸润情况测量。

2. **肌肤健康状态观察**　皮肤水肿、老化、弹性和美容效果观察与功效评价等。

3. **皮肤填充剂监测**　可视化动态观察、测量；线状物或其他植入物的监测。

4. **皮肤组织结构参数测量**　测量皮肤组织各层参数，为皮肤病的科学研究提供客观指标等。

（五）在体、实时及动态靶目标图像观察

微创疗效、物理治疗、激光疗效评价；皮肤某些疾病或某些药物的疗效或特殊用途化妆品的功效评价等。

四、使用注意事项

（一）硬件要求

在皮肤超声检查中，针对表皮和真皮成像，探头的频率应≥20MHz，这样才能清晰地显示皮肤各层次的结构，包括表皮、真皮和皮下软组织。较高的频率有助于提高图像的分辨率和细节显示能力。需要注意的是，随着频率的增加，超声的穿透能力减弱，当探头频率增加到50MHz时，表皮结构会更加清晰，但真皮乳头层以下的结构由于穿透深度减少而显示不清。

在进行皮肤超声检查时，一般会先用手触及病变或进行纵横切面扫查，以定位病变的位置。然后使用较低频率的探头进行扫查，以全面了解病变的声像图表现及其与周围组织的关系。接下来，使用高频探头进行细致的扫查，注意观察病变内部的回声、形态变化，并测量病变的范围、基底部距离以及与皮肤表面的深度。必要时，还需要对病变区域的淋巴结进行扫查。

这样的步骤和方法能够提供更全面和详细的信息，帮助医师进行病变的评估和定位。通过使用不同频率的探头，医师可以获取不同层次和细节的皮肤超声图像，并辅助诊断和治疗决策。

（二）操作要点

1. **探头准备**　使用前可用乙醇棉球轻轻擦拭超声探头，保持清洁，检查结束后，先拆卸探头，用流动清水清洗后用皂液、乙醇进行清洁。开放性皮损检查时要采用保护套隔离探头后才可以检查。

2. **皮损准备**　皮损表面应保持清洁、无异物，若在毛发区域，可先去掉皮肤表面毛发后再进行检查，因为毛发会对图像进行干扰。

3. **图像采集注意事项**　在进行皮肤超声检查时，确保探头与皮损处保持良好的接触是非常重要的。正确地用力或加压可以帮助获得清晰的图像，但要避免用力过大，以免改变病变的位置、形态、边界以及与周围结构的关系。此外，还要注意观察病变的回声水平、回声质地、后壁和侧壁的回声以及血管信号的影像特点。

如果皮肤表面存在高低不平或皱褶较多的情况，可以使用足够多的耦合剂减少皮肤皱褶和病变造成的不规则平面，同时减少与探头接触时产生的气泡干扰。

不典型的皮损，可以将其与皮损周围的超声图像进行对照，以帮助更好地评估和诊断。在整个过程中，应随时进行超声图像信息的标注和数据存储，并确保图像在图文打印报告中与超声描述结果一致。

这些操作和注意事项可以提高皮肤超声检查的准确性和可靠性，确保获得可靠的超声图像，并为医师提供正确的诊断依据。

五、在常见美容治疗中的应用

（一）血管相关损容性皮肤病

1. **鲜红斑痣** 皮肤超声图像显示：真皮浅层见有中低回声区，间有散在条索状中高回声，与周围组织界限不清，彩色多普勒血流成像（CDFI）见有少量血流信号（30MHz）（图24-5-6）。

2. **婴儿血管瘤** 皮肤超声图像显示：真皮中上部见有中低回声区，间有带状分隔腔样结构，境界欠清（30MHz）；CDFI血流信号丰富（30MHz）（图24-5-7）。

3. **化脓性肉芽肿** 皮肤超声图像显示：皮损高于皮表，呈椭圆形结构，内部分隔腔样改变，伴有侧方声影，境界尚清（30MHz）；CDFI见有丰富血流信号（30MHz）（图24-5-8）。

4. **血管角皮瘤** 皮肤超声图像显示：较之正常皮肤，表皮增厚，真皮浅层带状低回声区，灶性回声增强，境界尚清。CDFI未见明显血流信号（30MHz）（图24-5-9）。

5. **淋巴管瘤** 皮肤超声图像显示：真皮浅层见有明显的囊腔样结构，囊腔相互连接，囊腔内可见点状中低回声，境界尚清（30MHz）（图24-5-10）。

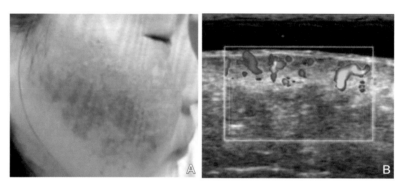

图24-5-6 右面部鲜红斑痣临床表现（A）及皮肤超声表现（B）

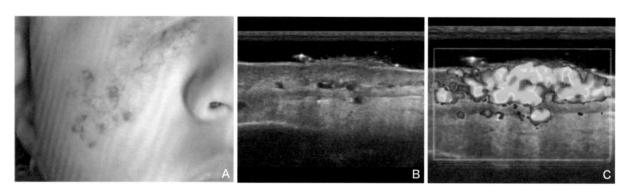

图24-5-7 右面部婴儿血管瘤临床表现（A）及皮肤超声表现（B、C）

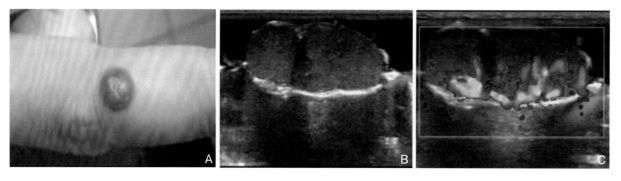

图24-5-8 左手第2指化脓性肉芽肿临床表现（A）及皮肤超声表现（B、C）

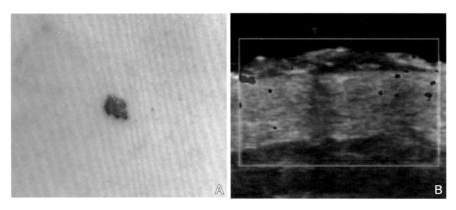

图 24-5-9　背部血管角皮瘤临床表现（A）及皮肤超声表现（B）

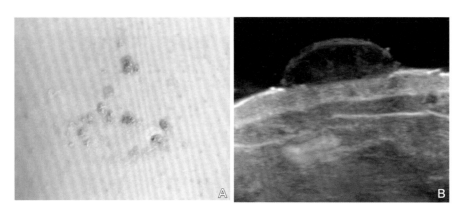

图 24-5-10　右下肢淋巴管瘤临床表现（A）及皮肤超声表现（B）

（二）色素增加性损容性皮肤病

脂溢性角化病：皮肤超声图像显示：较之正常皮肤，表皮增厚，回声明显增强，与其相邻的真皮浅层间可见低回声带，境界清晰（30MHz）；表面呈乳头瘤样隆起，伴少许后回声影减弱（30MHz）（图 24-5-11）。

（三）增生性损容性皮肤病

1. 皮内痣　皮肤超声图像显示：表皮轻度隆起，真皮中部低度回声区，间有均匀的点状中低回声，境界尚清（30MHz）（图 24-5-12）。

2. 混合痣　皮肤超声图像显示：真皮中上部低度回声，间有点状及条索状中高回声，境界尚清（30MHz）（图 24-5-13）。

3. 粟丘疹　皮肤超声图像显示：真皮浅层低度回声，间有团块状中高回声聚集，后方声影消失，境界尚清（30MHz）（图 24-5-14）。

4. 皮脂腺增生　皮肤超声图像显示：真皮

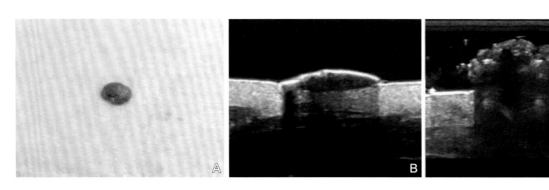

图 24-5-11　腹部脂溢性角化病临床表现（A）及皮肤超声表现（B、C）

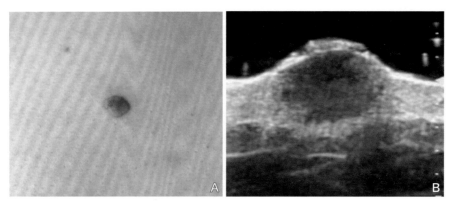

图 24-5-12　背部皮内痣临床表现（A）及皮肤超声表现（B）

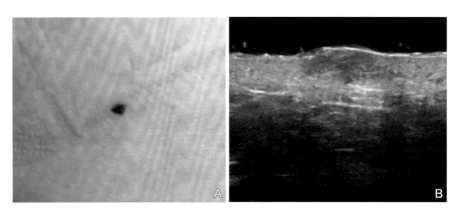

图 24-5-13　左乳房混合痣临床表现（A）及皮肤超声表现（B）

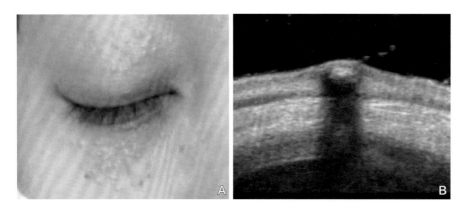

图 24-5-14　右眼周粟丘疹临床表现（A）及皮肤超声表现（B）

浅层低度回声区，间有点状及片状回声增强，境界尚清（30MHz）（图 24-5-15）。

5. **多发性脂囊瘤**　皮肤超声图像显示：真皮中下部见有多个低回声区，间有点状及条索状中高回声，境界尚清（30MHz）（图 24-5-16）。

6. **睑黄瘤**　皮肤超声图像显示：真皮中上部低度回声，间有均匀的点状中低回声，境界尚

清（30MHz）（图 24-5-17）。

（四）瘢痕

皮肤超声图像显示：真皮内中低带状回声，内部回声分布不均，灶性回声增强，境界清晰（30MHz）（图 24-5-18）。

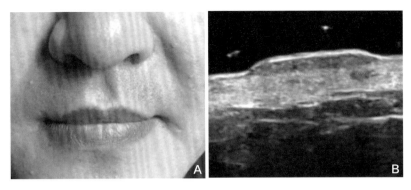

图 24-5-15　面部皮脂腺增生临床表现（A）及皮肤超声表现（B）

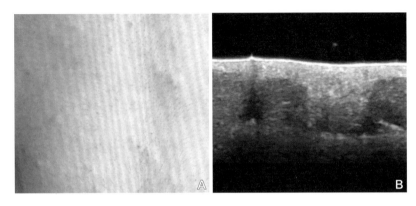

图 24-5-16　胸部多发性脂囊瘤临床表现（A）及皮肤超声表现（B）

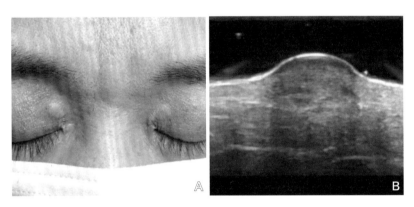

图 24-5-17　双上眼睑睑黄瘤临床表现（A）及皮肤超声表现（B）

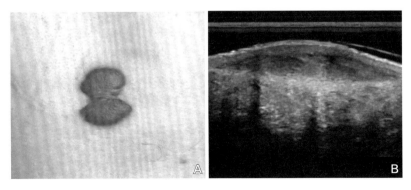

图 24-5-18　背部瘢痕临床表现（A）及皮肤超声表现（B）

（孟如松　姚　婷）

第六节 在体反射式共聚焦显微镜技术

在体反射式共聚焦显微镜（in vivo reflectance confocal microscopy，RCM），常称为皮肤CT（图24-6-1）。基于共聚焦光学成像技术的原理和方法，在计算机的辅助下对皮损进行实时、动态、无创和连续扫描，取得二维、三维和矢状面的组织和细胞图像，从而达到疾病诊断的目的。目前在皮肤病的辅助诊断方面取得了满意的效果。

一、发展史

在体反射式共聚焦显微镜（RCM）是一种新型的无创光学显微镜，同时也是一种细胞生物学图像分析仪。RCM具备逐层细胞成像的能力，能够获取组织冠状面图像，并且允许多次对皮损

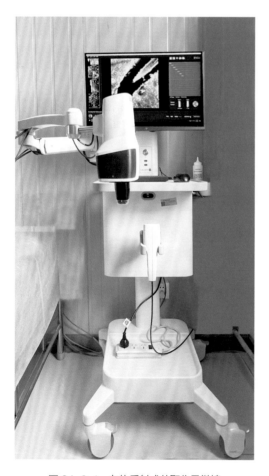

图24-6-1 在体反射式共聚焦显微镜

部位进行成像，从而方便操作者观察皮损部位的细胞和组织病理学特征。17世纪，Antony Van Leeuwenhoek（1632—1723）发明了世界上第一台实用的单一透镜显微镜；随后，Roben Hooke利用自制的复合式显微镜发现了生物组织由细胞组成。经过近400年的发展，20世纪80年代出现了具有突破瑞利衍射极限的超分辨率光学显微成像技术，其中包括RCM技术，该技术具备独特的三维成像能力。

RCM的原理在1957年由Malwin Minsky在其专利中首次阐明。1985年，Wiijanedts首次成功地利用RCM演示了荧光探针标记的生物材料的光学横断面，这标志着RCM的关键技术已基本成熟。商业化的第一台共聚焦扫描显微镜则于1987年问世。随后的数十年间，RCM迅速发展。在20世纪90年代中期，学者们对RCM进行了改进，加入了体内扫描装置，使其能够实现对活体皮肤的无创、实时成像，从而为RCM在皮肤科的推广应用奠定了基础。

二、基本原理

RCM使用点光源，光源通过照明针孔形成，并通过激发滤光片被分束器反射，然后由透镜聚焦到组织内。焦平面及其上下方照射区域的反射光被透镜收集，并通过分束器和发射滤光片，只有焦平面上的反射光能够聚焦在共焦针孔上并传输到探测器上。焦平面之上或之下的反射光被针孔遮挡，无法在探测针孔处成像。通过逐步调节样品的纵轴位置，可以产生样品的多个断层图像，清晰显示细胞或组织的各个横截面（图24-6-2）。

RCM系统包括主机（图24-6-3）和探头，主机探头的成像面积最大可达8mm×8mm，深度不超过500μm。手持式探头可适用于不同部位的检查。配套的皮肤镜图像定位装置可用于定位靶目标。

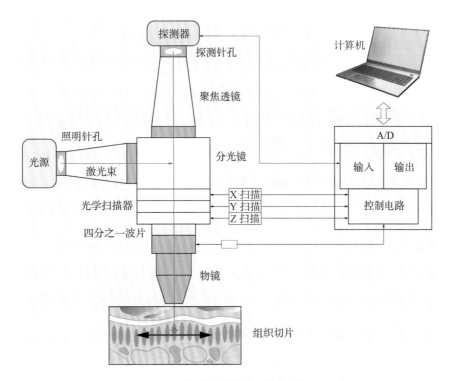

图 24-6-2　在体反射式共聚焦显微镜成像原理示意

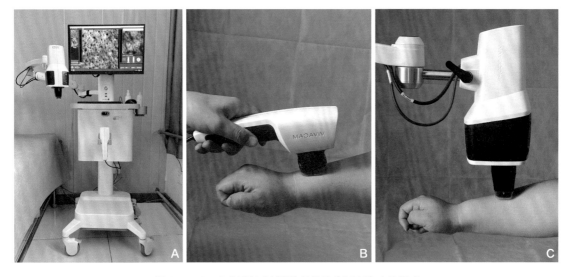

图 24-6-3　在体反射式共聚焦显微镜（RCM）主机组成
A. RCM 主机；B. 配套皮肤镜图像定位装置；C. RCM 主机图像采集装置。

三、成像基本原则

为了实现最佳成像并对图像进行正确的阅读和判定，对 RCM 的操作应该遵循以下规范原则。

1. 对照原则　使用 RCM 成像软件中的 VivaBlock 功能，可以选择不同大小（0.5mm × 0.5mm 至 8mm × 8mm）的区域进行扫描。通过比较正常皮肤和皮损之间的差异，可以判定皮损的特点。如果难以在皮损与正常皮肤的边界进行成像，可以考虑先成像皮损周围的正常皮肤或肢体对侧相应部位，然后再对皮损进行成像，以判断其与正常皮肤的差异。

2. 多处成像原则　除遵循对照原则外，为了避免遗漏，每次成像时建议至少对两个皮损进行成像。

3. 反复成像原则　针对皮损进行长期动态观察，建议对某些皮肤病进行多次动态成像，以观察疾病的演变过程。

4. 广度与深度扫描相结合原则　在进行扫

描时，建议先进行 VivaBlock 扫描，了解皮损与正常皮肤的差异，然后针对具有特点的区域进行 VivaStack 扫描，观察该区域在不同深度（从表皮到真皮浅层）上的变化情况。

以上原则有助于获得最佳的成像效果，并为图像的阅读和判定提供准确的信息。请根据这些原则对操作进行规范化。

四、主要适应证

（一）皮肤肿瘤的辅助诊断

色素痣、皮脂腺痣、皮脂腺增生、汗管瘤、粟丘疹、血管瘤、脂溢性角化病、光化性角化病、基底细胞癌、原位鳞状细胞癌、蕈样肉芽肿、佩吉特病、鲍恩病、黏膜白斑、皮肤黑色素瘤等辅助诊断。

（二）色素性皮肤病的辅助诊断

1. **色素减退性皮肤病** 白癜风、晕痣、脱色素痣、贫血痣、特发性点状白斑和老年性白斑等。

2. **色素增加性皮肤病** 咖啡斑、雀斑、雀斑样痣、蒙古斑、太田痣、褐青色痣、文身、黑变病、黄褐斑、色素性紫癜性皮肤病、金黄色苔藓等。

（三）其他皮肤病的辅助诊断

浅部真菌病、银屑病、玫瑰糠疹、皮炎湿疹类、变应性或接触性皮炎、脂溢性皮炎、扁平疣、慢性单纯苔藓、扁平苔藓、红斑狼疮、线状苔藓和光泽苔藓等。

（四）在体、实时及动态靶目标图像观察

为疾病的诊断、治疗、复诊及疗效评价提供参考依据。

五、使用注意事项

在使用皮肤 RCM 时，需要注意以下事项。

1. **成像部位的选择** 最好选择平整的皮肤区域进行成像，以便获得更清晰的图像。

2. **皮损的选择** 避免选择带有大量鳞屑、痂皮或过厚角质层的皮损进行成像，因为它们可能会影响成像的穿透深度。

3. **使用浸润介质** 在贴片与皮肤之间使用浸润介质，建议使用纯净水或矿物油。这样做可以避免皮损表面的皮脂等物质对图像的影响，提高图像质量。必要时，在扫描之前先清洁皮肤。

4. **清洁物镜镜头** 在扫描结束后，务必清洁物镜镜头，以确保下次成像时的清晰度和准确性。

遵循这些注意事项将有助于提高 RCM 的成像质量，并获得更准确的结果。

六、在常见美容治疗中的应用

（一）血管相关损容性皮肤病

1. **鲜红斑痣** RCM 显示：真皮上、中部胶原之间毛细血管扩张，扩张的血管呈网络状分布，平行和垂直于真皮内，动态扫描时可见血流较快（Z 扫描）（图 24-6-4）。

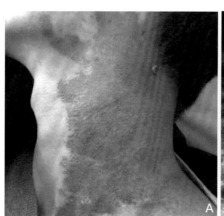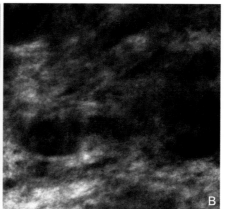

图 24-6-4 鲜红斑痣临床表现（A）及在体反射式共聚焦显微镜表现（B）

2. **婴儿血管瘤** RCM 显示：真皮浅中部可见显著扩张的血管网络，血流较为迅速（Z扫描）（图24-6-5）。

3. **蜘蛛痣** RCM 显示：①真皮内走向平直的血管，可数支平行，扩张、血流湍急；②可数支血管相互交会、接合处膨大（图24-6-6）。

4. **血管角皮瘤** RCM 显示：①角质层增厚，表皮显著角化过度；②可见乳头瘤样增生，真皮乳头扩张；③真皮内多个扩张的管腔，动态扫描时可观察到管腔内湍急的血流（Z扫描）（图24-6-7）。

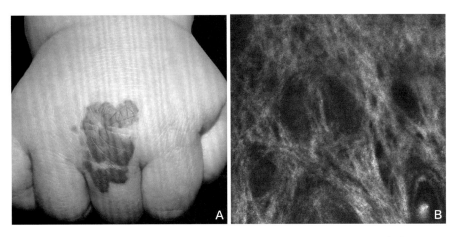

图24-6-5　婴儿血管瘤临床表现（A）及在体反射式共聚焦显微镜表现（B）

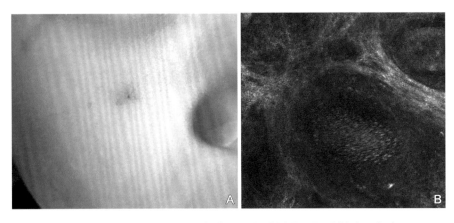

图24-6-6　蜘蛛痣临床表现（A）及在体反射式共聚焦显微镜表现（B）

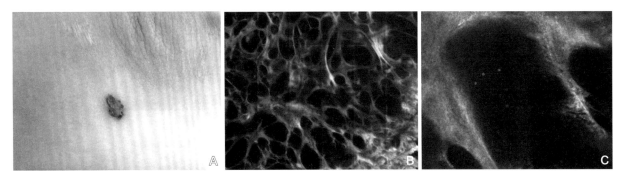

图24-6-7　血管角皮瘤临床表现（A）及在体反射式共聚焦显微镜表现（B、C）

5. 淋巴管瘤　RCM 显示：界限清晰的增生性结构，真皮乳头扩张，可见大小不一的管腔结构（XY 扫描）；管腔内可见低折光的液体及散在较高折光的细胞结构（Z 扫描）（图 24-6-8）。

（二）色素减少性损容性皮肤病

1. 白癜风　RCM 显示：①白癜风皮损（右上）与皮周正常皮肤（左下）的清晰界限图像，交界处为半环状色素沉着（XY 扫描）；②皮损色素环色素明显缺失（Z 扫描）；③白癜风皮周的基底层色素正常分布（Z 扫描）；④白癜风治疗后毛囊周围增生树枝状黑色素细胞明显增多（Z 扫描）（图 24-6-9）。

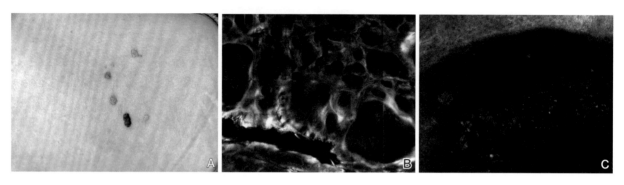

图 24-6-8　淋巴管瘤临床表现（A）及在体反射式共聚焦显微镜表现（B、C）

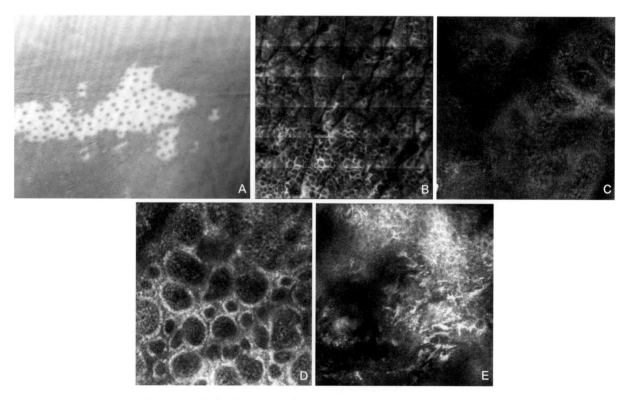

图 24-6-9　白癜风临床表现（A）及在体反射式共聚焦显微镜表现（B~E）

2. 老年性白斑　RCM 显示：与皮损周围正常皮肤对照：白斑区域与皮周界限清晰图像，白斑区域表皮突变平（XY 扫描）（图 24-6-10）。

3. 伊藤痣　RCM 显示：真皮中部胶原纤维束间可见散在分布的梭形、球形或条索状的高折光色素团块（Z 扫描）（图 24-6-11）。

（三）色素增加性损容性皮肤病

1. 雀斑　RCM 显示：与皮损周围正常皮肤对照，皮损区域对表皮折光亮度增强，基底层色素含量显著增加，边界清晰（XY 扫描）（图 24-6-12）。

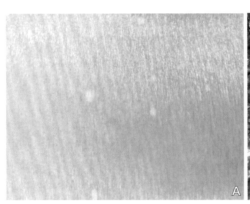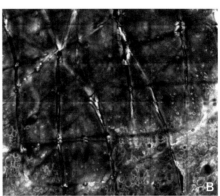

图 24-6-10　老年性白斑临床表现（A）及在体反射式共聚焦显微镜表现（B）

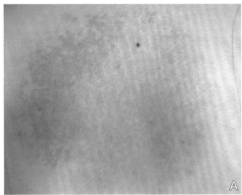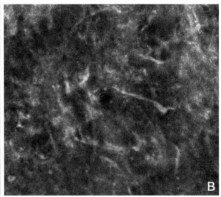

图 24-6-11　伊藤痣临床表现（A）及在体反射式共聚焦显微镜表现（B）

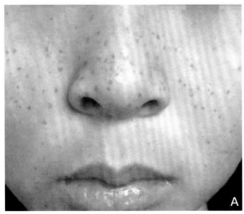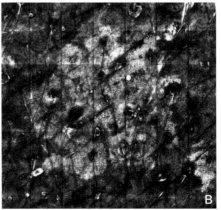

图 24-6-12　雀斑临床表现（A）及在体反射式共聚焦显微镜表现（B）

2. **单纯性雀斑样痣** RCM 显示：表皮轻度增生，表皮突细长，基底层黑色素细胞增多，色素明显增多（XY 扫描）（图 24-6-13）。

3. **咖啡斑** RCM 显示：与皮损周围正常皮肤对照，表皮内黑色素颗粒增多，而黑色素细胞数目正常（XY 扫描）；基底层黑素折光率明显增高（Z 扫描）（图 24-6-14）。

4. **脂溢性角化病** RCM 显示：①皮损处呈乳头瘤样增生，类似脑回样结构（XY 扫描）；②基底层色素明显增加，呈乳头瘤样增生，形成清晰的脑回状结构，可见毛囊角质栓（XY 扫描）；③表皮内可见高折光类似粟粒样囊肿或角质囊肿（XY 扫描）（图 24-6-15）。

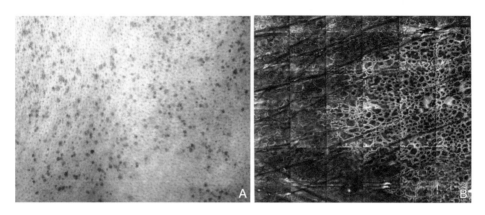

图 24-6-13　单纯性雀斑样痣临床表现（A）及在体反射式共聚焦显微镜表现（B）

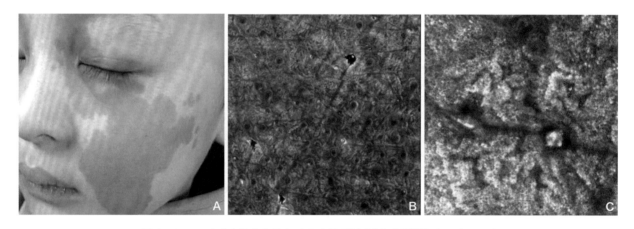

图 24-6-14　咖啡斑临床表现（A）及在体反射式共聚焦显微镜表现（B、C）

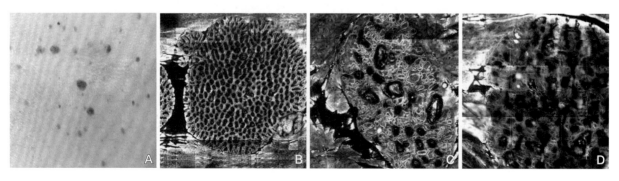

图 24-6-15　脂溢性角化病临床表现（A）及在体反射式共聚焦显微镜表现（B~D）

5. 面颈部毛囊红斑黑变病　RCM 显示：①表皮轻度角化过度，毛囊漏斗扩大，充以板层状角质栓（XY 扫描）；②基底层及毛囊周围色素增加、真皮浅层血管扩张，可见皮脂腺增生，附属器周围及血管周围轻度淋巴细胞浸润（Z 扫描）（图 24-6-16）。

6. 黄褐斑　RCM 显示：①表皮色素含量增多（Z 扫描）；②表皮棘层色素含量增多，可见黑色素细胞树突充满色素颗粒（Z 扫描）；

③真皮浅层可见少量散在高折光颗粒状物质，均为噬黑色素细胞（Z 扫描）（图 24-6-17）。

7. 里尔黑变病　RCM 显示：①表皮和真皮交界不清，基底细胞灶状液化变性，真皮浅层炎症细胞呈带状或围血管浸润（XY 扫描）；②真皮乳头和真皮浅层见有不等量高折光圆形及不规则形态结构的炎症细胞浸润，伴少许噬色素细胞浸润（Z 扫描）（图 24-6-18）。

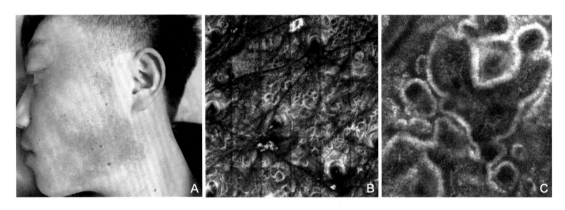

图 24-6-16　面颈部毛囊红斑黑变病临床表现（A）及在体反射式共聚焦显微镜表现（B、C）

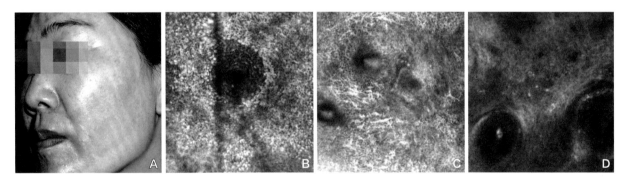

图 24-6-17　黄褐斑临床表现（A）及在体反射式共聚焦显微镜表现（B~D）

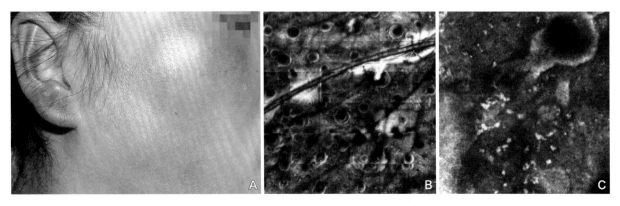

图 24-6-18　里尔黑变病临床表现（A）及在体反射式共聚焦显微镜表现（B、C）

8. 太田痣　RCM 显示：真皮中部胶原纤维束间可见散在分布的梭形、球形或条索状的高折光色素团块（Z 扫描）（图 24-6-19）。

9. 颧部褐青色痣　RCM 显示：真皮中部胶原纤维间可见散在分布条索状或团块状高折光黑色素细胞或黑色素颗粒（Z 扫描）（图 24-6-20）。

10. 文身　RCM 显示：①表皮大致正常，真皮中上部可见色素颗粒（XY 扫描）；②真皮内可见大量色素颗粒，真皮乳头可见少许淋巴细胞浸润放大（Z 扫描）（图 24-6-21）。

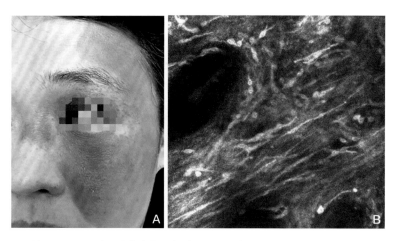

图 24-6-19　太田痣临床表现（A）及在体反射式共聚焦显微镜表现（B）

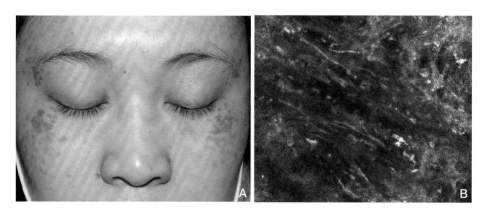

图 24-6-20　颧部褐青色痣临床表现（A）及在体反射式共聚焦显微镜表现（B）

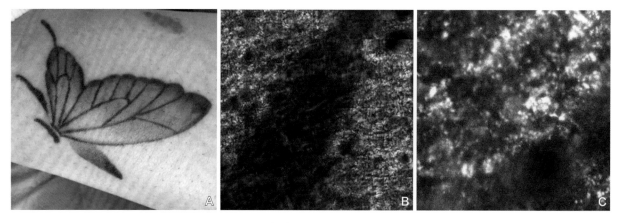

图 24-6-21　文身临床表现（A）及在体反射式共聚焦显微镜表现（B、C）

（四）增生性损容性皮肤病

1. 扁平疣 RCM 显示：①颗粒层与棘层增生（XY 扫描）；②颗粒层及棘细胞上部细胞大致呈同心圆样环形排列，近似"玫瑰花团样"结构（Z 扫描）（图 24-6-22）。

2. 疣状痣 RCM 显示：基底层色素增多，表皮突不规则延长、类似乳头瘤样增生（XY 扫描）（图 24-6-23）。

3. 交界痣 RCM 显示：基底层可见形态规则的高折光物质或称痣细胞巢（Z 扫描）（图 24-6-24）。

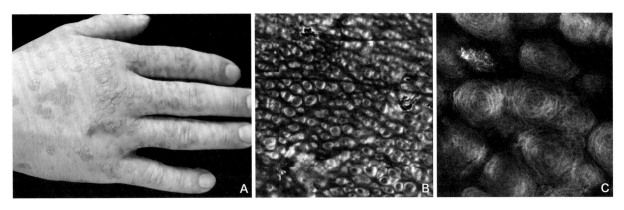

图 24-6-22　扁平疣临床表现（A）及在体反射式共聚焦显微镜表现（B、C）

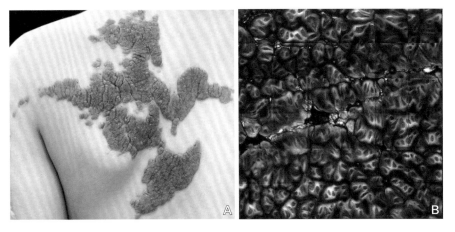

图 24-6-23　疣状痣临床表现（A）及在体反射式共聚焦显微镜表现（B）

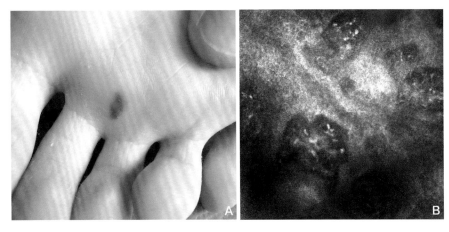

图 24-6-24　交界痣临床表现（A）及在体反射式共聚焦显微镜表现（B）

4. 皮内痣　RCM 显示：基底细胞色素环相对规整，真皮乳头层及真皮浅层可见中高折光痣细胞（XY 扫描）（图 24-6-25）。

5. 混合痣　RCM 显示：真皮浅层较规则的色素团聚集或散在分布（Z 扫描）（图 24-6-26）。

6. 粟丘疹　RCM 显示：真皮浅层较高折光圆形结构，其圆形结构内折光分布不均匀（Z 扫描）（图 24-6-27）。

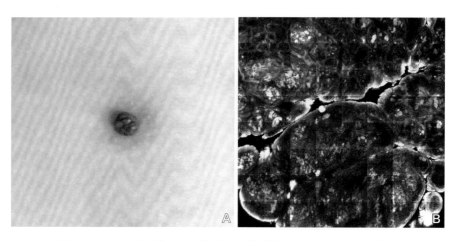

图 24-6-25　皮内痣临床表现（A）及在体反射式共聚焦显微镜表现（B）

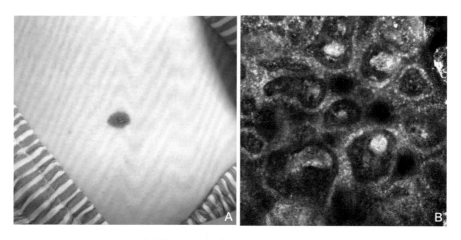

图 24-6-26　混合痣临床表现（A）及在体反射式共聚焦显微镜表现（B）

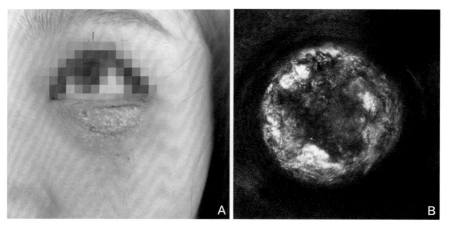

图 24-6-27　粟丘疹临床表现（A）及在体反射式共聚焦显微镜表现（B）

7. **汗管瘤** RCM 显示：真皮浅层或中层可见界限清晰的螺旋状高折光结构（Z 扫描）（图 24-6-28）。

8. **毛发上皮瘤** RCM 显示：由基底样细胞组成的细胞团块，似有栅栏状排列，无明显裂隙及异形细胞，多个角囊肿，肿瘤细胞团块周围伴有结缔组织纤维环绕（XY 扫描）（图 24-6-29）。

9. **皮脂腺痣** RCM 显示：真皮浅层可见蛙卵样皮脂腺结构（Z 扫描）（图 24-6-30）。

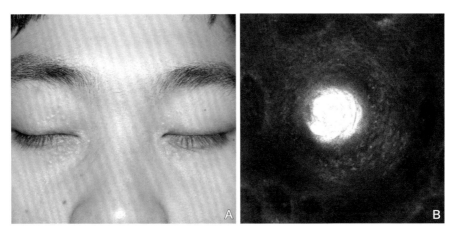

图 24-6-28　汗管瘤临床表现（A）及在体反射式共聚焦显微镜表现（B）

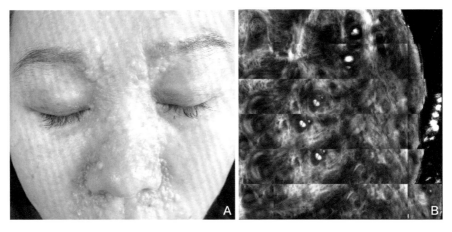

图 24-6-29　毛发上皮瘤临床表现（A）及在体反射式共聚焦显微镜表现（B）

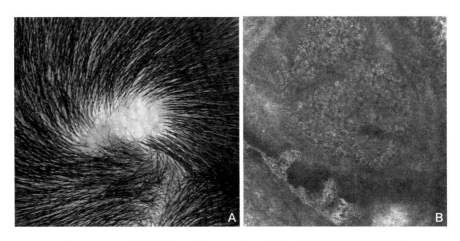

图 24-6-30　皮脂腺痣临床表现（A）及在体反射式共聚焦显微镜表现（B）

10. 皮脂腺增生　RCM显示：真皮浅层可见增大的皮脂腺，表现为桑葚状簇状（类似蛙卵样）结构（Z扫描）（图24-6-31）。

11. 睑黄瘤　RCM显示：真皮内不等量中等折光的泡沫样细胞及可疑图顿巨细胞（Z扫描）（图24-6-32）。

12. 光线性角化病　RCM显示：表皮细胞排列紊乱，见有异常靶样细胞（Z扫描）（图24-6-33）。

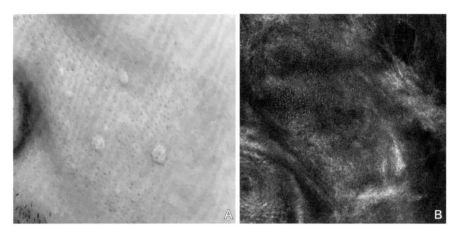

图24-6-31　皮脂腺增生临床表现（A）及在体反射式共聚焦显微镜表现（B）

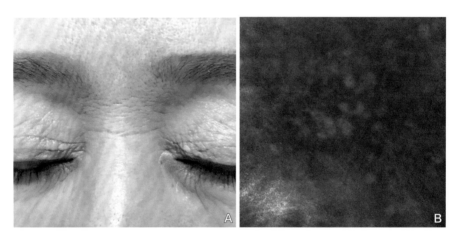

图24-6-32　睑黄瘤临床表现（A）及在体反射式共聚焦显微镜表现（B）

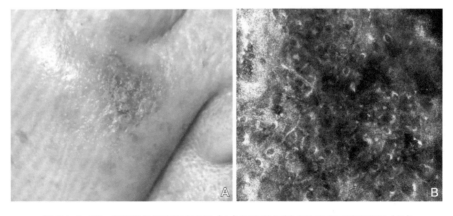

图24-6-33　光线性角化病临床表现（A）及在体反射式共聚焦显微镜表现（B）

（五）瘢痕

RCM 显示：真皮胶原呈致密的束状排列（Z 扫描）（图 24-6-34）。

（六）损容性附属器疾病

玫瑰痤疮：RCM 显示：毛囊中可见中性粒细胞聚集，周围有非特异性慢性炎性浸润（Z 扫描）（图 24-6-35）。

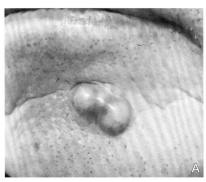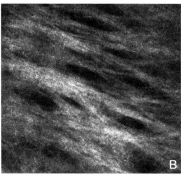

图 24-6-34　瘢痕临床表现（A）及在体反射式共聚焦显微镜表现（B）

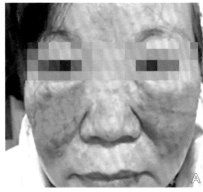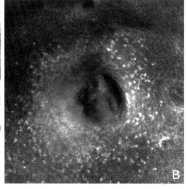

图 24-6-35　玫瑰痤疮临床表现（A）及在体反射式共聚焦显微镜表现（B）

（孟如松　姚　婷）

▎参考文献

[1]　马尔古布，马尔韦海，布劳恩. 皮肤镜图谱 [M]. 2 版. 徐峰，周城，译. 上海：复旦大学出版社，2016：5-20.

[2]　GOLDSBERRY A, HANKE C W, HANKE K E. VISIA system: a possible tool in the cosmetic practice[J]. J Drugs Dermatol, 2014, 13(11): 1312-1314.

[3]　LINMING F, WEI H, ANQI L, et al. Comparison of two skin imaging analysis instruments: the VISIA® from Canfield vs the ANTERA 3D® CS from Miravex[J]. Skin Res Technol, 2018, 24(1): 3-8.

[4]　PUVIANI M, TOVECCI F, MILANI M. A two-center, assessor-blinded, prospective trial evaluating the efficacy of a novel hypertonic draining cream for cellulite reduction: a clinical and instrumental(Antera 3D CS) assessment[J]. J Cosmet Dermatol, 2018, 17(3): 448-453.

[5]　ZHANG N, SHI K, HONG L, et al. Antera 3D camera: A novel method for evaluating the therapeutic efficacy of fractional CO_2 laser for surgical incision scars[J]. J Cosmet Dermatol, 2018, 17(6): 1041-1045.

[6]　徐辉雄，郭乐杭，王撬. 皮肤超声诊断学 [M]. 上海：上海科学技术出版社，2020：3-20.

[7]　亨伯特，法尼安，梅巴克，等. Agache 皮肤测量学：第 2 版 [M]. 李利，何黎，赖维，译. 北京：人民卫生出版社，2021：111-141.

第二十五章

医学美容治疗麻醉

近年来，由于人们对美有了更高和更广泛的要求，医美光声电治疗技术迅速发展，同时为治疗过程中如何有效缓解患者疼痛、提高疗效提出了更高的要求。现代临床麻醉的快速发展，为医美手术提供了多种安全、方便、可靠的麻醉方法。应根据患者的具体情况和所进行治疗的特点，合理地选择麻醉药物及麻醉方法。

第一节　医学美容治疗麻醉特点

一、不同美容项目麻醉需求

医美光声电治疗主要以皮肤及皮下组织的中小手术为主，其多为定位确切的锐痛或烧灼感。不同类型的治疗，因其涉及的范围和皮肤层次不同，可能造成的疼痛强度和需求也不同（表25-1-1）。

表 25-1-1　不同类型光声电治疗一般对应的
疼痛强度和麻醉需求

治疗技术	疼痛强度	麻醉方式*
强脉冲光，射频	轻度	表面麻醉 弱阿片类镇痛药物 非甾体抗炎药
Q开关激光	中度	局部麻醉 监测下镇静、镇痛
点阵激光，Plasma	重度	全身麻醉

注：* 根据患者舒适化的需求、手术时长等可做调整。

此外，皮损面积的大小也决定了麻醉方式的选择。皮肤表面的小肿物，如汗管瘤、睑黄瘤等治疗前常使用表面麻醉联合局部浸润麻醉；皮损面积相对局限，如面部、四肢、肩背部治疗等常需要使用表面麻醉联合神经阻滞麻醉；面颈部、四肢超大面积治疗时，需使用全身麻醉。

二、不同患者麻醉需求

1. **婴幼儿及儿童患者**　这类患者年龄小，体重轻，自我情绪控制能力较差。治疗前常情绪紧张，易出现哭闹等逃避行为，尤其是部分需要多疗程治疗的患儿，通常抵触心理更明显。此时，除语言上的安抚外，可术前口服镇静药物，使患儿放松，提高治疗的依从性。

2. **老年患者**　这类患者年龄大，身体功能较差，通常合并高血压、心脏病等基础疾病。治疗时，需提前评估患者身体情况，进行心理疏导，放松心情，减轻紧张情绪。同时积极使用表面麻醉及局部阻滞麻醉等相对安全、不良反应少的方式。避免其因过度紧张或疼痛，从而出现身体其他功能异常。

3. **易紧张患者**　这类患者通常长期处于精神紧张状态，对外界刺激过于敏感，对光感、疼痛等耐受性差，尤其是黄褐斑女性患者表现尤为明显。治疗前需进行充分沟通，患者治疗前可口服布洛芬、双氯芬酸钠、塞来昔布等非甾体抗炎药。同时治疗区域可积极使用表面麻醉及阻滞麻醉。本身确诊焦虑症或极度焦虑的患者，可使用监护下麻醉或全身麻醉。

第二节　医学美容治疗相关麻醉技术

一、局部麻醉

在医美光声电治疗中，局部麻醉是最常用的麻醉方式之一。它是指通过使用局部麻醉药暂时地阻断某些周围神经的传导功能，使受这些神经支配的相应区域产生麻醉作用。局部麻醉实施中最关键的方面是要严防局部麻醉药中毒。常用的局部麻醉方法有表面麻醉、局部浸润麻醉和神经阻滞麻醉。

（一）表面麻醉

表面麻醉是将穿透力强的局部麻醉药用于皮肤黏膜表面，进而通过皮肤黏膜下神经末梢而产生的局部麻醉作用。适用于大部分有创或无创的激光治疗。常用的表面麻醉药有复方利多卡因乳膏、丙胺卡因喷雾剂等。

（二）局部浸润麻醉

局部浸润麻醉是将局部麻醉药注射于手术区的组织内，分层阻滞组织中的神经末梢而产生麻醉作用。局部浸润麻醉适用于汗管瘤、睑黄瘤等小肿物的治疗。

1. 常用局部麻醉药　根据手术时间选用短时效（普鲁卡因或氯普鲁卡因）、中等时效（利多卡因）或长时效（布比卡因或罗哌卡因）的局部麻醉药。普鲁卡因是局部浸润麻醉常用的局部麻醉药，一般使用浓度为 0.25%～1.00%，成人单次最大用量为 1.0g，加用 1∶200 000 肾上腺素后，作用持续时间 45～60 分钟。利多卡因用于浸润麻醉时的浓度为 0.25%～0.50%，加入 1∶200 000 肾上腺素后，作用持续时间 120 分钟，单次用量不应超过 500mg。布比卡因的常

用浓度是 0.20%～0.25%，加入 1∶200 000 肾上腺素后，作用持续时间可达 300～420 分钟，单次最大剂量为 150mg。罗哌卡因的常用浓度为 0.2%，作用持续时间为 240～480 分钟，单次最大剂量为 200mg。加用肾上腺素可能无法延长运动神经阻滞的时效。

2. 操作方法　先用 24～25G 皮内注射针刺入皮内，注射局部麻醉药液形成枯皮样皮丘，然后用 22G 长 10cm 穿刺针经皮丘刺入皮下，分层注药。应加压注射局部麻醉药液，使其在组织内形成张力性浸润，从而与神经末梢广泛接触，提高麻醉效果。

3. 注意事项

（1）注入局部麻醉药要逐层浸润，每次注药前应常规抽吸注射器，以防局部麻醉药误入血管内。

（2）穿刺针应缓慢进针，改变穿刺针方向时，应先退针至皮下以免针杆弯曲或折断。

（3）手术部位有感染或癌性肿瘤时，不宜使用局部浸润麻醉。

（三）神经阻滞麻醉

神经阻滞麻醉是将局部麻醉药注射到周围神经干附近，通过阻断神经冲动的传导，使该神经所支配的区域麻醉。神经阻滞麻醉适用于全面部、四肢大面积激光或注射治疗。常用阻滞药物有利多卡因、罗哌卡因、布比卡因。

1. 全面部有 8 条神经可供阻滞，可根据手术范围阻滞其中几条或全部神经，为减少术中出血和保证剥离平面的平整，根据手术需要，术区皮下可辅加浸润注射适量 0.2% 利多卡因 - 肾上

腺素（1∶400 000）溶液。各神经的阻滞点和麻醉范围如下。

（1）颏神经：注药 1~2ml，牵开下唇，在第 2 尖牙下方的颏区有时可以触及此神经。

麻醉范围：下唇以下、两侧至颏面沟，下至颌骨下缘。

（2）眶下神经：穿出点约位于虹膜内侧缘垂线，距眶下缘 4~7mm 处。左手示指置于眶下缘，受术者正视前方，术者右手握 5ml 注射器，自鼻面沟内侧与鼻翼沟之间进针，于眶下缘 4~7mm 处刺及骨面，多可直接进入眶下孔，或在此点周围注药 1~2ml。

麻醉范围：几乎整个鼻侧壁、全部鼻翼、鼻小柱基底部、整个上唇及口裂外侧 1.0~1.5mm，眼睑内侧下方的颊区，下睑部也会有麻木感。

（3）鼻背神经：穿出点位于鼻骨与鼻翼软骨交界处，距鼻中线 6~9mm 处。左手拇指和示指触及鼻中线和鼻骨下端，在鼻骨中线外 6~10mm 处注药 1~2ml。

麻醉范围：鼻软骨背面和鼻尖的皮肤。

（4）眶上神经束（眶上 - 滑车上 - 滑车下神经）：眶上神经自眶上切迹穿出。滑车上神经伴随同名血管走行，滑车下神经在滑车下方穿出眶壁。先在到达眶上切迹前于肌肉下注药 1~2ml，再稍向内移动，注射 1ml，最后将针头触及鼻骨注药 1ml。

麻醉范围：从颞中线或颞融合线至中线的额部皮肤；上睑皮肤内侧约 50%；中线和上颞线之间的额顶部皮肤，向后可达耳轮后缘垂直线以前的皮肤。

（5）颧颞神经：为颧神经的一个分支，经眶壁穿出到颞窝前部，其穿出位置约在外眦水平线下 1cm。于眶外侧壁后方自颧额缝（可触及）向下刺入 1.0~1.2mm，达外眦水平线下约 1cm 注药 2ml。

麻醉范围：上界与眶上神经额部阻滞范围相连，下界自外眦水平向后至发际线内进入颞部头皮。

（6）颧面神经：将左手示指放在眶下、外侧壁交界处，颧面神经正好位于指尖外侧约 1.5cm 直径的范围内，注药 1~2ml。

麻醉范围：约呈一倒三角形，上界在眶下缘外侧 1/3 向外 3cm，为等腰三角形的底；尖部位于下颌骨前支最低部的前方，约在颊中部；三角形的中心在颊最突出处。

（7）三叉神经的第三分支：阻滞此神经时，进针点位于耳屏前 2.5cm 处，乙状切迹中间。长注射针头接 5ml 注射器，塑胶薄片穿于针头作为长度标记，自乙状切迹垂直刺入至翼板，塑胶薄片随针头进入而后退。退出针头接近皮肤表面，在第一次穿刺方向向后倾斜 10°~15° 改变进针方向，停在触及翼板的同一进针深度回抽，无血注药 3~4ml。

麻醉范围：外耳下 1/3 及耳后下部皮肤，从耳屏向下达下颌角，向前 3~4cm。

（8）耳大神经：其阻滞点约在外耳道下方 6.5cm 胸锁乳突肌中线上。在肌肉的浅筋膜表面注药 2~3ml。

麻醉范围：颊区大部分（向下达下颌骨下缘以下，向后与耳大神经阻滞区相连，向前与眶唇麻木区相连），耳上部及耳颞发际线区。

神经阻滞 3~5 分钟后，阻滞区产生麻木感，可维持麻醉效果 3 小时左右。注射局部麻醉药时的疼痛一般与局部麻醉药的温度、pH、药物成分、注药速度和注药次数等有关，实际操作中前几项可人为控制，而如何减少注射次数则存在一定的难度。因此，熟悉解剖和操作轻柔是决定阻滞效果的关键因素。

2. **臂丛神经阻滞** 适用于手、前臂、上臂及肩部的治疗，常用药物及配比同全面部神经阻滞部分。

（1）肌间沟法：肩部和上臂手术的首选麻醉方法。患者去枕平卧，头偏向对侧，患侧肩下垫薄枕，上肢紧贴身旁。在锁骨上方胸锁乳突肌后缘触及前、中斜角肌与肩胛舌骨肌共同形成的一个三角形间隙，三角形底边处可触及锁骨下动脉搏动，穿刺点即相当于环状软骨边缘 C_6 水平。常规消毒皮肤、铺无菌巾。左手示指固定皮肤，右手持 7G 注射针头，垂直皮肤刺入此沟，略向下向后方（约 C_5 横突）推进，穿过浅筋膜后有脱空感。若同时患者有异感则为较可靠的标志，若无异感，亦可缓慢进针，直达 C_6 横突，稍稍退针，回抽无血液，无脑脊液，即可注入局部麻醉药15~25ml（成人）。应避免同时进行双侧阻滞。

（2）腋路法：适用于手、腕和前臂尺侧部手术。患者平卧去枕，患肢外展90°，屈肢90°，手背贴床且靠近头部行军礼状，完全显露腋窝，在腋窝处触及腋动脉搏动，取动脉搏动最高点为穿刺点。常规消毒，铺无菌巾，左手固定腋动脉，右手持7G注射针头，垂直刺入皮肤，斜向腋窝方向，针与动脉夹角20°，缓慢进针，直到有筋膜脱空感，针头随动脉搏动摆动或出现异感，回抽无血，注入局部麻醉药20~40ml。注射完毕腋部可出现一棱状包块，证明局部麻醉药注入腋鞘内，按摩局部，帮助药物扩散。

（3）锁骨上法：患者取仰卧位，患侧肩下垫一薄枕，头转向对侧，皮肤常规消毒铺巾。在锁骨中点上约1cm处用局部麻醉药做皮丘，针头向内、后、下方向进针寻找第一肋骨，进针1~3cm可刺中该肋，沿肋骨找到异感（如麻木感、过电感等）。无异感出现可沿肋骨扇形注药。

3. **下肢神经阻滞及躯干神经阻滞**　躯干大面积或下肢激光治疗，常会选择全身麻醉后进行治疗，下肢神经阻滞及躯干神经阻滞较为复杂，一般很少应用于美容治疗中，此处不予详细叙述。

4. **注意事项**

（1）消毒范围：以穿刺点为中心，周围直径15cm范围，消毒三遍。

（2）注药前保证回抽无血，在阻滞三叉神经第三分支时回抽无血更为重要，因为上颌血管紧贴此神经走行。

（3）在进行多条神经全面部阻滞时，为避免局部麻醉药超过限量，可分部位先后阻滞，避免在短时间内注射过量局部麻醉药。

（4）阻滞方法：可使用解剖结构定位、超声定位和使用神经刺激仪进行定位并完成神经阻滞。超声定位可增加神经阻滞的安全性。

5. **禁忌证**

（1）绝对禁忌证：局部麻醉药过敏患者，拒绝及不能接受穿刺的患者，穿刺部位皮肤感染、破溃、凝血功能异常。

（2）相对禁忌：低血容量，接受抗凝药物治疗。

二、监测下镇静镇痛

监测下镇静镇痛又称监护麻醉（monitored anesthesia care，MAC），即在专业麻醉医师的监测下给患者镇静和镇痛药物，以达到不同深度的镇静和镇痛，满足手术操作的需求。严密的监测、适当剂量的用药和及时的处置是保障此类麻醉安全的关键。

监测下镇静镇痛，按镇静作用程度不同常可分为三类：①轻度镇静用药后患者情绪稳定，对口头指令可做出正常反应，虽然认知功能和身体协调能力可能受影响，但气道反射、通气和心血管功能不受影响；②中度镇静是一种由药物引起的意识轻度抑制状态，患者对口头指令和触觉刺激存在有意识的反应，此时患者气道通畅，自主通气充足、心血管功能保持正常；③深度镇静是药物引起的意识抑制状态，患者不易被唤醒，但对重复口头命令或疼痛刺激能产生明确的反应。患者维持自主通气的能力可能受损，可能需要辅助手段保持气道通畅，但心血管功能能够得以维持。应注意深度镇静会使患者丧失部分或者全部的气道保护反应，管理难度和风险加大。医美光声电治疗通常时间较短，一般常使用轻度镇静或中度镇静即可，不需要深度镇静。临床多用于用时较长且疼痛度较高的光电治疗，如大面积的痤疮后瘢痕等。

（一）常用药物

实施轻度镇静时通常使用一种镇静药物达到抗焦虑目的，实施中度镇静和重度镇静可联合使用镇静镇痛药物达到满足手术需要的目的。老年患者采用滴定的方法使用镇静镇痛药物。手术麻醉效果欠佳时，严禁在没有气道保护和严密呼吸监测情况下使用大剂量镇静镇痛药物来完成手术，应及时改为全身麻醉。

常用镇静药物有右美托咪定、咪达唑仑、丙泊酚、瑞马唑仑、依托咪酯。

常用镇痛药包括阿片类镇痛药和非阿片类镇痛药。阿片类镇痛药如芬太尼、舒芬太尼。新

型的阿片受体激动 - 拮抗剂因其呼吸抑制等不良反应较少而在 MAC 中显示出了一定优势，非甾体抗炎药（NSAID）类也在 MAC 中有一定应用。这两类药物主要有地佐辛、纳布啡、布托啡诺、羟考酮、帕瑞昔布钠、氟比洛芬酯、酮洛芬。

（二）术前访视要点

评估患者病史、体格检查和实验室检查。重点关注患者是否存在困难气道，是否存在未控制的高血压、心律失常和心功能异常等可能导致围手术期严重心血管事件的情况，是否有阻塞性睡眠呼吸暂停、急性上呼吸道感染、肥胖、哮喘、吸烟和未禁饮食等可能导致围手术期严重呼吸系统事件的情况。告知患者和 / 或患者委托人镇静镇痛的操作方案，并向患者和 / 或委托人解释镇静镇痛的目的和风险，取得患者和 / 或委托人同意，并签署知情同意书。

术前气道评估非常重要。气道评估包括对患者病史的采集，是否有气管插管困难史、颈椎手术史、类风湿关节炎史等，有先天性综合征的患者可能存在困难气道，如皮埃尔·罗班综合征口小舌大。气道评估方法包括使用 Mallampati 气道分级评估舌根与咽部的相对容积、测量甲颏间距（是否<6cm）、评估关节活动性（头后仰是否不足 80°）、观察头部正面和侧面的形态学特征（如有无颈短粗、上颌前突、小下颌）等。Mallampati 气道分级将暴露程度分四级：Ⅰ级可见咽峡弓、软腭、腭垂；Ⅱ级仅见软腭、腭垂；Ⅲ级只能看到软腭；Ⅳ级只能看到硬腭。

（三）麻醉过程中注意要点

确保所有的监护设备和复苏措施在位并处于备用状态。

镇静镇痛期间及恢复期的监护：常规监测心电图、脉搏血氧饱和度、血压和呼吸，中度或者以上镇静应监测呼气末二氧化碳分压。

（四）麻醉恢复期管理

1. 撤离监护设备 撤离监护设备指征为患者自主呼吸平稳，循环稳定，潮气量、每分通气量、脉搏血氧饱和度正常范围，咳嗽反射、吞咽反射正常，呼唤有反应能睁眼，能完成指令性动作。

2. 撤离后监测与处理 监护撤离后仍应持续监测心率、血压、呼吸和脉搏血氧饱和度等生命体征。特别注意患者有无嗜睡、呼吸道梗阻等情况。

（五）常见并发症及处理

1. 呼吸抑制 立即停止镇静镇痛药物的使用。如果怀疑舌后坠引起气道梗阻，应托下颌缓解梗阻，必要时放置口咽或鼻咽通气导管。如果脉搏血氧饱和度持续降低应面罩给予高浓度吸氧，并辅助或控制通气，必要时采取气管内插管或放置喉罩。

2. 低血压 镇静镇痛期间发生心血管中枢抑制引起的低血压应减浅镇静深度，并给予麻黄碱、多巴胺、去甲肾上腺素或去氧肾上腺素，可反复单次使用或泵注药物，必要时加快输液速度。

3. 心动过缓 一般不需要特殊处理，但可调解镇静深度。如心率<50 次 /min，可酌情静脉注射阿托品；伴有低血压的患者可酌情给予麻黄碱。

三、全身麻醉

全身麻醉应达到使患者意识消失、镇痛良好、肌肉松弛适度、将应激反应控制在适当水平、内环境相对稳定等要求，以满足手术需要和维护患者安全。适用于儿童、不能良好配合手术的患者及三级和四级整形和美容外科项目的手术，如儿童大面积血管性疾病（如鲜红斑痣）或色素性疾病（如太田痣）的治疗等。

（一）常用药物

医美操作全身麻醉可使用的药物如下。

1. 丙泊酚 丙泊酚的消除半衰期为 1~3 小时，其苏醒质量比其他绝大多数的静脉麻醉药都好，术后恶心呕吐较少。但丙泊酚引起的静脉注射痛和不适感的发生率较高，选择较粗大的静脉或事先给予阿片类药物可减轻丙泊酚注射痛。

2．吸入麻醉药 吸入麻醉药物的摄取和消除迅速，因此麻醉深度容易调节，使患者恢复快、出院早。地氟烷和七氟烷是较新型的卤代烃类吸入麻醉药，血气分布系数低，恢复更加迅速。七氟烷没有气道刺激性，可以进行平稳诱导。适用于儿童。

3．氯胺酮 氯胺酮是一种具有镇静镇痛作用的静脉麻醉药。但氯胺酮有明显的"拟精神病"作用，术后早期恶心呕吐发生率高。目前有氯胺酮的右旋体艾司氯胺酮已上市，可从一定程度上作为氯胺酮的替代药物。

4．咪达唑仑 咪达唑仑（0.2～0.4mg/kg）可用于麻醉诱导，但与丙泊酚相比，它起效慢，恢复也较迟。因此，若采用咪达唑仑行麻醉诱导，手术结束时可给予氟马西尼拮抗，患者术后可及时苏醒。

5．依托咪酯 依托咪酯（0.2～0.3mg/kg）也被用于全身麻醉诱导和维持。副作用包括术后恶心呕吐发生率高、肌阵挛及短暂性肾上腺皮质功能抑制。

6．阿片类镇痛药 阿片类镇痛药可降低气管内插管和术中疼痛刺激引起的自主神经反应。芬太尼、舒芬太尼和瑞芬太尼都是全身麻醉中常用的阿片类镇痛药。阿片类镇痛药能减少术中镇静药物的用量，使恢复更加迅速，还能减少丙泊酚注射时的疼痛和不自主运动反应。

7．肌肉松弛药 短时间的浅表手术，一般不需要使用肌肉松弛药。部分患者需要使用短效的肌肉松弛药帮助完成气管内插管或在术中提供肌松。

（二）全身麻醉的术前访视要点

应掌握患者病情，对呼吸、循环和神经系统进行重点评估，采取美国麻醉医师协会（American Society of Anesthesiologists，ASA）分级（表25-2-1），预测美容治疗麻醉危险程度。介绍麻醉方案、安全措施、注意事项和麻醉前患者的准备内容以及麻醉知情同意书相关内容等，对美容治疗可能发生的严重并发症，如脂肪栓塞等要重点强调。

表 25-2-1　美国麻醉医师协会健康状况评估分级

分级	评估标准
Ⅰ级	体格健康，发育良好，各器官功能正常
Ⅱ级	有轻度系统性疾病，对日常生活无严重影响，对麻醉手术无影响
Ⅲ级	重度系统性疾病，显著影响日常生活。对麻醉手术很可能有影响
Ⅳ级	严重系统性疾病，威胁生命或需要加强治疗。丧失日常活动能力。对麻醉手术有重要影响
Ⅴ级	无论手术与否，生命难以维持24小时的濒死患者
Ⅵ级	脑死亡的器官捐献者

（三）麻醉前准备

应根据患者的实际情况及手术方式，准备相关麻醉器具及麻醉药品，考虑可能存在困难气道时，应备好各种通气困难和插管困难器械，并准备好各种抢救药物。

（四）麻醉方法

气管内插管可能导致术后咽喉痛、声嘶。除非存在误吸的高危因素，一般门诊接受激光治疗的患者多不需要进行气管内插管。喉罩的并发症要远少于气管内插管，故喉罩的应用越来越多（图25-2-1）。

喉罩可以在没有使用肌肉松弛药的情况下顺利放置，免除插管时所需要的肌肉松弛药。与气管内插管相比，对心血管刺激小，咳嗽发生率较低，麻醉药的需要量减少，声嘶和咽喉痛也减少。使用喉罩能使患者迅速恢复到基础状态，但喉罩不能保护气道防止异物进入，不能用于有反流、误吸危险及有上呼吸道出血的患者。

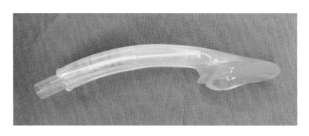

图 25-2-1　喉罩（i-gel 型喉罩）

（五）麻醉诱导

根据患者的病情以及预计气道困难的程度和

风险、麻醉科医师的经验和设备条件决定采用何种麻醉诱导方案和选用哪些麻醉药物。

（六）麻醉维持和管理

1. **呼吸管理**　监测并调整麻醉呼吸机参数使呼气末二氧化碳分压，呼吸频率、潮气量、每分通气量和气道压力等呼吸参数维持在正常范围，并注重观察临床体征（两肺呼吸音，气道分泌物；观察口唇黏膜、皮肤指甲及手术野血液颜色），必要时进行动脉血气分析。

2. **循环管理**　根据手术的类型开放 1～2 条静脉通路。合理输血补液，合理应用血管活性药物，麻醉手术期间应保持平稳的血流动力学状态及充分的组织灌注。

3. **麻醉深度管理**　麻醉深度通常根据血压、心率、呼吸和脑电指标（脑电双频指数等）等综合判定，应预防术中知晓。

（七）麻醉恢复期管理

1. **气管导管拔管指征**　拔管指征包括患者自主呼吸恢复，循环稳定，潮气量、每分通气量、脉搏血氧饱和度恢复正常范围，咳嗽反射、吞咽反射恢复正常，呼唤有反应能睁眼，能完成指令性动作。术前有困难气道患者以及手术操作可能影响呼吸的患者，应综合考虑是否需要术后保留气管导管。

2. **拔管后监测与处理**　气管导管拔除后吸尽口咽腔内的分泌物，并将头部转向一侧，防止呕吐误吸。拔管后仍应持续监测心率、血压、呼吸和脉搏血氧饱和度等生命体征。特别注意患者有无呼吸道梗阻情况。

（八）常见并发症及处理

同监测下镇静、镇痛。

第三节　医学美容治疗麻醉管理

一、场所及设备

开展麻醉下光声电治疗的医疗场所的设施可参考表 25-3-1 中所列的标准。场所应有充足的空间面积来开展治疗和麻醉工作。建议设置术前准备区、治疗区和术后恢复区。术后恢复区应配置专人监护。光声电治疗时间短而周转较快，术后恢复区的床位数量是保障周转的关键。

表 25-3-1　各级整形美容医疗机构麻醉相关设施设备配备基本标准

场所	医疗美容和整形外科诊所（仅局部麻醉下治疗）	医疗美容和整形外科门诊部、设有医疗美容科或整形外科的一级综合医院	设有医疗美容科或整形外科的二级以上综合医院和整形外科专科医院、美容医院
手术间	充足的照明、应急照明设施 高浓度供氧设备、氧气瓶或氧气管道 带有心率、心电图、无创血压和脉搏血氧饱和度监测的多功能监护仪 加压供氧面罩、口咽或鼻咽通气道、简易呼吸器、气管插管器具（喉镜、气管导管和管芯） 吸引器和吸引管 听诊器 除颤仪 静脉输液和药物注射设备	医疗美容和整形外科诊所所需设施设备 如实施镇静镇痛另需配置微量注射泵并配备至少一台麻醉机 如实施周围神经阻滞麻醉、椎管内麻醉、深度镇静、全身麻醉，则应设有医疗美容科或整形外科的二级及以上综合医院和整形外科专科医院、美容医院的要求设置和配置麻醉相关设施设备	医疗美容和整形外科门诊部、设有医疗美容科或整形外科的一级综合医院所需设施设备 麻醉机、呼气末二氧化碳分压监测装置、吸入麻醉传输系统、吸入麻醉药浓度监测装置、体温检测装置 气管插管可视喉镜、困难气管插管引导装置、声门上气道装置、环甲膜切开/穿刺装置 有创动脉血压监测装置 微量注射泵 肌松监测仪

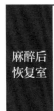麻醉后恢复室	—	如实施轻度和中度镇静，需建立有专人看护的观察室（配备供氧设备、急救车以及至少一台多功能监护仪）。如实施周围神经阻滞麻醉、椎管内麻醉、深度镇静、全身麻醉，则应设立麻醉后恢复室	需设立麻醉后恢复室（配备至少一台呼吸机）；每张麻醉后恢复室床位应配备吸氧装置、多功能监护仪；同时需配备吸引器和吸引管、急救车、气道管理工具，简易人工呼吸器、除颤仪等

二、麻醉管理流程

（一）麻醉评估及准备

充分的麻醉前评估和准备，可提高安全性，减少并发症，加速患者康复，降低医疗费用。光声电治疗的大部分为门诊患者，在门诊应有专门的麻醉评估场所，可制作患者须知来更好地告知患者麻醉准备相关事项。此外，需要实施麻醉的患者中小儿占一定的比例。麻醉医师不能因手术创伤小而放松警惕。

1. 详细询问相关病史（现病史、个人史、既往病史、过敏史、手术麻醉史和吸烟、饮酒史以及药物应用史等），获得体格检查、实验室检查和特殊检查的资料，了解拟行手术的情况，完善术前准备并制订合适的麻醉方案。

2. 指导患者配合麻醉，了解患者的需求，回答相关问题，解除患者的焦虑和恐惧，取得患者的合作及信任。焦虑在门诊患者中很常见，术前访视可以减少患者的焦虑，提高满意度，尤其当患者感受到麻醉医师的重视时。如果患者的术中麻醉是由负责术前访视的同一麻醉科医师进行，患者的满意度可能会进一步提高。

3. 指导禁食、禁水　为防止反流误吸，择期手术患者，成人术前应禁食、禁水 6~8 小时，小儿术前 4 小时禁母乳，术前 6 小时禁配方奶，术前 8 小时禁固体食物，术前 2 小时禁清亮液体。

（二）麻醉后监护

临床麻醉的基本任务是消除手术所引起的疼痛和不适感觉，保障手术患者的生命安全，并为手术创造良好的工作条件。加强围手术期对患者的监测，对切实保障手术患者的生命安全起关键

性作用。美国麻醉医师协会（ASA）对围手术期监测给出了基本标准，可供参考（表 25-3-2）。

表 25-3-2　美国麻醉医师协会的基本监测标准

标准一　基本监测要求	标准二　基本监测项目
1. 凡使用麻醉药者均需由具有资质的麻醉医师进行监测，在用药的全过程中麻醉医师不能擅自离开患者	1. 吸入氧浓度
	2. 脉搏血氧饱和度
2. 当病情发生变化时，麻醉医师必须守护在患者身旁并进行严密的监测和积极的处理	3. 呼气末二氧化碳分压
	4. 心电图
3. 如果监护仪受到干扰，允许暂时中断监测更换其他监测设备继续监测患者	5. 血压和脉搏
	6. 体温

主要监测指标如下（图 25-3-1）。

1. 循环检测　围手术期基本的循环功能监测主要包括脉搏、血压和心电图。关注在光声电治疗过程中可能出现的动态变化。

（1）脉搏监测：最简单的方法是触诊桡动脉、颈动脉、股动脉或颞浅动脉等浅表动脉。目前多通过指脉搏血氧仪、心电图监测仪来监测脉搏。

（2）血压的监测：有间接法和直接法两种。直接法是一种有创的监测方法。这种方法是把动脉穿刺针置入动脉内，连接传感器，连续监测有创动脉血压，比间接法更加及时准确。动脉测压常用于出血多、手术时间长、血压易于急剧波动或危重患者的围手术期监测。

（3）心电图监测：常用的监测导联有标准 II 导联和胸导联 V_5。标准 II 导联的 P 波最明显，有利于发现和鉴别心律失常；胸导联 V_5 主要监测 ST 段，利于监测是否发生心肌缺血。

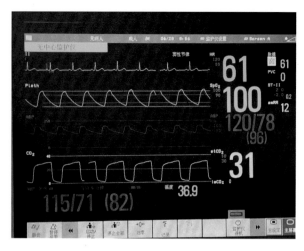

图25-3-1 监护仪界面

绿色图形为心电图和心率数值，蓝色为脉搏血氧饱和度波形及数值，红色为有创动脉血压波形及数值，黄色为呼气末二氧化碳分压波形及数值，左下方红色数字为无创血压，其右侧绿色数字为体温。

2．呼吸功能监测

（1）脉搏血氧饱和度（SpO_2）监测：主要反映组织氧合功能和循环功能的改变。

（2）呼气末二氧化碳分压监测：将患者呼出的 CO_2 采集到特殊的监护仪即可测出。以此可以判断肺通气血流的变化。其正常值为 $35 \sim 40mmHg$。

3．其他监测

（1）体温监测：正常人核心体温为 $36.5 \sim 37.5℃$。围手术期由于各种原因导致机体核心体温低于 $36℃$ 的现象称为围手术期低体温，带来的不良影响包括增加手术切口感染、心血管不良事件、凝血功能下降、麻醉苏醒时间延长等的发生率。积极监测体温、实施保温措施（复温毯、温液仪等）、调节手术间温度不低于 $21℃$ 等措施，有利于预防围手术期低体温的发生。

（2）麻醉深度监测：理想的麻醉深度应该是保证患者术中无痛觉和无意识活动，血流动力学稳定，术后苏醒完善且无术中知晓。发生术中知晓可引起严重的情感和精神心理健康问题，医美患者手术心理预期较高，应避免术中知晓。围手术期麻醉深度过深或过浅可增加术中知晓和术后并发症的发生率，基于脑电信号分析的麻醉深度监测已被广泛用于临床麻醉。

第四节 麻醉相关风险事件及预案

光声电治疗绝大多数在门诊实施，及时识别和处理麻醉中的风险事件，熟练掌握其处理预案对于医疗安全至关重要。

一、气道相关风险事件

（一）气道梗阻

1．舌后坠 临床表现：不完全性梗阻时患者随呼吸发出强弱不等的鼾声，完全梗阻时无鼾声，只见呼吸动作而无呼吸交换，脉搏血氧饱和度呈进行性下降。处置：放置口咽或鼻咽通气导管及托起下颌可缓解舌后坠造成的气道阻塞。

2．分泌物等异物阻塞气道 术前应给予抗胆碱药，术后吸净口咽腔分泌物，麻醉前取出活动牙齿或义齿。

3．喉痉挛 轻度喉痉挛仅吸气时呈现喉鸣，中度喉痉挛吸气和呼气时都出现喉鸣音，重度喉痉挛声门紧闭、气道完全阻塞。

轻度喉痉挛在去除局部刺激后会自行缓解，常仅以面罩高浓度吸氧或行适当的正压辅助通气即可；中度喉痉挛应迅速行面罩正压通气，如梗阻或低氧血症不能迅速纠正，则应果断使用短效静脉麻醉药加深麻醉；重度喉痉挛患者应立刻使用短效麻醉药加深麻醉，使用快速起效的肌肉松弛药以松弛声带，同时做好紧急气管内插管的准备。

（二）反流误吸

误吸胃液后，由于胃液呈酸性，患者可突然

出现支气管痉挛，呼吸急速、困难，肺内可闻弥漫性湿性啰音，呈严重缺氧状态。

实施麻醉前要按要求禁食、禁水。一旦发生呕吐物和反流物误吸，应立即将患者置于头低位，并将头转向一侧，同时将口咽腔及气管内呕吐物和反流物吸出，还应给支气管解痉药及抗生素，并给予必要的呼吸支持。严重病例可在气管插管后用 0.9% 盐水行气管灌洗。

二、循环相关风险事件

（一）低血压

低血压是指血压降低幅度超过麻醉前 20% 或收缩压降低达 80mmHg。低血压的处理主要是快速查找原因和给予血管活性药物（麻黄碱、多巴胺、去甲肾上腺素等）。

（二）心搏骤停

1. 临床表现　表现为心搏停止、心室颤动、心脏电机械分离三种类型，彼此可互相转变。

2. 处理

（1）围手术期患者出现呼吸心搏骤停时，应立即开始心肺复苏，同时呼叫其他医务人员帮助抢救。快速准备除颤仪、急救车。

（2）基础生命支持：立即胸外心脏按压术，未行气管内插管的患者，应立即采取气管内插管辅助呼吸、必要时开放 2 条静脉通道。

（3）高级生命支持：电除颤与起搏，恢复自主循环，稳定血压，监测、识别与治疗心律失常，恢复呼吸。药物首选肾上腺素。

（4）延续生命支持：维持有效通气、维持有效循环、维持酸碱平衡、防止脑水肿，积极脑复苏。

（5）参加抢救人员应注意互相密切配合，有条不紊，严格查对，及时做好记录，并保留各种药物安瓿及药瓶，做到据实、准确记录抢救过程。

三、过敏性反应

（一）临床表现

围手术期过敏反应的发生与药物使用相关，大部分发生在麻醉诱导期间，患者往往出现皮肤、黏膜症状，严重者可出现心血管系统表现、支气管痉挛等。根据过敏反应的严重程度，其临床表现分为 4 级。Ⅰ级：仅出现皮肤、黏膜症状。表现为皮肤潮红、出现斑丘疹和荨麻疹，可伴或不伴有血管性水肿。Ⅱ级：出现中度的多个器官系统临床表现。除表现皮肤、黏膜症状外，并伴有低血压、心动过速、呼吸困难和胃肠道症状等症状。Ⅲ级：出现危及生命的单个或多个器官系统临床表现。表现为危及生命的低血压、心动过速或心动过缓和心律失常；严重的支气管痉挛、皮肤和黏膜症状以及胃肠功能紊乱。Ⅳ级：心脏停搏，呼吸停止。

（二）治疗

只有相关皮肤、黏膜症状的Ⅰ级患者，不推荐使用肾上腺素治疗，但应及时给予吸氧、呼吸和循环等支持，去除过敏原。对Ⅱ级及以上的过敏反应患者，首选肾上腺素予以治疗，并同时采取其他相应措施，稳定呼吸和循环系统，挽救患者生命。

1. 立即停止给予可疑药物。

2. 稳定循环

（1）及时静脉注射小剂量肾上腺素。肾上腺素是过敏性休克的首选抢救药物。Ⅱ级患者可静脉注射 20μg，倘若首次剂量无反应，可在 2 分钟后再次静脉注射 50μg，尚未建立静脉通路的患者，可予以肌内注射肾上腺素 300μg；Ⅲ级患者可静脉注射 50～100μg，倘若首次剂量无反应，可在 2 分钟后再次静脉注射 200μg，必要时可持续静脉输注 1～10μg/min，循环受严重抑制时还可以持续静脉输注去氧肾上腺素、去甲肾上腺素、血管升压素和胰高血糖素；Ⅳ级患者应立即启动心肺复苏治疗。

（2）快速输注电解质溶液，补充因毛细血管渗漏的液体丢失，维持有效循环容量。

3. 缓解支气管痉挛

（1）吸入一定浓度的氧气，必要时气管内插管，机械通气。

（2）吸入支气管扩张剂沙丁胺醇或异丙托溴铵。

（3）加深麻醉。

（4）可静脉注射氨茶碱 5~6mg/kg。

4. 静脉注射肾上腺皮质激素　应立即静脉注射琥珀酸氢化可的松 1~2mg/kg，可 6 小时后重复给予，24 小时不超过 300mg。也可静脉注射甲泼尼龙 1mg/kg，最大剂量不超过 1g。

四、局部麻醉药中毒

（一）临床表现

1. 经典表现　逐渐进展的中枢神经系统兴奋症状（躁动、听觉改变、金属味或精神病症状的突然发作），随后是惊厥发作；然后为中枢神经系统抑郁症状（嗜睡、昏迷或呼吸停止）。在这个连续过程后期，出现典型的心脏中毒症状（高血压、心动过速或室性心律失常、心室颤动）出现之前，可能会有心脏抑制表现（心动过缓、传导阻滞、收缩力下降和低血压）。但临床变异较多，需警惕可能为非典型症状或临床表现。

2. 局部麻醉药物全身毒性出现的时间不一　即刻出现（1 分钟以内）提示直接血管内注射局部麻醉药并进入大脑；间歇性血管内注射、下肢注射或延迟性组织吸收会在注药后 1~5 分钟出现中毒症状。可能接受了中毒剂量局部麻醉药注射的患者，应注药后至少严密观察 30 分钟。

（二）局部麻醉药中毒的原因及预防

1. 常见原因　药物剂量过大；药物误入血管；注射部位对局部麻醉药的吸收过快；个体对局部麻醉药的耐受力下降。

2. 预防措施　主要是降低局部麻醉药的血药浓度和提高机体对局部麻醉药的耐受性。具体方法有：①严格限量，杜绝过量。复合应用局部麻醉药的患者，应分别计算各种局部麻醉药的剂量，不能以其中一种局部麻醉药的用量来计算或简单地将其相加。②施行局部麻醉时，每次注药前应习惯地回抽注射器以避免药物误入血管。③无禁忌证时，在局部麻醉药中加入适量肾上腺素以减缓局部麻醉药的吸收，尤其是在血管丰富

的部位。④体质较差、有严重并发症的患者，应减少局部麻醉药的用量。⑤用苯二氮䓬类药物（如地西泮、咪达唑仑）作为麻醉前用药，可预防和减少局部麻醉药毒性反应的发生。⑥积极纠正患者术前异常的病理生理状态可提高机体对局部麻醉药的耐受性。⑦如需使用混合局部麻醉药，最好是长效药与短效药合用，以减少局部麻醉药的毒性反应。

应该强调的是，即使采取了上述措施，也不能完全避免毒性反应，因此，必须保持对局部麻醉药毒性反应的警惕性，早期发现和及时、正确、有效地处理毒性反应，才能避免严重毒性反应的发生。

（三）治疗

1. 如果出现局部麻醉药全身毒性反应的体征和症状，及时有效的气道管理对于预防缺氧、高碳酸血症和酸中毒至关重要。应立即吸氧或建立人工气道进行通气。

2. 脂质乳剂应尽早使用，使用的及时性比给药方式（静脉推注 *vs.* 静脉注射）更重要，因此建议将脂质乳剂加入门诊常规配备急救药品目录。目前可用的有 20% 脂肪乳剂。

20% 脂肪乳剂静脉推注方案：2~3 分钟内静脉推注 100ml（体重＞70kg 者）或 1.5ml/kg（体重＜70kg 者）。

20% 脂肪乳剂持续输注方案：体重＞70kg，在 15~20 分钟内输注 200~250ml；体重＜70kg，输注速度为 0.25ml/（kg·min）。如果未达到循环稳定，应考虑再次给药或将输注量增加至 0.5ml/（kg·min）；达到循环稳定后，继续输注至少 10 分钟，最高可达 12ml/kg。

3. 如果出现惊厥发作，应立即使用苯二氮䓬类药物，如无法即刻获取苯二氮䓬类药物，可使用脂肪乳剂或小剂量的丙泊酚；尽管丙泊酚可以阻止惊厥发作，但大剂量可进一步抑制心脏功能，故在有心功能损害征象时，应避免使用丙泊酚。如苯二氮䓬类药物难以控制惊厥持续发作，应试用小剂量琥珀酰胆碱或其他肌肉松弛药，最大限度地减轻酸中毒和低氧血症。

（路志红　皇甫加文）

参考文献

[1] 邓小明，姚尚龙，于布为，等. 现代麻醉学 [M]. 4 版. 北京：人民卫生出版社，2014.

[2] 姜虹，黄宇光，李青峰，等. 中国整形美容协会. 医疗整形美容麻醉安全规范：T/CAPA 4—2021[S]. 北京：中国质检出版社，2021.

[3] 中华医学会麻醉学分会. 2020 版中国麻醉学指南与专家共识 [M]. 北京：人民卫生出版社，2022.

[4] 吴新民，薛张纲，王俊科，等. 围术期过敏反应诊治的专家共识 [J]. 中国继续医学教育，2011，3（10）：129-130.

[5] 中华医学会麻醉学分会区域麻醉镇静管理专家共识工作小组. 区域麻醉镇静管理专家共识 [J]. 中华麻醉学杂志，2017，37（1）：12-20.

[6] 国家麻醉专业质量控制中心，中华医学会麻醉学分会. 围手术期患者低体温防治专家共识（2017）[J]. 协和医学杂志，2017，8（6）：352-358.

[7] 中华医学会麻醉学分会. 2020 版中国麻醉学指南与专家共识 [M]. 北京：人民卫生出版社，2022：315-319.

功效性护肤品

早在 1984 年，美国化学协会创始人 Albert Kligman 首次提出了"药妆品（cosmeceuticals）"的概念，即由化妆品（cosmetics）及药品（pharmaceuticals）两个词组合而成，意思是具有药物功效的化妆品。近年来，"药妆品"这一概念也在中国盛行，但由于"药妆品"的名称容易让广大消费者认为是一种特殊类型的外用药物，所以为了避免误导消费者，国家明令禁止采用"药妆品"及"医用护肤品"等名称。功效性护肤品（functional cosmetics）的概念应运而生，是指在皮肤科学理论和化妆品工程原理指导下、在功效检测和安全评估的基础上，具有辅助解决皮肤问题的护肤产品。这类护肤品具有不含色素、香料、致敏防腐剂的特点。2020 年 6 月，国务院最新颁布的《化妆品监督管理条例》所称的化妆品"是指以涂擦、喷洒或者其他类似方法，施用于皮肤、毛发、指甲、口唇等人体表面，以清洁、保护、美化、修饰为目的的日用化学工业产品。"其中，第四条规定中指出："化妆品分为特殊化妆品和普通化妆品。国家对特殊化妆品实行注册管理，对普通化妆品实行备案管理。"第十六条规定："用于染发、烫发、祛斑美白、防晒、防脱发的化妆品以及宣称新功效的化妆品为特殊化妆品。特殊化妆品以外的化妆品为普通化妆品。"第二十二条规定："化妆品的功效宣称应当有充分的科学依据。化妆品注册人、备案人应当在国务院药品监督管理部门规定的专门网站公布功效宣称所依据的文献资料、研究数据或者产品功效评价资料的摘要，接受社会监督。"目前功效性护肤品主要分为两大类，一类是针对问题肌肤护理，强调产品安全性和专业性的皮肤学级护肤品；另一类则是面向普通肌肤的功效性护肤品，此类产品中通常含有一定浓度的活性成分，因此对肌肤有一定的功效。

第一节 分类及成分

一、基本组成

护肤品基本组成有基质成分与辅助成分，前者包含油类、粉类、溶剂类和胶质类，而后者包含抗氧化剂、防腐剂、保湿剂、乳化剂、香料、色素、螯合剂、pH 调和剂及其他添加剂，宣称的功效有保湿、舒缓、修复、抗氧化、美白祛斑、抗皱紧致、净化清洁。各种原料的性质、功能，以及配制技术和设备决定化妆品的剂型、用途和功效。

基质成分包含油质原料、溶剂类原料及胶质原料等。油质原料（油溶性物质）包含：①蜡类，包括植物性蜡类（巴西棕榈蜡、小烛树蜡、霍霍巴蜡）与动物性蜡脂（白蜂蜡、鲸蜡、虫蜡）；②油脂类，包括植物性油脂（橄榄油、杏仁油、葡萄籽油、蓖麻油、霍霍巴油、乳木果油、小麦胚芽、大豆卵磷脂）与动物性油脂（蜂蜡、羊毛脂、鹿脂、鱼肝油、猪油、蛇脂）；③天然矿物油类（烃类），包括石蜡、凡士林、液状石蜡、白蜡；④合成油脂，包括角鲨烷、肉豆蔻酸异丙酯、植物固醇硬脂酸、维生素E乙酰酯、聚硅氧烷油脂。

油质原料是膏、霜、乳、蜜等乳化性及油蜡型产品的基质原料，可补充皮肤必要的脂质，修复皮肤屏障、促进渗透；同时具有保护作用，可在皮肤表面形成疏水性薄膜抵御有害物，防止水分蒸发，避免皮肤干燥，通过润滑减少摩擦；又可作为色素、防腐剂、香精的溶剂，油溶性物质作为油相参与乳化，也可促进脂溶性有效成分的渗透，用于化妆品中，使毛发柔软、具有光泽感。溶剂类原料（水溶性物质），如纯化水、1,3-丙二醇、1,3-丁二醇、甘油、乙醇、戊二醇、己二醇等。溶剂是膏状、浆状及液体的化妆品中不可缺少的主要部分，与其他成分配伍，使制品保持一定的物理性能；许多固体化妆品成分在生产时，需要一些溶剂的配合，某些香料及颜料少许的加入，也需要借助溶剂以达到均匀分布。溶剂除主要的溶解性能外，在化妆品中通常还利用其另外一些特性，如挥发、润滑、防冻及收敛。胶质原料，又称水溶性聚合物或水溶性树脂，主要是水溶性高分子化合物，是一类分子中大多含有羟基、羧基、氨基等亲水基的高分子化合物，在水中能溶解或溶胀而呈水溶液或凝胶状态，有不同的黏稠度。胶质原料对乳状液和悬浮液等分散系起稳定作用，对乳状液和蜜类半流体起增稠作用，对膏霜类半固体起着增稠或凝胶化作用，具有胶合、成膜、泡沫稳定及保湿作用，用作胶合剂、增稠化剂、分散剂、成膜剂、保湿剂和稳泡剂等。

二、常见功效性护肤品成分及特点

功效性护肤品的特点如下。①适用于问题肌肤人群：如敏感性皮肤、特应性皮炎、湿疹、痤疮等；②功效具有重现性：功效评测基于人体测评试验的基础上，如果酸、水杨酸、壬二酸；③产品注重温和性：不含可能对皮肤致敏的某些成分，如香精、某类防腐剂、防晒剂等；④生

物学机制：对产品的安全、功效评估建立在细胞生物学基础上；⑤有些产品是由医师创建或者"医研共创"（co-creation of medical research，CRO）；⑥由制药企业生产：有些产品由制药企业生产和销售，这就要求基于实验室基础研究结果，同时由临床医师进行临床观察，明确功效性，还可以依据临床需求，与制药企业进行配方讨论和调整后推广至临床。

（一）常见的保湿类功效护肤品成分

保湿剂（humectant）分为三种：封闭性保湿剂、吸湿性保湿剂和生理性脂质。封闭性保湿剂通过吸留在皮肤表面形成一层油膜从而减少或阻止水分从皮肤表面蒸发，发挥快速修复屏障的作用。包括动物性、植物性、矿物性以及合成油脂，如矿脂（凡士林）、矿物油（液体石蜡）、硅油、羊毛脂、鲸蜡醇、硅氧烷衍生物等，通常多数比较厚重油腻，较适合干性皮肤。吸湿性保湿剂抓取空气中的水分贴附于皮肤表面，使皮肤保持湿润状态，如甘油、透明质酸、泛醇、尿素等，但吸水性过强的成分可能会造成皮肤内部缺水。生理性脂质可以增加或补充内源性脂质的合成。

保湿类化妆品能够增加表皮含水量，减轻皮肤干燥、脱屑，使粗糙的皮肤变得光滑、柔软，帮助皮肤屏障修复。保湿通常与修复、抗衰密不可分，即修复必保湿，抗衰必保湿。近年来，随着具有修复皮肤屏障功能、保湿、抗炎功效的活性成分不断深入地研发，并将其添加到功效性护肤品中，使传统意义上的润肤剂增加了修复皮肤屏障、抗炎功效，使其在临床广为应用。如保湿霜在慢性、瘙痒性、干燥性皮肤病如特应性皮炎、慢性单纯性苔藓、银屑病等皮肤疾病中具有必不可少的辅助治疗作用。

（二）常见的抗炎、修复类功效性护肤品成分

明确保湿修复屏障功能的机制需了解皮肤的生理特点。皮脂膜应完整覆盖在皮肤表面，角质层结构完整、排列整齐，脂质中的结构性脂质（神经酰胺含量约50%、游离脂肪酸10%~20%、胆固醇约25%，即神经酰胺∶胆固醇∶游离脂

肪酸比例约为 3：1：1）与皮脂腺脂质（角鲨烯）、天然保湿因子、水通道蛋白、角质层含水量动态平衡。

1. 修复皮肤屏障 狭义的皮肤屏障功能通常指表皮尤其是角质层的物理性或机械性屏障结构，而广义上皮肤的屏障功能在此基础上还包括皮肤的化学性屏障功能、色素屏障功能、神经性屏障功能、微生态屏障功能、基底层屏障功能以及其他与皮肤功能相关的诸多方面。神经酰胺、胆固醇的作用就是通过补充皮肤表面的皮脂膜和角质细胞"砖墙结构"之间的"水泥"，从而发挥"加固"作用，多适用于湿疹、玫瑰痤疮等敏感性皮肤。

2. 舒敏抗炎 该类护肤品添加一定抗炎、抗刺激、抗氧化等作用的成分，如积雪草苷、马齿苋、红没药醇、甘草酸二钾、洋甘菊、金盏花提取物等，主要发挥抗炎、保湿、舒缓敏感等作用。

3. 减少刺痛感 人工合成 4- 叔丁基环己烷是辣椒素受体 -1（transient receptor potential vanilloid 1，TRPV-1）的拮抗剂，它可作为"敏感调节器"，抑制由于辣椒素诱导的钙离子流量，在细胞膜中降低钙离子内流，使皮肤恢复正常健康的状态。此外，乙酰基二肽 -1、鲸蜡酯、甘草查尔酮 A 对由辣椒素导致的面部刺痛的皮肤均有镇静作用。

4. 降低血管高反应性 羟基酪醇、视黄醛、海藻、三七总皂苷中的人参皂苷 Rg1、洋甘菊中的黄酮类、茶多酚、当归中的活性成分等均可以降低血管的反应性。当归及海藻可减少血管紧张素及内皮素生成。

（三）常见的抗氧化抗衰类功效性护肤品成分

1. 抗氧化 维生素 C、维生素 E（生育酚）、辅酶 Q10、谷胱甘肽、茶多酚等可通过中和氧自由基发挥抗氧化作用起光保护作用，因此建议白天使用效果更佳。

2. 抗衰老 维 A 酸（tretinoin）是一组化合物的总称，包括了与维生素 A 在结构和作用上相似的所有天然和人工合成的化合物。外用的维 A 酸主要包括视黄醇、视黄醛、全反式维 A 酸、13-

顺维 A 酸等。这些维 A 酸类物质通过抑制黑色素细胞中酪氨酸酶活性及酪氨酸相关蛋白 -1 的表达从而减少黑色素颗粒的形成，同时具有改善皮肤厚度和促进胶原蛋白生成的作用，在一定程度上减少皱纹，可对抗皮肤光老化。作为维 A 酸的衍生物，视黄醇相对安全、更加温和、可长期使用，但仍具有一定刺激性，使用时需要逐步建立耐受，因其具有光敏性，白天更需要严格注意防晒。过量使用有致畸作用，所以备孕期及孕期避免使用。

肽（peptide）小分子的蛋白质，它是由具有一定序列的氨基酸通过酰胺键相连，广泛存在于人体内，根据不同的氨基酸数量，肽被分为很多种：2 个氨基酸组成的称为二肽，3 个氨基酸组成的称为三肽，依次类推。肽的种类不同，其作用机制及功效也不尽相同。护肤品常用成分乙酰基六肽 -8 具有如下作用：通过抑制钙依赖的胞外分泌物 SNARE 蛋白质组合体（由三种蛋白质小突触小泡蛋白、突出融合蛋白 Syntaxin、突出小体相关蛋白 -25）的合成，从而抑制皮肤中儿茶酚胺和乙酰胆碱过度释放，阻断神经肌肉间的传导，抑制肌肉运动、减少皱纹。

（四）常见的祛痘类功效性护肤品成分

1. 维生素 B 族 最常采用的是烟酸，曾称维生素 B_3、尼克酸，在体内转化为具有生理活性的烟酰胺（niacinamide），为体内多种酶的辅基，广泛参与体内能量代谢，不仅可以有效抑制皮脂的产生，还有抗炎和改善皮肤通透性的作用。维生素 B_6 是多种酶和辅酶的构成成分，具有抗粉刺、减少油脂分泌的作用，口服可用于治疗痤疮、脂溢性皮炎等疾病。

2. 角质溶解或剥脱 α- 羟基酸（甘醇酸、乳酸、苹果酸、柠檬酸、酒石酸、杏仁酸、扁桃酸等），除具有剥脱作用外，还可保湿。低浓度 α- 羟基酸使表皮松解，可用来改善光老化，治疗表皮增生和角化异常的皮肤病。高浓度 α- 羟基酸可配成表皮剥脱剂，外用能较大程度改变皮肤外观以达到年轻化的目的。水杨酸属于脂溶性物质，能够渗透到富含脂质的毛孔内，使粉刺栓变松溶解，发挥控油、抗粉刺的作用，常作为清洁剂和收敛剂使用。其轻度溶解粉刺、角质剥脱作用，可用于减少粉刺和去角质；其抗炎作用加强了角质剥脱后的耐受性，这也是水杨酸应用广泛的原因。维 A 酸衍生物属强效的角质溶解剂，能够促进角质细胞正常角化、抑制过度角化，但无杀菌及抑制皮脂分泌作用，对白头和黑头粉刺有效。但同时具有刺激性，可导致红斑、干燥、脱屑等。由于其有刺激性和动物实验致畸作用，中国化妆品中禁用维 A 酸及其盐类。此外，视黄醛对于痤疮丙酸杆菌具有直接的抑制作用，还可以溶解粉刺、减少皮脂分泌，对多种表现的痤疮皮损有良好的效果。

3. 抗痤疮丙酸杆菌　滇重楼提取物、锌盐、视黄醛、山竹提取物、月桂酸 / 月桂酸乙酯等中链脂肪酸等对痤疮丙酸杆菌具有杀菌或抑菌作用。

4. 抗炎、抗炎症因子趋化　烟酰胺、α- 亚麻酸及多种植物提取物，如马齿苋、茶树油、燕麦、芦荟、金盏花、积雪草、甘草、红没药醇、大马士革玫瑰、西洋甘菊、山竹等可发挥抗炎作用。

（五）常见的美白淡斑类功效性护肤品成分

黑色素的生成、转移与降解过程中，任何一个环节发生障碍均可影响其代谢，导致皮肤颜色改变。①酪氨酸和酪氨酸酶反应受到干扰，抑制多巴进一步氧化为多巴色素，并使已合成的多巴酶被还原为多巴，以致黑色素不能合成；②黑素小体从黑色素细胞向邻近角质形成细胞移行过程受阻，黑素小体不经表皮细胞通畅排泄，而导致黑素小体阻滞于黑色素细胞内，继发黑色素细胞功能减退。

1. 抑制酪氨酸酶活性的相关成分　苯酚及其衍生物如苯乙基间苯二酚、4- 己基间苯二酚、4- 丁基间苯二酚等可抑制酪氨酸酶活性。中国禁止将氢醌添加在护肤品中，因其有细胞毒性，可能造成接触性皮炎。熊果苷是氢醌的衍生物，其安全性较比前者高，在化妆品中比较稳定，添加量一般为 3%，高浓度的熊果苷（>7%）具有光敏性。氨甲环酸与酪氨酸部分结构相似，可竞争性抑制酪氨酸酶，抑制黑色素形成，以达到美白效果。曲酸可通过与酪氨酸酶抢夺铜离子，使酪氨酸酶失活，还抑制多巴色素互变酶，但本身

对光、热敏感，不易存储，且口服曲酸致癌。壬二酸的添加量在 20% 时，可抑制酪氨酸酶活性。4- 甲氧基水杨酸钾属水杨酸类的衍生物，但比水杨酸刺激性低，可抑制酪氨酸酶活性，还兼具水杨酸的功效。维生素 C 可还原黑色素产物多巴醌，同时可抑制酪氨酸酶活性。

2. 抑制黑色素转移的相关成分　烟酰胺可阻断黑色素细胞向表皮细胞迁移。视黄醇可阻断黑色素传递、促进表皮更新，改善真皮层黄褐斑，但起效慢。视黄醇在皮肤中的代谢周期长，与维生素 C 一样不稳定，遇光、热、水、紫外线等都会失去活性。

3. 加速皮肤代谢的相关成分　水杨酸作用于表皮层，具有双向的角质调理作用，2% 浓度时促进角质生成，>5% 则发挥剥脱角质的作用。果酸可使真皮浅层的肥大细胞脱颗粒，释放的介质刺激真皮内成纤维细胞，增加胶原纤维和弹力纤维，改善皮肤弹性。

（六）常见的防晒类功效护肤品成分

防晒护肤品的剂型多种多样，包括乳化型、凝胶型、喷雾剂、气溶胶型、固体型。其中乳化型是防晒剂最常见的类型，防晒剂原料易于分散，产品基质稳定，更易制备高防晒系数（sun protection factor，SPF）产品，其中油包水型（W/O）耐水性能好，而水包油型（O/W）使用感更好。防晒油皮肤附着性好，防水效果突出，但使用起来较黏腻。凝胶型使用感好，受消费者喜爱。喷雾剂使用方便，感觉清爽，但防晒效果不稳定，耐水性较差。气溶胶型如防晒摩丝涂抹面积较大，也无油腻感，摩丝喷射剂蒸发带来的凉爽感觉更适合在夏季使用，缺点是在夏季高温中有高压气体泄漏的风险。固体型防晒剂主要见于彩妆如粉饼、粉底、口红等，更容易添加高比例的二氧化钛（TiO_2）、氧化锌（ZnO）。其他粉质原料如滑石粉、云母等也有物理遮挡作用，所以这类产品有较好的防晒效果。

（七）常见的遮瑕类功效护肤品成分

添加不透明的原料如滑石粉、高岭土等矿物粉后，可起到遮盖瑕疵和美化皮肤质地的作用。

第二节　功效评价及使用原则

一、功效评价

护肤品功效评价的方法，按评价指标的性质可以分为半定量的主观评价和客观的量化评价。其中主观评价方法是：护肤品被人体使用后，根据所使用人的主观感觉等为标准来判定，这种方法不需要特殊的设备仪器，操作简便，但易受个体主观感觉差异的影响，仅能根据量表调查作出半定量的评价，缺乏客观性，其重复性也较差。而客观量化评价主要通过特殊的检测仪器设备进行皮肤检测，主观影响因素较小，但需要购买特定设备并培训专业的技术人员。化妆品人体试验方法是客观量化评价的一种非常重要的方法，主要包括人体安全性试验和人体功效试验。

（一）化妆品人体安全性试验

化妆品人体安全性试验（表26-2-1）主要包括人体皮肤斑贴试验[皮肤封闭型斑贴试验（皮肤反应见表26-2-2）和重复性开放涂抹试验（皮肤反应见表26-2-3）]和人体试用试验，这两种试验方法均在《化妆品安全技术规范2015版》中有要求。

（二）化妆品人体功效试验

随着《化妆品监督管理条例》和《化妆品功效宣称评价规范》正式实施，对化妆品功效宣称提出了明确要求。其中，产品宣称祛斑美白、防晒、防脱发、祛痘、滋养、修护的必须要进行人体功效评价试验（表26-2-4～表26-2-6）。

表26-2-1　化妆品人体安全性试验

试验		评价方法	评价指标	测试部位	测试周期/d	最少完成受试人数/例
人体皮肤斑贴试验	皮肤封闭型斑贴试验	选用面积不超过50mm²、深度约1mm的规范的斑试器材。将受试物放入斑试器小室内，用量为0.020～0.025g（固体或半固体）或0.020～0.025ml（液体）。受试物为化妆品产品原物时，对照孔为空白对照（不置任何物质），受试物为稀释后的化妆品时，对照孔内使用该化妆品的稀释剂。将加有受试物的斑试器用低致敏胶带贴敷于受试者的背部或前臂屈侧，用手掌轻压使之均匀地贴敷于皮肤上，持续24小时。分别于去除受试物斑试器后30分钟（待压痕消失后）、24小时和48小时按表26-2-2标准观察皮肤反应。并记录观察结果	按对应分级标准进行评判（0～4级）	背部或前臂屈侧	7	30
	重复性开放涂抹试验	以前臂屈侧作为受试部位，面积3cm×3cm，受试部位应保持干燥，避免接触其他外用制剂。将试验物每次（0.050±0.005）g（ml），每天2次均匀地涂于受试部位，连续7天，同时观察皮肤反应，在此过程中如出现3分或以上的皮肤反应时，应根据具体情况决定是否继续试验，采用重复性开放型涂抹试验（表26-2-3）皮肤反应评判标准进行观察，并记录结果		前臂屈侧		30

表26-2-2　皮肤封闭型斑贴试验皮肤反应分级标准

反应程度	评分等级	皮肤反应
–	0级	阴性反应
±	1级	可疑反应，仅有微弱红斑
+	2级	弱阳性反应（红斑反应）：红斑、浸润、水肿、可有丘疹
++	3级	强阳性反应（疱疹反应）：红斑、浸润、水肿、丘疹、疱疹；反应可超出受试区
+++	4级	极强阳性反应（融合性疱疹反应）：明显红斑、严重浸润、水肿、融合性疱疹；反应超出受试区

表26-2-3　重复性开放涂抹试验皮肤反应分级标准

分级	皮肤反应
0级	无反应
1级	微弱红斑
2级	红斑、浸润、丘疹
3级	红斑、水肿、丘疹、水疱
4级	红斑、水肿、大疱

表 26-2-4　人体功效评价试验——祛斑美白

宣传功效	评价方法	评价指标	测试部位	测试周期	最少完成受试人数/例	判定标准
祛斑美白	**紫外线诱导人体皮肤黑化模型祛斑美白功效测试法** 试验产品：祛斑美白化妆品。阴性对照：黑化区空白对照。阳性对照：7%抗坏血酸。受试物涂抹。由工作人员按照随机表对应测试区进行受试物的涂抹。涂抹面积应不小于6cm²，每个测试区之间的间隔应不小于1.0cm。产品使用频率应根据产品使用说明，如需每天多次涂抹，每次涂抹间隔时间不小于4小时。试验区面积应不小于0.5cm²，优先选择背部区域，上臂等非曝光部位。每个受试者进入建立人体皮肤黑化模型阶段，首先在试验部位选定各测试区，用日光模拟仪在相同照射点以0.75倍最小红斑量的剂量进行照射。然后在试验部位选定各测试区。用日光照射量每天照射1次，连续照射4天。照射结束后的4天为皮肤黑化峰期，不做任何处理。照射结束后第5天，对各测试区皮肤颜色进行视觉评估和肤色仪器检测，应剔除相差大于5的区域。当天开始在各测试物涂抹区根据随机表相应涂抹受试物，连续涂抹至少4周，在涂抹后1周、2周、3周和4周应对皮肤颜色进行视觉评估和仪器检测，并记录	最小红斑量（minimal erythema dose, MED）。个体类型角（individual type angle, ITA°）：ITA°值越大，肤色越浅，反之肤色越深。黑色素指数（melanin index, MI）：MI值越小，表示皮肤黑色素含量越低，反之皮肤黑色素含量越高	优先选择背部作为试验部位，也可选择大腿、上臂等非曝光部位	造模8天；试用4周	3	试验产品涂抹前后任一时间点肤色视觉评分差值或ITA°差值与阴性对照相比有显著改善（$P<0.05$），或经回归系数分析与阴性对照判断试验产品与阴性对照相比皮肤黑化显著改善时（$P<0.05$），则认定试验产品具有祛斑美白功效。否则认为试验产品无祛斑美白功效
	人体开放使用祛斑美白功效测试法 试验产品：祛斑美白化妆品。对照产品：不含祛斑美白功效成分的相应试验产品基质配方产品。与试验产品平行测试。使用方法：由工作人员按照随机表发放测试产品和对照产品，并根据使用说明对受试者进行使用指导，确保受试者正确、连续使用产品8周；受试部位左右随机分配使用两组测试产品时，需采用能够确保受试者和对照产品的监控措施，并在试验报告中说明产品使用的监控方式，监督下使用等。要求受试者使用时同侧使用过程中的任何不适感和不良反应症状。对入组的合格受试者进行产品使用前皮肤基础图像拍摄，产品使用后2周、4周、8周再次进行相同的评估和测试	各访视时点，采用皮肤图像拍摄系统拍摄图像，用图像分析软件分析图像。用图像分析软件分析受试部位不同访视时点相关参数（色斑光密度均值、色斑面积占比）并记录；受试部位色斑面积占比、图像色斑光密度均值小，肤色越浅	根据产品使用说明确定需要使用祛斑美白化妆品的试验部位（如面部）		30	试验组任一前后任一时间点，视觉评估、仪器测试或图像分析相关参数中任一参数的变化结果相差显著（$P<0.05$），或使用图像测试值或结果显著优于对照时（$P<0.05$），则认定试验组有祛斑美白功效，否则认为试验产品无祛斑美白功效

表 26-2-5　人体功效评价试验——防晒

宣传功效	评价方法		评价指标	测试部位	最少完成受试人数
防晒	防晒化妆品防晒系数（sun protection factor，SPF）测定方法		最小红斑量（MED）：引起皮肤清晰可见的红斑，其范围达到照射点大部分区域所需要的紫外线照射最低剂量（J/m³）或最短时间（秒）。防晒系数（SPF）：引起被防晒化妆品防护的皮肤产生红斑所需的 MED 与未被防护的皮肤产生红斑所需的 MED 之比，为该防晒化妆品的 SPF	照射后背，可采取俯卧位	按本方法规定每种防晒化妆品的测试人数有效例数至少为 10 例，最大有效例数为 20 例；每组数据的淘汰例数最多不能超过 5 例，因此，每组参加测试的人数最多不能超过 25 例
	防晒化妆品防水性能测定方法		如产品宣称具有抗水性，则所标识的 SPF 值应当是该产品经过 40 分钟的抗水性试验后测定的 SPF 值；如产品 SPF 值宣称具有强抗水性（very water resistant），则所标识的 SPF 值应当是该产品经过 80 分钟的抗水性试验后测定的 SPF 值	前倾位	
	防晒化妆品长波紫外线防护指数（protection factor of UVA，PFA）测定方法		最小持续性黑化量（minimal persistent pigment darkening dose，MPPD）：即辐照后 2～4 小时在整个照射部位皮肤上产生轻微黑化所需要的最小紫外线辐照剂量或最短辐照时间。观察 MPPD 应选择光暴露后 2～4 小时一个固定的时间点进行，室内光线应充足，至少应有 2 例受过培训的观察者同时完成。紫外线防护指数（PFA）：引起被防晒化妆品防护的皮肤产生黑化所需的 MPPD 与未被防护的皮肤产生黑化所需的 MPPD 之比，为该防晒化妆品的 PFA 值	试验部位选后背。受试部位皮肤色泽均一，没有色素痣或其他色斑等	

表 26-2-6　人体功效评价试验——祛痘

宣传功效	评价方法概述		评价指标	测试部位	测试周期/W	最少完成受试人数/例
祛痘	研究者评估	分级评估：四级法；皮损计数	粉刺、炎症性丘疹和脓包数量、痤疮部位的发红程度和粗糙度、皮损直径等	长痘部位（面部）	4 周	30
	客观指标测量	图像采集卟啉分析；油脂含量定；a 值测定；皮肤含水量；经皮水分丢失（transepidermal water loss，TEWL）值测定	利用 VISIA 或 VISIA-CR 拍照，在橙光条件下，卟啉可发出荧光，呈现出圆形白色斑点，间接反映皮肤中痤疮丙酸杆菌的数量。荧光点计数值即卟啉值，卟啉值越高表示痤疮丙酸杆菌越多			
	受试者自评		问卷调查			

二、使用原则

根据各个季节的气候特征、皮肤特点和具体护肤要求，有针对性地选择适当的功效性护肤品，并且正确使用，方可使护肤品的功效发挥最大效果。

（一）不同季节功效护肤品选择

1. **春季和秋季**　春秋季节的气候变化顺序相反，但都包含了冷热交替的过程。一般初春或晚秋时节气候较冷，但气温并没冬天低，故而人们对寒冷的防护没有冬天重视，从而使冷空气接触面部皮肤的机会增加。晚春和早秋气温较高，日光辐照强度大，但和夏季相比，仍有一定差距。由于这一阶段气温变化迅速，导致皮肤容易出现敏感，故不建议频繁变更护肤品，同时选择性质温和的清洁产品。随着气候变暖，户外活动机会增多，建议选择防晒系数（sun protection factor，SPF）及防晒等级（protection UVA，PA）

适合的防晒产品，同时注重抗氧化作用成分的添加。

2. 夏季　夏季阳光充足，紫外线强，外界环境温度较高，皮肤新陈代谢加快，皮脂分泌增多且高温时可呈液态，易出现毛囊炎、过敏相关性皮肤病，防护不及时还可能出现日晒伤，气温升高容易诱发面部毛细血管扩张症，患者面部潮红及灼热感加重。这一阶段需要关注的是正确选择和使用防晒产品，及时、正确地使用晒后舒缓、修护产品。防晒产品的质地和用量都会影响防晒效果，一般以乳膏、乳液等防晒产品较为清爽；用量以能均匀涂擦防晒部位为宜。如果出现日晒伤，应尽快避免日光进一步照射，同时及时进行面部晒后修复。

3. 冬季　冬季室内外环境温度变化大，以中国北方为例，外界气候一般干燥、寒冷且风沙大，对皮肤的直接刺激强烈。这一阶段皮肤的新陈代谢略有减弱，皮脂腺和汗腺分泌减少，皮肤容易干燥、皲裂，并且手部、耳朵、面颊等暴露部位容易发生冻疮。因此在冬季的护肤品选择中，建议选择油包水类滋润程度较高的产品，选择温和的清洁产品，尽量避免对皮肤脂质的破坏。

（二）不同主观皮肤类型功效性护肤品选择

皮肤类型不同，适用的护肤品也有所差别，应该在正确分析护肤品特征的基础上，结合个人皮肤特点和具体类型，有针对性地选择护肤品。

1. 干性皮肤　特点是角质层含水量较低，缺乏油脂，皮肤干燥，易出现脱屑、皲裂等。功效性护肤品选择的目的在于注重补充皮肤脂质及增加皮肤含水量，避免使用碱性肥皂洗脸，减少清洁产品的使用。一般建议选择温和不起泡的洁面乳，清洁后使用刺激性小的润肤霜类产品，如果有必要，可以使用含有橄榄油添加的护肤品。含有小分子透明质酸及乳木果油成分的护肤品可以缓解晒后皮肤干燥、缺水。神经酰胺、胆固醇、脂肪酸成分的护肤品可模仿正常皮肤脂质成分，具有很强的保湿作用。

2. 中性皮肤　油脂分泌适度，不油腻也不干燥，是最为理想的皮肤状态，但是中性皮肤人群较少。护肤品的选择需要注意尽量减少其对皮肤的刺激。

3. 油性皮肤　皮脂腺分泌旺盛，皮脂不能及时排出，可能和脱落的角质形成细胞结合形成毛囊角栓进一步堵塞毛孔，导致出现微粉刺、粉刺和痤疮等。因此，油性皮肤人群选择护肤品，需要注意避免选择可能加重皮脂分泌的护肤品，注意选择有吸油、控油或者同时伴有抑制皮脂腺分泌成分的护肤品。另外，需注意避免使用致粉刺性护肤品，如粉底液、物理防晒剂等。日常护肤可以选择有效调节水油平衡、抑制皮脂腺功能的产品，如含有果酸或水杨酸等产品。

4. 混合性皮肤　包括中性和油性混合、中性和干性混合、油性和干性混合等几个亚型，主要由面部中央、额部等皮脂分泌旺盛部位和周围皮肤的皮脂分泌程度决定。混合性皮肤是护肤品选择的难点，特别是油性和干性混合性皮肤，皮肤特点反差大，而一般一种护肤品仅针对一个方面，很难有明确的产品能够同时适合油性和干性皮肤。因此，混合性皮肤人群的护肤品选择应该根据不同部位的皮肤特点来进行，两种不同区域需要使用不同的护肤品，以改善皮肤状态。

5. 敏感性皮肤　发生率越来越高，表现为对轻微外界刺激不能耐受，皮肤易出现红斑、瘙痒、烧灼、紧绷、刺痛等，即使功效性护肤品部分患者亦完全不能使用，这类人群先控制急性期炎症后再逐渐选用添加镇静、舒缓、抗炎成分的功效性护肤品，来缓解敏感症状，协助修复皮肤屏障。

（三）不同年龄段功效护肤品的选择

不同年龄阶段，皮肤生理状态和护肤目标不同，相应针对性的护肤品选择也有各自的特点。

1. 儿童　这一阶段部分特应性体质婴幼儿容易出现湿疹、特应性皮炎。此时皮肤干燥、瘙痒、红斑等显著，可以选择侧重于保湿的护肤品。由于婴幼儿时期的皮肤屏障功能尚未发育完整，耐受性较低，不建议使用表面活性剂较强的清洁产品。对于儿童来说，由于儿童户外活动紫外线接触量较大，长期积累之后容易对皮肤产生影响，所以需重视防晒，以尽早开始光老化的预防，尽量以遮盖防晒为主。绝大部分儿童护肤品以安全为前提，矿物质成分可以占主体，如凡士林、矿物油、滑石粉、氧化锌粉等。

2. 青少年　随着儿童进入青春发育期，其皮脂腺分泌也随着体内雄激素的增多而逐渐增加，表现为油性皮肤，部分人群出现粉刺、丘疹、脓疱等痤疮表现，如果不积极干预，可能遗留痤疮后瘢痕，严重影响美观。因此这一阶段的护肤品需着眼于控油、祛痘，同时要避免过度清洁。如果皮疹反复发作，需及时就诊。

3. 中年人　中年人作为护肤品消费的主要群体，主要侧重的问题是色斑、皱纹、皮肤老化、敏感性皮肤等。护肤品的选择要点在于，首先要正确分析个体的皮肤状态，注意对敏感性皮肤的预防和积极治疗，避免其加重。可使用抗衰老功效性护肤品缓解皱纹的进一步增加。

4. 老年人　随着年龄增长，老年人皮肤逐渐老化，个体皮肤皮脂分泌减少导致皮肤保湿性能降低，出现皮肤干燥、水合程度减少，弹力纤维变性伴随胶原嗜碱性改变。此时皮肤易出现干燥、瘙痒等症状，因此护肤品的选择要重视滋润、保湿、止痒。在冬季要更加重视，减少洗涤剂的使用，必要时可以使用保湿性能更好的软膏制剂。

（四）特殊人群

1. 慎用人群　敏感性皮肤。敏感性皮肤的人群，特别是易过敏的个体，应慎重使用功效性护肤品。建议进行皮肤敏感性测试或咨询皮肤专家的建议。

2. 禁用人群　妊娠期和哺乳期女性。由于某些功效性护肤品的成分可能对胎儿或婴儿产生潜在影响，建议妊娠期和哺乳期女性在使用之前咨询医师。

第三节　医美术后护肤品选择及注意事项

激光、光电、化学剥脱等医美治疗后，可短暂破坏皮肤屏障，若不及时修复受损的皮肤屏障，可短期出现灼热、刺痛等皮肤敏感症状。因此，无创性医美治疗术后应及时外用舒敏保湿类护肤品，修复受损的皮肤屏障，缓解症状，有效预防敏感性皮肤发生。例如，可每天外用面膜，以达到舒缓、保湿的作用，3～5天后改为每周2～3次外用；然后外搽舒敏保湿类保湿水或润肤水；再用保湿乳或保湿霜，每天2次涂抹。外出时选用戴帽子、戴口罩、打伞等遮盖防晒，以保护皮肤免受紫外线的损伤，不建议外搽防晒剂。而医美术后存在的开放性伤口、炎症区域应避免应用功效性护肤品，以免加重症状或引起不适，甚至感染。

每个人的皮肤都具有独特的特点和敏感度，因此使用功效性护肤品时可能会出现个体差异。建议患者在开始使用新的功效性护肤品之前进行皮肤测试，以评估其对产品的耐受性和反应。医美术后使用功效性护肤品常见不良反应有过敏、刺激、皮肤干燥等，常见原因有产品浓度过高、使用方法不当及个体差异。建议医美术后使用功效护肤品应遵循专业医师的指导，以降低不良反应的发生率。

第四节　误区及新进展

一、误区

目前国产品牌中功效性护肤品的研发及生产迅猛，可供个体选择的产品众多，因此，以媒体为导向引领的"成分党"钟爱"早C（维生素C）晚A（视黄醇）""A（视黄醇）-B（烟酰胺）-C（维生素C）"等"护肤方式或护肤概念"。在此种情形下，皮肤科医师应加强自身功效护肤基础知识储备，倡导正确护肤：不以单个成分论英雄，应关注功效护肤品的配方体系。选择一款安全、有效的功效护肤品，消费者不仅应从包装、价格、气味、质地来选择，明确功效成分外，应关注其浓度是否适宜，也可适当关注原料的来源、配方体系、生产工艺，这就要求消费者可简单地查阅产品配方表，首先明确一款护肤品是否含香精、色素、防腐剂及乙醇。而痤疮患者应明确本产品是否含有致痘成分，因为这些成分可刺激毛囊皮脂腺角化异常加快及延缓角质的正常代谢速度，具体可使用相关的小程序及应用查询成分及解析。与此同时，机体与皮肤的健康应以抗糖化、抗氧化预防为主，功效为辅，而不是着眼于外用功效护肤品。

二、新进展

功效性护肤品无论是从成分还是技术，都在日新月异、推陈出新地发展。如一种红木提取物（辛酸/癸酸甘油三酯/玫瑰木提取物）可作为视黄醇的替代物，发挥相似功效但无刺激性。该成分可用于提升面部轮廓、淡化皱纹并使皮肤更具弹性，可适用于敏感性皮肤人群。α-红没药醇是自然界中存在较多的倍半萜化合物之一，已在传统医学中使用了数百年。采用可持续生物技术制备保证了成分的高纯度和高品质，与合成来源的α-红没药醇相比具有更高的生理活性，可以起抗炎、舒缓、修复屏障的作用，可用于敏感性皮肤护理、婴儿皮肤护理、晒后护理产品等。

前文提及多种植物提取物具有美白、抗氧化、抗炎、保湿及抗衰老的作用，令人欣喜的是，同时还能提供抑菌防腐作用，与护肤品配方中常用防腐剂如尼泊金酯、苯氧乙醇等相比具有明显的优势。植物防腐成分如花椒中的挥发油/生物碱、金银花中的异绿原酸/绿原酸、厚朴中的厚朴酚、丁香中的丁香酚、柑橘中的橘皮苷、茶中的茶多酚、甘草中的甘草总黄酮等都具有良好的抑菌活性，采用多种植物提取物作为防腐剂进行复配使用，可以有效减少其中单一防腐剂的用量，从而能够在实现广谱抑菌效果的同时，尽可能地减轻防腐剂的刺激性。

一种植物化学复合物（圣罗勒、香蜂花、接骨木果提取物）可促进机体精神放松和情绪健康，通过缩短入睡时间改善睡眠质量，减轻焦虑和压力状态。这是因为活性分子通过调节机体应对压力的生化途径，减少皮质醇的释放，增加内啡肽的产生。

植物源功效性护肤品符合人们追求绿色、天然的理念，且一种植物成分往往兼具多种功效，护肤效果比许多常用化学原料更具优势。但目前植物成分的利用与发展也存在一些局限：不同生产商家专业程度、生产工艺有所不同，导致植物提取成分的质量良莠不齐，且植物的有效成分受植物生长地域、时期等因素的影响较大，针对植物提取物质量的市场规范还有待完善；尽管植物成分相对而言比较安全，但也偶有皮肤刺激性现象发生，需要相关人员进行进一步的探究。

近年来，功效性护肤品开始从化学美容、植物美容向生物美容与基因美容发展，如生物活性多肽、生物设计蛋白质等的发展，目前常见的安全评估及功效评价方法主要为临床研究、三维仿生技术、动物模型及细胞模型等。

生物活性多肽的作用：①在表皮水平上刺激角化细胞迁移和上皮化，刺激表皮细胞分化，促进表皮修复和愈合；②在真皮水平上刺激成纤维细胞活性，增强细胞外基质收缩和构造，提供皮肤养分，促进皮肤伤口愈合和功能再生。人体皮肤在体试验证明生物活性多肽具有美容护肤作用，使用质量分数为 0.5% 活性多肽 3 周后，细胞迁移指数升高、皮肤增厚，糖皮质激素诱导的皮肤受损也得以逆转；局部应用质量分数为 0.10% 细胞因子的护肤面霜 7 天后诱导成纤维细胞增生 29%。生物活性多肽在美容护肤品中作用效果明显，但由于其具有极高生物活性，在具体应用中还应注意以下问题：①生物活性多肽是基因重组产品，易受环境影响而失活，因此要根据产品特点选择合适的剂型和保护剂以保持其活性；②根据不同人群、皮肤状况和生物活性多肽特性选择合适的应用时机和方法，如外用、注射和超声导入等；③各种细胞都需要多种生物活性多肽的存在才能保持其最合适的增殖状态，单一活性多肽对细胞作用有限，多种活性多肽相互协同作用能够更好地发挥作用；④由于生物活性多肽存在剂量 - 效应关系，只要能发挥出其美容护肤或创面修复功效，没必要一味追求高浓度。

一种与鲟鱼 Ⅱ 型胶原蛋白的氨基酸序列相匹配的生物设计蛋白质，其体外研究结果同样可刺激细胞再生，促进 6 种不同类型的胶原蛋白新生和促进伤口愈合。

为了发挥功效性护肤品中"活性成分"的功效，在其配方设计中，其输送系统的作用是使产品功效最大化，目前，已有环糊精包合物技术和多种微粒输送系统——微囊和微球、脂质体和新型脂质体、纳米乳和亚微乳、脂质纳米粒等的制备方法及在功效性护肤品中的应用实例。

中国功效性护肤品的发展仍需加大基础研究，应瞄准国际前沿趋势，充分利用国内植物、动物、原料等优势资源，进行科学研究，而皮肤科医师是功效性护肤品安全保障的重要力量。

（辛伍艳）

参考文献

[1] 中国抗粉刺类护肤品应用指南专家组. 抗粉刺类护肤品在痤疮中的应用指南 [J]. 中国皮肤性病学杂志，2019，33（10）：1107-1109.

[2] 舒敏保湿类护肤品在敏感性皮肤中应用指南专家组. 舒敏保湿类护肤品在敏感性皮肤中的应用指南 [J]. 中国皮肤性病学杂志，2019，33（11）：1229-1231.

第二十七章

医学美容治疗前后皮肤护理

皮肤作为人体最大的器官，具有重要的防护作用，它不仅可保护人体免受外界损害和微生物的入侵，同时还可以调节体温和帮助排泄废物。皮肤护理作为人们日常的习惯和行为，对维护皮肤完整性，维持皮肤稳态，改善皮肤外观状态，缓解皮肤亚健康状态以及预防皮肤病方面都发挥着非常重要的作用。通过做好皮肤护理，能够达到保持皮肤健美、延缓皮肤衰老、增强皮肤抗病能力以及治疗和辅助治疗损容性皮肤病的目的。因此，医美工作者需要掌握必备的皮肤护理知识和理论，才能更好地指导求美者在日常生活中，以及在进行光声电治疗前后对皮肤进行更精细和合理的护理。

第一节　皮肤日常护理

皮肤的日常护理对于皮肤美容和保持皮肤健康都是非常重要的。在日常生活中选择合适的护肤品，对皮肤进行正确的清洁、保湿、防晒，能够改善皮肤状态，维持皮肤健康。

一、清洁

借助皮肤清洁剂通过润湿、渗透、乳化、分散等作用促进皮肤表面各种污垢稳定分散于水中，再用清水适当漂洗就能够轻松去除。市面上也有少数免洗的产品如清洁面巾、清洁凝胶。

优秀的清洁剂应具备以下特点：①外观悦目，无不良气味，质地细腻，稳定性好，使用方便，分布均匀，无黏腻感；②能迅速除去皮肤表面的各种污垢；③清洁后能保持或接近正常皮肤 pH，不造成皮肤屏障损伤，不影响皮肤菌群；④洁肤后不干燥、紧绷，皮肤保持光泽和润滑。

常用的清洁剂包括含皂基的清洁剂和合成清洁剂。含皂基的清洁剂通过皂盐乳化皮肤表面的污垢发挥清洁作用。皂盐通常偏碱性，清洁力强，使用时会升高皮肤表面的 pH，降低皮肤耐受性；改良的皂盐或含有甘油成分的手工皂，性质温和且对皮肤刺激性小。合成型清洁剂主要通过乳化和包裹等作用清洁皮肤，刺激性降低，但清洁力度不变。一般以表面活性剂为主要成分，包括阴离子、阳离子、两性离子、非离子及硅酮类等。目前市面上常见的氨基酸洗面奶就是温和的合成清洁剂。其他的合成清洁剂还有清洁霜、卸妆油和卸妆膏等。

面部清洁推荐每天早晚各清洗一次，水温可根据季节变化来调节，水温过低会导致毛孔收缩，不利于彻底去除皮肤表面的污垢，水温过高会过度去除皮脂，导致皮肤屏障功能损伤，造成皮肤敏感。正常情况下提倡温清水洁面，在天气炎热、涂擦防晒霜、粉底和油脂类的护肤品后才需要使用洁面产品。采用洁面产品后可涂擦润肤水、乳及保湿霜等以修复皮肤的皮脂膜，维持皮肤正常的 pH。油性皮肤可以交替使用冷温水洗脸，先温水后冷水，温水能够溶解皮肤表面饱和脂肪酸，增强清洁效果，冷水避免引起毛孔扩张，起一定收缩毛孔的作用。

清洁时需注意温和适度，以清理皮肤表面的污垢为目的，避免过度清洁。特别是在使用毛巾和洗脸巾清洁皮肤的过程中，过度清洁或搓洗不仅会导致皮肤屏障功能损伤，诱发皮肤敏感，还可能会导致黄褐斑等色素增加性皮肤病的发病或加重。

二、保湿

保湿类产品是皮肤护理的基础，科学合理地根据皮肤类型选择保湿护肤品，能够起到事半功倍的护肤效果。

优良的保湿产品必然含有优良的吸湿剂，如甘油、丙二醇、尿素、山梨糖醇、吡咯烷酮烯羧酸（pyrrolidone carboxylic acid，PCA）等。其中甘油最为常用，能够从表皮和真皮浅层吸收水分，增加角质层间隙的水含量，使皮肤外观更润滑。尿素和乳酸能够扩散到角质层及深层，通过破坏氢键，暴露角质层和角质形成细胞表面的水结合位点，促进角质层水合，起增加角质层柔韧性的作用。然而单纯靠吸湿剂并不能很好地将水分保留在角质层，同时还需要封闭剂锁住水分。封闭剂通常为油脂性物质，通过在表皮形成油脂膜防止皮肤表层水分蒸发。常用的封闭剂有凡士林、矿物油、石蜡、角鲨烯、硅树脂、动植物油脂（如羊毛脂、乳木果油、葵花籽油、葡萄籽油、霍霍巴油和牛油果油）等。其中，凡士林是目前公认的最好的封闭剂，可减少 99% 的经皮水分丢失，充分保持皮肤含水量。并且由于其亲水性极低，可在不添加防腐剂的条件下保持高度的稳定性。它还是一种惰性物质，不与蛋白质结合，不容易在皮肤表面发生化学反应，因此具有低致敏性，是很多保湿产品的基础配方之一。此外，优良的保湿产品还会添加各种保湿因子，如透明质酸以及各种氨基酸等。此外，为了维持皮脂膜的完整性，可添加皮脂膜生理性脂质成分如神经酰胺及类脂质成分如角鲨烯、乳木果油和大

西洋胷胸鲷油等。

1. 保湿剂种类　根据剂型不同可分为软膏（ointment）、乳膏/霜（cream）、乳液/露（lotion）、凝胶（gel）和油剂（oil），这几种不同剂型的质地和性状不同，除保湿效果不同外，肤感和舒适度也有所差别。

（1）软膏：大部分以油脂为基质，比较厚重，质地"油腻"，不易涂抹均匀，成分简单，不易出现刺激和过敏现象。保湿作用持久，适合干燥和皮肤增厚的皮肤。

（2）乳膏：是脂质和水的混合物，根据油脂和水分的结构关系差别，可为水包油（O/W）和油包水（W/O）剂型。水包油是经过特殊技术的处理，油分子被乳化，由水分子包裹的乳化体。油包水则相反，是油包围着水分子的乳化体，是传统膏霜的制作方法。乳膏较轻薄，质地"不油腻"，易涂抹，接受度好。但是其保湿维持时间要短于软膏，因此使用频率需要高于软膏。

（3）乳液：是含有水分更多，油脂更少的保湿剂。对皮肤有一定冷却作用，质地轻薄，更容易涂抹，适用于大面积皮肤、多毛区域和皮肤皱褶区域。不过因其维持水分的时间较短，需要使用频率较高。

（4）凝胶：本质上算是半固体的乳膏。由于制作工艺比较特殊，使用起来无油腻感，易于涂抹及洗除；能吸收组织渗出液，不妨碍皮肤正常功能；黏稠度小，利于药物释放，特别是水溶性药物的释放。缺点是润滑性较差，容易失水和霉变，常需加入较大量的保湿剂和防腐剂，从而增加了刺激皮肤的风险。

2. 保湿剂选择　推荐求美者根据自己的肤质选择合适的保湿剂。

（1）干性皮肤：角质层水分含量低于 10%，皮脂分泌少，皮肤干燥、脱屑，无光泽，肤色晦暗，易出现细小皱纹和色素沉着。适合选择软膏、霜剂等油腻厚重质地的保湿剂，保湿效果好，保湿时间持久。

（2）油性皮肤：角质层含水量正常或减少，皮脂分泌旺盛，皮肤表面油腻，有光泽，毛孔粗大，易发生痤疮、毛囊炎。适合选择乳液和凝胶类保湿剂，不会堵塞毛孔，预防痤疮的发病。

（3）混合性皮肤：一般是指面部 T 区为油性皮肤，两颊为干性或中性皮肤，判定 T 区按油性皮肤，两颊按干性或中性皮肤标准分别进行判断。适合选择霜剂和乳液，既能够缓解干燥，也不会使出油区域过于油腻。

根据不同地域、季节气候条件和环境湿度选择合适的保湿剂。南方和北方湿度差异大，北方冬季更适合使用软膏剂，南方夏季更适合使用乳液和凝胶剂。推荐每天早晚各使用一次保湿剂，成年人全身保湿剂的使用量推荐为每周 200g。

三、防晒

防晒是日常护肤中非常重要的一个环节，防晒既能保持皮肤健康，也能有效预防各种色斑出现，同时还能够延缓皮肤衰老，预防皮肤皱纹的产生。防晒既能抑制紫外线照射引起的免疫紊乱，降低皮肤肿瘤的发病风险，同时规律使用防晒剂还可以降低日光性结缔组织病和光敏性皮肤病的发病率。

（一）防晒的目的

防晒主要防的是光线中的 UVA、UVB、蓝光（高能可见光）和红外线。

1. UVA　即长波紫外线，波长为 320～400nm；特点为能量较低，穿透深度较深，可使皮肤晒黑并出现色斑、老化；可穿透云层、玻璃。

2. UVB　即中波紫外线，波长为 280～320nm；特点为占紫外线 5%，能量较高，危害最大；使皮肤晒红、晒伤；易被玻璃阻挡。

3. 蓝光　波长为 492～577nm；特点为穿透较深；易使皮肤松弛、长期暴露易使皮肤出现暗沉和色斑等；除来源于日光外，电脑、显示屏、手机作为来源之一易被忽视。

4. 红外线　波长 780～1400nm；特点为可以穿透皮下组织加热血液和深层组织，过度照射可能会导致皮肤出现血管充血和红斑产生。

（二）防晒的原则

建议遵循 ABC 三原则：① A（avoid），避免日光直射。中午时分是紫外线最高的时段，春末和夏季是紫外线最强的季节，尽量避免受日光直射，减少在紫外线强烈的时段外出；② B（block），物理遮挡防晒，包括遮阳帽、太阳镜、防晒口罩、衣物和遮阳伞等；③ C（cream），防晒剂，通过涂抹防晒剂于物理遮挡无法到达的皮肤暴露部位，通过物理阻挡或者化学吸收等方法减少紫外线对皮肤的损伤和刺激。

（三）防晒剂的原理及分类

防晒剂的防晒原理是利用光的吸收、反射或散射作用，以保护皮肤免受特定紫外线伤害，主要包括物理防晒剂、化学防晒剂、生物防晒剂、新型防晒剂和全波段防晒剂。

1. 物理防晒剂　主要通过反射、散射紫外线达到防晒的目的。常用的成分有二氧化钛和氧化锌等。遮光性能与其颗粒大小相关，纳米级的二氧化钛具有高折光性，并且透明度好，涂抹后不易产生厚重感；颗粒太小的二氧化钛或氧化锌容易透皮吸收，且遮光谱较窄，无法全面阻挡紫外线；颗粒稍大的二氧化钛或氧化锌可遮挡住一部分可见光和红外光，遮光性更强，但是涂抹后容易产生厚重感和假白现象。因此，选择合适颗粒大小的二氧化钛和氧化锌加入防晒剂中才能够起到最佳的防晒作用。此外，物理防晒剂不容易吸收到皮肤内，不容易对皮肤造成刺激，对敏感性皮肤比较友好，适用于儿童、妊娠期女性和皮肤敏感者，缺点在于厚重感明显、舒适度欠佳、容易泛白搓泥。

2. 化学防晒剂　化学防晒剂吸收进入皮肤内，通过分子结构吸收紫外线的能量，再转化为热能释放，以减少紫外线对皮肤的损伤。根据中国《化妆品安全技术规范》中规定的化妆品准用防晒剂，按照其对紫外线的吸收情况，可分为 UVA 吸收防晒剂、UVB 吸收防晒剂及 UVA 和 UVB 同时吸收的防晒剂。大致分 8 类，樟脑类、肉桂酸酯类、水杨酸酯类、苯甲酸酯类、二苯（甲）酮类、三嗪类、苯唑类以及烷类。

（1）UVA 吸收防晒剂：苯唑类防晒剂包括 2,2- 双 -（1,4- 亚苯基）1H- 苯并咪唑，4,6- 二磺酸及其钾、钠和三乙醇胺盐。其他能够吸收 UVA 的化学成分包括对苯二亚甲基二樟脑磺酸、对甲氧基肉桂酸异戊酯、丁基甲氧基二苯甲酰基甲烷、二乙氨基羟苯甲酰苯甲酸己酯、苯基二苯并咪唑四磺酸酯二钠及苯甲酸等。

（2）UVB 吸收防晒剂：对氨基苯甲酸、乙基己基三嗪酮、水杨酸乙基己酯、二甲基 PABA 乙基己酯、聚丙烯酰胺甲基亚苄基樟脑、聚硅氧烷、三亚苄基樟脑、4- 甲基苄亚基樟脑、二苯酮。其中水杨酸乙基己酯吸收波段较窄（290～330nm），主要与其他化学防晒剂联合使用，能够增强防晒效果；辛基三嗪酮、胡莫柳酯（又称水杨酸三甲环己酯）都可吸收 UVB；而甲氧基肉桂酸辛酯（octinoxate）是目前全世界范围内最广泛使用的紫外线 UVB 防晒剂。

（3）UVA 及 UVB 吸收防晒剂：双乙基己氧基苯酚，甲氧基苯基三嗪、奥克立林、甲酚曲唑三硅氧烷、二乙基己基丁酰胺基三嗪酮、二苯酮 -3 等可同时吸收 UVB 及 UVA。

3. 生物防晒剂　生物防晒剂本身不具有紫外线吸收能力，但在抵御紫外线辐射中具有重要作用。因为紫外线辐射是通过产生氧自由基启动氧化应激造成一系列组织的损伤，生物防晒剂所含物质则能通过清除或减少氧活性基团的中间产物，从而阻断或减缓组织损伤或促进晒后修复，起间接防晒的作用。

生物防晒剂具有纳米球形的吸收和反射功能，能均衡肤色，维持皮肤水分含量，同时能够修复 UVA/UVB 对角质形成细胞的伤害，对日晒诱发的色斑有一定的预防和改善作用。包括维生素 C、维生素 E、烟酰胺、β- 胡萝卜素、维生素 A 衍生物、原花青素、白藜芦醇、三七、茶多酚、超氧化物歧化酶等。这些成分能有效地促进角质形成细胞的活化，有助于皮肤屏障修复，增强皮肤对紫外线的抵抗力。

4. 新型防晒剂　近些年研发的新型防晒剂含有阿伏苯宗＋二苯酮 -3，对 UVA 和 UVB 的稳定性高。有的对 380～400nm 超长波 UVA 有很好的防护作用。也有部分新型防晒剂除能够防护 UVA 和 UVB 外，还能够有效防护蓝光及红外线。

5. 全波段防晒剂　多种防晒剂复配，达到全波段的覆盖。主要是通过添加抗氧化成分和物理防晒剂，包含成分主要为氧化锌、二氧化钛、氧化铁等。

（四）防晒剂的安全性评价

一方面，需要避免使用含有二苯酮 -3 和甲氧基肉桂酸乙酸己酯的防晒剂，因为这些化学防晒剂会对内分泌造成影响，同时也会污染环境。美国夏威夷禁用二苯酮 -3、甲氧基肉桂酸乙酸己酯。我国《化妆品安全技术规范》规定：添加二苯酮 -3 的浓度限制为低于 10%，同时要求防晒剂需在包装上注明"含二苯酮 -3"。另外，一般用 500D 法则评价防晒剂是否容易渗透进入皮肤内，分子量＞500D 的成分不易渗透进入皮肤，安全性要高一些。

（五）防晒的功效标志

1. 织物紫外线防护系数　织物紫外线防护系数（ultraviolet protection factor，UPF）是指皮肤无防护时计算出的紫外线辐射平均效应，与皮肤有织物防护时计算出的紫外线辐射平均效应的比值，用于评价织物对紫外线照射（ultraviolet irradiation，UVR）的防护性。若 UPF 值为 50，即仅有 1/50 的紫外线能够透过织物照射到皮肤表面，UPF 值越高防护效果越好。

2. 防晒系数　防晒系数（sun protection factor，SPF）是衡量防晒剂对日光中 UVB 防护能力的检测指标，SPF 值越大，防晒效果越好。例如，个体在不使用防晒产品条件下 20 分钟皮肤被晒出红斑，那么使用 SPF 值 15 的防晒霜能够将此时间延长 15 倍，即暴露 300 分钟后皮肤才会出现红斑。

3. 长波紫外线防护指数　其评价指标有两个，都是评价防晒剂防止皮肤被晒黑能力的防护指标。UVA 防护等级（protection grade of UVA，PA）以"＋"表示产品防御长波紫外线的能力等级，指延缓皮肤晒黑时间的倍数：PA+ 代表有效，可延缓 2～4 倍晒黑时间；PA++ 代表相当有效，可延缓 4～8 倍；PA+++ 代表非常有效，可延缓 8～15 倍；PA++++ 可延缓 ≥ 16 倍。产品防御 UVA 的防护指数（protection factor of UVA，PFA）通常以数值来表示。其与 PA 间的换算关系为：PFA＜2：无防护 UVA 的效果；PFA 2～3：PA+；PFA 4～7：PA++；PFA 8～15：PA+++；PFA 值 ≥ 16：PA++++。

（六）防晒剂剂型分类

1. 乳剂　最常见的类型，原料易于分散，产品基质稳定，易制备高 SPF 值产品。油包水型（W/O）耐水性能好，而水包油型（O/W）使用肤感更好。

2. 防晒油　皮肤附着性好，防水效果突出，但使用起来比较黏腻。

3. 防晒凝胶　使用肤感舒适，不油腻，易于涂抹开，适用于油性皮肤。

（七）优秀防晒产品需要具备的要素

1. 安全性　不含二苯酮 -3，防晒剂分子量＞500D。

2. 光稳定性好　选择光稳定性好的防晒成分和配方。

3. 全波段防晒　可防护 UVB、UVA、蓝光、红外线。通过多种防晒剂复配、物理防晒和化学防晒结合的方法增宽防晒谱。

4. 防晒能力强　高倍防晒，SPF＞30，PA＞++。

5. 添加抗氧化剂　常用的抗氧化剂有维生素 C、维生素 E 和阿魏酸等，能够增强对可见光的防护作用。

6. 防水性强　在水中或者多汗情况下使用 40～80 分钟不易被液体冲掉。

7. 不易致敏　防晒剂成分友好，不含有过多防腐剂、香精和其他刺激性成分如乙醇和丙二醇等。

8. 不易致痘　质地稀薄，容易涂布均匀，不容易堵塞毛孔，分子量适中；物理防晒剂颗粒度适中，大小均匀细腻。

9. 容易清洁　不黏腻，与皮肤结合度适中，通过温水或者卸妆油容易同皮肤分离和洗脱。

（八）防晒剂的正确使用方法

1. 足量　防晒霜的基础用量（至少）需要达到 $2mg/cm^2$，用量达不到时，防晒效能降低；用量：约为 2 个指节单位（1 个指节单位指示指末节长度的量）；厚度：1 元硬币厚度，向同一方向涂抹面颈部，不打圈或来回涂抹以影响成防晒膜。

2. 成膜时间　不同的防晒霜成膜时间不同，出门前具体多久涂抹防晒霜与使用具体产品的成膜时间有关。需了解确认防晒产品的成膜时间，通常需要提前 5～10 分钟涂防晒霜。待防晒霜成膜后，方能达到更好的防晒效果。

3. 补涂　化学防晒剂每 2 小时补涂 1 次，物理防晒剂需要每 3 小时涂抹一次。

（九）特殊人群的防晒剂选择

1. 敏感性皮肤　敏感性皮肤，推荐使用单纯的物理防晒剂，推荐使用颗粒成分＞500D，这样能够尽量减少防晒剂经皮吸收。此外，敏感性皮肤者并非不能用化学防晒剂，可选择添加抗敏成分、保湿成分和抗氧化剂成分的防晒霜。

2. 肤色暗沉、光老化、各种色斑等问题皮肤　全波段防晒（UVA、UVB、蓝光、红外线）防晒倍数建议 SPF ≥ 50，PA+++，用量充足，全年不间断使用，建议应用添加抗氧化剂的防晒霜，及时补涂，防水能力 40～80 分钟。

第二节　光声电治疗后皮肤改变

光声电技术蓬勃发展，新型治疗设备不断涌现，被用于多种皮肤病及面部年轻化治疗。在其精准度高、安全性好等优势条件下，治疗中仍不可避免对正常皮肤组织结构造成不同程度损伤。了解不同的光声电设备治疗后皮肤结构的变化，治疗术后合理修复，可使相关治疗的疗效加倍。

一、光声电治疗后皮肤结构改变

（一）对表皮结构的影响

1. **角质层** 光声电治疗中产生的过量热效应可使角质层中的角蛋白变性，丧失对皮肤物理屏障的防护和防晒功能，使皮肤的保湿、屏障、防晒和抗感染等能力下降。

2. **皮肤紧密连接** 热效应可引起酶蛋白变性，影响酶促反应，导致保湿因子和脂质合成代谢障碍，从而破坏皮肤"砖墙结构"——表皮中角质形成细胞及细胞间脂质的紧密结构，从而降低皮肤对外界刺激的抵御能力，易于受环境因素如紫外线、气候及微生物的影响，出现炎症后色素沉着（PIH）、感染等不良反应。

3. **皮脂膜** 热效应及光化学效应可直接影响糖基化神经酰胺合成酶的活性，从而干扰角质层中神经酰胺的合成，减弱皮肤的屏障功能，引起皮肤干燥、脱屑和敏感。此外，还可破坏皮脂膜中的亚油酸、亚麻酸及脂质成分，导致皮脂膜的结构紊乱，从而降低皮肤抵抗外界刺激和细菌、病毒感染的能力。

4. **水通道蛋白** 水通道蛋白维持分子空间构象的次级键键能比较低，不稳定，容易受物理、化学因素影响，空间构象被破坏。光声电的热效应可使水通道蛋白变性，失去皮肤水合作用，导致皮肤干燥、脱屑和敏感。

5. **基底层** 当热效应损伤基底层黑色素细胞后，会导致黑色素细胞合成色素颗粒能力减弱，诱发色素减退；同时可能会导致黑色素细胞与角质形成细胞间的色素传输异常紊乱，诱发色素沉着；此外，过高能量作用于基底层，损伤程度超过其修复能力时可能引起瘢痕形成。

（二）对真皮的破坏

1. **真皮血管** 皮肤受到光声电作用后，由于吸收了能量而使被治疗部位温度升高。当温度达到43～44℃时，皮下微血管扩张充血，出现红斑。当温度升高到47～48℃时，真皮血管周围有炎症细胞浸润，表皮出现细胞内及细胞间水肿，产生红斑、肿胀、水疱和渗出。

2. **真皮胶原和成纤维细胞** 光声电不仅能够对表皮造成损伤，能量过高、长脉宽激光及射频等能够穿透表皮到达真皮深部，产生光热作用和光机械作用。当热刺激达到一定阈值后，能够促进热激蛋白70（heat shock protein 70，HSP70）的激活和表达，促使深层胶原重塑，成纤维细胞活化增生，而过度的增生和胶原均质化可导致瘢痕形成。

在临床治疗中，光声电技术在选择性光热作用、光机械作用下靶向色素、血红蛋白、水等达到其治疗目的，操作或护理不当可能造成皮肤多层次结构的损伤，影响皮肤的保护功能、表皮黑色素细胞的防晒能力、皮脂膜的屏障作用及其他类脂的抗炎作用，从而引起皮肤红斑、水肿、渗血，出现色素沉着、瘢痕、皮肤敏感、感染等不良反应。

二、无创性光电治疗对皮肤结构的改变

1. **强脉冲光对皮肤结构的改变** 强脉冲光属于非相干光，波长一般为400～1 200nm，根据不同的波长可用于色素性、血管性皮肤病治疗。该治疗损伤较小，表皮完整性良好，仅短时间内引起皮肤经皮水分丢失增加、减少皮肤含水量，适当保湿修复后即可恢复正常。常见术后反应为红斑、水肿，冷敷后多数在数小时内自行缓解。不良反应包括水疱、结痂及瘢痕等，与设备能量过高、脉宽过短或术后护理欠佳相关。

2. **Q开关激光、皮秒激光对皮肤结构的改变** Q开关激光、皮秒激光的波长主要包括532nm、694nm、755nm、1 064nm，靶基为色素。其对皮肤损伤程度与强脉冲光类似或稍强，治疗区经皮水分丢失升高、含水量减少，均可在术后保湿修复后恢复。

3. **聚焦超声类治疗对皮肤结构的改变** 聚焦超声类治疗利用超声能量精准加热皮下SMAS筋膜层、真皮深层。其主要刺激真皮内胶原再生，对表皮影响较小，主要影响皮肤物理屏障，术后合理修复后可恢复正常。当过多的热量积累后可对表皮、真皮及皮下血管造成损伤，出现红斑、肿胀，严重时甚至出现水疱、皮肤溃疡等现象。

4. **射频类治疗对皮肤结构的改变** 射频的

本质是一种高频交流变化的电磁波，人体皮肤及皮下组织对电磁波存在阻抗，故皮下组织中的带电粒子在电磁波的作用下会剧烈振荡摩擦而产热。当真皮胶原纤维被加热到 55~65℃，发生即刻收缩和变性，进一步诱发真皮内创伤愈合反应，新生更多的相互交结的胶原纤维，继发持续的胶原新生和重塑。热拉提和热玛吉是目前常见的射频治疗技术，若操作不当导致热量过度集中，会导致皮下组织和脂肪受到不可逆的损伤，出现皮下脂肪萎缩、胶原减少；此外，表皮受到过度热量刺激后还会出现红肿、烧灼疼痛感、皮下组织水肿和持续肿胀等。

三、有创性光电治疗对皮肤结构的改变

1. **剥脱性激光对皮肤结构的改变** 常见剥脱性激光包括 CO_2 激光、Er:YAG 激光。其中 CO_2 激光波长为 10 600nm，Er:YAG 激光波长为 2 940nm，两者靶基均是水，激光束所经之处皮肤组织被气化，所产生的微热损伤带（MTZ）为一真正的柱状孔道。其中 CO_2 点阵激光能量被皮肤表层吸收较少，其穿透深度更深，在柱状孔道外周形成一层热凝固带，可能对周围组织造成一定热损伤。剥脱性激光术后的表皮迁移上皮化通常在 48 小时内完成，其间皮损主要表现为红斑、水肿、糜烂、渗出，随后逐渐形成痂皮。

2. **非剥脱性点阵激光对皮肤结构的改变** 非剥脱性点阵激光目前主要波长包括 1 550nm、1 565nm、1 440nm、1 410nm 等。其靶基为水，但其在这些波长的水吸收明显弱于剥脱性点阵激光，产生的 MTZ 为一柱状热变性区，表现为真皮胶原纤维变形，但角质层基本保留，表皮再生一般在 24 小时内即可完成。一般术后 1 天可在皮损区触及细小点状结痂，红斑、肿胀多在 1~2 天消退。

3. **脉冲染料激光对皮肤结构的改变** 脉冲染料激光主要波长包括 577nm、585nm 及 595nm，靶目标为氧合血红蛋白，术后皮损区可出现紫癜、水肿、水疱。在临床操作中需注意迟发性紫癜反应，避免局部反复多次击打。

第三节 术前护理方法

适度清洁、保湿和防晒可使皮肤处于健康稳定状态，含酸类产品如维 A 酸、视黄醇、乙醇酸和水杨酸等可剥脱角质、减少基底层色素沉积，增强光声电的穿透效果，从而发挥更优疗效。需注意此类产品使用中尽可能不伤害皮肤屏障功能。一旦出现过敏、炎症、感染，或者皮肤有瘙痒、干燥和脱屑等表现，不建议行光声电治疗。

皮肤表面残留的化妆品、防晒霜或护肤品可能会阻挡光声电的穿透深度，甚至反射和吸收一部分能量，增加对表皮的损伤，并减少靶组织对能量的吸收。因此术前使用温和的氨基酸洗面奶对皮肤进行彻底清洁是治疗前首要步骤。

不同的光声电治疗对皮肤水合程度需求不同。以水为靶基的治疗，如 CO_2 点阵激光，在治疗前不推荐患者对皮肤使用水含量高的护肤品剂型进行护理，以免增高皮肤水合程度，影响靶组织对激光热量的吸收；而射频类治疗项目，真皮组织水合程度越高，其产生的电阻越高，射频作用于组织的能量越高，疗效更优。因此，不同治疗在术前需评估患者皮肤水合程度，并在术中尽可能保持治疗对皮肤含水量的要求。

治疗前需注意避免进食光敏性食物如芹菜、灰菜、芥菜和茴香等；避免服用光敏性药物如四环素类、喹诺酮类和磺胺类等抗菌药物；有出血倾向的治疗项目，术前还需停止服用抗凝血药，以避免术后皮肤出血量增加。

第四节　光声电治疗术后护理方法

光声电治疗的术后护理因所使用的仪器不同而有所差异，其术后护理方法涉及常规护理方法及基于不同光声电仪器术后护理的特定护理方法。

一、光声电治疗术后常规护理方法

1. **皮肤冷却**　光声电治疗术后皮肤可能出现红斑、肿胀，严重者还可见紫癜、水疱、瘢痕等。即使是损伤较小的脱毛治疗，若缺乏术中及术后冷却处理，也可能造成局部组织热损伤后坏死，遗留瘢痕。因此，涉及热损伤相关治疗术后第一步一定是及时冷敷以快速降低表皮温度，减轻局部炎症反应，促进红肿消退。同时，在冷敷过程中周围神经传导冲动受阻，兼具缓解疼痛的作用。

冷敷可通过冰袋、冷生理盐水纱布湿敷或者吹冷风等方式加快散热。使用普通冷冻冰袋时，一般建议外面包裹单层或双层纱布，冷敷 5 ~ 10 分钟后，更换冷敷部位，防止长时间温度过低导致皮肤冻伤；医用冰袋的温度一般不会过低，其冷却时间较短，建议每 10 ~ 15 分钟更换一次冰袋，敷至治疗部位热敏感和疼痛感完全消退为止。在冷敷过程中需要避免摩擦术区皮肤。术后渗血、渗出显著时，建议使用冷生理盐水或者 3% 硼酸溶液进行冷湿敷。此外，冷敷时需观察冷敷部位的皮肤，若皮肤出现青紫色、麻木等，应及时停止冷敷。

2. **预防感染**　光声电治疗后，皮肤屏障功能受损，容易继发细菌感染，可用庆大霉素注射液湿敷，莫匹罗星软膏或者夫西地酸乳膏等薄涂于术后治疗区域。既往治疗区域有单纯疱疹病史者，或者治疗面积大且有皮肤破损者，可预防性使用抗病毒药物如阿昔洛韦片或者伐昔洛韦片，避免或减少术后继发疱疹病毒感染。

3. **保持清洁**　光声电治疗术后表皮损伤后上皮化修复时间长短不一。强脉冲光、射频类治疗表皮损伤不明显，术后可正常清洁护肤；非剥脱性激光、Q 开关激光术后表皮出现微损伤，从表皮基底层坏死到痂皮形成需 1 ~ 3 天，其间治疗区域建议保持干净。剥脱性激光术后，上皮化修复时间为 5 ~ 7 天，其间可完全防水，在干净干燥环境中完成早期修复，也可选择无菌化"湿性愈合"。第 1 ~ 3 天，皮损表现糜烂、渗液，生理盐水或无菌冷敷贴湿敷，以"湿对湿"的方式减少局部的渗出液，其间可少量外用抗生素软膏预防感染；第 4 ~ 7 天皮损处渗液减少或消失，痂皮渐形成，可使用湿润烧伤膏保持局部湿润无菌，减少炎症同时有利于皮肤屏障功能修复。

4. **促进创面愈合和再生修复**　光声电治疗可不同程度地损伤皮肤的皮脂膜、角质层、水通道蛋白及基底层等皮肤结构，忽视或不正确术后修复可能使皮肤屏障功能损伤，出现红斑、瘙痒、热痛等敏感症状。根据损伤程度及皮肤表现，选择含有透明质酸、神经酰胺和角鲨烯等功效性成分的保湿剂建立皮肤脂质膜结构，减轻局部皮肤红斑、刺痛、灼热等炎症反应，促进术后区域皮肤修复。

重组人表皮生长因子和碱性成纤维细胞生长因子在光电术后的应用存在争议。有学者认为其促进皮肤创面组织修复过程中的 DNA、RNA 和羟脯氨酸的合成，加速肉芽组织的生成和上皮细胞的增殖，从而缩短创面的愈合时间；但也有部分学者认为该类药物在光声电术后的应用缺乏循证医学证据。此外，有研究显示光电术后使用含泛醇、积雪草苷和铜、锌、锰成分的修复霜能够促进创面修复，有效预防 PIH 的发生。

5. **防晒**　光声电术后最常见不良反应为 PIH，与术后局部炎症刺激影响皮肤屏障功能、紫外线反复照射刺激黑色素细胞合成黑色素功能增强等相关。在保湿修复基础上，选用安全性高且防晒效果佳的防晒方式对预防 PIH 发生至关重要。

根据术后皮肤所处阶段不同，需选择不同的

防晒护理方式。早期皮肤存在炎症状态，涂抹防晒霜后可能会对皮肤造成刺激，建议选用物理遮挡方式进行防晒，如防晒伞、帽子、口罩、墨镜和穿防晒衣物等，同时减少在紫外线强烈的时段外出。待皮损炎症消退后，物理性防晒基础上，根据皮肤类型可以联合使用防晒霜。

6. 镇痛　大部分光声电治疗后会出现烧灼、红肿和疼痛等现象，多数患者冷敷后能够缓解。若冷敷后疼痛仍无法缓解，可以服用非甾体抗炎药如布洛芬或对乙酰氨基酚缓解疼痛。红肿严重、治疗后面积大、疼痛严重的患者，还可以选择系统用激素类药物缓解炎症反应和皮肤肿痛，一般推荐口服醋酸泼尼松片或者甲泼尼龙片20mg/（次·d），早上顿服，服用3天，能够有效缓解疼痛，促进红肿消退。

7. 饮食　饮食对皮肤的修复作用是不可忽视的。饮食中所含有的蛋白质、脂肪和糖类均是皮肤修复和再生所必需的营养成分，维生素、微量元素等物质能影响皮肤正常代谢及生理功能。应多进食富含维生素C、维生素A的食物（如新鲜水果、蔬菜）以及含铁、锌等微量元素较多的食物（如瘦肉、鱼、豆类、大白菜、萝卜等）。尽量避免进食光敏性食物（如灰菜、苋菜、茴香、荠菜等）和药物（如多西环素、喹诺酮类和磺胺类抗菌药物等），并注意多饮水，以促进皮肤的修复。

二、不同光声电治疗术后护理方法

不同的光声电针对的靶组织与组织的相互作用有所不同，但是整体可以将光声电对表皮的影响，分为损伤性和非损伤性。其中损伤性治疗包括剥脱性点阵激光、各种磨削术、射频微针以及治疗后出现水疱和创面的治疗。非损伤性治疗包括脉冲染料激光、Q开关激光、皮秒激光、强脉冲光、射频和超声治疗类项目。

（一）损伤性光声电术后护理

1. 干性愈合　干性愈合的方法强调保持创面干燥和清洁，及时清理创面分泌物、渗出物和坏死物，在创面表面使用药物来促进伤口愈合，采用暴露或者包扎伤口的方式达到创面愈合的目的。其中主要常用的有暴露疗法和包扎疗法。干性愈合方法在临床上存在突出的问题是创面使用消毒剂处理后会增加伤口疼痛，无法达到完全无菌的目的，暴露疗法可能会导致毛细血管栓塞、创面加深，不利于创面愈合。因此目前很少使用完全的干性愈合方法促进伤口愈合，更多是选择功能性或者生物活性敷料促进伤口创面的愈合。

2. 湿性愈合　湿性创面愈合更符合生理的愈合过程。表皮细胞的生长发育需要适宜的温度、湿度、酸碱度、渗透压和微生物环境。其可优化组织修复、缩短创面愈合时间、防止异常瘢痕形成并防止痂皮形成，对表皮再生和创面愈合均有更好的促进作用。

湿性愈合过程选用的敷料包括凝胶类敷料、亲水性敷料、合成聚合物敷料以及天然合成聚合物敷料等，均可为伤口愈合提供湿性环境，从而促进创面组织更好更快修复。因此在剥脱性点阵激光治疗后，一般更加推荐使用湿性愈合的方法护理创面。通过使用一些无菌性软膏如湿润烧伤膏或者霜剂，减少创面的结痂，使用一些常规纱布敷料、水胶体敷料等保护术后创面，使激光术后创面愈合更快，降低色素沉着及激光术后红斑等不良反应发生率。

若治疗术后皮肤正常，未出现水疱，一般术后24小时就可以正常对皮肤进行清洁，使用无菌生理盐水清洁术区皮肤，术后可以使用湿润烧伤膏或生长因子类药物促进修复；同时，术后1~2天可适当涂抹莫匹罗星软膏或者夫西地酸乳膏于治疗区域局部皮肤以预防皮肤感染。

若术后出现水疱，水疱比较小，针尖大小的水疱，建议不要特殊处理，大部分3~5天可自行干涸，1周左右会结痂脱落。若水疱超过绿豆大小（>5mm），建议医师处理，使用无菌针头将水疱边缘扎破，放出疱液，保留疱皮，不要将疱皮撕掉或者抠除，以避免疱皮脱落继发感染，或创面过深形成瘢痕。疱皮表面可以薄薄涂抹前面推荐的抗菌药膏进行护理，预防感染，直至疱皮结痂脱落。尽量让疱皮自然脱落，避免抠抓导致疱皮脱落，这样能够预防出现色素沉着或者瘢痕形成。

术后严格防晒依然非常重要。研究表明，术

后严格防晒后出现色素沉着的风险显著低于未防晒组，全面防晒护理可有效避免患者在皮肤激光美容术后因日照出现的色素沉着，并且色素增加性皮肤病的复发率也会降低。

下面简要介绍一下常见损伤性光声电治疗后的护理方法。

剥脱性点阵激光治疗后护理：即刻需要冷敷，缓解局部红肿热痛。剥脱性点阵激光术后表真皮受损、胶原变性，早期渗出可每天敷贴无菌冷敷贴缓解渗出，促进愈合；外用湿润烧伤膏或生长因子类药物，促进创面愈合；局部结痂后可每天外涂 2～3 次功能性保湿霜；当术前局部皮肤有炎性皮损时，局部感染风险较大时，可术后外用含有抗生素的喷雾或凝胶，预防及治疗感染；防晒是预防色素沉着的重要措施，结痂前可进行物理遮挡方式进行防晒，1 周后可物理遮挡防晒联合外用防晒剂。

非剥脱性点阵激光治疗后护理：相较于剥脱性点阵激光，非剥脱性点阵激光作用的皮肤深度和创伤较小，术后即刻冷敷可将局部皮温降至正常；防水 1 天后即可正常清洁，做好保湿工作；在局部细小点状结痂形成前（术后 3 天内），建议采取物理遮挡防晒，结痂脱落后（术后 3 天）可采用物理遮挡防晒联合外用防晒剂。

射频微针治疗后护理：射频微针通过射频联合微针，对表皮造成损伤同时也能够将热量传导到真皮深部。术后即刻对创面进行冷敷，缓解术后的疼痛和灼热感。痤疮患者术后可能会出现短暂暴痘现象，可外涂夫西地酸乳膏缓解并预防感染。术后 24 小时内避免洗脸，术后 1 天可以使用温清水洁面。术后 3 天内，建议使用物理遮挡防晒的方式进行严格防晒，3 天后可以使用物理遮挡防晒联合外用防晒剂。术后 2 周内，避免使用含维 A 酸、果酸和水杨酸等剥脱作用的护肤品；避免蒸桑拿、泡热水澡及剧烈运动，减少热对创面的刺激；避免揉搓和抠除皮肤表面结痂，因表皮二次损伤后会增加皮肤敏感性和 PIH 发生的风险。

（二）非损伤性光声电治疗术后护理

强脉冲光、Q 开关激光、皮秒激光、射频及超声类项目一般很少会对表皮造成严重损伤，通常不会导致表皮破溃。若治疗中由于局部能量过高，热量分布吸收不均匀，可能会出现红肿、水疱、糜烂等损伤，一旦发生需按照损伤性光电治疗术后护理进行管理。无明显损伤区域，可按照如下方法进行护理。

冷敷：虽然非损伤性光声电治疗后对表皮不会产生明显的损伤性创面，但是治疗带来的热量仍然会影响表皮细胞的正常功能，影响皮肤屏障功能及完整性。因此术后即刻进行冷敷是大部分治疗后须进行的首要护理步骤。然而射频类治疗项目，是需要用热量刺激皮下胶原和成纤维细胞的增生、变性，因此射频类项目治疗后 12 小时内尽量避免冷敷，以免影响治疗的效果。

保湿：非损伤性光声电治疗项目在治疗过程中对皮脂膜、角质层和皮肤屏障功能会造成不同程度的破坏，虽然表皮没有明显肉眼可见的损伤，但是表皮屏障功能仍然会受到不同程度的影响。因此在术后积极使用含有保湿功效性护肤品和低刺激性温和的护肤品，对于促进修复皮肤屏障功能起积极作用。

下面对不同的非损伤性光声电治疗项目术后需要特殊注意的护理事项简要介绍如下。

1．强脉冲光

强脉冲光通过不同波长的光，对不同的靶组织造成不同程度的刺激，达到嫩白、抗衰和祛红的效果。然而过高的能量或者接触式治疗头放置不均匀等因素可能导致皮肤出现损伤，在红肿和术后严重烧灼、疼痛的部位，可以短期外用激素乳膏/软膏，或短期、小剂量系统应用糖皮质激素减轻局部炎症反应，降低色素沉着的发生风险。

2．射频类治疗项目

射频利用射频能作用于皮肤和皮下组织的固有电阻从而产生热量，通过热刺激促使皮下胶原蛋白和纤维组织增生，使胶原蛋白变性和收缩，发挥紧致皮肤的作用。一般治疗后对表皮不会造成严重的损伤，能量过高时可能会出现皮肤红斑或者小水疱。无皮肤破溃、水疱情况下，可以按照无创光声电术后进行护理。24 小时内不要进行冷敷，以免减弱热量对胶原组织的变性作用。1 周内不接触高温环境，如桑拿、温泉等，日常护理中严格做好保湿防晒，半个月内避免剧烈运动。

3. 超声类治疗项目

同射频类治疗项目。

4. 激光脱毛治疗术后护理

光电脱毛后会导致毛囊周围出现红斑、水肿，常表现为红斑、风团、疼痛、灼热。多为暂时性，大部分经过 2～3 天可缓解或消退。当出现以上反应时以冷敷作为首要处理手段，后续做好保湿防晒，必要时可口服抗组胺药物止痒。

5. 光动力治疗术后护理

不同光敏剂在体内持续的时间不同，因此使用不同光敏剂后避光的时长不同。鲜红斑痣治疗通常选择海姆泊芬作为光敏剂，治疗后建议严格避光 2 周；氨基酮戊酸主要用于痤疮治疗，术后建议避强光 48 小时。居家建议拉窗帘，外出尽量使用防晒口罩、戴帽子、戴墨镜、打伞、涂抹防晒霜等方式做好严格防晒。两者除早期治疗后的严格避光，日常仍需坚持做好保湿防晒。

（孙中斌）

参考文献

[1]　WHITE I R. Cosmetics and skin care products[M]. Berlin: Springer Berlin Heidelberg, 2006.

[2]　中国医师协会皮肤科医师分会皮肤美容事业发展工作委员会. 中国皮肤清洁指南 [J]. 中华皮肤科杂志，2016，49（8）：537-540.

[3]　BUDDHADEV R M, IADVL Dermatosurgery Task Force. Standard guidelines of care: laser and IPL hair reduction[J]. Indian J Dermatol Venereol Leprol, 2008, 74 Suppl: S68-S74.

[4]　功效性护肤品在慢性光化性皮炎中的应用指南专家组. 功效性护肤品在慢性光化性皮炎中的应用指南 [J]. 中国皮肤性病学杂志，2020，34（1）：1-4.

[5]　LI D, LIN S B, CHENG B A. Complications and posttreatment care following invasive laser skin resurfacing: a review[J]. J Cosmet Laser Ther, 2018, 20(3): 168-178.

[6]　中国医师协会皮肤科医师分会皮肤美容事业发展工作委员会. 皮肤防晒专家共识（2017）[J]. 中华皮肤科杂志，2017，50（5）：316-320.

[7]　中华医学会医学美容学会激光美容学组、中华医学会皮肤性病学会美容激光学组. 光声电治疗术后皮肤黏膜屏障修复专家共识 [J]. 临床皮肤科杂志，2019，48（5）：319-322.

[8]　DUKE D, GREVELINK J M. Care before and after laser skin resurfacing. A survey and review of the literature[J]. Dermatol Surg, 1998, 24(2): 201-206.

[9]　LUEANGARUN S, SRITURAVANIT A, TEMPARK T. Efficacy and safety of moisturizer containing 5% panthenol, madecassoside, and copper-zinc-manganese versus 0.02% triamcinolone acetonide cream in decreasing adverse reaction and downtime after ablative fractional carbon dioxide laser resurfacing: a split-face, double-blinded, randomized, controlled trial[J]. J Cosmet Dermatol, 2019, 18(6): 1751-1757.

[10]　GOH C L, WU Y, WELSH B, et al. Expert consensus on holistic skin care routine: Focus on acne, rosacea, atopic dermatitis, and sensitive skin syndrome[J]. J Cosmet Dermatol, 2023, 22(1): 45-54.

[11]　郭晓娜. 86 例皮肤激光美容术后患者的防晒护理效果分析 [J]. 中国医疗美容，2016，6（10）：68-69.

[12]　中国医师协会皮肤科医师分会. 保湿润肤类产品应用指导专家共识（2023 版）[J]. 中华皮肤科杂志，2023，56（8）：711-717.

第二十八章

医学美容治疗不良反应及处理

医学美容治疗包含光声电技术及手术等，用于解决多种皮肤相关疾病如瘢痕、色素性疾病、血管性疾病及炎症性皮肤病等，同时在面部年轻化治疗中给求美者带来多样化选择。然而，求美的过程中不可避免会发生一些不良事件或反应，正确地判断术后常见反应，警惕不良反应的出现并积极处理，可能会给求美者在治疗中带来有效且安全的医美体验。

第一节 光声电术后常见反应和不良反应及其预防与处理

近年来，随着光声电在临床医学中的广泛应用，美国激光医学会专门定义了"基于能量的设备"的名词。其原理主要包括：选择性光热作用原理、选择性光热分解原理、光动力治疗原理和激光光刀组织切割、气化与点阵激光治疗原理、弱激光和弱激光的光调节作用机制。例如，点阵激光是利用阵列排列的微小激光束输出的技术，对靶组织产生局灶性剥脱或热作用等，如 CO_2 点阵激光治疗瘢痕等；聚焦超声原理是选择性加热真皮深层胶原、脂肪以及韧带等组织，达到皮肤年轻化的目的；射频技术（单极、双极射频）

是通过加热真皮的胶原等组织，起除皱嫩肤的作用。这些设备采用热作用或非热作用机制，均会对皮肤、黏膜产生不同程度的损伤和炎症反应，多数可自行修复，少数患者若处理不当，可能导致远期不良反应，甚至严重并发症。

当设备能量密度过大，靶组织和表皮吸收过多的能量，表皮迅速升温，升温速度大于散热速度，必然造成周围组织的热损伤，即烧伤。其表现多为红斑（Ⅰ度烧伤）、水疱（浅Ⅱ度烧伤），深Ⅱ度烧伤和Ⅲ度以上烧伤的情况临床中较为少见（表 28-1-1）。

表 28-1-1 烧伤分度及临床表现

烧伤分度	深度	病理	临床表现	愈合过程
Ⅰ度红斑型	为表皮角质层、透明层、颗粒层的损伤。生发层健在	局部血管扩张，充血	局部红肿，故又称红斑性烧伤。有疼痛和烧灼感，皮温稍增高，无水疱	3~5天后局部由红色转为淡褐色，表皮皱缩脱落愈合
Ⅱ度 水疱型	浅Ⅱ度 达真皮浅层	血浆样液体从血管内渗出，局部水肿渗液聚积于表皮，真皮间形成水疱	剧痛，感觉过敏，局部红肿，有大小不一的水疱，内含黄色或淡红色血浆样液体或蛋白凝固的胶冻物。去除水疱腐皮后，可见创面潮红、脉络状或颗粒状扩张充血的毛细血管网	约2周痊愈，不留瘢痕，有色素沉着

烧伤分度		深度	病理	临床表现	愈合过程
Ⅱ度 水疱型	深Ⅱ度	达真皮乳头层以下，但仍残留部分网状兜，有皮肤附件残留	感觉神经部分破坏，局部组织坏死	局部肿胀，痛觉迟钝，水疱可有可无，去除表皮后，创面微湿、微红或红白相间，有网状栓塞血管，触之较韧，温度较低，拔毛痛	3~4周后愈合，瘢痕明显
Ⅲ度焦痂型		达皮肤全层，有时可深达皮下组织、肌肉和骨骼	皮肤坏死蛋白凝固，形成焦痂	皮肤痛觉消失，无弹性、干燥、无水疱，似皮革状、蜡白、焦黄甚至炭化，针刺、拔毛不痛，可见粗大栓塞的树枝状血管网	3~4周溶痂，肉芽创面形成，小自行愈合，大则需植皮方能愈合

分析热量对皮肤的影响时，必须考虑两个因素：温度及接触时间，两者共同决定了皮肤的损伤程度。温度高和或接触时间较长，均可能加重皮肤热损伤。此外，皮肤接触热源后，除直接热损伤外还有热传递作用，脱离热源后，作用于皮肤上的热量并没有随热源的脱离而消失，残留热量继续作用于皮肤，产生累积热效应，持续对皮肤造成热损伤，并逐渐累及周围正常组织扩大损伤范围和深度。一般来说，热损伤常随热量的消耗和组织深度的增加而减弱，避免不必要的热损伤至关重要。

一、光声电美容术后常见反应及不良反应

1. 红斑 几乎所有能量设备的治疗术后都会出现红斑，通常发生于术后 24 小时内，有时伴发风团或者局部水肿；眼周和口周激光治疗术后红斑或水肿可能持续的时间略长，可达 48 小时左右，通常会在几小时到几天内消退（图 28-1-1）。但是剥脱性激光治疗后，皮肤修复后的红斑可能持续半月至 1 个月，甚至更长时间。长期红斑一般定义为接受非剥脱性激光治疗后，患者皮肤完全修复后红斑持续时间超过 4 天，接受剥脱性激光治疗的患者皮肤修复后的红斑持续时间超过 1 个月。据报道，不到 1% 的非剥脱性激光和超过 12.5% 的剥脱性激光治疗患者出现持续性红斑（图 28-1-1）。多遍重复激光治疗或光斑重叠过大是术后红斑期延长的主要风险因素。另外，有痤疮后红斑病史、敏感皮肤或者皮肤屏障功能受损的患者更易出现术后红斑，且不恰当的操作或过高能量选择亦可造成水疱渗出等不良反应（图 28-1-2）。

2. 干燥、脱屑、瘙痒和皮肤敏感 不同类型的光电作用于皮肤后，特别是大能量强脉冲光

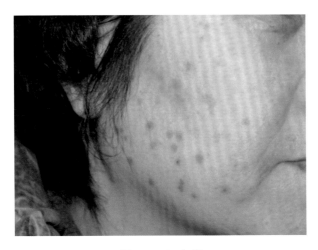

图 28-1-1　红斑
CO_2 激光治疗面部脂溢性角化病术后 2 个月。

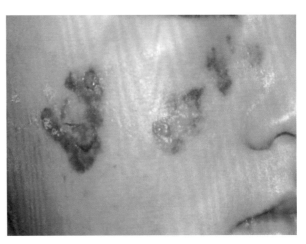

图 28-1-2　水疱、水肿、破溃、渗液、紫癜
595nm 脉冲染料激光治疗术后第 2 天，面部水肿、治疗区域紫癜、水疱，部分水疱破溃，表皮缺失，少量渗液。

或者非剥脱性点阵激光治疗后，可出现皮肤屏障受损、经皮水丢失增加，局部轻度水肿等，从而出现不同程度的紧绷、瘙痒、灼热等不适等症状，严重者甚至形成长期的敏感性皮肤。及时进行面部保湿，选用功效性保湿面膜、修复霜护肤，治疗部位防晒等措施可减轻上述不良反应，降低敏感性皮肤的发生风险。

3．紫癜 多发生于脉冲染料激光术后，特别是好发于短脉宽（<6ms）染料激光治疗术后，持续5~7天，之后逐步变淡、消失。使用长脉宽（>6ms）染料激光治疗术后出现紫癜的风险较低（见图28-1-2）。

4．毛囊周围红斑、水肿、渗出和结痂 毛囊性水肿、红斑常见于激光脱毛术后，一般于数小时后逐渐消失；渗出和结痂常见于有创激光治疗后，如剥脱性点阵激光、Q开关激光治疗等，一般3~10天可消失。

5．疼痛 疼痛是基于能量设备的术中和术后常发生的不良反应。疼痛程度存在个体差异，不同设备、部位、年龄以及技术操作等与疼痛有一定的相关性。缓解疼痛的方法主要有对治疗部位的冷却和局部麻醉药物的使用。冷却方式主要有3种：直接使用固体接触式冷却装置、使用自动制冷剂喷雾或冷喷。冷却可使治疗部位的皮肤降温，减轻疼痛和水肿，减少残余热量的危害。

6．灼伤 灼伤是光电治疗中比较常见的并发症。灼伤产生的反应及后果有红斑、水疱、糜烂和瘢痕等。主要原因系能量过高、脉宽太短或表皮冷却不足。安全的参数设置、合适的表皮冷却方式和慎重选择连续脉冲激光器可以有效地避免灼伤（图28-1-2）。

7．水疱 主要是由能量过高、表皮冷却不足，皮肤内热量累积过多，术后未及时冷敷导致的。分为松弛性水疱和张力性水疱（图28-1-3）。其中松弛性水疱主要为浅Ⅱ度烫伤，约2周痊愈，一般不留有瘢痕，可出现炎症后红斑、炎症后色素沉着、炎症后色素减退斑等；张力性水疱主要为深Ⅱ度烫伤，3~4周后愈合脱痂，常伴有瘢痕的发生。因此无论是哪种水疱，均建议术后即刻冷敷，外用激素药膏，水疱明显者可抽吸疱液，保护疱皮，避免其他不良反应如感染、瘢痕的发生。

8．结痂 主要出现在靶向色素的Q开关激光、皮秒激光及剥脱性激光术后。结痂患者，应鼓励患者用润肤剂软化痂皮，以减少皮肤干燥、瘙痒等不适可能造成的后续不良反应；避免抠抓伤患处，减少二次损伤；若结痂持续时间超过2~3天，可以短期局部外用强效糖皮质激素或水胶体保湿伤口敷料；持续或广泛结痂、较厚结痂可能与感染有关，应积极检查伤口是否有红肿热痛、延迟愈合、渗液、溃疡及异味，以排除可疑感染（图28-1-4）。

9．角膜损伤 光声电操作中对于患者及操

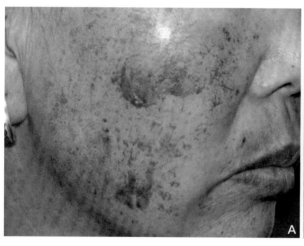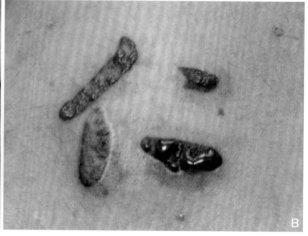

图28-1-3 光电术后并发症——水疱

A．松弛性水疱：强脉冲光治疗面部毛细血管扩张症术后第2天，面部松弛性水疱；B．张力性水疱：Q开关激光治疗文身术后第3天，张力性水疱。

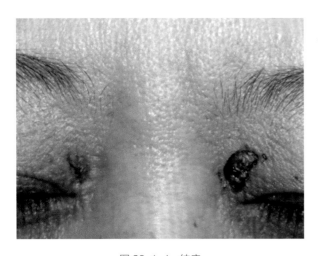

图 28-1-4 结痂
CO_2 激光治疗睑黄瘤术后第 5 天，双上睑后红褐色结痂，
周围无明显红肿。

作者眼睛的保护至关重要。任何激光治疗操作中，操作者与患者均应佩戴相应的防护眼镜或眼盾，避免直视激光光束，一旦出现角膜损伤应立即停止操作并迅速至眼科就诊。

10. 其他少见或罕见的不良反应 如激光术后皮肤局部硬结和皮肤神经损伤等可行专科处理。

二、光声电美容术后并发症

1. 增生性瘢痕 增生性瘢痕的出现提示严重的光电损伤。常由皮肤损伤较深或者损伤范围较大导致。激光能量过大、不恰当的冷却方式、术后感染、脉冲过度重叠、重复治疗等过度和不恰当处理是导致增生性瘢痕形成的主要的因素（图 28-1-5）。

2. 凹陷性瘢痕 凹陷性瘢痕相对少见，常由能量过高导致。过高的能量和不恰当的冷却，损伤了真皮胶原纤维和皮下脂肪组织，导致皮下组织容量缺失或者粘连。凹陷性瘢痕很少随时间延长而改善，通常需要通过注射填充或点阵激光等治疗方法进行修复（图 28-1-6）。

3. 炎症后色素沉着（PIH） PIH 常见于深色皮肤类型。强脉冲光治疗的患者中 PIH 发生率近 20%，其中 Fitzpatrick Ⅳ 型皮肤发生率可达 45%。恰当的参数设置和操作手法对预防 PIH 至关重要。PIH 通常可自行消退，外用美白护肤品、低浓度或刺激性小的剥脱剂（如维 A 酸、壬二酸、氨甲环酸、乙醇酸）和防晒霜可以加快消退（图 28-1-7）。

4. 炎症后色素减退和色素脱失 色素的减退和脱失较少见，常见于 Q 开关激光和脉冲染料激光的高能量或多次反复治疗后。Q 开关激光产生的色素减退可以是暂时性的，也可以是永久性的。脉冲染料激光治疗鲜红斑痣时，发生色素减退的概率为 2%～31%，可选择较长脉冲持续时间，能量不可过高，以减少色素减退的发生。脱毛处理中能量使用不当也可造成色素脱失，尤其肤色深者（图 28-1-8）。

5. 毛发减少 较少见，可见于 Q 开关激光，如 Q 开关激光多次治疗文眉、长脉宽 1 064nm 激光治疗眼周近眉区域的血管瘤时，可能造成眉部毛发减少，由穿透较深的激光热效应损伤毛囊根部的毛乳头导致。

6. 反应性痤疮 可发生于点阵激光、强脉

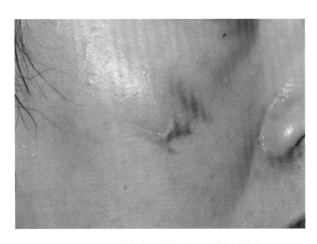

图 28-1-5 光电术后并发症——增生性瘢痕
强脉冲光治疗术后局部继发感染，术后 15 天愈合后出现
增生性瘢痕。

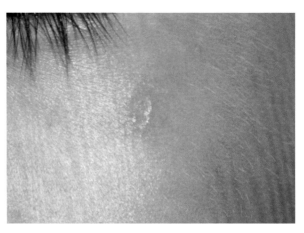

图 28-1-6 光电术后并发症——凹陷性瘢痕
595nm 脉冲染料激光治疗蜘蛛痣，术后 1 个月局部出现凹陷性瘢痕，未处理 3 个月后基本恢复。

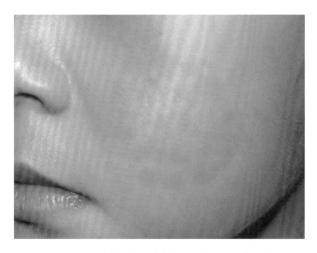

图 28-1-7　光电术后并发症——炎症后色素沉着
595nm 脉冲染料激光治疗鲜红斑痣，术后 1 个月治疗部位炎症后色素沉着。

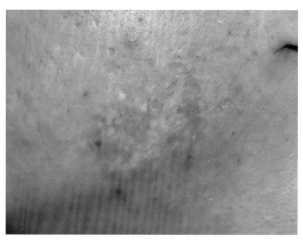

图 28-1-8　光电术后并发症——色素沉着合并色素减退
Q 开关激光治疗咖啡斑 8 次后，局部出现色素沉着合并色素减退。

冲光及光动力治疗的痤疮患者，发生率为 3%～15%。此类反应性痤疮预后良好，大部分可以自愈，在中度至重度痤疮发作时，可给予短时间口服四环素类抗生素。在后续的治疗中预防性口服四环素类抗生素，可以降低反应性痤疮的发生风险（图 28-1-9）。

7. 文身颜料的异常加深和异物肉芽肿　部分文身者在光电治疗后可能出现斑块、结节，由文身颜料分子结构发生变化造成变态反应导致，可表现为原有文身颜色加深，或肉芽肿形成（图 28-1-10）。

8. 感染　不常见，可分为细菌、真菌和病毒等感染。细菌感染常由葡萄球菌引起，可见于剥脱性光电的治疗后，局部渗出、水疱和结痂形

成的 4～7 天，可外用抗生素如夫西地酸乳膏治疗，必要时行细菌培养，选择敏感性抗生素。病毒感染亦可见于激光术后，发生率为 1%。最常见的并发症是由疱疹病毒引起的，表现为卡波西水痘样疹，少数由乳头瘤病毒导致的播散性扁平疣，此类患者多为感染者、既往感染者或者是携带者。治疗前评估、治疗后早期识别并积极抗病毒对处理感染并发症非常重要。严重的疱疹病毒感染，可口服或静脉输注抗病毒药物。真菌感染罕见，有报道见于剥脱性点阵激光治疗后。表现为局部红斑和瘙痒的浅部真菌感染，局部外用抗真菌药物治疗可痊愈，很少需要系统抗真菌药物治疗（图 28-1-11）。

9. 潮红　在联合使用（1 320nm/1 440nm）

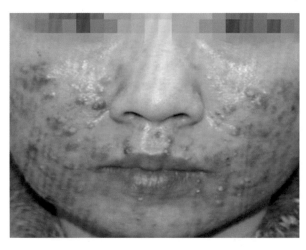

图 28-1-9　光电术后并发症——反应性痤疮
氨基酮戊酸光动力疗法治疗痤疮后 2 周，患者面部出现反应性痤疮。

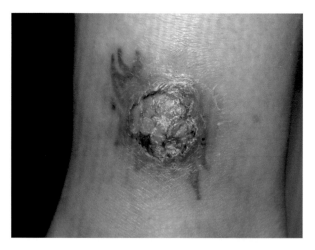

图 28-1-10　光电术后并发症——文身合并异物肉芽肿

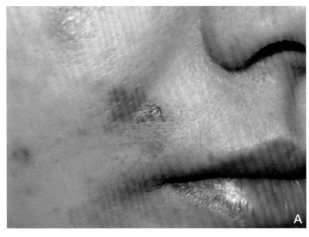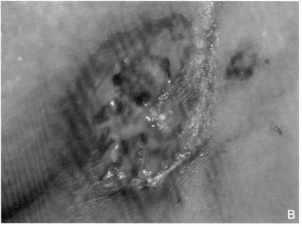

图 28-1-11　光电术后并发症——感染

A. 病毒感染：点阵激光治疗后 20 天，局部疱疹病毒感染；B. 细菌感染：595nm 脉冲染料激光治疗婴儿血管瘤术后 1 个月，
局部破溃，糜烂，脓性分泌物。

点阵激光进行治疗后，观察到"热诱导"潮红现象，即在治疗后短暂的风团或水肿性红斑消退后，部分患者在洗热水澡或长时间暴露在阳光下，会再次出现红斑。其确切机制尚不明确，可能存在神经源性组胺或肥大细胞依赖性激活机制，导致大量组胺释放导致暂时性血管扩张和通透性增高，这种短暂的可逆现象通常会在 48 小时内消退。治疗医师应该在联合使用点阵设备时预先告知患者这种潜在的不良反应。

10. **粟丘疹**　激光术后较常见，是由创面愈合过程中少许的表皮细胞或者腺体上皮细胞进入真皮浅层导致，可使用小口径针挑破治疗。

11. **其他副作用**　包括疱疹复发、出血、皮肤瘙痒和接触性皮炎等。

第二节　肉毒毒素注射后常见不良反应及其预防与处理

A 型肉毒毒素在美容适应证中的使用剂量一般在 100U 以下，安全性良好，常见的不良事件通常是短暂、轻微及可逆的。然而，即便轻度的不良事件仍会对患者造成较大困扰。因此，熟知相关不良事件的发生机制、预防及处理措施，尽可能减少不良事件的发生十分必要。

1. **注射本身相关症状体征**　注射本身可出现注射部位的红斑、水肿、瘀斑、疼痛等，特别是眶周注射时容易出现出血及瘀斑。注射前求美者应避免服用影响凝血的药物，注射时应避开肉眼可见的血管，注射后局部压迫及冷敷均可有效减少出血及瘀斑的发生，已经出现的瘀斑，可自行缓解恢复。注射后局部红斑及水肿的发生较少且程度轻微，冷敷后可快速改善。此外，术后应避免在注射部位按摩、热敷，以及饮酒、过度运动、日晒等影响肉毒毒素弥散及代谢的情况。肉毒毒素注射时的疼痛感一般均可耐受，眶周注射疼痛相对明显，注射时选择 30G 或更细的针头，注射 4～5 个点后更换针头可避免针头变钝导致的疼痛，注射时亦可捏起皮肤从而减轻疼痛，必要时可提前使用麻醉软膏局部封包 30～60 分钟以减轻注射导致的不适感。

2. **过敏反应及中和性抗体的产生**　肉毒毒素作为一种异种蛋白，具有免疫原性，可能导致过敏反应的发生，但现有数据表明由肉毒毒素导致的过敏反应罕见。目前报道有少数轻微皮疹和

2 例患者出现严重的过敏性皮疹，也有个案报道出现过敏性休克，但这种反应与肉毒毒素之间的关系并不确定。若患者明确存在过敏反应，按药物过敏治疗原则处理，避免再次注射肉毒毒素。

大剂量、频繁地注射肉毒毒素可能导致特异性抗体的产生，当再次使用肉毒毒素时其疗效可能降低甚至丧失，这种情况大部分出现在大剂量反复注射肉毒毒素后。单次治疗使用最低有效剂量并且尽可能地延长治疗间隔是防止产生中和抗体及保持肉毒毒素治疗长期有效的关键。

3. 肉毒毒素局部弥散引起的不良事件 肉毒毒素如果稀释过度、注射过量或者操作者对肌肉解剖不熟悉，可能造成肉毒毒素弥散至非靶向肌肉，引起非靶向肌肉麻痹，最终导致一系列并发症的发生，如上睑下垂、眉下垂、复视、斜视等。此类并发症一般症状轻微、可逆，可随着肉毒毒素的药理作用消退而消失。选择合适的肉毒毒素稀释浓度，熟悉面部肌肉解剖，做到精准注射，注射后避免按摩、热敷等可减少此类并发症的发生。已经出现的非靶向肌肉麻痹，多数 2~4 周可自行恢复。

（1）上睑下垂：是眉间区注射肉毒毒素后最常见的并发症，主要是由于肉毒毒素通过眶隔播散至上睑提肌，减弱了其提上睑功能，常发生在稀释度较大、注射的位置较深或较低的求美者。一旦发生，眼睑上提无力，遮盖虹膜的上缘。通常发生于注射肉毒毒素后 7~10 天，持续 2~4 周或更长时间。治疗主要用 0.5% 安普乐定滴眼液，通过刺激米勒肌的收缩代偿上睑提肌的无力。通常用法为每天 3~4 次，每次 1~2 滴，连续使用直至下垂问题解决。若安普乐定无效，可使用散瞳药及血管收缩剂等 α 受体激动剂。相较于安普乐定，肾上腺素的系统副作用发生率较高，即使滴眼液浓度只有 2.5%，其仍可引起闭角型青光眼、心律失常、高血压等并发症。此外，盐酸羟甲唑啉是另一种眼科常用的 α 受体激动剂，可刺激米勒肌的收缩，暂时性提升下垂的上睑。

（2）下睑外翻、眼睑闭合不全：是由眼轮匝肌的括约肌功能减弱导致的上下眼睑不能完全闭合。眼睑闭合不全可导致角膜外露、眼干燥症或暴露性角膜炎。眼睑闭合不全没有特效药，因此

重要的是防止眼干燥症和暴露性角膜炎，应请眼科医师会诊以避免出现眼部进一步损伤。

（3）额纹不对称：额肌肉毒毒素注射的理想效果是当患者处于静止状态时额部水平皱纹完全消失，表达感情时不影响额部的运动却仅产生细小的皱纹。当注射用量不恰当或注射位点不对称时，可能出现额纹不对称。在一些皮肤弹性较差的患者初次治疗时，即使两侧额肌应用相同注射剂量，也可能出现双侧不对称。医师需要在治疗前告知患者这种不对称的可能，如果出现该情况可在首次注射 2~3 周后给予补充注射即可纠正。

（4）眉下垂：在肉毒毒素治疗额部横纹时，应用合理的注射技巧是避免产生眉下垂等并发症的重要因素，应保证注射点位于眶上缘以上 2.0~3.5cm 或者眉上方 1.5~2.5cm。多数患者，额部水平皱纹与眉间皱纹是同时存在的，建议先治疗眉间皱纹或两者同时治疗。临床经验证实，使用高浓度的肉毒毒素（1ml 生理盐水 +100U 肉毒毒素）进行小剂量注射，可以减少肉毒毒素的弥散，效果更持久。

额部肉毒毒素注射最常见的并发症是眉下垂。如果出现眉下垂，没有任何药物可以治疗，直到肉毒毒素的作用消失，因此重在预防。

（5）复视：肉毒毒素扩散到眼外肌可出现复视，通常是鱼尾纹治疗时弥散至眼外直肌造成。为了尽量降低这种风险，在治疗期间保持在骨性眼眶边缘之外注射是至关重要的。如果出现复视，应将患者转诊给眼科医师进行治疗。这种复视可以通过佩戴眼罩、棱镜镜片，或如 Isaac 等描述的那样，将肉毒杆菌毒素注射到对侧的内直肌中进行期待治疗。复视一般会在治疗 7~10 周改善。

（6）构音不准、口角不对称、流涎：口轮匝肌与上下唇的提肌和降肌相互交织，注射肉毒毒素时很容易弥散至邻近的肌肉群导致下面部运动出现异常。使用肉毒毒素治疗口轮匝肌的安全剂量范围很小，如唇部的每个象限注射 2U 的肉毒毒素是安全有效的，注射肉毒毒素部位应避免距离口角过近。剂量过多或者注射部位太近可能导致闭口功能不全、笑容不对称、发音不清、流涎甚至食物外溢。因此，合适的注射剂量和正确的注射位置是规避上述不良反应的关键。

应用较大剂量（上唇≥6~8U 和下唇用量≥4~6U）的肉毒毒素会导致唇部肌肉收缩功能减退，造成某些特定字母（如 b、p、f、w、o、u）的发音困难，甚至无法发音。唇部收缩无力还可能会引起患者喝水时液体流出等其他的伴发症状。这种唇部肌肉收缩功能障碍会在肉毒毒素治疗后持续2~4周。

（7）吞咽困难/声音嘶哑：颈阔肌的肉毒毒素注射并不简单，注射范围选择尤为重要，需要专业人士操作。若注射部位不当或肉毒毒素过度扩散，可能影响降下唇肌、口轮匝肌等部位，发生不良反应。若肉毒毒素注入不均匀或非对称地注入与颈阔肌肌纤维相交叉的降下唇肌，那么患者下面部就会出现不对称。其他副作用包括口轮匝肌功能障碍引起的进食困难、发音障碍、声音嘶哑，甚至吞咽困难。当治疗颈阔肌上部时，切勿将肉毒毒素注射到胸锁乳突肌，否则导致患者旋转颈部困难、仰卧位抬头困难。当治疗下面部和颈阔肌，需要在提肌和降肌间维持一种精确而微妙的平衡，增加1U 或2U 的肉毒毒素就可能导致不良反应。更重要的是，肉毒毒素治疗下面部的颈阔肌时，注射层次要浅，并且远离口轮匝肌和降下唇肌。

4. **系统性不良反应**　肉毒毒素注射后的系统性症状多见头痛、发热、疲倦、乏力、鼻咽炎、感冒样症状等。这些症状与肉毒毒素的关系并不确切，可能只与注射本身有关，而随着患者接受注射次数的增加，头痛的发生率也随之下降；其他并不确定的系统反应包括口干燥、眼睛发红、胃肠道症状等，常发生在注射后1周内，持续时间约1周。

5. **肉毒毒素全身中毒**　肉毒毒素全身中毒多是食物来源，正常情况下 A 型肉毒毒素在美容适应证中的使用剂量十分安全，不足以引起全身中毒症状。但是近年来，来源不正规的肉毒毒素产品在市面上流通，无法确定其毒素浓度及效价，注射后出现严重全身中毒反应的报道时有发生。症状一般出现在注射术后的1~5天，少数潜伏期可长达1~2周。轻者头晕、头痛、乏力、视物模糊、眼睑下垂，重者出现吞咽及发音困难、呼吸肌麻痹、尿潴留等严重的全身性不良反应，甚至导致患者死亡。患者一旦出现肉毒毒素中毒症状，明确肉毒毒素类型后治疗的关键是尽早使用肉毒毒素抗毒素，持续使用直到症状改善后逐渐减量停药。针对有吞咽困难或者呼吸困难的患者，还需做好营养及呼吸支持、避免呛咳窒息、预防肺部感染等对症支持治疗。

第三节　注射填充术后常见并发症及其预防与处理

随着透明质酸（hyaluronic acid，HA）在临床上的使用日益增多，医师必须重视 HA 注射所带来的可能并发症，并充分告知患者。目前认为，填充注射的并发症分为早期并发症和晚期并发症。

一、注射早期并发症

（一）血管栓塞及软组织坏死

1. **原因**　血管栓塞是 HA 面部注射引起的严重并发症之一。Maruyama 在 HA 注射后皮肤坏死患者的皮肤活检中证实：当某些重要皮下血管被 HA 阻塞时，其供血区域皮肤和组织因缺血而出现坏死。患者的临床表现为明显的疼痛、皮肤缺血及苍白。血管栓塞常发生在单一动脉供血部位，如眉间、鼻翼以及上唇，而内眦动脉是面部最常见的被栓塞的动脉。

HA 注射导致的失明是罕见的一种并发症。当 HA 阻塞视网膜动脉或眼动脉时会发生失明。大多数关于失明的报道均发生在亚洲地区，并且难以恢复，这可能与亚洲高风险部位的填充注射较多有关。视网膜中央动脉是眼动脉的分支，其近端分支包括滑车上动脉、眶上动脉及鼻背动脉。栓塞性失明的发生可能是填充物通过颈外动静脉系统和颈内动静脉系统的交通支，阻塞视网膜动脉导致。由于鼻部周围尤其是鼻根处和眼周围存在广泛的血管吻合，从而形成密集的血管网，如果注射用针或套管针的尖端穿过眼动脉的分支，并且压力高于血管，填充物则可以向下行的颈内动脉分支血管逆行。当压力释放后，填充物随着血管压力梯度流动。在这个过程中，填充物有可能行至视网膜动脉，导致失明发生。

2．预防　为降低面部注射导致眼动脉栓塞的风险，注射医师首先应掌握所注射区域的解剖知识。注射用针或套管针在注射前可通过回抽来证明是否插入血管内，并通过局部应用肾上腺素而使血管收缩。有学者推荐，用钝针或小口径针头可降低刺入血管的概率，必要时可用钝的软针或采用皮肤小切口代替穿刺孔。目前认为，少量、低压注射更加安全，因此推荐使用 0.5～1.0ml 的注射器，以使注射时的压力更小。注射 HA 的总量应适当，一旦发生血管栓塞，应尽早诊断、治疗，以防止皮肤坏死及永久性失明。

3．治疗　如果在填充剂注射过程中发生血管栓塞，通常皮肤会立即变白，同时伴有疼痛发生。在这种情况下，建议停止注射，服用阿司匹林，并使用热敷和 2% 硝酸甘油膏。如果上述治疗无效，建议使用透明质酸酶，这种酶可以降解 HA。高压氧治疗也可用于严重或无反应的填充物相关坏死。发生皮肤坏死者，为了预防瘢痕的形成，可考虑预防性使用促进愈合的治疗。

如果在注射过程中未发现血管受损，患者可能会在 24 小时后出现注射部位类似于瘀斑的斑驳紫罗兰色变色，局部缺血缺氧的表现。血管损伤的特征是与临床表现不相称的疼痛，尤其是触诊时疼痛明显。因此，如果患者诉明显疼痛的瘀斑，应立即进行评估。与良性瘀斑不同，它的外观通常呈网状，如果不及时处理血管损害，可能会导致皮肤坏死并最终形成瘢痕。

对于面部注射导致血管栓塞的治疗，目前还在不断探索阶段。Chiang 等在动物实验中发现，出现视网膜动脉栓塞后 20 分钟内，向动物实验标本静脉血管内注射透明质酸酶及尿激酶 30 分钟，即可观察到视网膜及脉络膜血管重新灌注；

24 小时后，80% 样本的视网膜血管完全再通，20% 样本达到部分再通（视网膜动脉部分栓塞，无眼底苍白及角膜混浊），瞳孔反射均恢复。血管栓塞后 30 分钟，注射透明质酸酶及尿激酶 24 小时后，血管完全再通达 60%，部分再通达 30%，10% 样本动脉血管无灌注，治疗效果明显优于对照组（注射生理盐水），其差异有统计学意义。然而，栓塞后 40 分钟再进行注射，其治疗效果与对照组比较，差异无统计学意义。De Lorenzi 建议，在缺血发生后 48 小时内，应向缺血区域应用大剂量透明质酸酶并行冲击治疗。

因此，当血管栓塞发生时，首先应停止再注射，同时立即向原注射部位血管内及缺血区域注射透明质酸酶及尿激酶，间隔为每小时 1 次，直到缺血区域血液循环恢复。相比人类的皮肤，视网膜、大脑和肌肉组织对缺氧更加敏感，并在缺血发作后瞬间开始严重退化。因此，在急性失明发生时，应立即向注射部位注射透明质酸酶及尿激酶。李雪莉等提出了"溶酶—热敷—扩血管—高压氧—防感染"的急救措施，对于指导注射医师规避风险、积极处理并发症有很好的指导意义。

（二）急性炎症反应

急性炎性反应可分为局部感染和过敏反应，也可根据临床诊断分为脓肿或肉芽肿。

1．感染　皮肤表面的细菌随着注射器针头进入皮肤是引起急性细菌感染的主要原因。因此，注射前对皮肤消毒至关重要，可用 75% 乙醇或 0.5% 氯己定擦拭皮肤。氯己定因作用时间较长及刺激性较低而得到了广泛的使用。此外，注射后 4 小时内应禁止化妆，以免发生感染。

当急性感染出现时，应首先常规行抗感染治疗；当引起感染原因不明且缺乏实验室检查时，可同时使用抗生素及抗病毒药物治疗。抗菌药物可选阿莫西林克拉维酸钾或头孢氨苄，青霉素过敏者，可选环丙沙星注射液。当急性感染伴有脓肿形成并有波动感时，应及时切开引流，并将脓液进行细菌镜检、细菌培养及药物敏感试验；同时每天行局部清创换药治疗直至痊愈。当药物敏感试验得出结果后，需及时选用敏感的抗菌药物治疗。在急性感染期，如果向感染部位注射透明质酸酶，可能会加速感染扩散至周围组织，若必须注射透明质酸酶，则应与抗菌药物联合注射。在急性感染得到控制后，可选择保留填充物，或使用透明质酸酶溶解填充物并抽出，以防止再次发生感染。

2. 过敏反应　HA 诱发过敏反应发生的概率非常低，一般不需要进行皮试。局部过敏反应多见于注射后 1~3 个月，常在饮酒或进食辛辣食物后发生，多发于泪沟及面中部，临床表现为局部不同程度的红肿且发病间隔无规律。目前认为，HA 注射后的过敏反应可能是机体对填充物中交联剂成分的蛋白质产物免疫应答的结果。随着 HA 填充剂制作工艺的发展及交联剂和交联技术的不断进步，过敏反应的发生也将会随之减少。

若发生过敏反应，大多数患者 3 周内可以通过口服抗组胺类药品及甲泼尼龙进行治疗，并且无相关后遗症。某些急性过敏反应需引起临床医师的重视，并进行紧急处理，因为其可能引起患者呼吸道梗阻。

3. 瘀斑　瘀斑是填充剂注射的常见并发症。多见于服用抗凝血药，抗血小板药，非甾体抗炎药，草药（如银杏叶、人参或大蒜），维生素（如维生素 E 或 ω-3 脂肪酸）或饮酒的患者。通常建议患者在填充剂注射前 1~2 周停止摄入这些物质。

当在真皮层和皮下平面使用扇形注射或线性注射时，瘀斑发生的风险较高。使用钝头插管、顺行注射技术、用交联度较小的产品等量缓慢注射以及使用尽可能小的针头减少瘀伤的发生。大多数术后瘀斑可自发消退，也可使用脉冲染料激光或强脉冲光治疗较大的或外观上令人不适的皮损，以加快恢复速度。

4. 注射过浅或矫枉过正　注射过浅或矫枉过正，常与操作者不规范的注射方法有关，其相比于其他严重的并发症来说相对常见。矫枉过正，常由注射层次过于表浅或注射过量导致。矫枉过正最常表现为眼眶周围注射过多填充剂或注射位置不佳造成的"眼眶凹陷"或"眼眶下凸起"，如在眼眶下边缘或眼眶周围进行深层次注射时，即使非常少量的填充物位于眶周，也会导致严重的持续性"睑袋"，这些"睑袋"持续时

间通常长达几年。有学者认为，这可能是由于人眼球玻璃体中的主要成分为 HA，从而使眼眶周围 HA 代谢降低导致。注射医师应充分了解注射局部解剖，学会准确判断针头刺入皮肤后的层次，减少不规范注射导致的局部肿块、面部不对称或轮廓欠佳等不良反应。当注射轮廓不佳时，可以用针头吸出部分 HA，或采用透明质酸酶溶解后进行局部修整。

5. 其他不良反应　HA 注射后其他的不良反应为疼痛、局部红肿、瘀斑和瘙痒等。常于注射后 3 天内出现，2 周内症状会自然消失。其发生率依次为：肿胀 77%、红斑 60%、疼痛 21%、瘀斑 16%。熟练、精准的注射技术有助于减少此类不良反应的发生。在治疗前后，应对局部皮肤进行冷敷；术前 2 周，避免服用抗凝和血管扩张药物等，以减少相关并发症的发生。Signorini 等认为，应用小针缓慢注射，有助于减少瘀斑及出血的发生。

HA 注射区域周围的水肿被认为是因 HA 具有亲水性和高渗作用导致，常发生于眼周。此种类型的注射剂治疗后肿胀是良性的，通常会在 1~2 周消失，也可口服抗组胺药物或激素治疗；如果口服抗组胺药物或激素无效，则可用透明质酸酶进行溶解。然而，如果肿胀明显或持续，应考虑淋巴阻塞、无菌脓肿或过敏反应。

二、注射晚期并发症

（一）慢性炎症反应

1. 慢性感染　与急性感染处理方法一致。

2. 异物肉芽肿　表现为红色炎性小丘疹、结节，其病原体培养为阴性。当 HA 被活化的巨噬细胞吞噬后并分泌细胞因子及炎症因子时，这些巨噬细胞可聚集形成多核巨细胞并形成异物肉芽肿，常于注射后 5~15 个月发生。大多数异物肉芽肿无临床症状，有些可表现为局部疼痛、水肿、瘀斑及红斑或溃疡，甚至全身反应。异物肉芽肿可采用外用钙调磷酸酶抑制剂治疗，严重者可口服中小剂量糖皮质激素或病灶内注射少量糖皮质激素治疗。多发的肉芽肿可使用氟尿嘧啶进行治疗，但其治疗机制尚不明确，可能是通过其

抗炎作用或调节免疫功能实现。有学者尝试包括1 565nm 非剥脱性点阵激光、595nm 脉冲染料激光进行干预，也有一定的效果。当其他治疗方法无效时，可选择手术切除。

（二）皮下结节

1. **感染性皮下硬结**　可存在数月及以上，临床表现为炎性疼痛的皮下结节或肿物。不同的产品发生皮下结节的概率亦不相同，而且其发生机制尚不明确。有学者认为，生物膜通过激活免疫反应，在感染性结节形成中起重要作用。生物膜是聚合物基体中非包囊微生物的聚集体，它包含低感染性的细菌、原虫或真菌，并可长期种植在注射区域，甚至引发全身感染。感染性皮下结节，首先应进行组织病理学活检和病原体检查等方法明确病原体，再进行针对性抗感染治疗，当感染得到控制后，可使用透明质酸酶、激光治疗，或通过手术切除炎性结节。

2. **非感染性皮下结节**　常因注射位置过于表浅及在特定位置有太多填充物聚集导致。非感染性皮下结节，可通过局部按摩和用针头吸出部分填充剂进行治疗。在特定区域因过度填充形成的结节，通常可通过按摩缓解；如果 1～2 周仍不消退，则需使用透明质酸酶进行溶解。

（三）异常色素沉着

由于含铁血黄素血管外沉积，治疗后 5%～30% 的患者发生色素沉着。伴有高凝血症、血管脆弱、全身铁储量高以及使用非甾体抗炎药或米诺环素的患者可能容易发生色素沉着，这种色素沉着通常会在 6～12 个月后消退。

（四）丁达尔现象

HA 局部注射过浅可能会导致皮肤"变蓝"的现象，这可能是胶体的丁达尔效应造成，这种现象常见于下眼睑填充。蓝光在胶体中较其他颜色的光分散得更加强烈，当光通过皮肤向注射HA 的部位大量投射时，皮肤则呈现蓝色。但也有学者认为皮肤颜色变蓝可能是由局部静脉栓塞导致，因静脉血管栓塞常较晚发生，并伴有局部钝痛和皮肤淤青，故容易误诊为皮下淤血。当出现这种并发症时，可以用针抽吸出部分 HA，或使用透明质酸酶溶解，并局部应用抗生素治疗。

（五）填充物游走移位

填充物还有可能从预期的治疗区域迁移，其发生的机制包括注射技术较差（大剂量高压注射）、注射层次、肌肉活动、重力作用、局部压力异常、淋巴管扩散或注射至血管内。主要发生部位为鼻唇沟，多因面部频繁活动发生移位。采用低压、小剂量多次注射可以减少填充物移位的发生；注射后局部按摩可使填充物分布均匀；同时应告知患者在注射后的 1～3 个月减少面部活动，避免由热敷及碰撞导致移位；发生移位后，可采用透明质酸酶溶解或手术切除。

三、预防与处理原则

注射美容并发症重在预防，了解注射特性与局部解剖，掌握合理的注射技术与护理措施，将有助于减少并发症的发生。

1. **术前充分告知**　注射前要和患者充分沟通，讲明注射物的优缺点，告知可能出现的并发症，使患者了解该填充剂的优缺点。同时针对患者的实际情况进行个性化的设计。

2. **详细了解病史**　包括有无抗凝血药物服用史、有无疱疹史、有无过敏史、有无其他填充剂注射史等。

3. **选择合适制剂**　源于注射物的并发症如排异反应或过敏反应通常只表现为局部较轻微的红肿痛痒等，极少出现全身过敏症状，只要用常规抗过敏治疗很快就可以治愈。

4. **熟悉解剖结构**　熟悉解剖结构才能达到良好的注射效果，避免误伤和误注射。源于皮肤层面的并发症在不同的时间段内可以自行消失或恢复，一般不需要特别处理。

5. **掌握注射技术**　绝大多数并发症都和注射技术有关，尤其在使用半永久充填剂和永久性充填剂时，更需要强调注射技术的重要性。来源于注射技术的并发症，早期（1 周内）可以通过适当的手法进行局部揉按，在相当程度上可以改善或纠正不均匀所致的问题；中期（2 周左右）可以用无菌针头局部进针建立多个多方向的隧道，再结合局部适当手法进行揉按；后期可用曲安西龙混悬液1:5稀释后局部注射进行局部消融，必要时可以考虑用微创手术的方法取出。

皮肤填充剂的不良反应主要分为急性和迟发性两类。急性不良反应多具有自限性，如红斑、疼痛、瘙痒、水肿等，不需要特殊治疗；迟发性不良反应虽很少发生但较严重，包括过敏反应、瘢痕、栓塞、肉芽肿反应，严重者引起皮肤坏死甚至全身感染，治疗也比较复杂。使用注射填充剂作为皮肤美容项目近年来取得了快速的发展，大众心理束缚的逐渐放开，社会经济的迅速提升都为注射美容的发展提供了最坚实的基础。因此，熟悉各种并发症的发生机制，熟练掌握各种并发症的处理治疗方法可使治疗最大限度地取得成功。

第四节 化学剥脱术后常见不良反应、预防及处理

化学剥脱术总体来说是非常安全的，并发症的严重程度较轻、发生率低，多数不需要特殊处理可以自然消退。根据剥脱深度，可分为浅层剥脱、中层剥脱及深层剥脱；相对于浅层剥脱，中层及深层剥脱的并发症发生率较高且更严重，如果剥脱层次较深，也可出现瘢痕。

根据发生时间，不良反应可分为以下几种。

一、速发性不良反应

速发性不良反应是指剥脱数分钟至数小时内发生的不良反应，如操作部位的瘙痒、烧灼、刺激、持续性红斑、水肿等。

持续性红斑：术中及术后即刻出现的红斑、刺痛、烧灼感等不适属于正常的治疗反应，可自然消退。若红斑持续时间超过3周或伴有水肿、渗出，则可能增加患者出现炎症后色素沉着、色素减退及瘢痕的风险。必要时可以口服小剂量糖皮质激素，配合冷喷、冷敷以及应用医学护肤品等对症处理。

二、迟发性不良反应

迟发性不良反应是指剥脱后几天至几周发生的不良反应，如皮肤屏障破坏和组织损伤导致的局部感染（细菌性、病毒性、念珠菌为主的真菌感染），瘢痕；色素异常，色素沉着和色素脱失；对剥脱剂的不良反应，痤疮样发疹、过敏反应、中毒反应等。

1. **瘢痕** 化学剥脱剂的浓度过高或停留时间过长、术后强行脱痂、护理不当、感染等均可导致瘢痕的发生。因此进行化学剥脱术时应谨慎选择化学剥脱剂的浓度，合理控制停留时间。若术后出现结痂或脱屑，应教育患者避免搔抓，待其自然脱落；浅层剥脱发生瘢痕的概率很小，中层和深层剥脱后在颈、手背、臂和其他皮肤附属器不丰富的部位容易出现肥厚性瘢痕。

2. **炎症后色素沉着** 出现色素沉着与个人肤质有一定关系，东方人较常见，白种人罕见。化学剥脱术后护理不当（尤其是未能按要求防晒）是导致炎症后色素沉着的常见原因，日常在湿疹、虫咬皮炎、伤口愈合之后常出现炎症后色素沉着的患者，在化学剥脱后也易出现色素沉着，此类患者应慎行化学剥脱术。若出现色素沉着，可以外用一些祛斑类护肤品、防晒霜，同时口服或局部导入维生素C，多数色素沉着3~6个月可以消退。

3. **反应性痤疮、感染** 化学剥脱剂能够促进毛囊皮脂腺开口处角质栓的溶解及剥脱，使过度堆积的皮脂通过疏通后的毛囊口向外排泄。同时由于化学剥脱剂存在一定的刺激性，可能导致部分痤疮患者的皮肤发生反应性炎症，即在治疗后出现暂时性皮损增多或炎症加重。出现反应性痤疮的患者，应及时进行对症处理，待皮损好转后慎重选择继续治疗的时机。其他可能由细菌、病毒、真菌等微生物引起的感染并不常见。重要

的预防措施为注重治疗前清洁创面，同时注重术后频繁随访与早期识别和治疗。若发生细菌、真菌及病毒感染，应及时行经验性积极抗感染治疗，同时行清创治疗并行实验室检查以明确病原体，后期选择更敏感药物治疗。需要注意的是葡萄球菌及链球菌的感染可发生于厚涂的封包性软膏下，因此早期避免使用此类软膏。

4. **接触性皮炎、粟丘疹、荨麻疹** 部分患者还可能出现接触性皮炎、粟丘疹、荨麻疹等不良反应，应及时进行对症处理。

5. **其他严重的并发症** 尽管很少出现，但严重的局部和全身并发症包括过敏反应、喉头水肿、中毒性休克综合征、心脏毒性、水杨酸中毒、急性肾损伤、下眼睑外翻、角膜损伤、严重的瘢痕和色素沉着。

上述并发症是可以通过筛选符合适应证的患者、选择合适的剥脱剂、仔细谨慎地剥脱操作和观察来避免和预防的。评估患者的肤色对于确定他们发生色素沉着并发症的风险很重要。Fitzpatrick皮肤分型基于皮肤在紫外线照射后晒黑或灼伤的能力，Fitzpatrick I ~ III型皮肤的患者通常不会出现炎症后色素沉着，被认为是极好的候选者。Fitzpatrick IV ~ VI型皮肤的患者在化学换肤术方面的文献较少，考虑较高的色素减退或色素沉着的风险，需要对患者进行密切的术后随访。

化学剥脱术前应对患者进行仔细评估和健康教育；术中严格按照规程操作，选择合适的化学剥脱剂浓度，密切观察患者的皮肤反应并进行疼痛评分，及时中和或清洗化学剥脱剂；术后应加强护理，注意保湿及防晒。一旦出现上述不良反应，应根据情况及时调整化学剥脱剂浓度以及治疗的时间间隔，采取适当的治疗措施。

第五节　光动力术后常见不良反应、预防及处理

一、治疗中不良反应、预防及处理

疼痛是氨基酮戊酸光动力疗法（ALA-PDT）治疗过程中最主要的不良反应，通常在照光开始后数分钟达到顶峰，照光结束后消失或减轻。ALA-PDT治疗过程中疼痛的产生与照光时大量活性氧的生成有关，其具体产生机制目前尚不明确，可能是继发于细胞坏死引起的炎症与有髓鞘Aδ纤维或无髓鞘C纤维之间的相互作用。

疼痛通常被患者描述为烧灼感，并在治疗的最初几分钟达到峰值。使用视觉模拟评分法（visual analogue scale，VAS）评估疼痛的研究表明，约20%的患者会经历6级或以上的疼痛，这被认为是严重的，可能会导致依从性降低。多种因素在疼痛中起重要作用，疼痛程度与病变类型、皮损部位、皮损面积、照光参数、光照时间等因素相关。

疼痛管理是ALA-PDT治疗皮肤病的重要内容，推荐照光时对患者进行疼痛数字评分（numeric pain rating scale，NPRS，0 ~ 10分），并按照疼痛分级采取相应的处理方案，详见表28-5-1。

表28-5-1　氨基酮戊酸光动力疗法治疗过程中疼痛的分级及处理方案

疼痛分级	处理方案
轻度（1分 ≤ NPRS ≤ 3分）	嘱患者放松情绪，局部冷风、冷喷降温处理，利多卡因气雾剂外喷镇痛
中度（3分 < NPRS ≤ 6分）	在轻度疼痛处理基础上，局部浸润麻醉，神经阻滞麻醉，两步法间断照光，降低照光功率密度
重度（6分 < NPRS ≤ 10分）	密切关注患者生命体征，建议口服曲马多、吗啡，外用芬太尼贴剂，必要时终止当次治疗，特殊情况可采用全身麻醉

注：NPRS. 疼痛数字评分（numeric pain rating scale）。

二、治疗术后不良反应、预防及处理

ALA-PDT 治疗后嘱咐患者保持治疗部位清洁干燥，头面部等光暴露部位需严格防晒，48 小时内减少室外活动及室内强光源暴露。面部治疗后推荐使用保湿剂及光电术后修复产品促进皮肤屏障修复，避免使用刺激性外用药物、产品，避免服用具有光敏性的食物及药物，以免加重光毒反应。

ALA-PDT 治疗后局部可能会先后出现急性期和恢复期不良反应。常见的急性期不良反应包括红斑、水肿、瘙痒、烧灼感、治疗后疼痛、渗出和脓疱；恢复期不良反应包括干燥、结痂和色素沉着。

（一）急性期不良反应

急性期不良反应以红斑、水肿最为常见，可根据患者耐受情况给予局部冷敷、冷风降温等方式缓解患者不适；瘙痒严重者可口服抗组胺药物对症治疗；烧灼感或治疗后疼痛明显时可口服曲马多等镇痛药；有渗出和脓疱时需要局部保持干燥、清洁，避免继发感染。

（二）恢复期不良反应

恢复期不良反应通常指治疗 3 天后发生的不良反应。常见的是色素沉着、皮肤干燥，以及痤疮治疗后一过性的无菌性脓疱，应在注意防晒的基础上，做好保湿以及皮肤清洁等工作，指导患者定期复诊。

1. 干燥　推荐外用保湿剂治疗。

2. 结痂　可待再次治疗预处理时去除。

3. 色素沉着　由于 PDT 会引起治疗区域的炎症，因此色素沉着是相对常见不良反应。甲基化衍生物（MAL）和 ALA 均有色素沉着和色素减退的报道，但 ALA-PDT 的发病率更高。这种风险在 Fitzpatrick Ⅳ~Ⅵ 型这类深肤色患者中可能更大。与其他炎症后色素沉着的病例一样，这种情况通常会随着时间的推移而消退。患者应注意防晒，避免长时间暴晒，包括在急性光毒性反应消退后使用防晒系数（SPF）>30 的广谱防晒剂。同时告知患者，这种色素改变是可逆的，会随着时间的推移逐渐消失，焦虑的患者可采用强

脉冲光、化学剥脱术、大光斑低能量的 Q 开关激光改善色素沉着（图 28-5-1）。

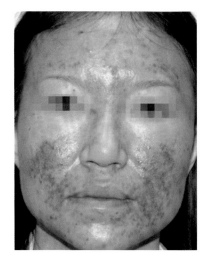

图 28-5-1　氨基酮戊酸光动力疗法恢复期不良反应——色素沉着
氨基酮戊酸光动力疗法治疗痤疮后 2 周，面部色素沉着明显。

需要指出的是，治疗后出现的轻中度红斑、水肿、瘙痒、渗出、干燥、结痂等局部反应也是 ALA-PDT 的治疗反应。若局部反应症状严重或持续不缓解，建议患者及时就医复诊，对症治疗。

（三）少见局部不良反应

ALA-PDT 治疗后局部偶有水疱、糜烂、溃疡、皮炎、色素减退、瘢痕等不良反应。

1. 水疱、糜烂、溃疡　应加强创面保护，必要时给予抗生素乳膏、红外线光疗等对症治疗。

2. 皮炎　可给予弱效糖皮质激素乳膏短期局部外用。

3. 色素减退　多数可逐渐自行恢复，常予以随访观察。

4. 瘢痕　PDT 治疗后出现萎缩性和增生性瘢痕很少有报道。同时 PDT 正在被研究用于治疗增生性瘢痕，其作用机制之一是逆转肥厚性瘢痕中存在的 TGF-β1/Smad-3 信号通路的失调。

（四）罕见不良反应

有报道显示，ALA-PDT 治疗后可出现荨麻疹、高血压、银屑病、寻常型天疱疮、局限性大疱性类天疱疮、皮肤肿瘤等罕见不良反应，在治

疗随访过程中需给予关注。

1. **致癌性** PDT 本身不会诱导 DNA 的共价修饰，因此与紫外线光疗相比，治疗相关的致癌作用风险较低或不存在。此外，卟啉类分子还具有抗氧化和抗突变特性。PDT 具有促进遗传毒性介导的 ROS 产生，但作用仅限于其产生部位附近，ALA-PDT 和 MAL-PDT 释放的 ROS 在线粒体而非细胞核中发挥作用。Finland 等用体内模型研究了 PDT、补骨脂素和 UVA 对人体皮肤的影响，发现补骨脂素和 UVA 会促进 TP53 的累积效应和磷酸化，可能导致肿瘤发生，但 ALA-PDT 无相关作用。然而，已经有几例 PDT 治疗后发生皮肤癌的病例报道，包括多次 PDT 治疗后老年患者头皮上的黑色素瘤，以及 ALA-PDT 多次治疗面部光化性角化病后发生的角化棘皮瘤。需要提出的是，由于这些个例报道疾病本身就存在皮肤肿瘤发生的风险，因此与 ALA-PDT 的相关性不明确。值得注意的是，PDT 在临床的广泛应用仅 30 余年的历史，因此，建议对接受多种 PDT 的患者进行长期随访，获取更多的临床数据评估远期安全性。

2. **免疫抑制** 已有研究证实在小鼠模型中，局部 PDT 应用 1 天后表皮朗格汉斯细胞出现数量减少，并在约 5 天后继续减少并达到最低水平。在同一动物模型中，发现 PDT 可减轻治疗部位对 2,4-二硝基氟苯的迟发超敏反应（即局部免疫抑制）；当使用较高的浓度时，观察到全身免疫抑制。但应该注意的是，在临床工作中有免疫抑制的患者使用 PDT 成功治疗皮肤鳞状细胞癌，且在人类受试者中，没有出现临床相关免疫抑制的报道。

第六节　美容外科手术后常见不良反应、预防及处理

门诊实施的皮肤外科操作一般风险较低。皮肤外科手术围手术期和术后并发症少见，总发生率为 2%~6%，大多轻微。

一、围手术期并发症

疼痛、局部麻醉不良反应和出血是最常见的围手术期并发症。尽管这些并发症大多轻微且相对易于处理，但可能会明显影响患者对治疗的总体体验和感受。

1. **疼痛** 若患者认为自己可能出现疼痛，则他们有可能会在术前或术中产生焦虑。围手术期疼痛主要与局部麻醉方式、麻醉范围和药物剂量不足相关，减轻局部麻醉给药相关疼痛和不适的方法包括使用碳酸氢钠缓冲含肾上腺素的局部麻醉溶液、使用小针头、安慰或分散患者注意力。手术开始后，若患者仍有疼痛，即使很轻微，也需追加麻醉。

2. **局部麻醉不良反应** 主要包括利多卡因毒性、儿茶酚胺敏感性、血管迷走性晕厥和过敏反应。

3. **术中出血** 术中预计有少量出血和瘀斑。出血过多一方面可能与患者因素相关，如长期使用抗凝血药、高血压或者血液相关疾病等，另一方面可能与医师操作相关，如微动脉损伤或广泛潜行分离形成创面较大等。

（1）动脉出血：动脉出血表现为伤口处搏动性快速流出鲜红血液。预防动脉出血较难，但熟悉手术区血管解剖（特别是头颈部高风险区）的术者会谨慎操作并避免损伤微动脉。例如，颞部的颞动脉走行相对表浅，头皮的皮下血管丰富，这类区域常常发生难以控制的微动脉出血。

（2）静脉出血：又称渗血，最常见于使用抗凝血药、高血压和有潜在凝血功能异常的患者。这些患者术中可能存在明显的出血并模糊手术野。使用含肾上腺素的麻醉药可减少静脉渗血。使用抗凝血药的患者预计会发生静脉渗血，医师应在麻

醉后等待约10分钟再开始手术，因为肾上腺素在给药10～15分钟后才能发挥最强的血管收缩作用。

（3）术中出血处理：皮肤手术中发生静脉出血/渗血和微动脉出血时，大多可通过直接压迫出血点和电凝控制。

如果有明确的动脉损伤或小静脉形成点状出血，则需要结扎止血或电凝止血。使用电刀或止血钳直接接触夹闭血管，用一对镊子或止血钳夹紧血管并将其拉高于皮肤，然后将电刀的金属尖端贴靠在止血钳上并启动电凝设备，直到可闻及来自血管的爆裂声；较大量的动脉出血时，先用止血钳夹住出血血管的断端，使用可吸收缝线在血管撕裂处近端做8字缝合结扎可控制出血。随后缓慢松开夹闭器械，以确保缝线位置正确和成功控制出血；术后适当加压包扎24～48小时有助于持续止血。

二、术后并发症

（一）血肿

1. **原因**　血肿是指血液在已缝合的伤口下聚积，原因是术中断裂的血管未充分止血，表现为伤口下张力性扩张，有时伴疼痛或周围瘀斑。已缝合伤口的皮肤通常可见少量血液，因此有时更难以诊断。偶尔血液在皮下聚积产生的强烈压力会导致上覆皮肤坏死。

接受抗凝治疗的患者和先天性凝血功能障碍患者发生血肿的风险较高。在这些患者中，闭合伤口时看似止血的小血管可能在伤口关闭后再度出血。诱发因素包括术中止血不足、局部麻醉注射的肾上腺素的血管收缩作用消退、伤口附近组织广泛潜行分离以及术后创伤。

2. **预防**　血肿，尤其是大血肿，可导致伤口裂开和感染，因此术中必须精细止血以预防该并发症。能帮助降低血肿形成的风险的措施如下。

（1）止血：应精细实施创面窗（尤其是皮下组织）的电凝，以保证充分止血。

（2）限制潜行分离：若患者有血肿形成风险，则应将潜行分离限制在良好伤口愈合和组织活动所需的最低程度。

（3）放置引流：若血肿形成风险增加，如使用抗凝血药、手术切口大或广泛潜行分离，则放置引流能帮助预防血肿形成。可以使用小直径无菌烟卷式引流管或无菌外科手套的手指（用于小伤口）。引流管应延伸过整个伤口腔隙并从切口最低处向外伸出约1cm，然后将其缝合固定以防意外滑脱。观察患者24小时，若无进一步明显出血，则可拔除引流管。若仍有活动性出血，则应再留置引流管24小时，必要时可留置更久，直到完全停止出血。放置引流的替代方法是在伤口最低处1～2cm放置以便引流。

（4）加压包扎：所有皮肤手术后都应加压包扎并持续24～48小时。

3. **处理**　及时处理血肿对保证伤口良好愈合和预防感染十分重要。小而稳定的血肿（<2cm且不扩大）可行观察处理，较大或引起明显症状的血肿则应引流。

血肿形成的24～48小时，可用注射器和14G针头抽吸引流，也可在伤口最低处开一小口后轻压引流。超过48小时的血肿，可将伤口部分打开并清空血肿。

血肿清空后，建议监测伤口10～15分钟以确保出血停止。若出现明显更多的血液聚积，则应在局部麻醉下重新完全打开伤口，找到出血血管并妥善处理。再过10～15分钟后若无明显出血，即可缝合伤口。

一旦打开伤口，无论开口大小，伤口裂开和感染的风险均较高。再次打开或有感染征象的伤口应敷凡士林和保护性敷料，等待二期愈合。

若出现伤口感染的临床征象，应立即开始抗生素治疗。

（二）伤口裂开

1. **原因**　尽管经过仔细地分层缝合，手术伤口仍偶尔会裂开。伤口裂开大多是由于伤口在术后不久受到过度机械应力或伤口缝合不够牢固引起的。伤口裂开通常发生在术后第1周内，若患者合并伤口愈合不良相关基础因素，则可能发生的更迟，可能的基础因素如下。

（1）高张力部位（躯干上部、上肢近端）。

（2）萎缩性皮肤（高龄、以前受过辐射的皮肤）。

（3）患者对术后医嘱的依从性差。

（4）使用抑制伤口愈合的药物，如系统使用糖皮质激素、免疫抑制剂。

（5）血液循环差。

（6）未充分利用深层可吸收缝线闭合伤口。

（7）发生感染。

2. 预防　一期愈合的手术伤口在1周后愈合5%~10%，在1~2个月后愈合50%，术后数月达到最高皮肤强度，为正常皮肤的80%。因此，术后最初几周不得明显牵拉伤口。应提醒患者，即使是轻微活动也可过度牵拉伤口缝线。躯干和上肢伤口，术后2周内应让患者不要提举超过15磅（1磅=0.454kg）的物体，并根据耐受情况逐渐增加活动。步行等有氧运动通常不会影响伤口愈合。下肢伤口，患者需抬高患肢来减少水肿，因水肿也会对愈合中的伤口产生明显应力。

3. 处理　皮肤手术后裂开的伤口通常可以二期愈合。患者应使用凡士林纱布覆盖伤口。每天更换敷料，直到伤口完全再上皮化。除非出现明显的软组织感染迹象，否则不需要局部或全身用抗生素。

（三）手术部位感染

手术部位感染（surgical site infection，SSI）是指术后30天内发生在手术切口或附近区域的手术相关感染，任何手术均有感染的可能性，因为可以造成感染的医患双方因素很多。

1. 原因　皮肤科手术不常见SSI，特殊手术部位（如腹股沟、下肢）、特殊手术技术（如皮瓣或皮片移植）以及合并基础易感因素（如使用免疫抑制、糖皮质激素，糖尿病，肥胖）的患者中，SSI发生率较高。

SSI通常发生在术后3~5天。疼痛是感染的最敏感指标，其他临床表现包括红斑、硬结和波动感，可帮助鉴别SSI与伤口愈合早期特征性的预期炎症。重度感染时，伤口可能出现脓性分泌物。

尽管术后感染很少引起严重并发症，但可导致不适和干扰伤口正常愈合。高危患者，如使用免疫抑制剂的患者、有感染性心内膜炎（infectious endocarditis，IE）或人工关节感染风险的患者，SSI可引起严重并发症，偶尔还会导致死亡。

2. 预防　SSI的预防包括术前、术中和术后感染控制干预措施，包括皮肤消毒、佩戴手套及围手术期预防性使用抗生素。

（1）皮肤消毒：常用消毒剂包括基于聚维酮的制剂、基于氯己定的制剂和75%乙醇。相比基于聚维酮的制剂，基于氯己定的制剂似乎能更有效地预防SSI。

（2）无菌手套与非无菌手套：多年来都认为使用无菌手套能降低门诊皮肤科操作的SSI风险，但研究显示这对SSI发生率没有影响。

2016年一篇系统评价/荟萃分析纳入8项随机试验和5项观察性研究，包括11 000多例接受门诊小手术的患者，结果显示非无菌手套组和无菌手套组的SSI发生率相近（分别为2.1%和2.0%，*RR* 1.06，95%*CI* 0.81~1.39）。

（3）预防性使用抗生素：下列情况需要使用抗生素预防SSI。

1）伤口污染或感染：手术时伤口的污染程度是感染的重要危险因素。

2）SSI风险高，依据包括手术部位（唇、耳、鼻、腹股沟或下肢）、手术技术（皮瓣或皮片移植）、基础因素（如使用免疫抑制、糖尿病、肥胖或营养不良者）或生活习惯（如吸烟）。

3）IE风险高。

4）血源性关节感染风险高。

（4）术后局部用抗生素：与不用抗生素相比，术后局部用抗生素对预防SSI有效。2016年一篇纳入8项中等质量试验（5 427例受试者）的荟萃分析发现，与未局部用抗生素相比，局部用抗生素轻度降低了外科伤口一期愈合者的SSI风险（*RR* 0.61，95%*CI* 0.42~0.87）。

但局部使用抗生素可能诱发变应性接触性皮炎和抗生素耐药，因此大多数皮肤科医师推荐，处理一期或二期愈合的外科伤口时仅使用白凡士林。

3. 处理　无全身症状（发热、寒战）的SSI患者可在门诊接受治疗。伴有全身症状的SSI患者应转至急诊科治疗。有波动迹象的SSI

应切开引流并给予一个疗程的系统性抗菌药物治疗。笔者对单纯蜂窝织炎相关的感染仅用系统性抗菌药物治疗。

启用抗菌药物治疗之前，应行伤口培养以确认病原体。甲氧西林敏感性金黄色葡萄球菌和乙型溶血性链球菌（化脓性链球菌）是最常见的SSI病原体，在等待培养和药敏结果期间应立即开始针对这些细菌的经验性抗菌药物治疗。口服头孢氨苄是常用一线治疗药物。

耐甲氧西林金黄色葡萄球菌（methicillin resistant *Staphylococcus* aureus，MRSA）定植风险高的患者，经验性使用覆盖 MRSA 的抗菌药物应作为一线疗法。复方磺胺甲噁唑、克林霉素、多西环素或米诺环素对 MASA 有效。经立即合理治疗的 SSI 一般预后较好。SSI 患者应在启用抗菌药物后约 1 周复诊，以确保 SSI 消退。

（四）接触性皮炎

1. 原因　接触性皮炎是皮肤手术中相对常见的并发症。某些局部用抗生素（新霉素、杆菌肽），表面麻醉药（苯佐卡因），手术胶带和黏合剂是常见局部致敏物，可引起迟发型过敏反应。皮肤过敏反应可能需要数小时至数天才会显现，具体取决于患者以前是否接触过此类致敏物。

由手术胶带和黏合剂引起的接触性皮炎通常具有与胶带外观相符的边界清晰的几何形状。接触性皮炎皮肤表现包括红斑、脱屑和结痂，类似于浅表感染，因此常被误诊为感染。但两者的重要鉴别点在于主要症状。SSI 患者的主诉是伤口疼痛，而接触性皮炎患者的主要症状是瘙痒，并且这种瘙痒常剧烈而顽固。

2. 预防　嘱患者避免使用已知的致敏物护理手术伤口，虽然局部使用抗生素相比凡士林能略微降低 SSI 风险，但由于凡士林能促进伤口愈合且不致敏，应优选凡士林护理手术伤口。控制疼痛时应使用全身性非阿片类镇痛药如对乙酰氨基酚，而不是表面麻醉药。

3. 处理　治疗接触性皮炎最重要的步骤是去除致病因素。若怀疑是局部用抗生素致敏，应嘱患者停用相关抗生素，仅用白凡士林护理伤口；若怀疑是胶带致敏，则可改用黏性稍差但通常较

少致敏的纸胶带来固定敷料；若伤口位于肢体，也可通过缠绕纱布来包扎伤口。小伤口可在术后第 2 天后直接暴露，仅用一层薄凡士林覆盖即可。

单纯去除致病因素可能并不足以缓解重度接触性皮炎患者的症状。局部反应（占总体表面积的 1%～2%），可每天局部使用 1～2 次强效糖皮质激素软膏如 0.05% 丙酸氯倍他索软膏，可缓解瘙痒症状而不损害伤口愈合。患者在瘙痒缓解后可停止局部外用糖皮质激素。此外，若无禁忌证，口服 H_1 受体阻断剂可作为控制瘙痒的辅助治疗手段。

（五）线结反应

线结反应是机体对留置可吸收缝线材料产生的炎症性异物反应，一般表现为伤口周围红斑，常伴线性排列的红色小丘疹或脓疱。患者常将线结反应误认为 SSI，因为两者都常有脓性分泌物。根据两项重要特征可区分线结反应与 SSI，一是线性排列的分散红色丘疹、脓疱或糜烂外观与深部可吸收缝线位置一致，二是发生时间，线结反应最常见于术后 1～3 个月，而感染大多见于术后第 1 周内。

多数线结反应的症状轻微，不需要治疗，但若线结外露，则应去除。可吸收皮下缝线的结偶尔会贯穿伤口，阻碍伤口完全愈合，通常可用镊子轻轻夹住线结并无痛取下。

（六）肉芽组织过度增生

肉芽组织是胶原蛋白生成和毛细血管生长联合作用的结果，属于正常生理过程。该生理过程偶尔会过度，形成旺盛生长的外生肉芽组织团块，高出伤口水平并阻碍再上皮化，这一现象称为肉芽组织过度增生或肉芽组织异常增生。过度增生的肉芽组织可累及局部或整个伤口基底。肉芽组织过度增生最常见于二期愈合的大伤口，尤其是封闭敷料下方聚积了大量水分时。可通过以下方式改善过度增生肉芽组织。

1. 硝酸银　一种具腐蚀性的化学物质，有液体或固体形式（棒），常用于去除肉芽组织。外科医师可在诊室将硝酸银敷于患处，连续治疗几天，直到肉芽组织消退。

2. 病灶内或局部用糖皮质激素 据报道，病灶内或局部用糖皮质激素可有效减少旺盛生长的肉芽组织，并促进手术伤口和烧伤创面愈合。

3. 电凝术 麻醉伤口后，可电凝伤口基底以减少肉芽组织的血供并诱导其消退。

4. 激光疗法 几项研究显示，肉芽组织过度增生导致手术伤口无法愈合的患者，使用595nm 脉冲染料激光后再使用水胶体敷料可成功实现伤口愈合。

5. 刮除术 根据患处的敏感性，可在局部麻醉或无局部麻醉的条件下进行刮除术。用3~5mm 的刮匙轻轻将肉芽组织刮除，用硝酸银或电凝术止血。

此外，肉芽组织过度增生的患者应定期复诊以评估是否复发并按需治疗，直到伤口愈合。

（七）瘢痕形成

瘢痕形成是皮肤手术不可避免的后果。虽然手术留下的瘢痕大多在美观和功能要求上都可接受，但有时瘢痕会很广泛甚至导致功能受限。

异常瘢痕主要有瘢痕疙瘩和增生性瘢痕这两类。术前应向所有患者说明出现异常瘢痕的风险。若患者有瘢痕疙瘩病史，应告知其术后发生瘢痕疙瘩的风险较高。瘢痕疙瘩通常会延伸到原伤口之外，而增生性瘢痕表现为沿手术伤口隆起的坚实瘢痕，且不会超出原伤口。已经出现瘢痕增生或者瘢痕疙瘩者，可使用含有硅酮凝胶、积雪草等抗瘢痕药物，局部注射曲安奈德，也可配合点阵激光及染料激光进行瘢痕修复。

（八）皮肤麻木

术后早期会有局部的皮肤麻木、疼痛和皮下的硬结，这是手术过程中损伤皮下组织的细小神经分支，皮下的血肿机化、脂肪液化导致，不需要处理，一般 3~6 个月即可恢复。

（九）皮肤坏死

臭汗症手术时，可能会使用到皮下毛囊修剪法及注射法，皮下毛囊修剪后皮肤呈全厚皮状态，应加压包扎固定，类似全厚皮片回植，如包扎不确切或换药不正确，均有导致皮片坏死的可能。坏死面积小者可通过持续换药使伤口愈合，坏死面积大者可行植皮治疗以缩短病程，减轻瘢痕。

（十）外观不自然、不美观

多见于毛发移植术后。移植后的毛发生长方向与该区域原有毛发生长方向不一致，或者移植后的毛发生长方向凌乱从而缺乏美学效果，主要因为种植前标记打孔时角度方向把握不准确，种植者种植手法有误，种植时多人参与一位患者的种植等。术前详细咨询，了解患者的目标，并在覆盖范围、密度、前发线位置、是否需要治疗以及将来植发的可能性变化等与患者良好沟通。要减少该并发症的发生，需要术者加强技术操作的训练，加强团队配合，种植时及时观察种植两侧的对称性及角度，如果有误须及时调整；要求种植者严格控制毛发方向，避免多人参与一位患者的种植。

第七节　法律事项

无论是否接受过培训、激光设备是否有质量问题以及患者是否选择恰当，任何一位临床医师在其临床工作生涯中几乎不可避免都会出现各种并发症。在大多数情况下，这些并发症不会引发法律纠纷，然而，如果出现法律纠纷，在医务人员和医疗损害之间最常见的交集便是过失界定。

在过失诉讼中必须具备的 4 个要素：责任、违约责任、因果关系和损害。一旦起诉，原告必须证明存在所有这 4 个要素，才会赢得诉讼。

一位激光医师在操作以能量为基础的激光或

光疗设备时，责任是按照"医疗标准"进行操作。相关医疗标准是由一些专家作为权威证人阐述并且让陪审团认可的定义。在医师进行激光／光疗治疗的病例讨论中，权威专家必须具备同一领域的专业知识和技能，并且曾经在这一领域使用过相同或相似的医疗和技术。

最常见的是，针对诉讼目的，由专家证人对医疗标准进行清晰说明。专家证词的基本内容和医疗标准的来源基于以下几个方面。

1. 证人的个人实践。

2. 在证人的个人经历中观察到他人的做法。

3. 公开发表的医学文献。

4. 法规和／或立法规定。

5. 以一种良好的方式进行医患讨论和教育。

由专家证人阐明医疗标准：医疗标准是大多数医师在相似的医疗单位中的实践方式。它是由其他激光医师在他们日常的皮肤美容从业过程中使用的方法。事实上，专家并不像大多数医师那样有实践经验，所以根据他／她的方式将很难解释为什么大多数医学治疗会没有效果。

虽然导致过失诉讼的要素是源于正式的法律教科书，但医疗标准却不一定来自教科书，它也没有被任何法官所阐明。皮肤科医师、医师助手进行相关光声电及注射操作时，均应遵循相应的医疗标准。若不遵循相关标准，可能会导致诉讼。如果陪审团接受医疗管理不善的诉讼建议和过失导致患者的损害责任，那么赔偿责任将随之而来。相反，如果陪审团认可一位被告医师的专家证词，即在特殊病例讨论中进行了医疗标准操作，则不认为其存在过失操作。需要注意的是，如果有两种或更多的公认的治疗相同疾病的激光治疗方法时，医师应采用可接受的方法，即使该方法比另一种有效，也不应违背医疗标准进行操作。最后，在许多司法管辖中，如果医师在他／她的职业判断之前已经采取了适当的行动，由于医师"错误判断"导致了不利结果，其本身并不违反医疗标准。

在特定的医疗事故病例讨论中，医疗标准的证据包括法律、法规和实践指南（是对于诊断或治疗的专家共识），以及包括综述性论文和权威书籍的医疗文献，专家的观点同样非常重要。虽然医疗标准在不同的国家可能会有不同的情况，它通常被定义为整个职业的国家标准。

此外，并发症并不能证明存在过失，所有的治疗均有出现并发症的可能性，这不一定是由疏忽行为造成的。因此，在评估治疗医师的责任时，若其操作严格遵循医疗标准与规范，那么在基于过失提起的诉讼中，其面临败诉的风险将会显著降低。

（高　妮）

┃ 参考文献

[1] HUANG Y M, LUI H, ZHAO J H, et al. Precise spatially selective photothermolysis using modulated femtosecond lasers and real-time multimodal microscopy monitoring [J]. Theranostics, 2017, 7(3): 513-522.

[2] HARTH Y. Painless, safe, and efficacious noninvasive skin tightening, body contouring, and cellulite reduction using multisource 3DEEP radiofrequency[J]. J Cosmet Dermatol, 2015, 14(1): 70-75.

[3] CHOI B, TAN W B, JIA W C, et al. The role of laser speckle imaging in port-wine stain research: recent advances and opportunities[J]. IEEE J Sel Top Quantum Electron, 2016, 2016(3): 6800812.

[4] XU Y Q, DENG Y H. Ablative fractional CO_2 laser for facial atrophic acne scars[J]. Facial Plast Surg, 2018, 34(2): 205-219.

[5] 中国医师协会皮肤科医师分会注射美容亚专业委员会. 肉毒毒素注射在皮肤美容中应用的专家共识 [J]. 中国美容医学，2017，26（8）：3-8.

[6] VANAMAN M, FABI S G, CARRUTHERS J. Complications in the cosmetic dermatology patient: a review and our experience(Part 1)[J]. Dermatol Surg, 2016, 42(1): 1-11.

[7] KLEIN A W. Complications, adverse reactions, and insights with the use of botulinum toxin[J]. Dermatol Surg, 2003, 29(5): 549-556.

[8] MARUYAMA S. A histopathologic diagnosis of vascular occlusion after injection of hyaluronic acid filler: findings of

intravascular foreign bodyand skin necrosis[J]. Aesthet Surg J, 2017, 37(9): NP102-NP108.

[9] SAHIN I, ISIK S. Blindness following cosmetic injections of the face[J]. Plast Reconstr Surg, 2012, 130(5): 738e-740e.

[10] CHIANG C A, ZHOU S B, CHEN C, et al. Intravenous hyaluronidase with urokinase as treatment for rabbit retinal artery hyaluronic acid embolism[J]. Plast Reconstr Surg, 2016, 138(6): 1221-1229.

[11] DAINES S M, WILLIAMS E F. Complications associated with injectable soft-tissue fillers: a 5-year retrospective review[J]. JAMA Facial Plast Surg, 2013, 15(3): 226-231.

[12] JORDAN D R, STOICA B. Filler migration:a number of mechanisms to consider[J]. Ophthal Plast Reconstr Surg, 2015, 31(4): 257-262.

[13] CHAE S Y, LEE K C, JANG Y H, et al. A case of the migration of hyaluronic acid filler from nose to forehead occurring as two sequential soft lumps[J]. Ann Dermatol, 2016, 28(5): 645-647.

[14] 中华医学会皮肤性病学分会皮肤激光医疗美容学组，中华医学会皮肤激光技术应用研究中心，中国医师协会美容与整形医师分会激光亚专委会，等. 化学剥脱术临床应用专家共识 [J]. 实用皮肤病学杂志，2019，12（5）：257-262.

[15] 赵珏敏，项蕾红. 果酸在皮肤科的应用 [J]. 中国麻风皮肤病杂志，2016，32（8）：500-504.

[16] 中华医学会皮肤性病学分会光动力治疗研究中心，中国康复医学会皮肤病康复专业委员会，中国医学装备协会皮肤病与皮肤美容分会光医学治疗装备学组. 氨基酮戊酸光动力疗法皮肤科临床应用指南（2021 版）[J]. 中华皮肤科杂志，2021，54（1）：1-9.

[17] 陈虹颖，顾恒. 皮肤科光动力疗法共识指南比较与解读 [J]. 皮肤科学通报，2023，40（2）：174-179.

[18] 常国婧，俞楠泽，龙笑，等. 医疗美容外科及相关并发症 [J]. 协和医学杂志，2022，13（3）：377-382.

[19] 龙婕，姜南，徐扬阳，等. 埋线隆鼻术后并发症分析及处理方法 [J]. 中华整形外科杂志，2018，34（12）：1055-1059.

[20] GARG A K, GARG S. Complications of hair transplant procedures-causes and management[J]. Indian J Plast Surg, 2021, 54(4): 477-482.

第二十九章

激光危害及防护

20 世纪 60 年代初激光被应用于临床治疗，随后在皮肤科领域得到广泛应用，且相关治疗数量持续增加，与此同时，因激光治疗或保护不当对操作者和患者造成伤害也时有报道，其发生率及伤害性被严重低估。因此，严格的激光治疗防护及全面的激光防护意识对皮肤美容医师尤为重要。

第一节　激光光束危害及防护

激光产生的光线在自然界原本不存在，高强度光等激发物质被输入激光腔后，形成激光发射或激光输出，基于其单色性、相干性、方向性好及亮度特性，治疗靶向性明确，但也可能造成危害。其危害大致可分为两大类：光束危害和非光束危害。最容易损伤的器官为皮肤和眼睛。

根据激光器输出光子对眼睛或皮肤造成损伤的能力，其安全等级分为 4 级（表 29-1-1）。其中，医用激光多为 4 级激光器，若激光直接照射在眼睛或非治疗区皮肤可能会造成较大伤害。

表 29-1-1　激光器的安全等级

等级	激光器种类	安全意义	防护措施
1	超低功率激光器。如激光打印机，CD 和 DVD 播放机	安全，当直接观察激光时，无法到达 MPE	不需要任何管制措施或监管
1M	波长 302.5 ~ 4 000.0nm，高发散或大光速直径的激光产品	肉眼安全，使用某些光学仪器时有潜在危险。如放大镜或望远镜直接观察	除与光学仪器一起使用外，不需要采取保护措施
2	发射低水平的可见光（波长 400 ~ 700nm），如大多数激光笔，条形码扫描器	应避免长时间凝视	不受任何管制措施
2M	可见光发射水平超过 2 类发射极限的激光水平	应避免长时间凝视	除与光学仪器一起使用外，不需要采取保护措施
3R	发射水平是 1 级和 2 级发射极限的 5 倍，如高功率激光笔	中等功率激光器在直接和镜面反射条件下可能有危险。认为风险低于 3B，防止受到光束照射	防护措施不是必需的，但建议采取
3B	风险高于 3R。可达发射水平，可能会产生眼部损伤，如激光投影仪，低功率工业 / 研究激光器	防止眼睛、皮肤受到光束照射，注意反射光照射	需防护设备、培训和指定 LSO

等级	激光器种类	安全意义	防护措施
4	高功率，>0.5W，激光直接暴露在眼睛或皮肤上有很大的风险，可能造成漫反射或火灾危险。如医疗、工业和研究用激光器	防止眼睛和皮肤受到光束照射和漫反射，防止激光引起火灾及产生空气污染物等	需防护设备、培训和指定 LSO

注：MP. 最大允许照射量（maximum permissible exposure）；LSO. 激光安全员（laser safety officer）。

一、激光光束危害

（一）激光对眼睛的危害

眼部损伤是报道最多的激光伤害情况，造成永久性功能损伤的风险较高。其中眼球结构的光学性质和激光的波长决定眼睛的损伤部位和严重程度。不同波长激光通过眼球的光学介质（角膜、房水、晶状体、玻璃体）传输，聚焦至视网膜（图 29-1-1），对眼睛各部位伤害临床表现不同（图 29-1-2 ~ 图 29-1-4）。激光的波段分为紫外波段［紫外线 A（ultraviolet A，UVA 320 ~ 400nm）、紫外线 B（UVB 280 ~ 320nm）和紫外线 C（UVC 100 ~ 280nm）］，可见光（400 ~ 780nm）和红外波段（近红外线 700 ~ 1 400nm、中红外线 1 400 ~ 3 000nm，远红外线 3 000 ~ 1 000 000nm），其中，UVA、UVB 与远红外线激光对眼睛的损害主要以角膜为主，可见光与近红外线激光主要损害视网膜。

1. 角膜 角膜是眼睛最外侧的透明部分，具有保护屏障和聚焦的作用。影响角膜的波长及相关的皮肤科常用激光器包括：① UVC（200 ~ 280nm）/UVB（280 ~ 315nm），如准分子激光；②中红外（1 400 ~ 3 000nm），如 Er:YAG 激光；③远红外（3 000 ~ 1 000 000nm），如 CO_2 激光。激光的光辐射被角膜吸收后，如果损伤局限在角膜外层的上皮细胞，将引起角膜炎和结膜炎，出现眼痛、异物感、畏光、流泪、眼球充血等症状。更深的角膜烧伤可能造成瘢痕或永久性角膜混浊，导致功能障碍。

2. 晶状体 晶状体和角膜一起位于眼睛的前部，并将光线聚焦到视网膜上。影响晶状体的相关皮肤激光器的波长包括：① UVA（320 ~ 400nm）；②近红外（780 ~ 1 400nm），如半导体激光、Nd:YAG 激光；③中红外（1 400 ~ 3 000nm），如 Er:YAG 激光。晶状体在激光下急性暴露的潜在影响是晶状体灼伤，而慢性暴露可导致白内障。

3. 视网膜 眼球的强聚光能力可使落在视网膜上的光斑强度比角膜上的光斑强度增大 10^5 倍，使其更容易受到损伤。强度高的可见或近

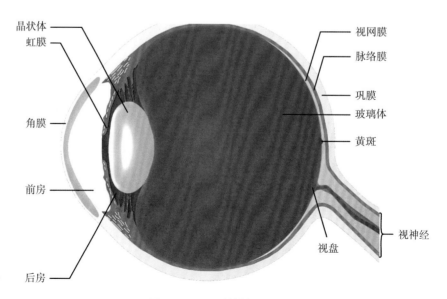

图 29-1-1 眼球的剖面

红外光进入眼球时可以透过眼的屈光介质，聚积光于视网膜上。此时，视网膜上的激光能量密度及功率密度提高几千甚至几万倍，大量的光能在瞬间集中于视网膜上，导致视网膜的感光细胞层温度迅速升高，可使感光细胞凝固变性坏死而失去感光作用，一旦损伤就会造成视力丧失或盲点、视网膜烧伤和/或中央凹损伤，严重者可能永久失明。与之相关的激光波长为400~1 400nm，被称为视网膜危险区域，包括：①可见光（400~780nm），如氩激光、KTP激

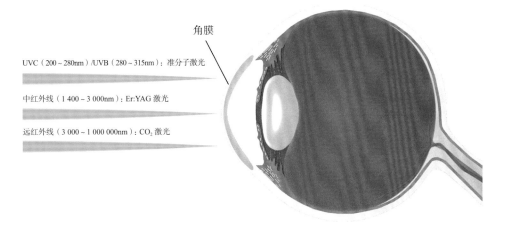

图 29-1-2　容易损伤角膜的波长和相关皮肤科常用激光器
UVC：紫外线 C；UVB：紫外线 B；Er:YAG 激光：掺铒钇铝石榴石激光。

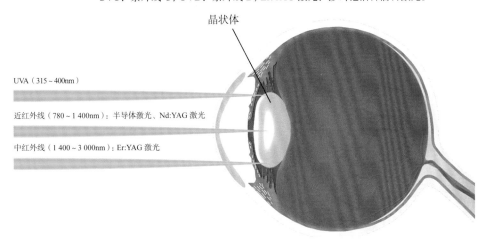

图 29-1-3　影响晶状体的波长和相关皮肤科常用激光器
UVA：紫外线 A；Nd:YAG 激光：掺钕钇铝石榴石激光；Er:YAG 激光：掺铒钇铝石榴石激光。

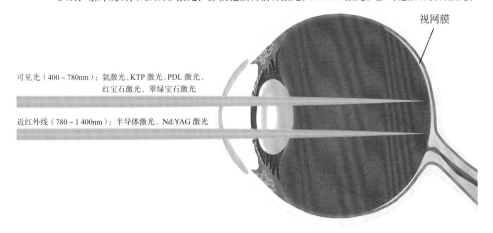

图 29-1-4　影响视网膜的波长和相关皮肤科常用激光器
KTP 激光：磷酸钛氧钾激光；PDL：脉冲染料激光；Nd:YAG 激光：掺钇铝石榴石激光。

光、PDL、红宝石激光、翠绿宝石激光；②近红外（780～1 400nm），二极管，Nd:YAG激光。

（二）激光对皮肤的危害

激光对皮肤可造成光化学或热烧伤，损伤程度取决于激光波长、暴露时间、照射剂量、工作方式（连续或脉冲）及患者肤色、皮肤含水量等。类晒伤反应在紫外范围内最常见，尤以UVB多见，而热烧伤则更易发生在红外波段。

1. 激光波长对皮肤的损伤取决于皮肤对激光的吸收率

（1）波长＞2 000nm的红外线激光：皮肤对其吸收率高达90%以上，而且和肤色无关，这部分光对皮肤主要是热损伤，依次会出现温热、红斑、水疱、凝固、炭化、气化及燃烧。

（2）红光和近红外线：皮肤色素对红外及近红外线的吸收系数较低，吸收率不到10%，因此它对表皮的损伤较小，但由于其波长较长，皮肤穿透较深，能量过大时造成瘢痕的风险亦明显增加。

（3）波长＜300nm的紫外激光：皮肤对其吸收率高达90%以上，对皮肤的损伤作用主要是光化作用，可引起皮肤红斑、老化，过量时可引起皮肤癌变，尤以270～290nm波长的紫外光对皮肤危害最大。

2. 激光能量对皮肤的损伤　一旦激光能量超过安全阈值，随着激光能量增大，皮肤受损伤风险和程度也随之增大，受损机制最主要为热损伤。

3. 肤色对激光损伤的影响　除波长＞2 000nm的红外激光和波长＜300nm的紫外线激光对皮肤的损伤与肤色无关外，其他波长激光如紫外、红外和可见激光对皮肤损伤均与肤色有关。例如，500nm的蓝绿激光，浅肤色皮肤的反射率＞40%，深肤色皮肤略高于10%，而浅肤色的透射率要大于深肤色，因此，浅肤色的吸收率要远小于深肤色。一般而言，在300～2 000nm的波长范围内，同一波长相同剂量的激光对深肤色的损伤大于浅肤色。主要是因为肤色越深，皮肤细胞中所含的黑色素颗粒越多，吸收激光的能量越多。

4. 激光损伤皮肤的表现　当激光能量密度或功率密度超过皮肤的损伤阈值，皮肤就会受到损伤。依据损伤的程度，可分为3种（表28-1-1）。Ⅰ度烧伤指仅烧伤表皮，不损伤表皮基底层的轻度烧伤，皮肤可发红、疼痛、温度微升，但不会出现水疱。Ⅱ度烧伤分为浅Ⅱ度烧伤和深Ⅱ度烧伤。浅Ⅱ度烧伤指烧伤深度已达真皮层，但部分附属器上皮层尚未损伤，皮肤局部有水疱出现，去除疱壁后基底部潮红，可见细网状血管，创面湿润，水肿明显，温度升高，有剧痛；深Ⅱ度烧伤，表皮全层及真皮深层受损，仅残存毛囊、汗腺、皮脂腺的根部，皮肤局部有水疱，去除疱壁后创面微湿，呈浅红色，或白中透红，常见有小出血点或脉络血管网，温度略低，有痛觉但触觉迟钝，水肿明显。Ⅲ度烧伤指全层皮肤以及皮下组织均被烧伤，损伤区皮肤呈皮革样，色苍白或焦黄，甚至可能炭化，温度降低，完全没有感觉，触之较硬，不出现水疱，有时可以见到呈枯树枝状已栓塞的皮下静脉。

二、激光光束防护

为了保证激光操作医师、患者及其他相关人员的安全，避免受到激光辐射的伤害，任何投入应用和运转的激光器件与激光系统，都必须考虑安全使用与安全防护问题，尽可能地避免和减少有害的激光辐射，减少眼睛和正常皮肤受到激光照射的可能性。

（一）对激光室的要求

激光室内需有充分的照明。充分的光线可使瞳孔缩小，减少进入眼内激光量。室内物品尽量避免摆放光反射强的物品，如金属表面，镜面、玻璃等。室内墙壁应采用浅色漫反射的涂料和减少镜式反射面设计，在激光易到达处用黑色吸收体，以免反射激光损害人体。

（二）眼部防护

1. 常见的激光防护眼镜　佩戴防护眼镜是预防激光眼部损伤的最有效的措施。按防护原理不同，防护眼镜可分为反射型、吸收型、复合型等。反射型防护眼镜是在镜片上镀上介质膜，使一定波长的光被反射掉；吸收型防护眼镜是用吸收相应激光辐射波长的滤光材料制成的防护镜，镜片主要由有色玻璃制成；复合型防护眼镜是将上述两种类型护目镜材料结合在一起，其通过将反射型镜片夹在两片吸收型镜片中间制成。不管何种激光防护眼镜都只能对某些波长和一定功率的激光具有防护作用，因此不建议戴着护目镜直视激光。

2. 佩戴激光防护眼镜　人体对激光最敏感的器官是眼。由于眨眼反射和瞳孔缩小的时间一般大于 0.1 秒，而激光器中的 Q 开关激光在 $10^{-12} \sim 10^{-9}$ 秒就能将全部能量发射出来，只要眼睛看到激光，来不及闭眼，激光能量就全部进入眼内，因此防止激光对眼的伤害必须依靠激光防护眼镜（图 29-1-5）。

激光操作者，应强制要求佩戴对应不同类型激光的防护眼镜。优质的防护眼镜在有效保护眼睛的同时，必须具有较高的能见度以保证激光操作。需要强调的是，激光操作过程中应严格按要求防护，不能心存侥幸，自以为完全的、及时的闭眼均无法避免操作者的眼部组织受到激光的伤害。

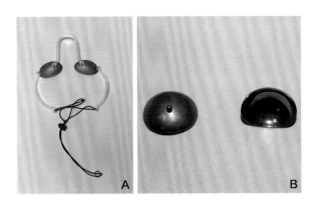

图 29-1-6　眼盾
A. 外置眼盾；B. 内置眼盾。

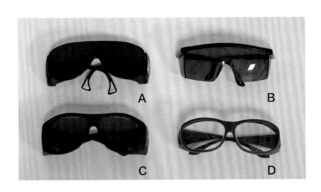

图 29-1-5　各种类型的激光防护眼镜
A. 强脉冲光防护眼镜；B；595nm 脉冲染料激光防护眼镜；
C. Q 开关 1 064nm 激光防护眼镜；D. CO_2 激光防护眼镜。

根据治疗部位及使用激光仪器的不同，患者眼部可以使用与激光操作员相同的眼镜或安装的不透明或金属迷你防护镜。面部激光操作需要使用舒适的外部眼罩或外置（或内置）眼盾，以确保隔热和完全不透光（图 29-1-6）。临床上有专门用于激光和强脉冲光的一次性外部眼罩，也可选择眼罩贴片黏附在患者眼眶周围，以保护眼球、消除漏光并避免损伤睫毛。在进行眼眶周围激光治疗时应使用耐热的不锈钢内置眼盾，表面不反光的含铅眼盾保护作用最佳，可以防止任何侧向光束或散射造成的伤害。在放置眼盾前，应首先在眼结膜囊内滴入表面麻醉滴眼液。眼盾表面涂抹抗生素润滑眼膏既便于顺利置入眼盾，避免眼盾对角膜和结膜的损伤，也增加患者的舒适性。

在临床工作中，常在患者的外部眼罩下放置微湿纱布或在激光操作中单独使用微湿纱布保护眼睛，以减轻眼罩引起的不适或避免不合适的眼罩引起眼部暴露。但有研究表明，湿纱布虽不易燃，但并不能对所有波长的激光进行有效防护，特别是氩激光、KTP 激光和 Nd:YAG 激光，且纱布一旦变干燥，在术中就存在燃烧的风险。Wamsley 等使用 2 940nm Er:YAG 激光器、532nm KTP 激光器、1 064nm Nd:YAG 激光器和 10 600nm 超脉冲 CO_2 激光器对干纱布垫、湿纱布垫和粘贴式外眼罩的防护效果及风险进行了体外试验性评价，研究结果显示外眼罩的防护效果最好；湿纱布垫有一定的防护效果，但并不满意；干纱布暴露在激光下易燃。因此，为了降低任何潜在的风险，任何面部激光美容治疗中不建议使用干纱布或湿纱布垫。

（三）皮肤防护

操作者应尽可能地包裹身体暴露部位；研究表明，用厚 1cm 的湿纱布覆盖，可有效地防护激光对正常皮肤的伤害，患者皮损周皮肤可用湿纱布覆盖保护。

第二节　激光系统非光束危害及防护

临床环境中所经历的非光束危害包括激光产生的空气污染、火灾、电击和噪声等。国家标准规定了凡出厂激光机电源设备均不得有直接或间接的漏电，不得有过高温度致着火危险，不得发出电离辐射危害，不得发生炸裂或内爆，无有害物质或腐蚀物质作用。但并非所有激光电源都符合国家安全标准，或出厂时符合标准，使用一段时间后可能会不符合标准，此外还有非电源所致的非激光危害，故尚需采取如下对应防护措施。

1. 激光产生的空气传播污染物危害及防护　随着激光使用越来越多，激光产生的空气传播污染物或烟雾越来越受到重视。研究发现手术设备产生的烟雾类型与激光相同，外科手术后的烟雾中含有多种已知的化学物质如一氧化碳、丙烯腈、氰化氢和苯等化学物质，具有致诱变/致癌作用。尽管其浓度水平较低，但长期暴露于此环境的危害无法确定。

由激光产生的烟雾粒径约为 0.30μm，可轻松进入肺部组织造成损害。局部排气系统和采取必要呼吸道保护是控制空气传播污染物的第一道防线。气化用的激光器必须配备吸气装置，将激光手术过程中气化产生的有害烟雾及时吸掉、抽走，并经活性炭等过滤后排出室外。排烟机吸头的位置是最重要的，因为它在距离组织损伤部位 1cm 处的有效性为 98.6%，而在距离 2cm 处的有效性小于 50%。同时激光手术室还要安装通风排气设备，抽掉弥散在工作室的残余气化物及其他有害物质。平时保持室内通风、干燥。尤其激光治疗病毒性皮肤病时，对操作者和周围人群加强防护是必要的，建议吸尘设备应距皮损 1cm 以内，力争完全吸收烟尘。一般外科口罩不过滤 5μm 以下的颗粒，因此应使用专门的高过滤口罩（激光口罩）捕获小至 0.1μm 的颗粒。同时需要保持口罩的干燥，因为水分会抑制静电过滤。

2. 噪声污染及防护　激光治疗室内常见的噪声有激光腔冷却水的水泵噪声、给电子元件散热用的风扇噪声、吸气机噪声以及工作室的空调机、抽风机和电风扇运转噪声等。在无防护情况下，若工作室内噪声总强度超过 90dB 时可引起头痛、头晕、耳鸣、多梦、失眠、心悸、全身乏力、消化不良、食欲缺乏、恶心、呕吐、心率加快、心律失常及血压升高等。因此，应封闭噪声声源，工作室应配置吸音材料，必要时采用隔音耳塞或耳罩等措施，以防止噪声危害。

3. 火灾危险及防护　第 4 类激光器可引起电气火灾或闪光火灾。电线故障和老化是激光室发生电火灾的常见原因；此外，当激光束击中各种易燃材料时，还会发生闪光火灾。在激光室内，易发生闪光火灾的潜在危险材料包括头发、人造丝、尼龙织物、窗帘、乙醇、氯己定、塑料和纱布等。CO_2 激光和 Er:YAG 激光，因其高强度和高能量密度，引起火灾的风险最大。即使是 CO_2 激光器的一个短暂脉冲，也足以使干燥的纱布或棉球迅速升温并产生明火。安全措施要求：安装激光机时确保外电路的电线和闸刀有足够容量，并有过载自动断开保护装置；易燃、易爆物品不宜置于激光设备附近；在室内适当地方应备有灭火器材，如灭火器、水池和防火罩。

4. 电危害及防护　美容激光仪器多是高电压电源供电，在使用时应注意避免触电。如果不正确使用和操作激光器可能引起触电事故。电击不仅能使肌肉收缩、心室颤动，也能使血压上升、体温升高，甚至出血或烧伤等。持久的电击或大电流短时间通过人体，可能造成神经系统损害、心脏停搏、呼吸麻痹而窒息死亡。因此，工作人员一定要掌握安全用电知识，所用的激光机壳严格要求接地良好并定期检查室内整个接地系统是否真正接地。不使用超容量保险丝和超容量保护电路断开器，以免掩盖有缺陷的电路而酿成大祸。经常保持环境干燥。

5. 防辐射　许多激光器的高压电可达上万伏，因此可产生 X 线，但其能量十分低，易于防护。激光器件中的闪光灯及石英做的放电管都能放出紫外辐射，尤其在使用紫外传导管或反射镜（石英制品）时，对人体都是有害的。闪光灯、高功率泵浦源等所产生的辐射，其中有可见光和红外线，对人体都具有潜在危害。可通过激光产品坚固的护罩、钥匙开关、发射指示器、光束弱化器、手动重开机装置、防护眼镜等防护装置减少激光对人体的辐射。

第三节　围手术期安全管理措施

为保证激光治疗期间的安全，治疗前后的围手术期管理是保证其医疗安全的重要手段。可以从以下几个方面做到围手术期的安全管理。

1. 激光安全管理员　每个操作 4 级激光器的皮肤美容中心都需要任命安全管理员。安全管理员可以是激光操作员或其他受过培训和有经验的管理现场激光安全计划的人员。负责创建和维护医疗保健设施等。

2. 激光设备的安全审核　对激光设备和安全特征的审核将由安全管理员进行和记录。围手术期对仪器检查，需要详细记录每个围手术期激光检测情况。设备的安全审核必须在安全管理员的指导下进行，至少每年记录一次。

3. 设备控制　控制激光激活的开关必须被保护，以避免意外激活。紧急关闭开关应放在激光操作医师触手可及的地方。

4. 医护人员体检和事件报告　任何意外暴露于超过特定激光的最大允许照射量的激光辐射可能构成暴露事件。疑似遭受激光相关损伤的医护人员，应在 48 小时内及时进行医学检查。如果损伤导致视网膜危险区域（400～1 400nm）内的眼部暴露，需于眼科行专科检查。安全管理员必须记录所有暴露事件。

5. 激光安全培训　激光安全管理员负责培训所有激光器操作员和相关协助人员，强调每个特定激光器的使用。这种安全培训不同于激光医学的技术培训。应用激光有永久性眼部损伤和其他相关风险的病例报告，因此所有人员都必须了解潜在的危险，并采取适当的控制措施，以规避各种危害性风险。在每个激光医疗场所对激光安全的持续教育和培训是最重要的，应该将激光安全放在激光使用的前沿。

（张　晓）

参考文献

[1] PIERCE J S, LACEY S E, LIPPERT J F, et al. An assessment of the occupational hazards related to medical lasers[J]. J Occup Environ Med, 2011, 53(11): 1302-1309.
[2] PRITZKER R N, ROHRER T E. Laser safety: standards and guidelines[M]//NOURI K. Handbook of lasers in dermatology. London: Springer, 2014: 11-28.
[3] WAMSLEY C E, HOOPMAN J E, KENKEL J M. The effects of aesthetic lasers on three study materials used for ocular protection[J]. Aesthet Surg J, 2021, 41(12): 1965-1971.
[4] LEWIN J M, BRAUER J A, OSTAD A. Surgical smoke and the derma tologist[J]. J Am Acad Dermatol, 2011, 65(3): 636-641.
[5] GARDEN J M, O'BANION M K, SHELNITZ L S, et al. Papillomavirus in the vapor of carbon dioxide laser-treated verrucae[J] JAMA, 1988, 259(8): 1199-1202.

第三十章

医学美容治疗室管理与仪器维护

激光室是接待、诊疗的最主要场所之一。合适的环境会使医务人员及患者、家属感到舒适、放松，帮助缓解患者因疾病造成的焦虑情绪及治疗带来的紧张心理，有助于医患关系和谐。此外，激光室放置的大多为激光仪器，属于精密仪器，每台仪器都有它独特的环境要求，良好合适的激光室内外环境，可增加激光仪器的稳定性及使用寿命，降低维护成本。因此，激光室环境的要求是激光治疗和管理的重要内容。

第一节　美容治疗室管理

一、环境要求与管理

（一）环境要求

激光室的规模应根据仪器的数量及诊疗人数的多少来设定，原则上是一机一室，房间大小 $5 \sim 8m^2$，最好配有治疗前的准备间和治疗后的观察室。激光室门口应张贴激光危险标志，室内地面使用防滑地胶，干净、整洁，无污垢、无反光面及水渍等。墙面使用防反光的壁纸或壁布，避免使用釉面或瓷砖等明显反光材质，禁止悬挂、摆放镜子、装饰画等强反光物品。窗帘使用全遮光、防火面料，防止激光外泄对周围无关人员造成伤害，或者因操作失误引发火灾。室内灯光需明亮、温馨，禁止悬挂在治疗床顶部，避免患者长时间直视，同时防止治疗时光影遮挡治疗区。若预算允许，最好可在治疗床旁放置手术无影灯，既为治疗提供足够的亮度，又避免了光影的影响。

激光室内还需悬挂紫外线消毒灯，每天定时对环境进行彻底消杀，防止交叉感染。治疗床应选择软硬适中，平躺舒适的材质，同时具备自动升降等功能，让患者在治疗过程中尽可能地减轻不适感，同时方便医护人员因治疗需要调整患者体位。室内最好摆放移动的治疗车，方便医护操作，减少因来回行走带来的灰尘。治疗车上需摆放 75% 乙醇、碘伏等消毒物品，纱布、棉签、注射器、手套等常用无菌物品需按感控要求放置妥当。同时还需放置纸巾、护目镜等清洁物品，方便拿取。根据设备及治疗的需要，可放置冰箱或冷藏柜，用于特殊药品、冷凝胶等的临时存放。激光室内水池的安装，尽量远离电源及仪器，防止出现触电、短路等危险。室内或门口需放置干粉灭火器或 1211 灭火器，用于电引起火灾的紧急使用。每个激光室都需独立走电，安装室内电闸，防止因电压不稳、停电等不确定因素造成仪器的意外损坏（图 30-1-1）。

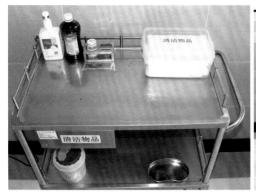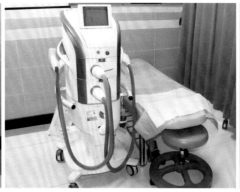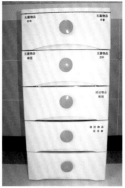

图 30-1-1　激光室内环境及物品摆放

（二）环境管理

激光室内需保持清洁、干净，尽量减少尘埃，因为脉冲激光的能量很高，激光器镜片上细小的尘埃有可能在脉冲光照射下发生爆炸，从而毁坏镜片。保持空气清洁，可使用空气净化器等物理设备，保持地面清洁，可效仿手术室要求，进出换鞋或者佩戴鞋套。激光室内物品应定期检查，尤其是医用消毒液、免洗手消毒液等液态物品，需标明开启及失效时间，定期检查、更换。激光室内尽量不要出现反光材料或者高温易燃易爆物品，应随时检查、清理。

激光设备与周围物品摆放间距要求至少 40cm，方便布置及随时检查线路，同时保持良好的通风散热，还需远离暖气和其他气体管道。一些特殊需要高电压的设备，需设置专门的高电压电源线，并张贴相对应的温馨提示。激光室有必要放置温湿度计监测激光室内的温度和湿度，并使用空调和抽湿机控制温湿度，使激光设备能在一个相对理想的工作环境下工作，从而降低设备故障的概率。

二、人员管理

（一）医务人员管理

激光操作需要有一定资历和经验的医护人员，要求定期进行培训及考核。穿着激光操作专用服装，换治疗区专用鞋，按要求佩戴口罩、帽子，禁止佩戴耳饰、项链、手镯、戒指、脚链等存在反光的饰品（图 30-1-2）。进入激光室前，需悬挂"治疗中，禁止入内"标牌，并及时关门（图 30-1-3）。正确引导患者及家属就位，治疗前检查设备是否正常运作，治疗中戴好相应的护目镜，同时提醒患者及家属正确保护眼睛。严禁将

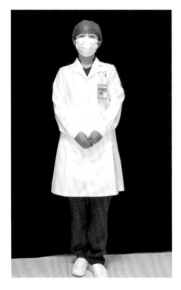

图 30-1-2　医务人员着装要求

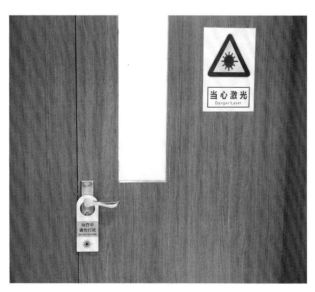

图 30-1-3　治疗中警示牌

激光手具直射眼睛。治疗后及时按要求清洁治疗头，清洗物品，做好垃圾分类，整理床铺，并做好登记工作。出激光室后及时关门。激光室需安排对应的管理员，及时补充一次性物品，检测激光室的温、湿度（温度10~27℃，湿度60%以下），倾倒抽湿机的水。定期（每周1次）整理自己负责的激光室，检查设备是否正常运作，按要求用浸有中性肥皂液的软布清洗机器外面，并在登记本上做好记录，发现问题及时上报。主管人员每个月对各激光室进行定期检查，并公布检查结果，督促工作。发现激光器有异常问题及时向相关设备管理人员报修，并做好登记。每天下班前整理各激光室的环境卫生，关闭激光器的电源，关闭门窗、空调等。

（二）患者及家属管理

患者及家属进入激光室前需更换鞋子或戴好鞋套，禁止携带一切可能反光的物品及饰品，按照医务人员指引进入，开门前需先轻叩门至少三声，提醒室内工作人员后方可推门进入。按医务人员要求保护好眼睛，必要时闭眼或佩戴眼罩。禁止暴力推移激光设备，触碰激光线路、治疗手具等。治疗过程中产生的垃圾，按医务人员要求进行合理的垃圾分类，禁止随地乱扔乱放。治疗完成后尽快离开治疗区，禁止在治疗区逗留，防止激光意外。

第二节　Q 开关激光设备

Q 开关激光是皮肤美容治疗最常用的激光设备之一。市面上的设备种类较多，按波长分类，包括532nm、694nm、755nm、1 064nm 等。每台设备都有各自对装机环境的要求、使用要求及日常维护要求，也有很多通用的要求。合适的环境、正确的使用及专业的维护，会显著延长激光设备的精准度及使用寿命。下文对 Q 开关激光设备的维护管理进行详细介绍。

一、环境要求

1. **激光室**　激光室内面积不小于3m×4m，保证治疗中必需的活动空间及激光设备良好的散热，激光设备后部面板与墙壁之间要求约40cm的空隙，确保合适的空间放置电源线和冷却通风孔排出的空气可循环；门口及激光设备上应粘贴激光警示标志；地板需稳固不振动；激光室内禁止使用地毯、易燃、易爆及反光性质的物品。

2. **空气质量**　室内温度10~27℃，相对湿度20%~80%，非冷凝水。确定空气无盐或酸等腐蚀性悬浮物质，因酸等腐蚀性挥发性物质可能会损坏电线以及光学配件表面。使空气灰尘颗粒保持最低。灰尘颗粒可造成光学表面的永久性损伤。金属颗粒可破坏电器设备。避免将激光器系统放置在靠近散热口或其他开口附近，造成激光器系统不均匀制冷。

3. **电路要求**　电源：单相交流电 220V（±3%），电流>10A，可靠接地，稳压器，功率 5kVA。各国家对插座都有不同要求，中国要求使用 NEMAL6-30R 插座或相等的插座。插座应安装在离激光设备约 3m 以内，且必须接地线，安全的地线要求是蓝色或者黄色条纹绿色样地线。根据国家电气法规，由专业人员进行安装，严禁使用不合规插座或无证人员进行安装，以免造成漏电、短路，严重可致激光设备损坏甚至引发火灾。

4. **激光内部冷却水要求**　蒸馏水 1.8L 左右。使用非去离子水会使闪光灯性能不良，甚至造成闪光灯的永久性损坏。

二、设备日常维护

1. **设备清洁**　①对手具及测距仪消毒：利用蘸有异丙醇的潮湿纱布进行擦洗。一定要特别注意不要污染手具内部的光学表面。可以对测距仪进行高压灭菌。②对镜头进行清洁：如果手具的镜头污染了，需要立即进行清洁，否则激光束会使污染物燃烧留在镜头表面。建议使用浸有乙醇、丙酮或异丙醇的棉签对镜头进行单一方向的擦拭，之后更换新的湿润棉签重复单一方向擦拭，直至将污染物去除干净（视频30-2-1）。③对触摸屏/显示面板进行清洁：建议使用软布及75%乙醇、异丙醇或非研磨玻璃清洗剂进行清洁，避免使用硬布或除玻璃清洗剂之外的其他清洗剂。每天派专人清洁1次。

视频 30-2-1
Q 开关仪器手具及距离仪清洁

2. **水冷系统维护**　系统需要用去离子水（DI）或蒸馏水冷却，必须每周检查液面位置。激光设备因技术不同，水冷系统也会有所不同。如红宝石激光设备、Q-MAX 等，水冷系统为密闭管道，如果需要补水，需联系专业工程师进行专业操作。翠绿宝石激光、皮秒激光等的水冷系统为外置开放管道，可自行检查并补水，步骤如下：①关掉激光系统并使其冷却；②通过观察蓄水池瓶颈检查液面位置；③打开水箱盖或将专用水管接入进水口；④注入去离子水，直至水面离蓄水池顶部的距离范围为 1/2 或最高水位标志处；⑤关闭水箱盖或拔除专用水管；⑥在水箱补水完毕后，重新启动激光系统，并使激光系统预热。

3. **电路系统维护**　为了确认电路安全，建议每年至少检查 1 次激光设备底盘与主线路插头的地线接头之间的连续性，如果频繁移动激光设备，则每个月检查 1 次。如果更换或替换电线、电源插头，则在使用前应进行完整检查。

三、设备使用中注意事项

1. **开机时注意事项**　Q 开关激光设备开机时，首先，观察室内电闸是否正常，电源是否正确连接，电源开关是否正常；紧急开关是否处于关闭状态。其次，观察水位是否在最低水位线以上，水槽是否完整无泄漏；水质是否清亮无沉淀。若有异常，及时更换或补水。再次，观察开机速度是否正常，倾听激光设备内是否有异响，若设备内部有异响，及时关机，联系专业人员前来检查。最后，观察激光设备是否有报错，如有报错，可关机后重新启动，若依然出现报错，及时记录错误代码，关机，联系专业人员前来检查。

2. **治疗前注意事项**　激光治疗开始前，检查光纤或导光臂是否正常连接；检查手具是否清洁、无污染，若有污染，使用 75% 乙醇纱布进行擦拭；镜片是否有灰尘、损毁，若有灰尘，使用无水乙醇棉签或擦镜纸进行一次性单向清洁，若镜片有轻度损毁，校准时未出现报错，可继续使用，若损毁严重，校准时出现重复报错，甚至无法完成校准，须及时联系专业人员更换新的镜片。

3. **治疗过程中注意事项**　治疗过程中，需严格按设备操作手册进行，佩戴对应的护目镜，保护好患者眼睛，禁止激光直射眼睛或易燃物品；光路传导为光纤时，严禁弯折、扭曲；光路传导为导光臂时，严禁大力摇晃或剧烈碰撞；若发现激光能量偏强或偏弱，考虑电压问题或激光管老化，可重新校准设备；若发现光斑形状改变，考虑手具与皮损平面未垂直，或激光光路偏移，需联系专业人员。

4. **治疗结束后注意事项**　治疗结束后，立即将激光设备从发射准备状态调整至待机状态；手具使用 75% 乙醇纱布进行擦拭消毒；镜片使用无水乙醇棉签或擦镜纸进行一次性单向清洁；触摸屏使用软布及 75% 乙醇进行清洁；手具放置手具架上需紧实、无晃动。

5. **关机注意事项**　每天上午及下午结束治疗时，由专人进行激光设备的关机，关机前放置好手具，检查触摸屏、手具、测距仪、镜片是否清洁、无污染，若有污染，按上述清洁要求进行清洁；关机时激光设备须处于待机状态，严禁准备状态关机，先使用钥匙关机，激光设备完全关闭后再断开电源，最后断开电闸。

第三节　脉冲染料激光设备

脉冲染料激光设备是目前治疗血管性皮肤病最常用的激光设备之一。市面上的设备按波长主要包括585nm、595nm等。这类激光是一种闪光灯激发脉冲染料激光设备，同时配备动态冷却装置进行激光发射前及发射后的冷却，由光纤进行激光的传输。下文主要针对这两种特殊因素对这类激光的装机环境的要求、使用要求及日常维护要求进行详细介绍。

一、环境要求

1. **激光室**　染料激光操作过程中偶尔会释放出异味，同时使用过程中产热较高，因此要求激光室的通风良好，换气充分，保证设备正常运行的同时尽量避免对医务人员及患者、家属造成不必要的损伤。其余要求同本章第二节中的激光室要求。

2. **空气质量**　空气质量要求同本章第二节中的空气质量要求。

3. **电路要求**　电源：单相交流电220～230V（±10%），50/60Hz，专用分支电路，带接地导线，能够传输4 000VA电源。其余要求同本章第二节中的电路要求。

4. **激光内部冷却水要求**　激光内部冷却水要求同本章第二节中的激光内部冷却水要求。

二、设备日常维护

激光设备日常维护同本章第二节中的设备日常维护。

三、设备使用中注意事项

1. **开机时、治疗前、治疗过程中、治疗结束后及关机注意事项**　染料激光设备由光纤传输，即使在关机或者断开电源的情况下，设备的高压部件依然带电，因此，医务人员或患者、家属无论何时都禁止眼睛直视激光手具，防止意外损伤。必须由经过培训或授权的专业技术人员进

行检查或拆卸外壳的任何部分。光纤传输系统使用时弯曲半径不应低于15cm，防止光纤损坏，损坏后可能造成医务人员或者患者受到伤害，严重可引发火灾。开机时、治疗前、治疗过程中、治疗结束后及关机注意事项同本章第二节中的设备使用中注意事项。

2. **染料溶液使用注意事项**　染料激光设备系统中循环的染料和过滤器壳体中的染料溶液，以及系统中使用的三重态猝灭剂都是有毒溶剂。更换或者出现意外泄漏时，应立即开窗通风，同时联系专业技术人员来修理或者更换。若意外摄入染料溶液，应饮用2～4杯水，诱使呕吐并及时就医。若意外吸入染料溶液蒸汽，需立即转移到新鲜空气中。如果症状仍存在，应立即就医。若染料溶液意外进入眼睛，需立即用大量清水冲洗至少15分钟，如果症状仍存在，立即就医。若染料溶液意外接触到皮肤，立即用肥皂和清水彻底冲洗。

3. **动态冷却系统使用中注意事项**　染料激光设备中使用的动态冷却装置（DCD）应用的是氢氟碳化合物或冷冻剂。在治疗前应先确定冷喷罐中是否有足够的冷冻剂并试喷几发，确定冷喷罐内无空气混入，尽可能保证对治疗区域内足够的冷却，同时无冻伤风险。若意外吸入高浓度冷冻剂气体，应立即转移到新鲜空气中，保持正常呼吸，避免大口呼吸。如果发生停止呼吸，应立即启动心肺复苏。若出现呼吸困难，立即吸氧并就医。若冷冻剂接触到皮肤，应立即去除被污染物衣服和鞋，用大量水冲洗皮肤至少15分钟。被污染的衣物必须经过洗涤后才能再次使用。若意外接触到眼睛，应立即用大量水冲洗眼睛至少15分钟并就医。由于高浓度的冷冻剂可能影响心律，在急救时，应慎用儿茶酚胺类药物（如肾上腺素）。治疗区域内冷冻剂浓度需维持在1 000ppm以下的安全水平。为了达到相对安全的环境，可以通过平衡治疗区域尺寸、通风量和

控制冷冻剂喷射持续时间确保环境安全。

治疗区面积一般在 $4m^2$ 以内，若＞$4m^2$，需安装风扇（气流通过量 ≥ 130CFM）以排气方式使用。冷冻剂比空气重，将会向地面沉淀。因此，不可以用抽油烟器代替。所有治疗区域都应有对流通风。地面至少应有一个通风口。如果可能，应将一个通风口引向户外。两个通风口的大小面积应大致相同。

4. **电磁干扰** 治疗结束后，立即将激光设备从发射准备状态调整至待机状态；手具使用 75% 乙醇纱布进行擦拭消毒；镜片使用无水乙醇棉签或擦镜纸进行一次性单向清洁；触摸屏使用软布及 75% 乙醇进行清洁；手具放置手具架上需紧实、无晃动。染料激光设备可能产生空气辐射，也可能产生传导辐射，影响其他移动射频设备，也可能被其他设备所干扰。已经明确被证实的是，染料激光设备和动态冷却系统可以干扰患者心电图（electrocardiogram，ECG）监控装置。临床上需要特殊注意，佩戴 ECG 或者类似装置的患者禁止进行染料激光治疗。

第四节　点阵激光设备

点阵激光是皮肤美容中治疗瘢痕最常用的激光设备之一。市面上的设备种类较多，按波长分类，包括1 540nm、1 550nm、1 565nm等的非剥脱性点阵激光，1 927nm、2 940nm、10 600nm等的剥脱性点阵激光。按激发源分类，有 Nd:YAG、Er:YAG、Er 玻璃、CO_2 等激发。每台设备对环境的要求基本相同，但在使用过程中及日常维护过程又有少许差别。下文将对点阵激光设备的维护管理进行详细介绍。

一、环境要求

1. **激光室** 点阵激光治疗过程中会产生很多生物粉尘，尤其是剥脱性点阵激光设备，因此，激光室内必须保持良好的通风，同时配备性能良好的吸烟机吸附粉尘。其余要求同本章第二节中的激光室要求。

2. **空气质量** 点阵激光设备对空气质量要求较高，室内需配备性能良好的空气净化器，减少空气中粉尘，防止粉尘过多吸附在设备过滤板上，致使设备制冷障碍，影响设备寿命。其余空气质量要求同本章第二节中的空气质量要求。

3. **电路要求** 电路要求同本章第二节中的电路要求。

4. **激光内部冷却水要求** 激光内部冷却水要求同本章第二节中的激光内部冷却水要求。

二、设备日常维护

1. **设备清洁** 对手具及测距仪消毒：使用 75% 乙醇的潮湿纱布进行擦洗。手具的镜头可以使用无水乙醇的棉签进行单一方向的擦拭。测距仪可以使用 75% 的乙醇进行浸泡消毒。如果手具的镜头被血渍、皮屑等污染了，需要立即进行清洁，否则激光束会使污染物燃烧留在镜头表面（视频 30-4-1，视频 30-4-2）。对触摸屏进行清洁同本章第二节中的设备清洁要求。

视频 30-4-1　　　　　视频 30-4-2
CO_2 点阵激光手具　　非剥脱性点阵激光
镜头清洁　　　　　　手具清洁

2. **水冷系统维护** 系统需要用去离子水或蒸馏水冷却，而激光设备因技术不同，水冷系统也会有所不同。如 CO_2 点阵激光、2 940nm Er:YAG 点阵激光等，水冷系统为密闭管道，主要对激光管进行冷却，如系统提示激光无法正常发射时，除激光管自身报废外，还需考虑水冷系统故障，这时可联系专业人员来进行专业操作。而 1 540nm、1 565nm 等设备的水冷系统同样为密闭管道，除对激光管进行冷却外，还会对皮损进行接触冷却，若系统提示冷却障碍，可自行检查，步骤如下：①观察手具接触面是否制冷；②若可以看到蓄水池，可观察液面位置；③观察水质清洁度，有无杂质、沉淀等；④观察水管连接处是否有漏水、渗水等情况；⑤联系工程师来进行专业换水、检查水路系统。

3. 电路系统维护　大部分点阵激光设备往往配备有好几种不同类型的手具，可根据治疗需要进行切换。在切换过程中，除切换到更换手具专用界面外，还需要正确地拔插数据线，暴力拔插会严重缩短设备使用寿命，甚至造成立即损坏。因此，拔插数据线时，须握紧拔插用力部分、对准位置、适度用力，确保数据线准确连接。其余电路系统维护同本章第二节中的电路系统维护。

三、设备使用中注意事项

1. 开机时注意事项　点阵激光设备开机时，首先观察室内电闸是否正常，电源是否正确连接，电源开关是否正常；紧急开关是否处于关闭状态；其次观察手具、数据线连接是否正常；

再次观察设备有无漏水、渗水。其余注意事项同本章第二节中的开机时注意事项。

2. 治疗前注意事项　在激光治疗开始前应注意检查以下方面。①检查手具是否清洁、无污染，若有污染，使用 75% 乙醇纱布进行擦拭。②检查激光光路是否有偏移。检查方法为：在试光纸上测试观察每束光斑是否均匀，是否有光晕；若发现光斑偏大或有光晕，则说明激光光路有偏移，立即联系专业人员前来校正。③观察指示光亮度是否合适，若亮度较暗，可先自行调节，若调节后仍然不合适，则说明指示光激光管可能已经老化，需联系专业人员前来检测，必要时更换。其余治疗前注意事项同本章第二节中的治疗前注意事项。

3. 治疗过程中注意事项　治疗过程中，点阵激光设备发射出来的激光，肉眼识别不到，因此通常容易忽略保护眼睛，此时应格外注意，治疗时需要严格按照相应激光操作要求、佩戴合适的护目镜，严禁裸眼直视治疗激光。其余治疗过程中注意事项同本章第二节中的治疗前注意事项。

4. 治疗结束后、关机注意事项　治疗结束后及关机注意事项同本章第二节中的治疗结束后注意事项及关机注意事项。

第五节　脱毛激光设备

脱毛激光设备主要治疗毛发较多皮损。市面上主要有半导体脱毛仪、月光真空脱毛仪、长脉宽 755nm 脱毛仪等。每台设备都有自己的环境要求、维护要求及使用注意事项。下文将对脱毛激光设备的维护管理进行详细介绍。

一、环境要求

1. 激光室　脱毛激光设备治疗中，会产生较多毛发烧焦后的生物粉尘，因此，激光室内必须保持良好的通风，同时配备性能良好的吸烟机吸附粉尘。其余要求同本章第二节中的激

光室要求。

2. 空气质量　脱毛激光设备治疗前，往往需要提前刮除治疗区域较长毛发，皮屑、毛发会严重影响激光室内空气质量，最好配备可以强力清洁毛发及皮屑的清洁工具，保证空气质量清洁、无尘。其余空气质量要求同本章第二节中的空气质量要求。

3. 电路要求　电路要求同本章第二节中的电路要求。

4. 激光内部冷却水要求　激光内部冷却水要求同本章第二节中的激光内部冷却水要求。

二、设备日常维护

1. 设备清洁 对手具、导光晶体消毒：利用蘸有75%乙醇的潮湿纱布进行擦洗。对真空吸引器，建议一个患者使用一个，用完后使用擦镜纸蘸无水乙醇擦拭后由患者而自行保存，以备日后再次重复使用；对触摸屏和能量计窗清洁：使用擦镜纸蘸无水乙醇擦拭，确保无污染物及水渍，防止因毛发、油渍或其他污染物造成按键失灵或能量密度不均，进而损伤皮肤或影响疗效。其余设备清洁要求同本章第二节中的设备清洁要求。

2. 水冷系统维护 激光设备因技术不同，水冷系统也会有所不同。如半导体脱毛仪、月光真空脱毛仪等，水冷系统为密闭管道，如出现漏水、渗水、报水冷系统故障时，需联系专业工程师来进行专业操作。长脉宽755nm激光脱毛仪等，水冷系统为外置开放管道，可自行检查并补水，补水步骤同本章第二节中的水冷系统维护。

3. 电路系统维护 电路系统维护同本章第二节中的电路系统维护。

三、设备使用中注意事项

1. 开机时、治疗前、治疗过程中及关机注意事项 同本章第二节中的开机时、治疗前、治疗过程中、治疗结束后及关机注意事项。

2. 治疗手具使用注意事项 脱毛激光设备治疗后的手具通常沾有较多毛发、皮屑，先使用清水浸湿软布进行清理擦拭，然后使用无水乙醇纱布进行彻底清洁；治疗后手具应放回相应的护槽内，以防跌落或碰撞，造成损坏；手具治疗过程中需随时观察，需经常擦拭蓝宝石手具，避免碎毛发等污染，影响操作安全和疗效；不同患者间必须严格清洁手具，防止患者间交叉感染；若发现手具黑点或损坏，需立即更换。

第六节 强脉冲光设备

强脉冲光设备是皮肤美容治疗最常用的宽谱光设备之一。市面上的设备种类较多，包括M22、BBL、DPL等。下文将对强脉冲光设备的环境要求、日常维护要求及使用中的注意事项进行详细介绍。

一、环境要求

1. 治疗室 强脉冲光设备治疗中释放强闪光，因此激光室内必须严格禁止强反光物品；禁止开窗，窗帘必须绝对避光，防止强光反射或穿透窗户镜面致无关人员损伤；激光室门口的警示牌必须醒目，治疗中禁止任何人员进入，以防意外伤害。其余要求同本章第二节中的治疗室要求。

2. 空气质量 室内温度10~30℃，相对湿度<70%，非冷凝水。其余空气质量要求同本章第二节中的空气质量要求。

3. 电路要求 电源：100~240V交流电，电流12A，可靠接地。其余电路要求同本章第二节中的电路要求。

4. 设备内部冷却水要求 设备内部冷却水要求同本章第二节中的设备内部冷却水要求。

二、设备日常维护

1. 设备清洁、水冷系统维护、电路系统维护 设备清洁、水冷系统维护、电路系统维护要求同本章第二节中的设备清洁、水冷系统维护、电路系统维护要求。

2. 滤光片日常维护 在正常运作情况下，这些滤光片的性能可能会随着长期使用而衰减，并需要更换。若薄膜表面有污渍，或者因薄膜从底座剥落或移除而产生斑点，这类损坏均可能影响治疗效果。底座剥落也可能影响治疗的稳定性，在某些情况下，也可能对操作者或患者造成危险。虽然滤光片是消耗品，但是在适当的照料与维护下，其使用期限可大幅延长。滤光片会直接影响治疗效果，因此，为了达到预期结果，务必维护滤光片，确保干净、无损坏。滤光片日常维护要求（视频 30-6-1）：①握住滤光片的握柄，以滑动方式取出滤光片，即可移除；②以无尘布轻轻拭去滤光片表面的灰尘；③以乙醇或异丙醇轻轻拭去滤光片表面的凝胶与指纹；④以无尘布擦拭滤光片的表面（双面均需清洁）；⑤清理完毕后，若要重新插入滤光片，握住握柄，以滑动方式放入手持设备即可；⑥不使用时，将滤光片储放在塑料套管里。

视频 30-6-1
滤光片清洁

3. **光导日常维护** 强脉冲光手具前端的光导一般为蓝宝石晶体导光板，轻柔取出后，用温热的流水清洗盖子和导光板，以除去任何残留的凝胶；再使用无尘布将盖子与导光板擦干；正确安装回手具上，切忌碰撞或跌落。

三、设备使用中注意事项

1. **开机时、治疗前、治疗过程中、治疗结束后、关机注意事项** 强脉冲光设备开机时、治疗前、治疗过程中、治疗结束后、关机注意事项同本章第二节中的开机时、治疗前、治疗过程中、治疗结束后、关机注意事项。

2. **导光晶体使用注意事项** 强脉冲光设备

的导管晶体大多数都会使用金属片固定，导光晶体的金属片一定要稳定且没有脱落；两边固定位置的金属片，是当导光晶体插到治疗头上时，用来固定导光晶体到氙灯的距离，如果金属片脱落，就会导致导光晶体到氙灯的距离发生变化，如果距离较近，则发射能量可能较高；如果距离较远，则发射能量可能较低，甚至校准失败，影响治疗手具寿命及治疗效果。因此导光晶体两边的金属片切忌掉落，若意外掉落，需立即联系专业技术人员前来维修或更换。若导光晶体表面裂了，光可能出现不均匀，甚至刮伤皮肤，需及时更换。若导光晶体的入射面污染，需及时清洁，导光晶体接触皮肤的一面，每次治疗后都要及时清洁。清洁方法：①用吹尘球吹掉导光晶体表面的灰尘；②用滴了 2～3 滴乙醇或异丙醇的镜头纸清洁轻轻擦掉表面的污点（手印或其他污迹）；③在不使用的时候，应存放于储存盒内；④清洁之后，拿住手指柄，将其重新插回。

3. **滤光片使用注意事项** 当强脉冲光设备治疗中，滤光片的选择是最重要的部件之一，若滤光片镀膜损坏，可导致光能不均匀，降低或增高，严重影响治疗效果，污点面积达到一定面积时，建议及时更换。具体检测及更换标准：①如损坏污点为分散分布时，将滤光片分为 50 个小格，>5 个建议更换；②如损坏污点为单一分布时，将滤光片分为 50 个小格，>2 个建议更换。

第七节　聚焦超声设备

聚焦超声是指以超声为能源，在体外发出超声，聚焦于体内某个部位，对特定部位的血管、组织产生破坏致组织变性，达到治疗疾病或刺激胶原的目的。市面上常见的有高强度聚焦超声治疗仪，主要用于实体肿瘤的消融，在皮肤美容治疗中，常见的有超声刀、超声炮等，主要用于提拉紧致皮肤、塑形、减脂等。下文将对皮肤美容

治疗中的超声设备环境、日常维护及使用中注意事项进行详细介绍。

一、环境要求

1. **治疗室** 聚焦超声设备中超声仅在生物体组织内传播，没有光，也不会对周围环境造成影响，因此，对治疗室没有特殊要求，仅需要保

证治疗中必需的活动空间及设备良好的散热，设备后部面板与墙壁之间要求约40cm的空隙，确保空间放置电源线并冷却通风孔排出的空气良好循环。

2. 空气质量、电路要求　空气质量、电路要求同本章第二节中的空气质量、电路要求。

二、设备日常维护

1. 设备清洁　聚焦超声设备整机清洁，使用蘸有肥皂水的软布进行擦拭，禁止使用含强酸、强碱等腐蚀性去污剂清洁；治疗手具清洁，使用蘸有75%乙醇的棉布轻柔擦拭消毒。其余设备清洁同本章第二节中的设备清洁要求。

2. 水冷系统、电路系统维护　水冷系统维护、电路系统维护同本章第二节中的水冷系统、电路系统维护。

三、设备使用中注意事项

1. 开机时注意事项　聚焦超声设备开机时，观察室内电闸是否正常，电源是否正确连接，必须使用设备自带的电源线，确保电源线有可靠接地；安装手具和治疗头；打开主机背面主电源开关；按下系统启动开关，系统启动进行自检；自检完成后进入初始用户界面。其余注意事项同本章第二节中的开机时注意事项。

2. 治疗前注意事项　聚焦超声治疗开始前，使用75%乙醇对治疗区域及治疗头进行清洁，在治疗部位均匀涂抹医用超声专用凝胶，厚度适中，避免过厚影响疗效。其余治疗前注意事项同本章第二节中的治疗前注意事项。

3. 治疗过程中、治疗结束后注意事项　治疗过程中、治疗结束后注意事项同本章第二节中的治疗过程中、治疗结束后注意事项。

4. 关机注意事项　结束治疗后，关闭主机开关键，关闭设备背面电源键，轻柔取下治疗头，用75%乙醇清洁后放入专用包装盒内；卸下手具，放于手具盒内。其余关机注意事项同本章第二节中的关机注意事项。

第八节　射频设备

射频设备在目前皮肤抗衰治疗中临床应用非常广泛。主要用于提拉紧致、塑形、减脂等。市面上的设备种类较多。按射频分类，如单极射频、双级射频、多级射频等。下文将从环境、设备日常维护、设备使用注意事项这三方面对射频设备的维护管理进行详细介绍。

一、环境要求

1. 治疗室　射频设备因容易与周围设备相互干扰，因此最好单独一间治疗室。设备周围、治疗床最好使用非金属材质，防止触电。其余要求同本章第二节中的治疗室要求。

2. 空气质量、电路要求　空气质量、电路要求同本章第二节中的空气质量、电路要求。

二、设备日常维护

1. 设备清洁　设备表面使用肥皂水进行清洁，手具使用蘸有75%乙醇的潮湿纱布进行清洁。其余清洁要求同本章第二节中的设备清洁要求。

2. 电路系统维护　电路系统维护同本章第二节中的电路系统维护。

三、设备使用中注意事项

1. 开机时注意事项　射频设备开始时，首先观察设备周围环境是否存在可能导电物品，及时清理，以防触电；观察室内电闸是否正常，电源是否正确连接，电源开关是否正常。其余开机注意事项同本章第二节中的开机时注意事项。

2. 治疗前注意事项　射频治疗开始前应注意检查以下方面。①检查设备启动是否正常，周围环境是否安全。②检查医护人员是否佩戴金属饰品，地面是否遗落导电物品，若存在此类现象，需立即去除并使用绝缘材料包好放置远离治疗空间。③检查患者是否装有金属心脏起搏器、金属牙、金属饰品等，若有上述情况，立即去除，若无法去除，则拒绝治疗，并尽快带离治疗区。其余治疗前注意事项同本章第二节中的治疗前注意事项。

3. 治疗过程中注意事项　治疗过程中，需严格按设备操作手册进行，定时检查治疗手具，若有污染，及时清洁，等干燥后再继续治疗。其余治疗过程中注意事项同本章第二节中的治疗过程中注意事项。

4. 治疗结束后、关机注意事项　治疗结束后、关机注意事项同本章第二节中的治疗结束后、关机注意事项。

（姚　婷）

52检